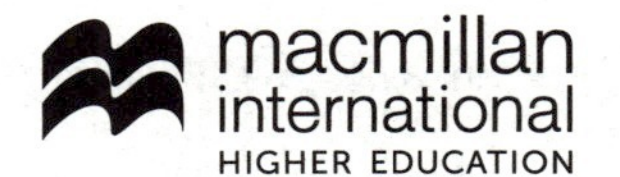

HEALTH ECONOMICS

健康经济学

杰伊·巴塔查里亚 Jay Bhattacharya
［美］ 蒂莫西·海德 Timothy Hyde ——著
彼得·杜 Peter Tu

曹乾 ——译

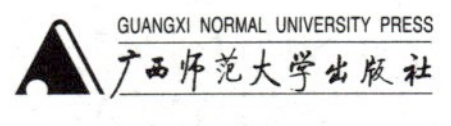

·桂林·

JIANKANG JINGJIXUE

出 品 人：刘春荣
策　　划：曹　乾
责任编辑：李佳楠
助理编辑：王　沁
营销统筹：张　帅
营销编辑：李怡霖
整体设计：林　林
责任技编：伍智辉

First published in English by Palgrave Macmillan, a division of Macmillan Publishers Limited under the title Health Economics by Jay Bhattacharya, Timothy Hyde and Peter Tu. This edition has been translated and published under licence from Palgrave Macmillan. The authors have asserted their rights to be identified as the authors of this Work.
著作权合同登记号桂图登字：20-2016-214 号

图书在版编目（CIP）数据

健康经济学 /（美）杰伊・巴塔查里亚，（美）蒂莫西・海德，（美）彼得・杜著；曹乾译. —桂林：广西师范大学出版社，2019.12（2023.2 重印）
书名原文：Health Economics
ISBN 978-7-5598-2310-6

Ⅰ. ①健… Ⅱ. ①杰…②蒂…③彼…④曹… Ⅲ. ①卫生经济学 Ⅳ. ①R1-9

中国版本图书馆 CIP 数据核字（2019）第 238797 号

广西师范大学出版社出版发行
（广西桂林市五里店路 9 号　邮政编码：541004
网址：http://www.bbtpress.com）
出版人：黄轩庄
全国新华书店经销
广西广大印务有限责任公司印刷
（桂林市临桂区秧塘工业园西城大道北侧广西师范大学出版社集团有限公司创意产业园内　邮政编码：541199）
开本：787 mm × 1 092 mm　1/16
印张：37　　字数：830 千字
2019 年 12 月第 1 版　　2023 年 2 月第 3 次印刷
定价：129. 00 元

献给我的老师和学生们

——杰伊·巴塔查里亚（Jay Bhattacharya）

献给我的家人和朋友们

——蒂莫西·海德（Timothy Hyde）
彼得·杜（Peter Tu）

作者简介

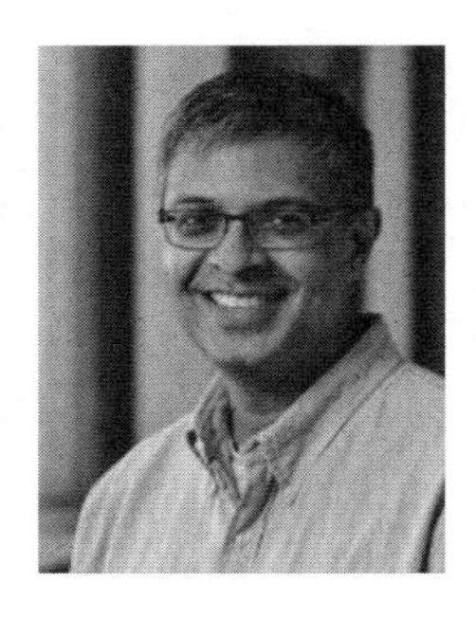

杰伊·巴塔查里亚（Jay Bhattacharya），斯坦福大学医学教授，美国国家经济研究局研究员，斯坦福经济研究院高级研究员。他的研究领域主要集中于弱势群体在做健康决策时面对的约束。在加入斯坦福大学之前，杰伊曾效力于兰德公司、加州大学洛杉矶分校等机构。

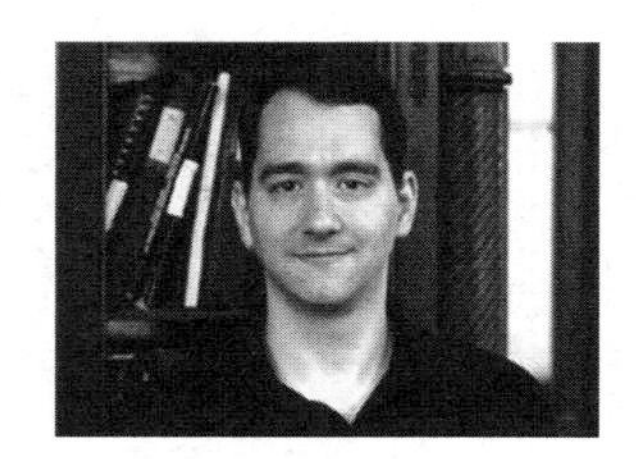

蒂莫西·海德（Timothy Hyde），耶鲁大学健康经济学和信息经济学博士研究生。

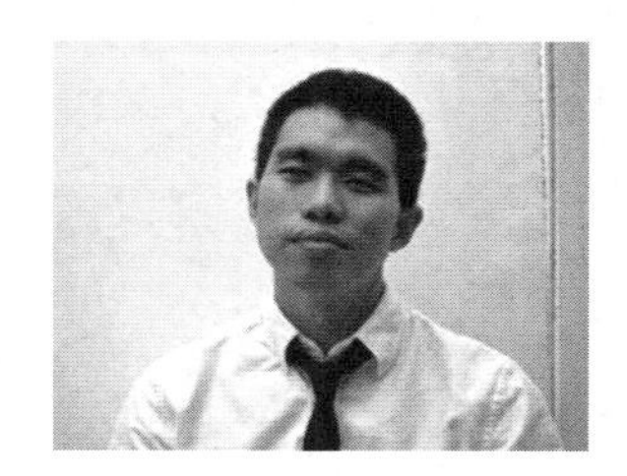

彼得·杜（Peter Tu），哈佛大学经济学博士研究生。

中文版序

如果经济学的主题是研究如何分配稀缺资源，那么将经济学思想应用于健康和医疗服务领域就很自然且重要。这是因为健康尽管非常重要，但对大多数人而言是稀缺资源。即使一个人年轻健康，他做出的几乎所有决定（包括工作、饮食、运动、睡眠等）都有可能改变健康状况。医疗服务也涉及稀缺资源的管理问题，也就是说，为了更有效率地提供服务，我们应该如何使用金钱、时间、知识、信息等。而且，医疗服务可能非常昂贵，疾病的发病率也难以预测，因此国家的政治和经济系统必须提供保险来防范这些不确定性，管理风险和支付医疗费用。然而，在世界范围内，政府和市场在提供和支付适当医疗服务方面都面临严峻的挑战。不断涌现的新医疗技术为病人康复提供了巨大的机会，但在资金方面也面临着巨大的挑战。

健康经济学的主要任务是要理解健康和医疗服务领域中的重要权衡。面对这些权衡，我们应该如何进行政策设计？这也是健康经济学的主题。构成健康经济学基础的经济学原理，是本书的重点，这些原理对全世界的医疗系统都普遍适用并且有用。

我们很高兴看到这本《健康经济学》在中国出版。这样一来，可能就有更多的经济学家、卫生政策学者、大学生和研究生加入健康经济学的研究学习领域。

杰伊・巴塔查里亚

蒂莫西・海德

彼得・杜

2019年11月20日

译者序

我翻译此书和作者写此书的原因是一样的：在为各种背景（医学和管理学等）各种层次的学生（本科和研究生）讲授《健康经济学》[1]时，缺少一本合适的教科书。

事实上，在多年的授课过程中，我曾经翻阅过市面上几乎所有卫生经济学教材，包括英文教材。它们也许各有各的好处，但不适合我。我想要的教材，要能在理论和现实之间做出很好的平衡，简单地说，就是风格类似《健康经济学手册》（*Handbook of Health Economics*），但同时又注重卫生政策的教科书。这本书就是这样的。

该书在内容上分为七个板块（共24章）：健康的需求和医疗服务需求，医疗服务的供给，信息经济学，卫生创新经济学，卫生政策，公共卫生经济学，行为健康经济学。有些章节偏重理论，有些章节偏重现实卫生政策。各个板块之间的“混搭”比较自然和容易。因此，教师可以轻松创建自己的教学大纲和上课计划。

这本书适合管理学、经济学以及医学相关专业的本专科生和研究生阅读，也适合卫生行业和医疗保险从业人员阅读。

翻译并出版一本好的卫生经济学教材是我多年的想法。这一想法在我和广西师大出版社李佳楠老师认识之后变成了现实。与此相关的另外一个想法是使此书成为国内最好的卫生经济学教科书（至少是之一），这还有待师生读者的认可。

翻译此书时，我已算得上比较成熟的译者。尽管如此，由于能力和精力有限，错误在所难免。希望读者不吝指正。我的联系邮箱为：caoqianseu@163.com。

曹乾
于江苏南京，东南大学

---

① 健康经济学，国内更常见的称谓是卫生经济学，本书混用这两个名字，不作区分。——译者

目　录

第2部分 医疗服务供给

第3部分 信息经济学

第4部分 卫生创新经济学

第5部分 卫生政策

第6部分　公共卫生经济学

第7部分　行为经济学

前　言

我讲授健康经济学已经近二十年，包括在兰德公司和美国加州大学洛杉矶分校的四年，以及在斯坦福大学的十余年。通过学习健康经济学，学生可以学会用经济学思维考察复杂的现实世界问题。在政策辩论中，健康经济学是常见而重要的议题，这促使很多不同学科背景的学生学习经济学。我的学生中有本科生、博士生，有医学专业学生、卫生政策专业学生、经济学和其他学科的研究生。各国同行在课堂中可能会面对更加广泛背景的学生。

多年来，我在教学中遇到的一个主要障碍，是缺乏一本适合所有这些听众的教科书。我曾使用过市面上的一些教材，但它们要么过于简单，要么主题过时或描述不清。每一年，我都不得不补充很多健康经济学文献作为主要阅读材料。这对于那些希望成为健康经济学家的博士生来说是极好的，但似乎不太适合其他学生。我一年又一年地向学生抱怨说无好的教材可用。一天，有两个学生对我说，他们愿意帮助我写一本教科书，我这才发现这是个理想的机会。在研究和撰写此书的过程中，他们的精力和智慧帮助我渡过了很多难关。

我的目标是写一本好的教材，以便为教师提供比较全面的讲课指南——这样他们不需要花大量时间查阅相关文献或最新研究成果。本书旨在向教师提供一份现成的“菜单”，让他们比较轻松地引导学生对现代健康经济学的发展和议题展开活泼而严肃的讨论。

在写作过程中，我们力图保持理论和政策之间的紧密联系。在健康经济学以及其他学科中，政策或经验证据与理论模型脱节的现象时有发生。我们认为，理论模型的价值突出表现在它们为我们思考实证研究和政策提供了架构。与此同时，很多教科书对那些不符合理论预期的政策的讨论，通常过于随意。这本书坚持的理念是，理论和政策谁也离不开谁。对于本书前半部分讨论的健康经济学模型以及后半部分讨论的政策难题，我们提供了很多明确的联系。

这本书也给了我自己重新学习健康经济学的机会——很多知识我原本以为自己知道，但实际上并不知道。这本书也让我有机会表达我对很多人的感谢。多年以来，我从众多教师和学生身上学到了很多东西。我希望教师和学生觉得这本书有用，希望它能够帮助他们讨论健康经济学和卫生政策。

——杰伊（Jay）

当我们坐在杰伊的课堂上第一次学习健康经济学时，我们立即就喜欢上了这门课，但我们对杰伊数不清的个人轶事更感兴趣。他自嘲地说他玩电子游戏成瘾（这当然不是真的），他上课时频繁地引用动画片《辛普森一家》（*The Simpsons*）中的人物和情节，尤其是春田镇的医生尼克（Dr Nick）的故事。在讲到阿克洛夫的“柠檬市场”（Akerlof’s Market for Lemons）时，我们听到了南加州传奇二手车推销员卡尔•沃辛顿（Cal Worthington）的故事——他的稀奇古怪的广告充斥着1980年代的收音机。在讲到时间不一致偏好时，故事大王杰伊告诉我们他夜晚从研究生院回家时经常面临的决策：回家的路有两条，一条短，一条长，但短的那条路上有家麦当劳，他怕禁不住香味的诱惑，那么他应该选哪条路?

杰伊的所有故事都有一个共同特点：将经济学的概念形象化。尽管有些学生似乎认为杰伊的“瞎扯”和上课内容无关，但他们最终学到的和记住的比他们意识到的要多。

因此，在写作过程中我们的主要任务是保持这本书的生动和有趣，试图将杰伊充满活力和想像力的教学风格从课堂转化到教材上。我们知道大多数教科书比较枯燥，因为它们包含了太多又专业又复杂的材料。我们在不牺牲任何经济学知识的条件下，尽力不这么做。我们相信健康经济学可以是有趣的而且对每个学生都重要。我们认为增加一些乐趣，有助于实现这一目标。由于学生是花最长的时间使用教科书的人，我们试图使本书成为有用且易读的学习材料。

自然，本书的核心主题涵盖了诸如保险市场以及世界各国的卫生政策，但也包括大众媒体上经常出现的其他主题：社会经济差距与健康差异，肥胖的流行，行为健康经济学等。作为学生，我们喜欢杰伊在课堂上讲授的这些主题。我们希望这些主题能吸引各种学科背景的学生，并且强调健康经济学对于所有读者的重要性。

在帮助杰伊写这本书的过程中，我们学到了大量知识。感谢杰伊的引导和指导，我们的经济学思维已逐渐成熟，并且开始用新的思维考察健康经济学和其他领域的很多主题。我们非常感激杰伊为我们提供的这次机会，我们很高兴能与读者分享我们所学到的。

——蒂姆（Tim）和彼得（Peter）

如何使用这本书教学

我们希望新老教师都能根据此书快速地建立自己的教学大纲。然而，要想在一个学期的时间内覆盖本书所有内容是非常困难的。在斯坦福大学，杰伊的健康经济学课程历时10周，他通常只能覆盖其中17章（注：本书共24章）。稍后，我们提供几种授课计划，这些计划都按照13周的时间设计，但侧重点不同，比如有的侧重公共卫生，有的侧重卫生政策。不同授课计划说明了哪些章节是重点，哪些章节可以稍微涉及或忽略。本书的章节安排是模块化的，教师可以跳过某些章节而不会遇到多少障碍。

数学水平

需要指出，某些章节尤其是逆选择模型和行为经济学，涉及的数学知识稍微难一些。本书的目标读者群是高年级本科生，但本书也可以作为经济学专业学生和医学相关专业学生的经济学导论课程教材。我们相信即使面对数学功底一般的学生，教师也能有效使用此书。与本书配套的教师指南（可在配套网站下载）提供了更多授课建议。

在线阅读材料

配套网站还提供了一些与相关章节内容有关的原始论文。高年级学生将从这些材料中获益，因为这些原始论文是本书的基础，而且他们可以揣摩这些主题的研究过程。这些材料可以帮助师生决定补充那些因限于篇幅而没有纳入本书的内容。

在线资源

使用本书的师生可以参考配套在线资源（www.palgrave.com/economics/bht）。

学生可以自由下载的资料：

- 每一章课后习题中判断题的答案。
- 阅读指南，包括一些建议，例如如何查阅期刊论文。学生在学习健康经济学时可能要阅读这些论文。

教师可以下载的资料（需要密码）：

- 每一章的授课PPT（可编辑）。
- 2010年美国医疗改革方案（PPT）。
- 教师手册，包括每一章课后习题中分析题和讨论题的答案。

不同授课计划建议（13周）

周次	广泛兴趣（全书）	广泛兴趣，数学强度较低	强调公共卫生或医学主题	强调卫生政策	强调产业组织	强调经济理论
1	1，2	1，2	1，2	1，2	1，2	1，2
2	3，4	3	3	3，4	3，4	3
3	5，6	4，5	4	5，6	5	5，6
4	7，8	6，7	5	7，8	6	7，8
5	9，10	10	6，7	9，10	7，8	9
6	11，12	11	10，11	11，12	9，10	11
7	13，14	12，13	13	13，14	11，13	12，13
8	15	14	14	15	12	15
9	16，17*	15	15	16	14	18*
10	18*	16，17*	18*	17	15	20
11	19，20	18*	20，21	18	18*	21，22
12	21，22	19，20	22	19	19，20	23
13	23，24	21，22	23，24	20，22	21，22	24
重点章节		3，10，11，14	4，5，13，14，22	16，17，19	5，6，12，14	3，9，11，20，23，24
未覆盖的章节		8，9，23，24	8，9，16，17，19	21，23，24	16，17，23，24	4，10，14，16，17，19
教学建议		跳过数学难度大的章节（逆选择理论，行为经济学），将省出来的时间用于学习原创思想较集中的章节：格罗斯曼模型，道德风险，卫生技术评估。	跳过逆选择理论章节和一些卫生政策章节，强调下列公共卫生议题：健康不公平性，医生劳动市场，卫生技术及其评估，肥胖。	跳过经济流行病学和行为经济学，留出足够的时间讨论卫生政策章节。	跳过行为经济学和一些政策章节，留出一定时间学习有关医生、医院、药物和卫生技术评估章节。	跳过一些经验证据密集的章节及政策章节，留出一定时间学习格罗斯曼模型、罗斯柴尔德—斯蒂格利茨模型、道德风险、福利经济学以及行为经济学。

*为了强调相应的政策章节，可以重新排列章节讲述顺序或将这些内容替换掉。

致　谢

写书是个艰巨的任务。虽然本书的作者署名是三个人，但这不是三个人就能完成的事情，很多人为本书的出版做出了贡献，我们要感谢的人也很多。下面是个不完全名单：

首先，感谢帕尔格雷夫•麦克米兰出版社（Palgrave Macmillan）工作人员。从一开始，Jaime Marshall、Helen Bugler以及Aleta Bezuidenhout就帮助我们塑造此书。Nikini Jayatunga帮助我们快速获得了知识产权方的图表使用许可，让本书的出版大大提前。

很多人评阅了本书的早期版本，提供了建设性的意见，或者给予了热情的鼓励。他们是Marty Gaynor、Karen Eggleston、Eran Bendavid、Sarah Markowitz、Neeraj Sood、Doug Owens、Jeremy Goldhaber-Fiebert、Bill Vogt、Mikko Packalen、Grant Miller、Helen Levy、Raphael Godefroy、John Cawley、Mike Grossman、Geoffrey Joyce、Tom Deleire、Tom Philipson、Han Hong、Ernie Berndt、Kanaka Shetty、Darius Lakdawalla、Dana Goldman、Vincenzo Atella、Aki Yoshikawa、Martin Connor、Daniella Perlroth、Oddvar Kaarboe、Kate Bundorf、Amy Finkelstein、Alan Garber和Tom MaCurdy。

感谢John Taylor和Victor Fuchs提供的关于世界教材出版业的宝贵经验！感谢Sid Le、Kara Raphael、Scott Roberts、Micol Marchetti-Bowick、Rebecca McKibbin、Paula Obler、Kyna Fong、Jodie Ha、Patricia Foo和 Misha Dworsky的评论和贡献！感谢2011年选修经济学126课程的学生！他们试用了本书的草稿，经历了各种不方便。感谢历届选修经济学126课程的学生！他们学到的很多东西已反映在本书之中。

感谢Stephan Seiler、Mark Stabile以及 Jonas Schreyogg！他们分别向我们传授了英国、加拿大和德国国家医疗服务系统的很多知识。

我们非常感谢Allen Cox！他为经济学概念提供了漫画插图。这些插图非常形象，我们相信大多数学生会认为它们有用。

感谢Nancy Lonhart、Melissa Miller、Christine Geibel、Samantha Chu、Jeanette Cowan和Chelsea Bel！他们非常有效率地运行了办公系统。如果没有他们，杰伊的工作就会一团糟，很多事情都会被迫延期，蒂姆和彼得也不得不到处寻找可以使用的办公室。

杰伊感谢他的家人！为了写这本书，他经常工作到深夜。他亏欠妻子Cathy太多，怎么回报都回报不了。他的孩子Jodie、Matthew和 Benji有很多理由让他早点回家。杰伊还感谢他的母亲和上帝——原因不言而喻。蒂姆和彼得感谢他们的家人和朋友。

最后，特别感谢Lena Schoemaker和Neesha Joseph！如果没有他们，这本书永远完成不了。他们编辑了第一稿，纠正了无数的打印错误，提供了很多习题建议，在很多地方拓宽了国际视野。

我们也感谢下列外部评阅人！他们对本书提供了很多有用且富有洞察力的建议。他们是：

Kurt Brekke，挪威经济学院，挪威；
Anthony Culyer，约克大学，英国；
Derek DeLia，罗格斯大学，美国；
William H. Dow，加州大学伯克利分校，美国；
Tracy Falba，杜克大学，美国；
Karen Grépin，纽约大学，美国；
Mireia Jofre-Bonet，伦敦城市大学，英国；
Oddvar Kaarbøe，卑尔根大学，挪威；
Amanda Kowalski，耶鲁大学，美国；
Marten Lindeboom，VU大学（阿姆斯特丹），荷兰；
Zoe McLaren，密歇根大学，美国；
Konrad Obermann，海德堡大学，德国；
Victoria Phillips，埃默里大学，美国；
Dylan Roby，加州大学洛杉矶分校，美国；
Victoria Serra-Sastre，伦敦城市大学，英国；
Nils-Olov Stålhammar，哥德堡大学，瑞典；
Sophie Whyte，谢菲尔德大学，英国。

出版社致谢

作者和出版社非常感谢以下版权所有者对我们使用其版权材料的许可：

The American Economic Association and the named authors for our Table 2.14 ‘Various measures of predicted annual use of medical services by income group’ from Manning, W. G., Newhouse, J. P., Duan, N., Keeler, E.B., Leibowitz, A. （1987） ‘Health Insurance and the Demand for Medical Care: Evidence from a Randomized Experiment’, *The American Economic Review*, Vol. 77, No. 3 pp. 251–77; our Figure 4.5 ‘Health inequalities by condition’ from Case, A., Lubotsky, D., and Paxson, C. （2002）, ‘Economic Status and Health in Childhood: The Origins of the Gradient’, *American Economic Review*, 92（5）: 1308–334; our Figure 4.6 ‘Health inequalities among Canadian children’ from Currie, J. and Stabile, M. （2003）, ‘Socioeconomic Status and Child Health: Why Is the Relationship Stronger for Older Children?’, *American Economic Review*, 93（5）: 1813–823; our Figure 4.11 ‘HDL cholesterol levels in baboons and British civil servants by social status’ from Smith, J. P. （1999）, ‘Healthy Bodies and Thick Wallets: the dual relation between health and economic status’, *The Journal of Economic Perspectives*, 13（2）: 145–66; our Figure 10.4 ‘Premiumcost per dollar unit of life insurance coverage’ from Cawley, J. and Philipson, T. （1999）, ‘An Empirical Examination of Information Barriers to Trade in Insurance’, *American Economic Review*, 89（4）: 827–46; our Figure 24.2 ‘Imputed annual discount rates from several time discounting studies’ from Frederick, S. Loewenstein, G., and O’Donoghue, T. （2002）, ‘Time discounting and time preference: A critical review’, *Journal of Economic Literature*, 40（2）: 351–01.

The Dartmouth Institute for our Figure 13.8 ‘Relationship between health care use and supply of hospital beds’ from Dartmouth Atlas Project （2008）, *Tracking the Care of Patients with Severe Chronic Illness, Technical report*.

The Dartmouth Institute for our Figure 13.8 ‘Relationship between health care use and supply of hospital beds’ from Dartmouth Atlas Project （2008）, *Tracking the Care of Patients with Severe Chronic Illness, Technical report*.

De Gruyter for our Figure 13.9 ‘Trends in HIV survival and expenditures in the U.S. （a） HIV survival curves, 1980–000, （b） HIV expenditures, 1986–004’ from Philipson, T. J. and Jena, A. B. （2006）, ‘Who benefits from new medical technologies? Estimates of consumer and producer surpluses for HIV/AIDS drugs', *Forum for Health Economics & Policy*. The original is available from the De Gruyter website.

The Econometric Society for our Table 23.1 'Survey questions and responses illustrating the certainty effect', our Table 23.2 'Survey questions with prospective gains and prospective losses', our Table 23.4 'An example of cancellation and coding during the editing stage', our Table 23.5 'Problem 1 and Problem 2 illustrating the certainty effect' from Kahneman, D. and Tversky, A. （1979）, 'Prospect Theory: An Analysis of Decision under Risk', *Econometrica*, 47（2）: 263–91.

Elsevier for our Figure 4.2 'Male survival curves by educational attainment'and our Figure 15.4 'Health expenditures and average life expectancy of females, at age 65 by country'from Bhattacharya, J. and Lakdawalla, D. （2006）, 'Does Medicare benefit the poor?', *Journal of Public Economics*, 90（1–2）: 277–92; our Table 4.3'Adult characteristics according to timing of prenatal exposure to the Dutch famine' from Roseboom, T. J., van der Meulen, J. H., Ravelli, A., Osmond, C., Barker, D. J., and Bleker, O. P. （2001）, 'Effects of prenatal exposure to the Dutch famine on adult disease in later life: an overview', *Molecular and Cellular Endocrinology*, 185: 93–8; our Table 5.1 'Estimated IRR for various professional careers versus a typical college degree–requiring job in the United States, 1970–0'from Burstein, P. L. and Cromwell, J. （1985）, 'Relative incomes and rates of return for U.S. physicians', *Journal of health economics*, 4（1）: 63–8; our Figure 12.1 'Cumulative success rate of drugs entering the three clinical FDA approval phases' from DiMasi, J. A., Hansen, R. W., and Grabowski, H. G. （2003）, 'The price of innovation: new estimates of drug development costs', *Journal of Health Economics*, 22（2）: 151–5; our Figure 21.1 'Epidemiological and economic cost of diseases with varying severity' from Philipson, T. J.（2000）, 'Economic Epidemiology and Infectious Diseases' in Newhouse, J., editor, *Handbook of Health Economics*; our Figure 22.4'Food prices have fallen steadily since World War II' from Lakdawalla, D. and Philipson, T. （2009）, 'The Growth of Obesity and Technological Change', *Economics Human Biology*, 7（3）: 283–93; and our Figure 23.4'Different evaluations of utility due to different reference points' from Winter, L. and Parker, B. （2007） 'Current Health and Preferences for Life–Prolonging Treatments: An Application of Prospect Theory to End–of–Life Decision Making', *Social Science & Medicine*, 65（8）: 1695–07.

The Kaiser Family Foundation for our Figure 18.3 'Distribution of U.S. private health insurance customers by plan type' from *Employer Health Benefits 2012 Annual Survey*, （#8345） The Henry J. Kaiser Family Foundation & HRET, September 2012. Management Science for our Table 12.2 'Distribution of returns for drugs introduced in the U.S. between 1970 and 1979' from 'A New Look at the Returns and Risks to Pharmaceutical R&D', Grabowski, H. and Vernon, J., *Management Science*, Vol. 36, 7, 1990.

The National Academy of Sciences for our Table 4.4 'Hazard rate of coronary heart disease, stroke, and total cardiovascular disease, compared to average birth rate cohort'from Goldman, D. P. and Smith, J. P. （2002）, 'Can Patient Self–Management Help Explain the SES Health Gradient?,' *Proceedings of the National Academy of Sciences*, 99（16）: 10929–0934.

OECD for permission to use data from OECD Health Data 2012 in our Figure 13.1 'Health care expenditures as a proportion of U.S. GDP, 1960–present'; in our Table 13.1 'Technology adoption by nation per million people', in our Table 17.1 'Health care technology utilization in select countries following different health policy models in 2010', in our Table 17.2'Health care spending as a percentage of GDP in select countries following different health policy models in 2010' and from OECD Health Data 2003 in our Figure 22.3'Rising obesity rates in seventeen Organization for seventeen Economic Cooperation and Development （OECD） countries'.

Oxford University Press for our Table 2.1 'Evidence for outpatient care: （b） Oregon Medicaid Experiment', our Table 2.2 'Evidence for inpatient care: （b） Oregon Medicaid Experiment', our Table 2.3 'Evidence for emergency care: （b） Oregon Medicaid Experiment', our Table 2.11 'Effect of lottery win on health in the Oregon Medicaid Experiment', our Table 11.2 'Preventative care test frequency in the Oregon Medicaid Experiment', our Table 11.4 'Health care utilization in the past six months, Oregon Medicaid Experiment' from Amy Finkelstein et al. （2012） 'The Oregon Health Insurance Experiment: Evidence from the First Year', *Quarterly Journal of Economics*, 127（3）: 1057–1106, Supplementary Data; our Figure 2.3 'Emergency and non–emergency visits by age' from Card, D., Dobkin, C., and Maestas, N. （2009）. 'Does Medicare Save Lives?', *Quarterly Journal of Economics*, 124（2）: 597–636; our Figure 4.3 'Mortality rate among British ducal families and commoners' from Harris, B. （2004）, 'Public Health, Nutrition, and the Decline of Mortality: TheMcKeown Thesis Revisited', *Social History of Medicine*, 17（3）: 379–407; our Figure 4.7 'Health inequalities by race' from Cutler, D., Lleras–Muney, A. and Vogl, T., （2011） 'Socioeconomic Status and Health: Dimensions and Mechanisms' in *The Oxford Handbook of Health Economics*, Glied, S. & Smith, P. （eds.） pp. 124–163; our Table 12.1 'Sample of drug categories with age range of principal users', adapted from Acemoglu, D. and Linn, J. （2004）, 'Market Size in Innovation: Theory and Evidence from the Pharmaceutical Industry', *Quarterly Journal of Economics*, 119（3）: 1049–1090; our Figure 12.5 'Distribution of newly–approved drugs by approximate target age demographic' from Acemoglu, D. and Linn, J. （2004）, 'Market Size in Innovation: Theory and Evidence from the Pharmaceutical Industry', *Quarterly Journal of Economics*, 119（3）: 1049–1090; and our Table 13.2 'Life expectancy of AMI patients in the U.S. Medicare system and average costs of AMI treatment over time' from Cutler, D., McClellan, M. B., Newhouse, J., and Remler, D. （1998）, 'Are medical prices declining? Evidence from heart attack treatments', *Quarterly Journal of Economics*, 113（4）: 991–1024.

RAND for permission to use data in our Table 2.1 'Evidence for outpatient care: （a） RAND HIE Study', our Table 2.8 'Antibiotic use in the RAND HIE', our Figure 2.4 'Data on outpatient and dental care', our Table 11.3 'Evidence from the RAND HIE' from Keeler E., Buchanan, J. L., Rolph, J. E., Hanley, J. M., and Reboussin, D. M. （1988）. *The Demand for Episodes of Medical Treatment in the Health Insurance Experiment*; in our Tables 2.2, Table 2.3 'Evidence for inpatient care: （a） RAND HIE Study', 2.5 'Percentage with preventative pediatric care in three years, by age and care type', 2.6 'Per–capita mental health expenditures, by plan type', 2.7 'Dental care utilization by income level', 2.9 'Evidence on mortality rates', 2.10 'Health indicators by insurance plan in the RAND HIE', 2.15 'Percentage with preventative care in three years from the RAND HIE study', 11.1 'Evidence of ex ante moral hazard from the RAND HIE' from Newhouse, J. P. （1993）, *Free for All? Evidence from the RAND Health Insurance Experiment*; in our Figure 19.6 'Future Elderly Model: Effect of an Anti-Aging Drug' from Goldman, D., Shekelle, P., Bhattacharya, J., Hurd, M., Joyce, G., Lakdawalla, D., Matsui, D., Newberry, S., Panis, C., and Shang, B. （2004）, Health status and medical treatment of the future elderly: Final Report. Technical report, RAND Technical Report TR-169-CMS and for permission for our Table 2.4, adapted from 'Mean health care expenditures in the CHRIE, in yuan' from Cretin, S., Williams, A., and Sine, J. （2006）, *China Rural Health Insurance Experiment, Technical report.*

The Statistics Bureau, Ministry of Internal Affairs and Communications, Japan for our Figure 19.2'Japanese Population Aging' from Statistics Bureau, （2012）, *Statistical Handbook of Japan 2012, Technical report.*

The United Nations for our Figure 19.1 'European Population Aging' from United Nations （2011）, *World Population Prospects: The 2010 Revision, Technical report*, Department of Economic and Social Affairs.

The University of Chicago Press for our Figure 12.6 'Predicted and actual number of new chemical entities （NCEs） before and after the 1962 Kefauver-Harris Amendment' from Peltzman, S. （1973）, 'An Evaluation of Consumer Protection Legislation: The 1962 Drug Amendments', *Journal of Political Economy*, 81（5）: 1049; our Figure 22.2 'Estimated average body mass index of American males in various age cohorts, 1863–991' from Costa, D. and Steckel, R. H. （1997）, 'Long-Term Trends in Health, Welfare, and Economic Growth in the United States', in Steckel, R. H. and Floud, R., editors, *Health and Welfare during Industrialization*; our Table 23.6 'Selling and buying price for Duke lottery winners and sellers' from Carmon and Ariely （2000）, 'Focusing on the Forgone: How Value Can Appear So Different to Buyers and Sellers', *Journal of Consumer Research*, 27: 3, 360–70.

The University of Wisconsin Press for our Figure 21.7 'Differential measles vaccination rates by prevalence for babies born in 1989' from Philipson, T. （1996）, 'Private Vaccination and Public Health: An Empirical Examination for U.S. Measles', *The Journal of Human Resources*, 31（3）: 611–30.

The Wall Street Journal for our Figure 6.3'Prices for common procedures from California chargemasters in 2004' from Lagnado, L. （2004）, 'Medical Markup: California Hospitals Open Books, Showing Huge Price Differences'.

Wiley for our Figure 21.6 'Estimated prevalence and hazard rate of HIV in San Francisco'from Geoffard, P. and Philipson, T. （1996）, 'Rational Epidemics and their Public Control', *International Economic Review*, pp. 603–24.

The World Health Organisation for our Table 21.2 'Yearly costs of smallpox and the smallpox eradication campaign', adapted from Fenner, F., Henderson, D. A., Arita, I., and Ladnyi, I.

D.（1988）, *Smallpox and its Eradication*.

感谢以下机构和个人向出版社提供图片：

Bananastock, Brand X Pictures, Center for Disease Control and Prevention –Public Health Image Library, Corbis, Fotolia, Gary Becker, Getty, Image Source, Imperial College Healthcare NHS Trust, Intuitive Surgical, iStockphoto.com, Kenneth Arrow, PhotoDisc, Photostock, Superstock.

第1章　为什么要学习健康经济学？

1

在这个世界上，几乎每个人都有很好的理由关注健康经济学。下列问题能确定健康经济学对你是否重要：

- 生病时，你只有有限的资源可以利用；
- 你不能准确无误地预测未来；
- 你所在的国家对国民征税。

只要你的答案有一个是肯定的，那么健康经济学对你就重要。理解健康经济学能让你更健康和更快乐。（或者，你更不健康时，你更快乐。不要惊讶，我们将在第3章讨论这种可能性。）

健康经济学里有一些诸如HMO和QALY这样难懂的缩略词[1]，但这显然不是主要的。它的主题也不是人们在国民经济预算细节上没完没了的烦人讨论。相反，健康经济学是个迷人的领域。它研究现实的卫生决策：为什么人们购买医疗保险时会对保险公司撒谎，而不是如实报告自己的健康状况？为什么人们明明知道吸烟有害健康，还要吸烟？为什么医疗保险可能让你变胖？健康经济学不仅能帮助你做出更好的健康决策，而且迷人有趣。

理解健康经济学的重要性体现在以下三个方面：卫生产业（部门）很大，而且医疗服务很贵；健康是不确定性和风险的主要来源之一；世界各国政府对卫生系统的投入都很大，这意味着国民的税收负担也重。

1.1　健康经济很大

2008年，美国的国内生产总值（GDP）为14万亿美元，即美国这一年的经济活动总量为14万亿美元。人们的钱花在各种各样的商品和服务上：在饭店吃饭，看棒球比赛，汽油，新房子和新汽车，工厂的原材料和机器，军人和教师工资，退休金，等等。人们消费的商品种类多到难以想象。

[1] HMO是Health Maintenance Organization（健康维护组织）的缩写；QALY是Quality-adjusted Life Year（质量调整生命年）的缩写。它们的具体意思会在相关章节介绍。——译者

也许更令人难以想象的是下列事实。2008年，在美国，人们每花6美元，其中就有1美元花在医疗上，包括看病、减肥手术、抗胆固醇药物、医学研究等（参见图1.1）。如果我们稍微对比一下历史统计数字，也许你会更惊讶。50年前，也就是1960年，人们每花20美元，只有1美元花在医疗上。

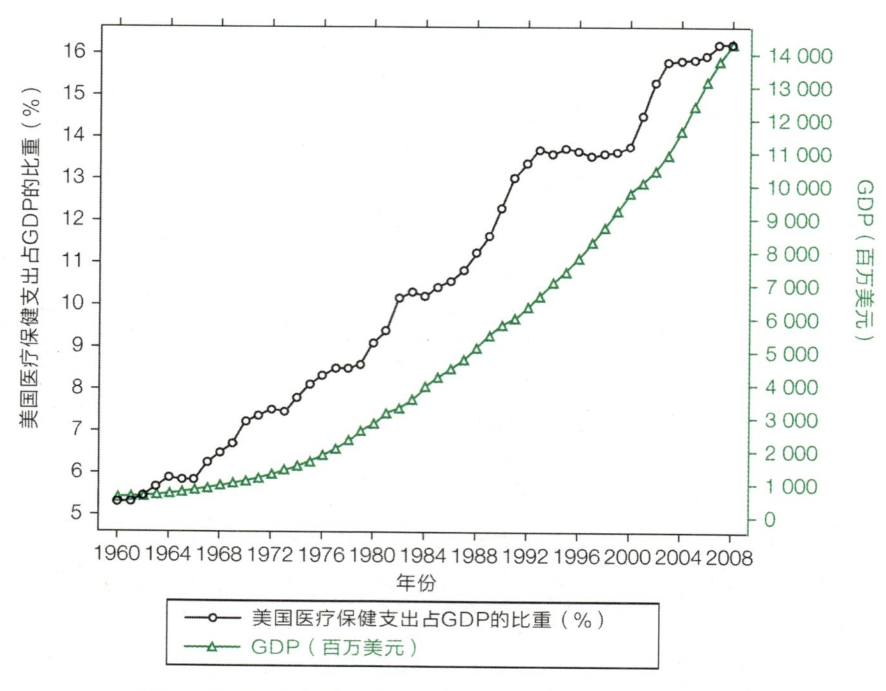

图1.1 美国医疗保健支出占美国GDP的比重（1960—2008）

资料来源：the US Center for Medicare and Medicaid Services，Office of the Actuary.

世界其他国家的情形也和美国类似，只不过美国人在医疗服务上的花费更多。在过去几百年，发达国家的卫生部门快速膨胀，部分原因是20世纪的科技进步。我们将在第13章讨论这个问题。当前，人们在胰岛素、抗生素、化学疗法、心内直视手术、输血等项目上所花的钱多达几十亿美元。然而，在1900年，这些药物或技术都不存在。

2

卫生服务部门很大。这也意味着数以百万计的人在这个行业工作和谋生。在第5章、第6章和第12章，我们将分别考察医生、医院和制药公司在健康经济中的作用，分析它们的市场特征。

在医疗服务上花了那么多钱，我们得到了什么？我们在医疗服务上花的钱过多还是过少了？医疗服务当然能延长寿命和提高生命质量，但美国人尽管花了那么多钱，他们却不是地球上最长寿的或最健康的。原因在哪里？第14章详细考察了这些复杂的问题。

1.2 健康具有不确定性和传染性

卫生市场与诸如电视或香蕉等产品市场相比，有什么不同？没错，卫生市场更大。除此之外，还有什么区别吗？这个问题包含健康经济学与一般经济学有何区别的问题。经济学原理告诉我们，在不存在外部性（externalities）和不对称信息（asymmetric information）情形下，任何竞争市场都会产生有效率的结果。有效率的结果意味着已不存在让任何人状况变好而又不让另外一些人状况变差的方法；换句话说，此时要想让任何一个人的状况变好，必须牺牲另外一些人的利益。既然如此，我们为何需要假设医疗服务市场没有效率或者需要政府干预？很多年来，人们认为健康经济学与一般经济学没什么区别（这自然意味着没有必要把健康经济学独立出来）。然而，斯坦福大学教授肯尼斯·阿罗（Kenneth Arrow）在1963年发表的一篇开创性论文奠定了健康经济学作为一门学科的基础。

阿罗认为，有一种原因导致健康与其他产品不同，也导致了一类“特殊经济问题”。这种原因就是**不确定性**（uncertainty）。人们大致知道下周要买多少电视或香蕉，但他们对医疗服务的需求非常不确定。突然摔断了腿或心脏病突发，会突然创造人们对昂贵医疗服务的需求。由于大多数人都厌恶风险，而且与健康相关的不确定性让人不爽，因此，这种不确定性促使人们购买医疗保险。我们将在第7章讨论这个问题。

3

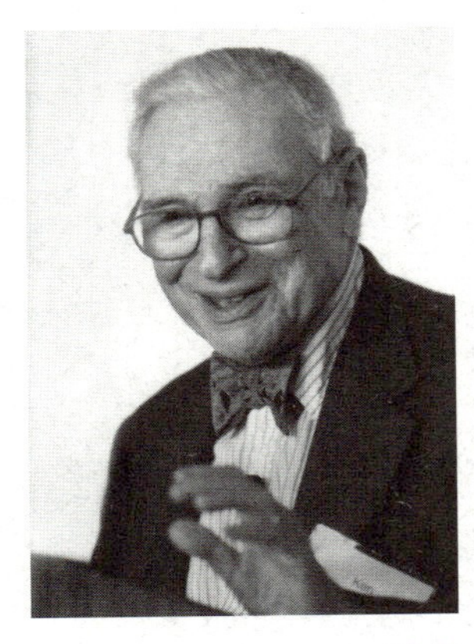

肯尼斯·阿罗，健康经济学创始人，1972年诺贝尔经济学奖获得者。

医疗服务市场中无处不在的保险，是这个市场独有的特征，将它与其他市场区别开。保险市场比较特别，它凸显了买者和卖者之间的不对称信息。这里的信息不对称，简单地说，是指医疗保险客户比保险公司更了解自己（指客户）的健康风险。一方了解的信息多，另一方了解的信息少，故这种情况被称为信息不对称。如果健康状况较差的客户向保险公司如实报告，这不会产生什么问题。然而，这不符合这些客户的利益，因为保险公司会向他们索要更高的保险费。相反，健康状况较差的客户有强烈动机伪装成健康客户。在某种意义上，健康经济学中的大多数问题都源于人们会对自己健康状况撒谎。在第8—11章，我们讨论不完全信息市场中的两个共生问题：**逆选择**（adverse selection）与**道德风险**（moral hazard）。

另外，医疗服务市场充满了外部性，因为健康状况具有传染性（contagious）。如果你的邻居决定买台电视或吃个香蕉，这对你可能没什么影响。然而，如果你的同事患流感或肺结核，但他们不看病就来上班，这可能会影响你的健康。其他人的健康决策会影响你，你的健康决策会影响其他人。这个事实可能会降低市场运行效率。第20—22章将讨论健康外部性与公共健康经济学。

1.3 健康经济学是财政学

我们已经知道，医疗服务很贵，而且健康具有不确定性和外部性。然而，如果我们很健康，几乎没有生病风险，并且即使生病，也有补偿力度很大的保险来为我们买单，在这种情形下，健康经济学还与我们有关吗？即使这样，我们仍然应该关注健康经济学，因为政府已深深地介入卫生行业。每一年，你的纳税额在很大程度上取决于政客官僚决定如何管理你所在国家的卫生系统。

政府在卫生行业中的突出作用可以追溯到1880年代。当时德国总理奥托·冯·俾斯麦（Otto von Bismarck）为了在选举时战胜社会主义工人党，建立了全民医疗服务系统。第二次世界大战之后，随着更多国家引入政府出资的保险计划，政府在卫生行业中的作用更加重要。著名的例子有英国的全民健康服务（National Health Service，NHS）以及美国的老年人医疗保险（Medicare）和穷人医疗救助（Medicaid）。在这些保险计划中，政府都是唯一出资人。

我们在前面已说过，2008年，美国人每花6美元，其中就有1美元花在医疗服务上。在这1美元中，又有0.5美元是政府支出的。换句话说，美国人每花2美元在医疗服务上，其中就有1美元是政府支出的。美国的卫生系统相对私立，也就是说，商业医疗保险公司也起着重要作用。相反，在英国、瑞典和加拿大，政府承担绝大部分医疗费用。在第15章，我们讨论国家使用什么样的健康政策来管理卫生系统。

4

未来几十年，医疗费用将持续增长，政府的财政压力很大。正如我们将在第19章看到的，随着发达国家国民期望寿命延长以及老龄化人口的增加，公共医疗保险系统面临巨大压力，因为医疗费用主要从这里面出。另外，政府还必须考虑是否将昂贵的新医疗技术纳入保险系统。

这些趋势一起意味着在政府预算平衡表上，医疗服务将是个持续增长的支出项目。政府在卫生行业中的重要角色，意味着所有纳税人（包括那些健康又富有的纳税人）都有必要关注关于未参加保险、成本效果分析以及医疗服务市场管制方面的政治争论，因为这涉及他们的切身利益。

1.4 福利经济学

政府在卫生部门扮演重要角色，而且纳税人和病人之间存在着利益冲突。因此，卫生政策上的争论是不可避免的。在现实政治辩论中，卫生政策上的争论最为激烈和情绪化。有时，这些争论集中在**规范性的**（normative）议题上。规范性议题是指世界**应该**是怎么样的。有些人认为充足的医疗服务是人权，而另外一些人认为政府没有权力强迫任何人购买医疗保险。这些问题是哲学层面的，单靠经济分析无法回答。

尽管如此，大多数争论的焦点是**实证性的**（positive）。实证性议题是指世界实际是怎么样的。健康经济学的作用之一就是用实证性的事实来减少不必要的争论。严厉的专利保护促进新药研发了吗？如果将某种腹腔镜手术纳入老年人医疗保险，政府为此承担多少医疗费用？政府对高脂食物征税，这节省了钱并且使得人们更健康了吗？如果人人都能行医而不必获得医学学位，那么病人能节省多少钱？与规范性的问题不同，这些问题能够用经济学回答。

然而，为了回答这些问题，我们需要某种一致性的思维来评价任何政策的成本和收益。在本书我们始终用**福利经济学**（welfare economics）原理进行分析。相信大部分学生对于这种方法并不陌生。福利经济学的核心内容是人们知道怎样做才是最优的，而且他们的偏好（这些偏好通过他们在约束条件下的选择行为而显示出来）是确定好的政策的最佳根据。

虽然福利经济学对于健康经济分析很有用，但并非所有人都接受并且使用这个工具。因此，我们在第23章和第24章，介绍前景理论和时间不一致性。这些主题属于行为经济学（behavioral economics）范畴。行为经济学是一门新兴学科，它不赞同福利经济学的基本假设。因此，对于健康经济学的一些问题，若用行为经济分析，可能会得出不同的结论。

1.5　写给美国之外的读者[①]

如果你生活在美国之外的国家，那么本书讨论的一些议题对你可能会显得比较陌生。在很多国家，包括加拿大和英国，对于基本医疗服务，病人几乎从来不需要自掏腰包。需要他们付钱的通常是外围医疗服务，例如牙科和预防药物。但在美国，对于常规医疗服务例如注射流感疫苗或者门诊，病人有时需要自己付钱。

另外一个主要区别是，在几乎所有发达国家，几乎人人都有保险。保险要么是政府免费提供的，要么是以公共和私人保险混合形式提供的。然而，在美国，有些人没有参与政府保险的资格，并且买不起保险或者有能力买但不想买保险。

没有保险和自费看病的情形，对美国之外的一些读者可能一开始会显得陌生。然而，这些概念将一次又一次地出现，这是因为本书主要考察私立（或说商业）医疗服务和医疗保险的市场。既然大多数国家的医疗服务不是以商业市场形式提供的，我们这种写书方法似乎显得奇怪。然而，学习商业医疗保险和私立医院是如何运营的，对于我们理解健康经济学中逆选择和道德风险这两大概念至关重要。这也有助于我们理解其他国家为何选择自己独特的卫生管理模式。

由于美国提供了商业医疗保险市场和私立医院和医生市场的最好例子，因此本书的大多数证据来自美国。在第15章到第18章，我们将转而讨论国际卫生政策。在这些章节，我们将花大量时间讨论其他国家的卫生政策实践。学习私立医疗市场的经济学，有助于我们理解公共医疗服务的功能和政策选择背后的权衡。

① 对于本书内容，中国的读者应该不会像欧洲国家读者那样感到陌生。事实上，中国有着学习和理解健康经济学“得天独厚”的土壤：尽管中国在城乡引入了医疗保险计划，但大多数人对自费看病并不陌生；另外，引入医疗保险制度后，中国读者更容易理解保险背景下医疗服务市场是如何运行的。——译者

第1部分

医疗服务需求与健康需求

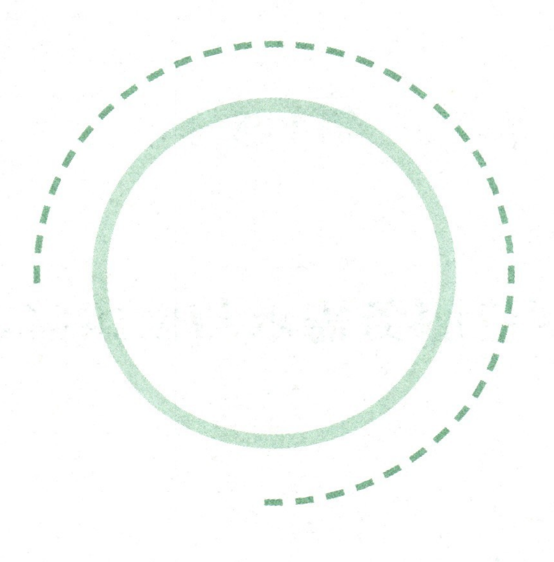

第2章　医疗服务需求

8

上大学时，父母嘱咐我们要听从医生的建议，不要在医疗服务上吝啬：如果医生说打一针流感疫苗，那就打一针；如果医生说打十针，那就打十针，即使流感疫苗的价格为每针100美元。[①]尽管父母的建议充满了爱意，但它意味着医疗服务非常有价值以至于我们要不惜任何代价。用经济学导论课的语言来说就是：父母建议我们对医疗服务应该缺乏价格弹性（price-inelastic）或缺乏价格敏感性（price-insensitive）。

人们对医疗服务的价格真的不敏感吗？或者，医疗服务的需求对价格有反应吗？如果有，那么当医疗服务是涉及生死意义的重大疾病治疗时，需求对价格还有反应吗？

图2.1画出了两条可能的需求曲线。D_I（I指inelastic[无弹性的]）反映了我们父母的建议——有这种需求的个体，对价格不敏感。他想要一定数量的医疗服务Q_I，为了得到Q_I，他愿意支付任何价格。另外一条需求曲线D_E（E指elastic[有弹性的]），代表个人的医疗服务需求对价格有反应。在决定购买医疗服务的数量时，他会考虑价格。像D_E这样的非垂直曲线被称为向下倾斜的需求曲线。

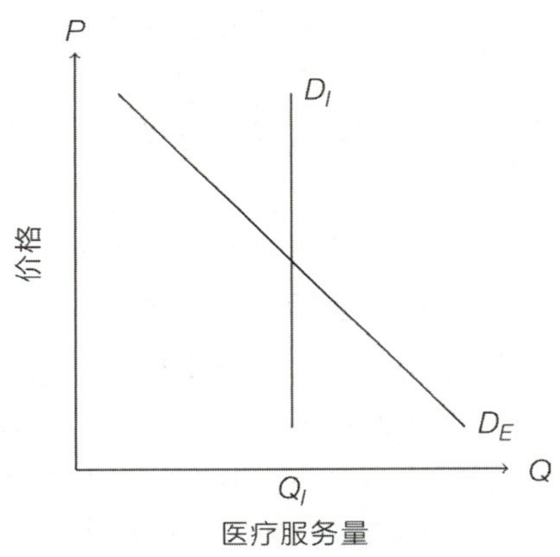

图2.1　没有价格弹性的需求曲线D_I以及富有价格弹性的需求曲线D_E

这一章讨论了哪条需求曲线更能准确描述医疗服务的需求。

图2.1可能显得有点简单，但它位于健康经济学的中心。人们在如何供给医疗服务才是最优的这个议题上的争论，根植于下列两个问题：

（1）医疗服务的需求是向下倾斜的吗？换句话说，人们对医疗服务的价格敏感吗？

（2）如果答案是肯定的，这意味着对于不同的医疗服务量，他愿意支付不同的价格或者说他有不同的支付意愿。于是，不同的医疗服务量会造成不同的健康结果吗？

如果第一个问题的答案是否定的，那么医疗服务的需求曲线就类似D_I，是一条垂

① 本书作者之一是个经济学家，也是个医学博士，但他仍这样嘱咐自己的孩子。

线。在这种情形下，健康经济学没多少意义。病人对医疗服务的需求动机不再重要。相反，此时存在最优医疗服务量（Q_I）。这个数量的实现，是留给医生和医疗研究者解决的医学问题，而不是追求效用最大化的消费者所要解决的经济学问题。在这种情形下，健康经济学类似会计学，它只需要比较不同医疗方案和不同结果就行了，尽管这些事情也很复杂。研究激励和市场的健康经济学派不上什么用场。

9

然而，本章列举的证据，清楚说明第一个问题的答案是肯定的：消费者对医疗服务的价格是敏感的。由于人们的预算约束、期望寿命和生命质量都不同，他们对医疗服务和其他商品之间的权衡也不同。某人可能放弃膝关节置换，而将钱用于支付孩子的学费；另外一个人可能决定做眼睛激光手术，而不是给妻子购买昂贵的圣诞礼物。确定正确的医疗服务量，不仅是个医学问题，还是个经济学问题——通过比较医疗服务边际成本和边际收益来确定结果。换句话说，医疗服务的需求曲线是向下倾斜的。

在很多国家，医疗服务需求算不上什么大问题，因为每个国民都加入了医疗保险，或者享受政府提供的免费医疗服务。但在另外一些国家，尤其是美国，人们必须经常决定在医疗服务上花多少钱。在后面这种情形下，相关证据表明，面对不同价格或具有不同支付能力的个人，得到的医疗服务量也不同。然而，即使在看病免费的国家，医疗服务需求曲线是否向下倾斜这个问题也很重要，因为它有助于卫生政策的设计。我们将在本书很多章节中看到这一点。

有钱人能买得起更多和更好的医疗服务，他们就更健康吗？如果答案是肯定的，社会应该干预这种不公平性吗？如果要干预，又该如何干预？国家在医疗服务上的政治争论，主要是由上述这些问题引起的，它们也推动了本书的很多研究。

2.1 医疗服务需求试验

假设你初涉咨询业，第一个客户是个外科医生，你要帮助他预测如果提高手术价格，他的客户基础将会发生什么样的变化。为此，你打算画出需求曲线。

为了画需求曲线，你可以调查他的病人，问他们如果该外科医生提高或降低手术价格，他们会不会选择其他的外科医生。这种方法的主要缺陷在于它忽略了潜在客户群（这些人目前还不是他的客户）。手术价格变化对他的潜在客户的影响，可能跟对其当前客户的影响不同。由于当前客户（他的病人）对他更忠诚，因此，与潜在客户相比，这部分病人对价格变化的敏感程度要小。

或者，你也可以调查当地所有的居民。你问他们是否会去像你客户一样的外科医生那里看病，以及支付多少钱。这种方法的主要优点在于，不同人群由于买了不同的保险方案，会面对不同的手术价格。这种方法能让你画出需求曲线，因为你观察到了不同实际价格水平下的不同需求水平。与第一种调查方法不同，你不需要让受访者做任何假设的思想实验。这是因为：在第一种方法中，受访者需要在大脑里想象如果价格变化，他们该怎么做；而在第二种方法中，所有数据都是真实数据。

10

然而，第二种方法也有问题，因为受访者面对的价格不是随机指定的。人们根据自己的需要选择最有利于自己的保险方案。例如，如果某受访者知道自己很可能需要动手术，那么他就会在市场上寻找能补偿手术费用的保险方案。因此，补偿力度大的保险方案（从而自付费用较低）的个人，正好是从一开始就最可能有手术需求的那些人。

这种非随机选择，扭曲了估计的需求曲线。这是因为面对每个价格水平的人群，在很多方面存在着重大区别。在这种情形下，选择补偿力度大的保险方案的个人，比一般人群的健康程度更差，因而对医疗服务的需求更高。相反，那些选择补偿力度小的保险方案的个人通常更健康，从而对医疗服务的需求较低。图2.2画出了如果真实需求曲线为D_T（T指true）时，估计的需求曲线D_M（M指measured）是什么样的。在这些条件下，作为咨询师的你，在价格水平为P_H时，低估了需求；在价格水平为P_L时，高估了需求。

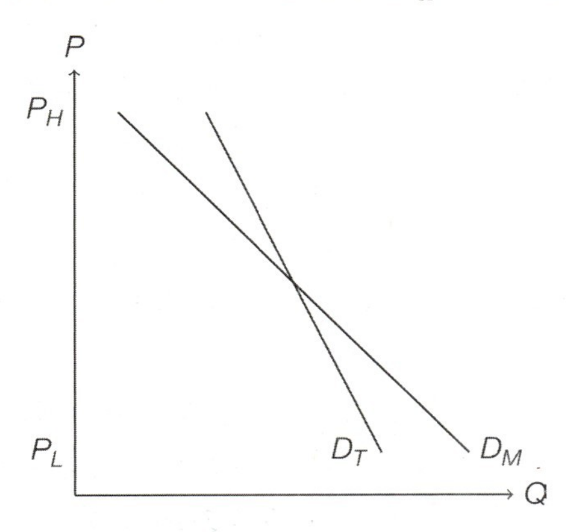

图2.2 非随机研究中的真实需求D_T以及估计需求D_M

非随机研究（例如一项广泛调查）通常高估低价格水平下的医疗服务需求（同时低估高价格水平下的需求），因为面对低价格的消费者，正好也是购买补偿力度大的保险从而需要更多医疗服务的那些人。

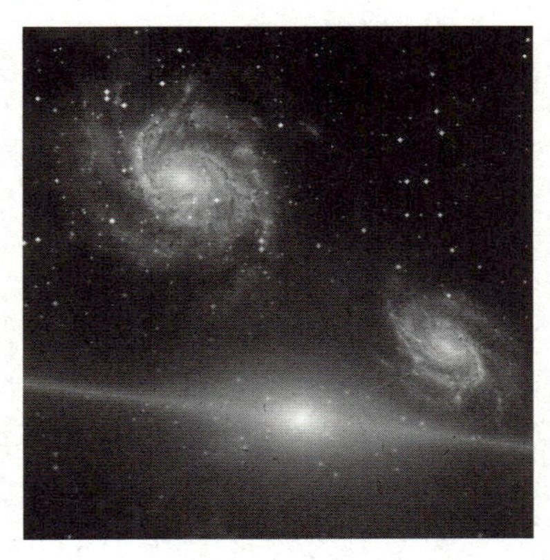

平行宇宙是估计需求曲线的理想地，然而没人资助研究人员建造这样的场所。他们只能依靠随机试验。

为了计算真实的需求曲线，我们需要考察同一组人对不同价格的反应。理论上，最好的做法是我们考察这组人在两个平行世界中面对不同价格水平时的反应。显然，这种思想实验无法在现实生活中实施。次优的选择是**随机试验**。随机试验将不同处理方案随机指定给不同的参与组。随机试验产生的各个受试组，在统计意义上非常类似。正确实施的随机试验是平行世界思想的最优拟合。如果除了随机指定之外，各个组别没有实质差异，那么类似图2.2中的扭曲就消失了。

定义 2.1

随机试验（randomized experiment）是一种试验方法，它将不同处理（treatments）随机指定给不同的参与组。**随机对照试验**（randomized controlled experiment）含有一个对照组（control group），这个对照组是被随机选出来的。试验实施者不给与对照组任何处理，或仅给予安慰剂，或者给予他们不参与试验时的常规处理。[①]这样的研究对社会科学和医学中的因果关系问题提供了最令人信服的证据。

① 例如在某新药临床试验中，让处理组吃这种新药，但不让对照组吃（不给与处理），或让对照组吃安慰剂（又称模拟药物，其物理特性如外观、大小、颜色、剂型、重量、味道和气味都要尽可能与试验药物相同，但不含有试验药的有效成分）。“给予对照组不参与试验时的常规处理”是指这些人如果不参与试验是怎么样的，就怎么样。比如他们如果不参与试验，就不给吃这种新药，那么在他们参与试验并被指定为对照组时，也不给他们吃这种药。——译者

两个医疗保险随机试验

11 在本章，我们主要依赖两个有影响力的医疗保险随机试验：一是**兰德医疗保险试验**（RAND Health Insurance Experiment），另一个是**俄勒冈州医疗救助试验**（Oregon Medicaid Experiment）。兰德医疗保险试验，实施于1974年到1982年间。这个研究是开创性的，因为它是人类有史以来第一个大型医疗保险随机试验。在这个试验中，保险状态是随机指定的，而且它也是目前为止美国开展的唯一这样的试验。在兰德试验之前，已有很多非随机试验，但它们在价格对医疗服务需求影响这个问题上看法不一。兰德试验确定了下列基本事实：医疗服务需求曲线不是垂直的，而是向下倾斜的。从那以后，这方面的争议就少了。

在兰德医疗保险试验中，试验实施者将几个不同医疗保险方案随机指定给来自美国6个城市的2000个家庭，保险期限持续数年。这些保险方案的补偿力度不同，特别的是，它们有不同的**自付率**。

保险方案中的自付率是指在医疗账单中需要病人自己承担的费用比例。因此，不同受试组由于保险方案不同，面对的医疗服务价格也不同。兰德试验设计了四种保险方案：一种是完全免费（自付率为0%）的方案；另外三种是**成本共摊方案**，它们的自付率分别为25%、50%和95%。[①]由于不同受试组仅在自付率上存在区别，这非常有利于估计价格对医疗服务需求的影响。

> **定义 2.2**
>
> **自付率**（copayment rate）是指医疗账单中需要病人自己承担的费用比例。**成本共摊方案**（cost-sharing plan）是指自付率为正的保险方案，医疗费用由保险机构和被保险人（即病人）共摊。

兰德试验的问题在于，自1980年代以来，健康经济已发生了根本变化。因此，兰德试验结果可能不适用于当前的医疗服务需求。近期的一项大型研究——俄勒冈州医疗救助试验，弥补了这方面的不足。结果总的来说与兰德试验类似，俄勒冈试验也发现医疗服务的需求曲线是向下倾斜的。（Finkelstein et al.，2011）

与兰德试验不同，俄勒冈试验不是将不同保险方案指定给不同受试组。相反，它比较俄勒冈州的两组低收入成年市民：（a）有机会申请医疗救助的2008年的彩票中奖者；12（b）暂时没有资格申请医疗救助的未中奖者。事实上，彩票将保险方案随机指定给一小部分彩票中奖者。因此，中奖者面对较低的实际价格，也就是说，看病时自付的钱较少。

兰德试验和俄勒冈试验各有优缺点。俄勒冈试验仅关注低收入人群，而兰德试验的受试人群具有广泛代表性。另外，兰德试验将不同保险方案直接且随机地指定给不同受试组，而俄勒冈试验的随机计划仅间接地与保险相连（彩票中奖者仅有申请医疗救助

① 事实上，兰德试验还设计了其他保险方案，比如健康维护组织（HMO）方案以及伴随起付线（deductible）的方案。感兴趣的读者可以参考Joseph Newhouse（1993），*free for all?*。

的资格，而不是自动获得这个资格；事实上，在彩票开奖后的下一个年度，他们比未中奖者获得医疗救助的可能性仅高出25个百分点）。最后，俄勒冈试验含有一个未参与保险的组，该组成员是部分随机指定的，且都没有任何保险。而兰德试验不含有这样的组别。

2.2 医疗服务需求是向下倾斜的吗?

如果我们想估计医疗服务的需求曲线，我们需要先回答两个基本问题：一是我们如何定义数量Q；二是我们如何定义价格P。在一些情形下，这些问题容易回答。例如，对于口香糖市场，我们自然可将数量定义为消费者购买的片数，将价格定义为消费者购买一片口香糖所支付的金额。

但医疗服务数量的确定，要复杂得多。门诊与住院不同。将一次门诊与一次住院（比如住院一天）都视为一单位医疗服务，显然不合适。我们也不清楚一次住院等同于五次门诊还是一百次门诊。研究者解决这个难题的方法是分别考察不同医疗服务的需求曲线，例如门诊的需求曲线、住院的需求曲线等。

医疗服务价格的确定，也不是那么直接。大多数医疗服务是由诸如保险公司或政府这样的第三方支付的。与口香糖的消费者不同，病人加入保险计划时，需要支付**保险费**（premium）或称预付费；作为交换，病人看病时面对较低的自付价格。在计算需求时，应以病人消费既定医疗服务量时支付的边际成本为价格。研究者通常用自付率衡量价格，这是因为自付率与病人面对的边际成本成正比。

本节余下部分将给出不同医疗服务需求曲线都向下倾斜的试验证据。

门诊服务

如果你到医疗服务点、医院或急诊室看病，但当天回家，那么你接受的是**门诊服务**。如果保险合同规定一次门诊的起付线为20美元，这意味着当一次门诊费用小于20美元时（比如15美元），你需要自付（15美元）；而当费用大于20美元时（比如100美元），这个20美元也需要你自付的。这种起付线以及你患病程度影响你的看病决策。如果你摔断了腿，你显然会去治疗，即便你要自付这笔费用。如果你感冒流鼻涕，你可能只是喝碗鸡汤或者去药店买点感冒药，而不是选择看门诊。

13

> **定义 2.3**
>
> **门诊服务**（outpatient care）是指医生或其他医疗服务者提供的不涉及住院的医疗服务。通常，严重的疾病需要住院，从而方便病人管理和病人恢复，因此门诊涉及的病例通常比较简单。门诊有时也被称为**非住院服务**（ambulatory care）。

在医疗保险试验中，参与者面对门诊服务的不同价格水平。这对门诊服务的需求有何影响？兰德试验与俄勒冈试验都报告了价格变化对门诊服务需求的影响。结果表明，影响很大，而且这些门诊服务的需求曲线都向下倾斜。

表2.1 门诊服务的证据：（a）兰德医疗保险试验；（b）俄勒冈医疗救助试验

（a）

方案	年平均看病次数 总	急性	慢性
免费	2.99	2.29	0.70
25%	2.32	1.78	0.54
50%	2.11	1.60	0.51
95%	1.90	1.44	0.46

（b）

	门诊可能性/%	门诊次数
彩票中奖者	63.6	2.22
彩票未中奖者	57.4	1.91

资料来源：（a）Keeler et al.（1988）；（b）Amy Finkelstein et al.（2012）The Oregon Health Insurance Experiment：evidence from the first year，*Quarterly Journal of Economics*，127（3）：1057－1106，Supplementary Data.

表2.1（a）给出了兰德医疗保险试验的证据：随着病人自付率增加，病人门诊的次数急剧降低。例如，自付率为95%的病人门诊次数比完全免费的病人的低了36% [=（2.99−1.90）/2.99]。

尽管这个结果让人惊讶，然而更令人惊讶的是，伴随急性状况的病人和伴随慢性状况条件的病人，有类似的向下倾斜的需求曲线。慢性状况（chronic conditions）是指糖尿病、高血压等健康问题，它们长期存在，需要持续治疗。非慢性或说急性状况（acute conditions）是指突发的健康问题，例如感冒或骨折。自付率为95%的病人慢性门诊次数与完全免费的病人相比低了34%，急性门诊次数低了37%。

俄勒冈医疗救助试验也提供了门诊服务的需求曲线向下倾斜证据。我们在前面已经知道，彩票中奖者更有可能获得医疗救助资格。表2.1（b）表明，与未中奖者相比，中奖者在六个月期间去看门诊的可能性高出6个百分点，门诊次数平均增加16%。

住院服务与急救室服务

设想你去看病，医生告诉你，你病得很厉害，需要住院监护。这意味着，医生允许你接受**住院服务**。

14

> **定义 2.4**
>
> **住院服务**（inpatient care）是指病人住进医院接受医生或其他医疗服务者提供的服务。

假设保险合同规定住院费用的自付率为20%，由于病得很厉害，你可能不会太在意这个自付率，尽管住院费用最终可能非常高。事实上，即使自付率为50%，也不会阻挡你听从医生的建议而住院。这个思想试验意味着住院服务的需求可能没有门诊服务对价格那般敏感。这些医疗保险试验的证据与上述直觉结论相符吗？

这个问题上的证据是混合的，也就是说，有些证据符合有些不符合。俄勒冈试验的住院服务数据部分支持我们的直觉结论。表2.2（b）说明在六个月内，尽管彩票中奖者住院次数比未中奖者高，但这种差别在统计意义上不显著。这个证据不允许我们断言受试者对住院服务的价格敏感。

然而，兰德医疗保险试验的确发现住院服务的需求曲线是向下倾斜的。平均一年中，与完全免费的病人相比，自付率为95%的病人住院可能性低了24%，参见表2.2（a）。然而，当价格升高时，住院服务需求的降低幅度小于门诊服务需求的降低幅度。与俄勒冈试验一样，兰德试验也发现住院服务的需求没有门诊服务需求对价格那般敏感。

表2.2 住院服务的证据：（a）兰德医疗保险试验（b）俄勒冈医疗求助试验

（a）

方案	年平均住院次数
免费	0.133
25%	0.109
50%	0.099
95%	0.098

（b）

	住院可能性/%	住院次数
彩票中奖者	7.4	0.103
彩票未中奖者	7.2	0.097

在p=10%的水平上不存在显著差异

资料来源：（a）Keeler et al.（1998）；（b）Amy Finkelstein et al.（2012）.

在直觉上，我们预期疾病越严重，病人对治疗服务的价格越不敏感。这解释了病人对门诊服务的价格敏感性为什么比住院服务的价格敏感性高。根据这个逻辑，病危之人对急救室（emergency room）服务的需求应该完全没有价格弹性：对于涉及生死意义的治疗，人们会不惜任何代价。

然而，证据表明，急救室服务的需求曲线也是向下倾斜的。尽管俄勒冈试验发现彩票中奖者和未中奖者在急救室的使用上没有显著差别[表2.3（b）]，但兰德试验的确发现受试者对急救室服务的价格敏感。表2.3（a）说明，与完全免费病人相比，成本共摊病人使用急救室服务的可能性较低。

15

表2.3 急救室服务的证据：（a）兰德医疗保险研究；（b）俄勒冈医疗救助试验

（a）

方案	急救室使用概率/%
免费	22
25%	19*
50%	20
95%	15**

（b）

	急诊室使用概率/%	急诊室使用次数
彩票中奖者	26.7	0.48
彩票未中奖者	26.1	0.47

在p=10%的水平上不存在显著差异

*表示在p=5%的水平上与免费方案显著不同。

**表示在p=1%的水平上与免费方案显著不同。

资料来源：（a）Newhouse（1993）；（b）Amy Finkelstein et al.（2012）.

这个结果多少有点令人惊讶。如果所有急救室服务都是真正意义上的急救（涉及生死），那么这意味着人们对拯救生命的服务需求曲线也是向下倾斜的。然而，并非所有急救室服务都涉及生与死。很多使用急救室的病人，其实病得没有那么重，因为他们没有常规的基本医疗医生或说家庭医生（primary care doctor），没有其他地方可去，或者高估了自己病情的严重程度（Garcia et al. 2010）。也许正是这些非真正意义上的急救病人对价格敏感。

门诊、住院以及急救服务上的其他证据

其他研究也令人信服地表明住院服务和急救服务的需求曲线都向下倾斜。兰德公司的研究人员模仿兰德试验实施了中国农村医疗保险试验（China Rural Health Insurance Experiment），这个试验也发现了类似结果。与兰德试验类似，这个试验也把具有不同自付率的保险方案随机指定给不同参与人。参与人来自中国的26个农村，研究者对参与人的医疗费用支出追踪两年（1988—1989年）（参见Cretin et al.，2006）。

与兰德试验和俄勒冈试验类似，中国农村医疗保险试验也表明，补偿力度大的保险方案的参与人所产生的医疗费用，大于补偿力度小的保险方案的参与人所产生的医疗费用（见表2.4）。显然，保险方案的自付率越低，其补偿力度越大。与兰德试验和俄勒冈试验相比，中国农村医疗保险试验中门诊服务的费用差别更明显：与自付率最低的病人相比，在平均意义上，自付率最高的病人的门诊费用增加了106%，而住院费用仅增加了53%（见表2.4）。与兰德试验和俄勒冈试验类似，中国农村医疗保险试验也表明医疗服务的需求曲线向下倾斜，门诊服务的需求更是如此。

16

表2.4　中国农村医疗保险试验中的平均医疗支出

自付率/%	门诊服务/元	住院服务/元
20	13.49	4.51
30	12.04	4.18
40	10.72	3.88
50	9.52	3.61
60	8.42	3.36
70	7.43	3.14
80	6.54	2.95

资料来源：Based on Table 8 in Cretin et al.（2006）.

非试验研究也为下列两个结论提供了证据：一是各种医疗服务的需求曲线都向下倾斜；二是不同医疗服务需求对价格的敏感程度不同。研究者使用的一种非试验策略，是研究保险状态突然从无保险变为有保险的个人。如果需求曲线的确向下倾斜，那么当个人有了保险之后，我们将看到他的医疗服务使用量增加。然而如果急救服务对价格不敏感，那么我们预期，在有了保险之后，个人对急诊服务的使用量也不会骤增。

绝大多数美国国民到了65岁都有资格加入老人医疗保险，其中很多人在此之前没有保险。根据这个事实，一些研究者使用加利福尼亚州住院数据分析保险对医疗需要的影响（Card et al.，2009）。当个人从64岁变为65岁时（注意此时他的保险状态发生了变

化），计划入院数量增加了15%。即使这个数量跳跃反映了“压抑待发的需求”（pentup demand），它也能说明个人对计划入院的价格是敏感的。这里的“压抑待发的需求”是指个人知道他很快就有保险，因此故意推迟昂贵的治疗，等到保险生效后再治疗。作为对照，同一时期非计划性的入院（急救室服务）仅增加了2.5%（见图2.3）。我们再一次看到，当生命垂危时，价格的重要性降低，甚至变得一点都不重要。

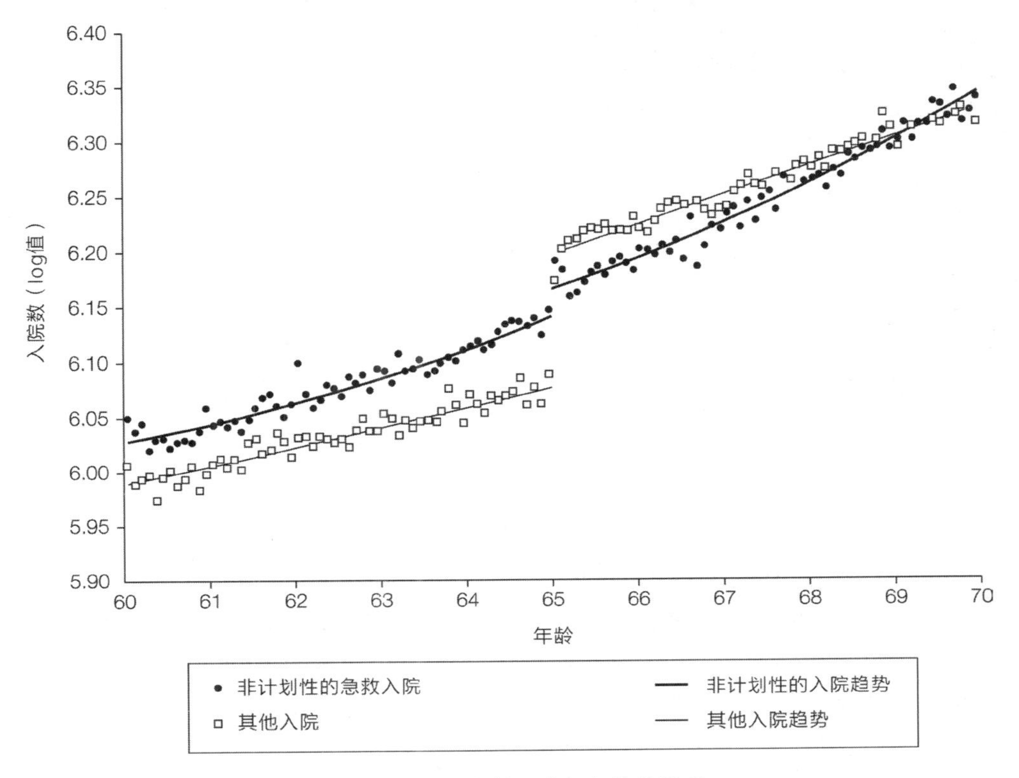

图2.3 急救和非急救入院与年龄的关系

资料来源：Figure 2 in D. Card，C. Dobkin and N. Maestas（2009）. Does Medicare save lives?，*Quarterly Journal of Economics*，124（2）：597-636.

17 非试验研究使用的另一种类似的方法是，观察政策变化引起的参保人群变化，分析他们的医疗需求行为。例如，2000年，法国政府对法国居民中最穷的10%的人群给予免费补充保险方案。这里最穷的10%的人群，是指按收入高低将居民划分为10个等分，位于收入最低分位段的人群。研究发现，在这个组别中，以前没有补充保险的那些人，在有了保险之后，增加了医疗服务使用量（Grignon and Perronnie，2008）。

儿科服务

我们已经看到很多证据都表明各种医疗服务的需求曲线都向下倾斜。在几乎能想到的一切情形下，人们都会在健康与其他目标之间做出权衡。现在考虑儿科服务。儿科是对婴儿和儿童提供的医疗服务，费用通常由他们的父母承担。尽管有前面那么多的证据，我们还是很难相信父母会因为价格而舍不得给他们的小孩做儿科服务。

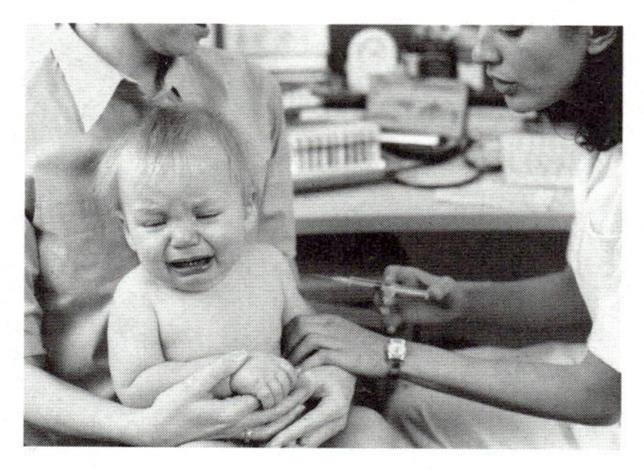

这个小孩也许希望父母对医疗价格更敏感些。

然而，兰德医疗保险试验的证据表明父母对儿科服务的价格也是敏感的。与成本共摊的家庭相比，完全免费的家庭更有可能为婴幼儿（0—6岁）寻求接种和其他预防医疗服务（见表2.5）。这个证据表明，即使儿科服务的需求曲线也是向下倾斜的，尽管这个模式似乎在更大一点的小孩和青少年（7—16岁）身上并不成立。

表2.5 三年间预防儿科服务百分数（按年龄和服务类型分） 单位：%

	0—6岁		7—16岁	
	接种	任何预防服务	接种	任何预防服务
免费组	58.9	82.5	21.2	64.8
成本分摊组	48.7*	73.7*	21.7	59.6

*表示与免费组显著不同。

资料来源：Newhouse（1993）.

其他类型的医疗服务

兰德试验与俄勒冈试验还收集了**精神科、牙科以及处方药物**的使用量和费用数据。他们都发现有利证据，证明这些方面的需求曲线也都是向下倾斜的。

表2.6给出了与不同保险方案对应的精神科门诊人均支出。完全免费病人的费用支出，是自付率为95%的病人的费用支出的两倍多。

表2.6 精神科人均支出（按保险方案分类）

方案	平均支出/美元	占免费方案百分比/%
免费	42.2	—
25%	28.4	67
50%	13.1	33
95%	18.1	43

资料来源：Newhouse（1993）.

牙科服务的需求比门诊服务的需求对价格更为敏感。在一年中，完全免费组中有接近58%的低收入参与者看了牙科医生，而在自付率为95%的保险方案组，这一数字为40%，而且前者的牙科总费用比后者高出大约47%（见表2.7）。类似模式也出现在高收入参与者身上。这表明在牙科服务上，富裕家庭和贫困家庭对价格都比较敏感。

表2.7　牙科服务使用（按收入水平分类）

	低收入组		高收入组	
	使用牙科服务百分比/%	平均支出/美元	使用牙科服务百分比/%	平均支出/美元
免费	57.8	317	74.7	339
95%	39.8*	216*	61.3*	234*

*与免费计划显著不同。
将研究对象按收入高低分为三组，低收入组指末端1/3，高收入组指顶端1/3。
资料来源：Newhouse（1993）.

处方药的需求曲线也是向下倾斜的。兰德试验和俄勒冈试验都发现面对较低价格的病人，使用的处方药更多。抗生素是个特别有趣的例子。当疾病是由细菌引起时，使用抗生素比较合适。然而，当疾病是由病毒引起时，抗生素不仅不管用，还对病人有害，因为使用抗生素能培养耐药菌株。

尽管抗生素不能对付病毒，然而（病毒引起的）感冒患者，通常要求医生开抗生素，他们没意识到此时这药没有用。医生当然知道这一点，但由于工作忙加上心软，他们会给病人开抗生素。兰德试验对此提供了证据：病毒感染的患者通常会得到抗生素（见表2.8）。

表2.8　兰德医疗保险试验中抗生素使用情况

	人均抗生素使用数	
方案	细菌条件	病毒条件
免费	0.47	0.17
成本分摊	0.24**	0.08**

**与免费方案显著不同。
资料来源：Keeler et al.（1988）.

提高抗生素的价格既有坏的效应，也有好的效应。在细菌感染的患者中，与成本共摊组相比，完全免费组的患者得到了更多的抗生素。因此，尽管在这种情形下，抗生素有用，然而成本共摊组中的一些病人仍未获得这种药。在病毒感染的患者中，成本共摊组的患者也减少了抗生素的使用。在这种情形下，完全免费组得到的抗生素对他们的健康没有什么好处，反而可能有害，因为耐药菌株可能得以繁殖。

19

2.3 用弹性衡量价格敏感性

来自随机试验的证据表明，住院服务和门诊服务的需求曲线都向下倾斜，然而我们还未直接考察这些证据蕴含的需求曲线。图2.4以传统需求曲线形式画出了门诊服务和牙科服务使用量的散点图（Keeler et al. 1988）。

给定一种医疗服务，我们可用它的两个需求量（两个点）之间连线的斜率，来衡量它的价格敏感性。然而，这种方法有个问题，那就是需求量的单位不统一，因此不可比较。一次牙科服务不等于一次门诊服务。因此，商品1的需求曲线斜率（绝对值）大于商品2的，并不意味着商品1的价格敏感性更高。相反，我们想要的衡量价格敏感性方法，要能保证它不受价格或需求量的单位的影响。**需求弹性**就是这样的。

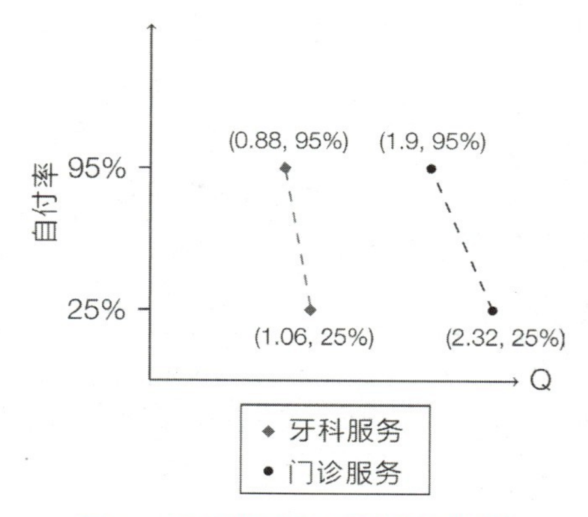

图2.4 门诊服务和牙科服务数据

资料来源：Keeler et al.（1988）.

定义 2.5

需求弹性（elasticity of demand）是指商品需求量变化百分数与价格变化百分数的比值；换句话说，需求的弹性是指价格变化1%引起的需求量变化百分数。

假设价格P_1为时需求量为Q_1，而且当价格从P_1变为P_2时，需求量为Q_2。于是，这两点之间的弹性ε的定义为：

$$\varepsilon = \frac{\dfrac{Q_2 - Q_1}{Q_1}}{\dfrac{P_2 - P_1}{P_1}} \qquad (2.1)$$

我们在前面指出，研究者通常用自付率代表医疗服务价格。假设某人一开始的保险方案约定25%的自付率，后改为95%的自付率。这表示此人面对的医疗服务价格上升了：[(95−25)/25] × 100%=280%。图2.4说明了当自付率变化后他的门诊服务需求量是如何变化的：每年门诊次数从2.32减少为1.9，降低了18%。这个人的需求弹性为：

$$\varepsilon = \frac{(Q_2 - Q_1)/Q_1}{(P_2 - P_1)/P_1} = \frac{(1.9 - 2.32)/2.32}{(95\% - 25\%)/25\%} = \frac{-0.18}{2.8} = -0.06$$

20 使用相同计算方法，可以算出牙科服务的需求弹性也为-0.06，尽管牙科需求曲线看起来更陡峭；因此，比较斜率是不合适的，应该比较弹性。由于弹性没有单位或说没有量纲，弹性可以用来比较不同商品的需求曲线，或者比较同种商品在不同环境下的需求曲线。这意味着我们可以使用弹性比较不同医疗服务的需求曲线，或者比较同种医疗服务在不同研究下的需求曲线。我们已经看到很多证据都表明各种医疗服务的需求曲线都向下倾斜，这些计算进一步断言医疗服务相对缺乏弹性（$-1<\varepsilon<0$，即$|\varepsilon|<1$）。

然而，用于计算弹性的（2.1）式有个缺陷：它不是对称地对待价格从P_1变为P_2以及价格从P_2变为P_1。例如，当个人的自付率从95%变为25%时，他对门诊服务的需求弹性为

$$\varepsilon=\frac{(Q_2-Q_1)/Q_1}{(P_2-P_1)/P_1}=\frac{(2.32-1.9)/1.9}{(25\%-95\%)/95\%}=\frac{0.22}{-0.74}=-0.30$$

使用相同的计算方法，可以算出他的牙科服务的需求弹性为-0.28。价格起点不同，决定了弹性的最终计算结果不同。

我们希望有一种计算弹性的方法，使得我们不需要选择初始价格，而且它能对称地对待价格上升和下降。也就是说，无论价格从P_1变为P_2还是从P_2变为P_1，我们在这两种情形下计算出的弹性应该相等。一种方法是：给定需求曲线上的两点，我们计算这两点的中点处的弹性，这种弹性被称为**弧弹性**。

定义 2.6

令（Q_1，P_1）与（Q_2，P_2）是某条需求曲线上的两个点，这两点之间的**弧弹性**（arc elasticity）$\varepsilon_{弧}$的定义为：

$$\varepsilon_{弧}=\frac{\dfrac{Q_2-Q_1}{Q_2+Q_1}}{\dfrac{P_2-P_1}{P_2+P_1}} \tag{2.2}$$

当使用（2.2）式计算图2.4中需求曲线的弧弹性时，可知门诊服务需求的弧弹性为-0.17，牙科服务需求的弧弹性为-0.16。

图2.5列出了兰德试验揭示的各种医疗服务的需求弹性，以及其他几种普通商品的需求弹性。医疗服务的需求缺乏弹性（$-1<\varepsilon_{弧}<0$，即$|\varepsilon_{弧}|<1$）。而饭店饭菜以及新鲜西红柿的需求富有弹性（$\varepsilon_{弧}<-1$，即$|\varepsilon_{弧}|>1$）。

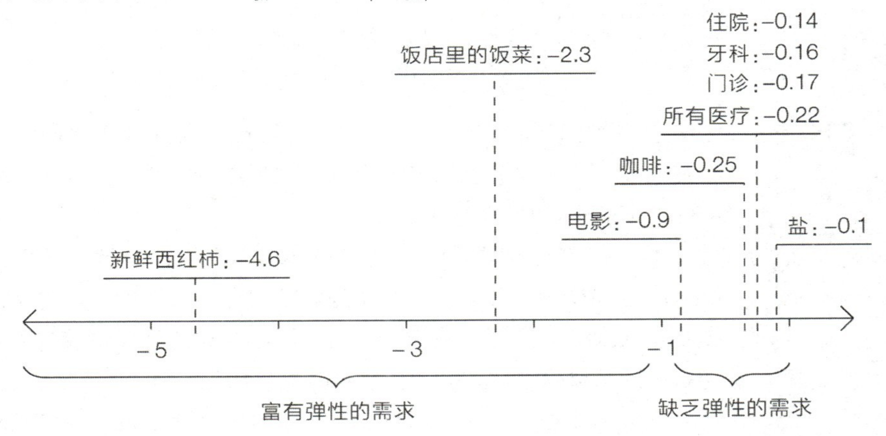

图2.5　各种商品的需求弹性

资料来源：Newhouse（1993）and Gwartney et al.（2008）.

兰德试验与俄勒冈试验表明医疗服务需求非常缺乏弹性。然而，弧弹性是一种平均意义上的计算结果，它不能充分描述每个患者的需求行为。例如，在医疗服务上花费最多的那些人的需求对价格更不敏感。一些学者使用美国大型公司的数据进行研究，他们发现，与一般人群相比，在医疗服务上花费最多的那5%的人群的需求非常缺乏弹性，而一般人群的医疗服务需求相对**富有弹性**（Kowalski，2009）。

2.4 医疗服务价格影响健康吗？

21

上一节以充分的证据表明医疗服务的需求曲线向下倾斜。尽管像住院服务和急救室服务这样的迫切需求似乎对价格的敏感性较低，但人们的确在医疗服务的需求上也表现出吝啬的倾向。于是，另外一个重要的相关问题是：医疗服务价格对健康有影响吗？如果有，影响有多大？

比较不同组别的健康，最简单的方法是比较死亡率。俄勒冈医疗救助试验追踪记录了参与人的死亡率，研究发现，在彩票发行后的第一年，彩票中奖者和未中奖者在死亡率上不存在显著差别[见表2.9（b）]。相反，另外一项关于美国穷人医疗救助（Medicaid）的研究，的确发现保险能降低死亡率。研究者分析了美国将部分贫困儿童纳入医疗保险的效应。他们发现黑人儿童在加入医疗救助计划之后，与未加入该计划的黑人儿童（这部分儿童因为年龄不符合要求而未加入救助计划）相比，他们存活到十八九岁的概率增加了13%—18%（Meyer and Wherry，2012）。

表2.9 死亡率证据：（a）兰德医疗保险研究；（b）俄勒冈医疗救助试验

（a）相对死亡率		
	所有参与者	高风险参与者[a]
免费	0.99	1.90
成本分摊	1	2.10*

（b）绝对两年死亡率	
	所有参与者
彩票中奖者	0.8%
彩票未中奖者	0.8%

a.研究者是根据试验一开始时参与者的血压、胆固醇水平以及吸烟习惯来确定他是否为高风险的。

*表示在p=5%的水平上与免费方案显著不同。

资料来源：（a）Newhouse（1993）；（b）Amy Finkelstein et al.（2012）.

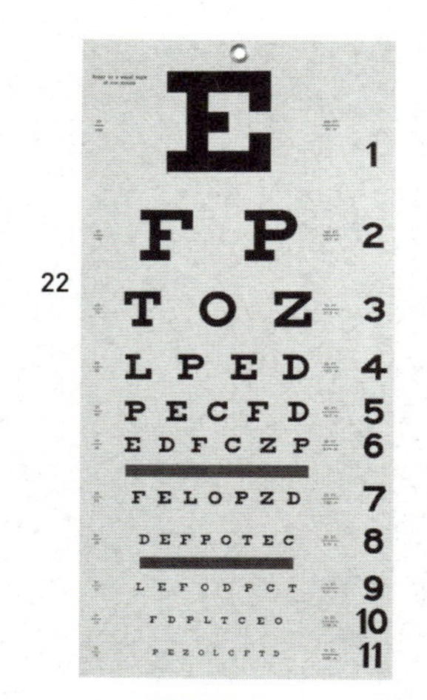

斯内伦（Snellen）视力表，也称E视力表。兰德医疗保险试验表明，与成本共摊组成员相比，免费组成员的视力更好。

22

与俄勒冈试验类似，兰德试验也发现不同处理组之间的死亡率不存在显著差别。完全免费组与各个成本共摊组的死亡风险几乎相同：前者为0.99，后者为1。[见表2.9（a）]

然而，对兰德试验中最脆弱的参与人来说，保险对死亡率的确有影响。在兰德试验一开始，试验实施者就按照血压、胆固醇水平以及吸烟习惯将参与人分为不同风险类型。与成本共摊组的高风险参与人相比，完全免费组的高风险参与人的死亡风险降低了10%。

死亡是个极端结果。因此，不同组别的死亡率没有显著差异，这并不意味着较低的医疗服务价格（从而意味着更多的医疗服务使用量）对健康没有正向影响。除了死亡率之外，兰德试验还跟踪记录了其他健康指标，比如胆固醇水平和血压。表2.10给出了兰德试验中完全免费组与成本共摊组在一些健康指标上的差异。在23种健康指标中，各个保险方案组仅在血压、近视、远视三种指标上存在统计学意义上的显著差异。[①]除血压指标外，补偿力度大的保险方案没有产生在医学意义上重要的差异，而且这种血压上的差异主要体现在低收入和高风险参与人之间（Newhouse，1993）。

表2.10 兰德医疗保险试验中的健康指标

条件	免费方案	成本共摊方案
FEVa 1	95.0	94.8
舒张压（mm Hg）	78.0	78.8*
胆固醇（mg/dl）	203	202
葡萄糖（mg/dl）	94.7	94.2
甲状腺激素水平异常（占样本%）	2.4	1.7
血红蛋白（g/100 ml）	14.5	14.5
功能性远视（斯内伦线）	2.4	2.5*
功能性近视（斯内伦线）	2.35	2.44*
慢性关节症状（占样本%）	30.0	31.6

a.FEV_1表示1秒钟的最大呼气量。
*表示在p=5%的水平上与免费方案显著不同。
资料来源：Newhouse（1993）.

与兰德试验类似，俄勒冈试验的实施者也衡量了保险对健康状况的影响。他们使用的一个重要健康指标是自评健康。在医疗救助彩票发行后的12个月内，彩票中奖者比未中奖者更健康。与彩票未中奖者相比，中奖者报告说自己的整体健康更好、健康天数更多、抑郁率更低（表2.11）。这个证据表明由于面对较低的医疗服务价格，彩票中奖者得到更好的健康结果，尽管表2.9（b）表明彩票中奖者与未中奖者在死亡率上不存在差异。

表2.11 俄勒冈医疗救助试验第一年彩票中奖对健康的影响

	彩票中奖者	彩票未中奖者
抽奖后存活一年	99.2%	99.2%
自我报告的健康状况：好	58.7%	54.8%**
自我报告的健康状况：相当好或更好	88.9%	86.0%**
最近六个月的健康状况一样或变得更好	74.7%	71.4%**
身体健康天数	22.2	21.9*
精神健康天数	19.3	18.7**
最近两个星期抑郁症检查不是阳性	69.4%	67.1%**

*在p=5%水平上与彩票中奖者显著不同。
**在p=1%水平上与彩票中奖者显著不同。
资料来源：Amy Finkelstein et al.（2012）.

俄勒冈试验的实施者发现，患有糖尿病的彩票中奖者血压更低，患有抑郁症的彩票中奖者更可能得到治疗。然而，与兰德试验类似，俄勒冈试验发现，在试验实施的前

① 近视和远视都是与视力有关的问题。

23 两年，彩票中奖者和未中奖者在很多健康指标上不存在统计意义上的显著差异（Baicker et al.，2013）。例如，高血压率和高胆固醇率，在统计上非常相似。这些试验证据一起意味着更低的医疗服务价格并未显著促进大多数人群的健康，但能促进高风险人群的健康。

一些非试验研究证据，大体上也支持这个结论。一些对脆弱人群的研究，比如对威斯康星州车祸受伤者、医疗救助人群中的低收入孕妇、西雅图地区的退伍老军人、垂死的HIV患者等的诸多研究，都表明较低的医疗服务价格能促进健康（Levy and Meltzer，2004；Doyle，2005；Currie and Gruber，1996；Fihn and Wicher，1988；Goldman et al.，2001）。另一方面，对于自我雇佣人群（例如个体户和小企业主）这个更大人群的研究发现，保险补偿力度对死亡率没有显著影响。这个跟兰德试验的结论类似（Perry and Rosen，2004）。

2.5 结论

医疗服务的需求曲线是向下倾斜的。证据一致表明，在做医疗服务数量决策时，人们会考虑价格因素，即使病情严重。总之，即使在卫生领域，经济权衡也重要。这表明经济分析对于卫生领域同样重要。

向下倾斜的需求曲线意味着任何政策系统的设计都面对着根本性的权衡。如果医疗服务是免费的（在很多国家，事实的确如此），人们会需求大量医疗服务，即使有些医疗服务对于促进他们的健康没有显著作用。例如，在兰德试验中，完全免费组与成本共摊组有相同的健康状态结果和相同的死亡率。

另一方面，如果医疗服务不是免费的，那么有些病人的反应将是减少需求量。高医疗服务价格对于诸如穷人和慢性病人这些最脆弱人群来说，可能产生致命结果。最终，经济效率与社会公平之间的这个权衡，构成了卫生政策争论的核心。

2.6 习题

24

判断题

判断下列论断是正确还是错误，并说明理由。在说明理由时请引用课文中的证据，以及你可能需要的任何额外假设。

1.与大多数商品不同，医疗服务需求曲线容易推导，因为人们在医疗服务上很少会吝啬。

2.兰德研究对医疗服务需求价格弹性的衡量非常有用，因为它把不同保险方案随机指定给参与者（而不是让他们自由选择）。

3.俄勒冈医疗救助试验不是真正“随机的”，因为并非所有彩票中奖者最终都得到了保险，而一些未中奖者却得到了保险。

4.兰德医疗保险试验发现免费组的住院率与成本共摊组的住院率相同。

5.在兰德医疗保险试验中，住院服务的需求弧弹性（绝对值）大于门诊服务区需求弧弹性（绝对值）。

6.与常见的弹性衡量法不同，弧弹性仅用一个价格—数量数据点就能计算出。

7.兰德研究和俄勒冈研究都发现医疗服务的需求约等于单位弹性，即 $\varepsilon \approx -1$。

8.在兰德医疗保险试验中，自付率较低的保险组的健康结果较好（一些子组除外）。

9.到目前为止，尚没有任何大型医疗保险试验研究无保险状态对健康的影响，已有试验只是研究了不同自付率保险方案对健康的影响。

10.俄勒冈医疗救助试验结果表明，有保险之后，人们的健康状态倾向于改善。

分析题

11.在日本，政府制定医疗服务的价格。日本每个都道府县都有自己的价格表（例如，东京的医疗服务价格比北海道的高）。假设你收集到了1999年的数据，见表2.12。

表2.12 东京与北海道居民对门诊服务的使用（1999年）

地区	门诊就诊次数	价格
东京	1.25次/月	20日元/次
北海道	1.5次/月	10日元/次

a. 日本医疗服务需求的弧价格弹性为多少（仅使用上述数据）？

b. 假设东京居民的收入普遍比北海道的高。那么你在（a）中的答案高估还是低估了价格弹性？为什么？（提示：将表2.12中的数据画成坐标系中的点，考虑东京和北海道各自的需求曲线。）

25

c. 根据你估计的弹性，如果东京的医疗服务价格上升为每次30日元，医疗需求为多少？如果北海道的医疗服务价格降低为每次5日元，医疗需求为多少？

你继续观察日本医疗服务系统，直到2000年。出于某种内部政治原因，政府改变了东京和北海道2000年的医疗服务价格，你将观察到的需求情况报告于表2.13。

表2.13 东京与北海道居民对门诊服务的使用（2000年）

地区	门诊就诊次数	价格
东京	1.0次/月	30日元/次
北海道	1.2次/月	15日元/次

d. 仅使用2000年的需求数据计算日本医疗服务需求价格弹性。

e. 同时使用1999和2000年的数据分别计算东京和北海道的医疗服务价格弹性。

f. 根据你估计的弹性，如果东京和北海道的医疗服务价格在下一年都将上升为每次60日元，这两个地方的医疗服务需求分别为多少？

g. 综合（e）中东京和北海道的弹性信息，估计日本整个国家的医疗服务价格弹性。假设东京的人口是北海道的5倍。

12.预防医学服务的目的是预防未来疾病而不是治疗当前疾病。与急救室服务相比，预防服务通常不是那么紧急，而且它的收益很难衡量：如果你今年接种了流感疫苗，但没有患上流感，这个结果是因为接种还是因为你经常洗手？答案很难判断。

a. 根据上述预防服务的介绍，你认为与住院服务相比，预防服务的需求更富有价格弹性还是更缺乏价格弹性？为什么？

b. 表2.14给出了兰德医疗保险试验中的预防服务证据。加总表中的数据，并注意任何有趣的规律。你在（a）中的预测正确吗？

表2.14 三年期间预防服务的使用百分比

单位：%

	男性 17－44岁	男性 45－64岁	女性 17－44岁		女性 45－64岁	
	任何服务	任何服务	任何服务	巴氏检查	任何服务	巴氏检查
免费	27.2	39.1	83.7	72.2	76.9	65.0
成本分摊	23.1	27.4	76.9**	65.8	65.3**	52.8**

**表示在p=1%的水平上与免费方案显著不同。

资料来源：Newhouse（1993）.

13. 在这个题目中，假设表2.15中的“入院”指住院服务，而“任何使用”指住院和门诊服务。

26

表2.15包含很多信息。不需要考察任何具体值，将相同类型数据加起来即可。请设计一个关于收入水平和医疗服务需求的问题，使得此表能够回答该问题。

表2.15 不同收入群体的年医疗服务使用情况

方案	收入			显著性t检验	
	最底端1/3的平均数	中间端1/3的平均数	最高端1/3的平均数	中间端1/3对最低端1/3[a]	最高端1/3对最低端1/3[a]
使用任何一种医疗服务的可能性/%					
免费	82.8	87.4	90.1	4.91	5.90
家庭自付					
25%	71.8	80.1	84.8	5.45	6.28
50%	64.7	76.2	82.3	4.35	4.86
95%	61.7	68.9	73.8	3.96	4.64
一次或多次入院的可能性/%					
免费	10.63	10.14	10.35	−0.91	−0.35
家庭自付					
25%	10.03	8.44	7.97	−2.95	−2.75
50%	9.08	8.06	7.77	−1.78	−1.66
95%	8.77	7.38	7.07	−2.79	−2.46
支出/美元（1984**年美元**）					
免费	788	736	809	−1.78	0.53
家庭自付					
25%	680	588	623	−3.17	−1.47
50%	610	550	590	−1.89	−0.49
95%	581	494	527	−3.09	−1.41

注：不包括牙科，也不包括门诊心理治疗；对试验参与者的预测贯穿整个试验期间。

t检验是对跨期和家庭内部（intrafamily）相关性的矫正。检验的零假设是中间端（最高端）1/3的平均值与最低端1/3的平均值相等，例如，表中的4.91这个数表示我们可以在0.001水平上拒绝这个零假设。

资料来源：Manning et al.（1987）.

论述题

14.下面是近期论文《医疗保险对医疗服务使用的影响》（Michael Anderson，Carlos Dobkin and Tal Gross，“The effect of health insurance coverage on the use of medical services”，NBER Working paper No，15823，2010）的节选：

> 在医疗保险对医疗服务使用的因果性影响方面，存在着很大的不确定性。大多数研究无法确定参保者和未参保者在医疗服务使用上存在的较大差异，是由保险状态引起的还是由其他未被观知的差异引起的。本文使用保险覆盖率的急剧变化估计医疗保险对急救服务和住院服务的影响。这种保险覆盖率变化是由儿童因到达年龄界限而不能继续参加父母的保险计划引起的。（在美国，儿童可以加入父母的保险计划，到他们的第23个生日才失去这种保险资格。）使用美国国家访问调查（NHIS）以及来自美国七个州的急诊记录以及出院记录的普查，我们发现儿童到达年龄界限失去保险资格的做法，导致保险覆盖率陡然降低5到8个百分点。我们发现无保险状态导致急诊就诊减少了40%，住院服务使用减少了61%。

27

a. 这个研究比较的是哪两个人群？

b. 说出这个研究与兰德医疗保险试验在方法上的重要区别，至少说出一种区别。给出可能的理由说明为什么这种差异可能导致结果出现偏差。

c. 这个研究的发现与俄勒冈医疗救助试验的发现一致吗？

第3章 健康的需求：格罗斯曼模型

28

健康状况是偶然发生在我们身上的，还是我们选择的？显然，两者都有一点。也就是说，你能且仅能在一定程度上选择自己的健康状态。健康是外生的。例如，心脏病在任何时刻都可能突发，即使年轻和身体结实的人也不例外。车祸也能让某个人受伤，从而瞬间降低他的健康存量——这样的事件也不受他的控制。然而，健康也是内生的——你可以采取很多行动来降低心脏病发作或遭遇车祸的可能性。例如，少吃巨无霸汉堡可能会降低心脏病发作的风险，宅在家里能避免遭遇车祸。

然而，当我们认为一个看起来有好处的行为可能涉及各种成本与后果时，情况就会变得更复杂。例如，经常慢跑可以保持体形和避免患上心脏病，但这可能增加遭遇车祸的风险。即使你能灵活躲避汽车，慢跑也会占用时间，这样你就没时间从事健身或塑身等其他有助健康的活动。与往常一样，时间的每种用途都有机会成本，每个决策都意味着权衡取舍。

而且，健康不是生命中唯一重要的东西。你可能认为其他许多东西也很重要，而这些东西未必都能延长你的寿命。比如，也许你和本书作者一样，偶尔玩玩拼图游戏或电子游戏。这些活动，尽管有趣，但减少了你从事有助于健康的活动的时间。也许你喜欢吃零食，比如吃巧克力饼干，这虽然不怎么消耗时间，但可能让你变胖。

最后，你的健康决策应该从你的整个生命期即一生的角度来考虑。健康是一种资本——它是一种终生都能分红的资产，但它会随着你变老而贬值。因此，你对终生健康的管理，在某种程度上，类似股票投资组合的管理，是个经济问题。

我们需要一个架构，使得我们能够描述健康管理中的所有复杂权衡。这个架构应该能同时将健康视为一种消费品、一种用于生产快乐的投入物以及一种资本品。米歇尔·格罗斯曼（Michael Grossman）于1972年发展出的模型做到了这一点。在格罗斯曼模型中，健康不是天上掉下来的，个人对自己的健康能发挥主观能动性。这个模型为一系列健康现象提供了强大解释，包括对社会经济地位与健康之间的关系的解释（Grossman，1972）。

3.1　格罗斯曼模型中的一天

格罗斯曼模型将人们的日常健康决策连贯起来，用整个生命期的视角考察个人健康决策。我们首先考察单期（single-period）效用函数，因为它是终生效用函数的基础。

29

单期效用

格罗斯曼模型假设在任何给定时期，个人效用基于下列两种消费品之上：一是他的健康；二是非健康消费品，即健康之外的其他消费品。因此，在这个模型中，健康的第一个角色是**消费品**。与个人消费的巧克力饼干或电子游戏一样，作为消费品的健康，直接提供效用。这样，个人在时期t的效用为：

$$U_t=U(H_t, Z_t) \tag{3.1}$$

其中：

- H_t是健康水平；
- Z_t是复合物品，它包括健康之外的所有物品，比如电子游戏、戏剧、真人彩弹反恐游戏、朋友的陪伴等。我们将Z称为**家用品**（home good）。

注意，医疗服务没有出现在效用函数中，因此在这个模型中，疫苗接种量影响效用的方式是间接的：它影响健康H，然后H影响效用。

尽管H和Z是效用函数的两个不同变量，但个人做出的选择，偶尔也可能同时改变H和Z。这些选择迫使个人做出权衡。例如，吃芝士蛋糕可能提高Z，但它也可能增加胆固醇含量甚至堵塞动脉，从而导致H降低；而运动则可能同时提高H和Z。

单期内的时间约束

除了H和Z之间的权衡之外，还有其他限制个人获得效用能力的约束条件。最重要的约束也许是时间约束：一天只有24小时。现在我们考察格罗斯曼模型的另外一个重要模块：个人将时间完全分配在四种不同的活动上。他花时间工作、玩耍、促进健康或生病躺在床上。在任何给定时期t，个人可支配的时间为Θ单位，面对着下列约束：

$$\Theta=T^W+T^Z+T^H+T^S \tag{3.2}$$

其中：

- T^W是工作时间；
- T^Z为玩耍时间；
- T^H是用于促进健康的时间；
- T^S为生病时间。

为简单起见，对于（3.2）式中的每一项，我们都省略了下标t。然而请记住，在每一期都有Θ单位的新的时间存量，从而有新的时间约束。在必要时，我们会加上下标t。

30

在格罗斯曼模型中，上述每项活动所起的作用都不同，影响效用的方式也不同。每一小时工作时间（T^W）产生收入，然后收入被用于购买医疗服务（这提高了健康H）或者购买拼图板（这提高了家用品Z）。然而，为了生产Z，仅购买拼图板还不够，他必须花时间把图拼在一起，也就是说，他必须花时间来玩（T^Z）。同样，他可以用他赚回来的收入购买瑜伽垫或跑步机，但为了生产健康，他必须花时间使用它们（T^H）。

生病是另外一种不同的活动；生病时间（T^S）不能提高H和Z，因此不能提高效用。但它的确产生了机会成本，因为生病一小时意味着这一小时没用于工作、玩耍或健身。因此，生病时间是失去的时间，而一天毕竟只有Θ小时。为什么个人选择将时间花在生病上？他可能没有主动选择。在格罗斯曼模型中，T^S完全由H决定，而不是个人主动选择的。

以《辛普森一家》中的角色Homer（霍默）为例。Homer在春田核电站工作。星期一，他去工作（T^W），赚取足够的收入来购买Troy McClure（特洛伊·麦克卢尔）主演的新电影的DVD和一盒隔夜甜甜圈。星期二，他决定不上班，而是坐在电视前边吃甜甜圈边观看新买的DVD，宁肯放弃收入也要享受美好休闲时光（T^Z）。Homer的星期二活动，增加了家用品Z，因为Troy的表演和甜甜圈让他很快乐。然而，这一整天他都待在家里，完全没做任何体育锻炼（T^H）。因此，他的健康H快速降低。

到了星期三早晨，Homer感觉非常不舒服，于是他去看医生Nick（尼克）。看病花去他一个小时（T^S）。Nick让他再休息一天，并且服用安慰剂。看医生花去了Homer 50美元，在一定程度上提高了他的H，但无法拯救星期三，这一天被浪费了（T^S）。Homer好悲惨，他甚至没法起床去重复观看DVD以及吃甜甜圈。仅仅用Homer的三天遭遇，就已说明了格罗斯曼模型的大部分动态。

表3.1列举了各种活动及其所属类型，描述了每种活动的目的以及它对效用的影响。

表3.1 格罗斯曼模型中的各种活动

活动	例子	目的
工作（T^W）	在发电厂工作；参加职业比赛；教授健康经济学	赚取收入来购买能提高H和Z的东西
玩耍（T^Z）	玩拼图游戏；看喜剧；上Facebook	提高Z
促进健康（T^H）	慢跑；动手术；睡美容觉	提高H
生病（T^S）	躺在床上，什么也不做	没有目的；T^S纯粹是被浪费的时间

H和Z的生产

下面我们开始考察H和Z的生产过程。在常见的消费者行为模型中，用于生产效用的所有投入物都直接来自市场。然而，在格罗斯曼模型中，H和Z都无法在市场上买到。相反，个人必须将他在市场上买到的商品和他的时间结合起来，来生产效用的两种投入物：H和Z。换句话说，对于健康H和家用品Z的生产，有两类投入物：市场商品和个人时间。

31

我们已对用于生产H和Z的个人时间指定了变量：分别为T^H和T^Z。我们也希望用符号表示市场商品。令M表示用于生产健康的市场商品（投入物），例如医疗服务或体育锻炼设备，令J表示用于生产家用品的市场商品，例如拼图板或电子游戏。

尽管H和Z相似，但它们之间至少存在着一种重要区别。家用品Z是个流量（flow），在每一期，Z都被生产出来，然后被消费掉。相反，健康H是个存量

（stock），它能一期又一期地积累或消耗。个人十年前做出的健康决策，影响他今天的健康；他今天做出的健康决策，影响他十年后的健康。在某种意义上，H的水平反映了个人在以前各个时期的与健康相关的投入和决策。相反，今天家用品带来的快乐，明天就会被忘记，因此对明天的Z没有贡献。

在任何给定时期t，在个人分配任何时间或金钱之前，Z_t的起点为0。H_t的起点为H_{t-1}，但H_t受个人在时期t的健康决策与购买行为的影响。在时期t，个人将H_{t-1}视为给定的，这是因为他无法穿越到过去来改变以前的健康决策。

因此，H_t和Z_t由下列生产函数决定：

$$H_t=H(H_{t-1}, T_t^H, M_t) \quad (3.3)$$
$$Z_t=Z(T_t^Z, J_t)$$

其中：

- M_t表示时期t用于生产健康的市场投入物，例如疫苗和跑步机；
- J_t表示时期t用于生产家用品的市场投入物，例如电子游戏和戏剧门票。

市场预算约束

除了时间约束之外，个人还面对着一种更传统的约束：金钱约束。也就是说，他所花的钱不能大于收入。假设当个人在时期t工作，他每小时能挣w元。回忆一下，他在时期t的总工作时间为T_t^w，因此，他在时期t的总收入Y_t为：

$$Y_t= w \cdot T_t^w$$

格罗斯曼模型没有规定工资w是如何决定的，但它假设个人的教育和其他因素一起决定了他面对的w水平。

32

在任何给定时期，个人可将收入花在以下两类商品上：一是用于生产健康的市场投入物（M_t）；二是家用品（J_t）。令M_t与J_t的价格分别为p_M和p_J。于是，他面对的预算约束为：

$$p_M \cdot M_t+p_J \cdot J_t \leq w \cdot T_t^W= Y_t \quad (3.4)$$

为了简单起见，假设个人必须将收入花完，也就是说，他不能把余钱储蓄起来以供未来使用。在这种情形下，（3.4）式变为下列等式：

$$p_M \cdot M_t+p_J \cdot J_t=w \cdot T_t^W=Y_t$$

时间约束和预算约束不是独立的。它们通过工作时间（T^W）相连。例如，如果个人病得厉害以至于没有时间工作，那么他没有钱来购买用于生产H和Z的投入物（M和J）。

生病时间和生产时间

接下来，我们考察健康水平（H）和生病时间（T^S）之间的关系。二者的联系比较直观：在任何给定时期，个人越健康，他的生病时间越短，生产时间（productive time）

越长。我们将生产时间记为T^P。生产时间等于总时间Θ减去生病时间T^S，也就是说，它等于工作时间、玩耍时间与用于促进健康的时间之和：

$$T^P=\Theta-T^S=T^W+T^Z+T^H \quad (3.5)$$

在格罗斯曼模型中，健康对生产时间的边际报酬是递减的。如果个人已经足够健康，生病时间很少，那么额外一单位健康带来的生产时间也很少。相反，如果个人非常不健康，那么即使健康增加一点点，生产时间也能增加很多（或者说，生病时间也能减少很多）。这是健康在格罗斯曼模型中的第二个角色。除了作为一种消费品之外，健康还是一种投入物，用于产生生产时间。图3.1是疾病避免（illness-avoidance）函数。它画出了T^S与H之间的关系。健康水平（H）的增加，能减少生病时间（T^S），但随着H增加，每一单位H对T^S的影响（即T^S的减少量）是递减的。

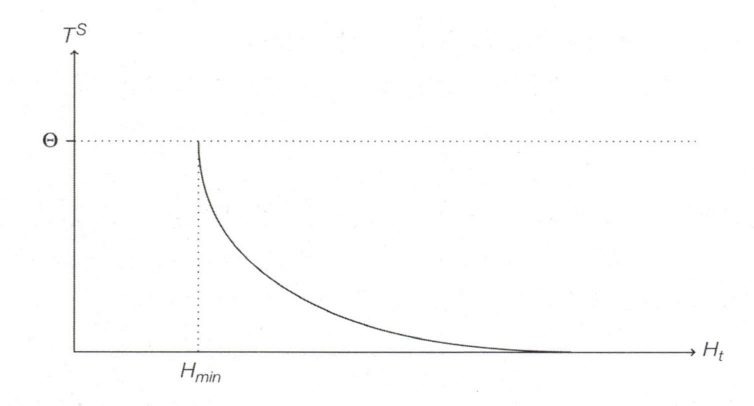

图3.1 疾病避免函数
当健康（H）增加时，生病时间（T^S）降低。在H_{min}处，不存在任何生产性的时间，因为健康水平太低。

注意，在H轴上有一个标记为H_{min}的点，在此点上，T^S等于Θ。这表明整个时期都是生病时间，他没有任何时间进行工作、玩耍甚至寻求医疗服务。这样，格罗斯曼模型为死亡提供了一种经济学意义上的定义。个人没有任何生产时间，而且不能产生任何额外健康。在余下的各个时期，他的健康一直维持在H_{min}水平，这实际上等于死亡。

33

现在我们回到个人活着的情形，此时$H>H_{min}$。降低生病时间T^S的唯一方法，在于提高健康水平。因此，用于促进健康的任何市场投入物或个人时间，制造出了额外生产时间。这个新产生的生产时间可用于继续投资能促进健康的活动（T^H），也可用于工作（T^W）或玩耍（T^Z）。降低生病时间的最终目的，是有更多的生产时间来生产H和Z。

我们已经讨论了健康H在任何给定时期中的两个角色。首先，作为一种消费品，H直接影响效用，如（3.1）式所示。个人关心健康是因为健康本身，健康的状态让他感觉舒服。其次，作为一种投入物，H能制造生产时间，从而让他减少生病时间并且从事他真正喜欢的活动。也就是说，身体是革命的本钱。

在格罗斯曼模型中，健康还有第三个角色，但这个角色不是在单个时期实现而是跨期实现的。由于健康是个存量，当前时期的健康水平影响以后各个时期的健康水平，如（3.3）所示。这个角色有时被称为健康的投资角色。我们将在3.3节讨论这一点。

健康在格罗斯曼模型中的三个角色：

1.健康是一种**消费品**。它直接进入个人在每个时期的效用函数。健康本身就有价值。

2.健康是一种**投入物**（生产要素）。更高的健康水平意味着更多的生产时间T^{P}，而T^{P}有助于H和Z的生产。

3.健康是一种**资本**。与家用品不同，健康能从一个时期持续到下个时期，并且一直持续下去。健康能跨期积累（或消耗），因此促进今天的健康能导致明天更健康。

3.2　最优的一天

在上一节，我们讨论了格罗斯曼模型中关于个人在单个时期内行为的一些重要假设。这个模型有很多组装件。本节的主题是考察如何将这些部件组装到一起，以及它们如何一起决定了每个时期的最优H值和最优Z值。在上一节，我们主要关注个人的单期决策。由于H是个存量，当前时期的健康决策当然影响未来各期的健康水平。正如我们在下一节看到的，个人在做决策时会考虑健康是个存量这个事实。任何给定时期的最优H值和Z值，取决于他一生的最优决策，而不是单个时期的最优决策。

然而，为了说明格罗斯曼模型中的主要权衡，我们首先假设个人做出的是单个时期的最优决策，即使得单期的效用最大。尽管这是一种简化做法，但它可以培养我们对整体模型的直觉。在后面几节，我们放松这个假设，考虑一生的最优化。

34

H和Z的生产可能性边界

生产可能集描述了个人在给定预算约束和时间约束下能实现的H和Z的所有组合。生产可能集的边被称为生产可能性边界（production possibility frontier，PPF），学过经济学的学生对此应该不会陌生。由于格罗斯曼模型中的个人面对的约束，与典型决策模型中个人面对的约束不同，我们有必要考察当前背景下的PPF是什么样子的。

在典型的两商品个人决策模型中，如果他决定将所有资源都投入一种商品的生产，那么该商品的产量达到最大，另外一种商品的产量为零。例如，在苹果和香蕉的生产中，个人要增加苹果的产量，就必须减少香蕉的产量；而且，随着苹果产量的增加，每增加一单位苹果所需放弃的香蕉产量是递增的。这个结果产生了如图3.2（a）所示的PPF。暂时设想在图3.2（a）中，H代表苹果，Z代表香蕉。这里的问题是，当H为健康而Z为家用品时，PPF还是图3.2（a）那样的吗？答案为否。正如我们已经看到的，当个人的健康水平H很低时，他没有资源来生产任何家用品Z，即Z等于零。在图3.2（a）中，P点不可实现，因此不能出现在PPF上。因此，图3.2（a）不正确。

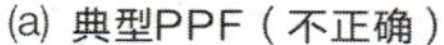

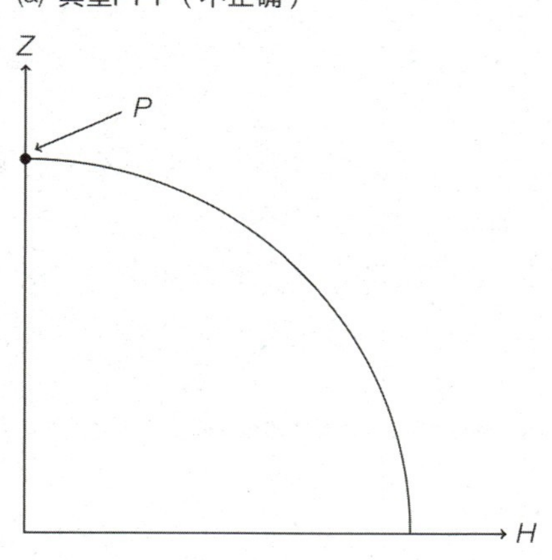

(b) 正确的PPF

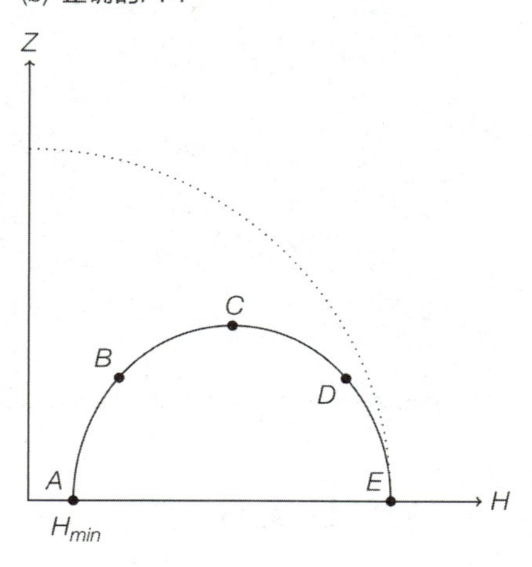

在不正确的PPF（图a）中，健康与家用品相互替代。当健康水平为零时，家用品数量达到最大。这个PPF的问题在于如果个人的H太低，他就没有什么资源来生产任何Z。P这样的点无法实现，因此不可能位于真正PPF（图b）的边界上或边界内。

图3.2（b）所示的PPF符合格罗斯曼模型中的预算约束和时间约束。为了看清格罗斯曼模型背景下的PPF为何是这样的，我们可以考察图中的五个特殊点。

- 在A点，个人健康水平为H_{min}，这意味着个人的全部时间都是生病时间T^S（参见图3.1），他没有时间工作、玩耍或促进健康。因此，他无法生产任何家用品，即$Z=0$。

35

- 在B点，个人比较健康，有一些生产时间。由于他的健康水平仍然较低，他位于疾病避免函数比较陡峭的那一段上（见图3.1）。在这种情形下，即使健康水平稍微提高一点点，也能产生很多生产时间。我们将A点和C点之间的PPF称为**免费午餐区域**（free-lunch zone）：在促进健康上花一小时，使得生病时间减少量大于一小时。比如，你锻炼一小时，结果生病时间（T^S）减少了两个小时或说生产时间（T^P）增加了两个小时。这意味着个人家用品Z的增加，不需要以牺牲健康H为代价。

- 在C点，免费午餐的好处结束了。在促进健康上花一小时，产生的生产时间（T^P）正好为一小时。个人健康水平还未达到最大，因为他未将他的全部时间用于慢跑或者将他的所有金钱用于购买医疗服务。在C点，他的家用品Z的数量达到最大。在C点上，他不会把用于促进健康H的资源转移到Z的生产上，因为这样做反而使得他的Z降低（这么做会使得他从C点沿着弧向B点移动）。Z降低的原因与免费午餐区域的原因一样：在促进健康上少花一小时，生病时间增加量大于一小时，或者说，生产时间减少量大于一小时。在C点上，他也无法试图通过增加H从而增加生产时间来生产更多的Z。原因在于当他在促进健康上多花一小时，生产时间增加量小于一小时，得不偿失。

- D点位于所谓的**权衡区域**（tradeoff zone），这个区域包含C和E之间的所有点。此时，个人位于疾病避免函数比较平缓的那一段上（见图3.1）。在这种情形下，H的增加只会使得生病时间减少一点点。为了使得H继续增加，他必须牺牲Z的一些产量。

- 在E点，个人将所有时间和金钱都花在健康上，完全忽略家用品Z的生产。于是，H达到最大值，Z等于零。

单个时期内的最优

给定任何一个时期，个人如何选择关于H和Z的最优组合？与常见的消费者需求模型一样，个人在约束条件下选择能使得他的效用最大的H和Z。假设个人在图3.3中的免费午餐区域（A点和C点之间的PPF）内选择一点，比如A点或B点。此时，他可以通过资源转移，同时增加H和Z。由于更多的H和Z使得他的效用更大，他不会选择免费午餐区域上的任何一点。

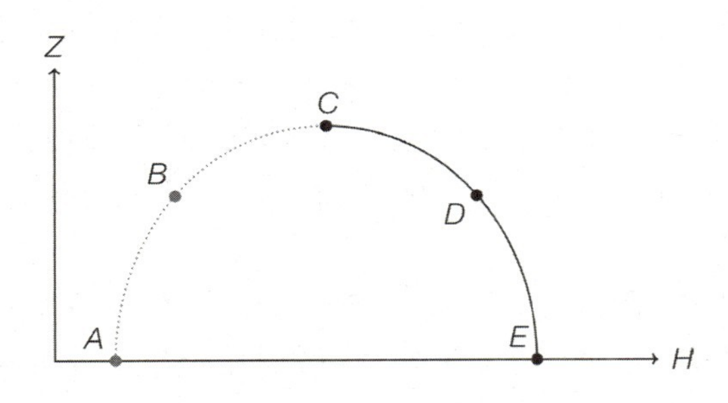

图3.3　A点和B点位于这个人的PPF曲线的免费午餐区域，这是因为C点严格优于这两个点。他决不会选择C点左侧的点。

这个结论可能有些不符合直觉：免费午餐为什么不是最优的？答案在于免费午餐区域中的配置没有充分利用所有机会。正因为如此，我们将图3.4中的免费午餐区域抹去，因为个人不会选择这个区域中的任何配置。

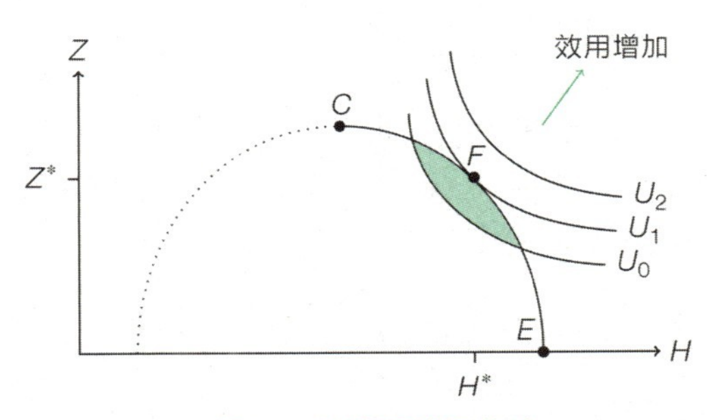

图3.4　单期无差异曲线

这样，最优配置必定位于生产可能性边界上的权衡区域。具体选择哪个配置（点），取决于个人对健康和家用品的偏好。效用函数[（3.1）式]描述了他对H和Z的偏

好。记住，在本节，我们考虑的是一种简化情形——个人单期效用最大化。在完整版本的格罗斯曼模型中，个人追求的是一生效用最大化，因此，他必须考虑各个时期之间的权衡。我们将在3.3节讨论这一点。

我们在经济学原理课中学过，同一条无差异曲线上的配置，产生的效用水平是相同的。在图3.4中，我们画出了三条典型无差异曲线：U_0、U_1和U_2。其中U_2代表的效用水平最高，U_0最低。个人希望选U_2上的配置，但做不到，因为无差异曲线和生产可能性曲线没有交点。换句话说，U_2上的点虽然好，但它们是个人能力达不到的。

相比之下，个人可以选择U_0上的点，注意到PPF下方的U_0曲线上的点（含交点）都是可行的；然而，这些点都不是最优的。因为PPF与U_0曲线之间的阴影区域内任一点的效用都更高。而这个区域内的所有点都位于PPF内部或边界上，因此都可行。

U_1与PPF的切点（F点）是最优配置，因为它可行而且产生了最高效用。注意到U_1与PPF恰好触及，U_1上方的无差异曲线比如U_2，尽管效用更高，但已超出个人能力之外，因此不可行；U_1下方的无差异曲线比如U_0，尽管可行，但效用没有U_1高。切点F决定了健康和家用品的最优数量H^*和Z^*。

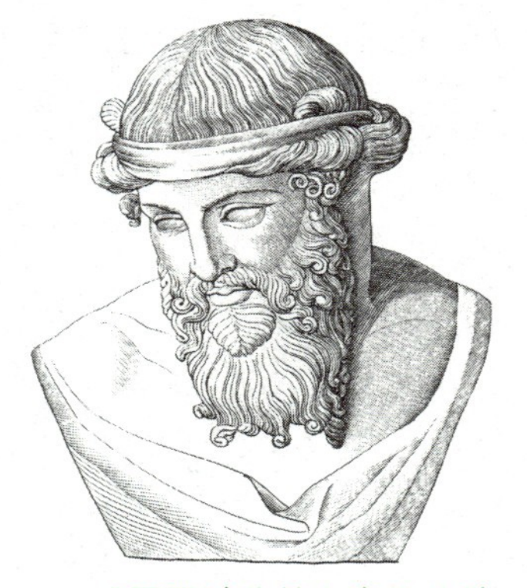

“不要过分关心自己的健康，当然正常锻炼身体除外。”

——柏拉图《理想国》

在图3.4中，柏拉图不喜欢E点，而是喜欢更多的Z（追求真理）。

对于这种特定形状的效用函数，个人选择的健康水平H^*小于最大H值。他愿意放弃一些健康换取其他商品，因为这能够增加他的效用水平。例如，他不会把所有时间用于慢跑以及把所有钱用于体检，而是留一些钱来买电子游戏和拼图板，并用休闲时间玩它们。同样，他选择的家用品水平Z^*小于最大Z值，因为他认为健康也重要。这是格罗斯曼模型的一个重要预测：为了实现效用最大化，个人需要在健康和家用品之间做出权衡，从而使得H^*小于最大H值。

对于典型效用函数，上述结论为真。然而，格罗斯曼模型也适用于非典型偏好。例如，假设某个人仅关注健康，对其他事情一点也不关心。在这种情形下，他的无差异曲线为垂直线，因为家用品Z数量变化不会影响他的效用。如图3.5所示，他的最优配置为E点，此时，H达到最大值，Z为零。

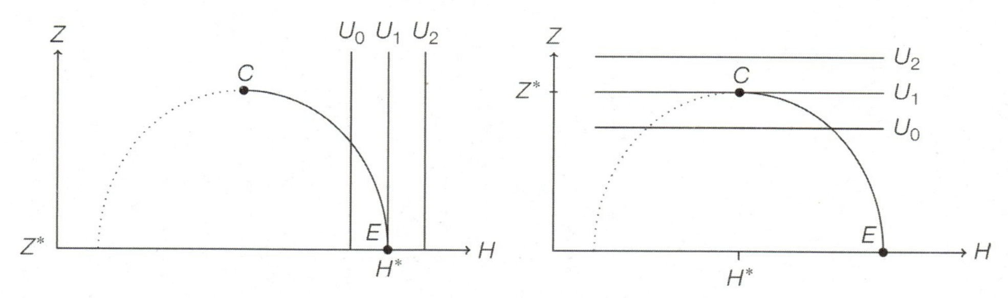

图3.5 非典型无差异曲线

另外一种可能是，个人仅关注家用品Z。在这种情形下，他的无差异曲线是水平的，因为H对他的效用没有影响。如图3.5所示，他的最优配置为C点，此时Z达到最大值。令人惊讶的是，尽管H没有进入他的效用函数，他的最优健康水平H^*仍然为正。回忆一下，在单期模型中，有两个动机促使个人选择H：一是H直接进入效用函数；二是H增加了生产时间。在这种情形下，个人选择正的H，单纯是因为后面这个动机。

劳动、闲暇与促进健康之间的权衡

37

为了决定如何分配时间，个人必须进行各种权衡。在本小节，我们考察这些权衡以及个人效用函数与约束之间是如何相互影响的。在某种意义上，我们已经研究过这种权衡，因为我们考察过H和Z之间的权衡。为了在H和Z之间分配资源，个人首先需要将时间分配给这四种活动：工作（T^W）、玩耍（T^Z）、促进健康（T^H）以及生病（T^S）。

在任何给定时期，这都是个复杂的决策过程，但下列事实可以简化这个问题：个人以前的健康水平（对此他在当前时期无法控制），对当前健康水平有重要影响。他当前的健康决策影响他的未来健康，但这个决策对他当前的健康影响很小。

因此，个人的总生产时间T^P，取决于他的健康水平。图3.6画出了这种关系。这个图源于图3.1（T^S与H的关系图）。记住，$T^S+T^P=\Theta$，因此，这两个图反映了同一个关系：健康与生产能力之间的关系。显然，健康水平（H）的增加，能使生产时间（T^P）增加，但随着H增加，额外一单位H对T^P的影响（即T^P增加量）减少。

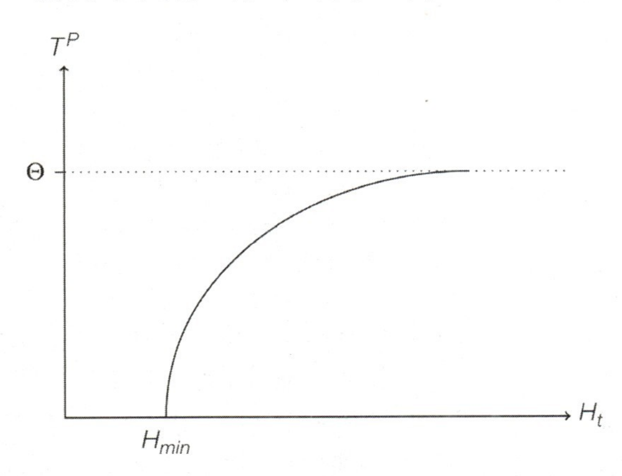

图3.6　在较低的健康水平上，健康稍微增加一点比如增加ΔH，生产时间T^P就会大幅增加，生病时间T^S大幅降低。然而，在较高的健康水平上，假设健康仍增加ΔH，生产时间T^P就远不如在健康水平较低的情况下增加的那么多。因此，医疗服务的边际报酬递减。

因此，我们可以简化个人的选择。现在他的生产时间量为T^P，他需要将其分配给以下三种活动：工作、玩耍和促进健康。这仍然是个复杂选择，但比以前面简单。

图3.7在三维空间内画出了个人生产时间的可能配置集。在A点，他是个工作狂：他将所有生产时间用于工作，一点也不玩，也不从事促进健康的活动。类似的，B点说明他是个健康狂，C点说明他是个玩乐狂。

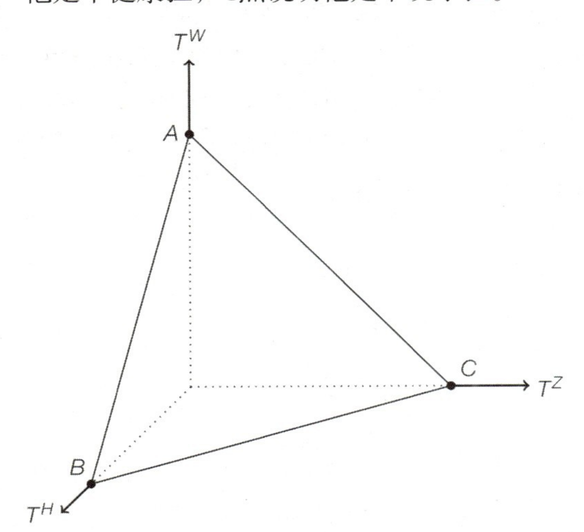

图3.7　给定生病时间T^S，个人将生产性时间（$T^P=\Omega-T^S$）分配给劳动（T^W）、玩耍（T^Z）以及健康促进活动（T^H）。在这里，他的决策表现为三维权衡。稍后，我们将维持T^H固定不变，考察他的二维决策。

在视觉上，用二维图考察健康决策更直观。因此，假设个人已经决定了在促进健康上花费的时间量（T^H）。我们这么做的目的是简化分析，为了更容易看清个人面对的权衡。但是，读者应该记住，在格罗斯曼模型中，T^H、T^W、T^Z以及其他决策变量是同时被选定的。

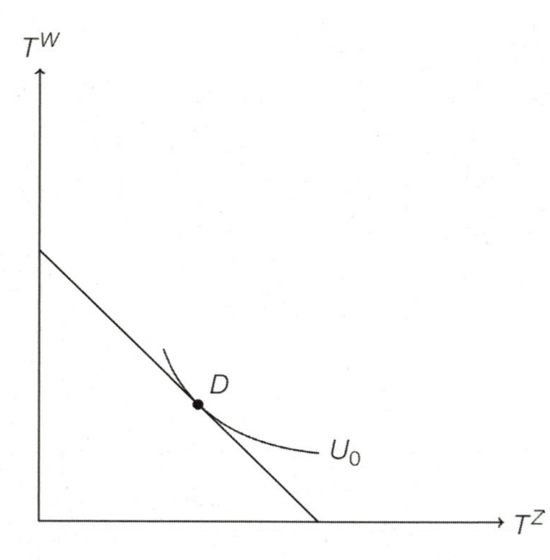

图3.8　一旦生病时间T^S与健康促进时间T^H给定，个人将剩下的时间分配给劳动（T^W）和玩耍（T^Z）。D点是最优时间配置点，此时无差异曲线U_0与时间约束线相切。

如果我们假设T^H已定，那么个人余下的时间只有两个去处：劳动（T^W）和闲暇（T^Z）。图3.8画出了这种权衡，图中的无差异曲线说明了他对工作和玩耍的偏好。他必须在这两者之间进行权衡：一是玩耍，这有助于生产家用品Z；二是工作，这能让他挣钱买用于生产H和Z的投入物。因此，此图中的无差异曲线U_0（间接）来源于他关于H和Z的效用函数。图3.8中的无差异曲线与图3.4中的“相同”，只不过投射在不同的坐标系而已。

与经济学原理课程介绍的消费者选择理论一样，个人选择最优工作和玩耍水平。无差异曲线和预算线的切点（D点）决定了他的最优T^W和T^Z水平，如图3.8所示。这个人既不是工作狂也不是玩乐狂，因为最优T^W和T^Z都大于零，即他又工作又玩乐。

39

这个分析能让我们更好地看清促进健康（T^H）的价值。设想个人在以前时期不是懒洋洋地玩游戏和吃果冻甜甜圈，而是慢跑和戒烟。那么他在当前时期的健康水平会更高，从而生病时间T^S减少，生产时间T^P增加。图3.9画出了个人在以前时期对健康进行投资的结果：约束向外移动，从而使得劳动和休闲时间增加。

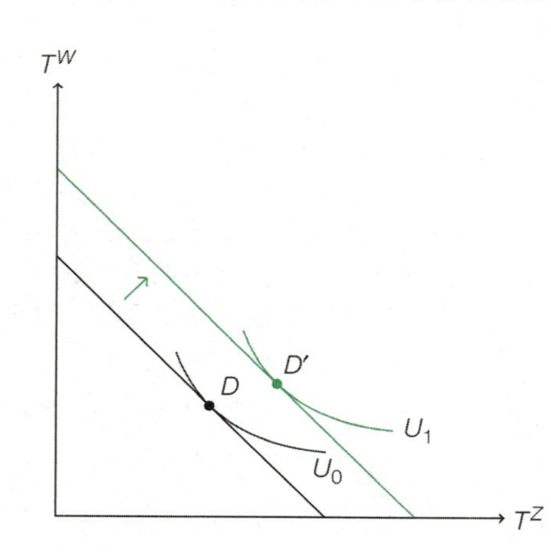

图3.9　当健康水平上升时，生产性时间更多。个人工作和玩耍的时间都更多。在图形上，这表现为个人的时间约束线向外移动，从而能让他到达D'点，这是个新的最优时间配置点，此时的T^W与T^Z都比D点情形下的多，且效用大于D点。

在以前时期对健康投资和减少生病时间T^S，不是增加劳动和休闲时间的唯一方法。个人也可以在当前时期放弃一些促进健康时间T^H，来增加劳动和休闲时间。当然，这种决策会影响未来各期的健康水平和其他变量。

3.3 将单期模型扩展到终生模型

到目前为止，我们一直考察的是个人在单期格罗斯曼模型中的情形。这能让我们看清该模型的基本机制，并且容易描述各种重要权衡：健康和其他商品之间的权衡，生病时间和健康投资之间的权衡，劳动和闲暇之间的权衡。然而，正如我们所指出的，健康是个存量——过去的决策影响当前的健康水平，当前的决策影响未来的健康水平。在本节，我们考察完整版本的格罗斯曼模型，它跨越个人的一生，从摇篮到坟墓。在此背景下，我们考察个人如何在健康、工作和玩乐之间做出权衡。

多期效用函数

现在，我们终于给出完整版本的个人偏好了。他认为一生当中每个时期的健康和家用品都有价值，这样我们就有了下面的多期（multi-period）模型：

$$U=U(H_0, Z_0, H_1, Z_1, \ldots, H_{\Omega-1}, Z_{\Omega-1}, H_\Omega, Z_\Omega)$$

其中：

- H_t是时期t的健康水平，$t=0,1,\ldots,\Omega-1,\Omega$；
- Z_t是时期t的家用品水平，$t=0,1,\ldots,\Omega-1,\Omega$；
- Ω是一生当中的时期数。

我们稍后将看到，Ω实际上是由个人选择出的，也就是说，个人选择活到多大。

40

这个效用函数有很多版本，我们使用比较简单的一种：个人将各个时期的决策分开。在这种情形下，每个时期产生的效用流$U(H_t, Z_t)$之和就是他一生的效用：

$$\begin{aligned} U &= U(H_0,Z_0)+\delta U(H_1,Z_1)+\delta^2 U(H_2,Z_2)\ldots+\delta^\Omega U(H_\Omega,Z_\Omega) \\ &= \sum_{t=0}^{\Omega}\delta^t U(H_t,Z_t) \end{aligned} \tag{3.6}$$

其中$\delta\in(0，1)$是个人的贴现因子（discount factor）。由于δ介于0与1之间，δ自乘（即取幂运算）时，值变小。例如，$\delta>\delta^2\cdots>\delta^\Omega$。贴现因子反映了下列事实：未来时期的一单位效用，其价值小于当前时期的一单位效用的价值。

健康是一种投资品

我们已引入了多期效用函数，现在我们可以讨论健康的第三个角色了（记住，健康的第一个角色是消费品，第二种角色是制造生产时间的投入物）。与知识或教育类似，健康是一种人力资本。所有资本品都有下列相同特征。它们都能储存以前各期投资产生的价值，但也会随着时间流逝而贬值（折旧）。

健康也不例外。与汽车或比萨饼烤箱一样，人体也能持续很长一段时间，但尽管你使用它时足够细心，它仍然会磨损。令γ表示折旧率（rate of depreciation），它衡量健康H在时间轴上的消耗速度。

为了反映折旧事实，我们现在将健康生产函数[见（3.3）式]修正为下列形式：

$$H_t=H((1-\gamma)H_{t-1},T_t^H,M_t) \qquad (3.7)$$

正如我们将看到的，健康的折旧在个人确定最优健康投资水平过程中起着非常重要的作用。

健康资本的报酬

健康是一种资本品，或者说，它是一种投资，有自己的报酬率。然而，健康有个特性：在较低的健康水平上，较小的投资就能得到巨额回报（大量生产时间）。

考虑下列思想实验：如果个人健康水平在任一时期微量增加，其终生效用将发生什么变化？答案是，在以后的每个时期，他的健康水平和效用都增加。上述健康投资的报酬，即终生效用增加量，取决于初始健康水平H。由于边际报酬递减，在较低的健康水平上，边际终生报酬率较大；在较高的健康水平上，边际终生报酬率较小（见图3.6）。

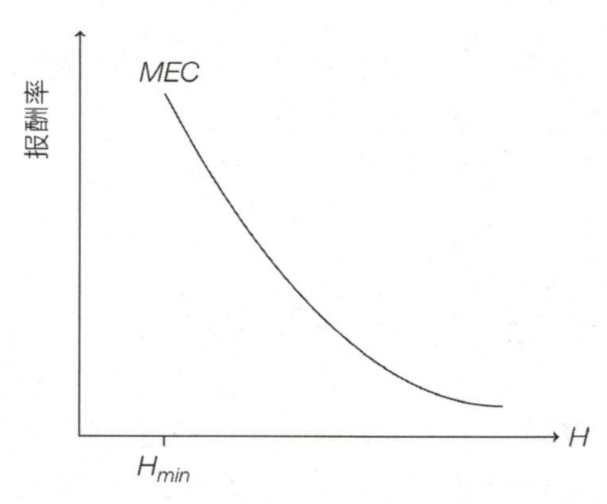

图3.10　健康资本的边际效率曲线（MEC）描述的是在任何给定的健康存量水平上，健康投资增加一单位，带来的所有终生报酬。MEC曲线向下倾斜，这反映了健康投资的边际报酬递减性质。

图3.10描述了边际终生报酬如何随初始健康水平H的变化而变化的。这条曲线被称为**资本的边际效率**（marginal efficiency of capital，MEC），因为它表明每单位健康资本对终生效用贡献的效率。记住，这些报酬是终生意义上的报酬，包含所有健康收益。具有讽刺意味的是，当个人垂死时，即$H \approx H_{min}$时，健康的报酬率最高。但即使那时，健康投资的报酬率也不是无限大。那个时候，健康投资的成本可能会非常高，以至于很高的报酬率也不能诱使个人投资。

41

健康投资的成本是什么？首先，它有机会成本。为了投资健康，个人放弃了将资源投在其他市场投资项目的机会。假设这些其他投资项目的报酬率等于利率r。回忆一下，为了方便讨论，之前我们假设个人不能储蓄，现在我们放松这个假设，以说明健康作为储蓄工具时，也有机会成本。

衰老导致的折旧γ，是健康投资的第二种成本。假设个人投资于健康。为了保证健康投资不比其他投资项目差，健康的报酬率必须至少为（$r+\gamma$）。如果报酬率低于（$r+\gamma$），那么折旧使得健康的实际报酬率小于r，这样其他投资项目就更有吸引力。因此，其他投资项目的报酬率与折旧率之和（$r+\gamma$），是健康资本的实际价格。

大多数经济学专业的学生对机会成本不陌生，但可能不太清楚折旧为什么也是资本的成本。当折旧率γ上升时，健康的价格更高，这怎么理解？设想一下，如果γ上升，

42 那么为了获得相同的未来健康水平，你现在需要购买更多的健康。折旧率类似对健康持续征税。

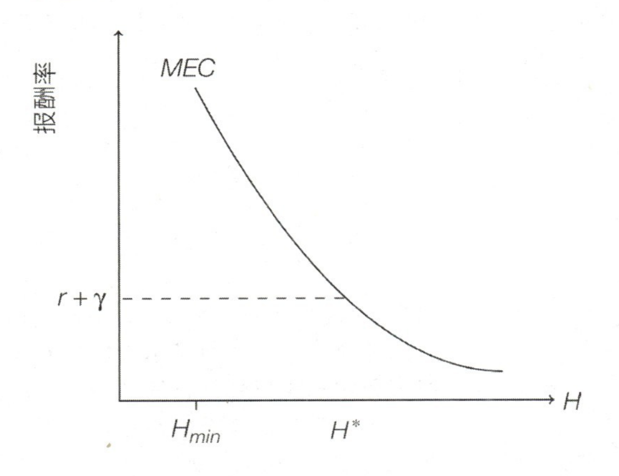

图3.11　健康的最优投资水平取决于放弃市场投资的机会成本r以及个人的健康折旧率γ。如果r和γ较高，个人的最优健康水平较低。

MEC曲线确定了个人最优健康水平H^*。在传统需求曲线上，与特定价格对应的需求量，是个人在该价格水平上对商品的最优需求。同样，MEC曲线说明了与健康投资的价格（$r+\gamma$）对应的最优健康水平。在这个价格水平上，个人选择的最优健康水平为H^*。在H^*水平上，健康投资的边际成本（$r+\gamma$）等于健康投资的边际收益。

3.4 比较静态

好的模型能够描述复杂现实并且能进行预测。格罗斯曼模型就是这样，它能对两个著名的健康现象提供解释：一是有着良好教育的人群，健康水平也较高；二是健康水平随着人体衰老而降低。我们用比较静态（comparative statics）考察大学生与高中辍学者的健康差异，以及考察二十岁左右的青年与老年人的健康差异。这种对比分析能让我们更好理解格罗斯曼模型的威力。

教育与健康的生产效率

很多证据都表明健康与社会经济地位（socioeconomic status, SES）相关。受过良好教育的人或富人，期望寿命更长，健康问题更少。这种相关性被称为**SES健康梯度**（SES health gradient），我们将在下一章研究这个问题。

对于这种梯度，社会学家、医生以及经济学家提出了一些不同的解释。格罗斯曼模型提出了其中一种：梯度产生的原因在于受过良好教育的人能更有效率地生产健康。与高中辍学者相比，对于用一小时促进健康（T^H）或用一元钱购买健康相关商品（M），大学毕业生的健康增加量更大。这种差异可能表现为大学生能更准确地理解医生指令，或者能更熟练地购买药物。用格罗斯曼语言表达是：受过良好教育的人，每单位健康投资获得的健康存量更高。

在图形上，递增的效率表现为健康资本的边际效率（MEC）曲线向上移动。由于受43 过良好教育的人在健康的生产上更有效率，因此，在任何给定的健康水平上，他们健康投资的报酬率更高。习题13让读者考察工资变化对健康的影响。

图13.2画出了两个人的MEC曲线，MEC_C代表大学毕业生的，MEC_H代表高中辍学者的。这两个人除了教育背景之外，其他方面都相同：他们对劳动和闲暇有相同的偏好，对Z和H有相同的偏好，而且有相同的折旧率γ和相同的报酬率r。因此，如果不是因为教育水平差异，格罗斯曼模型将预期他们有相同的寿命。

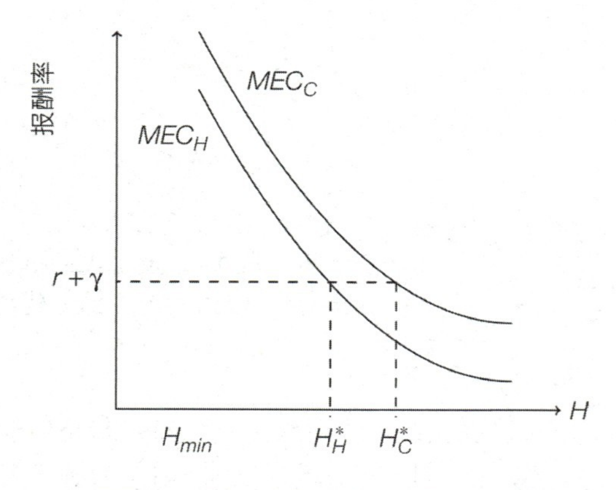

图3.12　经验证据一致表明，受教育水平高的人的健康状况比受教育水平低的好。这种健康差异的一种解释是，受教育水平高的人在健康的生产上更有效率。这在图形上表现为大学毕业生的MEC曲线（MEC_C）位于高中辍学生的MEC曲线（MEC_H）的上方。

然而，他们的教育水平差异，对健康有重要影响。在图3.12中，大学毕业生的MEC（MEC_C）位置比高中辍学者的MEC（MEC_H）更高，这意味着即使他们面对着相同的资本成本$r+\gamma$，大学毕业生的最优健康水平H_C^*也比高中辍学者的最优健康水平H_H^*高。由于大学毕业生比高中辍学者在健康生产上的效率更高，因此大学毕业生的健康投资更多。另一方面，高中辍学者生产健康的效率没有大学生生产的高，因此，健康投资的报酬较低。这导致他们更关心家用品（Z）。

这种教育水平上的差异导致的健康水平差异，有重要的含意。与高中辍学者相比，大学毕业生的一生更健康，不仅如此，我们稍后就会看到，他的寿命也更长。

衰老与内生的死亡

格罗斯曼模型第二个重要价值在于它解释了健康为什么会随衰老而折旧。我们可能会问：为什么不进行健康投资从而使得健康水平H一直很高？格罗斯曼模型认为永远年轻的代价太高了。

衰老有客观生物学基础：无论你有什么样的健康资产（良好的骨骼、血管和神经），这些资产不仅随时间流逝而缩减，而且缩减的速度逐渐**加快**。用经济学语言表达是：折旧率r不是个常数，而是随着衰老而递增的。

现在考虑当个人衰老从而折旧率γ上升时，将会出现什么样的结果。随着资本的成本（$r+\gamma$）上升，为了维持相同的健康水平，他不得不投入更多的资源。随着健康资本的成本上升，个人越来越不愿意将生产时间和金钱用于H上，而是将日渐缩减的资源更多地用在Z上。

图3.13表明，随着资本的成本（$r+\gamma$）上升（因为γ随着衰老而上升），最优健康水平H^*将降低。随着γ持续攀升，H^*最终降低为$H_{\min}$。

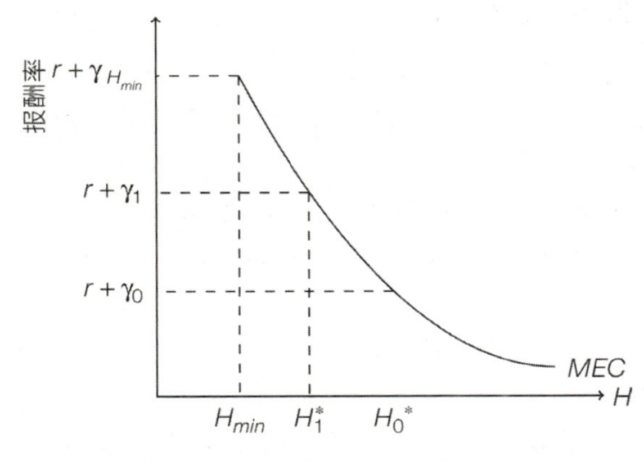

图3.13 随着个人衰老，他的健康折旧率从γ_0上升到γ_1，并且最终上升为$\gamma_{H_{min}}$。如此高的折旧率能让任何健康投资立即化为无形，因此个人可能不希望任何健康投资。这就是格罗斯曼模型中的死亡情形。

在H_{min}水平上，个人所有时间都是生病时间T^S，他没有任何额外时间用于劳动、闲暇或促进健康，因此他再也不能生产任何H或Z。这里自然产生这样的疑问：对于任何给定时期，理性个人为什么有可能会选择$H=H_{min}$？死亡怎么可能会是效用最大化的呢？

换个角度看：在什么条件下，永生是最优的？假设与生物学事实相反，从0岁起，个人健康折旧率γ一直维持在5%的水平上。可以证明，在格罗斯曼模型中，γ为常数将导致均衡健康水平H_e^*也是个常数。在每个时期，5%的H流失，然而个人投入的资源恰好又使得健康回升到H_e^*水平。在实现这个均衡之后，以后的每个时期都是相同的。在这种情形下，个人得以永生，他的健康水平恒为H_e^*。即便对一个经济学模型来说，这也是个古怪的结果。不幸的是，这个美好的结局要求我们有永葆青春的源泉。

这里的重要洞察在于折旧率γ使得健康投资的吸引力越来越小。为了看清这一点，设想如果某个学生知道自己在大考前会忘掉99%的知识，这对他看书的积极性会有何影响？对此，他可能会说：何苦呢，没必要费那个劲来读书。这种情形类似格罗斯曼模型中的个人。当他衰老时，他也不愿意对健康进行投资。

也许一些影迷还能记得广受好评的电影《阳光小美女》（*Little Miss Sunshine*）中的那个爷爷，他做事随心所欲，满口脏话，而且吸毒。电影中的某个场景反映了格罗斯曼模型的逻辑：在家人发现他吸毒以后，他告诫他的孙子不要吸毒。

> 爷爷：在你年轻时，你干这样的事简直是疯了！
> 弗兰克：那你呢？
> 爷爷：我？我老了！等你到我这年纪，你不做这种事才是疯了。

45 格罗斯曼模型以及本书作者都不赞同老年人吸毒。[①]然而，爷爷的选择说明健康是种资本品，会折旧。爷爷的选择似乎表明，他不愿意进行昂贵的健康投资（戒毒）来维持健康存量，毕竟此时这个存量已快速减退。因此，他选择将资源用于家用品Z（通过吸毒获得快感），甚至不惜以牺牲自己的健康为代价。

① 的确，在最后一幕，爷爷的健康水平到达H_{min}。

3.5 构建完整的格罗斯曼模型

到此时，我们已介绍了四个不同的图，每个图都说明了格罗斯曼模型中的一种权衡或约束。

- **生产可能性边界**（图3.4）说明了健康生产和家用品生产之间的权衡。
- **健康的生产**（图3.6）说明了健康与生产时间T^{P}之间的关系。生产时间可用于工作、玩耍和促进健康。
- **劳动—闲暇图**（图3.7）说明了个人将有限时间在工作和玩耍之间分配时所面对的权衡。
- **资本的边际效率**（图3.11）说明了初始健康水平和边际效用之间的关系。

本节的目的在于将这四幅图合在一起。它们描述的偏好，被这四幅图背后的同一个多维（multi-dimensional）效用函数密切地联系在一起。生产可能性曲线图中的无差异曲线，似乎与工作和休闲的权衡图无关，然而，它们的确反映了相同偏好：个人对H和Z的同一个偏好。个人面对的权衡和约束也都是多维的。

图3.14将这四幅图合在一起，而且把坐标排在一起，这是为了说明这些图之间的关系。这张大图中的每幅图，都是高维空间中同一个最优化问题的不同侧面。图3.14中的每一幅图都是这个问题在二维平面上的投影。同时求每幅图的最优化，可得到使得个人一生效用最大的下列参数值：H_t，Z_t，T_t^H，T_t^Z，T_t^W，T_t^S，M_t，J_t。

为了更好地看清这些图之间的关系，图3.14说明了我们在3.4节已讨论过的内容：年龄增长对健康的影响。这张图描述了同一个人在不同时期的决策：一是青年时期，以下标Y表示；二是老年时期，以下标O表示。

记住，衰老过程的直接结果为折旧率γ上升，如图3.14（a）所示。随着折旧率γ上升，最优健康水平H降低，因为他将资源从健康转移到家用品上。因此，个人在老年时期的最优健康水平H_O^*，小于他在青年时期的最优健康水平H_Y^*。

最优健康水平降低，导致生产时间减少，因为个人在老年时期的生病时间增加，如图3.14（b）所示。生产时间的减少，意味着用于工作和娱乐的时间减少，如图3.14（c）所示。生产时间的减少，也意味着用于H和Z的时间和金钱减少。这又意味着PPF向内移动，从而导致效用水平降低，如图3.14（d）所示。

47

3.6 结论

格罗斯曼模型始于下列假设：健康是个人的选择，在长期尤其如此。人们的初始禀赋不同，而且在任何给定时期，他们对健康可能没有多大的控制力，然而在长期，小的健康决策也能积累成大的健康变化。这个思想与健康投资的边际效率递减以及时间约束，使得我们能够预测健康与年龄之间的关系（衰老对健康的影响）、健康与社会经济地位之间的关系、劳动与闲暇之间的权衡等。我们在下面几章将考察经验证据是否与这些预测一致。

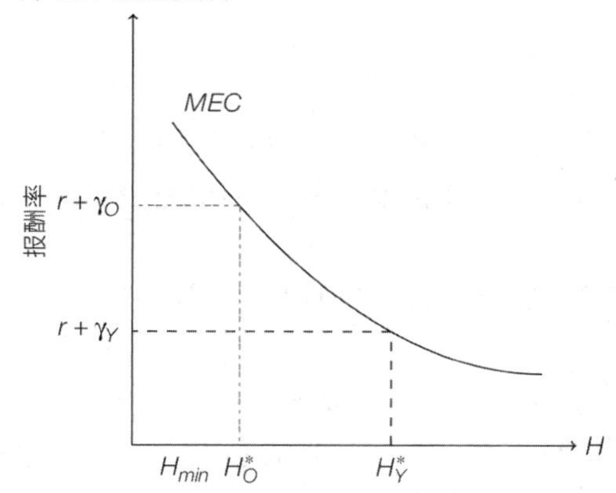
(a) 资本的边际效率
MEC
报酬率
$r+\gamma_O$
$r+\gamma_Y$
H
H_{min}
H_O^*
H_Y^*

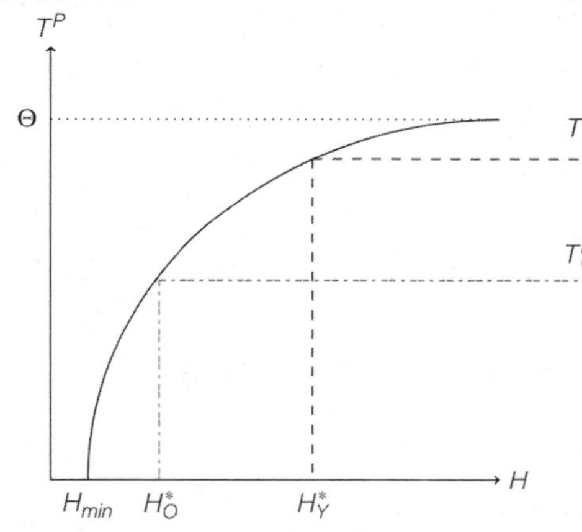
(b) 健康生产曲线
T^P
Θ
H
H_{min}
H_O^*
H_Y^*

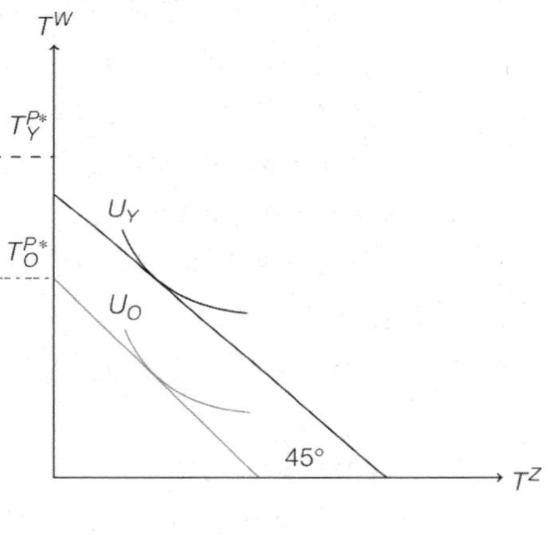
(c) 劳动一闲暇图
T^W
T_Y^{P*}
U_Y
T_O^{P*}
U_O
45°
T^Z

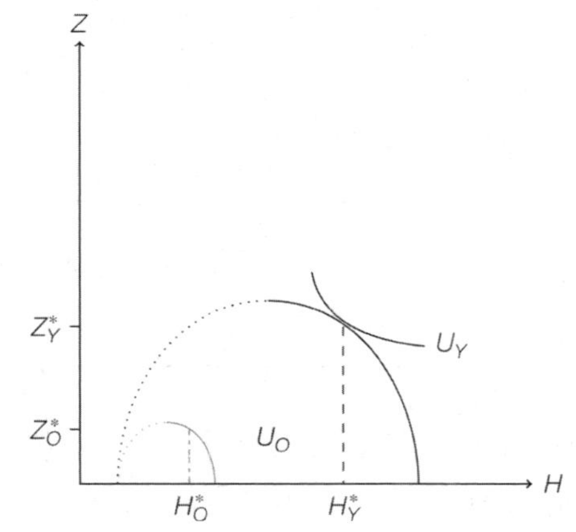
(d) 生产可能性边界
Z
Z_Y^*
U_Y
Z_O^*
U_O
H
H_O^*
H_Y^*

图3.14　格罗斯曼模型

3.7 习题

判断题

判断下列论断是正确还是错误，说明你的理由。在说明理由时请引用课文中的证据，以及你可能需要的任何额外假设。在回答问题之前，请回顾格罗斯曼模型的基本假设。

1.在现实生活中，健康投资能产生持久收益，但格罗斯曼模型忽视了健康的这个性质。

2.在格罗斯曼模型架构内，个人的健康水平完全受他自己控制。因此，在任何给定时期，个人对健康状态的选择不受约束。

3.在格罗斯曼模型中，健康投资的边际效率随着健康水平增加而降低。

4.衰老导致健康投资的边际效率曲线向内移动。

5.运动一小时总是值得的，因为它能让生病时间减少不止一小时。

6.假设PPF如图3.3所示。即使人们很看重家用品Z，也可能选择E作为最优点。

7.在格罗斯曼模型中，最优健康水平随着年龄增大而降低。

8.老年人的医疗费用更高，这个证据不支持格罗斯曼模型，因为该模型预测医疗支出随着δ的增加而降低。

9.与大学毕业生相比，高中辍学生能够生产更多的健康，因为他们有更多时间进行健康生产。

10.根据格罗斯曼模型，人们选择最优死亡时间（除非意外死亡）。

分析题

11.在格罗斯曼模型中，个人决定健康H与家用品Z的投资。图3.15描述了典型个人关于健康和家用品的生产可能性边界（PPF）。

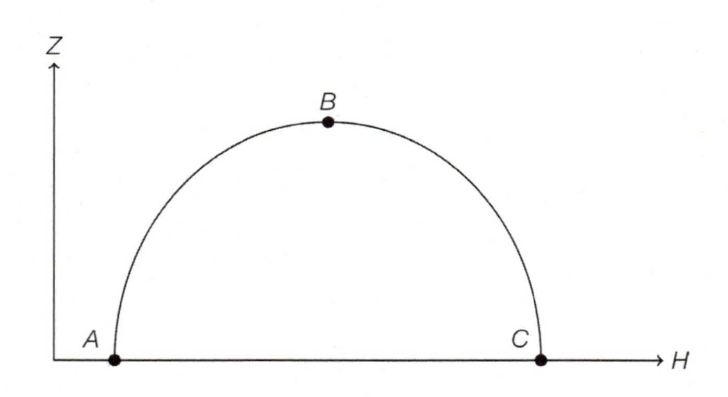

图3.15 格罗斯曼模型中的PPF

48

a.简单说说A点和B点之间的图形为何是图3.15画出的那种形状。

b.简单说说B点和C点之间的图形为何是图3.15画出的那种形状。

c.如果个人具有典型偏好，他会选择PPF曲线上位于A点和B点之间的点吗？使用图3.15简要说明原因。

12.假设科学家发明了一种神药，它不仅能增加健康投资的边际效应（不管健康处在什么水平上），还能将最高健康水平H_{max}提高到更高水平。

a.画出发明这种神药之前的 PPF。

b.在上面的图中，画出发明这种神药之后的PPF。

c.这种神药会影响最优健康水平H^*吗？

d.这种神药对慢跑率（体育锻炼行为）有何影响？

13.（**工资水平差异**）假设个人A的受教育水平比个人B高，且因此A的小时工资是B的2倍。

a.如果两个人每周都工作40个小时，谁的H^*更高？为什么？

b.如果两个人都努力工作，以便每年正好挣5万元，谁的H^*更高？为什么？

c.模仿图3.8画出坐标轴T^W和T^Z。画出表示个人A在一定时期（比如一个月）的时间约束线，记为曲线A；同样，画出个人B的时间约束线。说说个人A和B在以前时期的选择导致他们的时间约束线有何不同，为何有这种不同？

d.在前面的图中分别画出A和B的无差异曲线，使得A的一条无差异曲线与他自己的时间约束线相切，B的一条无差异曲线与他自己的时间约束线相切。根据你画出的图，说明A的收入是B的收入的2倍、不到2倍还是大于2倍？

e.如果你发现在学生时代，B每花1个小时做作业，A必须花10个小时来做，那么你对习题13（a）的答案会改变吗？为什么？

f.当B的健康水平比A低时，为什么B的最优选择是减少健康投资？为什么B不追加健康投资，从而赶上A的健康水平呢？

14.（判断对错并说明理由）根据格罗斯曼模型，如果某种新药能消除衰老带来的健康持续退化，但不能消除突发事件比如心脏病发作或遭遇车祸，那么果冻甜甜圈、炸薯条以及体育锻炼的需求都会降低。

49

15.在格罗斯曼模型中，衰老对各期PPF的形状或大小有何影响？画图说明衰老的影响，并用文字说明。

16.（**营养经济学**）假设格罗斯曼模型中的某个人正在决定晚饭吃什么。他的选项如表3.2所示。每道菜都会影响家用品Z和健康H的水平。

表3.2 格罗斯曼模型中的晚餐选项

晚餐	家用品（Z）	健康（H）
牛排和鸡蛋	+7	−2
甘蓝沙拉与花椰菜	−2	+5
整盒饼干	+10	−20

a.假设这个人的单期效用函数为：

$$U = 3Z+H$$

如果他试图使自己的单期效用最大，且他只能选择其中一个选项，他会选择哪一项？

b.科学家发明了一种神药，能将饼干对健康的负影响减少一半。这对此人的选择有何影响？

c.这种药对他的健康H有何影响，为什么？如果没有这种药，他的状况会更好吗？

d.如果此人试图将他的终生效用而不是单期效用最大化，你对习题16（a）的答案将会发生什么变化？与单期背景相比，在终生背景下，他可能认为Z或H更重要吗？请用资本品概念解释你的答案。

论述题

17.兰德医疗保险试验的一个奇怪发现是，与自付率高的保险组相比，完全免费组的骨折率较高。简单说说格罗斯曼模型如何解释这个事实——面对较高医疗服务价格的人，骨折的可能性更小。请用健康投资的边际效率概念解释。

18. 孟乔森综合征（Munchausen's syndrome）是一种精神病，于1950年代第一次被发现。为了引起家庭、朋友以及医生的同情和注意，患者通常伪装不常见的医学症状，并寻求最复杂的治疗方法。在某种意义上，我们可以说医疗服务进入了患者的效用函数。尽管大多数人不喜欢看病，不喜欢动手术，但孟乔森综合征则求之不得。

假设格罗斯曼模型中的某个人突然患上了孟乔森综合征。这对他的最优健康水平H^*有何影响？请用健康的三个角色解释你的答案。

50

19.论文《遗产继承、健康与死亡》（Beomsoo Kim and Christopher Ruhm, 2009, "Inheritances, health, and death"）说：

> 我们使用"健康与退休调查"项目的八轮调查数据，考察了遗产继承这种财富冲击对老年人的死亡率、健康状况和健康行为的影响。我们的主要发现是遗产对健康没有实质影响，尽管它对生命质量可能有一定的促进作用。注意，尽管继承人自付医疗费用增加了，医疗服务的使用量也增加了，尤其是患者自由选择的非终生储蓄类项目例如牙科服务费用和使用量都增加，但他们的健康没有明显改进。我们也没有发现能抵消医疗服务增加带来的好处的生活方式改变的强证据。遗产继承人的酒精消费量增加了，但吸烟或运动量没有发生变化，体重降低了一些。

使用格罗斯曼模型解释这些发现。尤其是要解释在格罗斯曼模型中，外生的财富冲击是如何影响健康决策的。这篇论文报告的结果符合格罗斯曼模型的预期吗？这个报告支持财富决定健康的理论吗？

第4章 健康的社会经济差异

51 你能活到多少岁？这个问题的答案在很大程度上取决于你的经济状况、社会地位等。社会经济地位（socioeconomic status，SES）与健康之间的关系问题，吸引了经济学家、社会学家、流行病学家、公共卫生研究者以及生物学家的注意，他们试图理解和解释此事。在健康经济领域，几乎没有哪个其他问题能获得如此广泛的关注。

这些对社会经济健康差异的关注是应该的，因为这种差异到处都是。地球上的每个国家都存在这种差异，不同历史时期也存在这种差异。我们将证明人们在教育、种族、职位、收入、出生体重等因素上不同，其健康状况也会不同。我们还将说明健康差异甚至存在于非人类社会。

尽管广泛存在的健康差异是个明显事实，但对于这些差异背后的原因，却众说纷纭。学者们提出了很多理论来解释社会经济地位和健康之间的关系。有些学者强调社会经济地位对健康的影响，另外一些学者则强调健康对社会经济地位的影响，还有一些学者则认为社会经济地位和健康之间存在着其他变量。图4.1说明了这些因果关系路径。

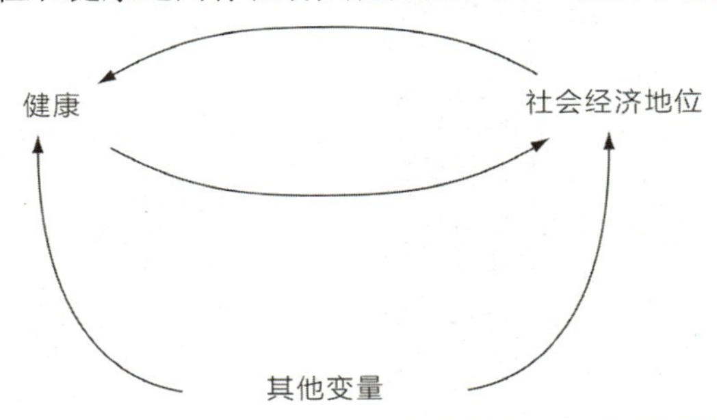

图4.1 健康、社会经济地位、其他变量之间的因果关系

尽管存在很多关于健康差异的理论，但是本章主要介绍其中最具代表性的六种。这六种理论涉及各种因素，包括病人的依从性、生命早期事件、收入水平、贫困压力、工作能力、不耐烦（impatience）等。在第5章，我们讨论另外一种具有代表性的理论，即医生对不同种族病人的歧视理论。尽管图4.1提供了一种组织这些理论的有用方法，然而我们也可以把它们放在经济学模型中考察。第3章讨论的格罗斯曼模型为此提供了架构，我们在本章始终将其视为基本原理。

与往常一样，理解证据与经济理论之间的关系，有助于卫生政策的制定。例如，健康差异在孕育期产生和出生后产生，是两种不同的情形，相应的卫生政策对策也不同。

4.1 健康差异无处不在

52

任何社会都存在健康差异。社会阶层不同，健康水平也不同。这不是哪个国家、哪个时期所独有的，甚至也不是人类所独有的。

也许衡量人群健康状况最基本的指标就是期望寿命（survival or life expectancy）。想象有这么一群人，他们有一样的年龄。当他们老了，一些人开始死去，剩下的人继续存活。我们可用**生存曲线**（survival curve）描述这群人的状况，生存曲线描述的是每个年龄存活人数占一开始人数的比例。

图4.2画出了两类美国男性的生存曲线。其中实线描述的是大学毕业生，而其中一条虚线描述的是高中辍学者。此图表明，大学毕业生很可能比高中辍学者的生存时间长。设想某个高中班级有200人，其中100人毕业后升入大学，另外100人在毕业前辍学。这些生存曲线表明在他们高中毕业50周年聚会时（他们此时大约68岁），他们当中有85名大学毕业生和60名高中辍学者；或者说，那时大约有15名大学毕业生和40名高中辍学者已死去。大学毕业生活到68岁的可能性比高中辍学者高出了25个百分点。

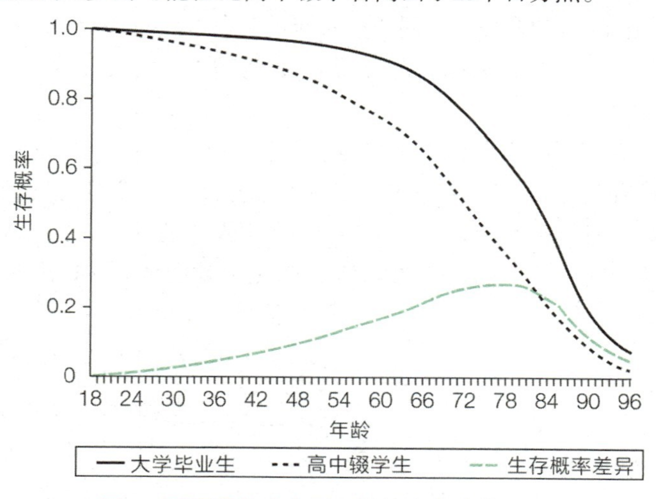

图4.2 不同受教育水平男性的生存曲线

资料来源：Figure 1 from Bhattacharya and Lakdawalla（2006）.

历史上的健康差异

53

这样的死亡率差异，至少在工业革命开始时就已存在，甚至更早。人口统计学家霍林斯沃思（T. H. Hollingsworth，1965）追踪了1750—1900年英国公爵家庭成员出生时的期望寿命（如图4.3所示）。在这个时期初期，英国贵族的平均期望寿命与英国其他人口差不多。到了1900年，英国贵族家庭孩子的期望寿命比其他家庭的同龄人多出了大约20年。安东诺维斯基（Antonovsky，1967）使用从1820年代的法国到内战时期的罗德岛这种更为广泛的数据进行了类似研究，所有证据都表明富人和穷人之间存在期望寿命或死亡率差异。

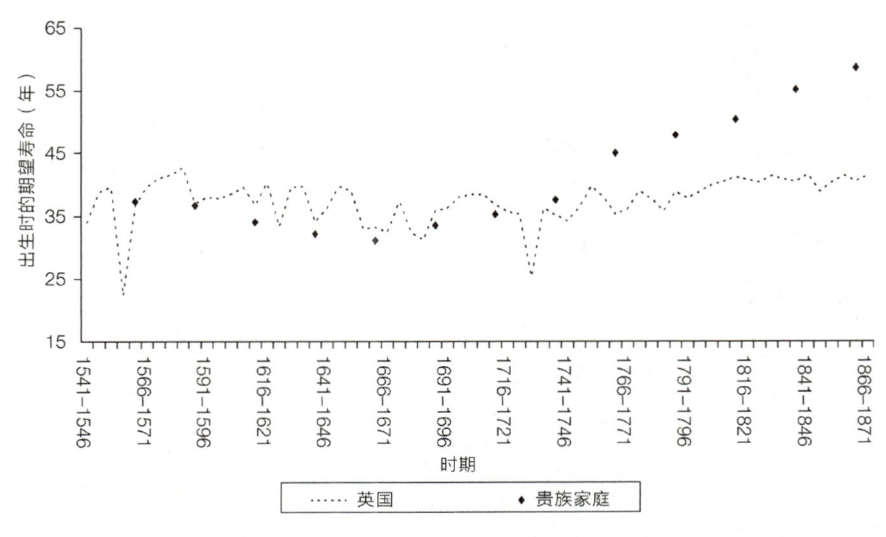

图4.3 英国贵族家庭和平民家庭的死亡率

资料来源：B. Harris（2004）. Public health， nutrition， and the decline of mortality：the Mckeown thesis revisited， *Social History of Medicine*， 17（3）：379－407.

收入水平与健康差异

死亡率或期望寿命能够衡量健康，但比较极端。期望寿命相同的两个人，可能存在着很大的健康差异。事实上，无论怎样衡量健康，健康差异都存在。例如，健康的另外一个常用衡量指标是**自我报告的健康状况**（self-reported health status），这个指标通常用1（健康差）到5（健康很好）的量表描述。

在这个量表上，与低收入个人相比，高收入个人通常报告更好的健康状况。图4.4是美国国家层面上的情形。横轴为家庭收入，纵轴为自我报告的健康状况，每条曲线代表一个不同的年龄组。注意，在这个图中，纵坐标上数字越大，代表健康状况越差。每条曲线都向下倾斜，这意味着越富裕的人健康状况可能越好。

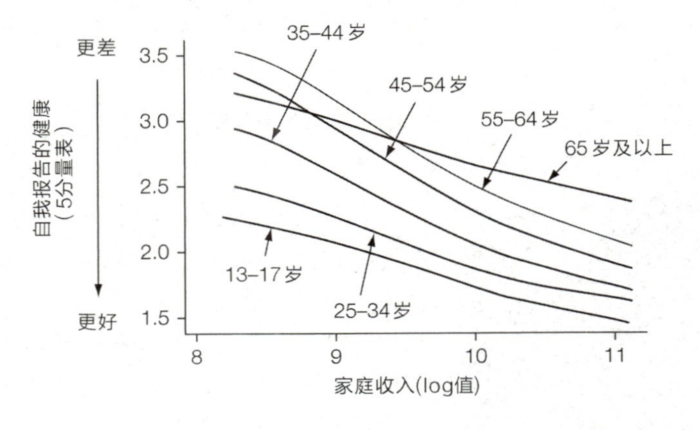

图4.4 年龄与健康差异

资料来源：Figure 1 in Case et al.（2002）.

自我报告健康状况（五分量表）看上去是个比较粗略的指标，似乎意义有限，其实不然。1984年，在一项国家层面的关于个人的研究中，研究者用五分量表记录了美国人的健康状况。这些个人也详细报告了收入状况。表4.1证实了图4.4的结果：自我报告健康状况越好，倾向于越富有。十年后，当时（1984年）报告健康状况差的个人，其家庭财富量降低，而当时报告状况极好的个人，财富差不多翻了一番。显然，自我报告的健康状况可用于预测未来财富。

表4.1　财富（中位数）与自我报告的健康状况

1984年健康状况	1984年财富	1994年财富
极好	68.3	127.9
很好	66.3	90.9
好	51.8	64.9
差	39.2	34.7

注：财富以1996年美元衡量，单位为千美元。
资料来源：Table 1 in Smith（1999）.

收入水平不同，健康状况也不同，即使以更客观的指标衡量也是如此。注意，这里的健康差异有很多不同模式：穷人的结果更差；富人的结果更差；健康差异仅与年龄相关；不存在健康差异等。

例如，在美国，富裕家庭的儿童患有先天性心脏病的可能性更小（参见图4.5）。注意，在图4.4和4.5中，数字越大，表示健康状况越差。这个模式符合我们已在死亡率和自我报告健康状况中看到的梯度（梯度的定义可参见第3章3.4节）。另外，这个来自新生儿的证据表明，健康差异甚至在婴儿出生前就已存在。

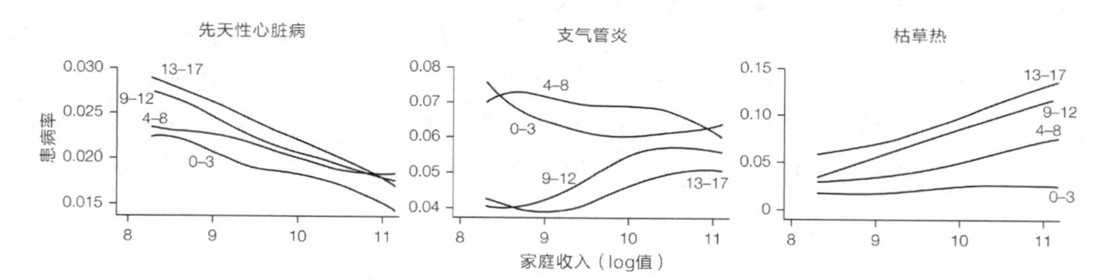

图4.5　家庭收入与健康差异

资料来源：Figure 2 in Case et al.（2002）.

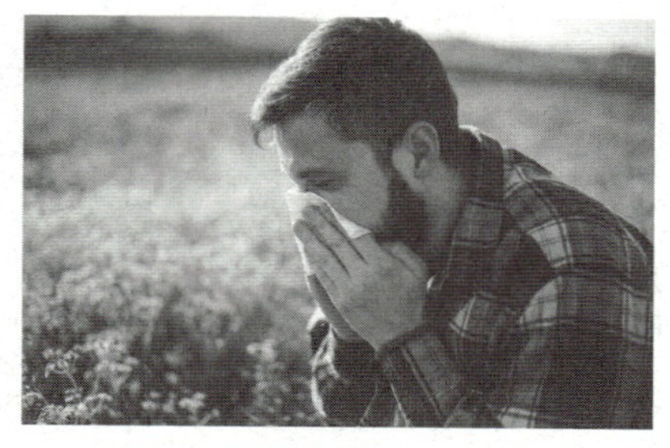

花粉症（即花粉过敏，又称枯草热）患者。有钱人的小小代价。

与先天性心脏病不同，花粉症的流行呈现完全不同的模式。在婴儿患病（花粉症）率方面，富裕家庭和贫困家庭没有差异，然而等他们逐渐长大，来自富裕家庭的儿童更容易被诊断为患上花粉症。对这个现象的一种解释为：与贫困家庭相比，富裕家庭的儿童更有可能看医生，从而更有可能被诊断出患有花粉症。

最后，支气管炎似乎与收入关系不大。作为儿童，穷人和富人的孩子都可能被诊断出患有支气管炎或其他呼吸道问题，二者没什么差异。在图形上，这表现为在儿童时期，发病率与收入之间的关系是平缓的曲线；在青少年时期，与花粉症情形类似，富裕家庭的孩子更有可能被诊断出患有支气管炎。这里需要指出，花粉症与支气管炎不符合常见的收入与健康关系模式，因为它们更可能伴随富人而不是穷人。

55

全民医疗保险国家中的健康差异

尽管健康差异在美国是个明显的事实，但我们想知道在那些有着不同卫生系统的国家，人们的社会经济地位差异是否和美国一样显著。以加拿大为例。这个国家有全民医疗保险，这种制度也许能减小富人和穷人的健康差异。然而，事实表明加拿大也存在着健康差异，其他国家也是如此，尽管这些国家的卫生体系可能与加拿大并不相同。在加拿大，贫困家庭婴儿的自我报告健康为差的可能性，是富裕家庭的近两倍。在十岁以后，这种健康差异急剧拉大（参见图4.6）。

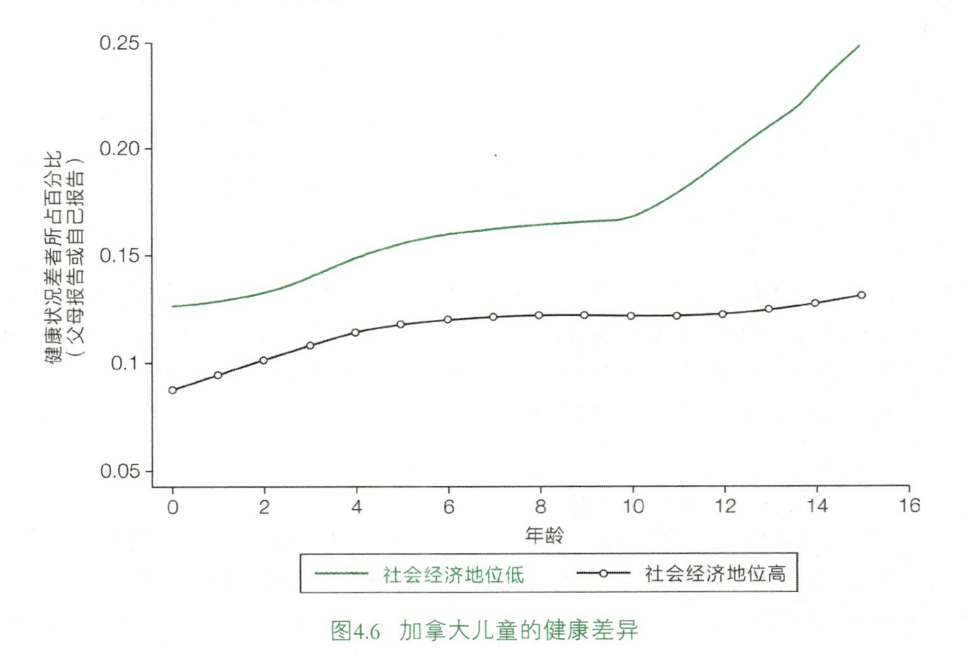

图4.6 加拿大儿童的健康差异

资料来源：Currie and Stabile（2003）.

不同种族的健康差异

56

健康差异不仅出现在大学毕业生与高中辍学者之间或者富人与穷人之间，还出现在不同种族之间。图4.7说明西班牙裔自我报告的健康状况比非西班牙裔的黑人好，而非西班牙裔的白人比前两者都好。健康水平随着年龄增大自然降低，但种族之间的差异仍然存在。

非人类社会的健康差异

最后，不同社会群体之间的健康差异甚至出现在非人类社会中。生物学家罗伯特·萨波尔斯基（Robert Sapolsky）曾长期研究东非狒狒部落的社会互动和阶层等级。他

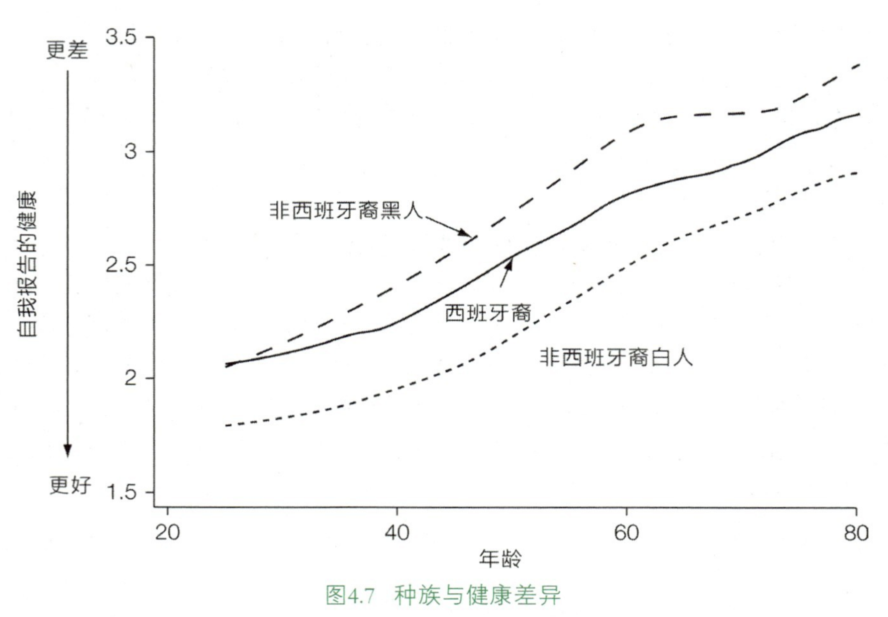

图4.7 种族与健康差异

注：曲线反映了局部线性回归估计。回归使用了NHIS提供的调查权重作为加权权重。

资料来源：*The Oxford Handbook of Health Economics*，edited by Sherry Glied and Peter C. Smith（2011），Ch.7，Socioeconomic status and health：dimensions and mechanisms，by David M. Cutler，Adriana Lleras-Muney，and Tom Vogal，pp.124 – 163，Figure 7.5b from p.134.

发现，位于社会等级最上层的狒狒首领比下属的健康状况好。例如，他和莫特（Sapolsky and Mott，1987）发现首领狒狒的高密度脂蛋白（high-density lipoprotein，HDL）水平较高，这是一种“好的胆固醇”，在人体中，它伴随着较低的心脏病患病率。萨波尔斯基认为这种健康差异源于首领狒狒的压力较小——他们可以敲打下属狒狒的脑袋取乐。

小结：健康差异的证据

表4.2总结了各种环境下的健康差异。我们认为健康差异不是偶然的或非典型的，而是普遍存在于人类（和非人类）社会中。健康差异有很多理论解释，因此，对于不同环境下的健康差异，人们总试图用不同的理论进行解释。例如，有人认为不同种族之间的健康差异，源于医生和护士的种族歧视。这个理论有一定道理，但它不能解释工业革命时期英格兰的健康差异或东非狒狒部落的健康差异。

57

在下一节，我们讨论最具有代表性的理论及其支撑证据。这些理论不是互斥的，似乎哪一种理论都不能解释所有环境下的健康差异。也就是说，没有哪种理论占据绝对主导地位。

表4.2　不同人群健康差异小结

因素	衡量健康的指标	健康差异	证据
教育	期望寿命	受过良好教育的人寿命长	男性生存曲线（图4.2）
财富	自我报告健康	富人报告更好的健康状况	美国NHIS数据（图4.4），加拿大儿童（图4.6）
	先天性心脏病发病率以及其他疾病	富人患病率更低	美国NHIS数据（图4.5）
种族	自我报告健康	白人报告的健康状况比西班牙裔和黑人都好	美国NHIS数据（图4.7）
社会地位	期望寿命	上流阶层寿命更长	英格兰贵族（图4.3）
	HDL水平	首领阶层有更高的HDL	东非狒狒部落

4.2 格罗斯曼模型与健康差异

第3章讨论的格罗斯曼模型，为健康差异的解释提供了很好的组织架构。这个模型可以支撑多种用于解释不同社会经济地位之间健康差异的理论假说。

我们已经知道，在格罗斯曼模型中，资本边际效率（MEC）曲线对于决定最优健康水平非常重要。MEC曲线说明了额外一单位健康资本带来的终生效用。如果两个人有不同的MEC曲线，如图4.8所示，那么即使他们其他各个方面都相同，他们也会选择不同的最优健康水平。本节讨论的每种假说都意味着不同社会经济状况的人群有不同的MEC曲线，从而有不同的最优健康水平。

58

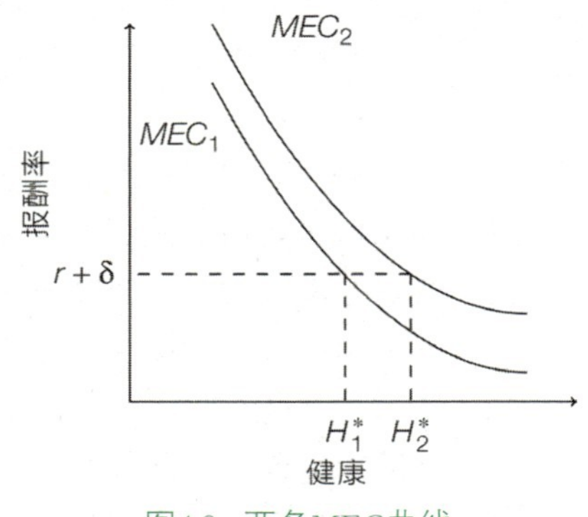

图4.8　两条MEC曲线

不同人群为什么会有不同的MEC曲线呢？格罗斯曼模型有很多零部件和参数，例如健康生产能力、资源约束、健康折旧率、总生产时间、时间贴现率等。给定上述任何一种参数，参数值不同，MEC曲线也不同，从而最优健康决策也不同。尽管学者们未必总是使用MEC曲线进行分析，但我们在下面讨论的每种理论都可用格罗斯曼模型进行解释。

4.3 有效率生产者假说

教育与健康水平相关，但相关未必意味着因果关系。列拉斯-慕尼（Lleras-Muney，2005）使用美国20世纪早期义务教育法变革数据，考察教育与健康之间是否存在着因果关系。她发现，对于出生于1925年的那些人，受教育年数每增加1年，期望寿命增加1.7年。

因此，列拉斯-慕尼发现教育促进健康；但其中的机制并不明朗。有效率生产者假说认为与教育水平较低的人相比，受过良好教育的人在健康的生产上更有效率。回想一下，格罗斯曼模型预测，效率越高的健康生产者，其最优健康水平也越高。如果这个假说为真，那么我们可以预期：教育水平不同，健康水平也不同。

> **定义 4.1**
>
> **有效率生产者假说**（efficient producer hypothesis）：健康差异的原因在于与教育水平较低的人相比，受过良好教育的人在健康的生产上更有效率。

教育为什么能导致人们在健康的生产上更有效率？原因可能有多个。例如，在学校里学到的知识能让人们更好地照顾自己。或者，学校教育让学生更愿意投资于能产生长期回报的资产，其中就包括健康。

第三种可能的机制是，受过良好教育的个人，对医生的建议有更好的依从性，而且更有能力处理复杂的治疗方案。良好的阅读能力，能让个人遵循处方药的说明。良好的计算能力，能让个人轻松计算出药品的用量，或者计算饮食的卡路里（calorie）数。

59

戈德曼和史密斯（Goldman and Smith，2002）考察了病人在自我管理上的差异能否解释健康与教育之间的关系。他们研究了两种疾病：艾滋病和1型糖尿病；这两种疾病的治疗都要求病人积极参与。在进行抗逆转录病毒治疗时，艾滋病患者对于每日服用的各种药品量要极其小心，因为即使他仅少服用了一点点剂量，也可能导致身体病毒水平很高。同样，糖尿病患者每日也要三番五次地调整胰岛素的剂量，以便控制血糖水平和降低并发症风险。

如果有效率生产者假说有哪怕一点点可信度，那么受过良好教育的个人将更有能力遵循这些复杂的治疗方案。事实的确如此，相关数据证实了这一点。在这个研究中，有着良好教育背景的艾滋病患者，自我报告更高的依从性（adherence）：在过去七天的每一天，患者都能按计划吃药。在这种情形下，良好教育背景似乎能让艾滋病患者记住应该吃什么药、吃多少药以及何时吃药。这种依从性差异能够解释教育水平较高和较低的艾滋病患者的健康差异。因此，受过良好教育的艾滋病患者在健康的生产上更有效率。

戈德曼和史密斯对糖尿病患者进行了随机干预，希望借此促进患者对胰岛素强化治疗方案的依从性。他们发现，这项干预对患者的影响因他们的教育水平不同而不同。教育水平越低，强化治疗对未来依从性越有正向影响（即越有效果）。在这个研究中，被随机分配到强化治疗组的患者，在用药方面得到更多的帮助。这个结果符合有效率生产者假说，因为受过良好教育的患者不需要这种额外的帮助。这个研究的更多结果，可参见习题12。

4.4 节俭表型假说

医疗依从性差异不是引起健康差异的唯一因素。如果个人存在基因差异，那么即使他们拥有相同的资源，他们的健康生产效率也可能不同。严格来说，这个理论属于有效率生产者假说，然而由于它在学术讨论中起着突出作用，我们把它独立出来。

节俭表型假说认为个人一生的健康结果，部分取决于他儿童阶段早期甚至出生前的营养不足（deprivation）。[①]贫困家庭的孩子在孕育期和婴儿期更容易营养不足，这也许能够解释健康差异。

节俭表型假说认为个人早期营养不足和成人后的负健康结果之间的联系，是基因激活（gene activation）的结果。出生在资源贫瘠时期的孩子，更有可能激活某些“节俭”基因，优化自身以适应恶劣条件，比如那些指示细胞储存脂肪的基因。这些儿童能够适应贫瘠条件，然而如果他们后来生活在资源充足的环境，他们可能变得不健康。他们的节俭基因，能让他们忍受婴儿时期的贫困，但在他们成年时，更容易患有肥胖症、糖尿病以及其他疾病。

60

定义 4.2

节俭表型假说（thrifty phenotype hypothesis）：个人在胎儿期和婴儿期的营养不足，能激活某些适应贫瘠条件的“节俭”基因。有这些基因的个人难以适应资源充足的环境，可能患有糖尿病、肥胖以及其他疾病。健康差异的原因在于贫困家庭儿童在生命早期更有可能经历营养不良。

研究者也将这个理论称为**巴克假说**（Barker hypothesis）。

英国国家儿童**队列研究**（cohort study）跟踪考察了出生于1946年3月的个人的状况。这个研究发现个人在生命早期经历的负健康事件（原因很可能在于贫困），与成年后的较差健康结果密切相关。个人若在胎儿期生长缓慢，出生时体重较轻或患有呼吸疾病，在成年后更有可能患有高血压、慢性阻塞性肺疾病或精神分裂症（Wadsworth and Kuh，1997）。其他国家的**纵向研究**（longitudinal study），也给出了类似的趋势。例如，Coneus and Spiess（2012）发现德国人也有类似模式。[②]

然而，这个研究没有在生命早期的营养不足与较差健康结果之间建立因果关系。在上述英国研究中，在生命早期有健康问题的儿童，跟其他儿童还有一些区别。这些区别也许才是造成健康差异的真正原因。确定因果关系的最好方法，是实施类似兰德医疗保险那样的科学试验，然而，这要求我们将儿童随机指定给营养不足的孕育环境（母体）。这样，我们就可以在控制其他因素的条件下，比较生命早期营养不足的儿童（处理组）与生命早期营养充足的儿童（对照组）的健康结果。但这样的试验严重违背伦理，因此不可行。

退而求其次的做法是考察**自然试验**的证据。在自然试验中，环境冲击很自然地产生了处理组和对照组。例如，在第二次世界大战结束前一年，由于德国实施的封锁，荷兰发生了大饥荒。这个悲剧事件产生了两组婴儿：大饥荒时期正在母体孕育的婴儿以及饥荒结束后立即孕育的婴儿。这两组婴儿在人口统计特征上非常相似，只不过第一组婴儿在孕育时经历了严重的营养不足。

非试验研究的最大问题在于选择性偏倚（selective bias）。这种偏差是在选择处理组

① 表型（phenotype）指基因和环境作用结合而形成的一组生物特性。——译者

② 队列研究指选择特定人群，根据有无暴露于研究因素而将其分为暴露组和非暴露组，观察比较长的一段时间后，比较两组发病率或死亡率的差异，从而判断暴露因素与疾病的关系的一种研究方法。队列研究也被称为纵向研究。队列研究的特点之一是通过观察得到结论，有时被称为“自然试验”，但这不是真正的试验。——译者

时引入的：进入处理组的个体与进入对照组个体存在着重大差异。这些差异使得试验结果难以解释。好的自然试验将选择性偏倚控制在一定范围内。

61

定义 4.3

自然试验（natural study）：一种研究方法，它使用环境冲击产生的处理组（treatment group）和对照组（control group）。这种方法有助于识别因果关系，因为它消除了选择性偏倚。

可能的自然试验例子有：

- 某次饥荒，它影响婴儿的一个队列，但未影响另一队列；
- 某次地震，它影响某国的一半地区，对另一半地区没有影响。
- 某次移民浪潮，它影响某个区域，但未影响另外一个区域。
- 某个政府政策在某个州实施，但没在与它相似的邻州实施。
- 某个冬天下了罕见大雪，但下一年的冬天没有下雪或没有下那么大的雪。

研究（Roseboom et al.，2001）发现，饥荒时期孕育的婴儿，与饥荒结束后孕育的婴儿相比，在成年时的健康状况较差（见表4.3）。前一队列的婴儿长大成人后，糖尿病患病率更高，HDL胆固醇（好的胆固醇）水平更低，呼吸道阻塞疾病发病率更高，总体健康状况更差；尽管并非所有结果在统计学上都显著。出现这种结果的原因，根据节俭表型理论，在于这些婴儿的基因适应贫瘠条件，但不适应战后资源充足条件。

表4.3　暴露于荷兰饥荒的孕育时点与成年后的特征

队列	饥荒后期孕育	饥荒前期孕育	饥荒结束后孕育
2型糖尿病	21%	16%	15%
HDL胆固醇（mmol/l）	1.32	1.26*	1.32
呼吸道阻塞疾病	15.0%	23.0%	17.3%
一般健康状况差	6.4	10.3*	5.3

*表明与未暴露队列相比，有统计学显著差异。

资料来源：Table 1from Roseboom et al.（2001）.

无独有偶，中国三年困难时期发生的大饥荒也被视为自然试验。陈玉宇和周黎安（Chen and Zhou，2007）比较了饥荒时期孕育的婴儿以及饥荒结束后才孕育的婴儿。他们发现，饥荒时期孕育的婴儿，即使有幸逃过劫难，在成年时也比后面这个队列平均矮大约3厘米；而且他们的工作时间更短，收入更低。后面这个证据也与有效率生产者假说一致。

为了考察生命早期营养不足与成年后健康结果之间的关系，经济学家道格拉斯·埃蒙德（Douglas Almond）及其同事考察了三个自然试验：一是1918年西班牙大流感（Almond，2006）；二是1986年乌克兰北部城市切尔诺贝利（Chernobyl）核泄漏灾难（Almond et al.，2009）；三是伊斯兰斋月，在这期间穆斯林每日从黎明到日落禁食（Almond and Mazumder，2007）。对于每个自然试验，研究者比较了事件发生时处于

62

孕育期的个人以及事件结束后立即孕育的个人（在第二个自然试验中，比较的是受污染地区和未受污染的紧邻地区）。每个试验都表明，生命早期的冲击对成年后的健康有负影响。

这些发现促使人们关注能促进胎儿健康的政策变化。例如，1999年前后，美国新泽西州在交通收费站引入了电子收费系统E-ZPass，这个系统加快了收费速度，汽车再也不用排着长队等着交费，这大大降低了周围地区的空气污染程度。柯里和沃克（Currie and Walker，2011）研究了这个政策对健康的影响。他们考察了居住在收费站周围两公里的孕妇，发现在引入电子收费系统之后，婴儿的早产风险降低了10.8%，婴儿出生体重过轻风险降低了11.8%。根据节俭表型假说，这些婴儿在孕育期的污染暴露（exposure）[1]降低，他们因此终生受益，享受到更好的健康结果。

4.5 直接收入假说

富人更健康，在某种意义上，这一点也不奇怪。富人的优势表现在很多方面：因为有钱，他们可以送孩子去更好的学校读书，开更好的车，到更好的饭店吃饭。同样，他们能请得起更好的医生，去更好的体育馆锻炼身体，以及居住在污染更少的社区。从这个角度看，健康差异很容易解释。这被称为直接收入假说。

> **定义 4.4**
>
> **直接收入假说**（direct income hypothesis）：健康差异源于富人有更多的钱进行健康投资。

格罗斯曼模型能支撑直接收入假说。假设有两个人R和P，他们在一切方面都相同，只不过R的工资高，P的工资低。

R的生产可能性边界（PPF）位于P的上方或说外侧，这是因为R比P更有钱，如图4.9所示。与P相比，R的健康（H）水平和家用品（Z）水平都更高。维持健康对于富人R来说更重要，这是因为富人的时间更值钱。由于R的健康报酬率更高，他的MEC曲线将位于P的上方。

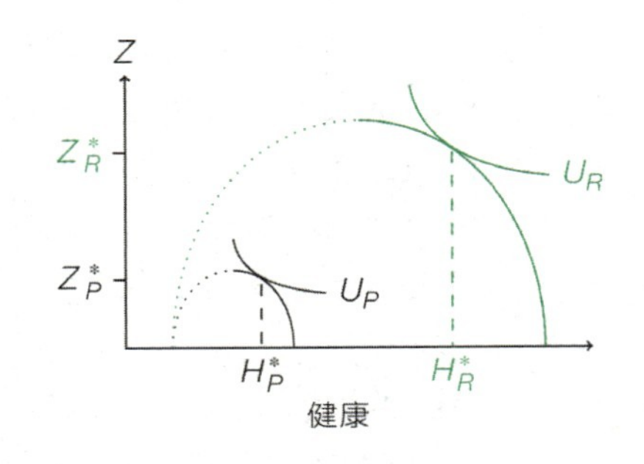

图4.9 富人R的工资比穷人P的工资高，因此R有更多的可支配收入来购买医疗服务和家用品。因此，R的PPF曲线位于P的PPF曲线外侧，R的最优健康水平更高。

[1] 暴露（exposure）是流行病学常用术语，指机体在外环境中接触某些因素（化学、物理或生物学因素），以及机体本身具有的特征（生物学、社会、心理等）。这个术语在本书经常出现，无医学背景的读者需要注意一下它的意思。——译者

工资差异不是引起健康差异的唯一原因。拥有更多财富的人，不管这些财富的来源是什么，都有更多的资源用于健康投资。因此，格罗斯曼模型预测彩票获奖者的健康状况较高，尽管他们的生产率和工资并没因为运气好而发生变化。林达尔（Lindahl，2005）发现事实的确如此：在一组瑞典彩民样本中，获奖彩民的收入增加10%，他们的五年死亡率从6%下降到4%。

63

根据Lindahl（2005），健康的秘诀在于有钱。

4.6 非平稳负担假说

非平稳负担假说认为压力是联系社会经济地位和健康的主要机制。人类的压力反应对于生存非常重要。在面对威胁时，人体释放一种名为肾上腺素的荷尔蒙，这种激素是由肾上腺分泌的。这被称为“或战或逃”（fight or flight）反应。肾上腺素促使人体增加向肌肉和肺的供血，减少向肾和胃的供血，从而做好战斗或逃跑的准备（Sapolsky，1995）。

如果你遇到张着血盆大口的老虎，这种压力反应也许能让你活命。然而，如果这种反应时间过长或过于频繁，它反而损害健康。为了适应频繁的压力反应，人体会释放激素，如糖皮质激素。在短期，糖皮质激素关闭免疫系统并且促进新陈代谢。然而，频繁或过长时间的糖皮质激素暴露，能引发生化级联反应，导致失忆、中风以及神经元死亡；它加速大脑老化。这也是学生在期末考试后通常生病的一个原因：“或战或逃”反应能让学生熬过考试阶段，然而免疫能力的降低又会导致他们生病。

在格罗斯曼模型中，老化过程用健康资本的折旧率 δ 描述。与生活轻松的人相比，处于长期或频繁压力之下的人，有更高的折旧率，即使前者与后者的生物年龄相同。图4.10刻画了高压产生的结果：最优健康水平较低，这是因为健康投资的价值较低。即使上述两种人有相同的健康生产效率（也就是说，有相同的MEC曲线），这个结果也成立。

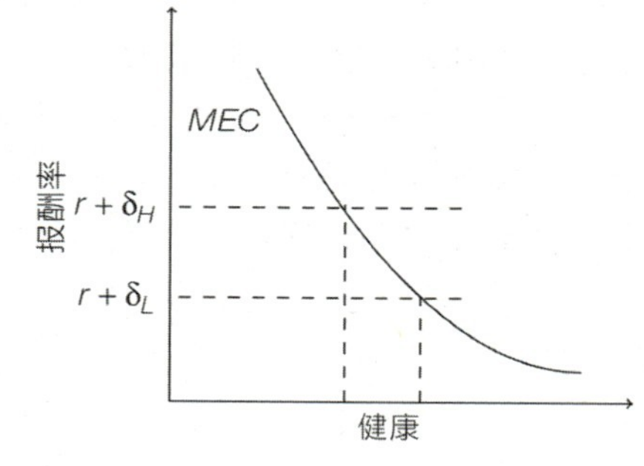

图4.10 面对长期压力或反复压力的个人，健康折旧率 δH 较高，因此，他选择较低的最优健康水平。

在现代生活中，压力反应比遇到老虎更普遍，例如期末考试、专横得令人难忍的上司、按揭贷款等。这些重复出现的压力，导致累积性的心理负担，这被称为非平稳负担。非平稳负担理论认为社会经济地位低的人承担的压力更大，因此健康结果更差。

64

定义 4.5

非平稳负担（allostatic load）：因努力适应生活而导致身体长期承受累积性的心理压力。

来源: Seeman et al.（1997）.

为了检验非平稳负担假说，马尔莫等（Marmot et al.，1978；Marmot et al.，1991）跟踪考察了英国公务员的健康状况，从他们刚入职时就开始跟踪。这被称为白厅（Whitehall）研究[1]，因为很多政府公务员的办公地点都在这条伦敦街道附近。

英国公务员是个比较有趣的研究对象，因为尽管公务员有等级之分，但应聘并最终成为公务员的人在背景和工作环境上大致相同。另外，所有英国公务员都加入国民健康服务（National Health Service）系统，因此有大致相同的医疗服务可及性。根据这些相似性似乎可以推知，高等级和低等级公务员的健康状况应该差不多；如果出现显著的健康差异，应该会令人吃惊。然而，他们的确存在显著的健康差异。

白厅研究发现，等级最低的公务员的发病率和死亡率最高；相反，等级最高的公务员的发病率和死亡率最低。等级最低的公务员的死亡率是等级最高的公务员的三倍多。社会经济地位与心脏病、糖尿病以及哮喘的发病率显著相关。行为和体质差异比如吸烟、肥胖、高血压、高胆固醇水平仅解释了部分健康差异。

马尔莫等人（Marmot et al.，1991）发现等级较低的公务员报告的工作满意度较低，工作控制性较低，生活压力较高。他们认为这些公务员承担的非平稳负荷大于等级较高公务员承担的。跟非平稳负担假说一致，较高的工作压力与较差的健康状况显著相关。白厅研究给出的另外一个稳健结论为：即使医疗服务可及性相同，健康差异仍存在。这与兰德医疗保险试验（参见第2章）的结论一致。

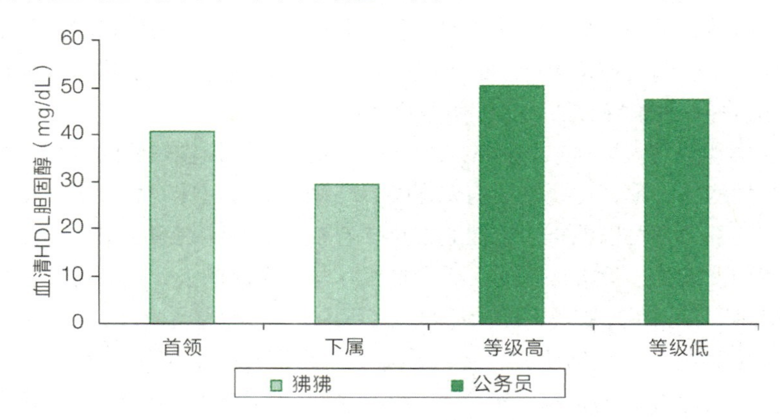

图4.11　社会地位以及HDL胆固醇水平

资料来源：Figure1 from Smith（1999）.

史密斯（Smith，1999）比较了白厅研究中的英国公务员以及萨波尔斯基和莫特在狒狒研究中的狒狒部落（参见Sapolsky and Mott，1987）。等级高的英国公务员和狒狒首领的HDL胆固醇水平也较高。较高的HDL水平与较低的心脏病发生率相关，至少对于人类来说是这样的。图4.11画出了英国公务员和狒狒的HDL胆固醇含量。这表明社会等级较低，非平稳负担就较高，健康水平也就较低。

收入不平等假说

65

也许决定健康结果的不是绝对收入，而是社会收入分布。根据收入不平等假说，

① 也有人将其称之为怀特霍尔研究，显然这是音译。——译者

一个社会的收入分布越不平等，健康越差。根据这个理论，平等的社会压力也较小，因此，根据非平稳负担假说，这样的社会一般也更健康（Wikinson and Pickett，2006）。

定义 4.6

收入不平等假说（income inequality hypothesis）：健康差异是由收入不平等引起的，收入不平等本身也是穷人非平稳负担的来源之一。

如果收入不平等假说为真，那么它有重要的政策含义。如果较高的不平等性，对健康结果有负影响，那么政策制定者应该设法减少社区内的不平等性，而不是仅提高平均健康水平。这个假说还意味着如果一个社会的平均收入上升主要体现在富人收入上升，那么该社会的健康状况也可能降低。

大量文献试图描述社会不平等性与平均健康状况之间的相关性（Wilkinson and Pickett，2006）。所有这些研究使用的都是跨国、州、县水平的总量数据，因此容易产生遗漏变量偏误（omitted variable bias）。因此，“社会不平等与健康水平之间的相关性是否为因果关系”仍存在争议，尚无定论（Deaton，2003）。

医疗服务可及性假说

高收入的一个好处是能买得起补偿力度大的医疗保险和昂贵的医疗服务。相反，低收入者一般购买补偿力度小的保险，从而面对较高的医疗价格。这种推理产生了健康差异的另外一种解释方法：医疗服务可及性的差异。

宾德曼等人（Bindman et al.，1995）发现自我报告较低的医疗可及性，预示着更高的慢性病住院率，这些慢性病有哮喘、高血压、充血性心力衰竭、慢性阻塞性肺疾病。这些住院通常可以预防，它们通常意味着较差的整体健康水平和不充足的门诊服务。正如我们预期的，没有保险的人或参加医疗救助保险的人，更有可能在生病时“很难”或“极难”得到医疗服务，因为低收入者没有时间或没有钱看病。

66

俄勒冈医疗救助研究，在考察随机获得医疗救助资格的人群时，也发现了类似证据。尽管医疗救助资格对死亡率没有影响，但获得救助资格的糖尿病患者更有可能被诊断出患有此病，并且吃适当的药物。一种可能的机制在于这些人的医疗服务可及性提高了：获得医疗救助资格者更有可能得到常规医疗服务和拥有个人医生（Baiker et al.，2013；Finkelstein et al.，2011）。

医疗服务可及性也许能解释一部分健康差异但无法解释全部健康差异。事实上，健康差异甚至普遍存在于拥有全民健康保险的社会，这意味着促使医疗服务可及性平等并不能消除健康差异。我们之前讨论过的两个研究——关于加拿大青年的研究（Currie and Stabile，2003）以及白厅研究（Marmot et al.，1978，1991）——说明了这一点。在加拿大研究中，尽管加拿大公民的医疗可及性相同，但富人和穷人的健康差异在青少年阶段拉大了（见图4.6）。同样，在白厅研究中，不同等级公务员之间存在着显著健康差异，尽管这个研究的参与人基本同质（都是英国公务员）而且国民医疗服务系统使得他们在医疗可及性上基本相同。

4.7 生产时间假说

到目前为止，我们对健康差异的讨论集中于从社会经济地位到健康的因果关系路径。尽管很多证据能够支撑这条路径，然而另外一些证据支持相反的路径：健康变化也能影响人们后来的社会经济地位。事实上，格罗斯曼模型预期：健康恶化导致生产时间减少，从而导致生产收入的时间减少。我们将这种理论称为**生产时间假说**。

> **定义 4.7**
>
> **生产时间假说**（productive time hypothesis）：社会经济地位（SES）差异是由健康差异引起的。健康恶化导致生产时间减少，从而导致生产收入的能力降低。

史密斯的表4.1间接说明了生产时间假说是有道理的（Smith，1999）。在这个研究中，那些报告当时（1984年）健康状况较差的人在后来十年间的财富降低，而那些报告良好健康的人，其财富同期翻了一番。

史密斯也提供了来自健康与退休研究（Health and Retirement Study，HRS）的直接证据。那些在1992年被诊断出患有癌症或心脏病等严重慢性病的人，到了1994年，财富平均降低17 000美元，这约占典型家庭收入的7%。这种财富损失无法完全用医疗费用增加解释：在同期，患者自掏腰包的医疗费用仅为2300美元。

67

那些在1992年被诊断出患有慢性病的人，也倾向于减少工作时间或完全不工作：1992年到1994年期间，在这些人中，有21%离开了劳动力市场。即使是那些留在劳动力市场中的人，每周工作时间也平均降低了4小时。这导致典型个人收入降低大约2600美元。这种退出劳动力市场的现象符合生产时间假说，尽管不足以完全解释总财富的降低。

从HRS数据可知，个人在生命晚期经历的健康冲击，影响他的社会经济地位。也有证据表明，个人在生命早期（甚至在孕育期）经历的健康冲击，在教育水平、贫困以及其他经济结果的决定上，起着至关重要的作用。

例如，巴雷卡研究了1900到1936年美国人在孕育期经历的疟疾暴露及其影响（Barreca，2010）。那些在温度适合按蚊（Anopheles）繁殖的年份和地方（州）出生的婴儿，与出生在其他年份和地方的婴儿相比，到了1960年，更有可能贫困缠身。这个证据与生产时间假说一致：暴露于疟疾的婴儿，在儿童时期倾向于不健康，因此有较少的时间和精力对自己进行人力资本投资。

类似地，奥雷普卢斯等（Oreopoulos et al.，2008）与布莱克等（Black et al.，2007）通过考察双胞胎和兄弟姐妹来研究个人婴儿时期的健康状况对后来生活结果的影响。这种所谓的"双胞胎研究"的最大好处在于研究对象的背景相同，成长环境类似。这有助于将出生体重效应和衡量新生儿健康的其他因素隔离开。这两个研究都发现：较健康婴儿的死亡率较低，成年时的教育水平较高，收入也较高。另外，他们还发现，在双胞胎或兄弟姐妹中，出生体重较轻者，死亡率较高；这是支持节俭表型假说的因果关系证据。

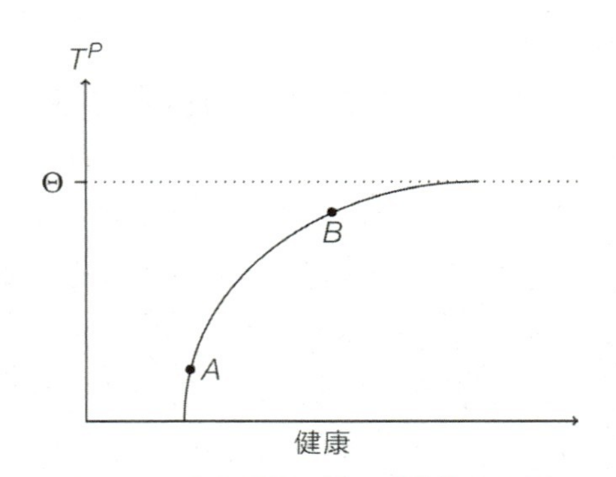

图4.12 生产性的时间T^P的生产函数

根据格罗斯曼模型可知，生产时间假说与穷人关系更密切。图4.12画出了健康的边际报酬（以生产时间衡量）递减情形。健康变化对健康状况较差的个人（如位于A点的那些人）的总生产时间的影响较大。健康状况较好的个人（比如位于B点的那些人）处于曲线的平缓段，对他们来说，健康变化对总生产时间的影响较小。

如果上述推理成立，那么我们应该能在贫穷国家找到支持生产时间假说的稳健证据，因为这些国家的公民平均健康水平相对较低。托马斯等在印度尼西亚开展了一项随机试验：给一半受试者每人每周补充120 毫克的铁，持续补充一年。在同一时期，给另外一半受试者补充安慰剂（Thomas et al.，2004）。

68

得到铁补充的受试者，无论男女，贫血的可能性相对小得多。另外，这些得到铁补充的人更有可能参加工作。自我雇佣的男性，收入也相对更高。总体来说，与安慰剂组相比，铁补充组的男性生产率更高。这个随机研究提供的证据符合下列思想：生产时间假说在贫穷国家体现得更充分。如果这个结果不局限于贫血和铁补充，而是具有一般性，那么贫穷国家的较小健康投资就能得到较大的经济回报。

这个关于铁补充的研究，为生产时间假说提供了极佳例子，原因在于贫血造成的医学后果。贫血是指人体缺乏血红蛋白或红细胞，它们能将氧气运送到人体的各个组织。贫血的一种常见原因是缺铁。由于贫血能导致患者嗜睡而且难以集中精神，因此他们的工作能力通常很低。在格罗斯曼模型中，贫血者的H较低，T^S较长。

4.8 时间偏好：福克斯假说

维克托·福克斯认为社会经济地位与健康之间的相关关系，是由未被观知的第三个变量即耐心（patience）导致的（Fuchs，1982）。有耐心的人能推迟享受，所谓“吃苦在前，享福在后”。愿意推迟享受的人，在教育和健康上的投资也更多。换句话说，耐心解释了健康与教育之间的相关性。

定义 4.8

福克斯假说（Fuchs hypothesis）：个人之间的健康差异与社会经济地位差异，同时取决于于个人的耐心程度差异，即取决于个人推迟享受的内在意愿差异。时间贴现因子较高的人，也就是更有耐心的人，对健康和教育的投资都更多。

格罗斯曼模型为这种理论提供了理想架构。个人终生效用为：

$$U = U(H_0, Z_0) + \delta U(H_1, Z_1) + \delta^2 U(H_2, Z_2) \ldots + \delta^{\Omega} U(H_{\Omega}, Z_{\Omega})$$
$$= \sum_{t=0}^{\Omega} \delta^t U(H_t, Z_t)$$

其中 $\delta \in [0, 1]$ 是此人的时间贴现因子（注意不要与折旧率 γ 混淆）。当个人的贴现因子 δ 较小，比如接近于0时，他没有耐心。在这种情形下，未来各期的效用被狠狠“打折”；即使遥远未来的效用很大，这个人也不看重。相反，当 δ 较大，比如接近于1时，他非常有耐心。在这种情形下，他看重未来各期的效用，不怎么愿意牺牲未来效用来换取当前效用。

现在考虑两个人，巴特（Bart）和丽莎（Lisa）。他们各方面都相同，只不过巴特没有耐心（δ 较小），而丽莎更有耐心（δ 较大）。在这种情形下，谁的最优健康水平（H^*）较高？

69

为了回答这个问题，考虑时间贴现对MEC曲线的影响。与巴特相比，丽莎更看重未来各期的效用，她的健康投资报酬率更高（一单位健康投资带来的好处更大），因为健康的好处主要在未来时期实现。因此，丽莎的MEC曲线位于巴特的MEC曲线上方，丽莎的最优健康水平更高（如图4.13所示）。

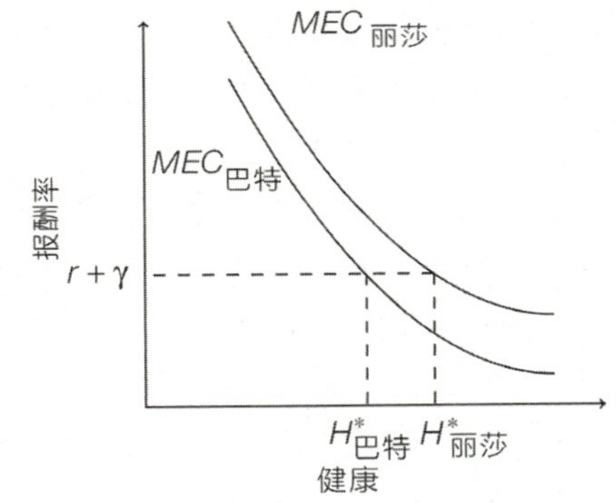

图4.13　由于丽莎对未来时期的效用评价比巴特高，给定健康水平等量增加，丽莎得到的终生效用大于巴特得到的。因此，丽莎的MEC曲线位于巴特的上方，丽莎的最优健康水平更高。

耐心与投资之间的关系比较直观。为了进行健康投资（或任何资本投资），个人使用当前资源换取未来报酬。对于没耐心的人来说，由于他不看重未来效用，他不愿意投资。他的想法是这样的：既然我有时间和钱来得到家用品Z，为何不“今朝有酒今朝醉”？

类似的逻辑也适用于教育投资。教育是另外一种人力资本。为了进行教育投资，个人必须放弃当前的一些收入、睡觉和娱乐，来换取未来的回报。看重当前而不看重未来的个人（没耐心的人），不愿意进行教育投资。

根据时间贴现理论，有耐心的人更愿意进行教育和健康投资，从而教育和健康水平也高。相反，没耐心的人的教育和健康水平也较低。因此，即使教育和健康之间没有因果关系，我们也能看到教育和健康之间的显著相关性。①

来自吸烟模式研究的证据表明，时间贴现是个天生的量（innate quantity）而不是个习得的量（learned quantity）。假设个人在大学学到的知识能让他主动不吸烟，那么立志成为天文物理学家并即将上大学的17岁高中生，与（高中）一毕业就准备参加工作的17岁高中生，应该有相同的吸烟倾向。与高中一毕业就参加工作的人相比，立志成为科学

① 这句话值得读者多读两遍。福克斯假说的本意是说：X和Y的相关性未必意味着X和Y之间有任何因果关系，在这种情形下，它可能是第三个因素比如Z所导致。例如，暴雨季节，作为医生的你睡不好觉，同时蔬菜的价格也上升。在这种情形下，“睡不好觉”（X）和“蔬菜价格上升”（Y）没有因果关系，它们都是“暴雨”（Z）所引起。——译者

家的高中生，仅在真正得到教育优势之后才能减少吸烟可能性。

或者，假设福克斯假说为真。于是，与同龄人相比，立志成为科学家的高中生，在教育上的投资更大，因为他更有耐心。在这个假说下，我们预期立志成为科学家的学生，即使在高中而不是上大学之后，吸烟的可能性就已经降低。这里的依据在于，根据福克斯假说，决定个人吸烟与否的因素是天生的耐心，而不是大学习得的知识。

使用斯坦福心脏病预防项目关于吸烟模式与教育背景数据，法雷尔和福克斯验证了福克斯假说（Farrell and Fuchs，1982）。他们发现，即使同为17岁的高中生，那些立志上大学的人的吸烟率更低。因此，未来的教育差异预测到了当前吸烟率差异。这意味着是时间贴现而不是教育水平建立了教育与健康之间的相关关系。

70

为了说明时间贴现态度的持续性，来自斯坦福大学的另外一组研究者用四岁小孩进行了试验（Mischel et al.，1972）：每个小孩独处一屋，小孩面前的盘子里只放着一颗棉花糖。小孩被告知如果他能稍微晚几分钟再吃糖，那么他在离开房间时能得到更多的棉花糖。一些小孩迫不及待地吃掉了糖，而另外一些小孩忍住了诱惑，他们的耐心让他们赢得了更多的糖。

在这个试验的基础上，正田裕一等人再继续跟进这个试验后发现，那些四岁时更有耐心的小孩（推迟吃糖者），与当年那些没有耐心的小孩（立即吃糖者）相比，在18岁时他们的数学和语言的考试成绩高很多（Shoda et al.，1990）。推迟享受的能力是持续性的而不是暂时的，它能解释为什么当年推迟吃糖者在学业上也更成功，因为学业成功也要求推迟享受。

卡特勒和列拉斯-慕尼使用美国和英国的国民调查数据发现，教育水平较高的人，冒不必要风险比如开车时不系安全带的可能性较小，对癌症等疾病采取预防措施的可能性较大。这个结果本身符合福克斯假说。然而，他们发现对时间偏好引入代理变量（proxy variables）[①]的做法，增加了教育与冒险行为之间的关系强度，这与福克斯假说的预期相反。这个发现表明，时间贴现率差异不是健康差异的一个主要原因（Cutler and Lleras-Muney，2010）。

4.9 结论

本章列举的每种理论都能纳入格罗斯曼模型的架构，但每种理论以自己的方式解释健康与社会经济地位之间的联系。我们讨论的前四种理论（有效率生产者假说、节俭表型假说、直接收入效应、非平稳负担假说）探讨的角度为财富或教育对健康的影响：财富或教育水平较高，导致健康水平较高。第五种理论（生产时间假说），从相反的方向入手，即考察健康对社会经济地位的影响，它认为健康水平较高，导致社会经济地位较高。最后一种理论（福克斯假说）认为，时间贴现或耐心这种第三个因素，同时决定了健康和财富水平。

每种理论都有一些支撑证据，也许它们都解释了社会经济地位与健康差异之间关系

① 引入代理变量是指因某种原因无法获取到变量的观测值而采用其他变量替代原变量。例如，时间偏好没有直接衡量值，只能用其他变量近似代替。——译者

的某个部分，只是解释的侧面不同。图4.14总结了这些能纳入格罗斯曼模型架构中的各个理论的因果路径。

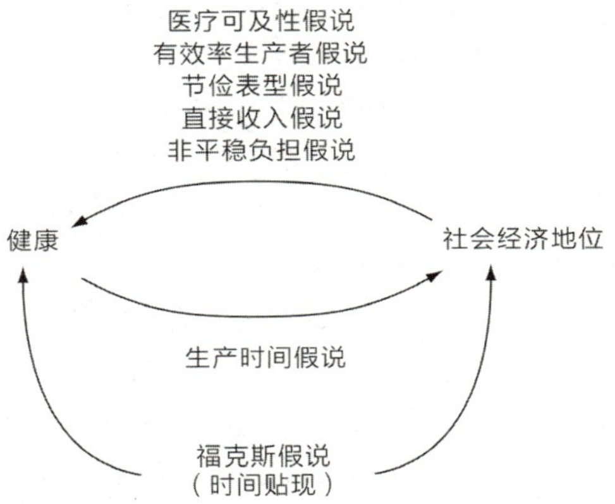

这个主题是健康经济中的一个活跃且充满争议的领域，也许未来的研究能说明目前尚不明朗的机理。但是，下列这些基本结果已经普遍得到认可：

- 与教育水平较低的人相比，教育水平较高的人，在健康的生产上更有效率，即使他们有相同的资源。
- 生命早期的健康事件对人的一生都有重要影响。
- 压力在健康的生产中扮演重要角色：压力大的人，健康较差。
- 医疗服务可及性平等化，不能消除健康差异。
- 健康与社会经济地位之间的关系是双向的。

医疗可及性假说
有效率生产者假说
节俭表型假说
直接收入假说
非平稳负担假说
健康
社会经济地位
生产时间假说
福克斯假说
（时间贴现）

图4.14 健康、社会经济地位、其他变量之间的因果关系

71

政策制定者在试图减少健康差异时，必须面对这些事实。由于健康差异的原因繁杂，政策制定者在制定降低健康差异的政策时，必须考虑可能出现的负面后果。

4.10 习题

判断题

判断下列论断是正确还是错误，说明你的理由。在说明理由时请引用课文中的证据，以及你可能需要的任何额外假设。

1.在美国，受过良好教育的男性的期望寿命比受教育水平差的男性的期望寿命高。

2.与美国不同，实施全民医疗保障的国家在社会经济地位方面不存在健康梯度。也就是说，在这些国家，（平均来说）穷人和富人的健康水平相同。

3.根据人们生命早期的健康状况，能比较准确地预测他们后来的财富状况。

4.根据Smith（1999），美国富人和穷人的几乎所有健康结果差异，都是由医疗可及性差异引起的。

5.根据节俭表型假说，生命早期事件甚至对成年后的健康状况都有很强的影响。

6.被诊断为患有慢性病比如糖尿病的个人，其财富会随着时间流逝而大幅降低。这种财富的降低完全是由工作时间减少引起的。

7.在白厅研究中，医疗可及性是决定不同等级英国公务员相对健康结果的重要变量。

8.在穷人的健康状况为何比富人差的问题上，一种重要的理论认为这是因为富人的非平稳负担更大。

9.研究者在考察出生于第二次世界大战末荷兰大饥荒时期的婴儿的状况后指出，那些在孕育期间暴露于饥荒的婴儿在成年后的健康状况比没暴露的更差。

10.与美国不同，在加拿大，富裕家庭儿童与贫困家庭儿童的健康状况差异没有随着儿童年龄增长而拉大。

11.健康经济学家普遍认为，社会经济地位对健康有很大影响，但健康对社会经济地位没有显著影响。

分析题

72

12. 表4.4给出了戈德曼和史密斯在2002年关于糖尿病患者的研究结果。我们在正文中已经说过，在这个研究中，病人按照教育水平分成三组，每组使用下列两种治疗方法中的一种——常规疗法或强化疗法。研究报告了病人在试验前和试验后的糖化血红蛋白（Hemoglobin A1c）的平均水平。注意，糖化血红蛋白水平衡量病人对血糖的控制情况，它的值越低越好。对糖尿病的大多数治疗方案都试图控制糖化血红蛋白水平。

表4.4　糖尿病患者的糖化血红蛋白水平改进情况（按治疗方案和年龄分类）

分组	糖化血红蛋白		
	研究生学历	大学毕业生或读过一点大学	高中毕业生或读过一点高中
常规疗法（ =495）			
基线	8.42	8.76	8.96
试验结束时	8.88	9.08	9.59
差值	0.46	0.32	0.63
强化疗法（ =490）			
基线	8.04	8.86	8.96
试验结束时	7.18	7.30	7.43
差值	- 0.85	- 1.56	- 1.51
治疗效果*	- 1.31	- 1.88**	- 2.14***

*治疗效果是指强化疗法相对于常规疗法在糖化血红蛋白水平控制方面的效果。平均追踪期为72个月。显著水平是以研究生学历组作为基准，控制了研究时段、性别、婚姻状况和年龄因素。强化疗法对受教育水平较差的病人更有效果。

**$p<0.10$

***$p<0.05$

资料来源：Goldman and Smith（2002）.

如表4.4所示，对照组病人的糖化血红蛋白水平变高了，而治疗组病人的糖化血红蛋白水平改善了。

a.对于使用常规疗法的所有三组病人，糖化血红蛋白水平都升高了。哪一组的糖化血红蛋白水平升得最高？

b.在使用强化疗法的小组中，哪一组的糖化血红蛋白水平下降得最多？

c.相对于常规疗法来说，强化疗法对哪个小组最有效果？对哪个小组最没有效果？

d.说说这个证据为何符合有效率生产者假说。

13.里奇-爱德华等（Rich-Edwards et al.，2005）研究了女护士出生体重与各种疾病患病率之间的关系，表4.5给出了相应结果。

表4.5　出生体重与患病率（以平均出生体重为基准）

列队	平均出生体重	低出生体重	很低出生体重	极低出生体重
出生体重(kg)	3.2—3.9	2.5—3.2	2.3—2.5	<2.3
冠心病	100%	130%*	148%*	131%
中风	100%	116%	105%	123%
所有心血管疾病	100%	123%*	129%*	127%

*表示与平均出生体重队列相比，存在统计学显著差异。患病率已根据年龄和体重指数（BMI）进行了调整。

数据来源：Table 1 in Rich-Edwards et al.（2005）.

73

a.所有出生体重位于平均水平的护士，在冠心病、中风、所有心血管疾病方面的患病率相同，这是个巧合吗？

b.用一两句话总结表中数据蕴含的结果。

c.根据节俭表型假说，讨论表中的数据。

14.（**辛普森悖论**）近期，P国国王被诊断出癌症。他注意到王宫中的很多贵族近期也被诊断出癌症。国王命令两个最好的健康经济学家研究P国两个城镇的患癌率。研究结果见表4.6。记住，P国的两个城镇存在很大区别。东镇很穷，到处都是排放污染的工厂。西镇是王宫所在地，王宫周围是原始森林和登山小径。

表4.6　P国患癌率

	东镇		西镇	
	人口	患癌率	人口	患癌率
贵族	100人	50%	900人	10%
平民	1000人	40%	500人	8%

a.王宫经济学家认为贵族和平民存在健康差异，这反映在患癌率的差异上。简要说明这种健康差异。

b.分别计算全国范围内贵族和平民的患癌率。你发现了什么？

c.这种效应被称为**辛普森悖论**（Simpson’s paradox）或混合悖论。说说贵族和平民的分布以及P国的地理环境如何促成这个悖论。这说明了本章哪个关于健康差异的假说？

d.在表4.7中，我们用字母（变量）代替了患癌率数据。辛普森悖论说的是，每个城镇贵族的患癌率都比平民高，但在全国范围内，平民的患癌率比贵族高。使用表中的变量表达什么条件下会出现辛普森悖论。

e.使用d题中的结果证明如果在每个城镇中，贵族和平民的人口是相同的（即$a=c$而且$b=d$），那么辛普森悖论不会出现。

74

f.辛普森悖论能否说明本章引用的一些关于健康差异的证据是错误的？为什么？

表4.7　表4.6的一般情形

	东镇		西镇	
	人口	患癌率	人口	患癌率
贵族	a	w	c	y
平民	b	x	d	z

论述题

15.下面是学术论文《斋月期间孕妇禁食对出生和成年结果的影响》（Almond and Mazumder，2007，“The effects of maternal fasting during Ramadan on birth and adult outcomes”）摘要的一部分（斋月是穆斯林白天禁食的月份）：

> 我们将伊斯兰斋月作为自然试验，用来评估妇女怀孕期间禁食的短期和长期影响。密歇根州的出生数据表明，孕育期间暴露于斋月的阿拉伯裔婴儿出生体重较轻，孕期缩短。孕前暴露于斋月，也伴随着生产男婴的可能性降低。使用乌干达普查数据，我们也发现在斋月之后九个月内出生的婴儿，在成年时失能（disabled）的可能性增加了22%（p=0.02）。影响主要体现在视力、听力尤其是精神（或学习）障碍上。

a.说说本章哪种或哪几种理论能解释这些作者的发现?

b.假设研究证实斋月期间的禁食对胎儿的健康没有因果性的影响，那么，什么样的因素能解释密歇根州的结果?

16.下面是NBER工作论文《童年早期看电视对精神健康结果的影响》（Waldman et al.，2012，“Positive and negative mental health consequences of early childhood television watching”）的摘要：

> 一份详细医学文献考察了儿童早期看电视的健康后果。然而，它没有解决逆向因果问题，即：是儿童早期看电视导致了特定健康结果还是有这些健康结果的儿童看更多的电视？我们使用自然试验来考察儿童早期看电视的健康结果，因此不存在逆向因果关系问题。具体地说，我们使用1972—1992年的重复截面数据考察儿童早期看电视对智力迟钝和孤独症的影响，这些截面数据有县域水平的智力迟钝患病率、县域水平的孤独症患病率以及县域水平的儿童有线电视节目订阅率。我们发现当出生队列小于3岁时县域水平有线电视订阅率与随后的智力迟钝诊断率存在强负相关关系，然而这个相同的有线电视订阅率与随后的孤独症诊断率存在着强正相关关系。因此，我们的结果表明，儿童早期看电视有重要的正健康结果和负健康结果。

75

a.假设此论文的发现是正确的，请将其结果与本章中的一个或多个假说联系起来。

b.研究者假设县域的高降雨量将导致更高的有线电视订阅率（因为这些县城的人更有可能待在家里看电视）。换句话说，他们将降雨量视为电视订阅率的随机影响因素。说说为什么自然试验对于因果关系的发现非常重要。在这种情形下，研究者担心什么样的选择偏误?

c.假设这个自然试验无效，电视订阅率完全取决于收入（也就是说，富裕家庭更有可能订阅有线电视节目，这与当地天气无关）。根据这种可能性，解释他们的证据。

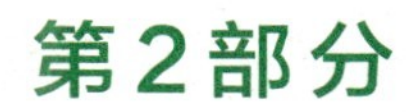

第2部分

医疗服务供给

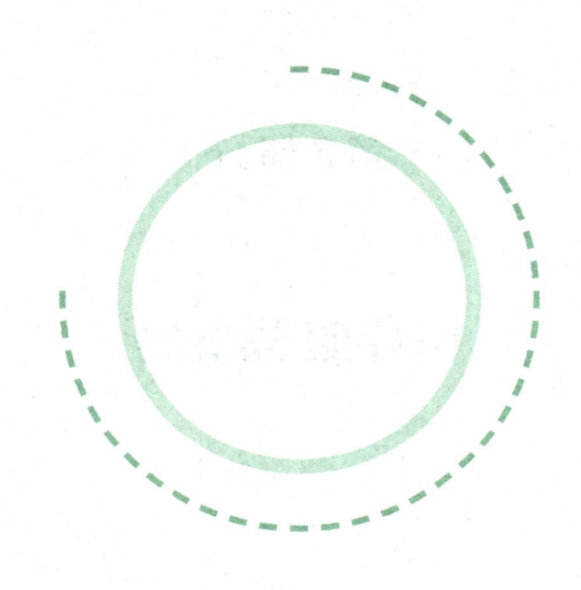

第5章 医生劳动力市场

78

一位59岁的妇女沿着人行道步行上班，忽然摔倒，无法站起。行人拨打了急救电话，这名妇女被火速送往医院。急诊室医生对她做了检查，发现她意志清醒但虚弱无力。她说话含糊不清，无法移动右臂或右腿。医生断定她中风（stroke）了。

现在，医生必须代她做出一个重大决策。大致来说，中风有两种：凝血性和出血性。一种可能是病人体内的血块停留在错误的位置上。这种被称为缺血性中风。另外一种可能是不管出于什么原因，她大脑中的动脉血管破裂了，导致脑内出血。这种被称为出血性中风。这两种中风导致大脑供血中断。

医生面对的诊断问题是这两种中风的治疗措施有天壤之别。如果是缺血性中风，正确的治疗方法是让病人吃溶解血块的药物。如果治疗及时，中风的伤害可能很小而且能够治愈。然而，如果用这种方法治疗出血性中风，结果更糟，甚至害死病人。

医生必须在不完全信息下快速做出决策。病人将生命交在医生手里，病人自己不能帮助决策；即使病人健康，她也没有区分缺血性中风与出血性中风的经验。

从病人的角度看，医生应该仅关注病情，不应该关注和病情无关的事情。病人希望医生不考虑医生自己的收入，而且应该放弃对病人的任何可能有的偏见。最为重要的是，病人希望医生知道该怎么做。病人一般无法区分医生的能力，因此她不得不相信监管机构能够阻止不合格的医生执业。但这种监管可能会伴随更昂贵的医疗服务成本和医生供给的短缺。

上面这个故事蕴含的权衡，正是众多关于医生劳动力市场的文献所强调的。医生应该接受什么样的培训才能尽量减少对病人的伤害？对于误诊，医生应该如何赔偿，这种赔偿对医生执业行为有何影响？如果允许行业协会制定高质量医生应该满足的标准（这样的标准是怎么来的？），这意味着医生能够赚取垄断租金吗？本章的目的在于说明医生市场监管过程固有的权衡。

5.1 医生的培养

79

现代国家的人们普遍认为，在医生执业之前，他们必须接受基本科学教育和医学培训。在所有国家，这样的培养都需要耗时数年。然而，在医生培训年数以及医生必须如何证明自己的能力问题上，各个国家存在很大差异。

医学院

在大多数欧洲国家，希望成为医生的学生，在高中毕业之后直接考入医学院。而在美国和加拿大，几乎所有医学院都要求考生具有学士学位，因此这两个国家的学生要想学医，必须先上一个本科学院。他们在读本科时，可以随意选择自己感兴趣的专业，但为了申请医学院，他们还必须完成生物、物理、化学、数学、英语等医学预科课程。

在申请就读医学院时，学生面临激烈竞争，医学院对申请者的要求严格而挑剔。对于全体医学院，每年大约只有一半的申请者能成功，尽管这个比例最近几年已降低为1/3。事实上，进入名牌医学院更加困难。例如，2011年，有6767个学生竞争加州大学圣地亚哥分校的149个名额。英国的情形和美国类似。2004年，在英国，申请医学院的学生数是录取名额的两倍多（Powis et al.，2007）。

由于在不同国家，学生进入医学院时的年龄不同，医学院要求就读年数也不同。在美国，这个过程通常为四年；英国是五年；法国是六到七年。在这些国家，医学院培训的第一部分主要为课堂学习：学生学习解剖学、生理学、药理学、病理学以及生物化学等课程。

而第二部分的重点已从课堂学习转移到临床和病人管理技巧。在教学医院，学生作为小组初级成员，照顾病人；每个小组集中于一个专业领域，例如内科、外科、儿科以及妇科医学；不同小组每个月轮换专业领域。这些轮换能帮助学生学习不同医学分支学科知识，并且做好选择未来专业领域的准备。

尽管这样的培训内容在各个国家都比较相似，但不同国家的学费差异巨大。在美国，四年医学院培训费用，公立医学院为14万美元左右，私立医学院为22.5万美元左右（Morrison，2005）。德国和法国政府对医学生给予了丰厚的补贴，因此医学院学生每年需要自己支付的费用仅为200到500欧元（Segouin et al.，2007；Chenot 2009）。就读医学院的成本决定了谁能上医学院，也决定了医生劳动力市场的构成。我们将在5.2节讨论这种影响。

实习

医学院仅是医生培训过程的第一步。刚从医学院毕业的学生，没有独立执业资格。虽然他们已在课堂上学习过解剖和药物学知识，但尚缺乏照顾病人的技能和经验。医生的一个主要职责是帮助病人在不完全信息和有限时间背景下作出涉及生死的决策。任何课堂学习本身都无法让医学生具备完成这种任务的能力。

因此，在美国，要想成为医生，学生还必须进行广泛的亲自实践的住院实习（residency）。在医学院就读的最后一年，学生选择一个专业领域，例如外科、儿科、内科等，然后向开展该专业领域实习项目的机构申请实习。实习期对年轻医生来说，是个强度很大且艰难的过程。周工作时间通常多达80小时，有时甚至更多；一个班可能持续36小时或更长时间。学生在实习期间的绝大多数学习，都在成熟医生即所谓的主治医生（attending physicians）监督下完成。主治医生帮助学员实施手术，做出临床决策以及管理病人。

第一年实习期被称为实习医生期（internship），学员在完成实习医生期之后，可以获得行医执照，这也让他们有开处方药的权利。尽管此时这些医生在法律上已有执业资格，但几乎没有人放弃继续实习，因为保险机构不愿意完全补偿受训医生提供医疗服务产生的医疗费用。

实习期通常至少耗时三年，而且一些专业领域要求的实习期更长。在实习期结束后，有些医生继续选择在小专业领域受训（见图5.1）。例如，为了成为一名执业心脏病医生，学员必须完成三年的内科实习，然后完成五年的心脏科实习。

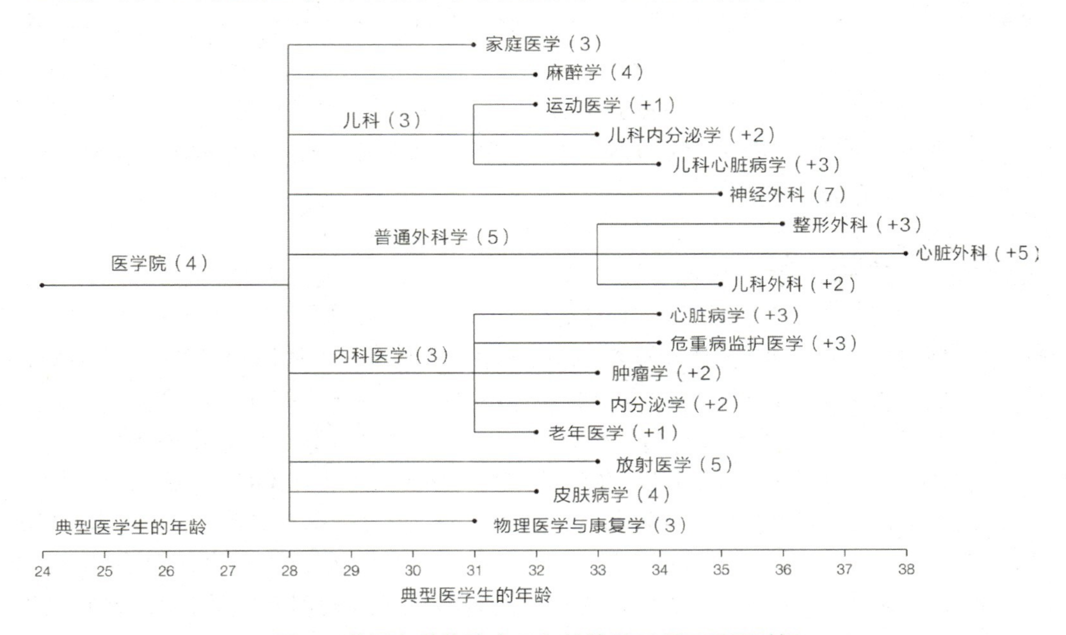

图5.1　美国各种住院实习和继续学习项目所需时间

数据来源：GME Directory 2010—2011.

住院医生缺乏经验与七月效应

81

在职培训是住院实习系统的有机组成部分。有一句非官方箴言是这样说的："看一个，做一个，教一个。"这个箴言描述了大部分医学培训过程。尽管病人通常观察不到这个过程，但即使最没经验的住院医生也通常会参与医疗程序（medical procedures）和手术过程[①]，包括非常复杂的手术。正如白宫健康政策顾问阿图·葛文德（Atul Gawande）曾经在《并发症》（*Complications*，2002）上指出的：任何掌握某种程序的外科医生，都经历过自己做这个程序的第一次，当时病人很有可能不知道为他开刀的医生是个"菜鸟"。

这种在职经历显然对医生的成长必不可缺，然而缺乏经验的住院医生难免犯错。美国医学界流传着"七月效应"（July effect）的说法，七月正是住院医生结束实习和医学

① 医疗程序是指非外科且非诊断的程序，用于治疗或者预防疾病、伤害、不适、异常或者残疾。——译者

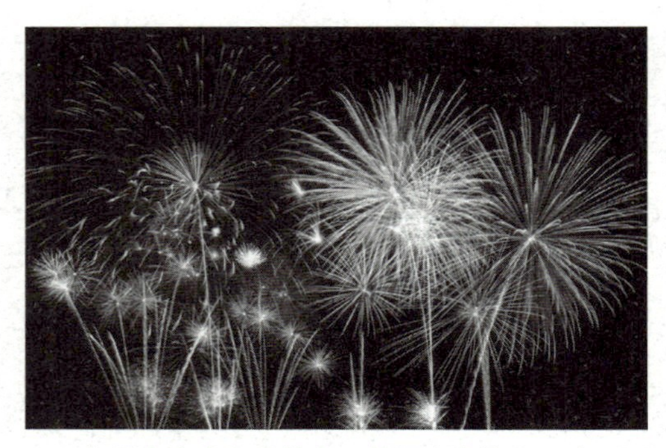

如果真存在七月效应，美国人在独立日（7月4日）燃放烟花进行庆祝时，应该非常小心。

生毕业的月份（Young et al.，2011）。由于美国教学医院的经验水平在七月陡然降低，一些人担心这些医院的医疗质量在下半年的前几个星期可能直线下降。在英国，由于实习项目延续到夏天，类似的现象被称为“八月谋杀季”（August killing season）。

在实证角度上，我们有实质性证据表明七月效应为真。例如在美国，有教学医院的县，重大医疗过错在七月陡然上升了10%，而没有教学医院的县则没有这种现象（Phillips and Barker，2010）。有些研究没有发现死亡率发生显著变化（Huckman and Barro，2005；Bakaeen et al.，2009），然而一些在学者在进行广泛的文献综述后发现，存在七月效应。扬等人回顾了39篇关于实习过渡的文献，他们发现在七月，病人死亡率增加，医院效率降低（Young et al.，2011）。

医生工作时间

医生是工作时间最长的职业之一，一个医生的工作“日”甚至超过24小时。医生需要治疗病人，动手术以及填数不清的表格。有时，一个手术的持续时间甚至超过了典型的早九晚五工作日：例如，胰十二指肠切除手术可能连续持续10个小时。①

因此，医生经常一周工作超过60个小时，这没什么好奇怪的（Dorsey et al，2003）。对于住院医生来说，待在医院的时间甚至更长。以前住院医生每三天值一次昼夜班，每次昼夜班长达30小时，一周工作时间为96小时甚至更多（Steinbrook，2003）。

82

长时间工作，医生会劳累，这可能伤害医生的认知能力，从而可能影响病人的健康。研究者使用虚拟仿真腹腔镜手术模拟器，比较了睡眠充足和睡眠严重不足这两种情况下外科医生的表现（Taffinder et al.，1998；Eastridge et al.，2003）。塔芬德等人发现，与睡了一整晚好觉的医生相比，未休息的医生需要的操作时间多了14%，所犯错误多了20%。同样，伊斯特里奇等人发现，两组医生所犯的错误数存在显著差异。

相反，另外一种假说认为对于医生（包括住院医生）来说，更长的工作时间，在长期对病人的健康有好处。如果医生连续工作很长一段时期，那么住院病人在整个住院期间可能由同一个医生负责。这促进了病人的体验。更重要的是，它减少了医生之间的交接，从而最大限度地降低了重要信息被错误处理的可能。

2003年，美国学士后医学教育认证委员会（Accreditation Council for Graduate Medical Education，ACGME）规定了美国住院医生工作小时数的上限。实习医生连续工作时间不得超过24小时，单周工作时间不得超过80小时。②

ACGME限制实习医生工作时间的规定为学者创造了自然试验，他们可据此估计该

① 胰十二指肠切除术，通常被称为惠普尔（Whipple）程序，涉及切除部分胰腺以及部分小肠。

② 本书的作者之一曾在医学院读书，当时这个规定还未出台。他在妇产科曾经一周工作112个小时，最后他筋疲力尽，但三位刚成为母亲的女人对他非常感激，当然也许她们感谢的是更有经验的医生在旁边矫正他这位“菜鸟”医生的错误。

政策对病人结果的影响，因为它仅影响开展实习项目的教学医院。如果教学医院中病人的健康结果发生了变化，而非教学医院未发生变化，那么这种差异极有可能是这个新规所导致的。然而，研究发现，新规实施后的两年内，上述两类医院的死亡率几乎没有什么差异（Volpp et al.，2007；Prasad et al.，2009）。谢蒂和巴塔查里亚（Shetty and Bhattacharya，2007）的确发现内科病人的死亡风险小幅降低，但手术病人的死亡风险没有显著变化。这些结果表明限制住院医生工作时间的做法也许能提高教学医院中病人的健康结果，但这些效应并不大。然而，这些研究仅考察了病人死亡率的变化（医生所犯致命差错数的变化），而没有考察非致命差错数的变化。

这些研究没有发现健康结果出现显著变化的一种可能解释是：ACGME的新规没有真正完全限制实习医生的工作小时数，也就是说，有些实习医生违规。一项调研发现，83.6%的受访者声称自己在该新规实施后的一年内，至少违规一次（Landrigan et al.，2006）。

兰德里根等人在哈佛大学的布列根和妇女重症监护室（Brigham and Woman's ICU）开展了一项随机试验，目的在于考察限制医生工作小时数的做法对医生所犯差错数的影响（Landrigan et al.，2004）。这个试验将医生随机分成两组：一组遵守传统的工作时间，另外一组每周工作小时数缩短了。他们密切监视试验，防止医生违规。前一小组连续工作时间有的长达34小时，周工作小时数平均为77到81小时；后一小组连续工作时间不得超过16小时，周工作小时数平均为60到63小时。每个住院医生配备一个有经验的医生，他负责记录（和矫正）住院医生所犯的医疗差错。

83

他们发现，第一小组的住院医生所犯的严重医疗差错数，比第二小组（工作时间有上限的小组）多了35.9%。这个差异包括用药差错多了20.8%，诊断差错多了460%（即第一组诊断差错数是第二组的5.6倍）。然而，这两个小组的病人结果不存在显著差异，因为有成熟医生在一旁纠正最严重的差错。

这个试验说明了政策权衡。住院实习的目的在于促进新医生增加经验和减少伤害病人的差错。限制工作小时数的做法可能有意外的后果：实习医生在实习期间得到的监督不足。尽管目前还没有学者明确研究这种权衡，但限制医生工作小时数的做法的结果很有可能是：住院医生的医疗差错减少，但刚从住院项目毕业的医生的差错率上升。

另外一些国家在实施住院医生工作小时数限制政策时，也面对着类似的权衡（Woodrow et al.，2006）。在加拿大，住院医生工会已就此事与相关机构谈判，并在各个省赢得工作小时立法。尽管各省的工作小时上限不尽相同，但它们大致和美国80小时的上限类似（Romanchuk，2004）。

与此同时，欧洲的医生受制于欧盟工作时间规定（Working Time Directive，WTD）。这个法令规定医生每周工作时数不得超过48小时。尽管该法令的目的在于保证欧盟工人的生活质量，但有些人担心这会导致医护劳动力的短缺，以及医生受训机会减少（Sheldon，2004；Maxwell et al.，2010）。然而，英格兰国民健康服务（NHS）于2010年实施的独立研究表明，即使在WTD下，只要能够实施有限监管，仍有开展医生培训的空间（Temple，2010）。

5.2 医生工资

医生培训内容和时间长度在各个国家都比较类似，但各个国家的医生工资则差异巨大。在美国，医生工资比大多数行业的工资高。然而，医生之路是用时间和金钱铺就的：读医学院和实习，需要花很多的钱和时间。正如亚当·斯密（Adam Smith）在《国富论》中指出的："工资随着行业学习成本的变化而变化。"为了看清这个事实能否充分解释执业医生的高工资，我们必须在整个生命期角度考察收入。

学医的回报

以某个想成为医生或者冲浪运动员的大学毕业生为例。如果他想成为冲浪运动员，他很快就能挣钱。相反，要想成为执业医生，他必须先读医学院（四年），然后还要住院实习（三年以上）。在美国，四年医学院的学杂费为14万美元到22.5万美元，尽管在绝大多数欧洲国家，学生读医学院是免费的或者能得到大量政府补贴。然后在获得完全执业资格之前，医生还必须忍受一段工资很低的实习期。只有在执业之后，医生才能挣高工资。图5.2画出了美国和西欧国家的冲浪运动员和执业医生的收入路径。

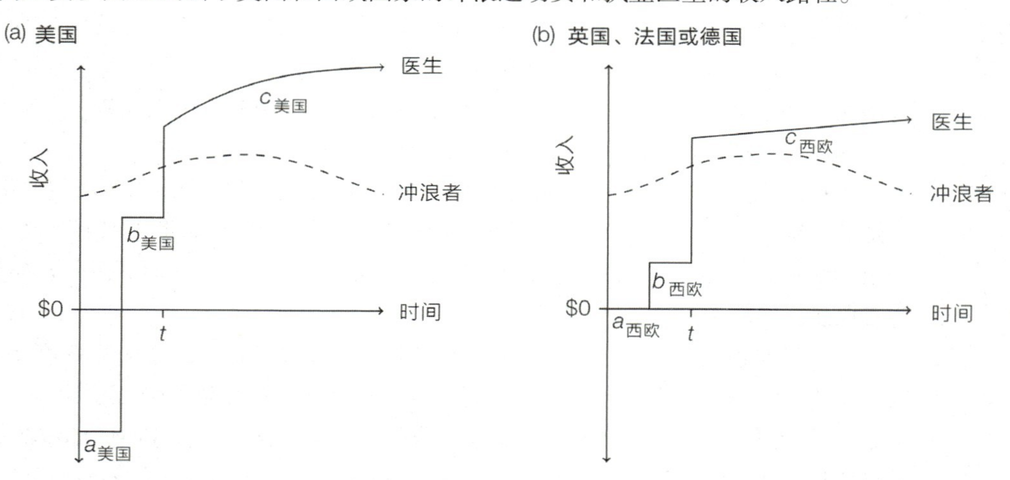

图5.2 冲浪运动员在整个职业生涯中的收入是中等的。（a）在美国，医生在医学院时期的收入为负（区间$a_{美国}$），在住院实习期间收入相对较低（区间$b_{美国}$），在那之后，他的收入很高（区间$c_{美国}$）。（b）在西欧，医学院完全或几乎完全免费，医生在上医学院期间损失的收入较小（区间$a_{西欧}$），然而他们毕业后所挣的收入也较少。

84

如果这个大学毕业生喜欢冲浪，也同样喜欢给病人看病——也就是说，如果在这两个职业之间，收入流是唯一真正重要的差异——那么，他应该选择使得他的收入**净现值**最大的职业。在当前背景下，净现值描述了个人终生收入流在当前的价值。净现值取决于收入总额、贴现率、收入流的后置（backload）程度[①]。我们已经知道，贴现因子δ是

① 为了理解后置概念以及看清报酬的后置程度对净现值的影响，我们举一个三期例子：假设在t=0，1和2期，职业1的回报分别为1，0，0；职业2的为0，1，0；职业3的为0，0，1。由此可以看出，职业1的报酬主要由前面时期提供，这是报酬前置（frontload）类型；相反，职业3的报酬主要来自后面时期，这是报酬后置（backload）类型。当然，我们也可以说职业3报酬的后置程度最高，职业1报酬的后置程度最低。最后，我们看一看报酬后置程度对净现值的影响。假设贴现率r为10%，读者根据（5.1）和（5.2）可以算出，职业1、2和3报酬的净现值分别为1、0.91以及0.83。因此，在其他条件相同情形下，报酬后置程度越高，净现值越小。——译者

个介于0和1之间的数，它表明个人对未来效用的看重程度，在本质上，它反映了个人的耐心程度。δ 值较高（比如接近于1），表明个人认为未来效用几乎和当前效用一样重要，这意味着他很有耐心。

定义 5.1

净现值（Net present value，NPV）：从t=0开始一直到（比如）t=T结束的各期收入的贴现和。也就是把t=0，1，…，T期的收入经过贴现之后，相加得到的值。贴现因子 $\delta \in [0,1]$衡量个人对未来收入的看重程度（相对于当前收入来说）。

$$\mathrm{NPV}=\sum_{t=0}^{T}\delta^{t}I(t) \tag{5.1}$$

贴现因子 δ 可以表达为贴现率 r 的函数：

$$\delta=\frac{1}{1+r} \tag{5.2}$$

按这种方式表达，较大的r值表示个人缺乏耐心。使用（5.2）式比较方便，因为贴现率可以直接与市场利率进行比较。假设某个人的贴现因子 δ 为0.9，代入（5.2）式可知，r =0.11。这意味着除非银行提供的利率大于11%，否则这个人宁愿把钱花掉而不储蓄。

冲浪运动员职业的报酬是前置的，而医生执业的报酬是后置的，因此，没有耐心者将选择冲浪，而有耐心者则选择行医。

贴现率 r 较高者（从而贴现因子 δ 较低者）没有耐心，因此他对报酬前置的冲浪职业比对报酬后置的医生职业更感兴趣。贴现率 r 较低者有耐心，因此他会选择医生职业。总之，当贴现率从0向1移动时，个人越来越没耐心，从而越有可能选择冲浪职业而不是医生职业。这意味着在0和1之间，存在着某个特定贴现率 r^*，使得个人对冲浪职业和医生职业正好无差异。在 r^*水平上，他选择冲浪还是行医是无所谓的，因为二者提供的报酬相等。这个 r^*被称为行医对冲浪的**内含报酬率**。

定义 5.2

内含报酬率（internal rate of return，IRR）：使得某投资方案净现值相对于最优对照投资方案为零的贴现率 r^*。如果 $I_P(t)$ 是该投资方案在时期 t 的收入，$I_S(t)$ 是最优对照投资方案在时期 t 的收入，那么内部报酬率 r^*满足：

$$\sum_{t=0}^{T}\frac{I_p(t)}{(1+r^*)^t}-\sum_{t=0}^{T}\frac{I_s(t)}{(1+r^*)^t}=0 \tag{5.3}$$

如果内含报酬率大于个人的贴现率，那么他应该进行投资：未来的报酬值得等待。如果内含报酬率小于他的贴现率，他不应该投资，因为未来的报酬不值得等待。（参见图5.3）

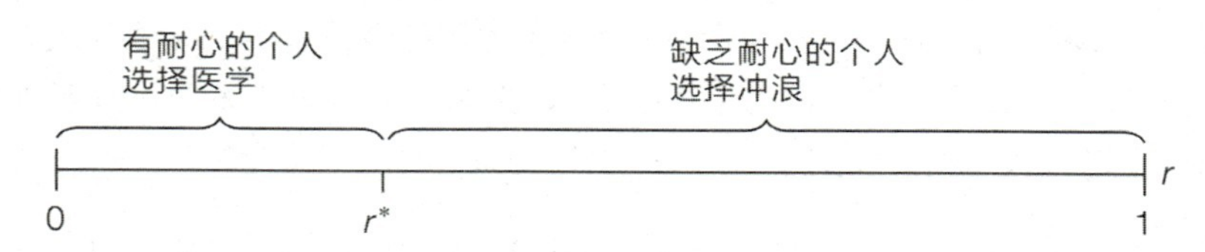

图5.3 职业选择取决于贴现率。如果内含报酬率r^*上升，那么更多的人将倾向于选择医生职业。

在历史上，很多经济学家试图计算医生职业的内含报酬率。诺贝尔经济学奖获得者米尔顿·弗里德曼（Milton Friedman）在1930年代的学位论文中计算了美国医生和律师职业的内含报酬率（Friedman and Kuznets，1945）。伯斯坦和克伦威尔（Burstein and Cromwell，1985）发现美国1970年代医生或牙医行业的内含报酬率超过了10%，即使调整了工作小时数差异也是这样的（见表5.1）。其他使用1990年代数据进行的估算，发现医生职业的内含报酬率逐渐上升（Weeks and Wallace，2002）。

表5.1 美国各职业的内含报酬率估计值（以一个要求大学学位的职业作为参照，1970—1980年）

年份	所有医生	全科医生	牙医	律师*
1970	11.8%	12.1%	16.1%	7.0%
1971	11.6%	13.2%	—	6.6%
1972	10.7%	12.2%	14.4%	5.7%
1973	10.8%	12.5%	—	6.7%
1974	12.0%	14.5%	14.9%	7.1%
1975	11.6%	12.3%	—	7.1%
1976	10.5%	12.4%	15.8%	7.1%
1977	10.2%	13.3%	—	6.8%
1978	11.0%	13.0%	16.3%	6.8%
1979	11.6%	14.5%	—	7.2%
1980	12.1%	14.2%	—	7.2%

在计算内含报酬率时，以大学毕业生人群的收入为参照，并且已调整工作小时差异。
*律师的内含报酬率未调整工作小时差异。
资料来源：Burstein and Cromwell（1985）.

86

事实上，美国医生职业的内含报酬率远远超过市场利率。一方面，这意味着这种职业是个很好的投资；另一方面，它产生了个经济学难题：医生职业的内含报酬率为何能一直这么高？在理论上，人们会被高报酬率所吸引，从而越来越多的人选择进入医学院。新医生供过于求，将持续压低工资，直到其内含报酬率与市场利率相等。

长期较高的内含报酬率，意味着进入医学院存在障碍。可能的情形有以下几种。首先，一些人可能没有医学天赋，因此即使他们进了医学院，得到了培训，也无法成为合格的医生。其次，医生的供给受医学院招生名额的限制。另外，对外国医生移民到美国的限制政策也会阻碍医生的供给。我们将在5.3节讨论这些可能的障碍。

不同专业的报酬

所有医生的工资都较高，但某些专业领域例如外科、心脏科、放射科医生的工资更高（见表5.2）。进入这些领域要求新医生完成更长的住院实习阶段。因此，与之前讨论的大学毕业生选择行医还是冲浪类似，医学院毕业生也面对着专业选择难题：他们愿意放弃一部分短期收入（因为实习期收入较低），来换取未来的高收入吗？

表5.2　美国各种医学专业的平均小时工资和平均工作小时数（2004—2005年）

专业	平均小时工资/美元	平均工作小时/周
脑外科	132	58
免疫科	112	49
整形外科	108	61
皮肤病科	103	45
肠胃病科	93	57
普通外科	86	61
妇产科	83	57
精神病科	72	45
老年医学	57	53
内科和儿科	50	57

资料来源：Leigh et al.（2010）.

事实证明，选择工资更高的专业领域总是值得的，即使这些专业的实习期更长。据尼科尔森估计，在1998年，放射科、整形外科、普通外科、妇产科以及麻醉科的内含报酬率都超过25%（Nicholson，2002）。他还发现，即使实习期没有任何收入，进入这些专业领域也是值得的。

87

如果医生劳动力市场近似完全竞争，这些专业领域医生（下文简称专业医生）的高报酬还能存在和持续吗？事实上，竞争均衡时，这样的工资差异仍可能存在，如果：

- **专业医生的工作时间更长**。如果这些专业医生比非专业医生工作时间更长，那么更高的工资是对更长工作时数以及更大压力的一种补偿。
- **专业医生的受训时间更长**。如果专业医生的实习期比非专业医生更长，那么只有更高工资才能让他们甘愿忍受更长的培训期。
- **专业医生退休更早**。如果专业医生一般比非专业医生退休更早，原因可能为长时间工作让他们身体提前透支，或者他们（尤其外科医生）动作灵活程度因年龄较大而显著降低，那么比较专业医生和非专业医生的年收入的做法就不太合适；我们应该使用净现值或内含报酬率进行比较，因为它们考虑了终生收入。
- **专业医生需要更高的技能**。如果专业医生职业要求罕见的能力，而一般人包括非专业医生不具备这个能力，那么高出的工资是对其高技能的一种补贴。

巴塔查里亚（2005）考察了年轻医生的数据，并且计算了内含报酬率。他发现，工作时间、受训要求、职业生涯长度以及能力（以考试分数衡量）差异，只能解释工资差异的50%。令人惊讶的是，医生的能力差异（医学院的最后成绩）不能解释高收入和低收入专业医生的任何工资差异。由于上述四种解释只能解释专业医生和非专业医生工资差异的一部分，因此，剩下那部分可能是由进入专业领域的障碍引起的。

88

5.3 进入障碍

在美国历史早期，医生市场基本没有监管，医生大量供给。凯塞尔描述了19世纪时的医生市场（Kessel，1958）。当时这个市场不受限制，完全竞争：

> 一般情况下，任何想行医的人都可以在室外挂个小招牌，宣称自己可以看病。医学院容易进入……医学教育质量参差不齐，千差万别。

现在，医生市场的监管非常严格，读医学院和行医有各种壁垒。大量证据表明，这些进入障碍（barriers to entry）能让医生得到**垄断租金**。垄断租金是指由于市场受到人为限制，供给者得到的超出完全竞争水平的那部分工资。例如，在竞争市场中，工资水平为50元/小时，后来由于人为干预，供给受到限制，工资水平上升为70元/小时，在这里，20元/小时就是垄断租金。本节详细讨论这些障碍以及限制医生供给政策的成本与收益。

定义 5.3

垄断租金（monopoly rents）：由于市场受到人为限制，供给者得到的超出完全竞争水平的那部分工资。

美国医学会的崛起

凯塞尔描述的情形现在已经不复存在。19世纪，旨在监管医生执业的运动开始酝酿。1827年，一批医生在马萨诸塞州北安普敦市开会，他们制定了医学教育应该达到的一些标准。1835年，乔治亚医学院教师试图成立监管医生执业的组织。1847年，美国医学会（American Medical Association， AMA）成立，该学会希望所有执业医生必须有“适当基本教育”，而且医学博士学位（MD degree）应该满足一组统一的“更高的要求”。

最初，AMA的工作重心放在推动行医许可证（营业执照）制度上。它游说各个州规定任何行医者必须先拿到许可证。相关州要求医生完成资格考试或一定培训才能取得行医许可。尽管AMA成功说服很多州建立行医许可制度，然而它也受到了诟病。凯塞尔重述了一位马萨诸塞州立法者的评价，尽管该立法者承认医疗的价值，但他说医护人员类似“强大的工会，它要求立法的目的在于规避竞争”（Kessel，1958）。

在20世纪早期，AMA的重心转移到关闭低质量的医学院身上。1910年，亚伯拉罕·弗勒斯纳（Abraham Flexner）写下的具有重要影响力的报告，印证了AMA在1906年的发现：在当时160所医学院中，接近一半院校的教育质量让人无法接受。这个报告是美国医学历史的转折点。弗勒斯纳报告说服了州立法委员会和医学考试委员会，它们任命AMA作为所有开展医学博士机构的认证方。从那以后，医学院的数量和医学生数量急剧下降；从那时起的30多年间，医学生数量都没回升到1910年的水平。一直到21世纪，美国医学生数量才达到1910年的水平。

89

当前美国医生市场中的障碍

自弗勒斯纳报告以来的几十年间，美国医学会和美国医学院协会（American Association of Medical Colleges，AAMC）进一步巩固了它们对美国医生培训的监管地位。它们联手成立的医学教育联委会（Liaison Committee on Medical Education，LCME），掌控着新医生流向劳动力市场的通道。这些组织决定哪些医学院通过认证，严格限制医学院班级大小以及控制住院实习项目的招生名额。它们对医学院班级大小的限制非常严格，在2006—2010年间，每年大约只有一半不到的申请者成功进入医学院（Vassev and Geraci，2010）。这样，一些希望成为医生的有潜质的学生，甚至都没有进入医学院学习的机会。

医生要想独立执业，必须先获得许可证。在美国，各个州向已具备资格的医生颁发许可证；要想获得这样的资格，个人必须顺利从医学院毕业，完成第一年的住院实习并且通过国家行医许可考试。许可证是个很强的限制，因为未获得许可证就行医属于犯罪，可能坐牢。

从其他国家医学院毕业的学生，在进入美国医生劳动力市场时，面临更多的障碍（Education Commission for Foreign Medical Graduates，2012）。那些在法律上没有资格在美国工作的医生，必须竞争有限的H1-B签证名额，这是为高技术移民准备的通道。这些医生必须通过与美国医学生相同的行医许可考试，而且必须在美国完成住院实习（即使他们在其他国家已是老练的医生）。母语不是英语的医生还必须通过临床医学技能评估，目的在于考察他们与说英语的病人的互动能力。达到这些要求是个艰巨的任务，而且需要花不少钱。尽管大多数考试可以通过网络进行，但临床医学技能评估除外，它仅在美国五个城市设立考点，2012年这项考试的费用为1350美元（另外，考生自己负担交通费）。申请在美国行医的国际医生，失败比例超过了40%。

为了缓解医生短缺局面或降低医疗服务价格，有些人呼吁应该让护士和医生助理在医疗服务供给中发挥更大作用，尤其在医生更为稀缺的边远地区（Pohl et al.，2011）。然而，尽管护士能够分担传统应由医生提供的一些服务，但护士数量的增长也面对着障碍。事实上，大多数州的确允许执业护士提供一些医疗服务，例如糖尿病患者的管理、小伤口的缝合以及开物理疗法处方。然而，护士和医生助理也受到限制：护士不能开处方药，医生助理不能动大手术。

保险机构（包括Medicare和Medicaid）制定的政策也不利于护士与医生展开竞争。对于同样的医疗服务，Medicare（老年人医疗保险计划）和其他保险机构支付给护士的钱通常比支付给执业医生的少；而且，很多州规定，如果护士想得到报酬，她必须在医生监管下或与医生一起提供服务。这些政策导致护士不能独立执业，不能直接与医生展开竞争，从而使得护士处于竞争劣势地位。

90

另类医疗（alternative medicine）的执业者，例如脊椎推拿师、顺势医疗师与针灸师，在与传统医生的竞争时，也面对着障碍（Anderson et al.，2000）。全美50州都要求脊椎推拿师获得许可证，很多州也要求针灸师获得许可证，这进一步限制了医疗服务提供者的供给。

进入障碍隐含的权衡

医生劳动力市场的进入障碍导致了垄断租金。很多研究都发现各种进入障碍使得美国医生的工资增加（Friedman and Kuznets，1945；Leffler，1978；Svorny，1987；Anderson et al.，2000）。其他国家的情形也类似。在以色列，移民许可证政策创造了医生的租金（Kugler and Sauer，2005）；在荷兰，医学院"摇号"入学的做法，也创造了医生的租金（Ketel，2011）。

在某些情形下，这些租金约占医生总收入的25%。垄断租金增加了医生收入，但另一方面，它们提高了消费者面对的医生劳动力价格。在理论上，完全竞争的劳动力市场能让这些租金消失，因为随着越来越多的医生进入市场，消费者面对的价格逐渐降低。

然而，医生受训和许可证要求，自古就有（Leffler，1978）。这些要求为什么能一直存在？AMA和其他类似机构认为，医生劳动力市场进入限制政策在于保证医生的质量。设置这些障碍的目的，是为了保证任何完成医学院教育并取得执业许可证的人，都是合格的医生。这样就不会像AMA成立之前的状况一样了，不合格的医生再也没法向不知情的病人提供服务。

在典型市场上，消费者有权选择供给者的质量，并支付相应的钱数。一分钱一分货。需要高质量的，支付高价格；选择低质量的，支付低价格。然而，医生市场可能不是典型市场，因为医生提供的是一套复杂服务而不是一件简单的商品。如果消费者自己区分医生质量需要花费很大的代价，那么他最好相信AMA这样的监管机构，让监管机构决定哪些医生能够执业。

如果消费者能轻易区分医生质量，能够判断哪些医生是合格的，那么他们还用支付那么多钱（以垄断租金衡量）吗？这是社会在准备实施许可证制度时，必须面对的权衡。如果消费者在不受监管市场上的搜索成本超过了受监管市场上的垄断租金，那么进入障碍终究还是能够提高社会福利的。

5.4 医生代理

当病人走进一个诊疗室，相当于他指定医生作为他健康的代理人。医生的一个主要角色，是对病人的健康提供建议，因为病人通常对医学知识知之甚少。因此，医生有充当病人的合格代理人（或者说管家）的义务，毕竟病人很难判断医生的行为是否恰当。病人希望医生遵守希波克拉底誓言："我的唯一目的是为病人谋幸福，不做各种害人及恶劣之事……"能遵守这个誓言的医生，才是病人健康的合格代理人。

91

医生面对的各种激励可能导致他们偏离完美代理人角色。出于金钱、法律或个人原因，医生可能过度医疗、医疗不足甚至不给某些病人看病。下一节将从理论和实践角度讨论医生为什么可能会偏离完美代理人角色。第15章在健康政策背景下考察这些议题。

医生诱导需求

在很大程度上，病人向医生付钱是买信息。医生有能力解释细微体征信号并据此给出治疗建议。除非病人熟知健康事项（某些诊断结果是什么意思，什么样的治疗才合适等），不然他会被医生的建议所左右。在某种意义上，不知情的病人完全由他的医生掌控。

这种医生和病人之间的信息不对称，导致医生有机会开出超过病人实际需要的服务。在这种情形下，医生不再是病人的完美代理人。病人希望获得维持或恢复健康的建议和治疗方案。医生也会这么做，但医生在设计治疗方案时，可能还会考虑其他目标，比如他自己的收入。如果事实如此，那么医生可能诱导病人需求更多的服务。这种现象被称为**医生诱导需求**。

> **定义 5.4**
>
> **医生诱导需求**（physician-induced demand，PID）：在医生的诱导下，病人对医疗商品和服务的额外需求；医生诱导的原因在于医生考虑了病人利益之外的其他目标，例如医生自己的收入（McGuire，2000）。

收入动机可能促使医生诱导需求，但诱导行为本身也有代价（否则医生会毫无限制地诱导，并且毫无悔意）。R. G. 埃文斯认为医生误导病人偏离病人自己的利益时，医生也会遭受良心上的折磨，有罪恶感。道德准则和强烈的职业责任感，倾向于抑制医生的诱导冲动（Evans，1974）。斯塔诺将诱导比喻为广告。与广告一样，诱导增加了需求，但诱导本身也会消耗资源。因此，即使追求利润最大化的医生，也不会无限制地诱导（Stano，1987a）。

另外一个限制诱导的因素是竞争。当医生有市场势力时，他们有很强的诱导动机，因为他们能从每个找他看病的患者身上得到经济利润。在完全竞争市场上，利润为零，此时，诱导行为对医生没任何好处，只有良心备受折磨的坏处（Stano，1987b）。

经验证据表明医生在面对金钱激励时，的确会改变他们的执业行为。G. B.希克森等人的试验将儿科住院医生随机分成两组，一组支付固定工资，另外一组按提供的服务数支付工资。如果这些医生是病人健康的合格代理人，那么我们预期这两组的治疗模式在统计上应该没有差异，因为医生工资支付方式对病人健康结果没有任何影响。然而，证据表明，按服务项目支付工资组对每个病人安排的就诊次数不仅比固定工资组安排的次数多，还比美国儿科学会建议的次数多（Hickson et al.，1987）。

92

另外一项观察性研究发现有磁共振成像（MRI）仪器的整形外科医生和神经科医生，比没有该仪器从而不得不推荐病人到其他公司进行MRI检查的医生开出的MRI检查项目多。在医生诱导需求理论背景下，收入动机促使医生诱导病人需求更多的MRI检查（Baker，2010）。J. M. 米切尔考察了医生拥有自己的专业诊所前后的行为变化，也发现类似的证据。在拥有了自己的背部和脊柱诊所之后，医生更有可能推荐病人动手术（Mitchell，2008）。在1990年Medicare降低对开胸手术的补偿标准之后，医生的手术数量增加了（Yip，1998）。

医生诱导需求现象对保险机构是个挑战，因为它们通过再补偿（reimbursement）政策来管理对医生的激励机制。如果保险机构设立的再补偿标准较高，那么医生可能在某些项目上过度医疗；如果再补偿标准较低，那么医生可能将病人转到利润更多的服务项目上。为了应对可能的医生诱导手术量，Medicare精算部门在1980年代末期把手术费再次降低了6.5%。然而，在接下来几年里，手术量并没有大幅增长，这意味着医生诱导需求效应较小或者医生将病人转移到利润更大的其他服务项目上（McGuire，2000）。

防御性医疗

当医生出于收入动机而过度医疗时，医生诱导需求行为就发生了。然而，收入动机不是医生偏离最优医疗的唯一原因，还有其他诱因使医生偏离。一种理论认为医生开出过多检查或程序，是为了降低医疗事故（malpractice）诉讼风险。这可能表现为额外的诊断检查、低价值的治疗甚至不必要的手术。为了降低医疗事故诉讼风险，医生还可能拒绝高风险病人（或好打官司的病人）或将他们转移走。这被称为**防御性医疗**。

定义 5.5

防御性医疗（defensive medicine）：*医生偏离最优医疗做法，以减少与病人的冲突，尤其是减少医疗事故诉讼风险。*

医生害怕医疗事故官司，这并不是没有根据的：医疗过错的确发生而且招致诉讼。在1991—2005年间，在美国某大型责任保险公司的所有被保险人（医生）中，有7.4%的医生面对至少一起医疗事故索赔官司。他们据此估计75%的低风险专业领域医生和99%的高风险专业领域医生，在职业生涯结束时都经历过至少一次医疗事故索赔。尽管78%的索赔案例未获得赔偿，但在索赔成功的案例中，每一例得到的赔偿平均为274 887美元。即使未成功的索赔案例也对医生有所伤害，因为它们能毁掉医生的名声，而且涉案医生要花钱花时间应对官司（Jena et al.，2011）。

93

医生普遍承认在这种责任风险环境中，他们实施过防御性医疗。在宾夕法尼亚州的高风险专业医生中，93%的受访医生表示他们有过防御性医疗行为，59%的受访者表示他们做的诊断检查过多（即有些检查在医学上不是必要的），39%的受访者表示为了降低责任风险，他们拒绝接待高风险病人（Studden et al.，2005）。在欧洲，医生也实施防御性医疗，尽管那里的医疗事故法律风险比美国低。一项对荷兰家庭医生的调查发现，17%的转诊和27%的检查都是出于医生的防御目的，因为医生不希望与病人发生冲突（Veldhuis，1994）。

调查数据是自我报告的，因此如果医生没有意识到他的所为是防御性的，那么防御性医疗现象可能被低估；另一方面，如果医生错误地把最优医疗行为视为防御性的，那么这个现象可能被高估。其他研究者把法律形势的改变作为自然试验来衡量防御性医疗的程度。在整个1980年代，作为侵权法改革运动的一部分，美国很多州规定了医疗事故赔偿上限。有些州在运动一开始就进行了改革，有些州改革得晚一些或者根本没有改革。

一些研究者使用这轮侵权法改革，研究了防御性医疗。侵权法改革使得医生面对的责任风险压力降低，研究发现这导致患有严重心脏病的病人医疗支出降低了5%—9%。医疗支出的降低，并未对病人健康结果造成显著影响（Kessler and McClellan，1996）。另一项研究估计，医生预期责任成本降低10%能导致他们工作时间增加2.85%（Helland and Showalter，2006）。显然，限制责任风险的做法的确减少了医生实施防御性医疗的动机，并且促使一些医生增加了工作量。

米歇尔·梅洛等人估计美国医疗责任系统导致的财务成本为每年556亿美元（以2008年美元衡量），约占美国每年医疗服务支出的2.4%（Mello et al.，2010）。其估计包含医疗事故实际赔偿额、律师费用以及防御性医疗引起的更高医疗费用，但他们没有计入社会成本（例如医疗事故诉讼对医生名誉的损害），因为这个成本难以量化。

医生对责任风险的另外一种反应是购买责任保险。责任保险向医生收取保险费，在医生遭受医疗事故索赔时给予赔偿，从而熨平了医生消费水平的波动；这与医疗保险能够熨平病人消费水平波动情形类似。[1]如果责任保险是足额的（full），那么医生的医疗事故风险完全转嫁给了保险公司，也就是说，保险公司完全承担了医生的赔偿责任。在这种情形下，医生没有实施防御性医疗的动机。

然而，足额保险可能引致另外一种不正当的激励。在没买责任保险之前，医生对医疗极其小心；但是，在买了责任保险尤其是足额保险之后，医生可能没什么热情防范医疗过错，因为在足额保险下，保险公司承担了全部赔偿责任。如果事实如此，那么足额责任保险将导致更多的医疗过错、更多的医疗事故索赔，从而导致更多的赔偿金额。这也是保险公司不愿意提供足额医疗责任保险的原因所在。[2]

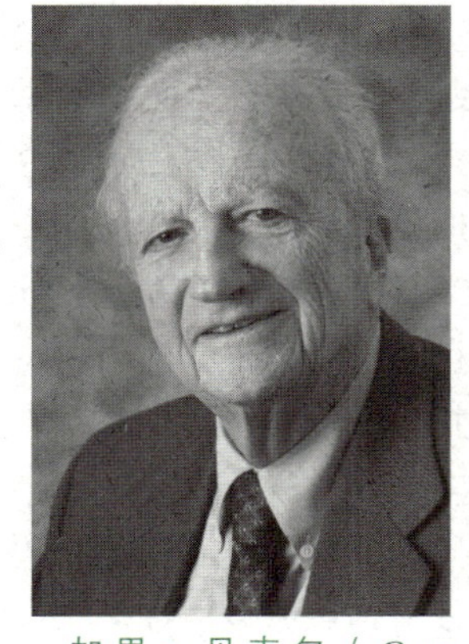

加里·贝克尔（Gary Becker），1992年诺贝尔经济学奖获得者。他是将经济原理应用于社会学包括种族歧视研究的先驱之一。他因“坏小孩定理”（*Rotten Kid Theorem*）而出名。

94

5.5 医生的种族歧视

病人很难评估医生的行为，这为医生开启了种族歧视的方便之门。这是医生作为病人代理人的另外一种恶劣后果。如果医生对某些种族抱有恶意或者持有毫无根据的偏见，那么这些种族的病人可能会失去对医生的信任，或者得到很差的医疗服务。研究者发现在心脏病、器官移植以及很多其他医学领域，不同种族的病人得到的治疗率不同（Werner et al.，2005；Liu et al.，2011）。有些学者认为医生的种族歧视导致了我们在第4章讨论过的种族健康差异。然而，不同种族在治疗上的差异，主要原因可能不是种族歧视，而是不同种族的生物学或行为特征要求不同的最优治疗方案，至少在某些情形下是这样的。

歧视类型

医生的歧视有好几种形式。也许有些医生不喜欢与黑人病人接触，不愿意诊断或给出治疗方案；或者他们不怎么愿意在自己的职责范围内全力帮助黑人病人。这是**基于偏好的歧视**。另外一种可能是医生对黑人的治疗方案不同，因为黑人和白人在生物学上有差异，或者医生认为黑人没有白人那么遵循医嘱，从而一开始就不适合某种治疗方案。这是**统计上的歧视**。从福利角度看，最重要的区别是**有效率的歧视**与**无效率的歧视**。这是以歧视是促进还是损害病人健康来做区分的。

① 更完整的讨论，请参见第7章。

② 这种权衡的更多细节，请参见第11章。

定义 5.6

歧视（discrimination）：医学上的种族歧视，是指不同种族的病人得到的治疗率不同。这种歧视的原因包括医生对某些种族抱有恶意（基于偏好的歧视），或者医生根据种族间的生物学差异给予不同的治疗方案（统计上的歧视）。歧视在医学上可能有效率，也可能没有效率。

基于偏好的歧视（taste-based discrimination）：由于医生有意识或潜意识的偏好，医生不喜欢治疗某些种族的病人。

统计上的歧视（statistical discrimination）：医生根据不同种族的生物学或行为倾向差异给出不同的治疗方案。

有效率的歧视（efficient discrimination）：不同种族得到的不同治疗方案，在平均意义上，促进了病人的健康。

无效率的歧视（inefficient discrimination）：不同种族得到的不同治疗方案，在平均意义上，损害了病人的健康。

治疗差异的评估

不同种族病人之间的治疗差异，体现在很多疾病上，例如急性心肌梗死。为了衡量这种差异，舒尔曼等考察了医生执业模式（Shulman et al.，1999）。在这项研究中，研究者杜撰了患者病史例如心绞痛、胸痛等，这些特征是急性心肌梗死的前兆。他们为职业演员（有些为黑人有些为白人）撰写了访谈脚本，然后让他们穿着病服坐在咨询室重述台词。与此同时，研究者在一边录像。他们录制了配对录像：在每组录像中，演员的台词、手势和背景道具都相同，唯一不同是“病人”（演员）的种族不同。

95

研究者将这些录像放给医生看，让他们为这些“病人”提供治疗建议。这些医生绝大多数为男性白人医生。与患胸痛的白人“病人”相比，黑人“病人”得到心导管介入检查建议的可能性明显小得多。注意到，这里的治疗差异完全是由种族差异引起的，因为“病人”除了种族之外，其他方面都相同。

这种治疗上的差异显然是歧视的证据，问题是：这是哪种类型的歧视呢？也就是说，这些歧视是基于偏好的歧视还是统计上的歧视，是有效率的歧视还是无效率的歧视（有没有导致最优健康结果）？一般来说，基于偏好的差异是没有效率的，因为影响医生治疗决策的是病人福利之外的其他因素。然而，统计上的歧视可能有效率，前提是有证据表明不同种族病人的治疗方案不同在医学上合理，至少在某些情形下合理。

例如，研究发现黑人高血压病人与白人高血压病人的最优治疗方案不同。古普塔等人认为黑人高血压患者应该首选利尿剂和ACE抑制剂（血管收缩转化酶抑制剂，可使血管扩张的一类药，用来治疗高血压），而白人高血压病人最好使用β-受体阻滞药和钙通道阻滞剂（Gupta et al.，2010）。因此，至少对于高血压来说，统计上的歧视实际上能够拯救病人生命。

无效率歧视的检验

钱德拉和施泰格试图确定舒尔曼等人以及其他文献报道的歧视有效率还是无效率。

他们分析了参加Medicare的黑人和白人病人在患急性心肌梗死时被送往急救室的治疗记录（病案）。他们比较了黑人和白人病人接受再灌注（reperfusion，指心导管介入或开心手术）程序的比率。他们发现，即使控制了其他相关风险因素后，黑人病人接受再灌注的可能性也稍微比白人病人低。正如舒尔曼等的审慎研究结论一样，钱德拉和施泰格认为再灌注率差异意味着种族歧视的确存在。（Chandra and Staiger，2010）

假设这种歧视是基于偏好的歧视，而且假设一些病人比另外一些病人能从再灌注中得到更多好处。也许白人医生愿意尽力拯救白人病人的生命，因此即使再灌注术对白人病人可能只有一点点作用，他们也愿意推荐这种治疗方案。另一方面，对于黑人病人，白人医生只有在认为再灌注术对他们确有很大好处情形下才推荐，如果只有少许好处，白人医生不愿意推荐。

在这种假说下，在接受再灌注术的病人中，黑人病人得到的好处，平均来说比白人病人高。其中的道理比较简单，在这种假设下，边际白人被纳入再灌注组，而边际黑人病人未被纳入。[①]

然而，令人惊讶的是，黑人病人从再灌注术中得到的好处比白人病人低。再灌注术提高了黑人病人的30日生存率，但白人病人的提高得更高。这个证据不符合歧视黑人假说，甚至提供了相反的依据。这个证据意味着要么黑人病人治疗过度，要么白人病人治疗不足。这个发现说明审慎研究方法的结论没那么可靠，因为它表明治疗率差异未必意味着这种歧视是有害的。

5.6 结论

我们经常听到医生短缺的报道：初级保健医生短缺；家庭医生短缺；并且随着老龄化人口增加，老年护理医生短缺（参见第19章）。在自由市场背景下，供给短缺在长期没有多少经济学意义。如果人们呼唤更多供给（即供不应求），那么新的供给者会进入市场。

正如我们已经看到的，医生劳动力市场不是自由市场。对于需求变化，医生供给不能做出快速反应，这是因为新供给者进入任何特定专业领域时都面对着很多障碍。新医生的训练过程漫长而艰巨，而且医生职业高度专业化，因此，当某个专业领域的医生短缺时，其他专业领域的医生很难转行补充。最后，进入障碍导致医生数量很难大幅度上涨。

这些培训要求以及其他障碍限制了医生的供给，但这对本章一开始就介绍的59岁中风患者那样的病人是有好处的。她能够相信治疗她的医生是合格的。

然而，作为医疗服务系统中心人物的医生，并不是病人健康的唯一贡献者。在医疗服务供给系统中，医院、保险公司、医药公司也扮演着重要角色。在下一章，我们将考察医院行业经济学以及医院近期的演化。

① “边际”的意思是“微小增量”，这里可以理解微小效果。这样，边际白人指对这个白人来说，手术只有很小效果。边际黑人的意思类似。——译者

5.7 习题

判断题

判断下列论断是正确还是错误，说明你的理由。在说明理由时请引用课文中的证据，以及你可能需要的任何额外假设。

1.在美国，医生从医学院毕业后可以立即获得执业资格。

2.内部报酬率是指使得投资流的净现值等于零的利率。

3.考虑两个投资流 w 与 z，它们在每一期 t 的报酬分别为 $w(t)$和 $z(t)$。（某些时期的报酬可以为负。）如果利率恰好等于 $w(t)$的内含报酬率，那么 w 对 z 的净现值为零。

4. 1900—1950年间，美国医学院的数量急剧降低。

5.医学院的全部经济成本主要包括学费、住宿和膳食费。

97

6.在向医生补偿时，保险公司可以按服务项目付费（fee-for-service），也可以按人头付费（capitation）为标准，后面这种补偿方法激励医生提供过多的医疗服务。

7.医生工资比秘书工资高，部分原因在于成长为一名医生需要花费更长时间。

8.在完成实习期后，外科医生的收入比儿科医生更高，这个事实意味着对于医学院毕业生来说，外科的报酬率大于儿科的报酬率。

9.一旦我们考虑了实习期和工作时间差异，不同医学专业分支对一般医学的内含报酬率都大致等于经济中的实际利率。

10.如果医生能赚取垄断租金，那么医生进入劳动力市场的障碍高于社会最优水平。

分析题

11.（**内含报酬率I**）假设你刚大学毕业，正在考虑从事何种职业。你有4种选择，每种选择都能产生4期收入，参见表5.3。假设任何职业在你退休前都能持续四期。

表5.3 职业选择与工资信息

职业	工资			
	时期 0	时期 1	时期 2	时期 3
眼科医生	−5	1	10	12
会计	2	3	4	5
饥肠辘辘的艺术家	1	1	1	1
体育明星	15	0	0	0

a.假设你的贴现率为 δ =0.95。说明这个假设的意思。

b.找到与你的贴现率对应的利率 r 的值。

c.假设 δ =0.95，计算成为眼科医生的净现值（NPV）和成为会计的NPV。你偏好哪个职业？

d.成为眼科医生对成为会计的内含报酬率（IRR）大于还是小于你在（b）中计算出的利率？

e.现在假设 δ =0.6。计算成为眼科医生的利率和NPV以及成为会计的利率和NPV。

你偏好哪个职业？

f.计算成为眼科医生相对于成为会计的IRR。也就是说，找到使这两个NPV相等的r^*。（提示：使用图形计算器或方程求解工具来求r^*会简单一些。）

12.（**内含报酬率II**）参考表5.3，它列出了不同职业的收入。

a.计算成为眼科医生相对于成为超级运动员的IRR。将这个结果与上一题比较，并且使用耐心（patience）概念解释二者差异。

98

b.计算成为会计相对于成为眼科医生的IRR。你如何解释这个负的IRR？

c.成为会计相对于成为饥肠辘辘的艺术家的IRR为无穷大。说说这个结果为什么是合理的？

d.各种职业提供的收入NPV信息能否足以让你选择你的职业？这个计算忽略了什么？

13.对于下列每种情形，说明医生的歧视行为是基于偏好的还是基于统计的。

a.某个美国医生讨厌与法国裔病人交往，因此总是更快速地检查法国病人，而如果是美国病人，她就会放慢检查速度。

b.某个医生认为西班牙裔病人不太可能坚持使用他提供的昂贵疗法，这些病人的做法将导致很大的副作用，因此，他从不向这些病人提供这种疗法。

c.某个外科医生听说黑人病人非常难找到与其匹配的肾源，因此，与拯救白人病人的肾脏相比，他在试图拯救黑人病人肾脏时更激进。

d.某个医生认为他所在医院的护士由于潜意识中的种族歧视而经常歧视亚洲裔病人。当亚洲裔病人看病时，该医生总是多花一点时间以保证他们得到正确的医疗服务。

论述题

14.阿默斯特学院（Amherst College）教授杰西卡·雷耶斯（Jessica Reyes）发现，与男性妇产科医生相比，女性妇产科医生对每次病人看病索要的标准费平均高4.81美元。而且，她发现看女性妇产科医生的排队等候时间比看男性妇产科医生平均长1.14个星期。

a.对于该作者的发现，给出两种可能的解释。其中一种解释应该强调妇产科医生市场的需求方；另外一种应该强调供给方。

b.女性妇产科医生要价更高，看病等候时间更长，这个证据能说明妇产科服务不是完全竞争的吗？对这个问题给出两种答案。其中一种答案假设你在（a）中的需求方解释正确，另外一种假设你的供给方解释正确。

c.该作者发现妇产科医生实习培训市场存在歧视的证据了吗？如果答案是肯定的，这种歧视是对男性还是女性妇产科医生的歧视？对这个问题给出两种答案。其中一种答案假设你在（a）中的需求方解释正确，另外一种假设你的供给方解释正确。

15.下面是论文《管制影响了经济结果了吗？牙医行业的证据》（Morris Kleiner and Robert Kudrle，2002，“Does regulation affect economic outcomes? The case of dentistry”）的节选：

理论认为更富有限制性的执照可能提高价格，与此同时，这种做法通过减少医疗服务质量的不确定性增加了需求。本文使用那些即将加入空军的人员的牙科健康数据，分析各州牙医执业资格严格程度变化带来的影响。结果表明，更严格的执业资格没有改进结果。

99

a.说说当州政府在决定提高医生或任何其他职业从业资格时面对的基本权衡。这种做法的成本和收益分别是什么？

b.这篇论文发现在执业资格更严格的州，空军新兵在平均意义上并没有更健康的牙齿。说说为什么提高执业资格可能有效率，即使这些州的牙科服务价格更高。

c.假设各个州随机选择严格还是相对宽松的执业资格（事实并非如此，仅作为思想试验），而且执业资格严格的州，牙科服务价格更高但牙齿健康未提高。说说为什么严格的执业资格缺乏效率。

d.为什么你不能使用这个关于美国空军新兵数据来做类似的研究？

第6章 医院行业[1]

100

一说到医院，很多人脑海里就会浮现起这样的画面：神圣的建筑，里面有干净的白色房间和先进的医疗设备。医生、护士、管理人员忙碌且高效地为病人服务。医院就是治病救人的地方。不管病人得了什么病，他们都可以到医院寻求最先进的治疗方法。

然而，如果现代人穿越到19世纪中期，他肯定目瞪口呆。那时的医院简直就是脏乱差的代名词，只有贫穷且绝望的病人才去那种地方。病人们涌进病房，那时的医生只懂得一点病菌理论（germ theory），在医院做手术的死亡率比在家做还高。社会中上层人士自然不愿意去医院。由于大多数医生可到病人家出诊或者有私家诊所，因此能付得起钱的人当然可以不用去医院。

19世纪晚期的若干重大创新重塑了医院。麻醉学出现后，手术不再是野蛮的和高风险的，它变成了仁慈的救命方法。微生物学的发展促生了无菌技术，这保证了手术在无菌环境下进行。1890年代发明的X射线技术，进一步提升了医生的诊断、治疗和手术能力。

手术力量激增，也要求资源激增：外科医生需要无菌室来动手术，手术时需要其他医护人员协助，手术后需要病床来监督病人的恢复情况。到了20世纪初期，医院真正变成了治病救人的地方，不再是脏乱差的代名词。

由于成本增加，医院也开始想方设法筹资，有些方法备受争议。在20世纪早期，大多数医院附属于宗教机构，而且大多数医院也不向贫穷患者收费，当然这样的患者通常待在拥挤的病房而不是私人单间病房。有些医院向乐善好施者拉赞助，另外一些医院则向住在私人病房的富人收费。现代医院的筹资渠道已与以前明显不同。保险系统已成为医院资金的绝对主导来源。在这种背景下，越来越多的医院开始放弃传统的带有宗教慈善色彩的非营利模式，而转向以营利为目的的模式。

6.1 现代医院的兴起与衰退

希尔—伯顿法案与医院的兴起

科技的进步，例如盘尼西林的发现等，让医院真正变为促进病人健康的地方。到

① 这一章所讲的医院，全部指的是欧美国家的医院，特别是美国的。——译者

101

了20世纪中期，美国人担心医院数量不足，不能满足人们的医疗需求，尤其是在农村地区。另外，医疗费用上升，穷人看不起病，哪怕是急诊。

为解决这两个问题，美国国会于1946年通过了希尔—伯顿法案（Hill-Burton Act）。这个法案提供大量资金，鼓励美国各地，尤其是缺少医疗资源的农村地区建设医院。另外，该法案规定，任何接受希尔—伯顿资助的医院，对贫穷病人必须免费或者仅收取少许费用。联邦资助以及旺盛的医疗需求，在美国各地兴起了一股兴建医院的浪潮，这波浪潮要到1974年才有所衰退（参见图6.1）。这一时期，美国医院数量增加了16%，病床数增加了12%。

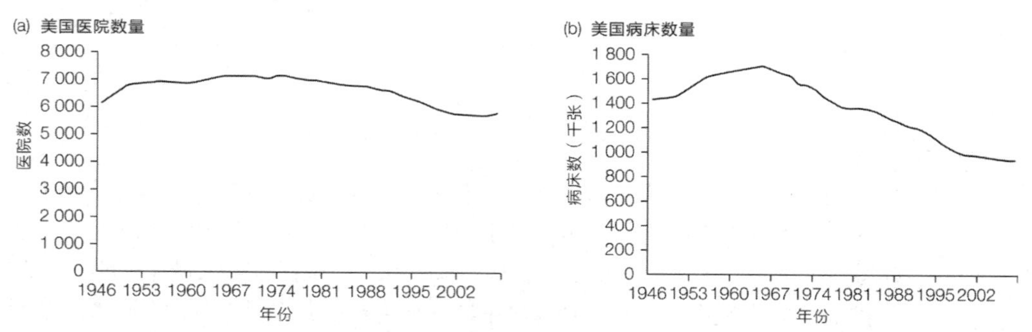

图6.1 美国医院近期趋势：（a）美国的医院数量；（b）美国的病床数量。

数据来源：American Hospital Association（2010）.

向门诊服务转移

1974年，美国医院数量达到巅峰，从那时起就一直下降。事实上，从1974年起，病人住院可能性也急剧降低。尽管在20世纪中期，医院数和病床数在增加，但自1946年起，平均住院日开始平稳下降（参见图6.2）。与其他发达国家相比，美国医院的平均住院时间最短。对于严重疾病，医院仍是住院服务的重要提供者，而且它们仍产生大量医疗费用。然而，在医疗服务提供上，医院不再占据主导地位。相反，很大一部分医疗服务是由医院之外的门诊诊所提供的。

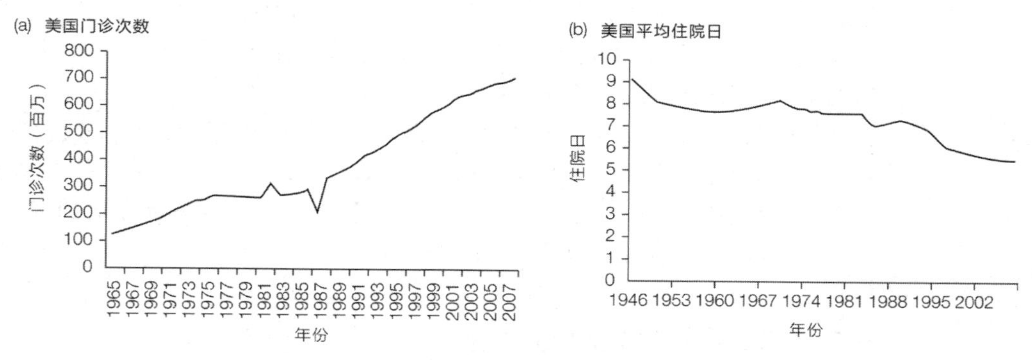

图6.2 美国医院近期趋势：（a）美国门诊次数；（b）美国平均住院日。

数据来源：American Hospital Association（2010）.

住院服务需求的降低，至少有两个原因：一个是技术层面的，一个是经济层面的。

最近几十年，医疗技术的进步，使得原来必须住院的医疗服务可以在门诊环境下实施。因此，医院已没有以前那样重要。腹腔镜手术就是个很好的例子。在这类手术中，外科医生利用微型摄像头检查病人的腹腔，而不需要在病人身体上切开大口子。1980年代和1990年代，这种技术快速普及，大大缩短了很多病人的手术恢复时间。

102

再以胆囊切除手术为例。传统的开放切除方法，要求切口从病人腹部中部一直划到右臀部，而且切口很深。在这种情形下，病人通常需要几周时间才能恢复。在传统方法下，长时间住院是必要的，这有利于医生考察病人恢复情况以及处理可能出现的感染。然而，在腹腔镜技术出现后，在大多数情形下，医生只要在病人腹部开三个小洞就能将胆囊切除。这种微创手术通常不再要求病人住院（Ahmad et al.，2008）。

医疗服务从住院向门诊转移的另外一个原因是：保险机构改变了它们对医院的补偿方法。这些变化使得住院服务尤其是长期住院对医院不再那么有利可图，在美国尤其如此。1984年，美国老年人医疗保险计划（Medicare）在医院补偿方法上引入了诊断相关组（diagnosis-related groups，DRG）系统，这是一种预付制（Cutler，1995）。在此之前，保险机构对医院按服务项目付费（fee-for-service，FFS），也就是说，病人每住一天院，保险机构就要付一天的费用，其他医疗服务项目也是如此。由于医疗项目价格大于边际成本，医院有动机提供尽可能多的服务（哪怕这样的服务仅有一点点作用）和尽量延长病人的住院时间。在引入DRG系统之前，保险机构承担了病人住院产生的所有财务风险。

在DRG系统下，对于每个病人，医院得到的费用是固定的，费用大小仅取决于病人入院时的诊断分类，和任何其他因素无关。特别地，如果病人长期住院或使用了昂贵的服务，医院得不到额外补偿。与FFS不同，医院承担了病人长期住院产生的大部分财务风险。我们可以预期，在引入DRG系统之后，平均住院日会降低，事实的确如此（参见图6.2）。后来，很多含有私立医院的欧洲卫生系统也引入了DRG。

与美国不同，日本仍按服务项目付费（FFS），尽管最近几年的改革也多少引入了一些预付制系统成分。尽管几十年来，日本的平均住院时间也是缩短的（原因可能在于医疗技术的进步），但它仍远远高于美国的平均住院时间。在按服务项目付费的系统下，医院没有降低病人住院时间的动机（参见第17章）。

尽管20世纪医疗技术取得了很多进步，然而医院仍然是个有风险的地方。病人住在

103

一起并不罕见，他们之间可能会互相传染疾病。医院也是耐药细菌的温床，这些细菌威胁着老年人和免疫力低下者的生命。出于这些考虑，病人也愿意从住院向门诊转移。

6.2 医院和医生的关系

现代医院是医护人员宝贵经验和昂贵医疗设备的混合体。一所大型医院的运营需要很多人的共同努力，这涉及手术室的管理、做血压和X光检查、分发药品等。

一说到“好医院”，人们通常想到那里有优秀的医生，他们曾接受过严格的训练，并在相关专业领域有数十年的经验。然而，医生只是医院的“面子”，医院的运营还需要护士、后勤人员、文员以及经理。我们将看到，正如医生能从经验中学习一样，医院作为一种组织，也能从经验中学习。好的医院未必是拥有最优秀医生的医院，而是医生

和后援员工协调最佳的医院。

医院的内部组织

哈里斯（Harris，1977）认为医院是两个独立经济体的结合体，这两个经济体分别为全体医生（physician staff）和全体管理者（administrative staff）。医生治疗病人，需求医疗商品和服务（例如注射器、MRI检查、手术室、护士护理等）。管理者包括护士、经理以及作为后援的其他雇员。医生和管理者面对不同激励，但一起对医院的决策（例如引入新技术）负责。

与管理者不同，医生通常不是医院的直接雇员。在美国，医生可能有自己的私人诊所，但会将病重者转移到医院。在这种关系下，医生仍然可以使用自己的资源治疗他的病人。在涉及转诊情形下，病人（或保险机构）分别向医生和医院付费，因为他使用了医院的设施。管理者不干预医生对病人的治疗。由于医生在医院中的这种权力，长期以来医院都被称为“医生的工作平台”。

医生不是医院的雇员，这让医生没多少控制医院成本的动机。相反，医生通常请求医院管理者积极引进先进技术来治疗他们的病人，即使这些技术价格昂贵甚至没有什么用处。控制医院预算的是管理者，但他们通常缺乏医疗知识，从而很难判断不同技术在促进病人健康结果上的相对价值。医生和管理者的这种协商过程，可能导致医院购买大量成本效果性较差（cost-ineffective）的技术。有人认为，医院成本在过去几十年里大幅上升，一个可能的原因正在于医生和医院决策权的分离，也就是说医生没有决策权。

在实践中，医生和医院关系有三种不同的模式。第一种是哈里斯模型描述的“医生的工作平台”关系。在这种情形下，医院为医生提供工作场所，但不直接雇用这些医生。哈里斯模型很好地描述了大多数美国医院的情况。

104

医生和医院关系的第二种模式，是医生为医院或医院系统的直接雇员。例如，在英国，大多数医生是国民健康系统（NHS）的雇员，英国大多数医院都由NHS运营。这种模式在美国也逐渐变得流行，即使是在私立医院。

最后一种模式是医生开办医院，这种模式的传统作用在于避免医疗商业化（Rodwin and Okamoto，2000）。例如，在日本，一个医生或几个医生合起来开办小医院或诊所的现象很常见。

后面这两种关系模式避免了医生和管理者之间的利益冲突。然而，由于在这两种模式下医生也要关注成本，因此，医生有可能没法履行医生的理想代理人职能。例如，医生有时可能选择节省医院的钱而不是想尽办法治疗病人。

量果关系与干中学

经济学家很早就发现医院存在着一种现象：某疾病的诊治例数与诊治结果之间正相关。例如，一次又一次动某种手术的医生或医院，手术后的结果更好，并发症更少。这种数量与结果之间的关系被称为**量果关系**。

定义 6.1

量果关系（volume-outcome relationship）：某程序的实施例数与病人结果之间的正相关关系。

量果关系的一种假说是**干中学**（learning by doing），它认为人们重复干某个事情，就能越干越好，也就是所谓的熟能生巧。在多大程度上量果关系能归因于干中学？如果有两个手术小组，做相同的手术而且这种手术很复杂，小组1几乎每天完成一例，而小组2一年仅完成几例。那么，在直觉上，小组1的手术结果更好。

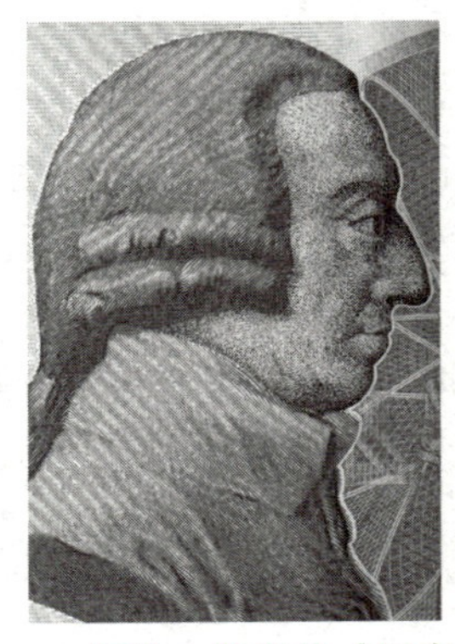

105　亚当·斯密的《国富论》（1776）提供了一个标准的干中学例子。造针厂的劳动分工和专业化，让工人们通在不断重复的工作中擅长某个特定任务，比如一些人擅长将钢丝拉直，另外一些人擅长打磨针尖等。

另一方面，量果关系可能源于严选医生的（selective）转诊模式：医生倾向于将自己的病人转诊给最优秀的外科医生。即使没有干中学过程，这个严选医生转诊假说也能解释量果关系。最优秀的外科医生实施的手术，病人结果最好，他们得到的转诊例数自然最多。因此，量果关系出现了：量和果正相关。注意到严选医生的转诊假说与干中学假说的逻辑正好相反，在严选医生转诊假说下：结果差异导致了数量差异，而不是相反。这两种假说都是合理的，都得到了证据支持（Luft et al.，1987）。

近期研究表明医院里的量果关系程度随手术不同而不同，差异很大。伯克迈耶等人使用Medicare自1990年代以来的数据，发现对于他们考察的所有14种手术，都存在量果关系（Birkmeyer et al.，2002）。部分结果参见表6.1。即使在表6.1中，不同手术的量果关系程度也有很大差别：胰腺切除手术的量果相关性比颈动脉内膜切除手术的更强。这个领域的荟萃分析（Meta analyses）也说明不同手术的量果相关性存在很大差别（Halm et al.，2002）。

表6.1　各种Medicares程序的手术死亡率与医院手术量之间的关系

手术名称	医院手术量		
	最低端20%	中间端20%	最高端20%
冠状动脉搭桥手术[a]	6.1	5.3*	4.8*
主动脉瓣置换术[b]	9.9	9.1*	7.6*
颈动脉内膜切除术[c]	2.0	1.8*	1.7*
胰腺切除术[d]	17.6	11.6*	3.8*
肾切除术[e]	3.6	2.7*	2.6*

a 冠状动脉搭桥手术（CABG）是用取自病人的下肢静脉来替换他的一条或多条堵塞的冠状动脉的手术，冠状动脉向心肌提供血液。

b 主动脉瓣位于左心室和主动脉之间，抑制射入主动脉的血流回流入左心室。主动脉是人体最大动脉。主动脉瓣可用人工瓣或者猪牛的主动脉瓣替换。

c 颈动脉内膜切除术涉及将人体颈动脉的粥样硬化斑块移除。这项手术要求阻止一定血液流向大脑，因此，手术必须快速完成。

d 切除部分胰腺是比较复杂的手术，通常耗时若干个小时。做这项手术的常见原因是癌症。

e 肾切除术是将已被破坏的肾或病肾切除。

* 表示与手术量处于最低端20%的医院相比，在统计上有显著差异。

数据来源：Birkmeyer et al.（2002）.

医院经验与医生经验

量果关系体现在医院身上，也体现在医生身上。在这两类量果关系上，哪一种的相关性更强？近期的一项研究考察了这个问题。麦格拉思等人（McGrath et al.，2000）考察了经过经皮冠状动脉介入治疗（PCI）来疏通动脉血管的Medicare病人的结果，他们考察了这些病人的30日死亡率以及这些病人后来使用冠状动脉搭桥手术（CABG）的比率。如果病人在接受PCI后不久又接受CABG，这表明PCI没有疏通他们的血管，因此接受CABG，可以视为他们之前接受的PCI无效。

在这两个指标下，与手术例数大的医生的病人结果相比，手术例数小的医生的病人结果明显差很多。尽管量果关系在医生层面已经明显，但它在医院层面更显著。例如，当医院每年PCI量从75增加到200时，30日死亡率从4%降低到3%；而发生在医生身上的类似PCI增量，并未使死亡率降低。因此，医院的经验似乎比外科医生的经验更重要。

医院的经验比医生的经验更重要，这似乎令人惊讶。然而这也能讲得通，因为手术是个复杂过程，不仅需要主刀医生，更需要医院各种雇员的密切配合。典型的医疗程序不仅涉及手术室中的外科医生、麻醉师、护士，还需要药剂师以及为外科医生准备工具和信息的手术助理。在手术后，病人可能交给另外一个独立小组来管理。

106

手术前、手术后以及手术期间，都可能发生差错。例如，在白内障病人手术前，医生可能将应动手术的左眼错误地记成了右眼。在手术过程中，麻醉师的用药量可能过大。在手术后，护理组可能未被告知这个病人还患有糖尿病，从而导致用药错误。德弗里斯等（De Vries et al.，2010）认为一半以上的手术差错，实际上都发生在手术室之外。

防止这些差错的关键在于在医院层面上实施复查系统，要求多人仔细核对病人护理的每一步。德弗里斯等发现，当医院实施用于促进不同雇员之间交流的清单系统时，医院的绩效表现显著提高。由于在照顾病人时，医院各种雇员的合作非常重要，作为一种组织的医院，自然也能像医生一样，从干中学的过程中得到好处。

医院医生模式的崛起

尽管众多文献描述了干中学的好处，但是在美国，在1990年代中期之前，几乎没有医生仅从事医院内的医疗服务。在加拿大和英国，这样的医生早已存在。这种仅在医院内提供服务的医生被称为**医院医生**（hospitalist）。在美国，几乎所有住院病人都是由他们的初级保健医生治疗的，而不是由医院医生治疗的（Wachter and Goldman，1996）。

自1990年代中期以来，医院医生模式在美国急剧增长。这些医院医生干的活和初级保健医生一样，但他们仅对住院病人提供服务。这种变化的原因可能有多个，包括医生和医院的成本压力增加，初级保健医生的时间压力增加，以及医疗系统内住院服务的重要性降低（Wachter and Goldman，2002）。医疗领域干中学的证据，也促进了这样的变化。医院医生的干中学空间较大，他们通常要在医院呆六个月甚至更长时间。他们的经验能让他们比非医院医生更有效率地治疗住院病人，因为非医院医生仅偶尔治疗住院病人，锻炼的机会不多。

彼得森（Peterson，2009）对1988到2008年的34篇文献的荟萃分析表明，医院医生通常比职能类似的非医院医生（例如社区医生和普通内科医生）做得好，表现在：病人住院时间更短，医疗费用更低。另外一些研究发现，医院医生的病人死亡率更低。这些研究通常将病人随机分配给医院医生和非医院医生，然后考察病人的结果。这种随机对照实验为医院医生的病人结果较好提供了很强的因果关系证据。

住院病人由医院医生治疗的另外一种可能的好处是，医院医生在新技术的采用上更迅速且更有效率。其中的原因可能为医院医生有更强的动机追踪治疗住院病人的新医疗技术，这是他们的关注重点。医院医生愿意尝试新技术，这对同一个医院内的其他病人也有好处。由于医院医生经常待在医院里，他们之间更有可能形成社会网络，从而方便了技术扩散（Meltzer，2009）。

107

大卫·梅尔泽（David Meltzer）这位健康经济学家兼医生，讲述了芝加哥大学医疗中心采用低分子量肝素来治疗中风病人的故事。该医疗中心有位医生了解此药，然后将其用在一个病人身上。该病人照顾小组中的其他医生（包括非医院医生、实习医生）看到了这一点，后来这些医生轮岗到其他小组，也将低分子量肝素介绍给其他新同事，这样，这种药的知识就传遍了整个医院。

6.3 医院之间的关系

与其他行业的供给者之间的关系一样，医院之间也会竞争客户——在这种情况下，是指竞争病人。然而，医疗服务市场有若干特征，这些特征使得医院之间的竞争与其他行业的竞争不同。

首先，在一些国家，得到医疗服务被视为公民的一项基本权利，医院不能拒绝病人。其次，建造新医院和招募员工需要大量先期资本投入，而且通常要得到政府批准。这些障碍都是很大的壁垒，竞争者很难进入医院市场。最后，医疗市场上无处不在的保险，扭曲了传统的供给需求经济学。医院市场上的这些特征，使得我们必须修正标准经济学对竞争的分析。

差异化产品寡头垄断

很多经济理论一开始就假设市场是完全竞争的，然而，现实中任何市场都不是真正完全竞争的，医院市场离这种理想市场的标准更加遥远。一方面，这个市场很难进入。新医院必须投入大量资金来盖楼、买设备以及雇用医生和管理者。政府也对医疗服务提供者进入市场进行管制。在美国绝大多数州，建造新医院或扩建已有医院必须获得州政府的需要许可证（Certificate of Need）。这些障碍限制了新竞争者进入医院市场。因此，在给定地域，只有若干家医院竞争病人。经济学家通常将这些市场称为**寡头垄断市场**（Gaynor and Town，2013）。

另外，医院之间也不是完全替代的。每家医院在表面上也许很相似——例如，它们都有手术室和放射实验室等，但事实上它们提供的服务项目和服务质量通常不同。

急诊室接收心脏病发作患者后应该如何治疗，取决于医院是否有心脏检查实验室（McClellan et al.，1994）。即使有心脏检查实验室，不同医院提供的服务质量也不同，这取决于医生和医院其他雇员的经验。

即使不同医院的医疗服务标准完全相同，病人也可能对自己的医生或以前给他们动过手术的外科医生有一定程度的忠诚度。病人离不同医院的距离也不同，特别是在急诊情形下，交通时间是个重要的考量因素。

由于医院市场存在进入障碍，而且医院之间存在差别，经济学家将医院市场称为**差异化产品寡头垄断市场**。

108

定义 6.2

差异化产品寡头垄断（differentiated product oligopoly）：一种描述竞争的模型，这个模型只有少数几个企业（比如因为存在进入障碍），而且企业产品之间不是完全替代的。

假设实施髋关节置换手术的边际成本为10 000美元。这包括与该手术相关的所有必要资源的成本：酒精棉签、外科医生的时间、医疗影像设备等等。假设某个贪婪的医院对该手术索要11 000美元。在完全竞争市场上，这种做法等于经济上的自杀：新医院进入市场，对该手术定价10 500美元，从而抢走前面那个医院的所有客户。其他新医院也会进入，直到价格稳定在10 000美元。

然而，上面这个故事隐含两个重要假设：一是新企业容易进入市场；二是不同企业的产品无差异。然而，我们已经知道，在产品差异化寡头垄断市场上，这两个假设都不成立。因此，在这种市场上，医院索要11 000美元可能不会导致顾客全部走光。有些顾客留了下来，因为他们对给他们长期看病的医院有感情，他们相信这里的髋关节置换手术质量比其他地方高，或者他们不愿意去更远的医院，哪怕那些医院价格更低。另外，新医院想以价格优势击败老牌医院，这也许行不通。

由于在寡头垄断市场上，企业并不是价格接受者，相反，它们可以制定高于边际成本的价格，赚取正的经济利润。经济学家说这些企业有市场势力（market power）。在完全竞争市场中，每个企业面对的需求曲线是水平的。然而，在寡头垄断市场上，企业面对的需求曲线是向下倾斜的，这意味着有市场势力的企业提高价格后，它的顾客不会全部流失。市场势力对社会来说不是好事，因为它导致了更高的价格和更低的产量，从而导致了社会福利损失。

寡头垄断企业有市场势力，但这样的势力不是无限的，因为与完全垄断不同，这些企业之间的确存在竞争。假设上文提到的要价10 000美元的医院，现在试图利用自己的市场势力，狮子大开口般要价100 000美元。那么这时绝大部分甚至所有顾客都会离开这家医院，即使这些顾客对其医生忠诚度很高，或者他们离其他医院很远。

由于寡头垄断市场上只有少数几家企业，这些企业可能联合起来，索要统一的高价，分享较高的经济利润。这样的行为叫做**合谋**（collusion）。政府不允许企业合谋，因为这加剧了寡头垄断导致的社会福利损失。然而，受高利润驱动，企业仍可能非法合谋，只不过它们的行为更加隐蔽，比如彼此心照不宣地提高价格。当然，在寡头垄断市场上，企业之间的策略性行为未必是合作的。例如，市场已有企业可能暂时大幅降低价格，甚至降到低于边际成本，目的在于狠狠打击新进入者，让它们破产，从而巩固自己的市场势力。而在完全竞争市场上，策略性行为不可能发生，因为价格被迫等于边际成本。

寡头垄断市场介于完全竞争与完全垄断之间。寡头垄断市场的后果与完全垄断市场类似：较高的价格和较低的产量。然而，由于在寡头垄断市场上，还存在着竞争（尽管是有限的），因此，它的后果没有完全垄断市场严重。

109

为了确定医院市场是否像理论预期的那样是寡头垄断的，经济学家使用了一种叫**赫芬达尔—赫希曼指数**（HHI）的工具来衡量市场集中度（market concentration）。这个指数的取值介于0和1之间。如果HHI值较小，这说明市场倾向于竞争，顾客在许多企业间均匀分布。如果HHI值较大，这说明市场倾向于垄断，少数几家企业在市场占主导地位，从而可能预示着这是一个寡头垄断市场。

定义 6.3

赫芬达尔—赫希曼指数（Herfindahl-Hirschman index，HHI）：一种衡量市场集中度的指标。它是市场中所有企业的市场份额（市场占有率）的平方和：

$$HHI = \sum_i s_i^2$$

其中，s_i是企业 i 的市场份额。HHI的最大可能取值为1，这表明一家企业控制了整个市场。理论上，HHI的最小可能取值为0，这表明市场中有无穷多个企业，每个企业的市场份额都无穷小。

美国司法部以及联邦贸易委员会共同负责市场竞争的监管。在它们眼里，如果HHI大于0.18，那么市场是“集中的”，如果大于0.25则是“高度集中的”。根据这个标准，美国医院市场高度集中：2006年，美国典型大都市圈的医院市场的HHI为0.33（Gaynor and Town，2013）。

这个证据表明，医院的确有一定的市场势力，医院市场竞争不足。如果事实如此，旨在促进竞争的政策将导致医疗服务价格降低，医疗效果提升。然而，医院市场还存在另外一个不寻常的性质：不完全价格竞争（incomplete price competition）。与几乎所有其他市场不同，有这种性质的市场，未必能从竞争中获益。

价格竞争

在大多数市场，供给者试图通过降低价格来吸引顾客。在完全竞争市场上，甚至在（某种程度的）寡头垄断市场上，如果某个企业索要高价，作为对它的惩罚，消费者就会抬腿走人。如果某家药店对某种非专利（generic）止痛药索要100美元，那么消费者会立马离开这家药店，到其他地方购买。价格竞争通过迫使企业向顾客提供好的（商品或服务）价值不然就面对破产风险来保证市场效率。然而，当价格竞争受到限制，市场对无效率的高价格的阻击能力可能消失。

保险在医疗服务市场无处不在，医院市场自然也不例外。保险干扰了价格竞争，甚至完全消除了价格竞争。例如，在美国，Medicare病人每次去医院看病时，只需缴纳一笔很少的既定数额；在英国，医疗费用完全由国民健康服务系统（NHS）补偿。因此，参与保险的患者没有激励去搜寻和比较哪个供给者的价格低。如果绝大多数医疗费用都由保险机构负担，那么不管贵还是不贵，医院在病人眼里都是无差别的（他们并不在乎）。这种对参保患者激励的扭曲，被称为道德风险（moral hazard），这种现象一次又一次地在医疗服务市场出现（参见第11章）。

110

另外，病人搜索和比较医院价格的代价可能很高，而且价格信息很难获得。在心脏病发作这样的急诊中，病人被火速送往最近的急诊室，此时，没人在意价格。在大多数医疗情形下，治疗的完全价格通常带有很大的不确定性，因为病人看病时，他不知道他将经历哪些诊断程序以及会不会出现并发症等情况。

在很多医疗服务系统中，医疗服务价格实际上是由政府制定的。例如，在美国，Medicare和Medicaid在每年年初确定对特定人口的每组治疗支付多少钱。同样，在英国，NHS确定住院费用。在这些情形下，医院无法通过降低价格来吸引病人。更一般地，即使医疗费用不是由政府或类政府机构单方面制定，普遍存在的保险也会削弱价格竞争的作用。

话又说回来，医院市场也不是完全不存在价格竞争。例如，在一些情形下，参保患者需要自付一定的医疗费用（copayment），这些患者仍然有一定的动机去避开价格较高的医院。而且，为了促进医院之间的竞争，保险机构也会引导患者到价格较低的医院就诊。例如，在美国，管理式医疗组织（managed care organization，MCO）要求病人只能到其列举清单中的医院就诊。为了维持较低的成本，MCO通常将价格较高的医院排除在清单之外。

质量竞争

如果医院不必进行价格竞争，将会发生什么？医院可能提高价格，并在医疗质量上展开竞争。质量是个很宽泛的概念，包含方方面面，例如医院床位的舒服程度、先进技术的装备情况，甚至医护人员的努力程度和细心程度等。如果医院能够设法索要高价，那么它就能够以高质量的医疗服务顾客，从而向他们或保险机构索要一大笔钱。

较高的质量也能说服医生将他们的病人转诊到这些医院。质量最高的医院，吸引的病人数最多；质量最差的医院，将失去病人、钱，甚至可能倒闭。当众多医院竞争同一组病人时，医院之间没完没了的设备竞赛就开始了。这被称为**医疗设备竞赛假说**。

定义 6.4

医疗设备竞赛假说（medical arms race hypothesis）：为了吸引医生和病人，医院引进最好的医疗技术，展开质量上的竞争。这种竞争的结果导致每家医院都装备最好的医疗技术，从而可能导致医疗技术的过度消费。

如果医疗设备竞赛假说为真，那么医院之间的竞争对社会不利。参与竞争的医院越多，医疗设备竞赛越狂热。每家医院都购买昂贵的仪器，当多家医院购买相同的设备时，就产生了冗余和浪费。另外，如果存在医生诱导需求，那么这些仪器会被频繁利用，即使这对病人没什么用。因此，多余的设备也可能增加消费，这时医疗费用上升，健康结果却没有提升。

111 医疗设备竞赛假说方面的实证考察，给出的结果是混合的，也就是说，有些研究认为这个假说为真，有些认为它为假。大多数研究将某地区的竞争与每次入院医疗费用之间的正相关性作为医疗设备竞赛假说的代理证据（proxy evidence）。同一地区的医院相互竞争，将导致每家医院花更多的钱购买医疗设备，也导致每个病人的医疗费用较高。一些研究的确发现位于美国竞争程度较高市场中的医院，支出较高（Robinson and Luft，1985）。这些医院的雇员—病人比率也较高，血管成形和冠状动脉搭桥仪器较多，乳腺X射线检查、心脏手术和心脏导管术服务较多（Robinson，1988；Robinson and Luft，1987；Luft et al.，1987）。

然而，随着竞争版图的变化，在长期，医疗设备竞赛的程度也会变化。例如，美国1980年代开始流行管理式医疗组织（MCO），这可能压制了医疗设备竞赛。由于MCO将医疗服务的付款人和服务提供者垂直一体化，它们对医院费用和病人支出都比较敏感。如果医院不愿意购买昂贵设备，那么这种敏感性可能限制任何医疗设备竞赛。茨旺齐格和梅尔尼克（Zwanziger and Melnick，1988）研究了1983年到1985年加州各个医院的情况，发现1983年存在的竞争与成本之间的正相关性，1985年就消失了。同样，康纳等（Connor et al.，1997）发现在全美范围内这种正相关性，到了1994年已大幅减弱（关于MCO的更多讨论，参见第18章）。

如果美国医疗设备竞赛已经降温，那么医院之间的竞争可能不会导致社会损失增加。德弗斯等（Devers et al.，2003）在1996年访问了一些医院院长之后又于2001年再次访问他们，发现医院的非价格竞争又开始有所抬头。研究者认为这个变化的原因在于MCO已经退潮而且门诊诊所也开始与医院竞争病人（Berenson et al.，2006）。如果事实如此，那么新一轮的医疗设备竞赛已经蓄势待发。

然而，德雷诺夫和萨特思韦特（Dranove and Satterthwaite，1992）认为即使这些研究发现竞争与病人人均住院费用存在正相关关系，也不意味着医院之间一定存在设备竞赛。他们为这种相关性提供了另外一种解释。一个地区存在更多的医院，这有可能是因为这个地区的医疗需求旺盛，旺盛的医疗需求本身也能产生正相关。与此同时，一个地区存在较少的医院，这有可能意味着其医疗需求较小，从而医院引进MRI仪器、血管成形设备以及其他技术装备的回报较低。因此，这些医院不愿意及时引进新技术。

因此，竞争与成本之间的正相关关系，可能是不同地区医疗需求不同所导致，而未必是医疗设备竞赛的结果。他们谨慎地验证了他们自己的假说，分析时他们控制住不同地区市场的特征，结果发现医疗设备竞赛假说的证据不足，即使1983年之前的市场也是这样的（Dranove and Satterthwaite，1992）。

医院的竞争与病人的结果

上一节的讨论表明，在寡头垄断市场上企业之间的竞争能促进社会福利这个一般规律，在医院市场上不成立。在一些条件下，医院之间的竞争可能降低了消费者的福利：病人的结果变差。竞争的实际影响，取决于市场环境中的很多因素（Gaynor and Town，2013）。

112 凯斯勒和麦克莱伦（Kessler and McClellan，2000）研究了医院竞争对美国Medicare中接受急性心肌梗死（AMI）治疗的所有非农村患者的影响。他们比较了竞争程度高的地区医院中的病人结果与竞争程度低的地区医院中的病人结果。他们发现，至少从1991年起，竞争程度高的地区医院中的病人结果更好：医疗成本更低，死亡率更低。这意味着竞争增进了AMI患者的福利。

有学者也研究了Medicare中的急性心肌梗死患者，但他们重点考察加利福尼亚州的一个特定地区：洛杉矶县（Gowrisankaran and Town，2003）。与凯斯勒和麦克莱伦的研究结果不同，他们发现竞争程度越高，死亡率越高。这两组文献结果显著不同，原因可能在于前一组研究考察的是全美国范围，而后一组仅考察了一个小区域。这些研究表明，医院竞争与病人结果之间的关系并不明朗。

即使在具有商业保险的市场上，竞争对病人结果的影响也不明朗。有学者（Escarce et al.，2006）考察了六种疾病或事故的死亡率：急性心肌梗死（AMI）、髋臼骨折、中风、消化道出血、充血性心脏衰竭以及糖尿病。他们发现在加利福尼亚州，高竞争地区医院的五种疾病的死亡率较低；在纽约州，高竞争地区医院这六种疾病的死亡率都较低。然而，他们也发现在威斯康星州，对于上述六种疾病中的任何一种，死亡率都不随医院竞争程度的变化而变化。

在英国，绝大多数医院由政府运营。然而，政府一直实施各种政策改革，试图为医疗市场注入竞争因素。例如，1990年代，政府开始允许医院竞争政府的合同。2000年代，病人开始有权选择去哪家医院做手术，而且医院管理层得到了更大的自治权，尽管医疗服务价格仍由政府统一制定。

对于上面的这个2000年代的改革，有学者进行了研究，例如盖纳等（Gaynor et al.，2010）以及库珀等（Cooper et al.，2011）的研究。这两组研究都发现，在医院竞争程度较高的市场上，AMI患者的死亡率较低。然而，普罗佩尔等（Propper et al.，2008）研究了英国1990年代的改革，发现竞争降低了等候时间，但增加了病人死亡率。

干中学现象也许也能解释医院竞争为什么损害病人结果。当同一地区有更多医院竞争同一组病人时，每家医院的病人数量降低了，因此干中学的机会也减少了。与此同时，尽管寡头垄断医院索要高价的行为降低了病人福利，然而由于医院数量少，每家医院的病人数量很多，干中学的机会也多，这对当地社区有好处，而且这个好处很有可能超过了高价带来的坏处（Lakdawalla and Philipson，1998；Gaynor and Town，2013）。

由于竞争和病人结果之间的关系不明朗，所有国家都对医院行业进行管制。有些国家甚至逐步将医院行业收归国有，彻底消灭医院之间的竞争。我们将在第15章更详细地讨论各种政策选择及其优缺点。

6.4 非营利与医院的生产

政府投资医疗服务的另外一个动机是公平性。美国法律强调任何人都有权得到基本医疗，禁止任何医院以任何理由（包括没有支付能力）拒绝病人得到急诊服务。在英国，几乎所有医院都是政府运营和投资的。这些医院的医疗服务，对任何市民都完全免费。在美国，公立医院的确对被保险病人收费，但对低收入人群免费，为他们提供基本服务。由于这些服务利润较少，私立医院有时不提供。

113

然而，在美国，公立医院只占医院总数的较小比例，这些医院通常由州和地方政府运营。2009年，美国公立医院数约占20%。公立医院占比偏低，这也许是美国医院大多数都是非营利医院的原因之一。[①]2009年，75%的美国私立医院都为非营利的（American Hospital Association，2010）。

在本节，我们讨论非营利组织的成本与收益，以及用来解释非营利行为为何存在的四种著名理论。前三种理论分别从利他偏好、政府失败以及对营利行为的不信任角度解释了非营利组织存在的原因。最后一种理论认为非营利和营利之间的差别没那么大，非营利是一种规避公司收入税的会计策略。

非营利组织的成本与收益

与营利医院不同，非营利医院不需要缴纳某些税收而且通常更容易吸引捐赠，因为这些捐款免税。然而，为了得到这些好处，非营利医院不能通过股市筹集资金，也不能将利润分给所有者。表6.2总结了这些成本和收益，表6.3列出了我们即将讨论的四种关于非营利组织为何存在的理论。

表6.2 美国法律下非营利法律地位的成本和收益

非营利地位的收益	非营利地位的成本
• 免交公司收入税 • 对于捐赠物，捐献者享有税收减免优惠	• 不能通过股市筹集资金 • 不能向所有者分配利润 • 只能开展特定的慈善活动

政府失败理论

政府失败理论认为，当政治过程不能提供社会想要的慈善物品种类和数量时，非营利组织就出现了。对于一些人来说，如果他们知道他们所在城市的无家可归者得到了免费医疗或者当地表演艺术开始繁荣，即使他们没有任何直接收益，他们的效用也会增加。在这种情形下，政府对这种利他情感的反应是对流浪汉提供一些医疗服务补贴或者对剧团提供支持。然而，那些对慈善事业最热心的人，认为政府做得还远远不够。（Weisbrod，1975）

114

一些人可能自己花时间和精力来弥补政府在慈善服务提供量上的不足，然而很多人可能没有时间或技能来完成此事。在这种情形下，对于那些有更多慈善活动需求的人来说，非营利公司是组织他们劳动和资本的载体。只要慈善人士愿意支持慈善事业的发展，非营利组织就会出现，从而满足这种需求。

利他动机理论

这种理论认为，非营利组织之所以出现，是因为它们的所有者希望实现利他目标（Newhouse，1970；Rose-Ackerman，1996）。考虑由理事会运营的一家医院。理事会希望医院在财务上能实现成功，但可能也关心医院提供医疗服务的数量和质量，尤其是对

① 这里的逻辑是：由于美国公立医院（自然为非营利医院）数量较少，穷人的医疗可及性就差，因此需要大量非营利的私立医院补充。这其实委婉地指出民间承担了一部分政府职责。——译者

那些没法按市场价格支付医疗费用的人所提供的医疗服务数量和质量。如果一家公司关注利润之外的目标，它的行为就不符合经济学研究的典型利润最大化公司的行为。

如果一家公司不仅仅关注利润最大化，那么它就可能成为一家非营利公司，原因在于它权衡了表6.2列举的成本与收益。法律上的非营利地位，能帮助公司通过降低税负以及吸收捐赠来增加产出。这些额外资金能让非营利医院建造新的侧楼、增加病床以及安装最新医疗设备。

信息不对称与不信任

在理论上，非营利公司不一定要弥补政府在慈善服务提供量上的不足，也不一定能实现利他所有者的目标。营利公司也能完成这些职能；他们可以寻求慈善捐赠，提供更多产出，同时还能盈利。然而，阿罗（Arrow，1963）认为营利公司很难成为慈善组织，原因在于信息不对称以及缺乏信任。捐赠者可能认为营利公司能够提供高质量的慈善服务，但他们不相信这些公司会将捐款全部用于慈善活动。捐赠者很难核实他们的捐献的使用情况，公司也没有可靠的方法证明捐款被用在了他们所声称的用途上。这种不信任为非营利组织的存在提供了机会，因为捐赠者倾向于相信非营利组织的动机。

如果这种理论正确，那么非营利组织在与消费者接触时应该宣传自己的非营利地位，因为这有利于吸引捐赠。然而，有研究（David，2008）发现几乎没有非营利医院和疗养院在他们的网站或电话号码簿上注明自己的非营利地位。这个发现意味着捐赠在非营利医疗组织的运营预算中仅占很小一部分。

非营利仅是种伪装

前面三种理论认为非营利与营利不同，特别是他们认为由于利他等因素，非营利组织提供更多产出。然而，非营利公司和营利公司在所有权类型、动机以及理念上真的存在区别吗？

115

当前这种理论认为非营利公司仅是一种伪装，它们实际上是营利的（Brickley and Van Horn，2002）。我们在前面说过，非营利公司不能有股东，也不能产生正的货币利润。这种理论认为这些非营利公司的所有者和雇员实际上就是股东，他们攫取的租金在本质上相当于营利公司的利润。“利润”不是以股票分红形式而是以更高的工资或非货币福利形式（例如免费乘坐公司班车）发放。在这种理论下，公司通过权衡表6.2列举的成本和收益来决定成为营利公司还是非营利公司。

勒科达瓦拉和菲利普森（Lakdawalla and Philipson，1998）认为非营利地位实际上是利润最大化公司积累经验的一种方法，一旦时机成熟，他们将变为营利公司。没有经验的公司一开始注册为非营利公司，使用税收优惠政策来降低营业成本。在此时，这些公司还没有能力产生较大的利润，以非营利形式运行，成本较小。与此同时，税收优惠政策能让他们扩大产出，这能让他们获得干中学（边干边学）的经验和机会。

一旦公司积累了足够的经验，并且能更比它的竞争者更有效率地生产产品，它就可能转变为营利公司，以实现新的可能利润。这个理论也能说明市场上为何既有非营利医院又有营利医院。这种现象的原因在于医院处于干中学的不同阶段上。

表6.3 关于非营利组织存在的理论总结

理论	观点
政府失败	非营利组织之所以存在，是因为政府提供的慈善服务的种类和数量都不足。
利他动机	一些创业者有利他偏好（例如，公司目标为产出最大化而不是利润最大化），他们通过组建非营利公司来实现这些目标。
信息不对称	非营利公司存在的原因在于捐赠者不能观察到营利公司如何使用他们的捐赠，而且对营利公司不信任。
营利伪装成非营利	非营利公司实际上是追求利润最大化的公司，它们利用了非营利地位的法定好处。

6.5 医院与付款人之间的关系

最后，我们讨论医院如何得到支付。在国有化系统例如英国和瑞典的医院系统中，政府决定如何向医院拨款。然而，在含有私立医院的系统中，付款人通常与医院协商来决定账单。我们首先介绍美国医院奇特的收费方法，然后说明付款人实际上如何向医院支付。在第16章，我们将更详细地讨论国有化系统下如何对医院进行支付的问题。

医院账单

医院账单根据收费价目表（chargemaster）制定。每家医院都有自己制定的价目表，不同医院的价格可能存在天壤之别，即使这些医院在同一个地区。2004年，胸部X光检查的价格，旧金山总院（San Francisco General）为120美元，而莫德斯托医生医院（Modesto Doctors Hospital）的价格为1519美元，参见表6.3。

116

然而，这些目录价未必对应着保险人或病人实际支付的钱数。私人保险公司以及Medicare和Medicaid通常与医院协商，要求大的折扣，因此他们支付的价格通常远低于目录价。另一方面，未参保者缺乏这种进行谈判的市场势力，可能面对着完全目录价，也就是说，没有折扣。

2004年《华尔街日报》上的一篇文章讲了一则案例：弗吉尼亚州一个未参保的病人做了心导管手术、支架手术以及住了一晚上医院，为此收到了一张29 500美元的账单。相比之下，对于这些程序，Medicare仅支付医院15 000美元，而弗吉尼亚州Medicaid仅支付医院6000美元（Lagnado，2004）。未参保病人被索要高价的例子并不鲜见。2004年，平均来说，医院对未参保者索要的价格比对Medicare参保者索要的价格高出150%，这个差距自1984年以来逐渐拉大（Anderson，2007）。

表6.3 美国加利福尼亚州不同医院的价目表（2004） 单位：美元

	SCRIPPS MEMORIAL LA JOLLA, San Diego	SUTTER GENERAL, Sacramento	UC DAVIS, Sacramento	SAN FRANCISCO GENERAL, San Francisco	DOCTORS, Modesto	CEDARS-SINAL, Los Angeles	WEST HILLS HOSPITAL, West Hills
胸部X光检查（两面，基本）	120.90	790	451.50	120	1519	412.90	396.77
全血细胞计数	47	234	166	150	547.30	165.80	172.42
综合代谢检查	196.60	743	451**	97	1732.95	576	387.18
CT检查，头部（无对照）	881.90	2807	2868	950	6599	4037.61	2474.95
乙酰氨基酚*（或盐酸羟考酮和对乙酰氨基酚）一粒，5－325mg	11.44	26.79	15	6.68	35.50	6.50	27.86
泰诺*（或对乙酰氨基酚）一粒，325mg	7.06	免费	1	5.50	免费	0.12	3.28

*医院使用药品的化学名或商品名，或二者都用。

**表示将14项检查的费用累加，这些检查构成了综合代谢检查。

数据来源：Lagnado（2004）.

即使对于未参保者，医院索要的价格和病人支付的价格仍可能不同。部分原因在于一些未参保者没有能力支付全部账单。然而，近年来由于受负面报道的刺激，医院开始积极为未参保者提供折扣优惠（Tompkins et al.，2006）。例如，密歇根州底特律市的亨利·福特医院系统，对于做结肠镜检查术的未参保者要价1650美元，尽管总成本估计为2750美元（Henry Ford Health System，2012）。

不同医院的目录价可能不同，一家医院，对于相同程序，同样也可能向不同的保险公司索要不同的价格。对于每个或每组程序，医院从保险公司得到的支付，通常取决于医院和保险公司每年的协商。最后的价格表主要取决于医院的谈判能力，因此，同一家医院对不同保险公司索要的价格可能存在很大差异。（Ginsburg，2010）

117

例如，麻省总医院（波士顿）以及克利夫兰医院（俄亥俄州）这样的“明星”医院，能向保险公司索要高价，因为他们有很强的谈判地位。如果保险公司不接受这些高额账单，拒绝承保他们顾客在这些医院产生的费用，那么很多顾客将转而投入承保这些星级医院费用的保险公司的怀抱。出于类似的原因，以联盟形式谈判的医院系统也可以向保险公司索要高价，因为他们可以控制更大区域的医疗服务供给。美国2002—2003年的医院数据支持这些假说。与非星级医院相比，星级医院从每个病人身上多得到6 700美元；与单打独斗的医院相比，医院系统每月多产生18万美元利润。后面这个证据可以解释近年来出现的医院合并浪潮（Ho，2009）。

未被补偿的医疗服务

价目表描述了医院对病人和保险公司索要的价格，但它未必总能反映医院得到了多少钱。例如，对于一些未参保病人，即使打折后的账单他们也可能支付不起。如果未得到支付，那么这些病人的医疗服务就未被补偿。

定义 6.5

未被补偿的医疗服务（uncompensated care）：医院成本未被病人、公共保险或私人保险补偿。

研究表明多达6%—7%的医疗支出未被补偿。一项研究估计，1996到1998年间，美国未被补偿的非老年人医疗服务高达494亿美元；Medicare估计，1999年未被补偿的美国整个人口医疗服务高达208亿美元。（Hadley and Holahan，2003）

未被补偿的医疗服务最终由谁买单？答案当然不是“没人”买单。这些未被补偿的账单最终要么由医院自己买单（冲减利润），要么由政府买单（显性的或隐性的），要么以更高价格形式转嫁给其他消费者。以下这些付款人，包括Medicare、Medicaid、州和当地政府、医院股东以及其他相对富裕的医院消费者，至少承担了部分未被补偿的医疗账单（Hadley and Holahan，2003）。

在美国，Medicaid和州政府都对未被补偿的医疗提供补贴。对于提供大量未被补偿医疗服务的医院，Medicaid给予他们非对称共摊费（disproportionate share，DSH）。这些共摊费的目的在于激励医院向穷人提供医疗服务（Duggan，2000）。一些州政府也对保险公司支付给医院的补偿款征税，这些税收被用于医疗教育和未被补偿的医疗服务（Vladeck，2006）。

另外，Medicare和一些州政府的付款，表面上用于其他目的，但实际上支付了未被补偿医疗服务的成本。与Medicaid一样，Medicare也有非对称共摊费项目，这些资金拨付给那些向Medicare低收入参保者提供服务的医院。Medicare参保者，顾名思义，就是都有保险，因此，非对称共摊费表面上不是对未被补偿的医疗服务提供补贴，然而如果一家医院接收的低收入参保者较多，它就很可能积累大量未被补偿的账单，所以非对称共摊费实际上是补贴。

成本转嫁

一般来说，即使对于一般医疗服务（不限于未被补偿的那部分），医院也有可能进行**成本转嫁**（cost-shifting），即用富裕消费者补贴贫穷消费者。这个假说也被称为**交叉补贴**（cross-subsidization），它意味着医院向参保者索要的价格比向非参保者索要的价格高。这种思想并不新鲜。早在1958年，健康经济学家鲁本·凯赛尔（Reuben Kessel）就提出了这种假说：医院向富人索要更多的钱，用来补偿穷人的医疗费用（Kessel，1958）。一位外科医生曾经说道：

> 我不认为我在抢劫富人，因为我知道他们有钱，我才向他们多要钱；这种浮动价格标准与收入税一样民主。今天，我对两个病人动了同样的手术——一个是寡

妇，我要了50美元；另外一个是银行家，我要了250美元。我让寡妇自己决定给多少钱。我向银行家要的钱，也许就是他和生意上的朋友吃一顿饭的饭钱（Seham，1956，p.22）。

研究者也试图确定医院的成本转嫁程度。成本转嫁难以观察或衡量，因为这些行为通常不是显而易见的，因此，研究者希望找到交叉补贴的间接证据。例如，戴维等（David et al.，2011）研究了美国科罗拉多州和亚利桑那州医院的行为，这些医院面对着当地心脏专科中心的竞争。由于心脏病和心血管疾病的治疗，是当地典型社区医院的主要净收入来源。心脏专科中心进入市场后，竞争压力可能导致这些医院的利润显著降低。研究发现，这些医院减少了精神科服务、药物滥用以及精神创伤治疗的服务。这些服务项目相对无利可图，患者主要是未参保人群，通常产生未被补偿的账单。这个间接证据表明医院用利润大的项目产生的利润，来补贴未被补偿的服务。

表6.4 加州医院在2005年的应收账款回收率（按不同保险类型分类）

保险类型	回收率*
商业保险	38%
无保险	29%
Medicare	27%
Medicaid（加州）	23%

*回收率的定义为医院实际收到的总收入除以按官方价目表计算的总收入。这两个收入数字通常存在很大差别，原因在于谈判制定的折扣、病人破产、病人没有能力付款或者拒绝付款。

数据来源：Melnick and Fonkych（2008）.

如果存在交叉补贴，在各种付款人中，究竟谁补贴了谁？梅尔尼克等人（Melnick and Fonkych，2008）研究了加州若干医院2001—2005年间的账单和得到的支付数据。为了比较不同付款人的相对财务贡献，他们计算了应收账款回收率（collection ratio）：实际收到的收入占按价目表计算出的应收账款比率（表6.4列出了2005年的结果）对于各类付款人包括参加商业保险者、未参保者、以及Medicare或Medicaid参保者，回收率都远低于100%，这意味着平均来说，对于每种医疗程序，医院实际收到的费用都远低于价目表。另外，在各类付款人之中，参与商业保险者的回收率最高，这意味着他们补贴了未参保者以及Medicare或Medicaid的参保者。其他研究也认为医院的确存在交叉补贴行为，但他们认为交叉补贴的效应一般比较小，除非市场竞争程度不足（Frakt，2011；Robinson，2011）。

119

与此同时，在政府作为唯一付款人的国家例如英国和瑞典，也存在着成本转嫁，只不过在病人看病之前，成本转嫁就已开始。在这些医疗系统中，医院收入不直接来自看病的患者，而是来自税收。在累进税系统下，富人比穷人承担更大税负。

6.6 结论

在20世纪初期，医院是脏乱差的代名词，现在它们已变成治病救人的圣地。以前不能治疗的疾病，现在比较容易地就能治疗；以前不敢想象的手术，现在变得普通常见。

医院技术进步的背后是巨额成本——世界各国的医疗费用都在爆炸式地增长。成本上升的一部分原因在于新技术比较贵，这是值得的；另外一部分原因可能在于医院的市场势力、医疗设备竞赛、医生和医院管理者的激励互相冲突等，这是不值得的。

为了控制这些成本，政府采取了各种政策来解决市场势力问题、市场竞争的外部性问题以及公平性问题。我们将在第15章到第17章详细考察不同国家所做的权衡。

6.7　习题

判断题

判断下列论断是正确还是错误，说明你的理由。在说明理由时请引用课文中的证据，以及你可能需要的任何额外假设。

1.近二十年，住院率降低了。

2.美国1990年代的医院数大于1940年的，最大的增长源是营利医院的增长。

3.在美国，平均住院日在1980年代急剧下降，后来一直比较平稳。

4.赫芬达尔—赫希曼指数的值越大，说明市场竞争水平越高。

5.在降低经皮冠状动脉介入治疗（PCI）后的并发症发病率方面，医院在心导管术方面的经验至少与心血管医生的经验同等重要。

6.非营利公司可以通过发行股票筹资，否则非法。

120

7.考虑阿罗在1963年的研究所提出的下列理论：非营利公司存在的原因在于，人们很难观察到营利公司的行为表现，对他们缺乏信任。根据这个理论，政府要求医院报告结果数据的做法，应该能降低非营利医院在医院行业所占份额。

8.由于医疗设备竞赛是一种私人竞争，医院引进的技术量是社会最优的。

9.在美国，未被补偿的医疗服务几乎全部由政府项目例如Medicare和Medicaid买单。

10.在美国，医生通常是医院的直接雇员；而在英国，他们主要在私人诊所工作。

11.在诊断相关组（DRG）支付系统中，医院得到的支付款取决于他们提供的服务量。

分析题

14.（**干中学**）假设某家医院正在考虑接下来的两年接收多少病人。在这个问题上，医院需要考虑的一个重要因素是在某年接收的病人越多，它在下一年的人均成本越低。令p表示医院服务的价格，q_1是医院在年份1接收的病人数，q_2表示医院在年份2接收的病人数；令c_1，c_2分别表示医院在年份1和年份2的人均成本（平均每个病人产生的费用）。医院在这个两年期的利润为：

$$\pi=(p_1-c_1)q_1+(p_2-c_2)q_2$$

医院在选择q_1，q_2来最大化自己的利润π时，将p_1，p_2视为固定不变的。

a.作为一项热身练习，假设不存在干中学，而且单位成本函数为$c_1=\frac{q_1}{2}$，$c_2=\frac{q_2}{2}$。

病人治疗成本关于看病人数递增还是递减？推导医院在年份1和年份2的供给函数。（提示：将单位成本函数代入利润函数，取π关于 q_1 和 q_2 的导数。）

b.现在将干中学引入本问题。现在，如果医院在时期1接收的病人数较多，时期2的单位成本就较低。正如我们在本章看到的，很多证据表明医院的确会干中学。时期1的单位成本函数仍为 $c_1=\frac{q_1}{2}$，但时期2的单位成本函数现在还取决于时期1的病人数：$c_2=\frac{q_2}{2q_1}$。推导医院在年份1和2的供给函数。（提示：首先，求 q_2 的最优值，在这个过程中将 q_1 视为给定的；然后使用 q_2^* 求 q_1^*。）

c.如果存在干中学，医院应该在年份1接收更多还是更少病人？

15.（**赫芬达尔—赫希曼指数**）赫芬达尔—赫希曼指数H衡量市场的竞争程度。假设

121

市场上有N家医院，医院i的份额为s_i，其中$\sum_{i=1}^{N}s_i=1$。回忆一下，这个指数的定义为：

$$H=\sum_{i=1}^{N}s_i^2$$

a.假设市场上有10家公司，而且每家公司的份额相等，因此$s_i=\frac{1}{N}=\frac{1}{10}$。在这个市场上，赫芬达尔—赫希曼指数为多大？

b.假设其中一家公司主导这个市场，它的市场份额为90%，而其他9家公司的份额相等。在这种情形下，赫芬达尔—赫希曼指数为多大？H值的增加代表竞争程度增加还是降低？

c. H能取到的最大值为多少？H何时等于这个数？

d.现在假设一家新公司进入市场，将原来每家公司的市场份额拉低，从而$s_i=\frac{1}{11}$。随着这家新公司进入市场，你能说市场竞争程度增加了吗？计算现在的H值。

e.在完全竞争情形下，市场上有无穷多家公司，每个公司的市场份额无限小。在这种情形下，H值为多少？

16.（**医疗设备竞赛**）假设某个城镇有两家医院——A和B。为了吸引更多病人，每家医院都在考虑引进新的成像仪器。这个小镇的人口很少，实际上只需要一台成像仪。每台成像仪的价格为1000元。

- 如果两家医院都引进这种仪器，每家收入为800元。
- 如果仅有一家医院引进，那么该医院的收入为1800元。另外一家医院的收入损失300元，因为它的病人流到了竞争对手那里。
- 如果医院都不引进成像仪，每家医院的收入都不会变化。

a.考虑医院A是否购买这种仪器的决策。A的利润取决于B的决策。假设医院B购买仪器。如果A决定购买，它的收入为多少？如果不买，它的收入为多少？如果B购买仪器，A应该买还是不买？

b.现在考虑B决定不买仪器的情况下A的最优选择。如果A买仪器，它的收入为多少？如果A不买，它的收入为多少？如果B不买，A的最优反应是什么？

c.如果我们假设这两家医院同时做出是否购买仪器的决策，那么，这种情形就可以被视为同时进行的博弈。

		医院B	
		买	不买
医院A	买	A_{11}，B_{11}	A_{12}，B_{12}
	不买	A_{21}，B_{21}	A_{22}，B_{22}

其中A_{11}和B_{11}分别是两家医院都买仪器时A和B的收益。填写这个博弈的收益矩阵。

122

d.医院A和B都追求自己的利润最大化。你预测这个市场将发生什么样的结果？社会最优结果（小镇只买一台仪器）会出现吗？（这类博弈通常被称为囚犯的困境。）

e.假设医院A和B有共同的所有者，该所有者希望实现联合利润最大而不是任何一家医院利润最大。你预测将出现什么样的结果？

f.在这种情形下，医院之间的竞争有助于促进社会福利吗？为了做出评估，你还需要什么样的信息？

讨论题

17.下面是NBER工作论文《政府能做得更好吗？英国NHS系统中的医院合并浪潮与医院结果》（Martin Gaynor，Mauro Laudicella，and Carol Propper，2011，"Can goverments do it better? Merger mania and hospital comes in the English NHS"）的摘要：

> 有关私人医院合并的文献通常认为这样的合并没有什么好处。尽管如此，英国政府仍然积极推动医院合并。这些合并是由政府发起的，代表公众利益的政府认为合并能改进结果。我们考察这个愿景是否得以实现。1997到2006年间，英国约有一半短期综合医院涉足合并，然而，我们研究合并后发现，这种政府行为导致的合并对未来绩效的影响并不明朗。我们考察了合并对一系列结果的影响，包括财务绩效、生产率、病人排队等候时间以及医疗质量等，结果发现合并没有实现预期的好处。另外，合并降低了医院之间的竞争。

a.在英国，大多数医院为政府所有，而不是私人所有。在大多数医院不是政府所有的情形下（例如美国），你认为医院合并对医疗服务价格有何影响？

b.给定既定投入水平，你认为医院合并为何会导致医疗质量的改善（这是医院生产率的一个衡量指标）？

c.在英国，大多数医院都由政府运营，这个事实会改变你对医院合并对生产率影响的预测吗？

18.下面是NBER工作论文《人力资本与组织绩效：医疗服务部门的证据》（Ann Bartel，Ciaran Phibbs，Nancy Beaulieu，and Patricia Stone，2011，"Human capital and organizational performance：evidence from the health care sector"）的摘要：

> 这篇论文的贡献在于考察了人力资本与组织绩效之间的关系。我们使用美国退伍军人管理医院系统中的护理单元的长期月度数据，研究了护理小组的人力资本（一般的、特定医院的、特定单元或小组的）对病人结果的影响。由于我们使用月

> 度而不是年度数据，我们能够避免使用年度数据产生的遗漏变量偏差和内生性偏差问题。护士员工水平、一般人力资本以及特定单元人力资本对病人结果有正且显著的影响，而合同护士的使用，对病人结果有负且显著的影响。旨在促进护士员工特定人力资本的政策是有成本效益的。[123]

一般人力资本范围广泛，包括人们在学校里学到的知识和技能，这类知识适用于很多工作环境。而**特定**人力资本主要指人们在工作时学到的知识和技能。这样的技能不能容易地转换到医院内的其他岗位，甚至也不容易转换到另外一家医院的相同岗位。合同护士通常是医院雇用的短期工，为什么合同护士可能对病人结果有负影响？与合同护士相比，常规护士可能有哪些特定人力资本优势？这能够解释医院中量果之间的正相关关系吗？

第3部分

信息经济学

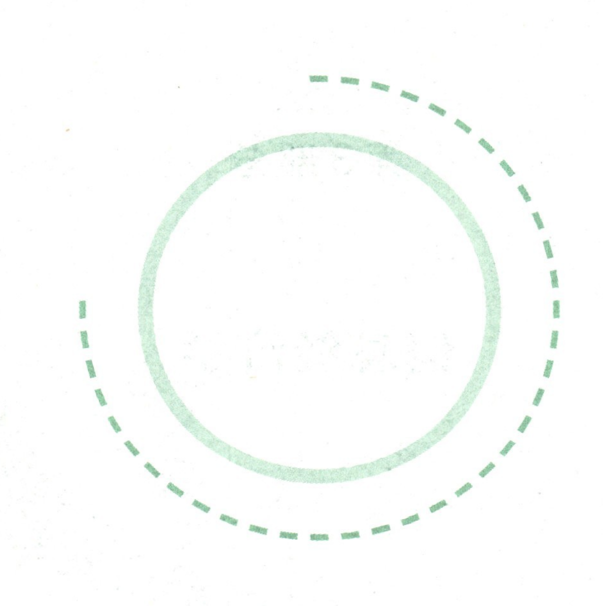

第7章 保险的需求

126

很多人从小就被告知，赌博不明智，即便是娱乐目的的小赌，也只能偶尔为之。然而，购买健康保险实际上就是赌博。以人寿保险为例。这种定期保险合同赌的是被保险人的既定死亡时间。要想获胜，被保险人必须在此既定死亡日期之前死亡。

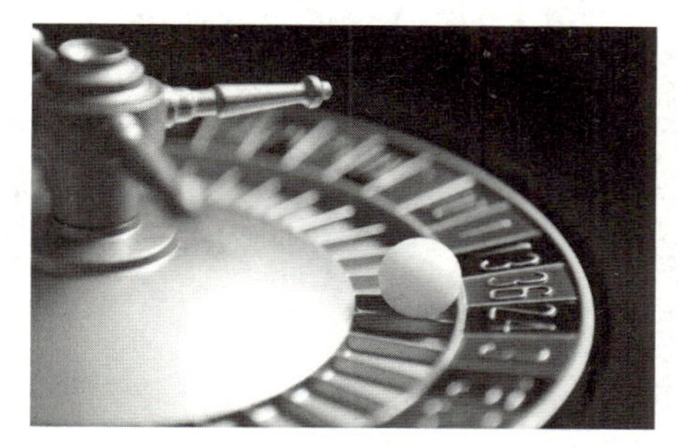

购买健康保险类似于你在赌场下赌注：你认为你将生病，需要医疗服务。你下的赌注就是你支付的保险费。

尽管赌博有害，但人寿保险这种赌博通常是个明智的选择。为什么购买保险是明智的？答案在于它能降低不确定性。保险可以对抗风险以及不好结果发生的可能性。然而，保险不是免费的：购买保险意味着放弃安全时期的收入。如果你为你的房子购买了火灾保险，但在保险期间并未发生火灾，在某种意义上，你的保险费打了水漂，白白浪费了，你原本可以将这笔钱花在其他地方来改善你的生活。如果你买了健康保险，但在保险期间未生病，保险费也白费了。

人们为什么购买保险？也许因为他们害怕未知的事情。如果事实如此，我们首先需要弄清楚人们为什么害怕未知的事情。在经济学家眼里，这种害怕和心理或生物学上的害怕没有多少关系。它和经济学中老生常谈的边际效用递减有关。

7.1 收入的边际效用是递减的

在本节，我们用最简单的模型说明风险厌恶的概念和保险需求的概念。在这个模型中，个人仅关注他的收入。与往常一样，我们用效用函数模拟偏好。在这种情形下，效用函数仅有一个变量，即收入，我们用I（income的第一个字母）表示。尽管这个模型不怎么符合现实，但它足以说明人们为什么厌恶风险。

个人效用函数$U(I)$应该具有哪些性质？首先，效用应该随着收入的增加而增加；也就是说，效用函数关于收入的一阶导数为正：

$$U'(I)>0 \tag{7.1}$$

这个函数的第二个性质是，收入的边际效用随着收入的增加而降低。这意味着第一元钱对他来说非常有价值，因为一元收入（I=1）远远比零收入（I=0）好。然而，如果这个人是个百万富翁，那么额外一元钱对他来说价值很小很小。在经验上，这样的偏好很常见，没什么特别的。这个性质等于说效用函数关于收入的二阶导数为负：

$$U''(I)<0 \tag{7.2}$$

127 图7.1画出了具有上述两个性质的效用函数。效用随着收入的增加而增加，但增加速度递减。尽管这个图看起来简单，但它能让我们理解个人为什么厌恶风险、他为什么可能购买保险以及他喜欢什么样的保险。事实上，收入的边际效用递减与风险厌恶之间的关系，是现代经济学的一个重要思想洞察。

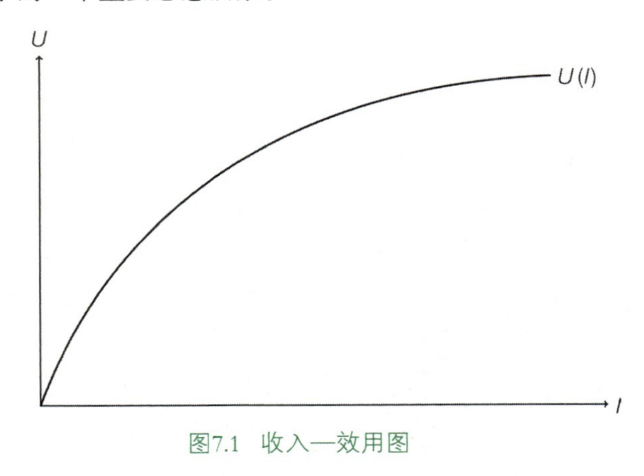

图7.1 收入—效用图

7.2 不确定性

下一步的任务是模拟不确定性。与前面一样，我们的策略也是使用尽可能简单的模型。在这种情形下，我们假设个人面对的是生病的可能性。他不知道自己是否将要生病，但他知道他生病的概率为$p\in(0,1)$。因此，他健康（不生病）的概率为$1-p$。他还知道如果生病，医疗费用和无法工作将导致他的收入大幅减少。令I_S表示他生病情形下的收入，I_H表示他健康时的收入，显然$I_H>I_S$。

当存在不确定性时，我们必须找到一种简单的方法使其能描述和概括所有可能结果。其中一种方法是使用**期望值**。

定义 7.1

随机变量X的**期望值**（expected value），记为$E[X]$，是X的所有可能结果的加权和，其中权重为每个结果的概率。如果结果为$X=x_1$，$X=x_2$，…，$X=x_n$，而且各个结果的相应权重为p_1，…，p_n，那么，

$$E[X]=p_1x_1+p_2x_2+\cdots+p_nx_n \tag{7.3}$$

$E[X]$有时也被称为X的**均值**（mean）。

对于我们前面介绍的情形，由于收入I（在这里，收入为随机变量）只有两个结果，

而且我们已知道相应概率，因此收入的期望值$E[I]$不难求：

$$E[I]_p=pI_S+(1-p)I_H \quad (7.4)$$

（7.4）式的一个特征是期望收入主要取决于生病概率p。当个人生病可能性p增大时，I_S（生病时的收入）的权重p增大，I_H（健康时的收入）的权重（$1-p$）减小，期望收入因此变小。事实上，给定I_S和I_H，（7.4）式就变成了一个关于p的函数，为了强调这一点，我们对$E[I]$加了个下标p，即$E[I]_p$。

7.3 风险厌恶

假设我们做个试验，让某个饥饿的大学毕业生在下列两个选项中做出选择，选项A是一张彩票，选项B是一张支票：

A：一张彩票，它中500元奖励的概率是0.5，还有0.5的概率得到0元。

B：一张支票，它以1的概率提供250元。

容易看出，彩票和支票的期望价值都是250元：

$$\begin{aligned}E[I]_p &= pI_S+(1-p)I_H \\ E[I_A] &= 0.5(500)+0.5(0)=250 \\ E[I_{B_i}] &= 1(250)=250\end{aligned} \quad (7.5)$$

尽管彩票和支票提供了相同的期望收入，然而研究发现大多数人偏爱确定的收入，比如B选项，而不是不确定的收入，比如A选项。在前面的例子中，如果这位大学毕业生说他偏爱B选项，这说明他的效用函数是怎样的？为了回答这个问题，我们需要定义彩票或不确定结果的**期望效用**。与期望收入类似，期望效用是各种状态的加权平均值，其中权重为每种状态发生概率。

> **定义 7.2**
>
> 随机收入X的**期望效用**（expected utility），记为$E[U(X)]$，是所有可能结果产生效用的加权和，其中权重为每种结果的发生概率。如果结果为$X=x_1$，$X=x_2$，⋯，$X=x_n$，而且各个结果的相应概率为p_1，p_2，⋯，p_n，那么，
>
> $$E[U(X)]=p_1U(x_1)+p_2U(x_2)+\cdots+p_nU(x_n) \quad (7.6)$$

这个大学毕业生偏好B选项而不是A选项，这意味着B产生的期望效用$E[U(B)]$ 大于A产生的期望效用$E[U(A)]$：

$$\begin{aligned}&E[U(B)]\geq E[U(A)] \\ &U(250)\geq 0.5\times U(500)+0.5\times U(0)\end{aligned} \quad (7.7)$$

在这个例子中，尽管A和B的期望值相等，但该大学毕业生仍然偏好B，因为B提供了确定的而不是不确定性的收入。我们说，这个大学生在做上述选择时是**厌恶风险的**（risk averse）。

个人可能生病，这种情形类似于A选项（彩票），因为他的收入I是个随机变量。在

他健康时，他的收入（$I=I_H$）较高；在他生病时，他的收入（$I=I_S$）较低。而且，他不知道哪个结果（生病或健康）将发生，尽管他知道自己生病的概率为p。因此，在这种情形下，他的期望效用$E[U(I)]_p$为：

$$E[U(I)]_p=pU(I_S)+(1-p)U(I_H) \quad (7.8)$$

图7.2说明了期望效用如何随生病概率的变化而变化。考虑下列极端情形，即，个人生病是确定无疑的，也就是说，生病概率$p=1$。根据（7.8）式易知，当$p=1$时，$E[U(I)]=U(I_S)$。在图7.2中，我们将其记为S点。在这个点上，个人的期望效用等于他从收入I_S身上得到的效用。同样，如果个人的生病可能性为零，即$p=0$，那么他的收入等于I_H，他的效用为$U(I_H)$。在图7.2中，我们将其记为H点。

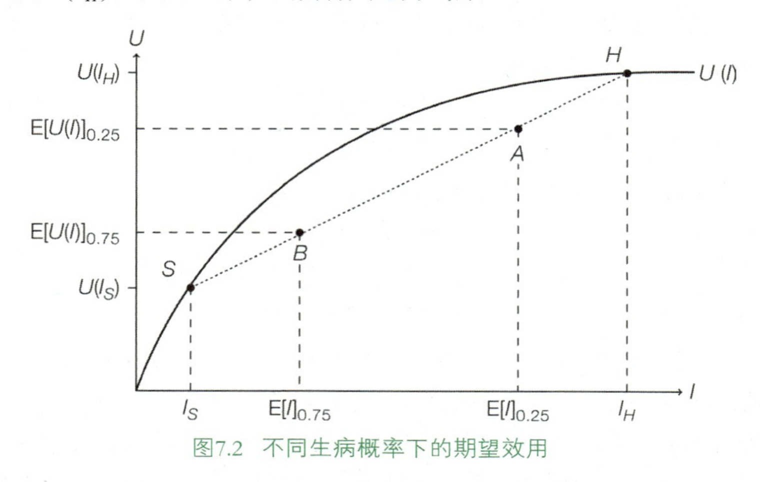

图7.2　不同生病概率下的期望效用

如果个人生病概率位于0和1之间的某个位置，结果是怎样的？在这种情形下，他的期望收入位于图7.2中的线段SH上的某一点。看清这个事实的一种方法是，再次考察（7.8）式。我们可将$U(I_S)$和$U(I_H)$视为既定的数，这是因为生病概率p的变化对这些数没有影响。因此，（7.8）式是个关于p的线性函数。当p从0逐渐增加到1时，$U(I_S)$的权重逐渐增加，$U(I_H)$的权重逐渐降低。

例如，当$p=0.25$时，个人期望效用位于A点，这一点位于线段HS的四分之一处（从H点向S点看）。在A点上，个人的期望收入为：

$$E[I]_{0.25}=0.25I_s+(1-0.25)I_H$$

他的效用为$E[U(I)]_{0.25}$。同样，当$p=0.75$时，个人的期望收入和期望效用位于B点。更一般地，对于任何介于0和1之间的p，我们都可以按照这种方法在线段HS上找到相应的点。

期望效用与期望收入

需要注意的一个重要事实是，我们不是根据收入—效用曲线而是根据线段HS读取个人的期望效用。我们以$p=0.5$为例说明这一点（参见图7.3）。

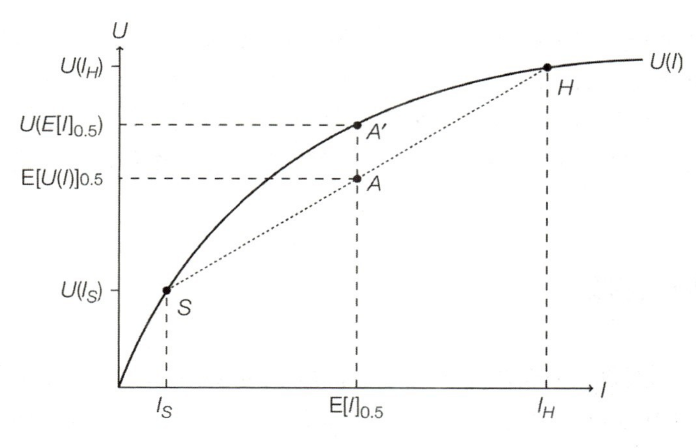

图7.3 厌恶风险的个人希望限制不确定性。以概率1实现$E[I]$比以掷硬币方式得到I_H或I_S的期望效用好。因此，$U(E[I]_{0.5})>E[U(I)]_{0.5}$。

当生病概率$p=0.5$时，个人的期望收入和期望效用分别为：

$$E[I]_{0.5}=0.5I_S+0.5I_H$$

$$E[U(I)]_{0.5}=0.5U(I_S)+0.5U(I_H)$$

在图7.3中，$p=0.5$对应着线段HS上的A点。在这个点上，他的**收入的期望效用**（expected utility from income）为$E[U(I)]_{0.5}$。注意它与**期望收入的效用**（utility from expected income）$U(E[I]_{0.5})$的区别。$p=0.5$时，期望收入的效用对应着收入—效用曲线上的A'点。这个效用值是个人肯定能得到收入$E[I]_{0.5}$时的效用。与我们前面例子中的大学毕业生一样，个人从确定性收入得到的效用大于从不确定性收入得到的效用。这个结果意味着这个人厌恶风险。

定义 7.3

效用—收入模型中的风险厌恶：

下列论断彼此等价：

- 给定某确定性收入以及某不确定性收入，尽管两者的期望值相等，个人仍偏好确定性收入。
- 给定某期望收入产生的效用以及实际（不确定）收入产生的期望效用，个人偏好前者。（参见图7.3中的A'点和A点，个人偏好A'点而不是A点。）
- $U(E[I])>E[U(I)]$。
- 个人厌恶风险。

请注意，这些论断都为真，是因为效用—收入曲线为凹。这个几何特征保证了对于任何给定的I值，效用—收入曲线总是位于线段HS的上方。消费者从确定性收入身上得到的效用，总是大于他从不确定性收入得到的效用，尽管这两种收入的期望值相等。只要存在着不确定性，即$0<p<1$，前面那句话中的论断就为真。回忆一下，为了描述收入的边际效用递减，我们一开始就用凹的效用曲线来模拟个人的偏好[参见（7.2）式]。现在我们可以看到，个人厌恶风险这个结果，直接来自效用曲线为凹的这个假设。

尽管上述理论在直觉上比较具有吸引力（因为它依赖于概率论中的标准概念），然而即便是经济学家对此也有很大争议：这种模型能在多大程度上准确描述人们在不确定

131 情形下的决策行为？在面对不确定性时，人们的推理可能比较怪异，未必符合我们这里的模型。事实上，心理学家已发展出一套详尽的理论——前景理论，来描述人们在不确定情形下的决策行为，这些行为通常不符合我们这里的模型。我们将在第23章讨论这个问题，之所以将其推后，是因为前景理论建立在本章将要讨论的期望效用最大化模型基础之上。

7.4 不确定性与保险

在我们的模型中，个人要么健康要么生病，而不是半病不病。这意味着个人仅靠自己的力量无法实现图7.3中 A'点的效用，尽管作为厌恶风险的人，他偏好 A'点而不是 A 点。如果有时光机，个人能够穿越，那么他能实现 A'点：他可以穿越到健康的时点上，将健康时的一部分收入转移到生病时。然而，现实世界并没有时光穿梭机，所以他自己做不到这一点，但他还有另外一种选择，那就是保险。保险合同的作用在于能将健康状态下的一部分收入转移到生病状态下。

基本保险合同

保险公司向个人提供的保险合同具有下列性质：

- 个人先向保险公司缴纳一笔钱，记为 r，不管以后他是否生病，这笔钱都要交。这笔钱被称为**保险费**（insurance premium）。
- 如果个人在保险期间生病，他从保险公司得到补偿，补偿的钱数记为 q。
- 如果个人在保险期间健康，他从保险公司那里什么也得不到（保险公司也不会退还保险费r）。

回忆一下，我们说过购买保险合同等同于赌博。个人与保险公司对赌他在保险期间会生病。如果他生病，他“获胜”，从而得到补偿 q。然而，如果他在保险期间未生病，他“落败”，什么也得不到，也不能要求保险公司返还保险费 r。对于厌恶风险的人来说，购买保险这种赌博是明智的。这是因为保险能防范生病时收入降低的风险，减少最终收入的不确定性。尽管在购买保险之后，他生病的可能性仍和未买保险情形相同，但他生病时的财务负担降低了。保险虽然不能使个人更健康，但能使他们更快乐。

令 I_H'和 I_S'分别表示个人有了保险之后在健康状态和生病状态下的收入。这些收入量是关于 I_H、I_S以及保险合同参数 r 和 q的函数，其中 r和 q分别为保险费和保险公司的补

132 偿款。因此，个人在这两个状态下的收入分别为：

$$\text{健康状态：} I_H' = I_H - r$$

$$\text{生病状态：} I_S' = I_S - r + q \tag{7.9}$$

我们已经知道，个人购买保险的目的在于保证自己无论是在健康状态还是在生病状态下，都能得到确定性的收入$E[I]_p$。个人最喜欢的情形是：

$$E[I]_p = I_H' = I_S' \tag{7.10}$$

能够实现（7.10）式的保险合同被称为**精算公平且足额的保险**（actuarially fair and full insurance）。稍后我们将详细讨论精算公平保险以及足额保险等概念。

我们考虑具有下列参数的保险合同 X。在这个合同中，假设个人在生病时从保险公司得到的补偿等于他健康时的收入与生病时的收入之差，即 $q = I_H - I_S$。另外，假设保险费被设定到使得保险是个公平的赌博，即 $r = pq$。平均来说，这个保险合同使得个人不赚不亏。

下列代数运算表明在保险合同 X下，不论个人在保险期间是否生病，他的收入都为 $E[I]_p$。在下面每一列，我们都从（7.9）式开始，然后代入这个保险合同的参数：在第二行，我们代入 $r = pq$；在第三行，我们代入 $q = I_H - I_S$。

■健康状态

$$
\begin{aligned}
I_H' &= I_H - r \\
&= I_H - pq \\
&= I_H - p(I_H - I_S) \\
&= pI_S + (1-p)I_H \\
I_H' &= E[I]_p
\end{aligned}
$$

■生病状态

$$
\begin{aligned}
I_S' &= I_S - r + q \\
&= I_S - pq + q \\
&= I_S - p(I_H - I_S) + (I_H - I_S) \\
&= pI_S + (1-p)I_H \\
I_S' &= E[I]_p
\end{aligned}
$$

在这个保险合同下，个人肯定能得到收入$E[I]_p$。这使得他能够达到效用—收入曲线上的点，比如图7.3中的 A'点。而在没买保险情形下，他只能达到效用—收入曲线下方的线段 HS上的点。在买了保险之后，他的效用增加了，尽管他的收入没发生变化，仍与没买保险时一样。这样，保险合同似乎变魔术一样凭空增加了个人效用；仅仅通过降低不确定性，保险合同就使得厌恶风险的人的状况变好了（效用增加了）。

保险合同的本质在于与没买保险之前相比，厌恶风险的人损失了健康状态下的一些收入（$I_H > I_H'$），增加了生病状态下的一些收入（$I_S < I_S'$）。在这个意义上，保险合同是一种工具，它将个人在健康状态下的一部分收入转移到了生病状态。厌恶风险的人愿意这么做。

公平保险和不公平保险

对于上面的保险合同，现在我们从保险公司的视角考察。假设保险公司向任何生病概率为 p 的个人提供保险费为 r 且赔款为 q的保险合同，它的期望利润都为$E[\Pi]$。如果个人在保险期间没有生病，那么保险公司赚取了 r 元钱（这是保险费）。另一方面，如果个人在保险期间生病，保险公司仍能得到保险费 r 但必须向个人支付赔款 q。根据期望值计算公式[参见（7.3）式]，我们有：

133

$$
\begin{aligned}
E[\Pi(p,q,r)] &= (1-p)r + p(r-q) \\
&= r - pq
\end{aligned}
\tag{7.11}
$$

在完全竞争的保险市场上，利润等于零。与任何完全竞争市场一样，如果利润为正，新进入公司将使利润降低，直至市场上的每个公司都只能赚取零利润。如果利润为负，那么保险公司亏损，在长期，亏损公司将退出市场。退出过程直到利润恢复为零时才结束。令（7.11）式中的期望利润等于零，可得 $r=pq$。这个条件被称为**精算公平**（actuarial fairness）。

定义 7.4

精算公平合同（actuarially fair insurance contract）：期望利润为零的保险合同，也被称为**公平保险**（fair insurance）：

$$E[\Pi(p,q,r)]=0\Rightarrow r=pq \quad (7.12)$$

期望利润为正的保险合同，被称为**不公平保险**（unfair insurance）：

$$E[\Pi(p,q,r)]>0\Rightarrow r>pq \quad (7.13)$$

当保险是公平的，在某种意义上，它也是免费的。个人的期望收入没有因为购买保险而发生变化，因此，他实际上不用付钱。尽管在精算公平合同中，保险费 r 为正，但价格实际上为零。

当然，在现实世界中，没有什么是免费的，而且保险市场不是完全竞争的。保险公司能从销售合同身上赚取一些正利润，因此必定存在价格为正且消费者愿意购买的保险合同。期望利润为正的保险合同，被称为**精算不公平合同**。根据保险公司利润表达式[（7.11）式]，可知追逐利润的保险公司必定将保险费设定为大于期望赔款 pq：

$$E[\Pi(p,q,r)]>0\Rightarrow r>pq \quad (7.14)$$

保险费 r 与期望赔款 pq 之差类似于保险合同的价格，它决定了期望收入的变化。r 超出 pq 越多，保险合同价格就越高，保险合同也就越不公平。厌恶风险的人仍有可能愿意购买价格为正的不公平保险，只要保险能够充分降低不确定性。然而，即使个人愿意为额外的不确定性付钱，价格仍存在上限，我们将在7.5节讨论这一点。

足额保险和不足额保险

到目前为止，我们已考察的保险合同具有这个明显特征：它使得被保险人生病状态下的收入和健康状态下的收入相等，即 $I_S'=I_H'$。这个性质被称为**状态独立**（state independence），这是因为个人收入不再取决于他的健康状态。给定某保险合同，如果它能实现状态独立，那么它就能完全消除收入的不确定性，这样的合同被称为**足额保险合同**。

134

然而，并非所有保险合同都是足额的。不足额保险能够减少但不是彻底消除收入不确定性。在不足额保险下，尽管个人在健康状态下的一些收入转移到了生病状态下，但他在生病状态下的收入仍然小于健康状态下的收入（$I_S'<I_H'$）。

定义 7.5

足额保险合同（full insurance contract）：能够实现状态独立的保险合同，此时，个人在每个状态下的收入都相等，即 $I_S'=I_H'$。

不足额保险合同（partial insurance contract）：不能实现状态独立的保险合同，或者说，在该合同下，状态不是独立的。此时，个人在生病状态下的收入仍然小于健康状态下的收入，即 $I_S'<I_H'$。

我们在前面推导出了精算公平合同和不公平合同的保险费 r，现在我们推导足额合同和不足额合同的赔款 q。推导依据是足额合同的状态独立性质以及不足额合同的状态不独立性质：

■足额保险

$$I'_S=I'_H$$
$$I_S-r+q=I_H-r$$
$$I_S+q=I_H$$
$$q=I_H-I_S$$

■不足额保险

$$I'_S<I'_H$$
$$I_S-r+q<I_H-r$$
$$I_S+q<I_H$$
$$q<I_H-I_S$$

赔款 q 的大小，决定了保险合同的足额程度。赔款 q 能完全补偿I_H与I_S之间的差额的合同是足额合同；不能完全补偿这个差额的合同是不足额合同。赔款 q 越接近这个差额，合同越接近足额合同。

正如我们将合同的公平性视为合同的实际价格，我们可以将合同的足额性视为合同的实际数量。合同越接近足额，保险数量也就越高；也就是说，合同越接近足额，个人收入确定性越大，期望效用也越高。

接下来，我们考察三个保险合同，它们都是精算公平的，但足额程度不同。我们比较在这三个合同下，个人收入的差异以及效用差异。参见图7.4。这三个合同分别为：

- **没买保险**：个人得到的收入要么为 I_S，要么为 I_H；他的期望效用在 A点上。
- **不足额保险**：个人得到的收入要么为I_S^P，要么为I_H^P；他的期望效用在A^P点上。（上标P为partial第一个字母，表示不足额。）
- **足额保险**：个人肯定得到收入 I^F，他的效用在 A^F点上。（上标 F为full第一个字母，表示足额。）

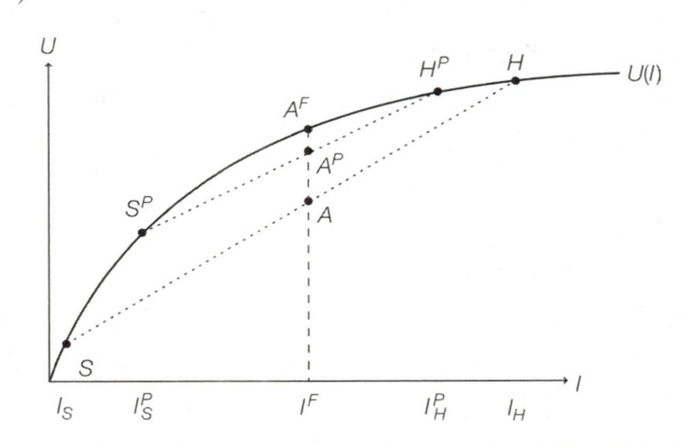

图7.4　足额公平合同、不足额公平合同以及没有保险情形的比较

根据图7.4可知，个人在足额保险下的期望效用（位于 A^F点）最高，个人在不足额保险下的期望效用（位于 A^P点）次之，个人在没买保险下的期望效用（位于 A点）最低。

根据图7.4还可以知道，在没买保险情形下，个人收入的不确定性最大：他的收入要么为I_H要么为 I_S，二者之间的差额可能很大。不足额保险降低但未能完全消除他的收入不确定性：不确定性降低，体现在 I_H^P与 I_S^P之差减小；不确定性未完全消除，体现在 I_S^P仍然小于 I_H^P。足额保险提供的保障数量最高；在足额保险下，个人实现了状态独立，完全消除了收入的不确定性，使得生病状态下的收入与健康状态下的收入相等。

7.5 保险合同之间的比较

到目前为止，我们分别定义了精算公平合同和足额合同。事实上，我们可以同时使用公平程度和足额程度来定义保险合同。这两个维度构建了无穷多个保险合同，比如公平合同在足额程度上可能千差万别，再比如足额合同，在公平程度上也有无限多种可能性。表7.1给出的合同四分法，是一种研究和比较不同保险合同的方便方法。

表7.1 不同保险合同的保险费和慷慨程度

	公平	不公平
足额	$r=pq$ $q=I_H-I_S$	$r>pq$ $q=I_H-I_S$
不足额	$r=pq$ $q<I_H-I_S$	$r>pq$ $q<I_H-I_S$

给定伴随既定p，I_H和 I_S值的个人，合同参数 r和 q 决定了合同的公平程度和足额程度。给定公平程度（可以视为价格固定不变），个人偏好足额保险而不是不足额保险，这是因为足额保险保证了收入的确定性。给定足额程度（可以视为数量固定不变），个人偏好公平保险而不是不公平保险，这是因为尽管提供的保障程度相同，但公平保险比不公平保险便宜。

这两条规则意味着公平且足额的保险（表7.1左上角）比任何其他保险都好。因此，我们将这种合同称为**理想合同**（ideal contract），因为从消费者的角度看，这是他能得到的最好合同。当消费者面对理想合同和不理想合同之间的选择时，他会选择理想合同。然而，当消费者面对两个不理想合同时，他应该如何选择？答案是只有他在详细比较二者提供的期望效用时，他才能做出选择。

两个不理想合同

假设保险市场只有两种健康保险合同，合同 P 公平但不足额，合同 F 足额但不公平。由于二者都不是理想的，因此，在详细考察二者提供的期望效用之前，我们无法判断哪个合同对于消费者来说更好。

图7.5画出了个人面对这两种合同的情形。在这个例子中，我们令足额但不公平的合同 F 提供的效用（位于 A^F 点）大于不足额但公平合同 P 提供的效用（位于 A^P 点）。尽管合同 F 不公平，从而价格更高（以期望收入衡量），但它的足额程度让消费者愿意购买。对于伴随图7.5所示效用函数的厌恶风险的人来说，降低收入不确定性的动机让他愿意购买不公平合同，在这里为合同 F。

然而，即使对于足额保险，消费者的支付意愿也有上限，也就是说，他愿意支付的钱数不是无限多。随着不公平（但足额）合同 F 的不公平程度增加，它在收入—效用图中的位置向左移动，这表示期望收入逐渐降低。如果这个合同变得非常不公平，那么它

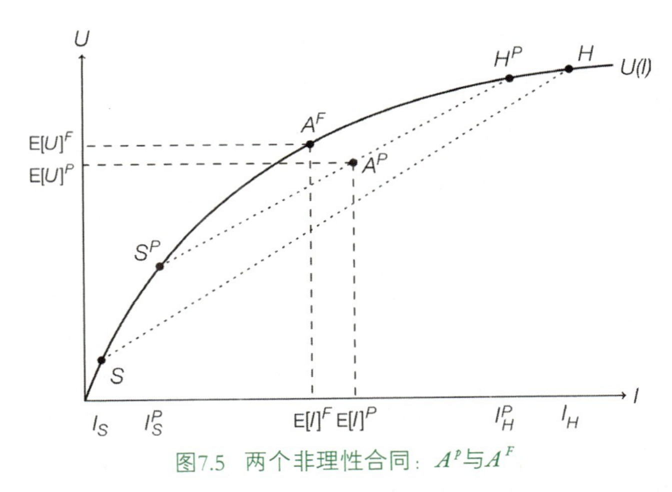

图7.5 两个非理性合同：A^P与A^F

提供的期望效用将小于公平但不足额合同 P 提供的效用。在图形上，这表现为$E[U]^F$开始位于$E[U]^P$的下方。

我们可以确定消费者愿意忍受的保险合同的最高不公平程度，这是个临界状态，如果不公平程度继续增加，他就会转而购买公平但不足额的合同。图7.6画出了能提供相同期望效用的两个合同。第一个合同，即合同 P ，是我们在前面考察的公平但不足额合同。第二个合同，即合同 F'，是个不公平但足额的合同，而且它使得消费者在合同 P 和 F'之间无差异，即$E[U]^{F'}=E[U]^P$。

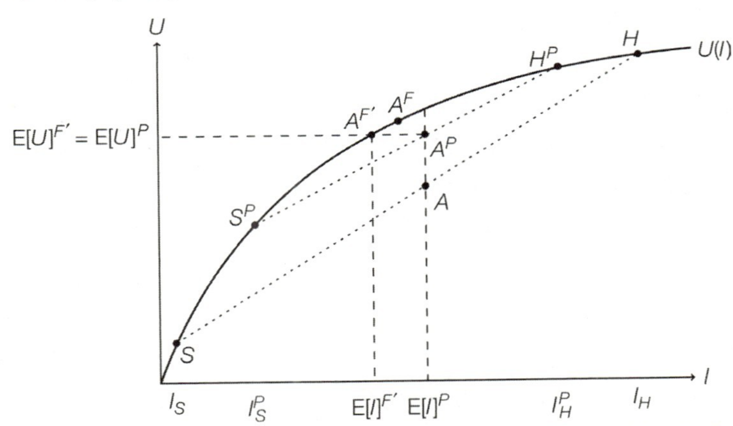

图7.6 不足额但公平合同A^P与足额但不公平合同$A^{F'}$提供的效用相等

在图7.6中，合同 F'比合同 F 更不公平；与合同 F 相比，它提供的期望效用和期望收入都更低。对于合同 P 以及比合同 F' 更不公平的任何合同，消费者都偏好合同 P ，这是因为合同 P 提供的期望效用更高。因此，在存在不足额合同 P 时，消费者对消除不确定性的最高支付意愿为$E[I]^P-E[I]^{F'}$。

7.6 结论

137

我们已经看到，收入的边际效用递减对于保险需求和风险厌恶有强大的解释能力。

事实上，本章全部结果都建立在这个假设之上。本章结果同样适用于消费者在不确定情形下的任何其他决策，前提仍然是边际效用递减。任何商品或东西，只要满足边际效用递减，我们都可以使用类似逻辑进行分析：

• 20世纪中期的歌星和演员玛琳·黛德丽（Marlene Dietrich）因大长腿而闻名。伦敦劳合社（Lloyd's of London）提供的保险单承诺如果她的腿受伤，她将获得100万美元的补偿。

• 在中世纪欧洲，农民面对着气候上的不确定性，他们设法降低这种风险。作物收成"深受干旱、雨水过多、洪涝、霜冻、虫害、病菌等影响"（Bekar，2000）。农民降低不确定性的做法是分散种植作物，有些种在山里，有些种在峡谷间，因为这些地方气候不同。农民为了降低作物减收风险，宁愿不辞劳苦地在各个地块之间长途奔波。

• 发展中国家的家庭规模一般比较大，一种假说认为这是因为这些国家的婴儿死亡率很高。根据这种假说，孩子担当了养老保险的职能。老人不希望他们老得无法再工作时膝下无子。养很多小孩代价很大，但能养老。

不管是健康保险、黛德丽的长腿、中世纪农民的种植策略，还是贫困国家莫桑比克的家庭计划，防范风险的基本逻辑是相同的。人们愿意放弃好状态下的一些效用来增加坏状态下的效用。由于我们在很多环境下都厌恶风险，每当存在不确定性时，保险都是个基本经济工具。

7.7 习题

138

判断题

判断下列论断是正确还是错误，说明你的理由。在说明理由时请引用课文中的证据，以及你可能需要的任何额外假设。

1.在本章讨论的保险和不确定性模型中，个人收入的边际效用递减当且仅当他厌恶风险。

2.如果某个人的收入的边际效用递减，那么他从不会偏好公平但不足额合同胜于不公平但足额合同。

3.厌恶风险的消费者总是偏好公平但不足额合同胜于足额但不公平合同，然而对于喜欢风险的消费者来说，情形正好相反。

4.任何效用函数都不能使得个人对公平且足额合同与公平但不足额合同无差异。

5.厌恶风险的个人偏好确定性的结果而不是具有相同期望收入的不确定性结果。

6.保险是一种转移，它将财富从健康状态转移到生病状态。

7.公平保险，从某种意义上来说，是免费的。

8.在不足额保险合同下，生病状态下的收入比健康状态下的收入高。

9.在公平保险合同中，保险费等于生病概率乘以赔偿金。

分析题

10.假设某个人的效用函数为$U(I)$，其中U关于收入I递增（$U'>0$）且凸（$U''>0$）。

a.在效用—收入（U–I）空间画出符合上述条件的效用函数。

b.说明U''与风险厌恶之间的关系。

c.判断：这个人偏好没有保险胜于合同（I_S，I_H），偏好合同（I_S，I_H）胜于精算公平且足额的合同。

11.假设杰伊伤心地发现，他的2018年健康状态收入比2017年健康状态收入低，但他生病状态收入 I_S没发生变化。假设他的2018年健康状态收入为I_H，他的2018年健康状态收入为I_H–Δ。假设$0<p<1$。

a.杰伊2018年的期望收入$E[I]_{18}$与2017年的期望收入$E[I]_{17}$之差为多少？

b.假设当地保险公司为杰伊设计了2017年理想保险合同，也就是说，这是个公平且足额的合同。现在它们试图调整该合同使得它成为杰伊的2018年理想合同。保险费r将发生变化吗？如果变化，变化多少？赔款金 q 将发生变化吗？如果变化，将变化多少？用价格和数量概念解释这些变化。

c.假设杰伊在合同的附属细则中发现保险费和赔款金在五年内不得发生变化。保险公司气得咬牙，但不得不承认它在法律上不能改变2017年的合同。说说这个合同对2018年杰伊的足额程度和公平程度。假设杰伊购买了合同，而且他的效用取决于他的收入水平，那么他将偏好健康状态还是生病状态？

12.现在考虑另外一家保险公司，这家公司没有修改特定个人合同的倾向。相反，它提供“标准合同”，也就是说，不论谁购买合同，都有保险费 r=100美元，赔款q=500美元。

a.彼得的健康状态收入 I_H=500美元，生病状态收入 I_S=0美元。他的生病概率p=0.1。这种标准合同对于彼得来说是公平的吗？是足额的吗？如果他生病了，他的最终收入为多少？

b.蒂姆的 I_H=500美元，I_S=0美元，但他的生病概率 p=0.2，比彼得的高。这种标准合同对于彼得来说是公平的吗？是足额的吗？购买这种合同对蒂姆的期望收入有何影响？

c.杰伊的 I_H=1000美元，I_S=0美元，他的生病概率 p=0.2，这种标准合同对他来说是公平的吗？是足额的吗？

d.假设对于消费者罗纳德来说，这种标准合同不足额且不公平（不公平指对保险公司有利）。请给出罗纳德的I_H，I_S和 p的可能值。记住，我们总是假设 $I_H > I_S$。

e.现在假设我们已经知道罗纳德的 I_H=200美元，但我们不知道他生病状态下的收入或者他的生病概率。推导 p的上界和 I_H的下界。

f.判断对错：如果我们假设上述四人都厌恶风险，那么蒂姆购买保险的收益最大。说明理由。

13.假设某个人在收入上的效用函数为$U(I)$，其中 U 关于 I 严格递增且凹（与本章的基本假设一致）。令此人生病状态下的收入 I_S=0，健康状态下的收入I_H>0，令 p 为他的生病概率，$E(I)$为他的期望收入，令$E(U)$为他在没有保险情形下的期望效用。

a.用模型的其他参数写出 $E(I)$和 $E(U)$的代数表达式。

b.考虑能保证这个 $E(I)$的足额保险合同。在效用—收入（U–I）空间中画出此人的效用曲线以及代表I_S，I_H，$E(I)$的线。然后画出对应于购买该合同带来的效用增量ΔU的线段。然后，画出另外一条线段 M，使其对应于消费者因购买该合同而产生的消费者剩余（即上述ΔU的货币价值）。

c.写出M的代数表达式。（提示：你可以假设U的反函数为U^{-1}。）

d.画图说明当生病概率p在区间[0，1]变化时，M如何变化。（提示：将p画在x轴上，将M画在y轴上。）在直觉上，说说这个图为何是你画出的形状。

14.现在考虑另外一个人，他喜欢风险而不是厌恶风险。

a.$U(I)$为凹还是凸？

b.假设此人得到了一份公平保险合同，保证他得到确定性收入$E(I)$。画出当他的生病概率p在区间[0，1]变化时，该合同产生的消费者剩余的变化。请将p画在横轴上，将消费者剩余画在纵轴上。

c.最后，假设此人因购买保险而得到了补贴（也许来自他的父母），因此，如果他购买保险，他得到的确定性收入为$\gamma E(I)$，其中$\gamma>1$。有了这个补贴后，保险现在变得不公平，因对他有利。画出当他的生病概率p在区间[0，1]变化时，该合同产生的消费者剩余（M）的变化。（提示：请将p画在横轴上，将消费者剩余画在纵轴上。）根据这个图，说说在什么样的条件下，此人最不可能购买这个有补贴的保险？

讨论题

15.医疗保险通常被视为一种对病人最具价值的商品，因为病人的医疗费用最高。然而，在本章讨论的基本保险模型中，精算公平医疗保险对于必定生病（$p=1$）的人来说，没有任何价值。为何标准模型产生了这样的结果？这与现实世界保险市场有何不同？

16.在基本保险模型中，收入是个人效用的唯一决定因素。这显然不符合现实。如果我们放松这个假设，那么存在着充分保障严重疾病的保险合同吗？用例子说明正式医疗保险通常不承保什么样的疾病风险。对于这样的“不可承保”风险，你能想出人们的非正式保险方法吗？

第8章 逆选择：阿克洛夫的柠檬市场

141 设想一个男人走进某人寿保险公司大厦，要求购买保险价值为一百万美元的保险单，规避他明天死亡带来的风险。他告诉保险代理人，他不吸烟也不喝酒。从各个方面看，他都是代理人喜欢的完全健康的年轻人。此人想要的保单的保险期间只有一天：如果他明天死亡，保险公司将赔偿他的继承人一百万美元。保险代理人面对两个问题。第一个问题是，保险公司应该向此人提供保险吗？第二个问题是，如果提供，应该向他索要多少保险费？

聪明的代理人意识到这有些不对头。这个男人一直声称自己健康，购买保险只是“预防万一”，然而，如果事实如此，为什么他在如此短的保险期间需要那么大的保险单？代理人认为，此人必定隐藏了一些重要的事情，这些事情让他很可能死于明天。尽管代理人永远无法直接观察到客户的潜在死亡风险，但这种不寻常的保险单本身意味着客户可能在明天死亡。

另外，保险代理人很难对该保险合同定价。假设代理人对该合同索要的价格很高，如果这个客户仍愿意购买，那么这会让代理人更加相信此人知道自己的命运，因此，代理人可能进一步索要更高的价格。

在这个例子中，交易难以达成的原因在于保险代理人和潜在客户对一种重要信息的掌握程度不同，这种信息就是客户的健康风险。客户比保险代理人更加了解自己的健康风险，因此，他有很强的动机把自己装作健康的人，因为保险公司对这种客户索要的保险费较低。买卖双方之间的这种信息不对称，导致互惠的交易难以达成。正如我们将看到的，当买卖双方对不同结果发生概率的了解程度相同，但都不知道哪个结果将发生时，保险市场能良好运行。

在第7章，被保险人和保险公司事先都知道被保险人的生病概率，它们据此制定保险费和赔款额。然而，一般来说，保险公司和客户拥有的信息不同。保险公司对客户了解不多，很难准确判断谁可能健康谁将要生病。与此同时，客户知道自己的病史和不健康习惯，对自己的健康风险比较了解。

因此，在分析保险市场时，我们遇到两个相关的概念：不确定性与信息。我们在上一章已经看到，不确定性本身不会阻碍市场运行，因为只要信息是对称的，也就是只要买卖双方掌握相同信息，不确定性对市场运行没什么影响。然而，如果信息不是对称的，也就是一方掌握的信息比另外一方多，那么不确定性就会对市场造成实际威胁。这正是本章的主题。信息不对称造成的主要问题为掌握较多信息的一方有欺骗动机，因为这样他能获得更好的交易条件。拥有较少信息的一方，预期到了这种欺骗行为，他会采取措施保护自己。

142

定义 8.1

信息不对称（information asymmetry）：在可能发生的商品交易中，当事人掌握的商品信息不相同，一方掌握的信息比另一方多。

二手车市场是考察这些主题的标准背景。这个市场有时被称为“柠檬市场”（market for lemons），因为在英语中，质量有问题的二手车俗称“lemons”。这个市场充满欺骗，那些闪烁其词的卖者行为可疑。尽管二手车和保险合同是两个完全不同的东西，然而我们从二手车市场上得到的有关信息不对称的经验教训，很容易被应用到保险市场上。

8.1 柠檬市场背后的直觉

想象一个运行良好的二手车市场。卖家在网上公布二手车价格，买家搜索网站和分类广告，寻找划算的买卖。如果买家觉得找到了他想要的车，他就会上门拜访卖家并验车。买者踢踢轮胎，掀开车盖仔细查看，或者试着开一会，想以此判断二手车的状况。

我们假设这些简单的判断技巧足以让卖家发现任何问题。买家打开车盖后，他能判断出重要部件是否缺失，或者他能看出这些部件是否是用胶带粘上的。总之，他能准确判断出车的质量。这样，对于每辆二手车，买家和卖家掌握着相同的质量信息。这意味着买卖双方的信息是对称的。在这种情形下，每辆二手车的价格都与它的质量匹配，一分钱一分货，市场运行良好。

诺贝尔经济学奖获得者乔治·阿克洛夫（George Akerlof）考察了信息不对称对上述二手车市场的影响（Akerlof，1970）。假设卖家知道他的车有什么问题，但买家基本不知道。买家可以随意验车，但他们无法准确判断车的质量。这个假设意味着现在这个二手车市场是信息不对称的。

只要有车在这个市场上销售，这些二手车的价格就必定是相同的。为了看清这一点，我们要证明如果二手车市场有两个价格，那么这些价格必定收敛为一个价格。假设市场里仅有两辆车，一辆卖低价 P，一辆卖高价P'，其中 $P < P'$。由于买者无法区分这两辆车的区别，他们不可能接受价格 P'。所以，只有价格为 P 的二手车有可能卖掉。因此，价格为 P'的二手车卖家，只有把价格将为 P，才有可能找到买主。

根据上一段，我们可以断言：任何打算销售的车的售价必定相同。我们下一步的任务是分析在价格为 P 时，是否有交易发生。我们将证明，在一定条件下，对于同一价格比如这里的 P，一辆车也卖不出去。由于这里的 P 是任意的，我们可以断言在这些条件下，不存在任何能达成交易的价格 P。

二手车的质量未必相同，可能千差万别。保养好的二手车的价格可能远高于 P，而破烂的二手车的价格可能远低于 P。如果 P 是市场价格，那么一些二手车将退出市场。这部分二手车的价值高于 P。因此，高质量的车退出市场或根本不进入市场，市场中只剩下低质量的二手车。这种情形被称为**逆选择**[①]，它导致市场瓦解。

> **定义 8.2**
>
> **逆选择**（adverse selection）：在信息不对称的情况下，低质量的商品或合同供给过多。例如，如果商品的卖方比买方更了解商品质量信息，那么卖方不会提供高质量商品。

在市场价格为 P 时，质量最高的二手车已退出市场。现在考虑剩下的二手车。这些二手车的价值仍然千差万别，其中最好的二手车价值也不会超过 P ，至多等于 P 。因此，这些二手车的平均价值必定小于 P 。买方知道这一点，因此如果市场价格仍为 P 而不降低，买方不会购买任何车辆。

女士……我认为我们不能找到你能接受的二手车，除非你停止问那些该死的"既往病史"！
$6999
SALES
COX

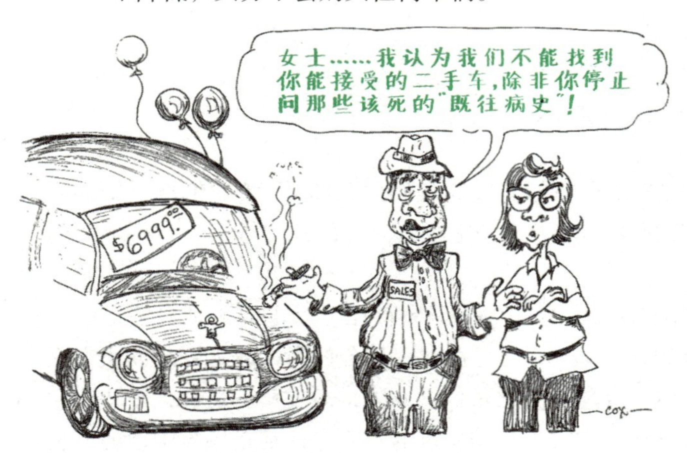

阿克洛夫型买方和阿克洛夫型卖方之间的典型对话

假设市场价格降低到低于 P 的水平。我们可以再次使用上一段的论证。在剩下的二手车中，质量较高的那些车辆退出市场，市场中剩余车辆的平均价值进一步降低。买家不会购买，除非进一步降价。随着每一轮的降价和随后发生的逆选择（好车退市），市场中二手车的质量持续降低，到最后，市场上只剩下质量最差的二手车。这些质量最差的二手车也未必能成交，当然，具体能否成交，取决于买方和卖方的效用函数。

到现在为止，我们应该能看清为什么在不对称信息下柠檬市场会失灵了。卖方不能向买方保证车的质量，孬车的卖家有动机将自己的车伪装成好车。市场失灵的原因在于卖方缺少诚实的激励；由于卖方有信息优势，他们反而有欺骗的激励。

8.2 阿克洛夫模型的正式表达

尽管我们通过直观的故事大致了解了柠檬市场背后的逻辑，然而，我们的论证比较粗略，很多细节只有放在模型中才能看得清楚。例如，如果买家对车的评价很高，即使最差的二手车他们也愿意花大价钱购买，在这种情形下，市场还会瓦解吗？阿克洛夫模

① 本书中，"adverse selection"统一翻译为"逆选择"。保险公司将对自己不利的选择称为"adverse selection"，因此"adverse"与中文中的"逆"或者"不利"是对应的，比如我们说的"逆境"。——译者

型的正式表达，能帮助我们理解逆选择的影响。

144

另外，它也能帮助我们将阿克洛夫模型的逻辑运用到相关情形，并且考察相关政府政策的影响。我们稍后考察的问题包括：如果政府在二手车市场引入价格上限，结果将会怎样？如果政府立法规定低质量二手车不能进入二手车市场，这对二手车市场有何影响？在这些情形下，二手车市场能良好运行吗？我们在本节构建的工具将帮助我们回答这些问题。

卖方和买方的效用函数

在阿克洛夫模型中，卖方和买方寻求各自的效用最大化。在模型一开始，也就是在任何交易发生之前，买方和卖方都有一组车，我们将这些车记为1到 n。每辆车只有一个车主。当然，任何人都不能只靠车生活，他们还需要从其他商品身上获得效用，我们将这些其他商品称为 M。

令卖方从他们拥有的车辆和其他商品 M身上得到的效用为 U_S，买方的效用为 U_B。为简单起见，假设卖方和买方的效用函数具有下列形式：

$$U_S = \sum_{i=1}^{n} X_i + M$$
$$U_B = \sum_{i=1}^{n} \frac{3}{2} X_i + M \tag{8.1}$$

其中 X_i为买方或卖方拥有的第i辆车的质量。我们假设商品 M 的价格自始至终都为1。我们对柠檬市场的分析按照阿克洛夫1970年经典论文的范式进行，包括上面的表达式。

我们注意到，买方的效用函数和卖方的效用函数存在一个重要区别：给定任一辆车，买方对它的评价都比卖方的评价高50%。这种设定是合理的，因为买方比卖方更想要车——这也是买方和卖方名称本身蕴含的意思：买方买，卖方卖。另外，需要注意，这些效用函数表达式意味着买方和卖方关于车的质量的不确定性都是风险中性的。也就是说，车的质量变为原来的几倍，那么它对效用的贡献也变为原来的几倍。在后面章节，我们引入其他形式的效用函数。

车的质量分布

卖方的车的质量千差万别。我们暂时假设车的质量在区间（0, 100）上均匀分布：

$$X \sim Uniform(0,100)$$

这读作“X服从区间（0, 100）上的均匀分布”。

根据均匀分布的性质可知，卖方的车的质量为3.14、70、99.999或0与100之间任何一个数的可能性是相同的；也就是说，车的质量取区间（0, 100）上的任一值的概率是相等的。另外，给定0与100之间的任何一个数 q，车的质量超过 q的可能性为$(100-q)\%$。图8.1画出了车的质量的分布。

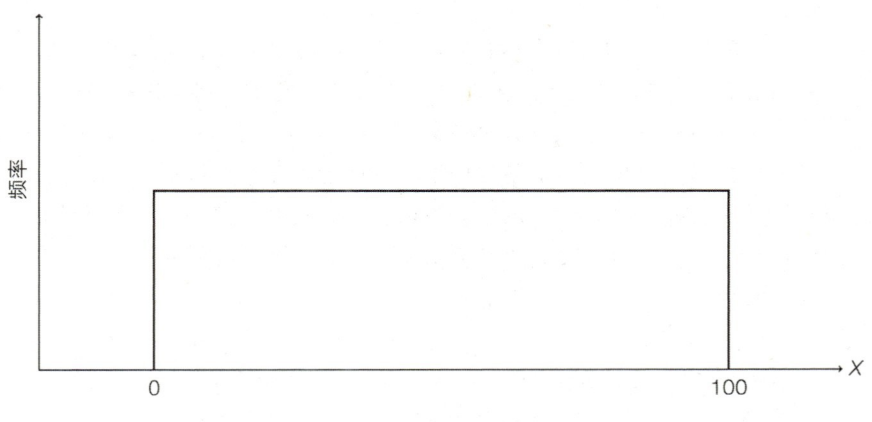

图8.1 车的质量分布

信息假设

在微观经济理论课中，我们研究的市场有对称信息，即买卖双方对商品质量有相同信息。我们知道，在这种情形下，市场价格出清了市场：供给等于需求。尽管在二手车市场上，车的质量千差万别，但在对称信息情形下，相同质量的车具有相同的价格，这个价格就是这个既定质量的车的市场出清价格。质量高的车卖高价，质量低的车卖低价，因为买家知道车的价值。

145

然而，在阿克洛夫的柠檬市场模型中，买者和卖者拥有的信息不同。在长期过程中，卖者知道他们车的质量，他们知道他们的车是如何维护的，是否出过车祸，车在寒冷天气中的性能怎样，是否有人在后座呕吐过。然而，买方对此一无所知；因此，买方无法评价任何既定车辆的质量。

然而，买方也并非完全不知情，他们知道卖方的效用函数。他们还知道市场上车的质量分布：每个质量水平上有多少辆车。他们知道市场价格变化后，卖方如何反应。例如，他们知道如果市场价格低于卖方的车的价值，卖方就会退出市场。因此，给定任何价格，买方都知道卖方的行为对车的质量分布的影响。也就是说，买方知道逆选择事实及其影响。

在标准市场中，相同质量的车构成了一个市场，不同质量的车代表不同的市场。然而，在阿克洛夫模型中，买方无法区分二手车的质量，所有二手车拥挤在同一个市场上。这是个有着各种质量的二手车的大市场。在这种市场上，所有车的价格必须相同，比如为 P。给定任何一辆二手车，买方都不愿意支付超过 P 的价格，这是因为支付高价并不能降低他买到孬车的概率。事实上，这是信息不对称市场的一个共性：各种质量的商品拥挤在同一个市场上，价格为统一价。

卖方何时卖？

我们的主要目的是考察不对称信息市场能否像对称信息市场那样运行良好。也就是说：是否满足帕累托改进的交易都真的会发生？

定义 8.3

帕累托改进（Pareto-improvement）：某个交易或资源再分配，若能让一方当事人的状况变好，而又不导致其他当事人状况变差，则它是帕累托改进的。

我们的策略是提出一个备选价格，然后考察在这个价格水平上，市场上还剩下哪些车。接下来，我们研究买方是否会买车。我们试着考察每一个备选价格，以及在什么样的价格水平上，帕累托改进的互惠交易能真的发生。我们的做法是分析交易对买方和卖方效用的影响。

卖方将提供哪些车？

任给一个价格 P，在这个价格水平上，如果卖车产生的效用大于此车对卖方来说的价值，那么卖方愿意卖车。在卖车之前，卖家的效用为：

$$U_S(\text{前})=\sum_{i=1}^{n} X_i+M$$

假设卖方卖掉了质量为 X_1 的二手车1。在这个交易中，卖家失去了 X_1 单位效用，但他得到了 P 美元从而可以购买 P 单位的商品 M，并且因此得到 P 单位效用，因此卖掉二手车1之后，卖家的效用为：

$$U_S(\text{后})=\sum_{i=1}^{n} X_i-X_1+M+P$$

卖掉二手车1之后，卖方的效用变化为

$$\begin{aligned}\Delta U_S &= U_S(\text{后})-U_S(\text{前}) \\ &= P-X_1\end{aligned} \qquad (8.2)$$

如果卖方卖车能增加他的效用，那么他不会退出市场。根据（8.2）式可知，卖车能增加卖方的效用当且仅当$\Delta U_S \geq 0$，也就是当且仅当 $X_1 \leq P$。这意味着卖方的车将不会退出市场仅当车的质量不大于这个统一价 P。换句话说，这个价格 P 充当了市场上二手车质量的上限，也就是说，市场上任何一辆二手车的质量不会超过 P。

现在，为了定义任何价格水平上哪些车不会退出市场，我们需要一些新的符号。令 $\Omega(P)$ 表示在价格为 P 时仍停留在市场上的那些二手车组成的集合，显然，在这个集合中，任何车辆的质量都小于或等于 P：

$$\Omega(P)=\{i \mid X_i \leq P\} \qquad (8.3)$$

图8.2画出了价格为 P 时的情形。在这个图中，垂线右侧的阴影区域代表从市场退出的车辆，这些车辆退出的原因在于它们的价值高于 P，卖方卖掉这样的车，他的效用会降低。垂线左侧的区域表示仍停留在市场上的车辆，这也就是（8.3）式定义的车辆。这些车的质量都小于 P。

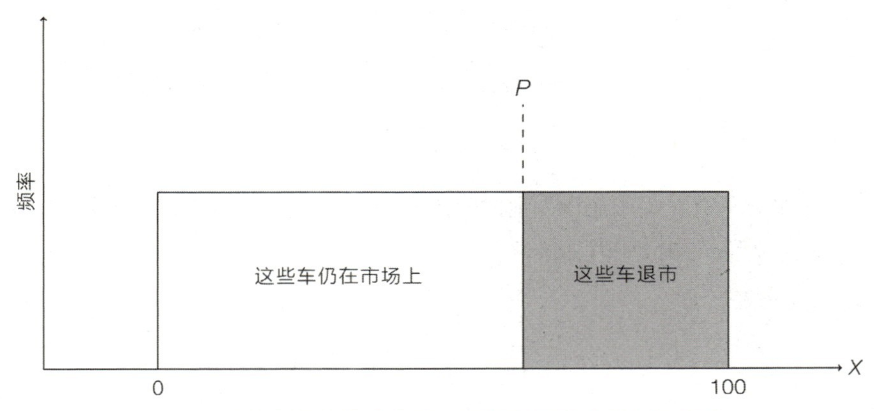

图8.2 二手车市场上的逆选择。那些质量最高的车辆退市。

买方何时买？

147 我们已经分析了当价格为 P 时，哪些车仍停留在市场上而不是退出。为了确定交易是否能够发生，我们必须分析买方的行为。

在给定的价格水平 P 上，如果买方买车将增加他的效用，那么他将购买。从买方的角度看，他所买二手车的质量是不确定的。但车的质量是从买方知道的分布 Ω（P）中抽出的。我们已经知道 Ω（P）是价格为 P 时仍停留在市场上的车辆。因此，买方的购买决策取决于他从这个集合中所买车辆产生的效用。买方希望买到最好的二手车，但结果可能反而买到最差的二手车。

如果买方买了一辆车，那么这将是他的第 $n+1$ 辆车，因此我们将其标注为二手车 $n+1$，其质量为 X_{n+1}。在这个可能发生的交易中，买方能肯定的是他将失去 P 元钱从而失去 P 单位商品 M（因为商品 M 的价格为1）。然而，他得到的是质量不确定的汽车。

为了在事前确定这个交易是否划算，买方评估 X_{n+1} 的所有可能值，并且考虑 Ω（P）中车辆产生的效用。买方知道他买不到图8.2中阴影区域中的车辆，因为这部分车已退出市场。

在这个可能发生的交易之前，买方的效用[（8.1）式]为：

$$U_B(\text{前}) = \sum_{i=1}^{n} \frac{3}{2} X_i + M$$

给定买方效用函数（8.1），他买这辆车得到的效用为 $\frac{3}{2}X_{n+1}$，但损失了 P 单位商品 M。在买这辆车之后，买方的效用为：

$$U_B(\text{后}) = \sum_{i=1}^{n} \frac{3}{2} X_i + \frac{3}{2} X_{n+1} + M - P$$

然而，买方不知道 X_{n+1} 的实际值，因此，他无法计算 U_B（后）。但由于买方知道 Ω（P）而且知道 Ω（P）情形下市场车辆的质量分布，他能计算出买此车的**期望效用**。买方的期望效用变化为：

148

$$\begin{aligned}\Delta E[U_B] &= E[U_B(后)-U_B(前)]\\ &= E\left[\left(\sum_{i=1}^{n}\frac{3}{2}X_i+\frac{3}{2}X_{n+1}+M-P\right)-\left(\sum_{i=1}^{n}\frac{3}{2}X_i+M\right)\right]\\ &= \frac{3}{2}E[X_{n+1}]-P\end{aligned} \quad (8.4)$$

买方只有在买车能增加他的效用水平时，他们才会买车。根据（8.4）式，买车能使买方的期望效用增加当且仅当

$$\begin{aligned}\frac{3}{2}E[X_i]-P \geq 0\\ \frac{3}{2}E[X_i] \geq P\end{aligned} \quad (8.5)$$

这个条件的另外一种表达是买车的期望边际收益（质量为 X_{n+1}的第 $n+1$辆车产生的期望效用）超过了买车的边际成本（即价格P）。记住，这个期望条件是根据市场上实际提供的车辆Ω（P）计算出的。

市场的瓦解

现在我们有了卖方卖车的条件以及买方买车的条件，我们就可以考察交易能否实际发生了。在本节，我们用数值例子说明市场是如何瓦解的。

不失一般性，我们假设备选价格 P =50美元。根据（8.2）式可知，在这个价格水平上，市场上每辆二手车的质量都不会超过50，即$X_i \leq 50$。这是逆选择导致的结果。

图8.3说明了这种情形。这个图类似图8.2，只不过我们现在选择了一个既定的 P 值。由于车的质量分布一开始就服从均匀分布，因此Ω（50）的质量分布也服从均匀分布［我们已经知道Ω（50）的意思是当价格为50时仍留在市场中的车辆］。这是服从均匀分布的随机变量的一个性质。因此，当价格为50时，市场中的车辆质量在区间（0，50）上均匀分布。

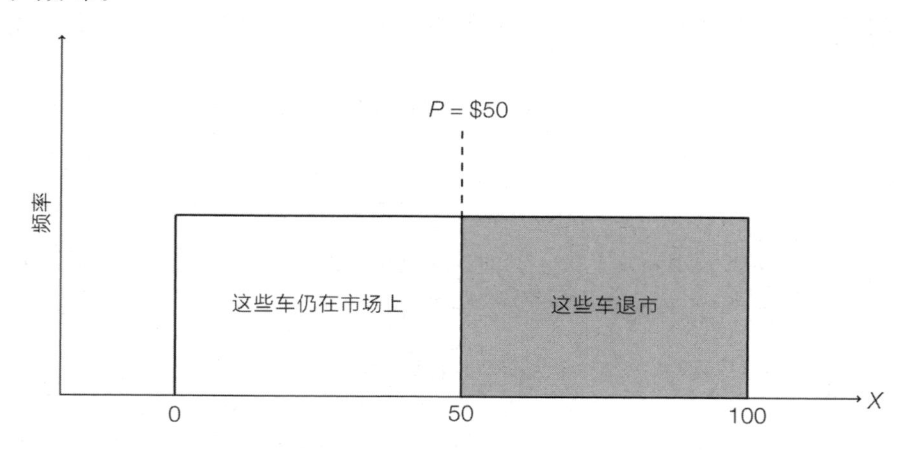

图8.3　P=50美元时，二手车市场上的逆选择

149

到目前为止，我们已经知道了市场上还剩下哪些车，我们终于可以确定买者是否买车了。为了做此事，我们必须考察市场价格为50美元时的（8.5）式。这个式子要求我们计算随机变量X_{n+1}的期望值。注意到，X_{n+1}服从均匀分布。服从均匀分布的随机变量，其

期望值的计算方法为（8.6）式。

> 假设随机变量X在区间（a，b）上服从均匀分布，那么它在这个区间上的期望值为：
>
> $$E[X]=\frac{b+a}{2} \tag{8.6}$$

根据（8.6）式可知，当价格为50美元时，市场上车辆的平均质量为：

$$E[X_{n+1}]=\frac{50+0}{2}=25$$

买者对市场上车辆质量的这个分布有何评价？我们可以计算买者购买第 $n+1$辆车对其期望效用的影响。根据（8.4）式可知：

$$\begin{aligned}E[\Delta U_B]&=\frac{3}{2}E[X_{n+1}]-P\\&=\frac{3}{2}\times 25-50\\&=37.5-50\\&=-12.5\end{aligned} \tag{8.7}$$

买者知道市场上车辆的平均质量为25。在这个质量水平上，他不会买车，因为价格为50美元。（8.7）式第三行是说，对于这辆车，买者认为它产生的效用为37.5，但购买它要消耗他50单位效用；第四行表明，如果购买此车，买者的效用将减少12.5单位。显然，他不会买这辆车。

这对于买者来说不是个划算的交易，因为买此车降低了他的效用。

为何不试试其他价格？

上一小节的分析表明，当价格为50美元时，没有交易发生。那么，是否存在着能促使交易发生的价格？不幸的是，在这个例子中，答案为否；无论我们选择什么样的价格，市场都没交易发生。

首先，假设价格 $P\geq 100$ 美元。在这样的价格水平上，所有二手车都不会退出市场，但这样的价格对于买者来说太高了，因为车的期望质量$E[X_i]$为50。根据买者的效用函数（8.1）可知，买车的期望效用为75，而买者支付的钱数不小于100美元，得不偿失。因此，$P\geq 100$ 美元时，任何交易都不会发生。

这样，唯一的希望就是 $P<100$美元。然而，根据服从均匀分布的随机变量的均值公式（8.6）计算，这时市场上车辆的质量为$P/2$：

$$E[X_{n+1}]=\frac{P+0}{2}=\frac{P}{2}$$

150

在这样的价格水平上，如果买者买车，他的期望效用变化为：

$$E[\Delta U_B]=\frac{3}{2}\times\frac{P}{2}-P=-\frac{1}{4}P$$

因此，对于任何小于100美元的价格，买者如果买车，那么他的效用将降低。显然，他不会买车。这意味着 $P<100$美元时也没有任何交易发生。市场瓦解。

8.3 逆选择死亡螺旋

现在我们转而考察健康保险市场，这个市场看上去似乎与二手车市场存在很大区别。为了将这个市场纳入阿克洛夫模型架构，我们首先需要做出一些假设。

假设：

- 每个消费者 i 生病时的期望医疗费用为 X_i。
- 保险公司仅提供一种保险单，年保险费为 P 。这种足额保险单补偿被保险人（消费者）在当年所有实际发生的医疗费用。
- 消费者是风险中性的。因此，消费者将购买保险当且仅当保险费 P 小于他的期望医疗费用X_i。
- 保险公司不能歧视容易生病者，它对容易和不容易生病者应一视同仁。也就是说，任何人，包括容易患严重疾病的人，只要他想买保险，保险公司都不能拒绝。
- 消费者的期望医疗费用X_i独立同分布，且都服从下列均匀分布：

$$X_i \sim uniform[0,20\ 000]$$

我们稍微花点时间比较一下健康保险市场和阿克洛夫二手车市场。你会看到这两个市场存在很多相似之处。“二手车”对应消费者的身体，“卖者”是试图说服“买者”（保险公司）进行交易的消费者，他们希望买者相信他们的“二手车”健康，不容易坏。卖者所卖的是健康风险。车的质量越高，卖价越高；身体的质量越高（健康风险越低），保险费越低。正如在面对统一价时，高质量的车会退出市场一样，在面对统一的保险费时，高质量的身体也会退出市场。

假设保险公司提供的保险期间为2016年，保险费P=10 000美元。在这种情形下，一半的消费者不会购买这种保险，因为他们每人的期望医疗费用小于该保险费。正如在阿克洛夫模型中，高质量车辆的车主不会进入市场一样，健康的消费者也不会进入这个健康保险市场（即不会购买保险）。另一方面，很有可能生大病的人，也就是期望医疗费用很可能超过10 000美元的消费者，会迫不及待地想购买保险（参见图8.4）。对这些高风险的消费者来说，购买保险很划算。

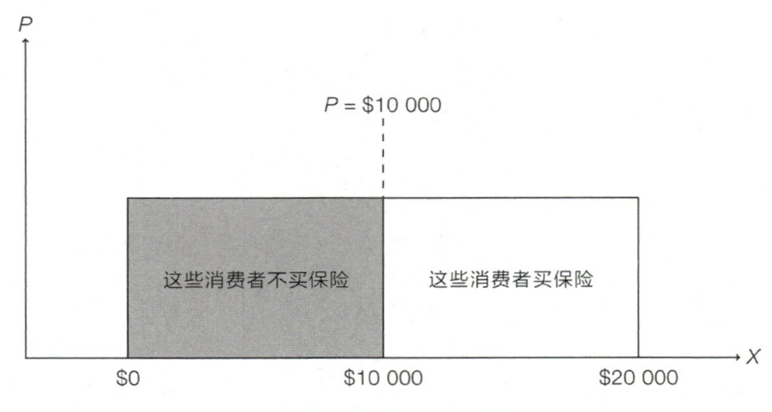

图8.4 医疗保险市场上的逆选择

保险公司的财务报表将会发生什么样的变化？逆选择导致保险公司必定亏损。保险公司从每个愿意购买保险的消费者那里收取了10 000美元的保险费，但它向他赔偿15 000美元。这意味着每个被保险人（消费者）带给保险公司的期望损失为5 000美元。

151

在经过一轮裁员之后，咨询师建议保险公司将2017年的保险费提高到15 000美元。如果每个消费者让保险公司支出了15 000美元，那么这个新的保险费应该能让保险公司收支相等。

不幸的是，咨询师错了——他们没有意识到逆选择仍然存在。在保险费升高到15 000美元之后，身体相对健康的消费者离开了市场，而身体相对不健康从而可能产生高额医疗费用的消费者继续购买保险。这一次，逆选择更加严重：只有身体状况更差的消费者留了下来。在这种情形下，保险公司仍然亏损（参见图8.5）。

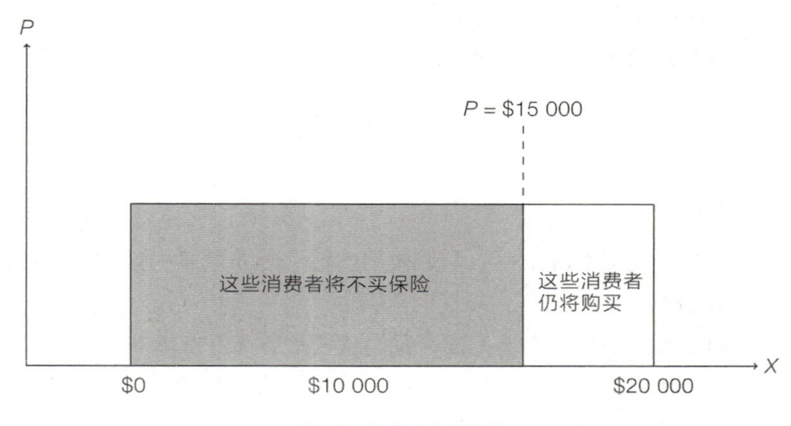

图8.5　第二轮逆选择

现在，保险公司从每个被保险人身上收取了15 000美元的保险费，然而平均来说，它向每个被保险人赔偿的医疗费用为17 500美元。这意味着每个被保险人给保险公司带来2 500美元的损失。

保险公司每采取一次“补救”措施，保险费就上涨一次，续保的消费者数量就再次下降。这样，被保险人数越来越少，被保险人的身体状况越来越差。这种现象被称为**逆选择死亡螺旋**。最后的结果就是阿克洛夫式的市场瓦解：最后，保险公司终于知道，无论它制定什么样的保险费，它都无法获取利润。在第10章，我们将看到逆选择死亡螺旋的现实证据，这个螺旋过程和我们这里描述的一样。

152

> **定义 8.4**
>
> **逆选择死亡螺旋**（adverse selection death spiral）：一轮又一轮的逆选择，摧毁了保险市场。

8.4　柠檬市场何时不瓦解？

在不对称信息下，柠檬市场将失灵。这个结论令人惊讶。如果这个结论具有一般性，那么我们有理由怀疑市场促进帕累托改进交易的能力。然而，我们描述的阿克洛夫模型依赖于一系列严格假设，例如关于买方和卖方效用的假设，关于车辆质量分布的假设，关于制度（包括保证市场运行的法律法规）假设等。如果我们放松其中的一些假设，那么柠檬市场可能能够运行，尽管它不能像完全竞争市场那样运行良好——在完全竞争市场上，买卖双方的信息是对称的。本节的目的在于考察阿克洛夫模型的稳健性，也就是说，我们改变一些假设，看看结果是否还像模型预测的那样。我们也顺便考察健康保险市场是否能绕开逆选择死亡螺旋这个恶性循环。

如果买方对车的评价非常高？

在我们最初给定的买方和卖方效用函数（8.1）中，买方的评价比卖方的评价高50%。这个数字显然是我们任意假设的，在现实中，这个数字可能很大。也就是说，买方对车的评价高出卖方的评价很多很多。

假设买方和卖方的效用函数不是（8.1）式，而是下列的（8.8）式：

$$
\begin{aligned}
U_S &= \sum_{i=1}^{n} X_i + M \\
U_B &= \sum_{i=1}^{n} \frac{5}{2} X_i + M
\end{aligned}
\qquad (8.8)
$$

注意到，效用函数（8.8）与原效用函数（8.1）的唯一区别是，现在买方对车的评价比卖方高150%。

与前面章节的分析方法一样，我们从任意备选价格 P 入手。由于卖方的效用函数未发生变化，卖方的行为也与原来相同。卖方留在市场上的车辆仍然为Ω（P），这些车辆的特征仍然为$X_i<P$[参见（8.2）与（8.3）式]。在我们以前的数值例子中，当价格为50元时，市场上车的质量介于0和50之间，不会超过50；这些车的平均质量仍然为25。

我们转而考察买者的行为。买方的行为的确发生了变化，因为他们的效用函数变了。现在，买方对车的评价更高，尽管车辆的质量分布以及平均质量都未发生变化。我们必须重新考察（8.4）式，我们将此式拷贝如下：

$$\Delta E[U_B]=E[U_B(\text{后})-U_B(\text{前})]$$

153

将（8.8）中的买方效用函数代入上式，可得：

$$
\begin{aligned}
\Delta E[U_B] &= E[U_B(\text{后}) - U_B(\text{前})] \\
&= E\left[\left(\sum_{i=1}^{n}\frac{5}{2}X_i + \frac{5}{2}X_{n+1} + M - P\right) - \left(\sum_{i=1}^{n}\frac{5}{2}X_i + M\right)\right] \\
&= \frac{5}{2}E[X_{n+1}] - P
\end{aligned}
\qquad (8.9)
$$

这意味着买方将买车仅当

$$
\begin{aligned}
\frac{5}{2}E[X_{n+1}] - P &\geq 0 \\
\frac{5}{2}E[X_{n+1}] &\geq P
\end{aligned}
\qquad (8.10)
$$

我们的备选价格 P 能否满足这个条件？记住，由于我们假设车的质量服从均匀分布，因此即使高质量的车退出市场之后，剩下的车的质量，也就是Ω（P）中的车的质量，仍然服从均匀分布。我们可以使用（8.6）式计算Ω（P）中的车的期望质量：

$$E[X_{n+1}]=\frac{P+0}{2}=\frac{P}{2}$$

给定上述平均质量，我们可以计算买方买车后的效用变化：

$$\begin{aligned}\Delta U_B&=\frac{5}{2}E[X_{n+1}]-P\\&=\frac{5}{2}\times\frac{P}{2}-P\\&=\frac{1}{4}P>0\end{aligned}\tag{8.11}$$

由此可知，不管价格在什么样的水平上，尽管买方知道高质量二手车退出了市场，但他们仍会进入市场购买二手车，因为买车能增加他们的效用。事实上，存在着一个临界价格，当市场价格超过该临界价格时，买方买车将不能增加自己的效用。也就是说，在这个临界价格上，买方在买和不买之间是无差异的。这个临界价格是多少？车的最高质量对这个临界价格有何影响？买方的效用函数对该临界价格有何影响？习题9回答了这些问题。

如果政府制定了价格上限，结果会怎样？

政府常常介入保险市场，干预保险公司索要的价格以及规定风险分摊模式。我们将在后面章节考察这些问题。在当前背景下，我们稍微涉及一点这方面的内容。假设消费者协会要求柠檬市场制定价格上限（price ceiling），这是卖方能索要的最高价格，超过该价格的行为非法。价格上限的规定，在于防止无良卖家漫天要价。这对市场有何影响？

令人惊讶的是，答案是几乎没什么影响。为了看清这一点，我们再次考察买方的效用函数：

$$U_B=\sum_{i=1}^{n}\frac{3}{2}X_i+M$$

在这个效用函数中，买方对车的评价比卖方对同一辆车的评价高50%。在这种情形下，价格上限对逆选择的逻辑毫无影响。卖方的要价不能超过价格上限，因此，假设卖方的要价比价格上限稍微低一些，比如 P 。与往常一样，高质量二手车将退出市场。事实上，质量比价格上限高的那些二手车，无论如何都不会进入市场。买方知道这个事实，与往常一样，他们认为市场上的车辆质量低于这个价格 P 。市场再一次瓦解。

现在假设买方的效用函数为：

$$U_B=\sum_{i=1}^{n}\frac{5}{2}X_i+M$$

也就是说，假设买方的评价比卖方高150%，这就是我们在前面分析过的例子。在这个例子中，无论价格在什么样的水平上，买方都会买车。价格上限对这个逻辑没有任何影响。价格上限唯一影响的是Ω（P）——那些留在市场上销售的车的集合。

在上面两个例子（买方的效用函数变化前和变化后），价格上限的做法都没让买方获益。在某些情形下，它甚至损害了买方的利益。在第二个例子中，买方对车辆的评价很高。价格上限的规定，迫使高质量车辆退出市场。这些车辆原本不需要退市，它们也许能够找到买方；尽管这时候买方支付很高的价格，但买车增加了他们的效用。在这种情形下，价格上限的做法损害了消费者利益。事实上，这是出发点很好的政策导致无效甚至糟糕结果的极佳例子。

如果存在最低质量保证呢？

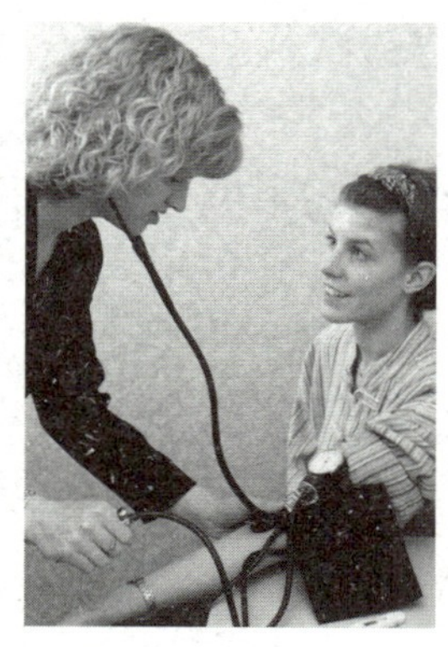

在承保之前，很多人寿保险公司都要仔细检查客户的身体。这种做法类似于二手车买方仔细检查车的维修历史。

很多行业都存在我们讨论过的这种逆选择。为了解决信息不对称导致的市场失灵，人们成立了服务公司。例如，你在美国想买一辆二手车，在付出一定费用后，你可以查询任何一辆在售二手车的完整维修记录。美国一些公司提供这方面的服务。另外，政府机构有时也可以促进市场信息披露，它们可以要求卖方向买方报告一些可能存在的问题，或者强行实施最低质量保证要求。例如，美国食品和药物管理局要求新药在进入市场之前必须满足最低质量标准。阿克洛夫模型能够说明这些干预的效果。

假设州政府立法禁止质量 $X_i<10$的二手车进入市场。本节的任务在于考察是否存在任何能达成交易的价格。假设给定备选价格 P 以及卖方的效用函数（8.1），卖方将会把质量介于10和 P 之间的所有车辆推向市场。

图8.6画出了这种情形。阴影区域表示退出市场的车辆，非阴影区域代表市场在售车辆。由于法律限制，质量小于10的车辆没有进入市场。与往常一样，质量大于 P 的二手车将退出市场。这意味着Ω（P）有下限和上限：

$$\Omega(P)=\{i\,|\,10\le X_i\le P\} \tag{8.12}$$

显然，P 必须大于或等于10，否则Ω（P）为空集，市场上没有在售车辆。

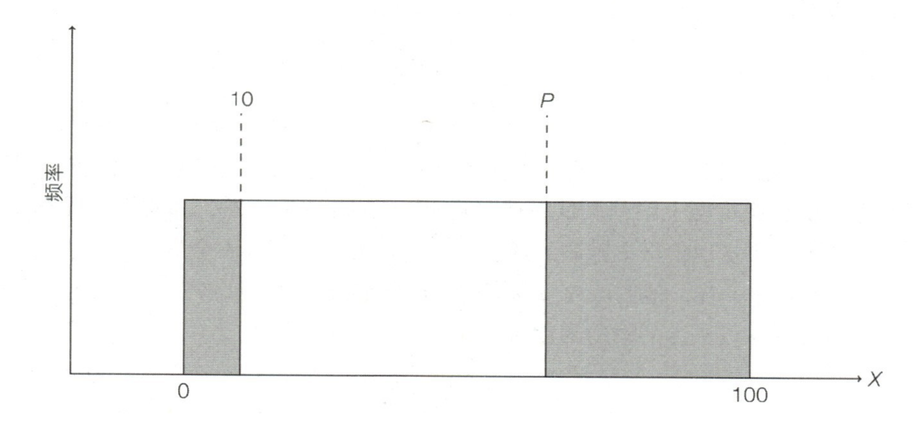

图8.6　伴随最低质量保证的二手车市场的逆选择。质量 $X_i<10$的车辆禁止进入市场。

由于车的质量服从均匀分布，根据（8.6）式可知，市场上车辆的平均质量为：

$$E[X_i]=\frac{P+10}{2}$$

155

在这个市场上，假设买方对车的评价比卖者高50%。根据（8.4）式可知，买方买车后的效用变化为：

$$\begin{aligned}\Delta U_B &= \frac{3}{2}E[X_i]-P \\ &= \frac{3}{2}\times\frac{P+10}{2}-P \\ &= \frac{15}{2}-\frac{1}{4}P\end{aligned} \qquad (8.13)$$

这意味着买方将买车仅当

$$\begin{aligned}\Delta U_B = \frac{15}{2}-\frac{1}{4}P &\geq 0 \\ 30-P &\geq 0 \\ 30 &\geq P\end{aligned} \qquad (8.14)$$

当价格介于10和30之间时，市场上的车的质量介于10和 P 之间。买方买这些车的原因在于他们的效用会增加。因此，最低质量标准保证了市场能在一定价格范围内良好运行，尽管这种做法不能彻底解决逆选择导致的市场失灵问题。

8.5 结论

我们已经看到，不对称信息能导致二手车市场瓦解；更重要的是，我们应该看到二手车市场与保险市场之间的相似性。当存在信息不对称时，例如消费者与保险公司在消费者健康方面的信息不对称，市场可能瓦解和失灵。然而，这不是说信息不对称的市场就会自动失灵。记住，如果买者对二手车的评价很高或者存在可信的最低质量保证时，阿克洛夫市场不会瓦解。

同样需要注意的是，阿克洛夫市场非常简单，比如，为了重点考察不确定性和信息不对称，这个模型假设消费者是风险中性而不是风险厌恶的。风险中性假设，不是个无关紧要的假设。如果我们假设消费者厌恶风险，那么本章的很多结果都可能不成立。

156

事实上，如果消费者极度厌恶风险，那么他们很可能愿意购买保险，尽管这可能并不划算。下一章的任务是在信息不对称架构中引入风险厌恶，并考察这种可能性。

8.6 习题

在回答这些问题之前，回顾一下阿克洛夫模型的基本假设条件。很多习题将用到这些假设。

判断题

判断下列论断是正确还是错误，说说你的理由。在说明理由时请引用课文中的证据，以及写出你可能需要的任何额外假设。

1.在阿克洛夫模型中，假设二手车的价格为 P，卖者的二手车质量（X）介于0与100之间。假设卖家的效用为：

$$U_S = M + a\sum_i^n X_i$$

其中 M为电子游戏的单位数（款数），其中每款游戏的价格为1元钱，a为效用函数参数，a严格小于1（$a<1$）。那么卖家将向市场提供质量$X_i = P$ 的二手车。

2.在这个模型中，买者知道卖家的效用函数，但一点也不知道待售车辆的质量。

3.如果买家远比卖家喜欢车，那么存在着能达成交易的价格。在这种情形下，不存在任何逆选择（尽管可能存在某种程度的信息不对称）。

4.阿克洛夫模型表明政府干预是解决逆选择问题的唯一方法。

5.如果车辆质量为正态分布而不是均匀分布，市场将不会瓦解。

6.归根结底，市场瓦解的原因在于买家厌恶风险。如果买家是风险中性的，那么总存在可以达成交易的价格。

分析题

7.回顾阿克洛夫模型的基本假设。假设在这个市场上，车辆质量的分布为：

$$X_i \sim Uniform[q_1, q_2]$$

注意到，在我们分析的阿克洛夫模型中，$q_1=0$，$q_2=100$。

a.令$q_1=0$，$q_2=50$。在这个市场上，有车辆成交吗？为什么？

b.令$q_1=0$，$q_2=200$。在这个市场上，有车辆成交吗？为什么？如果提高卖方车辆的最高质量，这对模型的预测结果有影响吗？为什么？

157

c.令$q_1=50$，$q_2=100$。在这个市场上，有车辆成交吗？为什么？如果提高卖方车辆的最低质量，这对模型的预测结果有影响吗？为什么？

8.在8.4节，我们考察了政府禁止销售低质量车辆的情形。回顾阿克洛夫模型的基本假设，假设车辆质量X_i在区间[0，100]上均匀分布，而且假设买方和卖方的效用函数都如（8.1）式所示。

a.令 B 表示法定最低质量车辆。如果 $B=50$，这意味着仅有质量$X_i \geq 50$ 的车辆才可进入市场。如果 $B=50$，存在能达成交易的价格吗？如果存在，价格为多少（可能为价格区间）？

b. $B=90$时，存在能达成交易的价格吗？如果存在，价格为多少（可能为价格区间）？$B=5$时呢？

c.找到最小的 B使得交易仍有可能发生。如果不存在这样的 B，请说明原因。

9.再次考虑买方对车辆的评价远高于卖方的评价情形。再次假设：

$$\begin{aligned} U_S &= \sum_{j=1}^n X_j + M \\ U_B &= \sum_{j=1}^n \frac{5}{2} X_j + M \end{aligned} \quad (8.15)$$

回忆一下，在这些假设下，任何满足 $0<P\leq 100$ 的价格都能达成一些交易。

a.如果 P=150，是否有交易发生？为什么？

b.求使得仍有交易发生的最高价格。

c.假设买方和卖方的效用函数为：

$$U_S = \sum_{j=1}^{n} X_j + M$$
$$U_B = \sum_{j=1}^{n} hX_j + M \quad (8.16)$$

其中 h反映买方的评价比卖方的评价高了多少。求使得仍有交易发生的最高价格，将其表达为关于 h的函数。

d.进一步假设效用函数仍为（8.16）式，但车辆质量分布为：

$$X_i \sim uniform[0,G]$$

其中 G>100是个分布参数。求使得仍有交易发生的最高价格，将其表达为关于 h和 G的函数。

e.用非数学语言说明交易结果如何随着 h和 G 的变化而变化。

10.假设车辆质量 X 不服从均匀分布，而服从0到100之间的三角分布，如图8.7所示。给定这种分布，X 的条件期望价值为：

$$E[X_i \mid \Omega(P)] = \frac{2}{3}P \quad (8.17)$$

这里的“条件”是指期望价值 X 取决于 P，其中 P 是价格上限。

我们假设买方和卖方的效用函数为：

$$U_S = \sum_{j=1}^{n} X_j + M$$
$$U_B = \sum_{j=1}^{n} \frac{2}{3} X_j + M$$

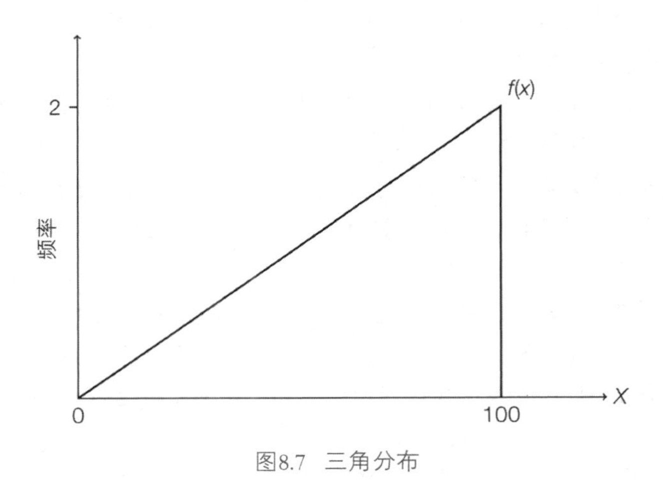

图8.7 三角分布

a.首先假设 P=50。市场上将有交易发生吗？

b.求有交易发生的价格区间。

c.用定性语言说明三角分布与均匀分布的区别。卖方有更多高质量车辆还是低质量车辆？即使在信息不对称情形下，为何仍有交易发生？

d.使用下面的条件期望表达式推导（8.17）式。注意，$f(x)$与$F_x(x)$分别为上述三角分布的概率密度函数和累积分布函数。

$$E[X_i \mid \Omega(P)] = \int_0^P \frac{xf(x)}{F_X(P)} dx$$

e.现在假设车辆质量分布符合图8.8所示的三角分布。不需要任何计算，预测市场是否瓦解并说明理由。

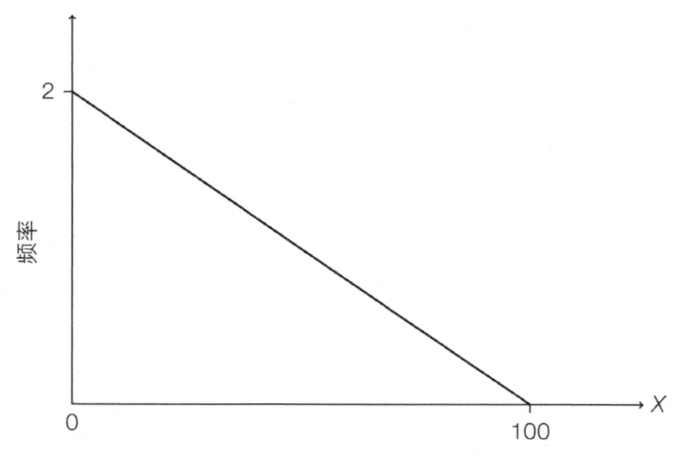

图8.8 另外一个三角分布

159

11.假设当地车辆经销商提供检测服务，这种服务能完全确定市场上任何车辆的质量。经销商试图确定检测服务的价格。回顾阿克洛夫模型的假设。特别地，我们假设买家和卖家的效用为（8.1）式所示，车辆质量 X 在区间[0，100]上均匀分布，当前市场价格 P=50。

a.由于逆选择，仅有其中一些车辆仍留在市场上[$\Omega(P)$]。这些车辆的质量分布是怎样的，平均质量为多少？

b.假设买家从仍留在市场上的车辆中随机选择车辆 i，并且思考是否购买它。这个交易使该买家的效用发生了多大的变化？

c.尽管该买家效用的期望变化为负，仍存在着下列可能：他选择质量较高的车辆，他的效用的实际变化将为正。求使得这种情形发生的最小X_i，X_i至少有这么高的概率是多少？

d.假设当地车辆经销商决定在该买者决定是否买车之前，为他提供免费检测服务。如果车辆 i 能增加该买家的效用，他将购买，否则他将不买。现在这个交易让他的效用发生了什么变化？注意，我们当前尚不知道车的质量是否高得值得购买。你的答案与习题11（b）的答案有何不同？

e.假设价格仍为50，所有其他假设不变，经销商能为他的检测服务索要多少报酬？说明你的理由。

f.假设市场中的每个人（包括卖家）都知道这种检测服务。高质量车辆卖家的反应是怎样的？低质量车辆卖家的反应是怎样的？这个市场中存在逆选择吗？

12.回顾阿克洛夫模型的假设，但现在我们改变关于信息的假设。我们假设买家和卖家都不知道既定车辆的质量，尽管他们都知道车辆质量分布 X_i。

a.假设市场均衡价格为 $P=80$。留在这个市场上的车辆是什么样？换句话说，在这些假设下，Ω（80）是什么样的？

b.在这种情形下，存在逆选择吗？

c.推导 Ω（P）的一般表达式。对于任何给定的 P，待在这个市场上的车辆是什么样的？

d.求使得仍有车辆留在市场上以及仍有交易发生的价格区间。记住，当买家和卖家是风险中性时，仍有交易发生。

13.（**三手车市场**）考虑两个序贯（sequential）二手车市场。第一个市场是典型的二手车市场（一个前车主）。第二个市场为三手车市场（两个前车主）。

在第一个市场上，交易方有两类：原车主和原买家。原车主拥有所有车，他们的效用函数为：

$$U = M + \sum_{j=1}^{n} a x_j$$

其中 M 为车辆之外的其他商品的消费量，X_j 是第 j 辆车的质量，a 是效用函数中的参数。

原买家没有任何车辆，他们的效用函数为：

$$U = M + \sum_{j=1}^{n} b x_j$$

160

其中 M 为车辆之外的其他商品的消费量，X_j 是第 j 辆车的质量，b 是效用函数中的参数。

所有车辆的质量都服从均匀分布：

$$x_j \sim Uniform[0,100]$$

令 P_1 为均衡时原车主对二手车的售价。原车主知道自己所售车辆的质量，但原买家仅知道市场上车辆的平均质量。原买家知道原车主的效用函数。

a.在这些条件下，市场上车辆平均质量如何取决于 P_1 和 a？

b.参数 b 的值为多少时，原买家愿意买车，请将其表达为 a 的函数。

c.假设 b 满足你在问题（b）中发现的条件，而且原车主将一些车卖给原买者。现在，第二个市场出现了。原买家变为二手车主，在三手车市场上，他们是卖家，我们将这个市场上的买家称为二手买家。二手买家知道第一个市场上的二手车所有信息。二手车主在驾驶自己的车辆之后，获知了这些车辆的质量信息，但二手买家仅知道市场上车辆的平均质量。二手买家没有车，他们的效用函数为：

$$U = M + \sum_{j=1}^{n} c x_j$$

其中 c 是效用函数中的参数。令 P_2 为均衡时二手车主对自己车辆的售价。参数 c 的值为多少时，二手买家才愿意买车（将其表示为 b 的函数）。

d.假设 $b=3$。P_2 为多少时，三手车市场上车辆质量服从区间[0，50]上的均匀分布？

e.假设 c =5。如果三手车市场上车辆质量服从区间[0，100]上的均匀分布，均衡时，二手买家会买车吗？

（感谢斯坦福大学Kyna Fong提供本题）

论述题

14.假设柠檬市场瓦解了，正如前面若干例子中出现的那样。信息不对称伤害了谁的利益，促进了谁的利益？

15.我们如何保证所有车辆的价格 P 都是相同的？难道高质量车辆的卖家不可以做广告从而对他们的车索要更高价格吗？

161

16.阿克洛夫模型可用于模拟医疗保险市场。在这个市场上，哪一方类似于二手车买家，哪一方类似于卖家？医疗保险市场瓦解是什么意思？

17.如果我们调换（reverse）阿克洛夫模型中的信息假设，将会发生什么结果？我们假设买方对车辆质量有完全信息，而卖方对任何既定车辆的质量没有任何信息（尽管他们知道车辆的质量分布）。假设所有其他基本假设条件不变，包括买方和卖方的效用函数（8.1）式。

a.说说在什么样的环境下这些信息假设是可能的。什么样的商品市场可能有这些不符合直觉的假设？

b.假设你是个卖家，你的第 i 辆车的质量为 X_i（尽管你不知道这一点）。为了增加你的效用，你应该采取什么样的卖车策略？

c.这个市场存在逆选择吗？

第9章 逆选择：罗斯柴尔德—斯蒂格利茨模型

162

我们已在第8章考察了阿克洛夫的柠檬市场模型，它说明了不对称信息对市场的破坏能力。在第7章，为了确定保险合同产生的期望效用值，我们也考察过风险厌恶背后的结构，分析过保险合同。经济学家米歇尔·罗斯柴尔德（Michael Rothschild）和约瑟夫·斯蒂格利茨（Joseph Stiglitz）创建的模型，将上述两种思想合在一起（Rothschild and Stiglitz, 1976）。本章的目的在于描述这个模型，并考察保险市场如何对付逆选择。

9.1 I_H $-I_S$空间

我们开始构建一个架构，用来同时且直观地展示多个保险合同。考虑图9.1（a），这是我们在第7章介绍过的收入—效用图。根据这个图，我们很容易判断某个保险合同是否提高了被保险人的效用（与未买保险情形相比较）。然而，此图不能同时展现多个合同以及用于多个合同之间的比较。

同时展现多个合同的一种方法，是用空间中的点表示合同。我们令横轴表示健康状态下的收入，纵轴表示生病状态下的收入。在图9.1（a）中，这两种量都画在收入轴（横轴）上，但在图9.1（b）中，I_H和I_S分别位于横轴和纵轴上。这里主要的思想在于保险合同将健康状态下的一部分收入转移给生病状态。通过使用这种坐标系，我们可以更好地看清不同合同转移收入的能力。

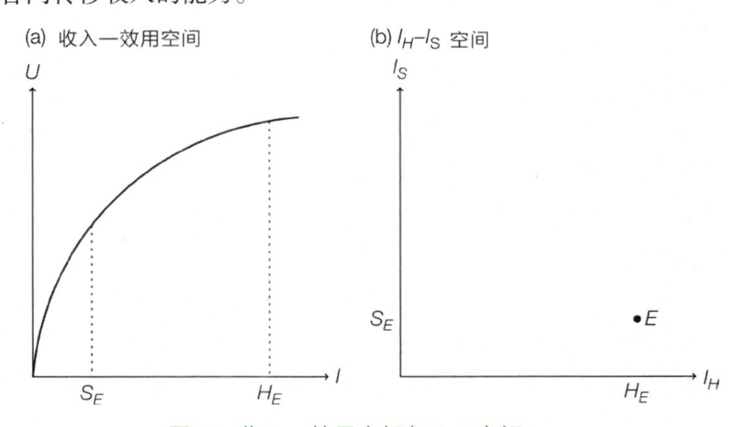

图9.1 收入—效用空间与I_H-I_S空间

163

图9.1（a）说明，在没有保险时，个人在健康状态下的收入为H_E，在生病状态下的收入为S_E。我们将点 $E=（H_E，S_E）$称为个人的**禀赋**（endowment），意思是个人天生或原来就有的东西。图9.1（b）在I_H-I_S空间中画出了禀赋点E。这个点反映了个人在健康状态和生病状态下的全部收入信息。

这个图也可用于表示在购买保险后，个人在各种状态下的收入。令H_C和S_C分别表示这个人在购买了不足额保险合同 C 之后，在健康状态下的收入以及生病状态下的收入。图9.2（a）在我们熟悉的收入—效用空间中画出了这个不足额合同。在图9.2（b）中，这个合同就是 C 点。这种表示法更紧凑，而且没有遗漏任何信息，因为它也能描述被保险人在各种状态下的可能收入。

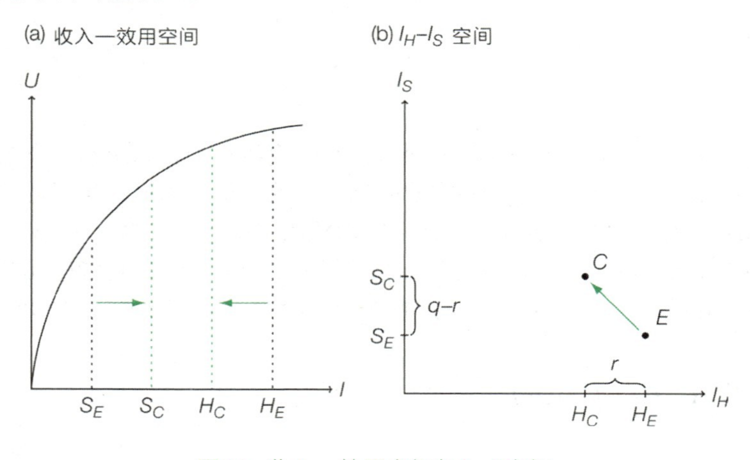

图9.2　收入—效用空间与I_H-I_S空间

因此，图9.2（b）和图9.2（a）描述了相同的信息。I_H-I_S空间中的任何一个点都代表着一个合同。H_E和 H_C之间的水平距离，代表保险费 r。S_C和 S_E之间的垂直距离，代表保险公司的赔偿款与保险费之差 $q-r$（即保险公司的净赔款）。我们已在前面章节知道，q 表示保险公司赔偿给被保险人的医疗费用。稍后，我们将看到，I_H-I_S空间能让我们轻松地考察某个保险合同是否公平以及是否足额。

9.2　$I_H - I_S$空间中的无差异曲线

我们接下来的任务是向I_H-I_S空间中引入效用。在第7章介绍的收入—效用空间中，我们很容易就能植入效用，这是因为这个空间中的纵轴表示效用。然而，在I_H-I_S空间中，我们必须使用无差异曲线来比较不同的保险合同。

图9.3画出了禀赋点以及四个保险合同C_1到C_4。尽管我们对个人偏好知之不多，我们仍能评估这些合同的效用差异。我们首先比较合同C_1和C_2。这两个合同产生的疾病状态下的收入 a相同，但C_2产生的健康状态下的收入大于C_1产生的。只要个人认为多多益善，那么他总是更偏好C_2而不是C_1。同样，对于合同C_1和C_3，个人总是更偏好C_1而不是

164

C_3。由于缺乏关于个人无差异曲线的更多信息，我们无法比较C_1和C_4谁更好，也无法比较这些合同和 E谁更好。

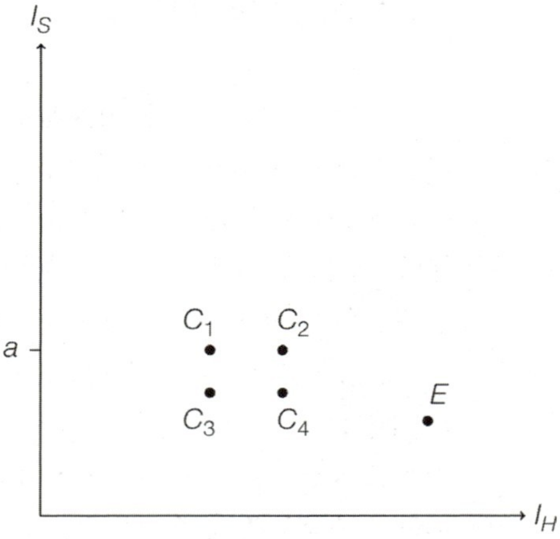

图9.3　C_1、C_2、C_3和 C_4 代表4个保险合同，E代表禀赋点。对于任何看重收入的人来说，C_1 比C_3 严格好，C_4比C_3 严格好。C_2比其他三个合同都好。然而，C_1 与C_4的比较，以及任一合同与禀赋点 E（无保险）比较，还需要更多关于个人偏好的信息。

我们需要无差异曲线，但是至于怎样将收入—效用图中的效用转换成I_H-I_S空间中的无差异曲线，还真是没法立马就看出来。

这些无差异曲线有两个基本性质。首先，它们都向下倾斜。这是因为在保险合同中I_H和I_S此消彼长。个人愿意牺牲一种状态下的一部分收入，如果他在另外一种状态下能得到更多的补偿。例如，某个人的某条无差异曲线可能穿过C_1 和C_4，但绝不可能穿过C_2和C_3（注意到 C_2和C_3 之间连线向上倾斜）。这个事实也可用微分方程这种数学工具证明（参见习题17）。

除了向下倾斜之外，无差异曲线还是**凸的**（convex）（只要个人厌恶风险）。换句话说，无差异曲线在较低的I_H水平上，向下倾斜得厉害（即比较陡峭）；在较高的I_H水平上，比较平缓。凸的无差异曲线意味着I_H和I_S之间可以相互替代，但不是完全替代。个人愿意牺牲一些I_H来换取一些I_S或者牺牲一些I_S来换取一些I_H，但他喜欢中庸（喜欢I_H和I_S都有适度的量），也就是说，他不喜欢极端，不喜欢其中一个极高而另外一个极低的情形。凸的无差异曲线这个性质是风险厌恶行为的自然而然的结果（数学证明见习题17）。[①]

图9.4画出了I_H-I_S空间中的两条向下倾斜且凸的无差异曲线。无差异曲线U_1 表明个人对C_1、C_4和 E点无差异。与此同时，C_2 显然比 E点好，因为C_2在位置更高的无差异曲线U_2 上。

165

到此时，我们可以比较多个保险合同，画出无差异曲线，以及确定这些合同的优劣。但现在我们仍然很难确定保险合同是否足额以及是否公平。这些事情在收入—效用模型中不难确定。在 I_H-I_S空间中，我们也能做这些事情吗？

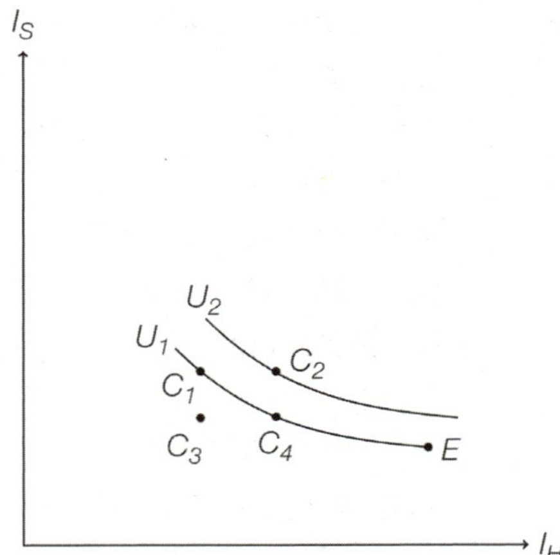

图9.4　对于厌恶风险的消费者来说，他们的无差异曲线可能就是图中所示的样子。

① 回忆一下，在第7章我们指出，凹的效用函数意味着风险厌恶。凹的效用函数也意味着凸的无差异曲线。

9.3 足额保险线

在I_H-I_S空间中，**足额保险线**（full-insurance line）是个重要的界标。根据定义，足额保险合同是能实现状态独立即实现 I_H=I_S的合同。在足额保险下，被保险人在健康状态下的收入和生病状态下的收入相等。图9.5画出了方程 I_H=I_S，这是条45度线；这条线是足额保险合同集；也就是说，这条线上的任意一点，都代表一个足额保险合同。任何不在这条线上的合同都不是足额保险合同，因为$I_H \neq I_S$。

图9.5画出了三个保险合同。这三个合同都符合足额保险合同的定义，因为它们都满足I_H=I_S。但这三个合同提供的效用不同。合同C_1提供的效用最高，合同C_2次之，合同C_3最低。事实上，个人的无差异曲线表明他对合同C_2和禀赋E无差异或说C_2和E一样好，但E比C_3好。在9.4节，我们将证明这种偏好顺序（C_1比C_2好，C_2又比C_3好）源于下列事实：C_1比C_2公平，C_2比C_3公平。

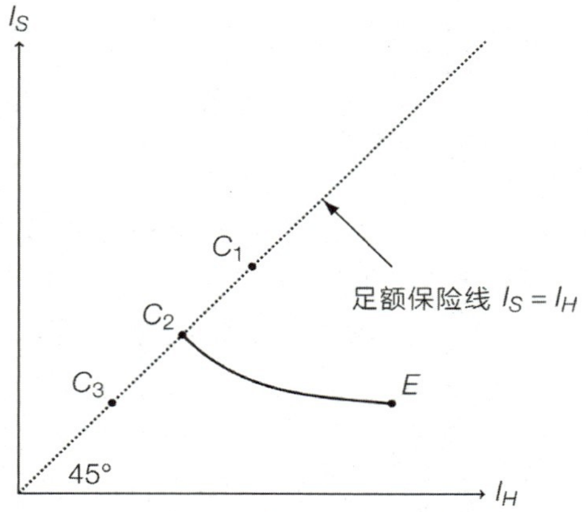

图9.5　C_1、C_2、C_3都是足额保险合同，因为它们都实现了状态独立性（I_H=I_S）。任何位于45°线上的合同，都满足这个性质，因此我们将这条线称为足额保险线。

9.4 零利润线

就像在I_H-I_S空间中存在一条描绘所有足额合同的线一样，这个空间也存在一条可以可以描绘所有精算公平合同的线。

合同的精算公平性取决于个人的生病概率 p。如果个人极有可能生病，那么高保险费且低赔款的合同可能是精算公平的。如果个人生病可能性很小，那么低保险费且高赔款的合同可能是精算公平的。

假设生病概率为 p的个人一开始位于禀赋点 E=（H_E，S_E）。这个时候他没有保险，他在健康状态下的收入为 H_E，在生病状态下的收入为 S_E。假设某个保险合同 C 将其移动到（H_C，S_C）点。如果保险公司从这个合同身上得到的利润为零（或等价地，如果个人的期望收入变化为零），那么该合同是精算公平的。如果个人健康，保险公司的利润为（$H_E - H_C$），如果个人生病，保险公司将亏损，亏损额为（$S_C - S_E$）。从期望角度看，保险公司的利润为零仅当

$$p(S_C - S_E) = (1-p)(H_E - E_C) \qquad (9.1)$$

这个表达式就是第7章的精算公平条件，只不过在这里，（$H_E - H_C$）为保险费 r，（$S_C - S_E$）为赔款与保险费之差（$q - r$）。

将（9.1）式变形可得：

$$S_C = \frac{1-p}{p}(H_E - H_C) + S_E$$

我们考虑的合同C=（H_C，S_C）是任意的，而且上式描述了所有零利润合同组成的集

合。因此，如果我们用任意精算公平合同（I_H，I_S）替换合同 C，那么，

$$I_S = \frac{1-p}{p}(H_E - I_H) + S_E \tag{9.2}$$

这个式子定义了 $I_H - I_S$空间斜率为$(1-p)/p$的**零利润线**（zero-profit line）。[①]零利润线总是通过禀赋点 E，这证实了我们的直觉：禀赋点是精算公平的。重要的是，零利润线的斜率随着 p 的变化而变化：个人越有可能生病，即 p 越大，零利润线越平缓。相反，足额保险线和生病概率 p 无关，不随 p 的变化而变化。

图9.6画出了 $I_H - I_S$空间中的一条零利润线。这个图画出了三个精算公平合同C_1到C_3以及禀赋点 E。从个人角度看，这三个合同都比禀赋点 E 好：任何公平合同，不论足额与否，都比禀赋点好。

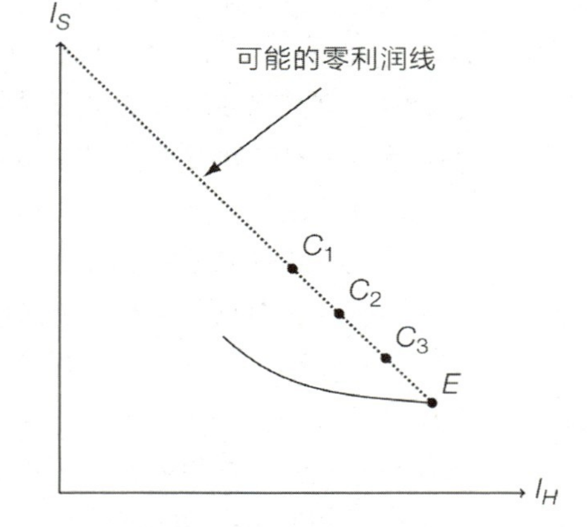

图9.6　对于保险公司来说，零利润线上的合同产生的期望利润为零。等价地，我们可以说，这条线上的合同例如C_1、C_2、C_3都是精算公平的。零利润线的斜率取决于消费者的生病概率 p：p 越大，零利润线越平缓。

接下来我们考察保险公司的偏好。正如消费者一般偏好精算公平保险而不是不公平保险，保险公司的偏好相反。保险公司偏好利润为正的不公平合同而不是利润为零的公平合同。在 $I_H - I_S$空间中，位于零利润线西南方（即左下方）的合同带来的利润为正，位于零利润线东北方（即右上方）带来的利润为负。图9.7说明了其中原因。

考虑合同C_1、C_2和C_3。合同C_2位于零利润线上，因此该合同带来的利润为零。合同

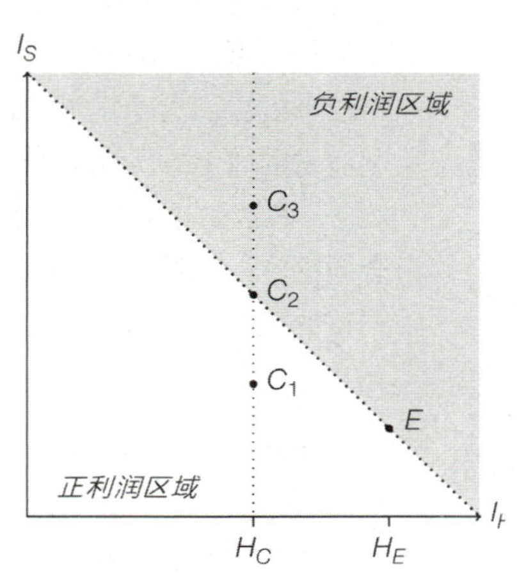

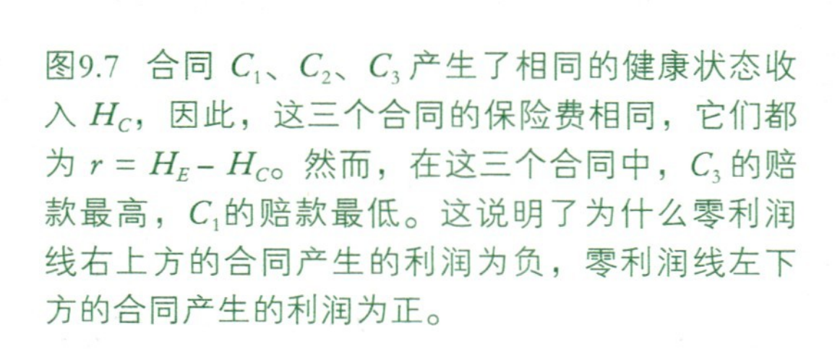
图9.7　合同 C_1、C_2、C_3 产生了相同的健康状态收入 H_C，因此，这三个合同的保险费相同，它们都为 $r = H_E - H_C$。然而，在这三个合同中，C_3 的赔款最高，C_1的赔款最低。这说明了为什么零利润线右上方的合同产生的利润为负，零利润线左下方的合同产生的利润为正。

---

① 注意，在（9.2）式中，因变量为I_S，自变量为I_H；H_E和S_E为常数。因此，（9.2）式可以写为：

$$I_S = -\frac{1-p}{p}I_H + \left(\frac{1-p}{p}H_E + S_E\right)$$，斜率应为$-\frac{1-p}{p}$。——译者

C_1和C_2的保险费相同，都为（$H_E - H_C$），但合同 C_1 的赔款比 C_2 少，这是因为$S_{C_2} > S_{C_2}$，因此合同C_1的利润为正。事实上，零利润线左下方的任何合同的利润都为正，因为这些合同在零利润线上都有对应的保费相同的合同，但后者提供的赔款高一些。同理，零利润线右上方的任何合同带给保险公司的利润都为负，因为它们跟零利润线上对应的合同相比，保费相同，但赔款更高。

9.5 可行合同区

我们下面的任务是考察在 $I_H - I_S$空间是否存在个人和保险公司进行交易的可能。如果市场中不存在使得保险公司和个人都获益的合同，那么市场将瓦解。

到目前为止，我们已经讨论了足额保险线、零利润线以及无差异曲线。我们暂时把重点放在通过禀赋点的无差异曲线身上。上述这些曲线将 $I_H - I_S$空间分为四个区域：R_1、R_2、R_3和 F。参见图9.8。如果存在交易的可能，交易将发生在哪个区域?

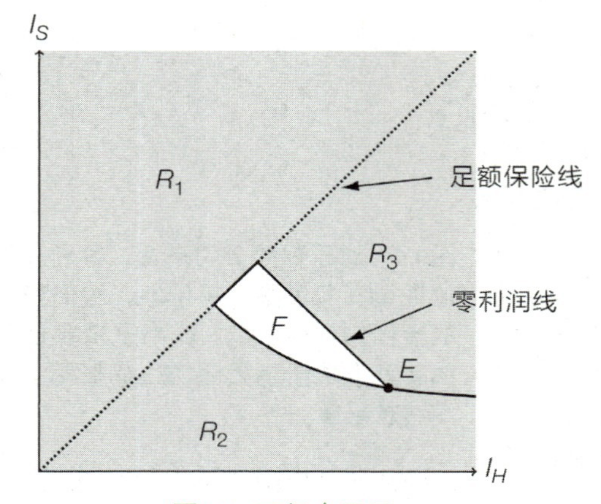

图9.8 可行合同区

- R_1 区：这个区域中的合同代表着超额保险（overfull insurance）。换句话说，保险合同使得个人在生病状态下的收入大于健康状态下的收入，也即$I_S > I_H$。理论上存在着这类合同，然而厌恶风险的个人对这类合同不感兴趣。这类超额合同重新引入了不确定性，这是厌恶风险的个人所竭力避免的。因此，R_1 区不存在任何合同。
- R_2 区：这个区域中的所有合同都位于穿过禀赋点 E 的无差异曲线的左下方。这意味着这个区域中任何合同产生的效用都小于禀赋 E 产生的效用。个人不会购买这个区域中的任何保险。因此，R_2 区不存在能达成交易的合同。
- R_3 区：这个区域中的任何合同带给保险公司的利润都为负，因为它们整个位于零利润线的右上方（参见图9.7）。保险公司不会在这个区域提供任何合同。
- F 区：这个区域被称为**可行合同区**（feasible contract wedge）。因为它是可能存在合同的唯一区域。这个区域中的任何一个合同都比 E 更受个人偏好，而且能带给保险公司正的（或至少为零的）利润。注意，在这个可行区边界上的合同也是可行的。

9.6 寻找均衡

确定可行合同集是确定交易能否达成的关键一步。接下来，我们需要定义这个市场中的**均衡**概念。任何一个市场均衡都满足下列三个条件：消费者效用最大化，公司利润最大化，以及不存在新公司进入市场而又不会导致（该新公司）利润为负的情形。

定义 9.1

给定一组合同，如果

1.在这组合同中，每个人选择的合同能使自己效用最大，

2.在这组合同中，任何合同带给保险公司的利润都为非负，

3.除了这组合同之外，不存在其他能把个人吸引走并且带给保险公司非负利润的合同或合同组合，

那么，这组合同处于**均衡**（equilibrium）状态。

任何一组满足上述三个条件的合同都是个均衡。读者可能不明白我们为何要区分第二个和第三个均衡条件。在典型的消费者需求模型中，这两个条件被合并为一个条件：均衡时，公司利润为零。稍后，我们将看到，在存在不对称信息时，这种区分很重要。

我们考虑不存在信息不对称而且消费者是同质的情形。这里的消费者同质是指消费者的主要特征相同，比如他们的生病概率都为 p，禀赋点都为 E。任何潜在的均衡都必定位于可行合同区之内或其边界上；考虑可行合同区中的 α 点（参见图9.9），这个合同是个均衡吗？

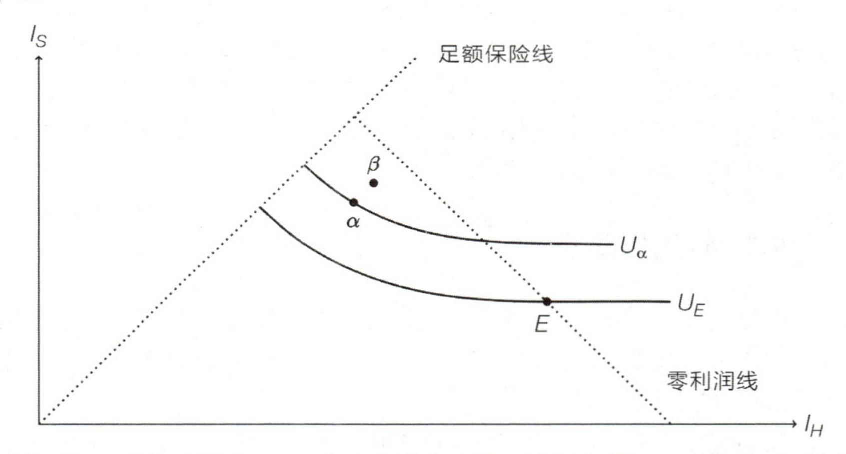

图9.9 当保险公司仅提供合同 α 时，它满足均衡的前两个条件。然而，当保险公司提供合同 β 时，人们将放弃 α，转而购买 β，所以 β 将产生正的利润。因此，合同 α 不满足均衡的第三个条件。

所有消费者都会购买合同 α，因为它位于比穿过 E 点的无差异曲线（U_E）位置更高的无差异曲线（U_α）上。因此，合同 α 满足第一个均衡条件。

另外，合同 α 位于零利润线的左下方，因此，它带给保险公司的利润为正。这样，合同 α 满足第二个均衡条件。

然而，合同 α 不满足第三个均衡条件：另外一家保险公司能够提供对自己有利可图且能把消费者从 α 吸引过来的合同。这样的合同必定位于无差异曲线 U_α 与零利润线之间，比如合同 β，参见图9.9。如果你提供合同 β，你就能把合同 α 上的消费者全部抢过来。因此，合同 α 不是个稳定的均衡。

169

同理，这个逻辑也可以说明合同 β 不是个均衡合同。只要合同位于可行合同区的**内部**，保险公司就可以提供新的合同将消费者抢过来，而且能保证它的利润为正。

上述论证说明，只有精算公平且足额的合同（图9.10中的Ω点）才能满足所有三个均衡条件。在这个点上，消费者的效用达到最大；保险公司的利润为零；任何保险公司都无法抢走消费者，除非它愿意忍受负的利润。

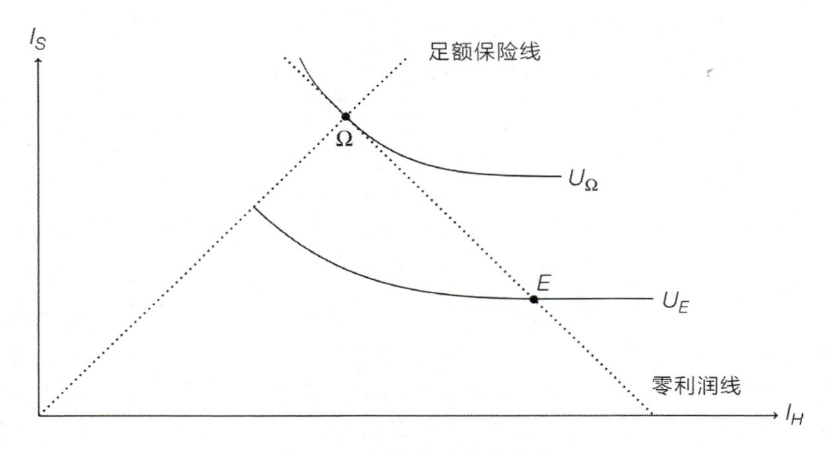

图9.10 Ω是个稳定的均衡

我们注意到，在Ω点，消费者的效用曲线与零利润线相切。可以证明，任何足额保险合同都满足这个条件——我们知道零利润线和无差异曲线的切点总是位于足额保险线上。这样的切点总是零利润线与足额保险线的交点这个事实说明，从消费者的角度看，精算公平且足额的保险合同是理想合同。正如我们前面所说明的，在消费者同质情形下，这样的理想合同是均衡合同。

9.7 异质风险类型

170

到目前为止，在我们的保险市场上，所有消费者的风险相同：生病概率都为 p。本节放松这个假设。我们现在规定这个市场上有两种风险类型的消费者：身体健壮的（robust）和身体虚弱的（frail）。

我们假设这两类人在很多方面都相同。他们有相同的收入—效用曲线，有相同的禀

BLACK & WHITE
SHIELD
请在此
排队登记
我不知道发生了什么，但我认为
有一些病人正在隐藏什么东西……
条纹
颜料
MD

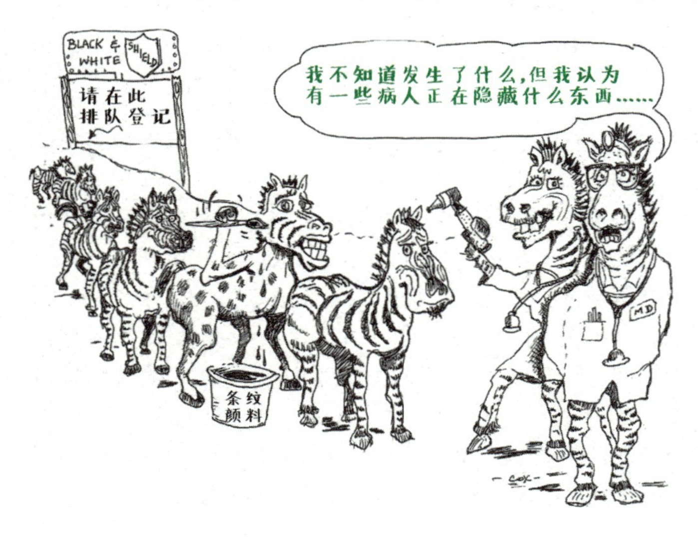

有句古老的格言说，斑马不能改变身上的条纹（zebras cannot change their stripes，即本性难移），然而在罗斯柴尔德—斯蒂格利茨模型中，投保人能够在风险类型上弄虚作假。

赋点。然而，健壮者和虚弱者有不同的生病概率 p。令健壮者的生病概率为 p_r，虚弱者的为 p_f，而且 $p_f > p_r$。顾名思义，虚弱者的生病概率自然要大于健壮者。

我们在前面已经指出，零利润线的斜率取决于生病概率。健壮者和虚弱者的零利润线不同。由于 $p_r < p_f$，健壮者的零利润线比虚弱者的零利润线更陡峭[参见（9.1）式]。图9.11在 $I_H - I_S$空间画出了二者的零利润线。

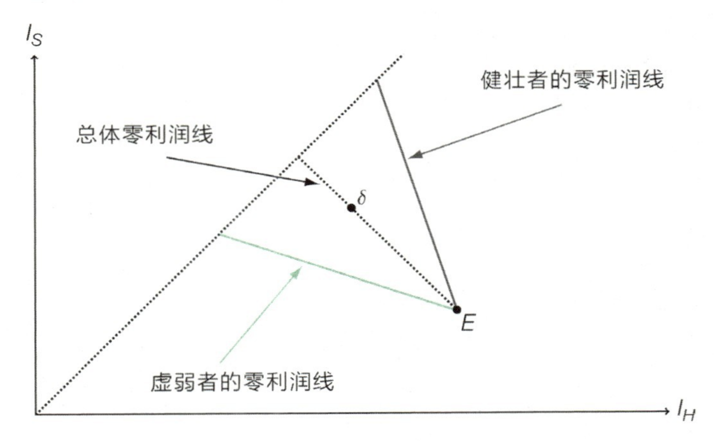

图9.11　一个可能的合同 δ 以及不同风险类型消费者的零利润线

这个市场有两类消费者，因此，市场水平上的生病概率 p_{avg}（avg指average，平均）是 p_r和 p_f的加权平均数，权重为每类消费者占全体消费者的比重。因此，总体零利润线的斜率取决于总人口的构成情况。例如，如果市场上虚弱者过多，那么总体零利润线更靠近虚弱者的零利润线。相反，如果市场上健壮者过多，那么总体零利润线更靠近健壮者的零利润线。

图9.11画出了位于总体零利润线上的合同 δ 。如果全体消费者，包括健壮者和虚弱者，接受了这个合同，那么保险公司的利润为零。如果健壮者接受但虚弱者拒绝了合同 δ ，那么保险公司的利润为正，因为合同 δ 位于健壮者的零利润线的左下方。相反，如果只有虚弱者接受了合同 δ ，那么保险公司的利润为负，因为合同 δ 位于虚弱者的零利润线的右上方。这个合同带来的利润是正是负，取决于是谁接受了合同。

9.8　健壮者和虚弱者的无差异曲线

尽管每个消费者，包括健壮者和虚弱者，都有相同的收入—效用曲线，但这两类人有不同的期望收入和不同的期望效用。这个事实的一个结果是每类人在 $I_H - I_S$空间有自己的无差异曲线。所有厌恶风险的人都愿意放弃健康状态下的一部分收入来换取生病状态下的一部分收入。然而，健壮者生病可能性较小，因此，与虚弱者相比，他们更看重 I_H而不是 I_S。

图9.12和图9.13描述了健壮者和虚弱者如何分别评价 I_H和 I_S之间的权衡。我们画出了健壮者的一条无差异曲线以及虚弱者的一条无差异曲线。

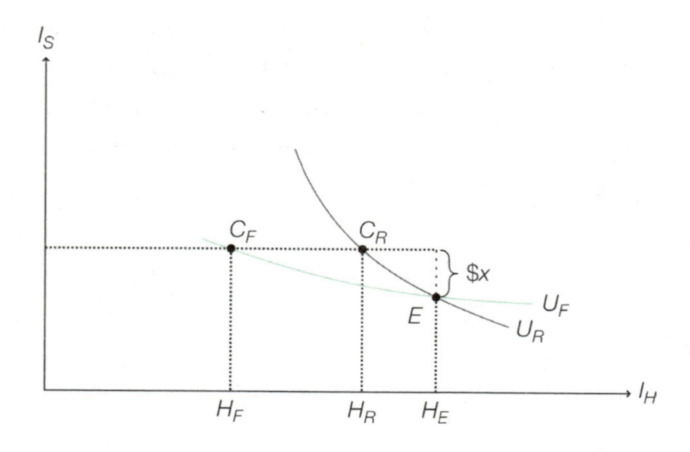

图9.12 健壮者的无差异曲线U_R比虚弱者的无差异曲线U_F陡峭。这意味着为了使生病状态收入增加x，健壮者愿意放弃的健康状态收入比虚弱者愿意放弃的健康状态收入少。

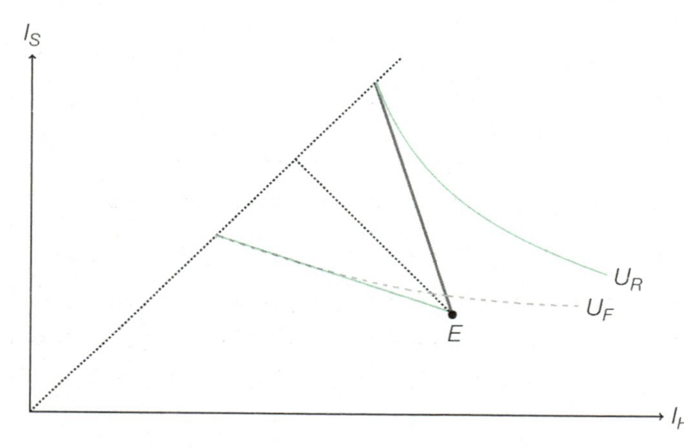

图9.13 在这个图中，我们画出了健壮者的无差异曲线。它与健壮者的零利润线相切于足额保险线。虚弱者的情形类似。这些切点代表每种风险类型的消费者自己的理想合同。

考虑消费者生病时能得到x元赔款的保险合同。为得到这个合同，这两类消费者分别愿意放弃（支付给保险公司）多少健康状态下的收入？健壮者至多愿意放弃（H_E-H_R）那么多健康状态下的收入来换取x元赔款。这个交换使得健壮者的效用仍与禀赋点E的效用相同。由于虚弱者更看重生病状态下的收入而不是健康状态下的收入，因此，与健壮者相比，他们愿意支付更多的钱给保险公司来换取x元赔款，这个支付量为（H_E-H_F）。注意，$H_E-H_F>H_E-H_R$。

172

尽管图9.12画出的是健壮者的无差异曲线与虚弱者的无差异曲线相交于E点的情形，但我们可以对I_H-I_S空间中的任何一点做类似分析。事实上，可以证明，给定健壮者的任一无差异曲线和虚弱者的任一无差异曲线，它们只能相交一次；或者说前者恰好穿过后者一次，后者也恰好穿过前者一次。这个性质被称为**一次相交性质**（single-crossing property），这是由期望效用的定义决定的。

9.9 信息不对称与混合均衡

假设保险公司完全能分辨出健壮者和虚弱者，而且法律允许它不让某类消费者购买保险。图9.14画出了稳定均衡，两类消费者（虚弱者和健壮者）分别位于各自的理想合同点Ω_1和Ω_2上。虚弱者希望离开Ω_1而转投Ω_2，因为Ω_2产生的效用比Ω_1产生的高，但保险公司可以拒绝他们。如果保险公司允许虚弱者转投Ω_2，那么保险公司将亏损，因为Ω_2位于总体零利润线的右上方。

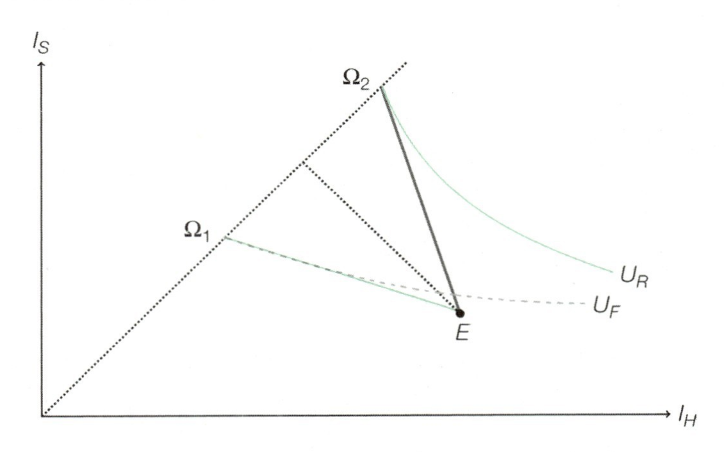

图9.14　完全信息且消费者为异质情形下的稳定均衡

在保险公司能区分健壮者和虚弱者的情形下，保险市场运行良好，每种风险类型的消费者购买相应的理想合同。这被称为对称信息均衡。这类似于下列情形：在阿克洛夫模型中，旧车的质量不相同，但买卖双方有相同的对称信息。车辆按照质量定价，每辆车都能卖掉。

如果保险公司类似阿克洛夫模型中茫然无知的旧车买者，无法区分健壮者和虚弱者，结果将会怎样？在实践中，这意味着保险公司无法阻止任何人购买任何保险：任何保险合同，不提供则罢；如果提供，必须向所有消费者提供。我们再次强调，这是因为保险公司无法区分消费者的风险类型，不知道谁是健壮者谁是虚弱者。在这种情形下，保险公司不可能做到仅向健壮者提供合同，而把虚弱者拒之门外。

在这种情形下，所有虚弱者（记住，在保险公司能区分健壮者和虚弱者的情形下，虚弱者只能购买合同Ω_1）都会谎称自己是健壮者，从而购买合同Ω_2。这是因为购买Ω_2能让他们的效用更高。我们在前面已经说过，如果虚弱者成功购买了合同Ω_2，那么保险公司的利润为负，因此这个结果不可能在均衡状态下发生。

从保险公司的角度看，它希望设计一种保单将所有风险类型混合在一起，在这种情形下，健壮者和虚弱者支付相同的保险费，而且生病时得到相同的赔款。这种合同被称为混合合同（pooled contract），由这种合同组成的均衡被称为**混合均衡**。

173

> **定义 9.2**
>
> **混合均衡**（pooling equilibrium）：能同时吸引健壮者和虚弱者并且满足均衡条件的合同。

我们看看图9.15中的混合合同α是否是个混合均衡。这个点是我们在总体零利润线上任意选择的点。任何可能的混合均衡必定位于总体零利润线上。如果混合合同α位于总体零利润线的右侧，那么保险公司将亏损。如果α位于总体零利润线的左侧，那么其他保险公司将进入市场，与其抢夺客户。

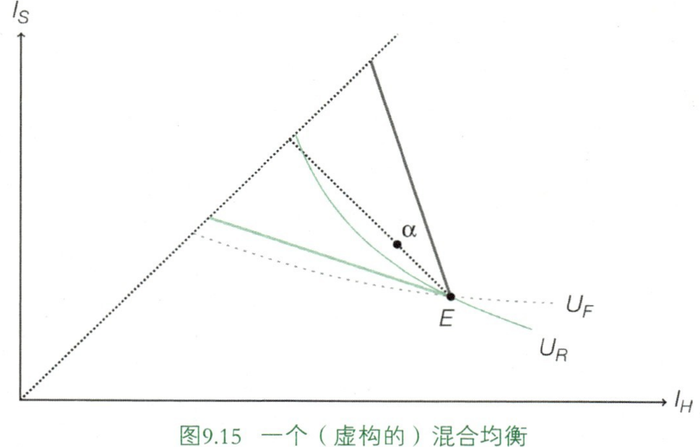

图9.15 一个（虚构的）混合均衡

合同α满足第一个均衡条件，因为健壮者和虚弱者都偏好合同α胜于禀赋E。合同α也满足第二个均衡条件，因为健壮者和虚弱者都选择α，而且α位于总体零利润线上。因此，保险公司的利润为零。

然而，合同α不满足第三个均衡条件。图9.16画出了穿过α点的健壮者的无差异曲线以及穿过α点的虚弱者的无差异曲线。由于这两条无差异曲线的斜率不同，它们构成了一个三角形区域，其他精明的保险公司会提供位于这个区域的合同。

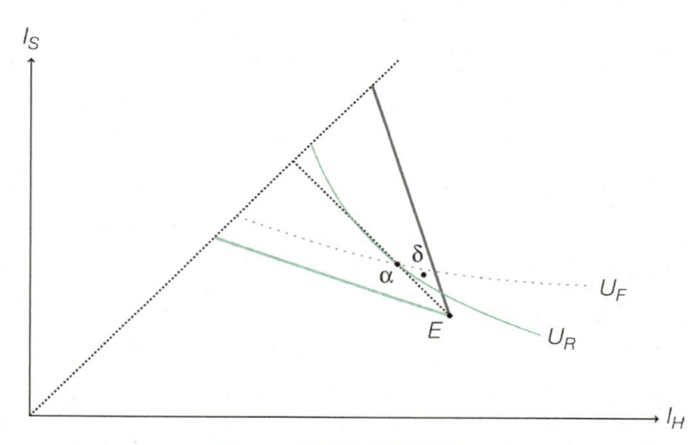

图9.16 混合均衡被破坏

174

假设另外一家保险公司提供合同δ。谁会被吸引过来呢？因为它在那条穿过α的健壮者无差异曲线的上方，所以健壮者自然很乐意换成合同δ。同时，虚弱者会选择继续留在合同α上，因为α所处的无差异曲线的效用水平高于δ的。

因此，这是逆选择的一种类型。健壮者被吸引过来，但虚弱者仍继续留在合同α上。这对提供合同δ的保险公司有利，因为对健壮者的期望赔款较低，这个公司能赚取正的利润（注意，合同δ位于健壮者零利润线的左下方）。与此同时，这种将消费者分流的逆选择，也会影响提供合同α的保险公司。现在，只有虚弱者选择合同α，从而抬升了该保险公司的期望赔款，导致合同α无利可图（注意，合同α位于虚弱者零利润线的右上方）。

上述分析表明，图9.15中的α点不是个混合均衡。我们在前面指出过，我们对α点的选择是任意的，没什么特殊之处，只不过它必须位于总体零利润线上，因为只有这样的点才可能成为混合均衡点。如果我们在总体零利润线上选择另外一个点，比如α'点，那么类似的逻辑表明α'点也不是个混合均衡。由于健壮者的无差异曲线和虚弱者无差异曲线的斜率不同，它们总会构成一个三角形区域，这样，其他保险公司总会利用这个机会：提供位于该三角形区域的合同。因此，信息不对称情形下，不存在混合均衡。

9.10　寻找（可能存在的）分离均衡

尽管在这个模型中，不可能存在混合均衡，但有时可能存在**分离均衡**，这是一种不同于混合均衡的均衡。这种均衡能将健壮者和虚弱者分开，但其分开方式不是直接歧视，而是提供不同合同，吸引不同消费者。由于保险公司无法直接区分健壮者和虚弱者，这是它将消费者分流的唯一希望。

定义 9.3

分离均衡（separating equilibrium）：一个由两个合同组成的合同集，它们满足均衡条件，其中一个合同吸引健壮者，另外一个合同吸引虚弱者。

我们已经看到，在对称信息情形下存在分离均衡（参见图9.14）。我们也看到，如果保险公司无法区分健壮者和虚弱者，那么这种均衡将瓦解。特别地，当虚弱者放弃合同Ω_1而转投效用更高的合同Ω_2时，这种均衡将破裂。这提示我们如果能降低虚弱者对合同Ω_2的评价，让他们认为合同Ω_2不如合同Ω_1，那么我们可以创造一种稳定均衡。

我们试着按照上一段描述的策略来构建一个均衡。合同Ω_1属于均衡合同组，但合同Ω_2不属于，因为它破坏了均衡。考虑穿过Ω_1点的虚弱者无差异曲线（参见图9.17）。为了找到不会诱使虚弱者离开Ω_1的合同（将这个合同记为Ω_3），我们需要在这条无差异曲线上（on）或这条无差异曲线的下方（below）区域寻找。

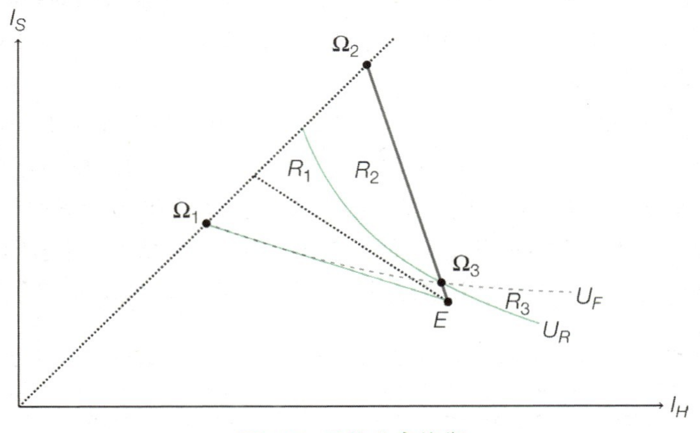

图9.17　寻找分离均衡

假设合同Ω_3位于穿过Ω_1点的这条无差异曲线与健壮者零利润线的交点上。我们考察合同组（Ω_1，Ω_3）是否是个均衡。

175 虚弱者对Ω_1和Ω_3无差异，因为这两个合同位于同一条无差异曲线上。不失一般性，我们假设虚弱者选择Ω_1而不是Ω_3。[①]与此同时，健壮者偏好Ω_3胜于Ω_1。

虚弱者放弃了Ω_3，这似乎不符合直觉。注意到，Ω_3是精算不公平的，这意味着它的价格较低，这对虚弱者难道不更好吗，为什么虚弱者反而放弃了它？原因在于尽管Ω_3价格较低，但它远不是足额合同。由于很可能生病，虚弱者更偏好Ω_1，因为Ω_1虽然价格高，但它是足额合同。

我们继续考察。（Ω_1，Ω_3）满足均衡的定义吗？正如我们看到的，健壮者和虚弱者各取所需，他们分别选择能使自己效用最大的合同；健壮者和虚弱者自愿分流。由于合同Ω_1和Ω_3分别位于虚弱者的零利润线和健壮者的零利润线上，这两个合同产生的利润都为零。现在唯一的问题是新公司能否进入市场，抢走部分或全部消费者，并且保证自己的利润至少为零。如果答案是肯定的，那么均衡瓦解。

假设另外一家保险公司（不妨称之为公司乙）进入市场，它提供的合同位于图9.17中的R_1区域。读者应该能看出，这样的合同只能吸引虚弱者而无法吸引健壮者，因此，这种合同对新进入的公司无利可图。因此，这种合同无法破坏（Ω_1，Ω_3）。

假设公司乙提供的合同位于R_2区域。由于这个区域中的任何一点都位于虚弱者无差异曲线的上方，也位于健壮者无差异曲线的上方，因此，虚弱者和健壮者都会被这种合同吸引。然而，这种合同产生的利润为负，因为R_2区域位于总体零利润线的右上方。提供这种合同，公司乙能从健壮者身上赚取正的利润，但这不足以抵消虚弱者产生的负利润，因此总利润为负。

公司乙越来越绝望，它试着在R_3区域提供合同。这个区域中的合同，的确能从原来的保险公司那里夺走健壮者。当我们考虑的是混合均衡时，这种合同产生正的利润，从而破坏原来的均衡。然而，这不适用分离均衡，这是因为合同Ω_3从健壮者身上得到的利润已为零，任何补偿力度更大的合同（例如R_3区域中的合同），都会导致乙亏损。

176 事实上，不存在新公司进入市场并瓦解均衡的机会。我们因此证明了（Ω_1，Ω_3）满足所有三个均衡条件，并且将不同风险类型分离，因此，它是个分离均衡。

然而，分离均衡并非总是存在。如果在消费者群体中，健壮者足够多，那么公司乙能够提供既吸引健壮者又吸引虚弱者的合同，并且保证自己的利润为正。在图9.17中，公司乙无法做到这一点，这是因为市场上健壮者太少，不足以抵消它在R_2区域中向虚弱者提供合同而产生的损失。

图9.18画出了不存在分离均衡的情形。由于消费者群体中健壮者数量足够多，总体零利润线向健壮者的零利润线转动。这产生了一个在图9.17中不存在的新区域——R_4区域。如果公司乙提供位于R_4区域中的合同，这将吸引虚弱者和健壮者：虚弱者愿意放弃足额保险，因为新合同保险费更低；健壮者愿意放弃精算公平合同，因为新合同更接近足额合同。注意，R_4区域中的合同产生的利润为正。在这种情形下，（Ω_1，Ω_3）不是

① 既然合同Ω_1和Ω_3位于同一条无差异曲线上，也就是说它们一样好，读者可能质疑我们为何这么假设。事实上，我们可以这么做的原因在于我们总是可以设想将Ω_3移动一点点，使其严格劣于Ω_1。一般来说，为了分析上的方便，当个人对若干备选物无差异时，我们可以假设他可以从中任意选择一个。

分离均衡，因为它不满足第三个均衡条件。

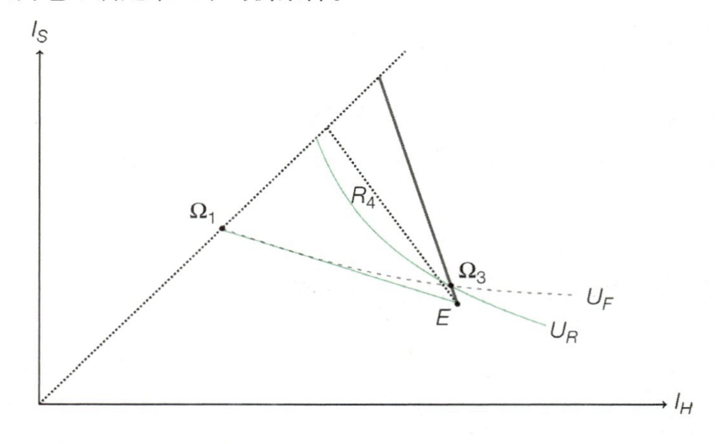

图9.18　不存在分离均衡的情形

因此，罗斯柴尔德—斯蒂格利茨模型认为，分离均衡存在的前提是健壮者在消费者群体中所占比重足够小。与阿克洛夫市场类似，这种市场受信息不对称影响，仅在特定环境下才能运行。尽管这种市场在特定环境下能够运行，但它没有像在信息对称情形下那般运行良好。

到目前为止，我们已经找到两种分离均衡：一是在信息对称情形下，保险公司能够根据健康状况直接歧视消费者，此时的分离均衡为（Ω_1，Ω_2）；二是在信息不对称情形下，分离均衡为（Ω_1，Ω_3）。图9.19画出了这两种均衡以及穿过这些合同的无差异曲线。

在对称信息和不对称信息这两种情形下，虚弱者购买的保险合同**相同**。有些读者可能认为如果保险公司发明了一种技术，比如基因检测技术，来区分虚弱者和健壮者，那么这对虚弱者不利。然而，罗斯柴尔德—斯蒂格利茨模型暗示着虚弱者对保险公司能否将他们与健壮者分开是无所谓的。

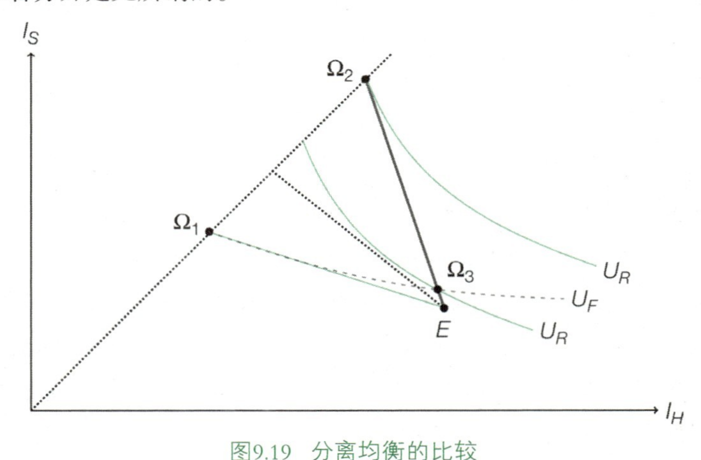

图9.19　分离均衡的比较

事实上，健壮者的利益反而更容易受保险公司上述做法的影响。如果保险公司能够区分健壮者和虚弱者，那么它可以专门向健壮者提供精算公平且足额的合同（Ω_2）——

177 这对健壮者来说是理想合同。如果保险公司不能区分健壮者和虚弱者，它就无法向健壮者提供这个理想合同，因为虚弱者会谎称自己是健壮者。在这种情形下，保险公司向健壮者提供的是不足额程度很高的合同（Ω_3）。

在这个意义上，虚弱者对健壮者施加了负的外部性，而且只要存在虚弱者，这个外部性就存在。由于虚弱者污染了保险池，保险公司只能向健壮者提供不足额程度很高的合同。

9.11 市场能解决逆选择问题吗?

假设每个人都厌恶风险，但不同的人面对不同的风险水平。我们假设，保险的副作用——道德风险是个小问题。与保险好处相比，这个副作用不值一提（参见第11章）。在这些条件下，从社会角度看，每个人都应该被足额保险。

如果社会希望保证每个成员都有足额保险，它应该如何完成这个目标？我们研究过的两个关于逆选择的模型——阿克洛夫模型和罗斯柴尔德—斯蒂格利茨模型，表明逆选择有时导致市场瓦解。信息不对称的保险市场，例如罗斯柴尔德—斯蒂格利茨市场，很难实现每个社会成员都有足额保险的梦想。即使在分离均衡情形下，这时健壮者和虚弱者都能购买提高自身福利的合同，然而由于存在虚弱者，健壮者也买不到足额合同。

如果我们希望实现全民足额保险的目标，那么有几种方法可以完成此事。政府可以强迫每个人购买足额保险线和总体零利润线交点处的合同。这样，虚弱者得到了价格较低的合同，健壮者得到了精算不公平合同。在实践中，绝大多数政策都是这么做的：强行规定不同风险的人进入同一个保险池。全民医疗保险以及强制保险（更详细内容，参见第15章）都试图通过用法律形式解决逆选择问题。

在本章余下内容中，我们考察逆选择的市场解决之道，这些方法不用强迫风险不同的人违背自己的意愿进入同一个保险池。178 我们考察的这些方法都有成功的希望，但它们都基于下列前提：所有人出生时健康程度类似，在成长过程中，才出现健壮者和虚弱者的差异。如果这个前提得以满足，那么商业市场有对付逆选择的方法。

终生保险合同

市场解决逆选择的一种可能方法是，要求消费者在出现健康差异之前就购买终生合同。逆选择取决于信息不对称，然而如果消费者在自身健康上的信息优势是逐渐成形的，那么结果是怎样的？对于年轻的消费者来说，他们对自己未来风险的了解未必有保险公司多（我们将在第10章考察相关例子）。如果风险类型只能逐渐显现，那么终生保险合同可能诱使年轻人在意识到自己的风险类型之前就购买保险，因为未来的健壮者在当前可能害怕自己将来是虚弱者。

终生保险合同在保险费上的特征是，它们使用预先制定的费率表，这些费率随时间变化而变化，但不取决于被保险人未来的健康状况。换句话说，假设一位18岁的小伙子购买了这种保险，他知道未来每一年要交的保险费是多少，不管他以后是否患上慢性病

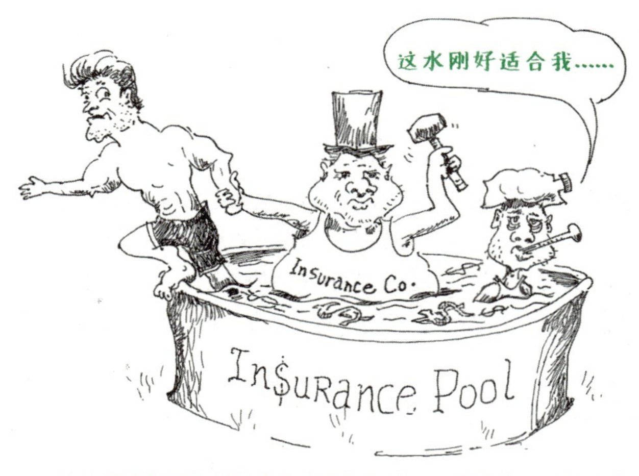

终生保险合同将健壮者和虚弱者放在同一保险池，这真是个快乐的大家庭。

或者是否健康。这样的合同既防范健康风险，又防范消费者变为虚弱者的风险。

然而，这种合同有个缺陷：当不同风险水平变得明朗之后，消费者之间会存在一定敌意。假设有两个18岁的消费者，彼得和蒂姆，他们看起来都完全健康。他们都想买终生保险合同，因为这种合同能防范当年的健康风险以及未来各年外来保险费升高的风险。

假设现在已是30年后，而且彼得明显比蒂姆健康。蒂姆有高血压和高血脂，而彼得的健康状况对于50岁左右的人来说再正常不过。保险公司仍对这两个人收取相同的保险费，但它赔偿给蒂姆的医疗费用（体检和处方药等）显著高于赔偿给彼得的。

保险公司希望踢开蒂姆，但合同约定它不能这么做，它只能继续赔偿给蒂姆医疗费用而且不能提高他的保险费。同样，彼得希望抛弃保险公司，因为他身体健康，但受合同约定，他必须支付保险费，而且这些保险费可能被保险公司用于赔偿蒂姆。到这里我们可以看清，将蒂姆和彼得捆绑在一起的正是他们30年前购买的保险合同。

然而，这样的合同可能存在法律风险，例如美国和很多其他国家的法院，在历史上一直不赞同消费者受这种终生合同制约。我们已经看到，将彼得留在保险市场的唯一因素是30年前的那份保险合同。如果法院认为这个合同无效，那么这种保险市场将瓦解。另外，终生保险也阻碍了保险公司之间的相互竞争，因为这种合同将这两个消费者终生捆绑在同一家保险公司身上，其他保险公司无法抢走他们。

保证续约合同

179

保罗等提出了一种类似终生保险合同的方案——保证续约合同（guaranteed renewable contract）（Paul et al., 1995）。这种合同的设计比较巧妙，它能让不同风险类型的消费者自愿留在保险池中，不需要在合同中约定。保证续约合同做到这一点的方法，在于将保险费重负前置（frontload），即保险费前头大后头小，逐年降低。仍以前面的彼得和蒂姆为例。在这两人还年轻且尚不知道未来健康与否时，开始交纳保险费。

在保证续约合同中，保险费逐年降低。当蒂姆明显比彼得容易生病时，比如30年后，他们交纳的保险费已很小，这两人谁也不愿意离开。事实上，此时保险公司赔偿给两人的医疗费用，大部分来自他们在年轻时支付的保险费。因此，保证续约合同与终生保险合同的区别在于：在终生保险合同情形下，50岁的彼得补贴50岁的蒂姆；在保证续约合同下，年轻时的这两人补贴在后来生病的其中任何一个。

由于在年轻时，彼得和蒂姆不知道他们未来是否健康，以及谁将产生大量医疗费用，他们都愿意在年轻时支付较高的保险费。显然，在这种情形下，将他们捆绑在一起的不是法定合同约束力，而是大头在前的保险费。亨德尔和利泽里（Hendel and Lizzeri,

2003）发现，美国很多寿险合同具有保险费前置（大头在前）的特征：随着被保险人变老，死亡风险逐年增加，但他的保险费在降低。

科克伦终生合同

科克伦（Cochrane，1995）提出了一种类似的解决方案。它增加了一个特征：允许消费者转换保险公司。这种做法鼓励保险公司之间相互竞争。在这种方案下，每个保险公司都提供精算公平合同，这些合同一年一协商。这些合同不仅补偿医疗费用，还提供**保险费保险**（premium insurance），即提供未来保险费升高的防护（也就是说，防范消费者变成虚弱者的风险）。

在科克伦终生合同下，如果消费者被诊断出患有癌症，他不仅得到直接医疗费用补偿，还能得到一笔费用，用来填补未来保险费变高的缺口。下一年，这个人的精算公平保险费将上升，但他并不担心，因为这种合同提供了保险费保险。通过同时提供健康保险和保险费保险，市场变得更流动，更有竞争性。患病的消费者并未被捆绑在当前的保险公司，因为他们能买得起其他任何保险公司的保险。

9.12 结论

经济模型必须能提供比较精确的预测，从而方便人们在现实中进行检验，并且用于指引相关政策的制定。罗斯柴尔德—斯蒂格利茨模型做出了两个这样的预测。

首先，不存在混合均衡：在保险市场上，健壮者绝不会自愿补贴虚弱者，即使这两类消费者都厌恶风险。保险市场能将具有相似风险的消费者纳入同一个保险池，但它无法将不同风险的消费者纳入同一保险池。

其次，如果存在分离均衡，那么虚弱者将得到足额保险，但保险费率较高。健壮者将得到不足额保险，但保险费率较低。保险公司绝不会对足额保险提供保险费率上的优惠，恰恰相反，它提高了足额保险的费率。

180

在下一章，我们将在现实保险市场上，从实证角度考察上述两个预测。我们的讨论包括经常吸烟者、终末期AIDS患者以及身体虚弱的大学教授。

9.13 习题

在回答这些问题之前，回顾罗斯柴尔德—斯蒂格利茨模型的基本假设。很多习题都用到这些假设。

判断题

判断下列论断是正确还是错误，说出你的理由。在说明理由时请引用课文中的证据以及你可能需要的任何额外假设。

1.在伴随不对称信息以及异质风险类型的罗斯柴尔德—斯蒂格利茨模型中，如果保险公司突然能够区分健壮者和虚弱者，那么虚弱者的状况将变差，因为他们无法再伪装成健壮者。

2.假设有两类人，他们收入水平相同，但一类持有人寿保险，另一类不持有。根据罗斯柴尔德—斯蒂格利茨模型可知，前者有更少未被保险公司观知的能导致更高死亡风险的特征。

3.在罗斯柴尔德—斯蒂格利茨分离均衡中，存在量上的优惠，即购买更多保险的人面对较低的保险费率。

4.在罗斯柴尔德—斯蒂格利茨分离均衡中，低风险消费者在保险购买量上受到限制。他们无法做到想买多少就买多少，因为保险公司担心他们会让公司亏损。

5.在罗斯柴尔德—斯蒂格利茨模型的某些特定环境中，不存在分离均衡。

6.在罗斯柴尔德—斯蒂格利茨模型中，如果消费者面对两种选择，一是足额保险，二是不买保险，那么厌恶风险的消费者总会选择足额保险。

7.如果保险合同与健壮者的禀赋点位于同一条无差异曲线上，那么混合均衡可能存在。

8.在罗斯柴尔德—斯蒂格利茨模型的典型假设条件下，保险公司无法区分健壮者和虚弱者。

9.私人市场无法对抗逆选择，因此政府法定保险合同是唯一解。

10.与保证续约保险合同相比，科克伦合同的主要优势在于，它不依赖于某种法律上不能执行的终生承诺。

分析题

11.保险公司用医学检验手段将高风险和低风险消费者区分开，这将产生一个均衡，在此均衡中，高风险消费者和低风险消费者都有足额保险。请用图形进行简要证明。这个均衡为什么不是标准信息不对称假设条件下的那种均衡？说说它不满足均衡条件中的哪一个。

181

12.考虑图9.20。

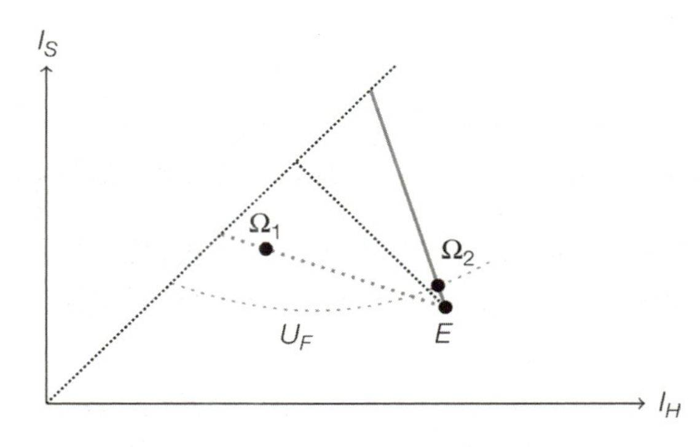

图9.20　可能的分离均衡

a.说说图中的虚弱者无差异曲线为什么不是有效的无差异曲线？

b.模仿此图按下列要求画出合同A和B。要求：

- 合同A比合同B严格好，合同A在两种状态下产生的收入都更高。

• 然而，有着你画出的无差异曲线的消费者，偏好合同B而不是合同A。

c.画出虚弱者的有效无差异曲线，使之与Ω_1、Ω_2以及足额保险线相交。

d.均衡（Ω_1，Ω_2）是个有效的分离均衡吗？为什么？

13.（**对健康者征税**）考虑伴随信息不对称和异质风险类型的罗斯柴尔德—斯蒂格利茨模型。

a.假设政府对健壮者和虚弱者征收健康税$\tau>0$，但政府仅在消费者健康时征收此税（也就是说，如果生病，就不征税）。在这种情形下，还有可能存在分离均衡吗？请用罗斯柴尔德—斯蒂格利茨模型图说明。

b.如果税收$\tau>0$对所有消费者征收，不管他们处于生病还是健康状态。在这种情形下，还有可能存在分离均衡吗？请用罗斯柴尔德—斯蒂格利茨模型图说明。

14.回顾图9.18，它描述了保险市场不存在分离均衡的情形。在这个图中，分离均衡不存在，原因在于零利润线过于靠近右侧。但这不是分离均衡瓦解的唯一原因，也就是说，其他一些原因也能导致分离均衡瓦解。

a.画出罗斯柴尔德—斯蒂格利茨模型图，使得分离均衡“几乎”存在，这里的“几乎”是指健壮者的无差异曲线几乎与总体无差异曲线接触。

b.假设保险市场中所有健壮者忽然变得更加厌恶风险。他们的无差异曲线形状因此会发生什么样的变化？说明这种变化为何能瓦解分离均衡。

15.（**罗斯柴尔德—斯蒂格利茨模型及对该模型的不满**）假设P国政策制定者希望引入全民保险项目，向所有P国公民提供足额保险。

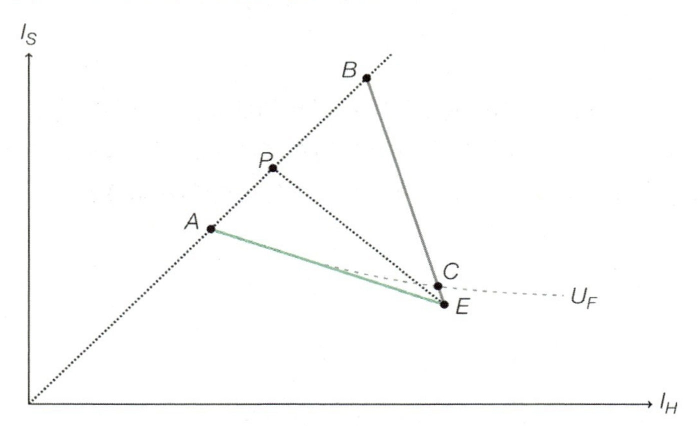

图9.21　P国保险市场的罗斯柴尔德—斯蒂格利茨模型

182

a.图9.21描述了P国引入全民保险项目之前的保险市场状态。保险市场处于分离均衡状态，这个均衡为（A，C）。说说为什么保险公司不会以提供位于B点的合同的方式进入市场。

b.画出你自己的P国罗斯柴尔德—斯蒂格利茨模型图，并且画出通过C点的健壮者无差异曲线。记住，分离均衡是有效的，因此务必让你的无差异曲线不违背这个假设。

c.假设这个保险项目在P点建立了全民混合保险合同，并且禁止私人保险公司提供任何其他合同。假设健壮者和虚弱者都决定加入P点的合同。画出通过P点的另外一条健壮者需求曲线，使其符合这个假设。

d.这个政策变化是个帕累托改进吗？

e.一个叫赫尔克里士的公民起诉全民保险机构，他说新的保险规定损害了他的利益。由于这个案件的极大影响力，P国最高法院直接受理。大法官问他："你的状态从几乎没有保险（C点）变为足额保险（P点），为何还声称自己利益受损？"他应该怎么回答？

f.最高法院认为禁止私人保险的做法违反了宪法，但全民保险仍可运行。赫尔克里士决定自己开一家医疗保险公司。他应该将新合同提供在什么地方，使得该合同能吸引健壮者而将虚弱者留在全民保险系统内从而盈利？在你的图上画出他的合同（Z点）。

g.假设赫尔克里士创业成功。全民保险系统一年内损失了几十亿元，P国政府被迫关闭了这个项目。在一段时期内，赫尔克里士的合同Z是市场上唯一能买到的合同。新保险公司能进入且赚取正的利润吗？如果能，新公司提供的合同位于何处？

16.（**基因检测**）在P国全民保险项目彻底失败后，某个议员提出了一项新的政策，这个政策将在下次大选时进行全民公决。以下是该新政策的内容。

> **提案**99：所有P国公民必须进行基因检测，以确定他们是虚弱者还是健壮者。如果他们是虚弱者，他们将得到1元钱的虚弱补偿金。补偿金的资金来源为税收，这项税收由所有P国公民均摊。

183

你可以假设基因检测的成本为零，而且它能够完全区分虚弱者和健壮者。在当前P国法律下，将基因检测用于保险业，为严格非法。

a.假设所有P国公民投票时希望使得他们自己的效用最大，而且他们的效用完全取决于他们的健康状态下的收入和生病状态下的收入。哪些P国公民将为这个提案投票？

b.说说99号提案为何能被视为科斯转移（Coasian transfer）。在这种情形下，出售的是什么样的财产权？卖方是谁？（关于科斯转移的讨论，请参见第20章。）

c.一家隐私监管机构发起诉讼，试图阻止基因检测。他们宣称99号提案损害了虚弱者的利益。如果效用完全取决于收入，说说这个机构的观点为何是错误的。如果效用不完全取决于收入，说说这个机构的观点为何可能正确。

17.本题将正式说明 $I_H - I_S$ 空间中无差异曲线的两个性质（参见9.2节）。为了证明无差异曲线向下倾斜，我们直接计算无差异曲线的斜率 $\frac{dI_S}{dI_H}$。记住，对于健康状态下收入为 I_H 以及生病状态下收入为 I_S 且生病概率为 p 的个人，他的期望效用为：

$$E[U]_p = pU(I_S) + (1-p)U(I_H) \tag{9.3}$$

a.求 $E[U]_p$ 的全导数。由此得到的表达式说明了 I_H 与 I_S 的变化如何导致 $E[U]_p$ 的变化。

b.根据无差异曲线的定义可知，同一条无差异曲线上的任何点的效用相等，等于某个常数。令 $dE[U]_p$ 等于0，然后求 $\frac{dI_S}{dI_H}$。

c.使用 p、$U'(I_H)$ 以及 $U'(I_S)$ 的符号信息，证明 $\frac{dI_S}{dI_H}$ 的符号为负。

d.给定 $I_H - I_S$ 空间中的曲线，如果它的二阶导数处处为正，那么它是凸的。求无差异曲线的二阶导数：将 $\frac{dI_S}{dI_H}$ 的表达式对 I_H 求导。

e.使用p、$U'(I)$以及$U''(I)$的符号信息证明（d）中的二阶导数处处为正。

论述题

18.罗斯柴尔德—斯蒂格利茨模型的一个主要前提是存在完全竞争的医疗保险市场。假设医疗保险市场不是完全竞争的，事实上，新公司很难进入市场。在这种情形下，存在混合均衡吗？什么样的竞争阻止了罗斯柴尔德—斯蒂格利茨模型中的混合均衡？不需要正式证明，但需要清晰推理。评价下列论断：医疗保险市场中的竞争是有害的。

第10章 现实市场中的逆选择

184

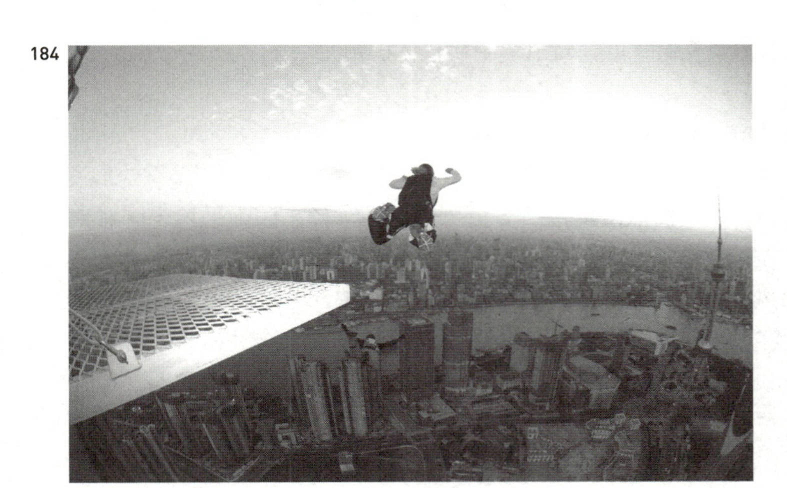

定点跳伞运动员（BASE jumpers）正在从高楼起跳。“BASE”是摩天大楼（Building）、天线高塔（Antenna）、大桥水坝（Span）、悬崖溶洞（Earth）四个英文字母的缩写。它们是定点跳伞者起跳的四类平台，跳伞者除了降落伞之外没有其他设备。据一项研究估计，定点跳伞者的死亡率为1/60（Westman et al. 2008）。

假设在某个小镇你有个家族所有的保险公司。大多数客户都是你的熟人，你对他们比较了解，所以他们买保险时，你很放心，保险费率也低；你相信他们不会欺骗你，也不会制造保险事故骗取赔偿。你做的广告没有夸张成分，广告宣称周围地区你的保险费率最低。你家公司的典型产品是为中年父母提供防止自己过早死亡的保险金额为100万元的寿险合同。如果这些被保险人不幸死亡，他们的子女能得到巨额补偿。

有一天，一位精神抖擞、英俊潇洒的陌生人闯入了小镇。他很年轻，看上去非常健康，然而他在小镇的第一站就是你家的保险公司。他说他是位单身父亲，有好几个孩子，他怕自己过早死亡，想买保险金额为1亿元的寿险合同。这相当于100份100万元的寿险合同。他希望你能看在他购买量大的份上给他优惠：仅付相当于50份100万元寿险合同的保险费。

这个送上门的大买卖对你来说是个好消息吗？绝大多数精算师在听到他的诉求之后，会立即逃之夭夭——如果有貌似健康的陌生人开口就要买大额保险，这十有八九有隐情。例如，这个人可能是个职业跳伞运动员，在不久的将来，他将在美国大峡谷（Grand Canyon）跳伞；或者，他是个政治家，近期雇了杀手来暗杀自己。①

保险公司意识到自己在信息上处于不利地位，从而对这种顾客非常警惕。保险公司有一些防欺诈方法，例如，索要更高的保险费率，或者拒绝他的保险申请，或者要求他

① 这个例子来自美国讽刺政治电影《吹牛顾客》（*Bulworth*）。在这部电影中，竞选失意的参议员杰伊·布尔沃斯（Jay Bulworth）购买了保险金额为1000万美元的保险，然后雇用杀手暗杀自己。

在签订保险合同之前先进行全面体检。

在第8章和第9章，我们已经看到，信息不对称下的保险市场可能失灵。在信息不对称情形下，保险公司有理由怀疑最喜欢某个合同的消费者可能正是风险最高者。根据阿克洛夫模型和罗斯柴尔德—斯蒂格利茨模型的预测，逆选择将导致市场萎缩甚至瓦解。然而，在现实世界中，运行良好的保险市场比比皆是。同样，很多旧车市场的运行也没什么问题。在本章，我们寻找逆选择的现实证据，以及考察市场和政府是如何解决逆选择问题的。

185

10.1 信息不对称模型的预测

我们前两章讨论的模型，即阿克洛夫的柠檬市场模型和罗斯柴尔德—斯蒂格利茨的健壮者—虚弱者模型，对现实世界保险市场做出了一些具体的预测。

风险与保险金额之间的正相关性[①]

信息不对称模型的最基本预测就是逆选择本身。在保险市场上，如果保险公司无法准确评估消费者的风险类型，那么高风险的消费者更可能进入市场，因为平均合同对他们来说是个好交易。这些高风险顾客就类似于阿克洛夫旧车模型中的低质量车辆。

因此，如果我们发现风险水平和保险金额（insurance coverage）之间存在正相关关系，也就是说，高风险顾客更可能购买保险或购买更多的保险，那么这种相关性将是逆选择的证据（Cohen and Siegelman，2010）。回忆一下，罗斯柴尔德—斯蒂格利茨模型的主要预测是如果保险市场存在均衡，那么它是分离均衡；在这种均衡中，高风险者购买足额保险，低风险者购买不足额保险。如果我们研究的是类似图10.1中的分离均衡，那么我们将看到风险水平和保险金额之间的正相关性。

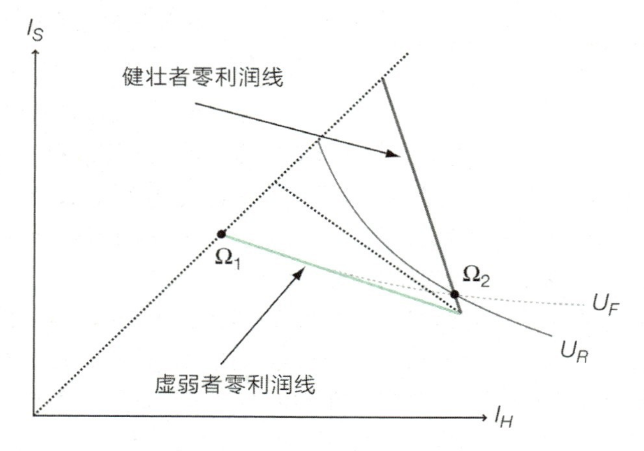

图10.1 罗斯柴尔德—斯蒂格利茨模型中的分离均衡。这种均衡的特征有两个：一是风险与保险金额之间正相关（因为虚弱者购买的保险比健壮者多）；二是量大价增（因为购买更多保险的人支付更高的保险费率）。

① Insurance coverage，通常翻译为“保险责任（范围）”。柯林斯字典的解释为“the total amount and type of insurance carried”（保险金额和类型），维基百科的解释为“the amount and extent of risk covered by an insurer”（保险人承保的金额和风险）。译者将这个词简单地翻译为“保险金额”，按照本书作者的意思，你的保险金额越大，等价于说你购买的保险越多。另外，在保险背景下，coverage在大多数情形下与insurance的意思一致。然而，在本章多个地方，它的意思是“保险”或“保险覆盖人口”。希望读者注意。——译者

这种验证方法的主要问题在于风险难以衡量。各种信息不对称理论中的风险都是指顾客在购买保险之前就存在的风险。经济学家将这种风险称为**事前风险**。然而，正如我们将在第11章广泛讨论的，顾客在购买保险之后，保险公司面对的风险可能比事前风险大。例如，在购买保险之后，一些顾客可能对自己的健康状况变得粗心大意，因为他知道自己已有保险保障。当然，在购买保险之后，另外一些顾客也可能更加频繁地看病，从而产生大量的医疗费用。经济学家将这样的风险称为**事后风险**。

定义 10.1

事前风险（*ex ante* risk）：顾客在购买保险合同之前固有的风险。

事后风险（*ex post* risk）：顾客在购买保险合同之后拥有的风险。由于存在道德风险，事后风险一般大于事前风险。

研究者通常用顾客向保险公司提出的索赔额或医疗费用支出来衡量风险水平。事实上，这些指标衡量的都是事后风险，而不是事前风险。不幸的是，研究者通常无法直接衡量事前风险，因此他们转而考察比较容易观察到的事后风险。在这种情形下，即使事前风险和保险金额不相关，即不存在逆选择，顾客的道德风险也很可能导致事后风险和保险金额正相关。对此，我们必须足够谨慎：事后风险和保险金额的任何正相关关系，都应该从道德风险角度解释，而不能从逆选择角度解释。

量大价增

大多数商品市场，例如消费品市场和工业原材料市场，都有**量大价减**特征：大宗购买者，享受优惠价格。这种做法通常有助于帮助卖家支付固定成本。如果商店每笔交易或仓库每次发货都涉及额外费用支出，那么卖家就会鼓励买家大宗购买。然而，罗斯柴尔德—斯蒂格利茨模型认为，保险市场的特征是**量大价增**。

定义 10.2

量大价减（bulk discount）：大量购买某商品能够享受更低的价格。卖方这么做的原因在于大宗购买能帮助他支付固定成本。

量大价增（bulk markup）：大量购买某商品，面对的价格反而更高。这种策略在保险市场上常见但在其他商品市场上比较罕见，保险公司希望以此对付逆选择问题。

量大价增策略旨在对付逆选择问题。在罗斯柴尔德—斯蒂格利茨模型中，虚弱者更有可能生病，从而对高保障水平的保险更感兴趣。如果保险公司对每一单位保险索要相同的价格，那么虚弱者将比健壮者购买更多的保险，从而导致保险公司破产。在保险市场上，某个顾客的高需求是高风险的信号（回忆本章开篇引入的那个貌似很健康的人）。在罗斯柴尔德—斯蒂格利茨分离均衡中，保险公司使用量大价增策略来对付逆选择：不健康的顾客购买的保险量越大，单位价格越高（参见图10.1）。

逆选择死亡螺旋

187

罗斯柴尔德—斯蒂格利茨模型认为，将不同风险类型的顾客纳入同一个保险池的做法，在长期是行不通的。但在现实保险市场上，这样的保险池的确存在。为了防止低风险顾客逃离这个保险池，现实中有各种诱导方法，比如法律强制或者给予补贴。如果没有这些诱导方法，那么一轮又一轮的逆选择将导致逆选择死亡螺旋现象（参见8.3节），市场瓦解。

> **不对称信息模型的三个预测：**
>
> 1.风险与保险金额之间存在着**正相关**关系。容易生病从而容易产生医疗费用的顾客，更有可能购买保险。
>
> 2.为了对付逆选择，保险公司使用**量大价增**策略。顾客购买的保险量越多，单位价格越高。
>
> 3.将不同风险水平的顾客纳入同一保险池，而且又不采取相应措施留住低风险顾客，将导致**逆选择死亡螺旋**现象。

10.2 医疗保险市场中的逆选择

在现实的保险市场上，逆选择问题有多重要？逆选择真的存在吗？如果存在逆选择，也就是说如果健壮者不买保险或者买不足额保险（相反，虚弱者愿意购买保险尤其是足额保险），这对市场来说是个小问题还是大问题？

逆选择取决于顾客在健康风险上的信息优势以及他们如何利用这种优势。兰德医疗保险试验表明顾客能利用这种信息不对称。在这个试验中，试验人员将补偿程度不同的保险方案随机指定给受试者，受试者需要估计自己下一年的医疗费用，以及报告他们购买（假想的）补充保险合同的意愿（因为前面随机指定的保险方案未必充分满足他们的要求，部分受试者可能需要额外的保险合同）。[①]结果表明，预期医疗费用高的家庭，更愿意购买补充保险合同，而且它们在下一年的医疗费用的确更高。显然，受试者能比较准确地预测自己未来的医疗费用：预期医疗费用和实际医疗费用的相关系数约为0.4（Marquis and Phelps，1987）。

保险公司最担心的事情是顾客能准确预测自己的医疗费用，而这是它们仅根据人口统计因素（例如年龄预测）所无法预测的。这意味着在兰德试验中，相对于保险公司来说，受试者的确具有信息优势，因为保险公司只能观察到这些人的一些基本人口统计学信息。

这样一来，我们对下列结果不应该感到惊讶：很多研究，尽管在不同医疗保险背景下实施，但它们都发现风险和保险金额之间存在正相关关系。这些研究包括：

188

- 美国老年人医疗保险的参保者（Brown and Finkelstein，2009）；
- 寻求商业补充保险的荷兰家庭（van de Ven and van Vliet，1995）；
- 哈佛教职员工（Cutler and Zeckhauser，1998）；

① 关于兰德医疗保险试验的更多细节，可以参见第2章。

- 低收入墨西哥家庭（Spenkuch，2012）；
- 刚参加工作的大学毕业生（Cardon and Hendel，2001）。

这些研究以及其他我们未列举的研究，在很多不同保险市场上，证实了信息不对称模型的第一个预测：风险与保险金额正相关。

哈佛大学死亡螺旋

逆选择死亡螺旋是一种逐渐成形的影响市场整体的现象，因此，它一般难以从数据中观察到。健康经济学家大卫·卡特勒（David Cutler）研究了哈佛大学雇员健康保险的结构变化，发现了现实生活中的死亡螺旋证据（Cutler and Reber，1998）。

1994年，哈佛大学的全职雇员大概为10 000人。作为雇员福利计划的一部分，每个全职雇员都可以参加蓝十字和蓝盾公司提供的低成本低保障的HMO计划[①]或者高成本高保障的PPO计划[②]。多年以来，这两类计划的保险费以及参与人数一直比较稳定。1994年，校方选择18%的雇员参加PPO。这一年，哈佛大学减少了雇员福利预算，管理者被迫减少1995财年对PPO参保者的补贴。1994年，PPO的保险费比HMO的保险费仅多出361美元，但在1995年，这一数字上升到731美元。

补贴减少措施诱使参保者退出PPO计划。尽管大多数PPO参保者没有退出，但仍有几百人离开了PPO并转投HMO计划：1994年，PPO参保率为18%；1995年，这个数字降低为14%。退出PPO的雇员绝不是随机的。尽管保险费上升，那些预期自己医疗费用较高的雇员更有可能继续留在PPO计划之中。平均来说，留在PPO中的雇员，年龄较大，很可能超过60岁，他们的医疗费用非常高。即便调整了年龄因素，留在PPO中的雇员的医疗费用仍比离开PPO的雇员的医疗费用高6%。

这样一来，PPO池中顾客的健康状况变差了，因此，PPO在每个顾客身上的赔款更高。保险公司立即提高了1996年的保险费：PPO的保险费比HMO的保险费高出1414美元。新一轮逆选择开始了，这轮逆选择的影响更大。这一轮留在PPO中的雇员，平均年龄更大。在调整年龄因素之后，这一轮留在PPO中雇员的医疗费用比离开PPO雇员的医疗费用高9%。到了1997年，只有健康风险最高的雇员愿意留在PPO之中，哈佛大学因此被迫放弃了PPO计划。图10.2描述了哈佛大学死亡螺旋。

尽管哈佛大学雇员健康保险为现实生活中逆选择死亡螺旋提供了最佳案例，但这样的例子不是唯一的。1990年代中期，美国新泽西州为了向那些无法从雇主或政府得到保险的人提供保险保障，修订了个人健康保险市场的管制法规。这个法规禁止保险公司向不同顾客提供不同的保险合同，而是要求它们提供一系列保障程度不同的保险合同（包括保障程度低的HMO保险、保障程度较高的补偿型保险以及补偿程度介于二者之间的各种保险计划），以供顾客自己选择。

189

从1996年开始，个人保险计划的参保者人数急剧降低，保险费上升。与此同时，个人保险计划参保者的平均年龄比新泽西州劳动者的平均年龄增长快（Monheit et al.，2004）。保险费上升，参保人数下降，参保者健康风险上升，所有这些趋势都意味着新

---

① HMO，全称为Health Maintenance Organization，健康维护组织。

② PPO，全称为Preferred Provider Organization，优选医疗组织。

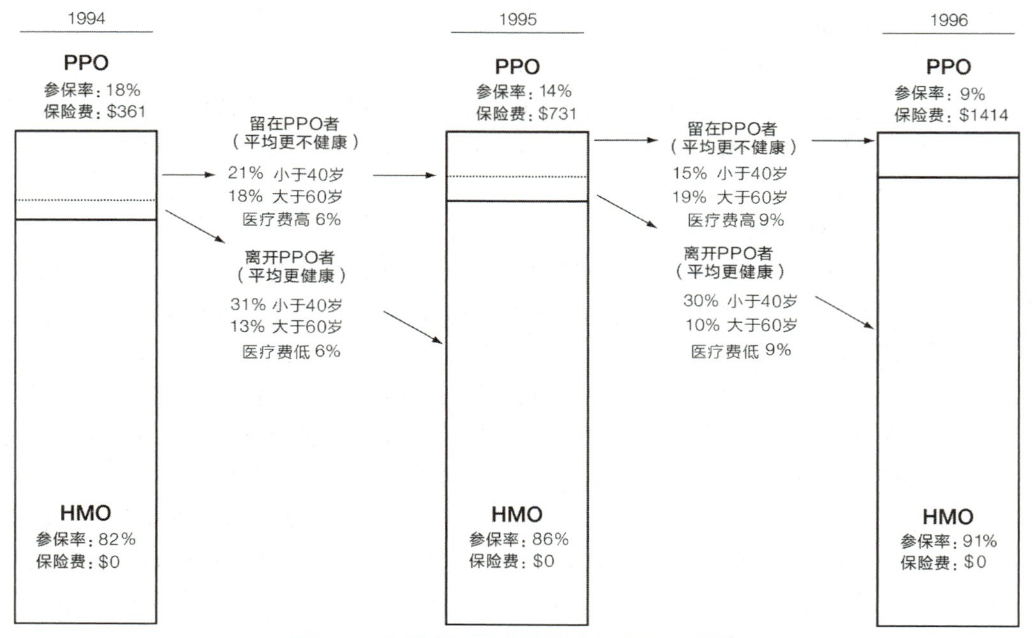

图10.2 哈佛大学医疗保险逆选择死亡螺旋

数据来源：Cutler and Zeckhauser，1998。

泽西州个人健康保险市场上出现了逆选择死亡螺旋现象。另外，在1980年代早期的美国联邦雇员健康福利计划（Federal Employee Health Benefits Program）研究和1990年代美国加州大学健康保险网络研究中，学者们也发现了逆选择死亡螺旋证据（Price and Mays，1985；Buchmueller，1998）。

对逆选择的不利证据

在健康保险市场的相关研究中，并非每个研究都发现风险与保险金额存在正相关关系。卡登和亨德尔（Cardon and Hendel，2001）使用能代表美国全国水平的数据库，考察了劳动者与雇主发起的健康保险计划之间的关系。他们的确发现医疗费用和保险金额正相关。然而，当调整了一些容易观察到的因素例如年龄、种族和性别之后，这种正相关性消失了。[①]在这个例子中，逆选择的确存在，但它是政策人为制造的结果：政策禁止保险公司根据人口统计因素歧视顾客。如果这个结论具有一般性，那么它蕴含的政策含义与其他发现正相关性的研究正好相反。

190

丰等人（Fang et al.，2008）对健康保险市场的研究，发现风险与保险金额之间是**负相关**的。在老年人医疗保险计划（Medicare）的参保者中，健康者比不健康者更愿意购买一种叫Medigap的补充保险。购买补充保险的老年人每年产生的医疗费用，平

① 为了看清这里的逻辑，请读者思考以下两个问题：

1.如果医疗费用和保险金额正相关，这能说明存在逆选择吗？答：不能。因为这里还混杂着个人购买保险之后的道德风险（注意，逆选择是购买保险之前的道德风险）。

2.如果医疗费用和保险金额不相关，这能说明不存在逆选择吗？答：能。因为这同时排除了逆选择和事后道德风险的存在可能。

——译者

均比未购买该补充保险的少了4000美元。这些作者认为，之所以出现这种“正选择”（advantageous selection），是因为认知能力高的老年人，不仅更健康而且更愿意购买补充保险。显然，这个效应超过了市场上的逆选择（参加10.4节）。

10.3 其他市场中的逆选择

逆选择理论具有一般性，能容易地运用到其他市场。例如，阿克洛夫模型最初就是以旧车市场为例。事实上，不对称信息对不同市场的影响方式，需要具体市场具体分析。对于健康经济学家来说，考察其他市场中的逆选择是值得的，因为这些市场的研究结论可以应用到健康保险市场，而且这些研究还能告诉我们逆选择理论的局限。

汽车保险市场

在绝大多数国家，法律规定开车人至少购买一定量的汽车保险。在最低限度上，开车人要购买伤害责任保险，这是防备开车人对其他车辆的损害；不过他们也可以购买额外保险来保护自己的车辆。根据逆选择理论可知，开车人的风险越高，他购买的补充保险金额越大。

基亚波里和萨拉尼耶（Chiappori and Salanie，2000）研究了法国“菜鸟”司机的情况，他们的开车经验在一年到三年之间。这两位研究者搜集了这些“菜鸟”的所有相关信息，例如年龄、职业、行车记录等；这些信息是保险公司在制定保险费时所要求的。控制住所有这些因素，他们发现，风险和保险金额之间不存在相关关系。与逆选择模型的预测相反，研究表明更容易发生车祸的司机，没有购买更多的保险。

这两位作者对此的解释是，逆选择取决于不对称信息，但“菜鸟”司机缺乏对付保险公司的经验，从而不能对保险公司形成信息上的优势。如果事实如此，逆选择可能存在于老练的司机身上。科恩（Cohen，2005）研究了1995年到1999年以色列司机的情况，结果支持了上述解释。在这个时期，购买足额保险的老练司机倾向于报告更多的事故索赔，然而对于开车经验低于三年的司机来说，不存在这种正相关性。

另外，以色列汽车保险市场存在一个漏洞，这使得逆选择成为可能。这个漏洞是保险公司不能彼此分享司机的事故记录。这意味着有污点记录的司机可以转换保险公司，从而将自己的历史洗白。如果保险公司不能从可观察到的特征（例如年龄）来判断哪些新客户是为了洗白污点记录而转过来的，那么司机和保险公司之间就存在信息不对称。科恩发现在某个年度有索赔记录的司机，在该年度结束时更有可能转换保险公司。

然而，以色列汽车保险市场上存在的逆选择不具有普遍性。例如，萨伊托（Saito，2006）研究了日本司机，他没有发现风险和保险金额之间的正相关性，无论对于新司机还是老司机，结果都是这样的。同样，迪翁等人（Dionne et al.，2001）研究了加拿大魁北克省的汽车保险市场，也没有发现这种相关性。

人寿保险市场

人寿保险也是个检验逆选择模型结果的一个好去处。保单持有人在保险期限内每年都要支付保险费（当然，他也可以一次性交完），但只有在他死亡之后，受益人才能领取保险公司的赔款。因此，当一个人感觉自己离死神不远时，购买人寿保险对他来说更划算。从保险公司的角度来说，贡献利润最大的是那些长寿者；保险公司应该拒绝死亡风险高的顾客或者对他们索要高保险费。逆选择模型认为如果顾客比保险公司更了解自己的死亡风险，那么人寿保险市场上将充满了虚弱者而不是健壮者。然而，考利和菲利普森（Cawley and Philipson，1999）研究了美国的死亡数据，发现人寿保险合同持有者倾向于活得更久。麦卡锡和米切尔（McCarthy and Mitchell，2010）发现英国和日本的情形也大致如此。

这些结果不符合不对称信息模型的预测，然而真实的情形可能是下面这样的。死亡风险高的保单持有人，顾名思义，更有可能死亡，因此，在仍存活的保单持有人的横截面数据中，死亡风险低的人可能被过度取样。这将使我们观察到的结果出现偏差：低风险保单持有人的比例过高；也就是说，死亡风险低的保单持有人所占比例大于真实比例。图10.3说明了这种可能的偏差。

考虑五个人，其中三人知道自己不健康，从而在t=0时购买了人寿保险；另外两个人知道自己健康，所以没有购买保险。在购买保险的这三个人中，一人在t=1时死亡；另外一人在t=4时死亡；最后一个幸运地活过了t=7（也就是说，在t=7时他仍活着）。在没买保险的两个人之中，一人在t=5时死亡，另外一人活过了t=7。

192

如果我们的研究仅考察t=2到t=7时期，那么我们将发现参保组和未参保组的死亡率都为50%。这样，我们就很可能认为风险和保险①（coverage）之间不存在正相关性，从而不存在逆选择。然而，正如图10.3所示，参保组的死亡率为67%，大于未参保组的死亡率。这样的研究没有考虑到在t=1时死亡的参保者，低估了参保组的死亡风险。He（2009）认为很多关于人寿保险市场中逆选择检验的研究，忽略了观察窗口之前的早死情况。如果事实如此，这些研究可能错失了发现逆选择的证据。

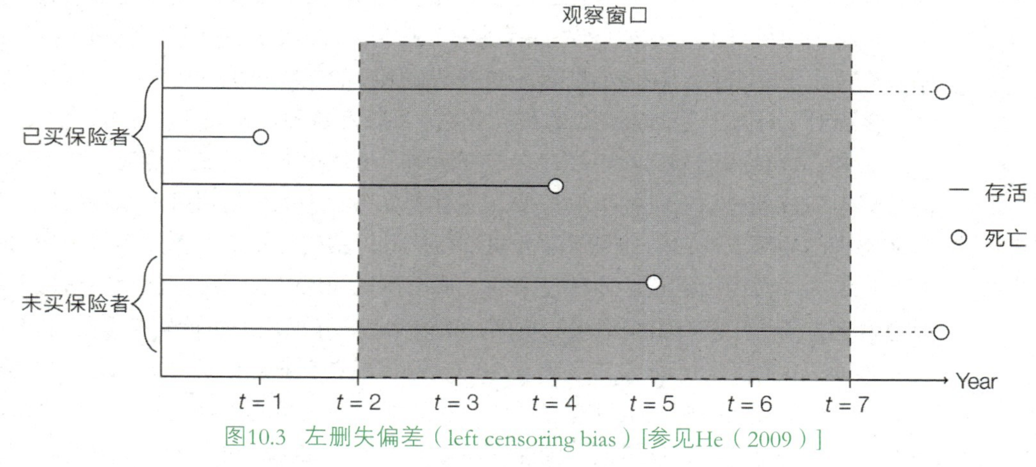

图10.3　左删失偏差（left censoring bias）[参见He（2009）]

He（2009）使用了与考利和菲利普森（1999）相同的原始数据库，这是个关于健康与退休研究的数据库，其中含有劳动者在1992到2004年的健康信息（在此期间，健康

① 注意，这里只涉及参保和未参保，因此，coverage的意思等同于“保险”，不是“保险金额”。后文多处与这里类似，不再出注。——译者

信息两年采集一次）。与考利和菲利普森的研究结果不同，He认为，给定既定时期，风险与保险之间存在正相关关系。这个研究者比较了六年期间内死亡者与活过整个六年期的存活者的保险状况，她发现死亡者在这个时期一开始就有保险的可能性比存活者高49%。这个研究者绕开了过度采样问题，她采取的策略是仅考察1992到1994年期间的新保险客户，并且追踪他们12年。而考利和菲利普森使用的是五年期的观察窗口。

然而，He（2009）不能解释考利和菲利普森发现的人寿保险市场的另外一个现象：量大价减。图10.4描述了教师保险和年金协会（Teachers Insurance and Annuity Association，TIAA）这家保险公司的保险费率。显然，老年人比年轻人的保险费率更高，吸烟者比非吸烟者的保险费率更高。然而，这个图也说明了TIAA的量大价减措施：投保人购买的保险金额越大，保险费率越低。也就是说，如果某个老师购买了大量保险，TIAA不但不怀疑（回忆一下本章开头介绍的那个人），反而提供价格上的优惠。这与罗斯柴尔德—斯蒂格利茨模型的分离均衡的预测结果不相符。

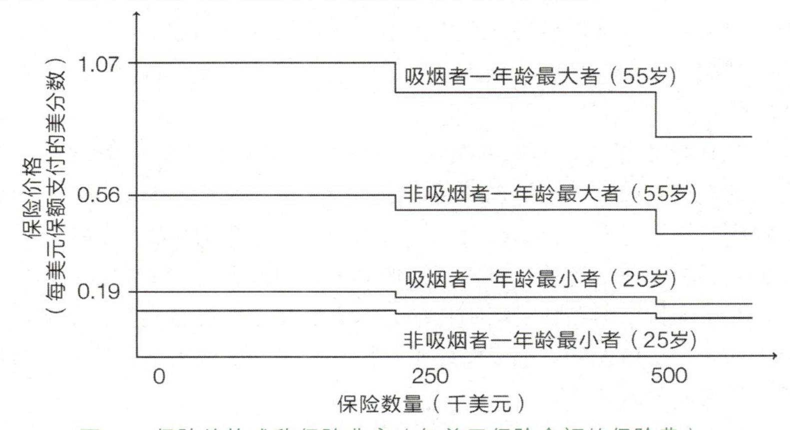

图10.4 保险价格或称保险费率（每美元保险金额的保险费）

资料来源：Cawley and Philipson，1999.

这些发现说明简单的逆选择模型未必有足够的预测现实的能力，它的每个预测结果并非都能在现实人寿保险市场上找到相应的证据。这意味着保险公司善于预测顾客的期望寿命，以及善于承包死亡风险。如果保险公司能解决信息不对称问题，那么它们将阻止高风险、利润贡献低的顾客购买保险，仅允许低风险者购买。这能够解释风险与保险之间的负相关关系，也能解释为什么像TIAA这样的保险公司能使用量大价减策略。

193

死亡保单贴现市场

逆选择现象不是保险市场所独有，逆选择理论也适用于反向保险（reverse insurance）市场。反向保险市场的一个最典型例子是死亡保单贴现（viatical settlements）市场。在这个市场中，持有人寿保险单的人把保单卖给第三方，即死亡保单贴现公司[①]。这种公司购买原保单持有人的索赔权：当他们死亡后，这种公司向保险公司索赔。

在1990年早期，死亡保单贴现市场的客户主要是HIV感染者。那时，艾滋病的有效

① 英文为The viatical firm。“viatical”一词来自拉丁语“viaticum”，意思是“资助死人渡过地狱之河的费用”。在古希腊和古罗马的传统中，人死后，嘴中要含着一枚金币（以便贿赂摆渡人，帮助死人通过地狱之河）。

治疗方法尚未出现，HIV感染者通常是年轻的同性恋男人，他们没有子女来继承自己的保险赔付。假设某个HIV感染者需要某种也许能拯救他生命的治疗方法。他不名一文，负担不起治疗费用，然而他拥有价值10 000美元的人寿保险单。在他死亡之前，他无法向保险公司索赔，毕竟人寿保险合同约定的就是死亡风险；而在他死亡后，保险公司的赔款对他已没有用处。在这种情形下，死亡保单贴现公司出现了，它愿意购买这种人寿保险合同。贴现公司可以向保单持有人立即支付5 000美元，作为交换，保单持有人需要将贴现公司指定为唯一受益人。这样，贴现公司耐心等待这个HIV感染者死亡，然后它向保险公司索赔10 000美元。

这种交易看起来似乎比较变态，但它的确是互惠的，交易双方都能得到好处。尽管被诊断为HIV阳性是个坏消息，但如果病人持有保险合同，结果也没有那么坏。由于病人的期望寿命显著缩短，保单的赔付时间大大提前，保单的价值急剧增加。在这种情形下，病人将人寿保险单卖给贴现公司，就能够在存活时将现值已显著增加的保险单变现，他可以将变现后得到的钱用于治疗或任何其他用途。另一方面，贴现公司也能赚取一定利润，当然，具体利润大小取决于它支付给原保单持有人多少钱以及原保单持有人何时死亡。

死亡保单买者（即保单贴现公司）与保单卖者（原保单持有人）赌的是原保单持有人的期望寿命。如果贴现公司错误估计了保单卖者的期望寿命，也就是说，保单卖者很健康，活了很多年，那么对贴现公司来说，这笔交易就不那么划算了，因为它原本可以将支付给保单卖者的钱投资到报酬率更高的地方。另一方面，如果保单卖者知道自己将不久于人世，但贴现公司不相信，那么贴现公司愿意支付的金额就很低。在这种情形下，保单卖者可能就不愿意将保单卖掉，而是向其他人借钱治病，然后让保险赔款的继承人代其偿还借款。

如果保单卖者比贴现公司更了解自己的期望寿命，那么死亡保单贴现市场就存在信息不对称。事实上，如果卖者有信息优势，那么根据信息不对称理论可知，愿意出售保险单的人恰好是那些身体比保单贴现公司所认为的还要健康的人。

然而，美国的经验证据不支持上述理论预测结果。相关研究认为，1990年代早期，美国的死亡保单贴现市场上不存在逆选择。在这个时期，某人一旦被诊断为HIV感染者/AIDS患者，那么他会在几年之后死亡甚至很快。HIV病毒攻击CD4 T细胞——这是一种特殊的白细胞，这种细胞对免疫系统非常重要。随着患者病情加重，CD4水平急剧降低。这样，只需要通过简单的血液检查，贴现公司就能准确衡量CD4水平，从而准确估计患者的期望寿命。由于贴现公司和患者实际上有相同的关于患者期望寿命的信息，这个贴现市场不存在信息不对称，从而不存在逆选择（Bhattacharya et al.，2004）。

1990年代中期，美籍华裔科学家何大一及其同事提出了一种治疗HIV感染的新方法，这种方法被称为高效抗逆转录病毒治疗法（HAART），俗称鸡尾酒疗法。这种疗法大大延长了HIV感染者的期望寿命——对于这些感染者来说，这是个天大的好事。然而，对于死亡保单贴现公司来说，鸡尾酒法的出现，不亚于1929年股票市场上的黑色星期二。死亡保单贴现价格急剧下降，因为这些保单的价值瞬间蒸发。鸡尾酒疗法的另外一个后果是，贴现公司此时很难估计HIV感染者的期望寿命，因为CD4水平判断依据不再那么管用。事实上，鸡尾酒疗法给死亡保单贴现市场注入了不对称信息。也许正因为此，美国死亡保单交易数从1995年的2623例下降为2001年的226例（Bhattacharya et al.，2009）。

长期护理保险市场

大多数老年病人没有能力支付疗养院护理（nursing home care）费用。老年人保险几乎不承担这些设施的高昂成本（2002年，美国一间半私人房间的年费为5万美元）。由于世界各个发达国家人口期望寿命一直在增长，这种长期护理的费用一般人难以负担。疗养院护理的高昂费用和长期护理的不确定性，使得长期护理保险（long-term care insurance，LTCI）非常有吸引力。然而，事实上，长期护理保险市场还很小；仅有10%的美国老年人买了长期护理保险（Finkelstein and McGarry，2006）。长期护理保险市场为何那么小？原因可能在于逆选择。

通过使用老年人自我报告的进入疗养院的概率，芬克尔斯坦和麦加里（Finkelstein and McGarry，2006）发现，美国长期护理保险的顾客大致知道自己死于疗养院的可能性，这说明他们有保险公司不知道的私人信息。这个证据本身意味着长期护理保险市场存在信息不对称。

这些研究者使用美国退休劳动者的数据，发现长期护理保险的顾客和保险公司之间存在着不对称信息。尽管如此，他们在长期护理保险市场上并没有发现风险和保险之间有正相关关系。这与信息不对称模型的理论预测结果不符，因为根据这种理论，如果顾客有信息优势，那么风险和保险应该正相关。

于是，芬克尔斯坦和麦加里考察是否还存在着健康风险之外的选择偏差（selection bias），如果存在，它们也许抵消了逆选择的影响。根据不对称信息理论，风险大的个人更有可能需要疗养院护理，更有可能需求长期护理保险。然而，这些研究者发现，风险较低的个人购买了更多的保险，这意味着可能还存在着影响需求的其他原因。

厌恶风险可能是其中一个主要原因。厌恶风险的人更有可能购买保险，也更有可能关注自己的健康并采取预防措施。也就是说，厌恶风险的人可能购买更多保险（因为他们厌恶风险），但与此同时，他们提出的保险索赔并不多（因为他们注重预防）。例如，上述研究者发现，那些开车时系安全带的人（这些人倾向于厌恶风险）进入疗养院的可能性更低，但购买长期保险的可能性更高。

195

潜在顾客的风险偏好可能导致健康风险和保险之间负相关。如果这个负相关抵消了逆选择导致的正相关，那么风险和保险之间可能不相关。芬克尔斯坦和麦加里认为在长期护理保险市场上，这些选择偏差相互抵消，这样，他们就解释了信息不对称以及风险—保险不相关这两种现象同时存在的“悖论”。

这个发现意味着逆选择不是长期护理保险市场很小的原因。保罗（Paul，1990）提出了另外一种解释，这种解释与信息不对称无关。他认为，长期疗养院护理通常是家庭护理（子女照顾老人）的替代。购买长期护理保险的做法，降低了家庭护理的实际价格。如果不购买长期护理保险，那么老人们就增加了他们的子女照顾他们的可能性。老人希望是自己的子女而不是陌生人照顾他们，这降低了长期护理保险的需求。

10.4 是什么阻止了逆选择？

尽管逆选择引起了学者的广泛关注，但实证研究并非总能在任何保险市场都找到逆选择的证据。为什么逆选择未被普遍观察到？科恩和西格尔曼（Cohen and Siegelman，2010）列举了几种可能的原因：

- 消费者对自己的风险认知不准确；
- 消费者没有利用自己的信息优势；
- 保险公司能准确估计顾客的风险；
- 其他因素（例如厌恶风险或认知能力）抵消了逆选择的影响。

消费者对自己的风险认知不准确

市场中的逆选择程度取决于消费者和保险公司之间的信息不对称程度。但某些市场可能根本不存在信息不对称。例如，科恩（2005）认为开车经验不足三年的“菜鸟”司机不知道自己的风险大小，因此他们没有能力根据自己的风险选择合同。即使老司机也未必能准确预测自己的风险。一项对美国和瑞典学生的调查显示，88%的美国学生和77%的瑞典学生认为自己的开车水平（安全水平）比一般的司机高（Svenson，1981）。

类似的，人们对自己健康风险的认知也未必准确。一项对美国老年人的调查显示，85到89岁的男性认为自己活到100岁的概率为31%，尽管生命表表明这个概率仅为3.4%。主观概率和客观概率差异巨大。这项调查还显示，相对年轻的女性对自己的期望寿命比较悲观：70到74岁的女性认为自己活到85岁的概率为51%，尽管生命表表明这个概率为57%（Hurd et al.，2001）。

消费者没有利用自己的信息优势

即使消费者比保险公司更了解自己的健康风险，逆选择也未必一定发生。消费者为什么没有利用自己的信息优势？也许答案在于一些行为学上的原因。保利等（Pauly et al.，2003）写道：“毕竟，现实中的消费者脑海里充斥着太多事情，保险市场上的微小利益对他们来说也许并不重要。”

另外一种可能是消费者也许没有认识到信息优势的价值。例如，尽管车主对下一年的里程数有很好的预期，但保险公司不知道。在任何给定年份，开车里程数越大，遭遇车祸的可能性越大，因此这样的司机应该需求更多的保险。然而，研究发现里程数不是预测保险数量的好指标（Cohen and Siegelman，2010）。因此，即使存在着信息不对称，如果消费者不加以利用，逆选择也不会发生。

保险公司能够准确预测风险

如果保险公司能够准确估计保单购买者的风险，那么逆选择也会被阻止。例如，在1990年代早期，人们根据CD4 T细胞数量就能准确预测HIV感染者的死亡风险，这样，死亡保单贴现公司和保单持有者的信息就是对称的。另外一些研究发现，保险公司比中年客户自己更清楚他们最终是否需要疗养院护理（Finkelstein and McGarry，2006）。研究发现，只要潜在顾客仍相对健康而且未被诊断出患有慢性病，那么保险公司对这些顾客健康风险的评价就比较准确（Hendren，2012）。

如果保险公司能准确估计潜在顾客的风险，那么它们可以相应调整保险费。这类似于罗斯柴尔德—斯蒂格利茨的对称信息均衡，此时两种风险类型顾客（健壮者和虚弱者）都购买足额保险，但保险费不同。风险大的顾客（虚弱者）保险费高，风险小的顾客（健壮者）保险费低。

保险公司也可以采取先发制人的措施，有策略地选择潜在健壮者（低风险）顾客，剔除潜在的高风险顾客。纽曼等人（Neuman et al.，1998）研究了一组美国养老保险公司的营销策略，说明它们如何吸引健康顾客。这些保险公司的广告上出现的都是从事户外活动的有活力的老人，而不是拄着拐杖或坐着轮椅的老人。这些公司的信息发布会约有1/3是在未配备轮椅通道的建筑物中召开的，这打击了那些想参加发布会和购买养老保险的失能老人。在这些广告上，类似“保险公司不能根据健康状况拒绝顾客”这样信息的字体通常很小，有时比针对老年人的最低标准字体还小。这种策略被称为**风险选择**（risk selection）。关于风险选择的更多讨论，可参见17.2节。

有利选择

人们购买保险的动机多种多样，收入、遗产动机、迷信等因素都可以驱动他们购买保险。如果驱使顾客购买保险的主要动力是他们关于自己健康风险的私人信息，那么对保险公司来说，这些人购买保险的选择就是逆选择。相反，如果其他因素比如厌恶风险等抵消并超过了逆选择机制，那么购买保险的选择就不再是逆选择，甚至可能是**有利选择**，如果健康人群购买保险的比例极大的话。

197

> **定义 10.3**
>
> **有利选择**（advantageous selection）：与风险较大的人相比，风险较小的人更有可能购买保险或者购买更多的足额保险。出现这种现象的原因可能是风险较小的人更厌恶风险，更富有，或者更能理解保险的好处。

在这一章，我们已经看到至少两个有利选择的例子。丰等人（2008）发现认知能力与补充保险购买量正相关，与医疗费用负相关。这也许因为聪明的顾客能更好地理解保险的好处或者他们在市场上能找到更好的交易。这导致风险和保险负相关。

第二个例子是芬克尔斯坦和麦加里在2006年关于长期护理保险的研究。他们发现顾客的异质性风险态度可能导致风险与保险负相关，这个效用被称为**基于偏好的选择**（preference-based selection）。在我们的理论模型中，我们一直假设潜在顾客有异质的风险类型（比如健壮者和虚弱者）但有同质的风险偏好。换句话说，人们生病或遭遇车祸的可能性存在差异，但他们厌恶风险的程度相同。现在，我们考虑另外一种假设：所有潜在顾客有相同的风险类型但有不同的风险偏好。因此，尽管每个人有相同的固有风险水平，但更厌恶风险的人采取的预防措施更多，也从保险身上得到更多的效用。①

① 风险厌恶与保险产生的效用之间的关系模型，可参见第7章。

在风险类型同质但风险偏好异质背景下，信息不对称模型的理论预测结果正好与10.1节相反（De Meza and Webb，2001）。

在现实中，顾客的健康风险不可能相同，风险偏好也不可能相同，因此，逆选择与基于偏好的选择可能出现在同一个市场上。在这种情形下，结果可能就是稳定的混合均衡。例如，风险高的顾客和非常厌恶风险但风险低的顾客进入同一个保险池，后面这种顾客对前者给予了交叉补贴。如果后面这种顾客极其厌恶风险，那么这些额外费用不足以导致均衡瓦解。

10.5 结论

198

逆选择理论模型，例如阿克洛夫模型（第8章）和罗斯柴尔德—斯蒂格利茨模型（第9章）认为，在存在不对称信息情形下，保险市场不能良好运行甚至彻底瓦解。的确，在现实世界中，一些保险市场因为逆选择的影响而失败，例如哈佛大学医疗保险市场中的死亡螺旋。

然而，正如我们已经看到的，尽管信息不对称无处不在（人们通常持有私人信息，并且试图使用这种信息优势），但一些保险市场上并未显示逆选择证据。显然，在不对称信息面前，现实中的保险市场没有像理论预测的那般脆弱。

在这种情形下，这些逆选择理论模型有什么用处？在最低限度上，这些理论为我们理解保险市场的结构提供了重要背景。有时候市场提供的激励能让人们愿意显示自己的私人信息，比如很多人寿保险公司在与顾客签订合同之前，要求顾客出示体检报告。保险公司的潜在想法是，不愿意出示体检报告的人很可能隐藏了一些重要信息。保险公司的这种想法很可能是正确的。而在其他一些情况下，将两个不同市场捆绑在一起的做法，也有可能减低逆选择的危害，即减少不参加保险或仅购买不足额保险的人数。例如，将健康保险市场和劳动市场捆绑在一起，可以解决（至少可以部分解决）逆选择问题。因此，不对称信息能塑造市场，即使我们观察不到逆选择。

社会政策的一个主要目标是鼓励高风险的人和低风险的人进入同一个保险池。市场在完成这个目标时面对的主要挑战就是逆选择。正如我们将在第15章到第18章看到的，不同政府对这个挑战采取了各种各样的方法。在理解哪些政策能运行哪些政策将失败的问题上，逆选择至关重要。

10.6 习题

判断题

判断下列论断是正确、错误还是不确定，说明你的理由。在说明理由时请引用课文中的证据，以及你可能需要的任何额外假设。

1.罗斯柴尔德—斯蒂格利茨模型的一个主要预测是风险与保险金额之间的正相关性。然而，在现实中，这种正相关性从未被观察到，因为道德风险和逆选择混杂在一起。

2.平均来说，买人寿保险的人比没买的人的死亡风险更大。这应该被看成人寿保险市场中存在逆选择的证据。

3.在一些市场上，随着顾客逐渐了解自己的风险水平，逆选择开始出现。

4.尽管阿克洛夫模型认为逆选择会造成死亡螺旋，但在现实市场中，这种现象从未被观察到。

5.事后风险通常比事前风险低得多，因为购买保险合同之后，大部分的不确定性都被消除了。

6.考利和菲利普森（1999）发现，人寿保险市场上存在量大价减现象（也就是说，购买的保单越大，支付的单位价格越低）。这两位作者认为这个发现与罗斯柴尔德—斯蒂格利茨模型不符。

199

7.假设某个HIV感染者最近开始使用鸡尾酒疗法，他的健康状况也因此得到快速改善。在这种情形下，死亡保单贴现公司在购买他的保险单时将愿意支付更多的钱，因为鸡尾酒疗法让他的健康前景更乐观。

8.风险低的客户通常比风险高的客户更厌恶风险，这个事实在某种程度上抵消了逆选择的影响。

分析题

9.表10.1给出了某大学不同类型教授的保险状态和医疗费用。2014年，这所大学为每个教授提供免费（保险费为零）的足额保险合同。2015年，愿意留在这个保险计划中的教授，需要支付4000美元保险费。因此，所有历史学教授在2014年底退出了这个保险计划。假设所有教授的健康状况在相邻年份变化不大。

表10.1 某大学的雇员信息

	2014		2015	
	是否参保	平均医疗费用	是否参保	平均医疗费用
经济学教授	是	5000美元	是	5000美元
历史学教授	是	3000美元	否	2000美元

a.这个市场中存在道德风险吗？你是怎么知道的？

b.这个市场中存在逆选择吗？你是怎么知道的？

c.说说在这个市场上，道德风险和逆选择如何一起导致风险与保险金额正相关的。

d.如果道德风险和逆选择互斥，即二者仅存其一，那么表10.1能说明风险与保险正相关吗？研究者为什么很难找到逆选择的证据？

10.（**雇主发起的保险**）考虑罗斯柴尔德—斯蒂格利茨逆选择模型。在这个模型中有两类人：健壮者和虚弱者。他们效力于同一个雇主，即BHT公司。这两类人在收入方面都厌恶风险，他们的效用函数都为：

$$U(W)=1-\exp\left(-\frac{W}{500}\right)$$

在任何既定年份，健壮者和虚弱者的生病概率分别为$P_r=0.1$以及$P_f=0.2$。如果个人生病，医疗费用（即损失）为200美元。BHT公司正考虑是否向雇员提供保险。假设该公司是风险中性的。

每个雇员在年初向BHT公司支付保险费，如果雇员生病，保险公司将提供一定补偿。当雇员决定是否购买保险时，他们知道自己是健壮者还是虚弱者（尽管他们不知道自己是否会在该保险年度生病），然而无论BHT公司还是BHT保险公司都不能观察到任何雇员的健康状况。因此，雇员能够谎报自己的类型。

200

公司决定向雇员提供什么样的保险计划（保险金额和保险费），雇员根据期望效用最大化来决定是否购买保险。所有雇员的初始财富都为1000美元。

a.BHT公司首先提出向健壮雇员提供保险合同。合同为足额保险（也就是说，个人如果生病，他能得到200美元补偿）。为了仍能吸引健壮雇员购买，公司最高能索要多少保险费？BHT公司向健壮雇员（以最高保险费）销售合同，这对公司来说是个好的决策吗？在回答这些问题时，可以忽略虚弱雇员。

b.BHT公司决定向健壮雇员提供足额保险合同，并收取23美元保险费。虚弱雇员想购买这种合同吗？如果某个虚弱雇员冒充健壮雇员，购买了这种保险合同，那么在平均意义上，BHT公司盈利还是亏损？

c.为了避免这种逆选择，BHT公司希望为虚弱雇员设计一种足额保险合同。对于这种合同，虚弱雇员最多愿意支付多少保险费？

d.如果仅有虚弱雇员购买合同，为了正好做到盈亏平衡，BHT公司对足额保险索要的最低保险费为多少？虚弱雇员想购买这种合同吗？健壮雇员想购买这种合同吗？

e.BHT公司决定提供两种合同：足额合同和非足额合同。这两种合同的特征请参见表10.2。雇员有三种选择：足额合同、不足额合同，以及不买保险。

表10.2 BHT公司发起的保险合同

	足额保险	非足额保险
赔偿金	200美元	25美元
保险费	43美元	3美元

（i）虚弱雇员偏好足额合同、非足额合同还是不买保险？（计算每种合同的期望效用，结果保留四位小数。）

（ii）健壮雇员偏好足额合同、非足额合同还是不买保险？

（iii）假设BHT公司有100个雇员，其中75个雇员虚弱，另外25个雇员健壮。提供表10.2中的两种合同，BHT公司的期望利润为多少？

f.为了将合同售出，保险公司必须比被保险人更倾向风险中性。在本题中，我们假设公司是风险中性的，而雇员是厌恶风险的。如果我们假设公司的效用函数也为：

$$U(W)=1-\exp\left(-\frac{W}{500}\right)$$

保险市场仍能运行吗？（提示：答案是肯定的，为什么？）

[感谢耶鲁大学埃莉萨·朗（Elisa Long）教授提供本题]

讨论题

11.在2000年代初，美国马萨诸塞州实施了卫生改革，旨在将无保险人群纳入保险

201 计划。这项改革要求无医疗保险人群（至少那些能够买得起保险的人群）购买保险，那些选择不买保险的人要受处罚。下面是NBER论文《卫生改革、医疗保险和选择：用马萨诸塞州卫生改革数据估计医疗保险的选择》（Martin Hackmann，Jonathan Kolstad，and Amanda Kowalski，2012，“Health reform，health insurance，and selection: estimating selection into health insurance using Massachusetts health reform”）的摘要。作者研究了马萨诸塞州改革的影响。他们写道：

> 我们使用马萨诸塞州引入法定医疗保险后引起的保险覆盖面变化，实证分析医疗保险的选择。我们考察新参保人群相对于原参保人群（即改革之前已参保的人群）的医疗费用变化。我们发现在改革期，保险覆盖面增加幅度越大的县，参保人群平均住院费用增幅越小……

a.这个证据与罗斯柴尔德—斯蒂格利茨模型的预测一致吗？换句话说，这个证据能说明这项改革之前保险市场上存在着逆选择吗？为什么？（提示：考虑那些因法律强制才进入保险的人。）

b.在罗斯柴尔德—斯蒂格利茨逆选择模型中，法定医疗保险对模型中的健壮者有何影响？（提示：仔细区分混合保险和精算公平定价保险。）

12.下面是NBER论文《医疗保险市场上的逆选择与转换成本：当助推政策有害时》（Benjamin Handel，2011，“Adverse selection and switching costs in health insurance markets：when nudging hurts”）的摘要：

> 本文考察了医疗保险市场上的转换成本，而医疗保险市场上的逆选择是一个潜在的担忧……我们的描述性结果说明：在医疗保险市场上，（i）转换成本较高，（ii）存在逆选择。为了形式化这种结果，我们构建了一个选择行为模型，它能同时量化转换成本、风险偏好和事前健康风险。政府也许希望向消费者提供信息，从而降低转换成本，并帮助他们做出更好的决策。我们使用这个模型估计这种助推政策的福利影响。在保险合同价格固定不变的理想环境下，这种助推政策能提高福利。然而，当保险价格随着保险风险变化而变化时，这种助推政策显著加剧了逆选择，降低了消费者福利，逆选择造成的福利损失是原来的两倍。

a.作者发现向人们提供关于医疗保险计划信息能加剧逆选择。说说为什么较高的转换成本能部分解决医疗保险中的逆选择问题。

b.在作者的模型中，降低转换成本反而让人们的福利减少，说说其中的逻辑。健壮者的福利因此降低了吗？虚弱者的福利因此降低了吗？

13.在美国，长期疗养院护理市场较小——大概只有10%的老年人口持有长期护理保险合同，尽管这种保险能够显著降低财务风险。杰弗里·布朗和埃米·芬克尔斯坦 202 （Jeffrey Brown and Amy Finkelstein，2007）认为由逆选择造成的市场失灵，不足以说明美国长期疗养院护理市场为什么比较小：

在美国，老年人面对的最大财务风险之一是没有长期护理保险。我们提供了私人长期护理保险市场上供给侧市场存在市场失灵的证据。特别是，一般长期护理合同的保险费显著比参保者的期望收益高。另外，相对于总支出风险来说，这种保险提供的保障非常有限。

然而，我们提供的另外一些证据表明，供给侧的市场失灵本身不足以说明美国长期护理保险市场为什么比较小。特别是，我们发现保险合同定价在性别上的巨大差异，并没有转换为购买行为差异。而且，我们发现市场上存在保障范围更全面的合同，尽管它们的附加保险费（load）与人们实际购买的合同类似，但这类保障更全面的合同似乎少有人问津。这意味着在这个市场上，那些限制保险需求的因素可能也很重要。

a.在长期护理保险市场上，为何会出现逆选择？为何会出现道德风险？

b.老年人的长期护理服务的典型替代品是什么？如果老年人已失去自我照顾能力，但他的家庭又没钱购买疗养院服务，这样的家庭会怎么做？为什么那些有长期护理风险的老人的成人子女，可能会希望他们的父母购买长期护理保险？

c.在你所在的国家，什么样的政府项目承保了长期护理支出？人人都能得到这种项目吗？（提示：在回答这个题目时，你可能需要使用网络搜索。）对于当前没有资格参加政府发起的长期护理保险的那些人来说，这些政府项目的可得性（availability）会影响他们对私人长期护理保险的需求吗？

第11章 道德风险

203

有一天，某公司抽奖，有三位员工中奖，分别是杰伊、彼得和蒂姆，奖品为悬挂式滑翔培训课。当培训班开课时，蒂姆和彼得已被解雇，从而失去了雇主提供的健康保险。因此，蒂姆决定他就站在悬崖边上看看别人滑翔就好——他担心自己滑翔万一出了事故，支付不起高昂的医疗费用，再说他对极限运动也不是很感兴趣。因此，放弃免费培训课并没有让他不开心。

彼得也失去了健康保险，但他酷爱滑翔运动。自从中奖以来，彼得经常观看滑翔视频，阅读世界各地关于滑翔的最新消息。他认为滑翔有风险，万一出现事故，自己将倾家荡产，但滑翔很刺激，值得冒险一试。

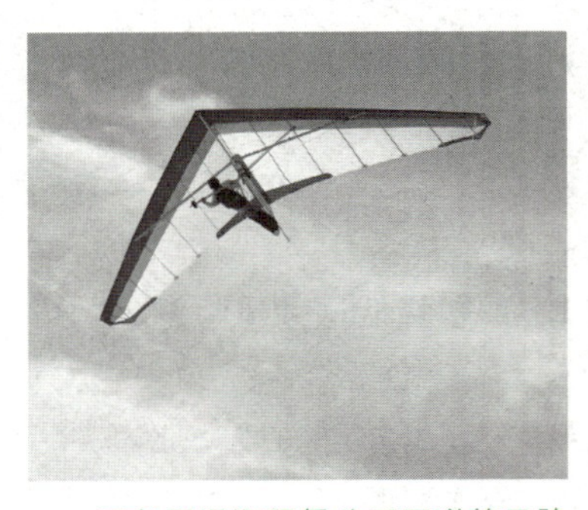

三角翼滑翔租赁公司因道德风险而兴起。

杰伊未被解雇，仍有健康保险。杰伊不像彼得那样对滑翔培训迫不及待，但由于他知道自己有保险，即使出了事故，也能得到全部赔偿。因此，当他踏上滑翔机时，他内心还是比较踏实的。

不幸的是，彼得和杰伊刚跳下悬崖就遇到上升气流，最后连人带机摔到地上，蒂姆在一旁被吓得魂飞魄散。直升机立即将杰伊和彼得送到当地医院。他们身体多处骨折，如果使用止痛药等传统疗法，他们需要几个月时间才能恢复。

幸运的是，当地药物公司最近发明了一种神药，被称为骨立生。这种药物能在几分钟内修复骨折。听到这个消息，彼得很兴奋，因为他不用卧床几个月了。但这种药物的价格让他大吃一惊，价格高达10万美元。彼得勉勉强强能支付得起这笔费用，但他认为将全部家产花在这种药物上不值得。

相反，当杰伊听说骨立生神药时，他高兴得跳了起来。他甚至都懒得问这种药的价格，因为医生告诉他，保险公司能100%补偿医疗费用。尽管受了皮肉之苦，由于有神药的帮助，几天后，杰伊就返回公司上班了。然而，彼得不得不卧在病床上，阅读著名滑翔运动员的传记；而且，这样的日子要持续好几个月。

这个故事看起来像是在讲滑翔的风险，但实际上是在讲健康保险及其副产品。这种副产品被称为**道德风险**（moral hazard）。在健康保险背景下，当健康保险导致人们实施健康风险更大的活动，或者导致他们消费更多的医疗服务时，道德风险就出现了。在某种意义上，杰伊骨折是一阵“妖风”导致的；但在另外一种意义上，这是他的健康保险导致的。保险合同鼓励杰伊从事他本来不敢从事的风险活动。同样，杰伊接受了价格高昂的治疗，正因为他知道保险公司将全部补偿。最终，与杰伊位于同一保险池里的每个人，都为杰伊的风险决策买单，就像他也给他们买单一样——这就是所谓的“人人为我，我为人人”。

在第7章，我们已经知道健康保险如何通过降低令人讨厌的不确定性来增加消费者的效用，这是它积极的一面。在本章，我们讨论健康保险消极的一面，即道德风险。这两个侧面（降低风险与道德风险）之间的权衡是健康政策的一个主要关注点，并且是第15章到第19章的主题，到时我们将讨论国民健康政策与国民健康保险。

11.1 什么是道德风险？

道德风险一词是由19世纪的保险公司创造的。最早提到道德风险的著作是一本叫“火灾保险实践”（*The Practice of Fire Underwriting*）的保险精算手册（Baker，1996）。这本手册的作者使用这个术语来区分导致火灾的**自然**风险（例如闪电）和**道德**上的风险（例如疏忽），后者是人类决策的结果。随着时间的迁移，道德风险一词被用于指代保险导致的任何有风险的行为变化。

> **定义 11.1**
>
> **道德风险**（moral hazard）：购买保险后，人们有减少预防风险或尽可能降低风险损失动机的倾向。[①]

任何道德风险都遵循下列简单模式，我们分步骤描述：

1.个人面对坏事件X的某种风险，并且他的行动可以增加或降低这种风险发生的可能性。

2.此人购买了一个保险，这样，当事件X发生时，保险公司补偿部分或全部损失。注意，购买保险后，事件X的价格（即代价）降低了：这个价格扭曲（price distortion）表示个人不再面对其行动的全部后果。

3.作为对这种价格扭曲的反应，此人改变自己的行为，使得事件X发生的概率增加或者从事件X中恢复的成本增加。

4.保险公司不能观察到这种行为变化，因为存在着信息不对称。否则，保险合同将有阻止这种风险行为的条款。

5.此人的行为变化导致了社会损失，因为与他购买保险之前相比，事件X发生的概率增加了。

考虑本章一开始介绍的滑翔事故例子。（1）在那种情形下，事件X是滑翔事故所致

① Baker（1996）对道德风险所下的定义“the tendency for insurance against loss to reduce incentives to prevent or minimize the cost of loss”，比较拗口。简单地说，这里的道德风险就是购买保险之后，人们不像以前那么愿意预防风险，也不愿意在事故发生时像以前那样尽力减少损失。——译者

205

的骨折。有保险的人当然对事件X的发生可能性有一定的控制力——例如，他们可以拒绝滑翔，从而彻底消除他们遭遇X的风险。（2）医疗保险通常补偿绝大部分医疗费用，因此，对于有保险的人来说，他们自己实际承担的骨折治疗费用并不高。（3）知道这一点后，有保险的人预防骨折的动机降低了。这样，他们就更有可能参加滑翔活动，或者更加频繁地参加滑翔运动。这显然增加了骨折的可能性。（4）保险公司不能雇用他人监视客户，看看他们参加滑翔的频率（因为人工费用太高），因此，他们不能在合同中规定频繁滑翔者（比如一周多少次）需要支付额外的保险费。（5）结果，与没有保险的时候相比，有了保险之后，发生骨折的情况更为频繁。这意味着社会必须花费时间和精力来治疗道德风险导致的“额外”骨折。

任何道德风险情形都涉及价格扭曲、价格敏感性和不对称信息。给定特定背景，如果这三个因素缺少了任何一个，道德风险都不可能发生。在滑翔例子中，怎样才能防止道德风险？

首先，可以不让价格扭曲。如果保险公司拒绝赔偿任何与滑翔相关的损伤，那么杰伊必须面对其行动的全部后果，从而迫使他选择最优的滑翔次数。

其次，如果杰伊对滑翔事故的价格（代价）不敏感，这也能消除道德风险。如果杰伊更关心事故导致的身体疼痛以及恢复健康的时间而不是更关心医疗费用，那么即使保险公司承担他的全部医疗费用，他也不会改变自己的行为。

最后，如果不存在信息不对称，那么保险公司就能完全看清杰伊的活动，从而相应调整承保策略。比如，保险公司规定每当杰伊踏上滑翔机时，他就要向保险公司支付一小笔费用；保险公司也可以规定，在滑翔前的安全事宜讲座中，如果杰伊玩电子游戏或从事任何其他分心的活动，都要受处罚。如果保险公司能真正观察到杰伊的一切活动，并且能对他的任何风险决策进行定价，那么杰伊就会选择最优的风险活动量。

注意，步骤（3）包含两类行为改变。第一类，被保险人减少预防措施或从事有风险的活动，从而增加了保险事故X实际发生的风险。这类道德风险被称为**事前道德风险**，因为它发生在保险事故发生之前。在滑翔例子中，杰伊决定去滑翔，这就是事前道德风险。

第二类道德风险出现在保险事故发生之后。由于保险事故发生后保险公司承担了大部分医疗费用，因此，被保险人没有节约的理由。相反，他可以比在没有保险的情况下要求使用更多更昂贵的治疗。这种由价格扭曲导致的行为上的改变被称为**事后道德风险**，因为它出现在保险事故发生之后。在滑翔例子中，保险事故发生之后，杰伊选择昂贵的骨立生治疗方案（如果没有保险他不会选择骨立生），这就是事后道德风险。

定义 11.2

事前道德风险（*ex ante* moral hazard）：被保险人在保险事故发生之前的行为改变，这些行为改变使得保险事故更有可能发生。这样的例子包括：不去接种疫苗、吃容易导致血管堵塞的食物、滑翔等。

事后道德风险（*ex post* moral hazard）：被保险人在保险事故发生之后的行为改变，这些行为改变使得医疗费用增加。这样的例子包括：选择膝关节置换手术而不是止痛药、使用类似骨立生这样的昂贵药物而不是更便宜的治疗方法等。

206

当保险公司为道德风险引起的额外治疗买单时，社会损失就出现了。然而，保险公司并不是自己消化这些损失，如果这样，它很可能就破产了；相反，这些额外费用被转嫁给同一保险池中的所有被保险人。最终，这个保险池中的任何道德风险，都会导致该保险池中每个人的保险费有略微的上升。在实践中，道德风险意味着人人都必须为他人的风险决策和医疗资源的过度消费买单。

11.2 道德风险的图形表示

假设某个人酷爱汉堡包，但这种食品可能增加心脏病发作风险。如果他没有保险，那么对他来说，每个汉堡包的价格（代价）包括汉堡包本身的价格，还包括心脏病风险增加的概率。然而，有了保险之后，所有医疗费用都由保险公司承担，那么汉堡包的实际价格降低了，因为他将心脏病医疗费用转嫁给了保险公司。

我们用图形说明这个例子中的道德风险是如何导致社会损失的（请看图11.1）。有了保险之后，汉堡包的实际价格从P_U降低为P_I，此人的汉堡包消费量从Q_U攀升为Q_I。*A*点是社会效率均衡点，也就是站在社会角度看的最优点，此时汉堡包的边际成本（包括汉堡包自身的价格还包括心脏病风险增加的概率）等于边际收益。*B*点是有了保险之后的私人效率点，此时汉堡包的边际成本（有保险补偿的价格）等于边际收益。

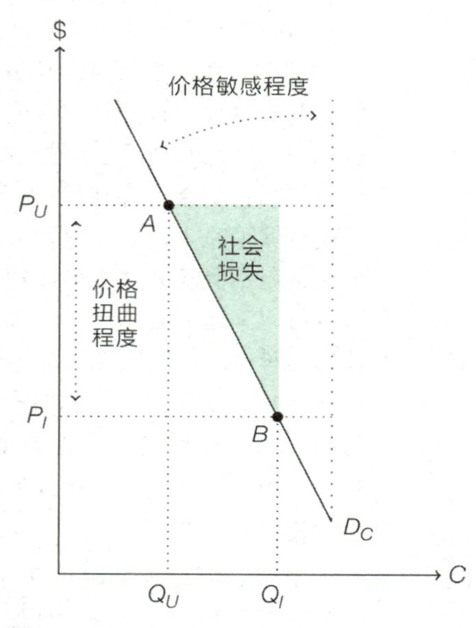

图11.1 道德风险导致的社会损失

社会损失（图11.1中的绿色三角形区域）是事前道德风险导致的。在这种情形下，社会损失表现为额外的金钱、劳动、时间和精力，这是他人花费在过度食用汉堡包者身上的额外代价。这里的“过度”是指个人食用的汉堡包超过了最优量，即超过了此人面对全部价格（full price）时的食用量。正如当有其他人买单时我们才点牛排大餐或者当公司可以报销时我们才将座位升级为头等舱一样，Q_U与Q_I之间额外消费的汉堡包的成本大于其真正价值。

207

P_U与P_I之间的垂直距离，表示**价格扭曲**程度（extent of price distortion）。价格扭曲程度影响道德风险引起的社会损失大小。如果价格扭曲程度很小，即使需求曲线相对富有弹性，它引致的道德风险也较小。需求曲线D_C与垂线之间的夹角，表示价格敏感程度。这个角度越大，对价格扭曲的响应行为就越大，道德风险引起的社会损失越大。相对缺乏弹性的需求曲线（陡峭的需求曲线），意味着这个夹角较小，道德风险较小；相对富有弹性的需求曲线（平缓的需求曲线），意味着这个夹角较大，道德风险较大。

价格扭曲程度、价格敏感程度与社会损失之间的关系

在图11.2中，我们改变价格扭曲程度以及价格敏感程度，以此说明它们与社会损失之间的关系。在图11.2（a）中，价格扭曲程度和价格敏感程度都较高。在这种情形下，被保险人自己承担的心脏病治疗费用很小，而且由于被保险人对汉堡包的价格很敏感，极低的价格会诱使他们频繁光顾汉堡店。这就造成很大的社会损失。在图11.2（b）中，价格扭曲程度和价格敏感程度都较小。被保险人承担了他们购买的汉堡包的大部分成本，而且他们对汉堡包的价格不敏感，当价格降低时，他们的消费量变化较小。在这种情形下，道德风险仍存在，但它导致的社会损失较小。

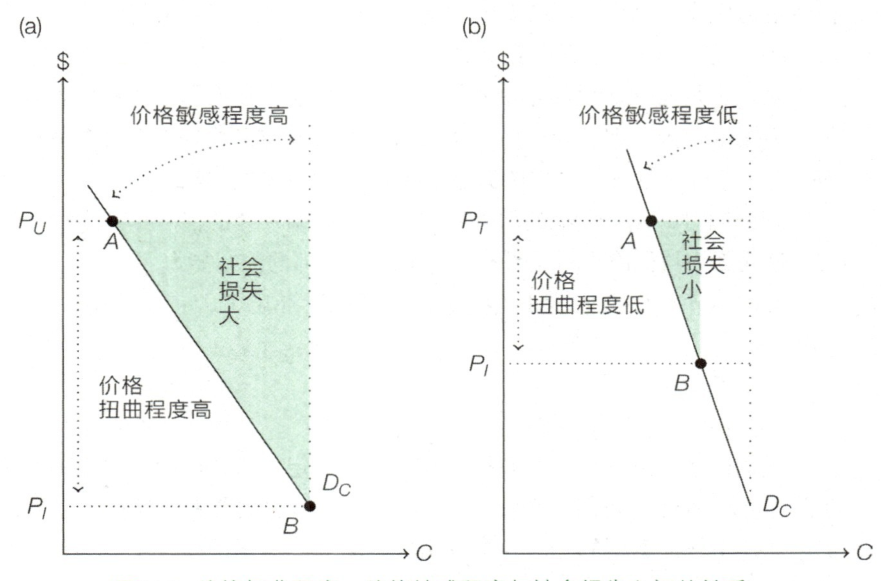

图11.2　价格扭曲程度、价格敏感程度与社会损失之间的关系

图11.2说明价格扭曲和价格敏感性是相乘（multiplicative）而不是相加（additive）的关系。价格扭曲程度越大，每增加一点价格敏感度所导致的社会损失就会越大。同样，给定价格扭曲程度，价格敏感程度越大，社会损失越大。最后，如果不存在价格扭曲**或者**不存在价格敏感性，那么道德风险不会发生，社会损失为零。

道德风险有多大？

在实践中，给定保险合同，哪些因素决定了道德风险的大小？正如我们在上一节看到的，道德风险的主要决定因素为价格扭曲程度以及价格敏感程度。

价格扭曲程度是保险足额程度（completeness）的函数（足额保险的概念可参见第7章）。例如，如果健康保险合同是足额的，那么任何健康问题都不会影响客户的收入。这意味着任何伤害或疾病的（财务）价格为零，因此，价格扭曲程度可能较大。相反，在不足额保险合同中，客户必须负担一定金额的医疗费用，因此，医疗服务对他们来说不是完全免费的。这意味着价格扭曲程度较小，道德风险相对不那么严重。

价格敏感程度（也叫价格弹性）主要取决于被承保风险的自然性质及其可控制性。有些风险基本不能控制，它们不是疏忽大意等行为导致的。这些风险被称为自然风险。

例如，某人患有遗传病的风险，完全脱离了他的控制，甚至在他出生前就已经决定了。另一方面，有些风险是可控制的，例如切面包时划伤了手或者填税表时出了差错。如果足够小心，这些风险几乎完全可以避免。当然，还有一些风险介于不能控制和完全可控之间，具有一定的可控制性。这类风险通常是自然风险和个人选择的联合结果。以心脏病发作为例。遗传和饮食习惯（比如经常吃汉堡）共同决定了它的风险程度。同样，车祸可能是自然风险和个人驾驶习惯（比如超速驾驶）共同决定的。

由于承保的风险类型不同，不同保险产生的道德风险量也不同。承保亨廷顿病（Huntington’s disease，一种完全由自身基因组成决定的罕见疾病）的保险单，不会导致任何道德风险，因为它不会影响被保险人的行为或决策。换句话说，这个保险合同不会产生任何额外亨廷顿病病例数。

然而，足额承保税收差错的保险单，很可能导致人们在填写税表时更粗心大意，这是因为被保险人的细心几乎换不来任何好处。换句话说，人们对慵懒这种“商品”的需求，对价格非常敏感。这样的保险将导致更多的税收差错。

与此同时，承保车祸的保险单或承保心脏病发作的保险单产生的道德风险量是适度的。这是因为被保险人对结果有一定但不是全部的控制能力。

在11.4节，我们从实证角度考察不同保险环境下的道德风险，包括兰德医疗保险试验。

不对称信息的作用

我们已经看到价格扭曲和行为改变如何决定了道德风险，然而不对称信息也是道德风险的必要条件。我们已经知道，图11.1用于描述消费者对汉堡包过度消费的情形，事实上，几乎任何类型的外部性都可用这个图刻画。道德风险是一种特殊类型的外部性，它仅指不对称信息导致的外部性。

导致事前道德风险的信息不对称，和导致事后道德风险的信息不对称不同。继续考察11.1节中的例子。杰伊在滑翔时受伤本来是可以避免的。例如，如果杰伊每次有危险行为时，保险公司就索要一笔费用，这样就能从一开始阻止他滑翔或减少其滑翔次数。然而，在实践中，即使保险公司在合同中增加了这样的处罚条款，也很难实施。这是因为这样一来，保险公司需要雇用监督人员不停监视被保险人的行为，并及时向保险公司汇报。雇用监工的做法，即使可行，费用也太高，因此不太现实。然而，一些保险公司的确采取适当的措施来监管被保险人的行为，激励他们减少风险（参见11.3节）。

209

上面这种信息不对称不存在于病人接受治疗时——保险公司知道每项医疗服务的细节。因此，事后道德风险是由一种稍微不一样的信息不对称引起的，它跟任何既定医疗服务的**必要性**（necessity）相关。如果某个病人一年看病二十次，这是因为他经常生病不得不看医生，还是因为他知道看病免费后不管有无必要都去“看病”（例如，即使是剪纸这样的小事，他也要去医生那里拿创可贴）？如果某个病人要求膝关节置换手术，这是因为他的膝关节疼痛难忍还是因为手术仅比止痛药好些但费用却和止痛药的一样？

与前面讨论的滑翔事故背景下的信息不对称不同，当前这种信息不对称大体上是容易被消除的。如果保险公司让被保险人自己负担全部医疗费用，那么它能很快识别哪些病人真正需要昂贵的医疗服务，哪些病人的医疗需求是被价格扭曲驱动的。也就是说，在这种情形下，保险公司能够识别既定的医疗服务有无必要。然而，这种定价策略违背了保险的本来目的：降低被保险人生病或受伤时被保险人自己承担的医疗费用。

> **保险导致道德风险当且仅当：**
> - 有了保险之后，个人面对的风险行为或浪费行为的代价降低了；
> - 不对称信息导致保险公司不能对上述行为充分定价；
> - 价格扭曲导致个人改变自己的行为，从而使得他更加冒险或需求更多的商品和服务。

11.3　如何限制道德风险？

保险公司可以在合同中设定一些条款来降低道德风险的影响。回忆一下，道德风险程度不仅取决于需求对价格的敏感程度，还取决于保险导致的价格扭曲程度。保险公司没有能力改变客户的价格敏感性，因为价格敏感性是消费者需求函数的性质；然而，保险公司的确能够设法降低保险引起的价格扭曲程度。保险公司用来降低道德风险的工具主要有共同保险、共同支付、免赔额、守门人以及监管。

成本分摊：共同保险与共同支付

假设保险公司提供的是承保所有医疗费用的足额保险合同。在这种情形下，每个消费者面对的医疗服务的边际价格为零，因此，只要医疗服务提供的效用为正，哪怕再小，他也需要。例如，某项医疗服务可能花费保险公司几百万美元，但只要它提供给被保险人的效用为正（即使微小），他就会要。这是健康保险引起的道德风险的典型情形。

共同保险和**共同支付**是两种保险合同条款，它们都能使得被保险人面对正的医疗服务边际价格。共同保险是指被保险人要自付一定比例的医疗费用，共同支付指被保险人每次看病都要自己支付一笔既定金额。

例如，在共同保险方案下，被保险人自付一定比例（比如20%）的医疗费用，保险公司承担剩下的80%。在共同支付方案下，被保险人每看一次病，无论是常规体检还是昂贵的诊断检验，被保险人都要自付固定的金额（比如25美元）。成本分摊（cost-sharing）意味着消费者的财富水平将取决于他的健康状况。因此，约定成本分摊的合同，顾名思义，提供的不是足额保险。这些方案类似第7章讨论的不足额保险。

> **定义 11.3**
>
> **共同保险**（coinsurance）：一种保险条款，约定被保险人自付一定比例的医疗费用，这个比例被称为自付率，剩下的部分由保险公司承担。
>
> **共同支付**（copayment）：一种保险条款，约定被保险人每次看病都要自付一笔固定金额，这笔金额被称为自付额（copay），超过自付额的部分由保险公司承担。

图11.3描述了成本分摊方案如何降低道德风险。如果个人没有保险（uninsured），那么他的医疗服务消费量在Q_U点上。在这一点上，医疗服务提供的边际收益等于边际成

本。在足额保险合同下，被保险人面对的医疗服务边际成本（边际价格）为零。于是，他的真实需求曲线为D_F，医疗消费量为Q_A[参见图11.3（a）]。在图11.3（b）中，保险公司规定了自付额（copay）P_C，这是被保险人每次看病的实际价格。在这种情形下，被保险人的医疗消费量为Q_B。

相比之下，共同保险计划使得被保险人的需求曲线向外转动[参见图11.3（c）]。设想消费者一开始的保险就是足额的，也就是说，自付率为0%。这样，他的需求曲线是垂直的，这是因为他消费的任何医疗服务都是免费的。在图形上，他的需求曲线表现为A

点处的垂线。随着自付率增加，被保险人自己负担的费用越来越接近医疗服务的实际价格，当自付率为100%时，需求曲线就是他没有保险时的需求曲线D_U。

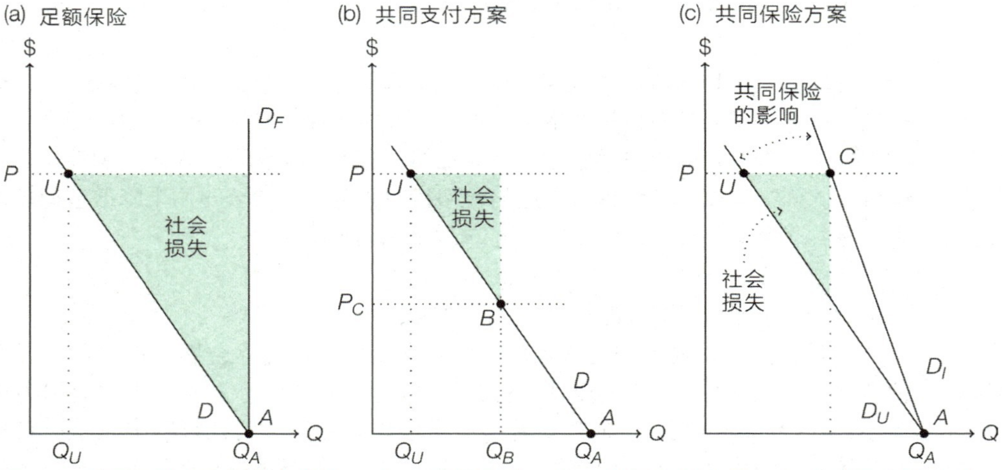

图11.3　不同保险方案的社会损失：（a）足额保险；（b）共同支付方案；（c）共同保险方案。

在图11.3（b）和11.3（c）中，共同支付或共同保险改变了消费者面对的医疗服务的边际价格，降低了医疗服务需求量。社会损失因此降低了，然而这是以消费者失去足额保险（而变成不足额保险）为代价的，这对被保险人的健康状况可能有一定影响。

免赔额

除了共同保险和共同支付之外，保险公司有时也使用**免赔额**（deductibles），在英式英语中叫作起付线（excess）。免赔额是指保险公司设定一个既定金额，低于这个金额的部分，保险公司不补偿。例如，如果某个人的保险合同有1000元的免赔额规定，那么如果他的医疗费用低于这个数额，他得不到补偿，也就是说，这部分钱需要他自己负担。如果他的医疗费用大于1000元，那么保险公司补偿超过免赔额的那部分。比如医疗费用为1200元，保险公司补偿他200元。免赔额可按每次看病产生的费用作为计算依据，也可按一整年的医疗费用作为计算依据，具体是哪一种，取决于合同是如何规定的。

在同一个保险单中，免赔额和共同保险（或共同支付）可以联合使用。例如，假设某个健康保险合同约定自付率为33%，免赔额为Ω元，而且对超过ψ元的灾难性的医疗费用给予足额补偿（注意，这里是对超过ψ元的那部分费用给予100%补偿）。我们用这个例子考察总医疗费用和被保险人自付费用之间的关系（参见图11.4）。由于免赔额为Ω元，所以，这部分医疗费用由被保险人自己负担，因此，这个区间的斜率m为1，因为斜率为自付费用与总费用的比值。对于超过Ω元的那部分医疗费用，被保险人自付的比例为0.33，也就是说，对于这个区间的每一元医疗费用，被保险人只需要自付0.33元。因此，这个区间的斜率m为0.33。最后，由于这个保险合同对超过ψ元的那部分医疗费用100%补偿，所以对于这部分费用，消费者自付0元；因此，在这个区间，斜率m=0。

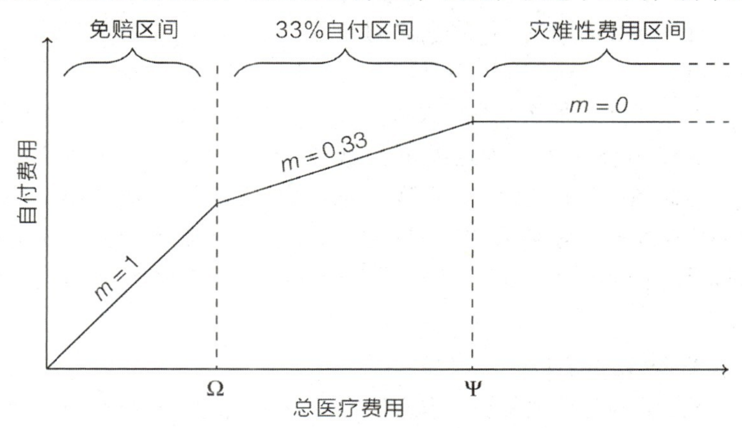

图11.4 自付费用和总医疗费用之间的关系

免赔额的规定，可能限制或消除了保险的道德风险。假设某个保险合同规定：免赔额为Ω_a（为方便理解，假设每单位医疗服务价格为1，因此Ω_a元等价于Ω_a单位医疗服务）；当医疗医疗费用大于Ω_a时，自付额为P_C。图11.5（a）描述了这个合同。由于免赔额为Ω_a对于任何医疗服务量$Q<\Omega_a$，被保险人都要自付全部费用，这相当于他没有保险。由于被保险人的需求太低，远未达到Ω_a，他的需求量仅为Q_U。此时，不存在价格扭曲，不存在道德风险。

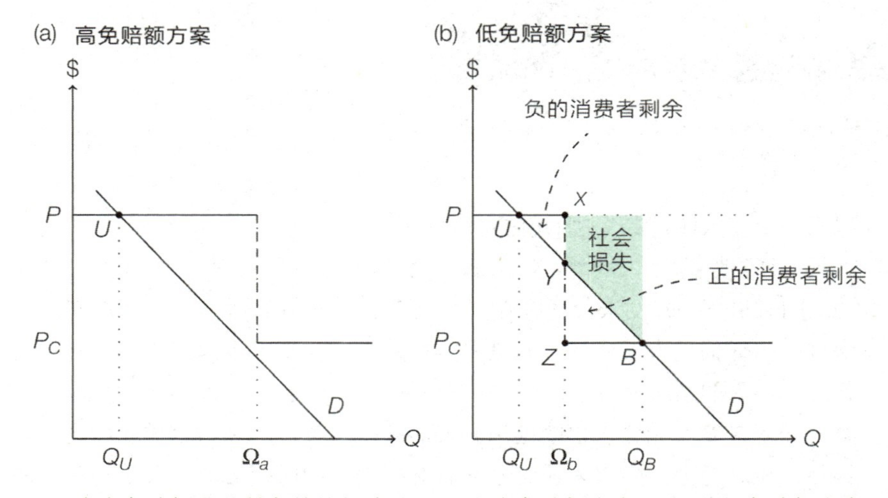

图11.5 含有免赔额和共付条款的保险单：（a）高免赔额方案；（b）低免赔额方案。

212

然而，如果免赔额非常低，道德风险可能仍然存在。假设另外一个保险单也规定了相同的自付额P_C，但免赔额Ω_b远低于Ω_a[如图11.5（b）所示]。被保险人的需求曲线与他的自付价格曲线相交两次，一次交于U点，一次交于B点。

回忆一下，需求曲线描述了个人从额外每单位医疗服务得到的收益，即边际收益。对于Q_U和Ω_b之间的每单位医疗消费，他支付的价格P大于边际收益，因此，这个区间的消费量产生的消费者剩余为负，这个损失用三角形*UXY*表示[参见图11.5（b）]。然而，对于超过Ω_b的那些医疗消费量，被保险人支付的价格为P_C，因此，Ω_b与Q_B之间的医疗消费量，产生的消费者剩余为正，这个收益用三角形*YZB*表示。如果这个收益（三角形*YZB*）超过了损失（三角形*UXY*），那么这个被保险人消费Q_B单位的医疗服务。

这个额外消费量（Q_U和Q_B之间的消费量）是道德风险引起的，而且价格扭曲导致了社会损失，这个社会损失用图11.5（b）中的灰色区域表示。然而，注意到，如果合同不约定免赔额Ω_b，那么社会损失将比上述灰色区域大。两种情形下的社会损失差额，正好是三角形*UXY*的面积，而这正好是免赔额导致的负的消费者剩余。

与共同保险和共同支付一样，免赔额使得被保险人面对着不足额合同，从而限制了他们从保险身上得到的效用。免赔额较低，意味着保险足额程度较高，这又意味着道德风险的可能性更大，因此，伴随较低免赔额的合同通常索要较高的保险费。

监督与守门人

减少道德风险的策略还有直接面对和解决信息不对称。有些保险公司试图观察和指引被保险人采取的预防措施，另外一些保险公司则选择监管被保险人的医疗消费行为。

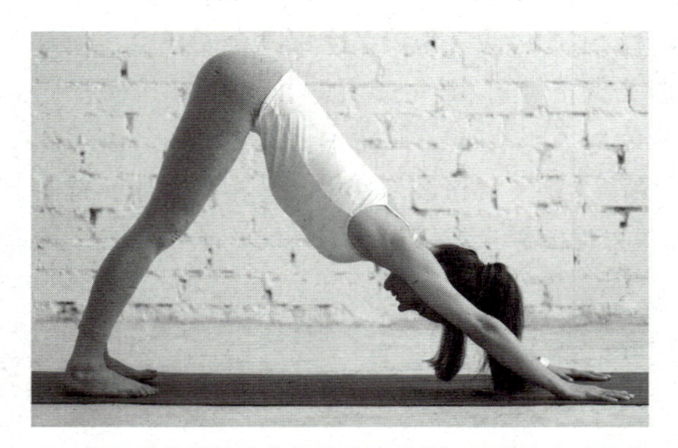

坚持瑜伽锻炼能为保险公司省钱，因为这意味着人们没有充分利用道德风险。

保险公司和雇主通常使用激励性的项目来鼓励被保险人减少最终的医疗费用。美国一家名为凯撒医疗（Kaiser Permanente）的大型保险公司就使用了这样的方法，它鼓励被保险人锻炼身体和保持健康，并将这个项目称为健壮（Thrive）计划。这家公司的网站上提供在线瑜伽课程、健康饮食提醒，以及找到当地农产品市场的方法。为雇员支付医疗费用的雇主也会花钱激励雇员（被保险人）减少事前道德风险。例如，斯坦福大学的员工如果完成了一系列任务，包括一个体能测试、咨询一次营养师以及一个校内体育课，他们就能获得年度奖金。

213

一旦被保险人生病和看病，很多管理式医疗组织（MCO）使用**守门人**（gatekeeping）制度来管理医疗费用支出和限制事后道德风险。在守门人制度下，初级保健医生评估病人的病情，并且决定他们真正需要多少医疗服务。如果病人头疼，那么作为守门人的初级保健医生也许仅开一些止痛药了事，而不会推荐病人使用昂贵的CT检查。守门人制度能够大幅降低不必要的医疗服务，当然，这种制度也可能导致病人医疗不足，也就是说，病人未得到本来有必要得到的医疗服务。关于管理式医疗组织的更多讨论，请见第18章。

11.4 健康保险中的道德风险证据

在现实世界中的保险市场上，道德风险问题有多大？如果被保险人对价格扭曲的反应没有我们想象中的那么大，或者如果保险公司的信息劣势被人为夸大了，那么对于保险公司来说，道德风险至多是个小问题；对于社会来说，道德风险导致的损失微小。

道德风险的实证研究很难实施。研究者和保险公司面对的信息不对称问题是一样的：被保险人的行为变化很难被观察到。然而，一些审慎的研究的确发现了道德风险的可靠证据，这些研究大多使用随机方法来确定健康保险对行为的影响。

在本节，我们使用三个健康保险试验提供的证据。事实上，第2章已考察了其中两个——兰德医疗保险试验以及俄勒冈医疗救助研究。兰德试验对6个美国城市的非老年家庭随机指定不同的保险方案，这些保险方案的差别主要体现在被保险人的自付率上。这项研究持续了若干年，跟踪考察了大约6000人。在俄勒冈医疗救助研究中，2008年随机彩票的中奖者，可以加入俄勒冈医疗救助计划，而未中奖者不可加入。

我们还将考察墨西哥政府发起的针对低收入市民的保险计划，这个计划叫作全民医疗保险（Seguro Popular en Salud）。由于预算约束，这个项目最初仅在墨西哥少数几个城市试点。这样就有了试点和非试点城市之间的比较。需要注意，出于政治上的考虑，试点城市和非试点城市可能并不是完全随机指定的，因此，将试点城市作为实验组并且将非试点城市作为对照组做法存在一定缺陷。尽管如此，一些经济学家仍将这个计划视为自然试验（Spenkuch，2012）。

事前道德风险

214

在保险事故发生之前，由于被保险人知道自己有保险托底而更愿意冒险，这就是事前道德风险。兰德医疗保险试验对此提供了一些间接证据，这些证据表明被保险人的合同足额程度越高（补偿比例越大从而自付比例越小），他们对自己的健康就越不关心。表11.1比较了免费方案（足额保险）和成本分摊方案（不足额保险）中被保险人的病情诊断情况。与成本分摊组病人相比，免费组病人骨折或关节脱臼的可能性高出25%，遭受其他严重创伤的可能性高出18%，因吸毒或酗酒而住院的可能性高出35%。

表11.1 兰德医疗保险试验提供的事前道德风险证据

诊断	每年看病次数/10 000个被保险人		二者比值
	免费方案组	成本分摊组	
骨折或关节脱节	168	134	125%
其他严重创伤	67	57	118%
吸毒或酗酒	27	20	135%

资料来源：Newhouse（1993）中的表5.3。

这个试验结果间接意味着足额保险诱导了事前道德风险，这突出表现在滑翔、橄榄球运动或频繁去拉斯维加斯（赌城）狂欢等突发事故引起的住院。然而，被保险人的行为改变也可能完全是事后道德风险导致的。或许有足额保险的人遭受严重创伤的可能性并未增加，但他们去医院的次数增加了：既然医疗服务是免费的，那么即使是小病轻伤甚至主观感觉有病，他们也要去医院看医生。然而，表11.1中的疾病或创伤似乎不是事后道德风险引起的，而更像是事前道德风险引起的。原因我们在第2章已说过，病人对急性病的价格不敏感，这些病通常需要立即治疗。

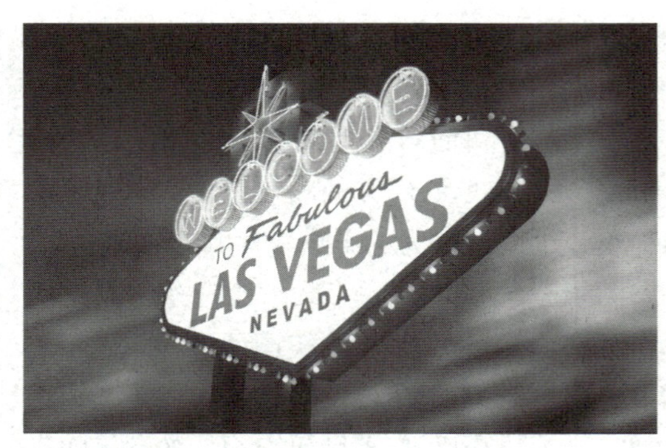

赌城拉斯维加斯的一则旅游广告写道："在维加斯发生的事情，就让它留在维加斯吧。"（What happens in Vegas，stays in Vegas.）然而，在维加斯发生的事情（赌博、酗酒等），最终增加了每个人的保险费。

我们再考察两个非随机研究，它们都来自美国之外的国家，其中一个研究结果支持事前道德风险，而另外一个研究则不支持。在加纳这个非洲国家，疟疾是致病和致死的主要原因；疟疾病人占非住院例数的38%，占住院例数的36%（Yilma et al.，2012）。在考察健康保险对疟疾预防行为的影响时，这些研究者发现与未参保的家庭相比，参保家庭成员睡在蚊帐中的可能性更小（疟疾主要由按蚊传播）。尽管参保者和未参保者因感染疟疾而遭受的痛苦程度是一样的，但参保者因为有了保险托底而不愿意采取预防措施（比如睡在蚊帐里），因为这些措施不仅麻烦而且花钱。

库尔巴奇和库隆（Courbage and Coulon，2004）考察了英国市民的预防措施，但他们发现更多的医疗保险（即私人保险）[①]与风险行为之间没有什么关系。例如，与仅有公共保险的人相比，有私人保险的人似乎吸烟次数更少，运动次数更多。这意味着在有私人保险的人群中并未出现事前道德风险。当然，原因也可能为这部分人群与仅依靠公共保险的人群存在着其他重要区别。例如，有私人保险的人可能更厌恶风险，因此他们更愿意购买私人保险，更愿意维持自己身体的健康。

215

对预防医疗的考察，更为棘手。假设我们做个随机对照试验，将人们随机派入足额保险组（免费组）和成本分摊组。如果我们发现免费组使用了**更少**的预防医疗服务，我们可以说这是事前道德风险的"功劳"——免费组愿意冒险，因为他们知道即使生病也不必担心，反正看病是免费的。然而，如果我们看到免费组使用了**更多**的预防医疗服务，我们如何解释（假设保险合同也承保大多数预防医疗服务）？这更像是事后道德风险，因为他们过度消费了医疗服务。这两种现象都能得到数据支持。

在墨西哥针对低收入居民的医疗保险计划中，与非试点村落（未参保）居民相比，试点村落（参保）居民倾向消费**更少**的预防医疗服务。尽管参保村民面对更低的医疗价格和更高的医疗可及性，但与未参保村民相比，他们注射流感疫苗或进行癌症筛查的可能性更低。这个证据意味着未参保的低收入墨西哥居民对预防医疗的投资更大，原因可能在于未参保者生病后的状况比参保者生病后的状况更糟。如果预防医疗需求减少真的是保险导致的，那么这个证据支持事前道德风险。

相反，兰德试验和俄勒冈研究没有发现参保者使用了更少的预防医疗服务例如接种疫苗或乳房X光检查（见表11.2）。持有补偿比例高（从而自付比例低）的保险合同的人，倾向于使用更多的预防医疗，原因也许在于他们面对的预防医疗价格较低。这些证据表明，如果保险合同也承保预防医疗服务，那么事前道德风险和事后道德风险都有可能发生。

① 英国有全民医疗保险这种公共保险计划，但市民可以向商业保险公司购买补充保险，这部分保险被称为私人保险。——译者

表11.2 预防医疗服务使用频率：俄勒冈医疗救助试验证据　　单位：%

	血清胆固醇[a]	血清葡萄糖[b]	乳房X光检查[c]	巴氏涂片检查[d]
彩票中奖者	73.9	69.4	48.5	58.9
彩票未中奖者	62.5**	60.4**	29.8**	40.6**

a.高血清胆固醇（High serum cholesterol）水平能导致心脏病和中风。

b.高空腹血清葡萄糖（High fasting serum glucose）水平是II型糖尿病的指标。

c.乳房X光检查（Mammogram）用于筛查乳腺癌，适用于40岁以上妇女。这组数据是40岁以上妇女数据。

d.子宫颈抹片检查（Papanicolaou test），也叫巴氏涂片检查（Pap smear 或Pap test），用于宫颈癌的筛查。这组数据是妇女数据。

** 表示p=1%的统计显著水平。

资料来源：Amy Finkelstein et al.（2012）The Oregon Health Insurance Experiment：evidence from the first year，*Quarterly Journal of Economics*，127（3）：1057—1106，Supplementary Data.

事后道德风险

学者更容易观察到医疗保险中的事后道德风险而不是事前道德风险。事前道德风险通常反映在难以观察的行为变化上（例如，这些研究没有一个涉及洗手次数的比较），这增加了研究难度。相对来说，事后道德风险容易识别，我们可以通过比较不同保险水平组，研究各组得到的治疗或收益。例如，吉南和施特雷布（Guinnane and Streb，2011）考察了德国19世纪晚期和20世纪初期的道德风险情况，发现矿工在参加疾病保险之后，更加频繁地伪造疾病。而且，这些研究者发现这种伪造疾病的程度与保险补偿水平正相关。

另外一项关于事后道德风险的研究考察了斯坦福大学为雇员提供的医疗保险。1967年4月，校方增加了雇员医疗费用的自付率。在此之前，斯坦福教职员工去帕罗奥多医院看病（非住院）是免费的；现在，他们需要自付25%的医疗费用。在这个自然试验中，控制组由那些在1967年加入斯坦福的雇员组成，而处理组仍由这些雇员组成，但政策变化后，他们必须自付25%的医疗费用。与控制组相比，处理组看病次数低了24%（Scitovsky and Snyder，1972；Scitovsky and McCall，1977）。

随机医疗保险试验也清楚地给出了事后道德风险的证据。在兰德医疗保险试验中，自付率较高的参保者，非住院次数较少，住院概率较低（参见表11.3）。这与我们在第2章构建向下倾斜的医疗服务需求曲线的模式是相同的。

表11.3 兰德医疗保险试验提供的证据

自付率	非住院次数	住院概率	急诊概率
免费	2.99	10.3%	22%
25%	2.32	8.8%	19%
50%	2.11	8.3%	20%
95%	1.90	7.8%	15%
弹性	- 0.17	- 0.14	

数据来源：Keeler et al.（1988）and Newhouse（1993）.

俄勒冈医疗救助研究提供了类似证据。在这个试验中，彩票获胜者有机会加入州政府提供的保险计划，未中奖者没有机会加入。与未中奖者相比，中奖者倾向于更加频繁地使用非住院医疗服务（参见表11.4）。然而，与兰德试验一样，俄勒冈试验也发现更紧急的医疗服务通常缺乏价格弹性。对于控制组和处理组来说，非住院医疗服务的需求弹性都比住院服务需求弹性大，也就是非住院医疗服务需求曲线更平缓。在俄勒冈试验中，彩票中奖者和未中奖者在住院服务需求上的差异不显著，在急诊服务需求上的差异也不显著。

表11.4 过去六个月的医疗服务使用情况：俄勒冈医疗救助试验证据

组别	非住院医疗服务/%	住院服务/%	急诊服务/%
彩票中奖组	78.6	8.0	28.3
彩票未中奖组	57.4**	7.2	26.1

**表示p=1%水平上的统计学显著差异

资料来源：Amy Finkelstein et al.（2012）The Oregon Health Insurance Experiment：evidence from the first year，*Quarterly Journal of Economics*，127（3）：1057—1106，Supplementary Data.

217

较低的医疗服务价格导致医疗服务使用量上升，如果这改进了被保险人的健康状况，那么兰德试验和俄勒冈试验证据可能不意味着道德风险而是医疗资源的有效使用。然而，这两项研究都未发现在不同的保险水平下，死亡率有什么显著差异。事实上，兰德试验使用了23种医疗指标，但仅有3种指标——血压、近视和远视——因为有更好的保险而得到改善。更多细节可参见第2章。

其他国家也有事后道德风险证据。奥特曼（Ortmann，2011）使用德国小私人医疗保险行业数据，考察了免赔额大小对非住院医疗服务的影响。他的模型表明，免赔额能显著节省医疗费用，这些节省的费用占总非住院费用支出的35%。有趣的是，他还发现免赔额的引入，导致医疗保险的保险费降低，而且这种保险费的降低量超过了免赔额，从而使得所有客户产生的总医疗费用降低。这说明，使用免赔额控制道德风险的做法，的确能为每个人省钱，因为它降低了总医疗服务消费量。

德夫林等人（Devlin et al.，2011）发现一种保险能导致另外一种医疗服务的道德风险。所有加拿大人都能免费看初级保健医生，但仅有一部分加拿大人有处方药保险（通常通过雇主或父母获得）。这些研究者发现，那些原本很少看医生的人，一旦有了处方药保险之后，看医生次数显著增加。研究者认为这是因为当这些人有了处方药保险，从而不需要支付全部药价之后，他们开始使用处方药代替非处方药。

另外一项关于澳大利亚居民的研究提供了相反的例子。埃尔德里奇等人（Eldridge et al.，2010）分析了澳大利亚国民健康调查数据，考察那些有私人保险从而能去昂贵私人医院看病的居民。这些有私人保险的病人能得到额外的好处，例如私人病房以及对医生的选择。因此，这些病人可能利用这种机会，延长住院时间。然而，与相比，这些人的住院时间似乎并没有比住公立医院的类似病人的住院时间长。

在上述例子中，未出现道德风险。对此的一种解释是，病人认为住院的非财务成本比财务成本重要，因为即使住院免费，住院也是一种比较痛苦的经历。如果这样，病人尽可能争取早出院，因此，免费对他们的行为没什么大的影响。事实上，我们已经知道，如果消费者对价格不敏感，那么道德风险将消失（参见11.2节）。

11.5 道德风险与风险降低之间的权衡

道德风险是保险合同的副产品，道德风险导致了社会损失。这里涉及的公共政策问题是：如果保险合同导致道德风险，我们还需要这样的合同吗？正如我们看到的，道德风险导致了一类外部性，因为每个人的风险决策成本，是由同一保险池中的所有人共摊的。例如，导致更多骨折和更多流感例数的保险合同，与向天空排放废气的工厂有什么区别吗？如果没有区别，政府应该对保险业务征税或者甚至禁止保险业务吗？

218

正如我们在第7章详细考察的，保险合同提供了正的福利，这可能抵消并超过道德风险导致的损害。厌恶风险的人从保险身上得到了效用，因为保险降低了他们面对的不确定性。保险的足额程度越高，提供的效用越大。

因此，通过税收或配额限制保险的提供，固然能降低道德风险，但与此同时它产生了另外一种社会损失：保险提供的好处减少了。不确定性和不对称信息之间的矛盾产生了道德风险和风险暴露之间的权衡。更多的保险意味着更多的道德风险导致的社会损失，然而更少的保险意味着更多的由风险暴露引起的社会损失。最优保险合同应该能完全平衡这种权衡（Pauly，1974）。经济学家马克·波利（Mark Pauly）提出了上述最优保险合同思想。我们的模型沿用他在1974年发表的关于最优保险的论文。

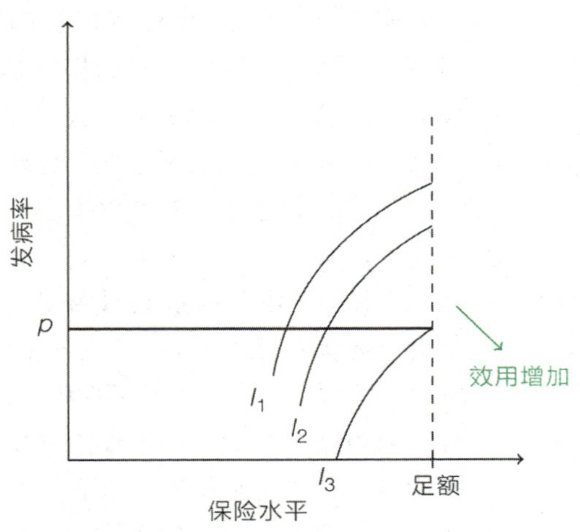

图11.6 在不存在道德风险的世界中，保险水平与发病概率之间的关系

在不存在道德风险的虚拟世界中，健康保险是怎样的？图11.6描述了这种情形。在这种情形下，人群发病概率 p 不取决于保险的足额程度。注意图11.6中的粗线——发病概率和保险足额程度之间的关系——是水平的。这意味着不存在道德风险；根据假设，保险水平（即保险金额）不影响参保人群的发病概率。

无差异曲线I_1、I_2与I_3代表了保险水平与发病概率的不同组合产生的不同效用水平。厌恶风险的人喜欢发病概率低与足额程度高的保险组合，因此，效用向着图的右下方增加；也就是说，位置越在右下方的无差异曲线，效用水平越高。这意味着I_3的效用大于I_2，I_2的效用大于I_1。这个图反映了我们已经知道的事实：足额程度越高的保险合同提供的效用越大，足额合同提供的效用最大。我们可以断言在不存在道德风险的环境下，足额保险合同是最优的，因为它使得风险暴露最小。

然而，在存在道德风险的世界中，发病概率 p 与保险足额程度不是无关的。相反，保险会使得被保险人变得粗心大意，因为人们的预防措施减少或者养成了新的危险的爱好。他们知道保险将赔偿疾病或创伤损失。在存在道德风险的情形下，被保险人的发病概率 p 随着保险足额程度的增加而增加。这反映在图11.7中粗线的形状上，这时，它不再

219

是水平的而是向上倾斜的。

在存在道德风险的世界中，足额保险可能不再是最优的。为了看清其中的原因，我们必须思考发病概率如何影响保险价格。如果保险公司的客户倾向于频繁生病，那么为了避免破产，它就需要提高保险费。如果我们假设保险市场是完全竞争的，从而保险公司的利润为零，那么保险费应该与发病概率成正比。回忆一下，精算公平保险费随着发病概率的增加而线性增加。随着这个概率增加，精算公平保险费也增加（参见图11.8）。因此，我们可以将纵坐标上的发病概率换为保险费率（即每单位保险的保险费），而不需要改变这个图。

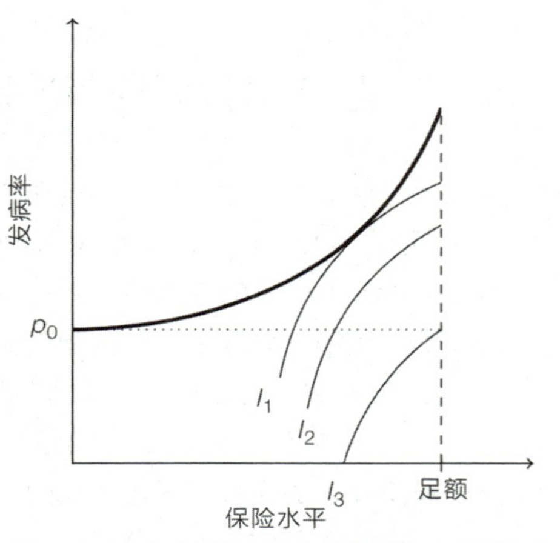

图11.7　在存在道德风险的世界中，保险水平与发病概率之间的关系

图11.7说明了道德风险导致每个人面对更高的保险费率。注意，我们将每单位保险金额的保险费（即保险费率）视为保险合同的价格；如果不调整足额程度，比较足额合同的保险费和非足额合同的保险费就没有什么意义。

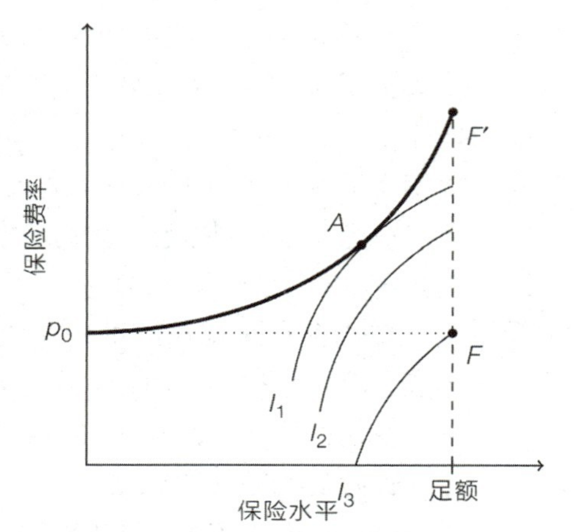

图11.8　在存在道德风险的情形下，可行合同的位置

220

在图11.8中，向上倾斜的粗曲线代表着可行合同集：保险公司提供这些合同不会导致无利可图。这意味着足额保险合同F不再可行，因为这个足额合同的保险费率与发病概率不匹配。在足额保险合同下，由于道德风险，被保险人群的发病风险远高于p_0，因此保险公司的预期赔款超过了保险费。任何提供合同F的保险公司会很快破产。

在这种情形下，合同 F' 似乎是最优的——毕竟，它提供了足额保险而且它位于可行合同曲线上。然而，合同 F' 非常昂贵，这是因为在被保险人生病时，他们没有任何财务压力（因为足额合同提供充分赔偿）。这样，道德风险导致更多疾病结果，保险公司不得不提高保险费率。无差异曲线表明，尽管合同 F' 是足额的，但在可行合同中，它不是最优的。

相比之下，在存在道德风险情形下，最优合同是A点。给定可行合同集，合同A使得消费者效用和社会福利最大。然而，与（此时已不可行的）合同F相比，合同A的保险费率更高，保障程度更低。无差异曲线I_3与I_1的效用差额代表了道德风险导致的社会损失。

道德风险使得保险的价格比它“应该”有的价格高。也就是说，如果没有道德风险，每个人不会因为有了保险而改变自己的行为，保险也就没有那么昂贵。然而，保险通常很有价值，即使不足额保险也值得购买。波利的最优保险模型说明了这种权衡，并且帮助我们确定道德风险导致的社会损失大小。

私人市场上的最优合同

最优保险合同A使得社会福利最大，换句话说，它使得道德风险和不提供保险合同二者导致的净社会损失最小。在理论上，所有健康保险合同都应该位于这个最优点上。这也许能发生在私人市场上，因为私人市场有自我矫正功能。假设某保险公司提供了合同α（参见图11.9）。在这种情形下，如果另外一个保险公司提供足额程度稍微比α高那么一点点的合同，那么被保险人将纷纷离开α而转投后面这个合同，尽管后者的保险费率更高。这是因为后者提供的效用高于合同α提供的，在图形上，这表现为后面这个合同位于更靠近右下方的无差异曲线上。

221

出于类似的原因，保险合同β也不稳定。足额程度稍微低于β的任何合同（当然，这样的合同，保险费率也低），提供的效用都比β提供的效用高。因此，顾客绝不会购买β。消费者的这些反应，保证了完全竞争的私人市场最终发现最优合同A。

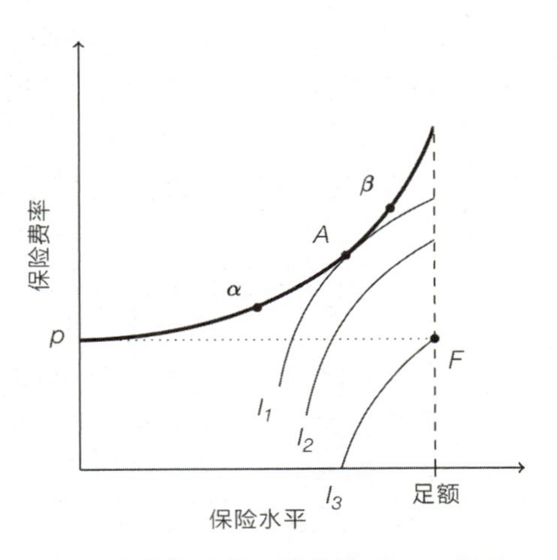

图11.9　在存在道德风险的情形下，合同α、β与A之间的比较

注意，消费者的这些反应基于一系列隐含假设：每个人有相同的偏好、相同的发病概率，从而不存在逆选择（参见第9章）。然而，在现实世界中，道德风险和逆选择同时存在。在这种情形下，最优合同分析更加复杂。不过这个简单的模型表明，在理论上，私人市场上的道德风险是个私人问题。如果你和其他人不位于同一个保险池中，那么他们的道德风险不会影响你。如果你和其他人的确位于同一个保险池中，那么他们的道德风险对你的损害必然小于你从保险中得到的效用，否则你将退出这个保险池。

公共市场中的最优保险

相比之下，在公共保险中，道德风险引起的社会损失显得很大。如果政府提供足额保险，道德风险将导致医疗支出急剧膨胀。与私人市场不同，参保者不能离开这些保险计划，因此他们不得不支付更高的保险费，这通常体现为更高的税负。国民保险的强制性质意味着即使一些参保者的保险成本超过了收益，他们也无法离开保险池。因此，选择最优保险水平，即选择使得社会损失最小的保险水平，变成了一个非常重要的政策问题。

在实践中，国民健康保险系统一般比较慷慨，它们承保的医疗服务更为全面，而且参保者自付的费用更低。也就是说，国民健康保险的足额程度一般比私人保险高。美国就是这样的。美国老年人医疗保险（Medicare）承保了广泛的医疗服务，而且参保者只要自付很少的费用。萨佩利和比亚尔（Sapelli and Vial，2003）发现智利公共保险系统也具有这样的特征，而且公共保险参保者的道德风险大于私人保险的参保者。

在国民保险中，道德风险是个大问题。尽管如此，很多国家都引入了这种公共保险系统，部分原因在于它解决了逆选择问题。另外，这也是一种实现全民覆盖的常见手段。因此，道德风险并不意味着政府不应该提供公共保险。相反，提供国民保险的政府必须研究道德风险所致社会损失与因不提供保险所致社会损失之间的权衡。更多细节可参见第15章。

11.6 道德风险的好处？

尽管人们通常认为道德风险是个灾难，应该将其最小化或消除，然而经济学家发现事后道德风险至少有两个好处。我们已经知道，当参保者消费的医疗服务比他们在完全自费时消费的医疗服务多，事后道德风险就发生了。这通常是个坏事，这是因为它表明人们过度消费了医疗服务。然而，当人们低估了他们所需的医疗服务或者未参保时买不起他们认为很有价值的医疗服务时，这种过度消费也许是有好处的。

额外的预防医疗服务

在第2章以及11.4节，我们已看到，在兰德医疗保险试验和俄勒冈医疗救助试验中，较低的价格诱使病人需求更多的医疗服务，包括更多的预防医疗服务。尽管有时实际消费更多预防医疗服务的是未参保者（例如非洲国家加纳是按蚊传播疟疾的重灾区之一，与参保者相比，未参保者睡觉时更可能使用蚊帐），然而很多证据表明保险通常促进了预防医疗服务的使用。

我们通常认为预防医疗是个很大的投资，医生和公共卫生工作者不厌其烦地提醒人们接种疫苗、进行年度体检以及癌症筛查。然而，消费者应该消费的最优预防医疗量，就是当他们面对全部价格时的需求量。在这种情形下，如果他们继续增加预防医疗消费量，就反而变成坏事了：道德风险导致了医疗资源的浪费。

不过话又说回来，如果人们的预防医疗日常消费量小于最优量，结果又是怎样的？预防医疗服务消费不足的原因可能在于人们没有充分意识到预防医疗的价值，或者不能准确判断乳腺癌这类罕见事件的发生概率。如果事实如此，而且如果人们的预防医疗日常消费量过少，那么源于健康风险的道德风险，可能矫正这些错误，从而将预防医疗消费量抬升到有效率的水平。这样的结果不符合福利经济学的预期，后者认为人们在一定约束条件下能自行使得他们自己的效用最大化，并且实现最优结果。不过，这样的理论预期也未必符合现实。在第23章和第24章，我们将详细地考察这些行为经济学思想。

收入效应

健康保险的作用不仅在于降低了风险，还在于收入效应（Nyman，2004）。在比较全面的保险合同下，贫困家庭患者开始有能力接受肾移植手术或化学疗法。这实际上使得参保患者比参加保险前更富有了。

假设某个未参保的人有2万元资产，他被诊断为癌症患者。一个疗程的化学疗法将花去他30万元，但他能得到价值100万元的健康改进。不幸的是，他负担不起这种医疗费用，而且没有能力贷款，因此，他只能无奈放弃这个治疗。

如果这个人有保险保障，情形又是怎样的？在有保险情形下，一个疗程的化学疗法可能仅需要患者自己负担3000美元，但他得到的好处仍然是100万美元。在这种情形下，他有能力使用化学疗法。在本质上，保险合同将他变成了一个能负担得起昂贵医疗费用的富人。

在这种情形下，保险的确诱使患者改变了自己的行为，因此，这符合道德风险的定义。但与此同时，这种道德风险使社会福利增加，因为患者得到了很有价值的医疗服务。之前讨论的道德风险通常是下面这样的：与参保前相比，参保后人们购买了更多的处方太阳镜或者吃更多的汉堡，因为保险合同承保处方太阳镜或者心脏病的费用。这样的道德风险显然会引起社会损失，这与我们在本节讨论的道德风险有根本的不同。

如果考虑健康保险的收入效应，那么有效率的道德风险意味着，最优合同应该更加足额，即足额程度更高。当我们充分考虑健康保险的好处（即同时考虑风险降低与收入效应），那么保险的最优水平比图11.8所示水平高。尼曼（Nyman，1999）认为，这个收入效应很重要，而且保险合同应该更加足额，这是因为并非所有的道德风险都没有效率。一些经济学家承认，收入效应的确存在，但似乎很小（Blomqvist，2001；Manning and Marquis，2001）。

11.7 结论

如果不理解道德风险，那么我们就很难看清健康保险是如何运行的。任何国家的任何保险计划，无论私人保险还是公共保险，都必须考虑和处理道德风险问题。道德风险的存在，解释了为何市场和政府很难提供足额保险。因此，在现实市场中，保险合同通常不足额。保险合同通常有成本分摊条款（例如共同保险、共同支付、免赔额）以及限制性的条款（例如守门人的规定）。同样，即使一些名义上免费的保险（不需要病人自付费用）。例如一些国家中的全民保险计划，也不是完全“免费的”，因为很多医疗服务要求病人排队等候，而时间也是一种成本。

归根结底，问题出在保险公司和政府对参保者的行为和医疗服务提供者的行为没有足够的信息。作为第三方，保险公司几乎无法判断保险是否改变了人们的行为，比如参保后，人们是否更不愿意参加慢跑或蹦跳锻炼。保险公司也难以区分（尽管不是无法区分）某项手术或医疗服务在医疗上是必需的还是多余的。如果是多余的，它的医疗价值很低。

对于商业保险公司来说，区分合适与不合适医疗的能力意味着它们能比竞争对手索要更低的保险费率。对于政府来说，这种区分能力意味着税收的降低和竞选的成功。因此，无论对于私人还是公共机构，道德风险都是个很重要的问题。

新医疗技术的使用带来了特殊的挑战，这是因为保险机构对这些昂贵技术没有经验（因为是新技术，缺乏相关数据），从而产生了更大的道德风险可能。在第14章，我们讨论成本效果分析，这是保险公司和政府用于评估新医疗技术的主要工具。

11.8 习题

判断题

判断下列论断是正确、错误还是不确定，说明你的理由。在说明理由时请引用这一章的证据，以及你可能需要的任何额外假设。

1.当医疗服务的需求价格弹性为零时，医疗保险不会诱发道德风险。

2.某个未参保的人总觉得自己有病，因此他频繁看医生。这是个道德风险的例子。

3.某妇女家里有壁炉但因担心火灾而很少使用，买了家庭财产保险之后，她开始频繁使用壁炉。这是个道德风险例子。

4.某个人以前没有保险，在诊断出患有多发性硬化症之后，他开始购买医疗保险。这是个道德风险例子。

5.马克·波利（Pauly，1974）认为保险的社会最优水平要么为足额要么为零，这取决于占据主导地位的是道德风险还是风险厌恶。

6.健康保险公司通常使用共同支付来对付道德风险，除此之外，它们没有其他成功策略。

7.如果某个健康保险公司能够看到消费者的所思和所为，那么它就能提供足额保险合同而又不会导致道德风险。

8.商业保险公司可以通过重新设计保险合同来消除道德风险，这对它们来说并不难，然而政府（至少一些最发达国家的政府）禁止它们这样做。

9.在拥有全民保险项目的国家比如英国，道德风险最为严重。

10.在兰德医疗保险试验中，免费组比成本分摊组更容易骨折，这是道德风险的证据。

11.如果某自助餐厅宣称消费者能吃多少就吃多少，那么这是个道德风险的典型例子，因为价格扭曲导致了过度消费。

分析题

12.（**浮士德健康经济学**）考虑图11.10，它描述了P国人口可行合同的位置。

a.在这个图的哪个角落（东北、东南、西北还是西南），消费者的效用最高？什么因素阻止了保险公司提供位于这个角落的合同？

b.模仿图11.10，分别画出市场在下列情形下的合同位置：（i）全民法定足额保险合同；（ii）禁止保险。

c.对于P国来说，全民法定足额保险是最优的吗？禁止保险是最优的吗？

d.假设恶魔向P国新当选总统提供了一笔不寻常的交易。他能神奇地消除道德风险，作为回报，P国必须禁止足

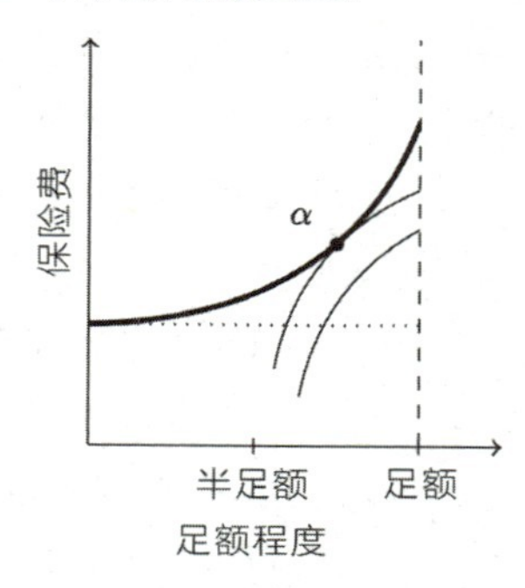

图11.10　道德风险情形下，可行合同的位置

225 额程度超过半足额（half full）的所有合同。如果总统同意与魔鬼交易，画出可行合同的位置。

e.P国总统应该与魔鬼交易吗？为什么？

f.图11.10中的无差异曲线只是P国社会无差异曲线的一种可能类型。画出另外一种无差异曲线，使得P国总统与魔鬼交易比维持现状好。

g.更有可能接受魔鬼的交易的是风险中性的社会还是风险厌恶的社会？为什么？

13.（**不常见的无差异曲线**）考虑图11.10，它描述了P国社会可行合同的位置。无差异曲线为凹，这意味着消费者不仅想要足额保险，还希望保险费低。

a.现在假设无差异曲线是水平的。这意味着P国社会的偏好是怎样的？在这种情形下，最优保险水平为多少？

b.现在假设无差异曲线不是水平的而是垂直的。这意味着P国社会的偏好是怎样的？在这种情形下，最优保险水平为多少？

14.（**不完全竞争与道德风险**）一些经济学家认为道德风险和垄断医疗服务市场是两个能部分相互抵消的社会无效率问题。

a.相对于最优医疗服务水平Q^*，当存在道德风险时，医疗服务提供水平为多少？假设医疗服务市场是完全竞争的。

b.相对于最优医疗服务水平Q^*，当医疗服务市场是垄断市场时，医疗服务提供水平为多少？假设不存在道德风险。

c.简要说说为何道德风险和不完全竞争市场联合起来能改进医疗服务提供水平。

d.盖纳和福格特（Gaynor and Vogt，2000）认为这种观点不怎么正确。模仿图11.8（医疗保险市场为完全竞争且存在道德风险时可行合同的位置），画出不完全竞争市场情形下的保险合同位置。（提示：不完全竞争提高了价格水平，因此，在任何保险水平上，保险费率都升高了。）

e.画出一组无差异曲线，使得它们能说明完全竞争情形下的最优合同A^*以及不完全竞争情形下最优合同A'的位置。

f.对于你在习题14（c）中的论断，你如何反驳？

15.（**成本共摊I**）在医疗保险市场上，一组重要概念是医疗服务的目录价格（list price）P_L和自付价格（out-of-pocket price）P_P。目录价格是指医疗服务提供者对保险公司索要的价格，这是官方价格；自付价格是参保者面对的医疗服务价格。有时，自付价格取决于目录价格。

a.画坐标轴，将目录价格P_L画在y轴上，将数量Q画在x轴上（将图画得大一些，因为待会还要添加一些需求曲线）。

b.假设消费者对某特定手术的需求为$Q=100-P_P$。假设不存在保险，画出他的需求曲线，将其标记为D_1。为了正确画出此图，请仔细思考P_L与P_P的关系。 206

c.现在假设该消费者的保险为足额保险。请在思考P_L与P_P的关系后，画出他在足额保险情形下对上述手术的需求曲线，并将其标记为D_2。

d.现在假设该消费者的保险为不完全保险，因它含有共同保险条款。保险补偿他医疗费用的50%。请在思考P_L与P_P的关系后，画出他在共同保险情形下对上述手术的需求曲线，并将其标记为D_3。

e.现在假设该消费者的保险为不完全保险，因它含有共付条款。对于每单位Q，消费者自付25元，超过部分由保险公司负担。请在思考P_L与P_P的关系后，画出他在共付情形下对上述手术的需求曲线，并将其标记为D_4。

16.（**成本共摊II**）（在做此题时，最好回顾一下第15题，尽管这不是必要的。）消费者对医疗服务的需求为：

$$Q=100-P_P$$

其中P_P是他实际面对的医疗服务价格，即自付价格。他有四种不同的合同选择：不保险、足额保险、含有50%共同保险条款的保险、含有自付25元条款的保险。

a.假设这种医疗服务的目录价格P_L=70元，计算每种保险合同下的Q。

b.计算每种保险合同下的社会损失。

c.推导社会损失的一般表达式，将其表示为关于x与P_L的函数，其中x是含有自付额条款合同下的自付额。为简单起见，假设$x<P_L$。

d.推导社会损失的一般表达式，将其表示为关于y与P_L的函数，其中y是含有共同保险条款合同下的自付率。

论述题

17.长期失能保险合同为因失能而无法工作的劳动者提供保障。认为符合失能标准的劳动者可以向其雇主提出失能保险索赔，以补偿他们失去的工资。

下面是NBER工作论文《私人失能保险情形下的道德风险和索赔威慑》（David Autor，Mark Duggan，and Jonathan Gruber，2012，“Moral hazard and claims deterrence in private disability insurance”）的摘要：

> 我们使用一家大型长期失能保险公司的数据库（含有大约1万份保险合同与100万参保者），详细分析了私人长期失能保险的索赔发生率、持续期间以及决定因素。我们发现较高的（工资）补偿率和较快的补偿速度……能显著增加劳动者提出索赔的可能性。

a.当长期失能保险的保险金较高且容易得到时，索赔率较高，这可能意味着道德风险。任何道德风险都涉及价格扭曲、行为反应以及信息不对称。在这个例子中，价格扭曲是指什么？

b.可能的行为反应是什么？

c.信息不对称的本质是什么？说说当存在信息不对称时，将会出现什么事情？

d.如果较高工资补偿率和较快补偿速度政策随机指定给样本中的不同劳动者，由此得到的结果将是更有说服力的道德风险证据。说说为什么如果不存在道德风险（即劳动者对价格扭曲不做出行为反应），随机和不随机可能并不重要。

18.下面是近期论文《社会关系减少道德风险了吗？——纽约市出租车行业的证据》（C.Kirabo Jackson and Henry Schneider，2011，“Do social connections reduce moral hazard? Evidence from the New York City taxi industry”）的摘要：

> 我们考察了社会网络在不完全合同背景下，社会网络对行为人激励的协调作用。我们研究了纽约市出租车行业。在纽约，出租车通常由原司机出租给他人（承租司机）运营，由于不完全合同产生了道德风险，与原司机相比，承租司机的行车结果更差（例如油耗更大以及事故更多）。我们发现……如果承租司机与原司机出生于同一国家且居住在相同社区，那么道德风险的影响显著降低……

a.在道德风险方面，比较医疗保险和出租车出租的类似之处。重点说明价格扭曲、价格敏感性引起的行为变化、信息不对称，以及社会损失的形式。

b.研究者发现如果出租者和承租者出生在同个国家，道德风险会减少（在纽约市出租车行业，大多数出租者和承租者都是美国移民，因此他们来自很多不同的国家）。

c.研究者发现，出现这种结果的原因可能在于行车结果较差司机的社会认同感较差。这种机制通过价格扭曲、价格敏感性还是信息不对称发挥作用?

第4部分

卫生创新经济学

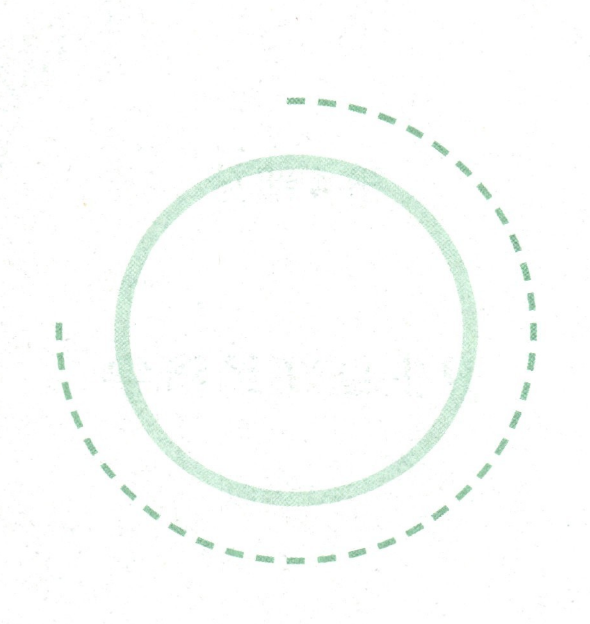

第12章 药物与创新经济学

自远古时代以来，人类就使用自然物质来缓解疼痛和治疗某些疾病。尽管一些最过时的治疗方法例如驱邪和放血已被抛弃，但发展中国家的医生有时仍然使用一种叫作奎宁的物质来治疗疟疾。几个世纪之前，人们首先在金鸡纳树的树皮中发现了这种物质，因此它又俗称金鸡纳霜。除了奎宁，人们在树皮或常见植物中还得到了一些具有药用价值的其他化学物质，它们因此也沿用多年。

然而，作为一个专业，药物学直到19世纪晚期才正式出现，它研究能用于治疗疾病的化学物质。在19世纪晚期，一家名叫拜耳（Bayer）的德国化工公司用水杨酸这种化合物做试验，它最初在柳树皮中发现。多年来的反复试验结果表明，这种来自柳树皮的提取物能够镇痛和解热，但也能引起溃疡和胃痛（Scherer，2010）。如果某家公司能够设法去掉水杨酸的副作用同时又保留它的药效，那么这个公司就能挣很多钱。

1899年，拜耳公司发明了一种新药。这种药的主要成分为乙酰水杨酸（acetylsalicylic acid）。它是水杨酸的衍生物，但副作用很小。拜耳公司给这种药取了个更容易发音的名字：阿司匹林（aspirin）。在推向市场后，阿司匹林在世界范围内取得了巨大成功，直到今日仍在使用。从此以后，各国制药公司纷纷成立，制造了成千上万种新药——从治疗痤疮的药物到治疗接合菌病的药物，无所不包。

随着科技进步，疾病发生机制和人体的反应逐渐明晰，新药研发已不是盲目探索，而是有自己的一套系统方法。尽管如此，药物研发远非十拿九稳——某种药物能有效治疗某种疾病，但同时也可能引起身体其他部位的致命反应。因此，药物公司需要广泛地检验新药的副作用。这个过程的花费通常数以亿美元计。

尽管药物研发花费巨大，但它们能显著增加社会福利。1986年到2001年的新药研发，使得美国居民的平均期望寿命每年增加一周（Lichtenberg，2005）。政府认识到了这种好处，以各种措施鼓励制药公司开展更多的研究，例如对新药或疫苗授予专利或直接给予金钱奖励。

现代制药公司面对着严格的政府监管，而政府的监管决策通常涉及几方面的权衡。专利保护做法增加了公司的研发积极性，但较高的药价限制了人们对这些专利药的使用。药物监管机构例如美国食品药品监督管理局（FDA）保证了上市药物的安全性，但

231

它们同时也对制药公司增加了巨大的成本，而这些成本大都被转嫁到消费者身上。在本章，我们考察现代制药行业，分析政府监管政策蕴含的权衡。

12.1 药物的生命周期

生产一种对人体安全且能有效治疗某种疾病的药物，简直是大力神赫拉克斯勒才能完成的任务，太艰巨了。首先，科学家在几百种甚至几千种备选分子中寻找有充分希望的化学体，以用来在动物身上试验。他们可以使用计算机模型来预测什么样的分子有可能与某种蛋白质接合，或者试图改良有较好药效但有较大副作用的现有药物。有时，科学家一发现新的化学体就忍不住试验一下，因为他们太希望获得成功了。假设某家制药公司分离出了一种叫作*BHTn*1的分子，它认为这种药物很可能能够治疗腕管综合征。

接下来，药物进入动物试验阶段，如果成功，就在健康人体上做预试验。这些试验的目的不是寻找*BHTn*1能治疗或预防疾病的能力信号，而是试图证明药物对生物体无害。如果顺利，药物就进入临床试验阶段，此时受试者是真正患有腕管综合征的病人。临床试验阶段可能耗时数年并且花费数以千万美元计的资金。制药公司希望这个试验能证明新药在治疗腕管综合征（或在这个试验过程中发现的其他疾病）上安全且有效。

如果一切顺利，制药公司向FDA提交新药申请，申请报告详细记录了临床试验结果。只要新药有效而且似乎不会导致健康损害，那么FDA将批准它在美国上市。如果*BHTn*1能走到这一步，那么制药公司就撞了大运：据估计，在大制药公司研究的新化合物中，能成功走向市场的不到1/5000（Gambardella，1995）。

至此，发现、分离以及验证新化合物的这一系列过程（尤其是验证）的花费已是天文数字。如果*BHTn*1的研发和验证费用在平均水平上，那么制药公司已为此投资1亿美元，这还不包括花在与*BHTn*1类似的化合物身上的几百万美元（它们都失败了）。

现在，制药公司有机会收回所有成本并且收获利润了。在专利制度的帮助下，制约公司获得了*BHTn*1在一定时期内的生产和销售专营权。在美国，一旦药物获得专利，那么专利保护期为17年。在这个时期，该制药公司能避免与其他公司在此新药上的竞争，因为它对此药有垄断权，并可能因此获得巨额经济利润。然而，制药公司未必能立即得到利润，甚至得不到利润——新药需要在市场上站得住脚，得到医生的注意。*BHTn*1未必是治疗腕管综合征的唯一药物，因此它需要与其他公司的类似产品展开竞争。

一旦专利过期，其他公司能自由生产自己版本的*BHTn*1，并且有权任意定价。这些来自其他公司的新药，被称为**仿制药**（generics）。仿制药能蚕食原专利药公司的利润。因此，制药公司不得不再次踏上寻找高利润新药的征途。

232

在研发新药过程中，不同类型药物的需求是个重要的考量因素。如果腕管综合征浪潮已消退，但智能手机引起的拇指麻木症的病例增加，那么制药公司将因此改变研发路径。这种基于需求的研发，被称为**诱导型创新**（induced innovation）。诱导型创新能帮助政策制定者将制药公司的研发引导到被忽略的疾病上。

12.2 药物研发的不确定性与成本

新药研发过程比较漫长。这个过程的第一步是寻找具有疗效的新分子。在整个20世纪中期，这一步通常就是广泛的试错和筛选（trial-and-error screenings）。一项报告发现，1970年美国制药行业在动物身上试验了70多万种物质，仅有1000种左右有很大希望进入到人体试验阶段（Schwartzman 1976）。到了1970年代后期，试错法逐渐被“理性药物设计”法（rational drug design）取代。后者依靠的是对蛋白质在人体中的作用的更好的科学理解（Scherer，2000；Henderson and Cockburn，1994）。

随着X射线晶体成像术等技术的成熟，研究者能看到蛋白质和入侵生物体的结构。药物研发者使用这个知识来寻找能与蛋白质、细胞壁或者其他生物结构接合的特定分子。近年来，随着计算机模拟技术的发展，研究者可以用它们预测蛋白质如何折叠以及蛋白质药物如何改变生物系统的行为。

然而，蛋白质药物的寻找仍然很困难，而且前途未卜。1994年，一家美国生物技术公司设计了367种分子变异，试图从中找到能阻止器官移植受体患上移植物抗宿主病（graft-versus-host disease）的分子。不幸的是，这些分子无一成功（Werth，1995）。

一旦制药公司发现一种新的化学体，并通过了动物试验，那么它就可以申请人体临床试验。对于美国制药公司来说，新药在走向市场的过程中要经历三个阶段的人体试验，这三个阶段的艰辛程度和费用依次增加：

- **阶段I**：研究者在若干健康的志愿者身上试验药物。一开始的剂量是已在动物身上证明是安全的小剂量，然后逐渐加大剂量，以此检验大剂量的安全性。这一阶段的主要目标是确认药物在人体中的安全性。这个阶段平均耗时两年。
- **阶段II**：研究者在一组病人身上试验药物，当然它针对的正是这些病人所患的疾病。研究者已经证明了药物在健康的人身上的安全性，他们需要找到对不健康病人来说的安全剂量，而且需要找到此药具有目标疗效的早期证据。这个阶段通常持续两年。
- **阶段III**：研究者在很多医疗中心做随机双盲试验，每个中心通常有1000多个受试者。为了得到美国FDA的批准，这些试验的结果必须能够证明这种新药至少对一种疾病的治疗是有效的。这个阶段一般持续三到四年，通常花费数千万美元。

233

在这些试验过程中，很多有希望成功的候选药物被证明没有希望，从而被扫地出门。迪马西（DiMasi，2003）发现在进入阶段I的药物中，仅有21.5%通过了阶段III；在这三个阶段中，阶段II的淘汰率最高（参见图12.1）。一说到药物创新，我们的脑海里通常会浮现身穿白大褂的科学家忙着用各种神秘化学物质做试验的画面。然而这些长期临床试验也是药物研发的主要构成部分，而且通常是花费最大的部分。一家美国制药公司的CEO因此感叹：“我们卖的是统计信息，而不是药。”

药物研发的报酬高度不确定，而其成本却非常高。据估计，1970年到2000年间成功走向市场的新药，其平均成本在0.92亿美元到8.836亿美元之间。尽管这些估计相差较大，但随着时间推移，新药的研发成本会急剧上升。（Morgan et al.，2011）

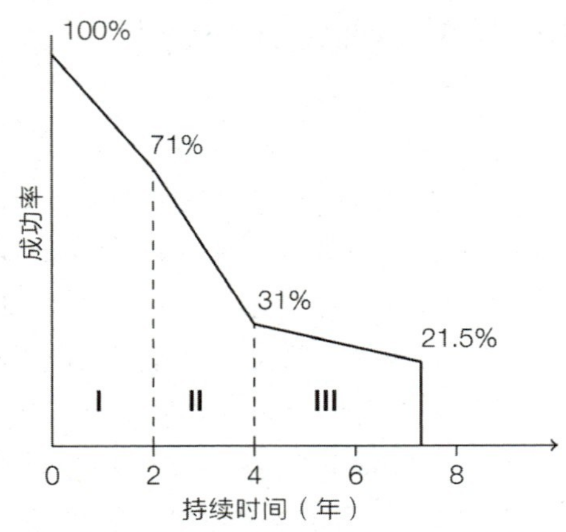

图12.1 药物成功进入三个临床阶段的累积比率（每一阶段的持续时间是估计的）

资料来源：DiMasi et al.（2003）.

药物研发的高成本以及高度不确定的报酬，意味着若干重磅畅销药物研发成功对制药公司多么重要，因为这是后续其他新药研发资金的主要来源。格拉博夫斯基和弗农（Grabowski and Vernon，1990）考察了1970年到1979年之间的药物样本，发现仅有前两个十分位数（deciles）的药物实现了销售收入大于平均研发成本，这意味着80%的药物未能盈利。这说明了少数重磅新药对制药行业财务稳健的重要性（参见图12.2）。

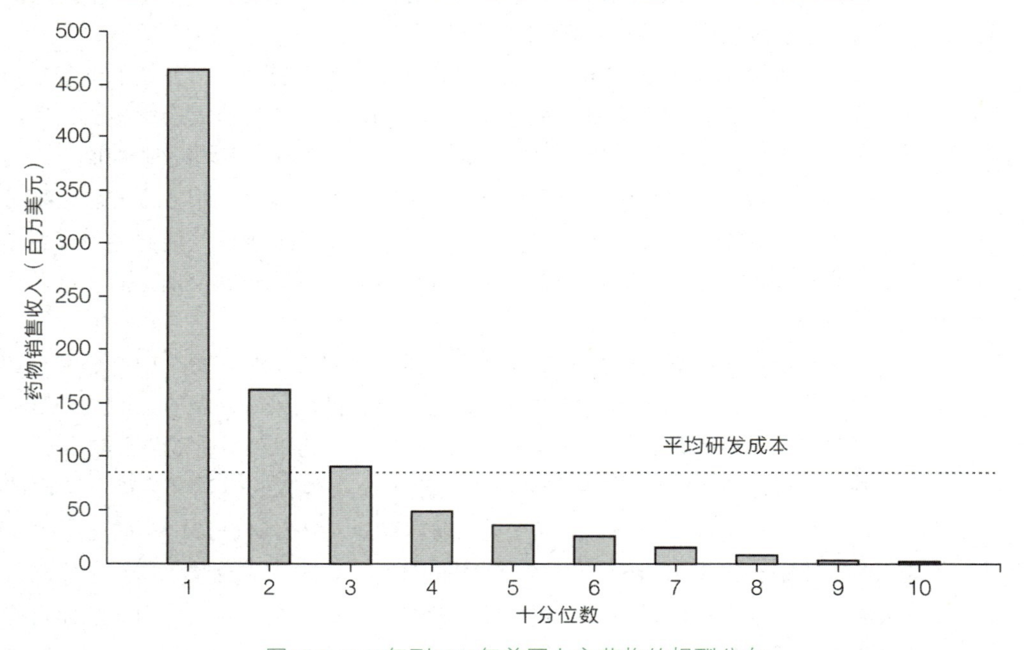

图12.2 1970年到1979年美国上市药物的报酬分布

资料来源：H. Grabowski and J. Vernon（1990）.A new look at the returns and risks to pharmaceutical R&D. *Management Science*：36（7）：804—21：Figure 5.

既然制药公司面对那么多的不确定性（找到可行新药物，通过各个阶段的试验，然后推向市场），同时还必须面对高昂的研发成本，那么制药公司为什么还那么积极地研发新药呢？在下一节，我们将讨论专利制度的重要性。这种制度为制药公司提供了经济激励，让它们愿意面对如此多的不确定性以及愿意投入巨额研发资金。

12.3 专利

在上一节，我们考察了药物创新的高昂成本。在理论上，这些投资必须获得足够高的报酬，否则制药公司无法维持持续的药物研发。为了保证药物研发者能够成功将其研究变现，政府通常以**专利**形式授予研发者专营权：研发者在一定时限内是专利药的垄断生产者。

定义 12.1

专利（patent）：特定思想、算法或产品在有限市场的政府特许垄断权。专利通常授给第一个发明新技术的个人或公司。

234

如果没有专利保护，药物研发者很难收回研发成本。假设某制药公司在寻找新药，研发者辛苦检验有某种特定效果的分子。在一次又一次失败和花费数百万美元投入之后，它终于发现了一种治疗普通感冒的疫苗。接下来，为了获得政府批准，公司又投入数百万美元进行临床试验。最终，经过几年研发，药物进入市场，公司赚取了一年利润。

假设这家制药公司所在国家没有专利保护系统。第二年，另一家公司注意到这个获利机会。它破解了疫苗配方，完美复制，然后将仿制药低价推向市场。仿制药公司破解药物分子式所投入的费用很小；它搭了原研药公司的便车，利用了后者巨额的研发成本。由于这种药物已被证明安全和有效，仿制药公司跳过了昂贵的审批程序，直接进入市场。仿制药公司的“研发费用”少了很多，因此它能低价倾销。随着越来越多制药公司进入市场，任何可能的利润都会被蚕食殆尽。最终，原研药公司可能会停止所有研发活动。

预期到仿制药公司的进入，原研药公司很可能一开始就不会投入研发资金。对于我们的例子，这意味着制药公司不会研发感冒疫苗。因此，消费者只能和以前一样忍受冬天频繁的感冒。专利保护系统保证了制药公司在一定时期的垄断利润，从而诱使它们投入巨额研发费用。

235

如果专利期较长而且市场需求较大，制药公司很可能收回所有研发成本并获得利润。然而，一旦专利过期，专利持有者就失去了垄断权，仿制药就会纷纷进入市场。由于已不存在进入障碍，市场变成竞争市场，利润被瓜分了。

专利对制药行业非常重要。一项关于美国制药公司研发部门的调查显示，如果没有专利保护制度，1981年到1983年之间的药物创新将降低65%——这个降幅比其他行业高得多（Mansfield，1986）。另外一项关于英国制药公司研发部门经理的调查得到了类似结果：据英国经济学家泰勒（Taylor）和希尔博斯顿（Silberston）估计，如果没有专利保护，药物研发支出将降低64%，而在其他行业，这一数字仅为8%（Grabowski，2002）。

专利保护对于药物创新尤其重要的原因在于，绝大多数研发费用用于发现关于各种分子对健康影响的信息。新药的化学分子式固然重要，但药物疗效的证明同样重要。三阶段临床试验需要花费上亿美元，这是发现新知识的代价。一旦研发者成功发现了这些知识，新药即将诞生。如果没有专利保护，其他公司就能搭乘原研药公司的便车，使用原研药公司发现的信息来合成仿制药。对于仿制药公司来说，边际生产成本极低（Caves et al.，1991）。

相比之下，知道了波音787梦幻飞机的制造材料，还远远不足以仿制出一架那样的飞机。除了巨大的建造工厂之外，你还要具有集成电路系统、空气动力学以及机械工程知识（Scherer，2010）。与制药不同，飞机制造业的固定成本和边际成本都非常高。而在制药行业，一旦新药的化学成分被搞清楚，仿制者要合成类似药物就比较容易。这使得制药行业非常容易受仿制药的影响。因此，制药行业更加依赖专利保护系统。

消费者剩余与药物创新之间的权衡

通过暂时保护制药公司免受价格竞争，专利系统能够诱使药物研发者投入研发资金和发明新药。这些创新有利于未来的消费者，保护他们的健康和延长他们的期望寿命。然而，为了获得这些未来的好处，当前的消费者承担了巨大的成本——这表现在专利药价格太高，高到一些病人无法承受。最优专利保护期是个重要政策问题，政策制定者必须在新药研发的未来收益与高昂的药物垄断价格之间做出权衡。

即使政策制定者认为药物创新的收益大于严格专利制度导致的成本，过长的专利保护期也会导致创新停滞。对于制药公司来说，只要旧药仍在保护期，它就会推迟这种旧药改进版的研发，因为它不希望自己与自己竞争。以瑟法隆（Cephalon）公司为例，在它的治疗嗜睡症的药物莫达非尼（Provigil）仍占据市场主导地位时，它没有推出类似功能的新药。在莫达非尼专利即将过期时，它推出了另外一个具有类似功能的专利药——阿莫达非尼（Nuvigil），这很难说只是一种巧合。

类似的，更长的专利保护期也可能阻碍后续创新（subsequent innovation）。这类研究直接建立在其他公司的研究上，因此具有一定风险，因为其他公司可以以专利权被侵犯为由发起诉讼（Gallini，2002）。因此，专利保护强度和创新速率之间的关系，可能是一种倒U型曲线（如图12.3所示）（Horowitz and Lai，1996）。

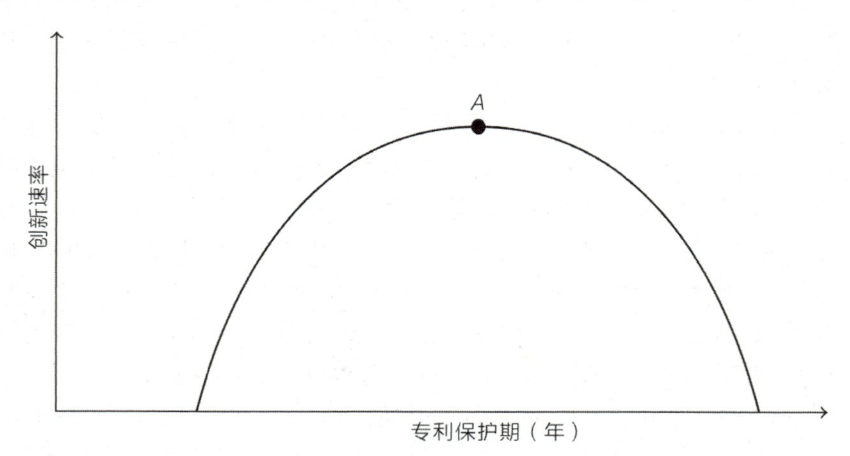

图12.3 专利保护期限与创新速率之间的关系

不同知识产权保护制度可能位于这条曲线的不同点上。一项关于美国的研究指出，美国药物专利保护力度可能太弱了（Goldman et al.，2011）。当前，美国法律规定，在新药上市后的前五年内，仿制药公司不能使用原研药公司获得的临床试验数据来申请获得FDA的批准。据戈德曼等人（2011）估计，如果原研药公司能维持相关资料信息七年以上，那么研发者在每种新药上可以多获得5%的利润，并且在2020到2060年间多研发228种药物。他们认为，这些额外创新能将那些在2050年年龄为55岁左右的人的期望寿命延长1.7个月。

戈德曼等（2011）的模型含义是专利政策应该使得创新速率最大（也就是，实现图12.3中的A点）。换句话说，创新带来的收益充分大于垄断价格带给消费者的成本。然而，显著延长专利保护期，是以牺牲消费者剩余为代价来增加生产者剩余的。另外，保险可能导致昂贵新药的过度使用，这是社会无效率的。如果我们考虑到这些权衡以及成本效果性，那么A点可能不是社会最优的。

发展中国家的专利保护

发展中国家处理专利政策权衡的策略与发达国家不同。对于发展中国家来说，严格专利保护带来的成本太大，因为垄断价格主要由贫穷人口负担——他们可能因此完全无法用药。另外，严格专利保护也不是那么重要，因为这些国家的购买力不足以影响跨国药物研发公司的研发日程。

237

我们在前面已经知道，药物生产的边际成本较低。既然这样，如果价格大于边际成本，制药公司为什么不愿意将专利药低价（仍高于边际成本）卖给发展中国家？经济学常识告诉我们，如果制药公司能够实施有效的价格歧视，那么只要价格大于边际成本，它就愿意出售，因为这样做能增加它的利润。在理论上，常见的价格歧视模型是这样的：对于支付意愿高的国家比如美国，制药公司索要高价，而对支付意愿低的发展中国家，制药公司索要低价。

在发展中国家低价销售的做法，也不会妨碍创新。相反，制药公司对富国和穷国的价格歧视能增加它的整体利润，从而使得药物研发更有利可图。如果价格歧视策略能广泛实施，那么一国的平均药价和人均收入应该呈强正相关关系。

然而，世界药物市场证据没有显示这种强正相关性。马斯库斯（Maskus，2001）考察了1998年药物价格数据，发现一国药价与人均收入在整体上弱正相关；对于某些药物来说，反而出现了负相关——这些药物在低收入国家的价格比在高收入国家的价格高。2009年一项研究发现了类似证据，即发展中国家的病人消费专利药时，通常（尽管不是总是）被索要更高的价格。在一些情形下，这些药物根本不在发展中国家销售（Cameron et al.，2009）。

价格歧视没有广泛实施，一个原因是政治纠纷。在1982年一次美国国会听证会上，一位议员质疑疫苗公司在美国的价格是其他国家三倍的做法。作为回应，这家公司取消了未来对联合国儿童基金会（UNICEF）提供疫苗的计划，因为它不想失去美国市场（Mitchell et al.，1993）。当所有国家面对的是相同的低价时，制药业就会出现公地悲剧。在这种情形下，任何国家都不愿意支付较高价格，从而制药公司无法收回药物研发成本，最终，所有国家都必须面对高价，否则，新药研发就会停止。

然而，制药公司不愿意在低收入国家低价销售的主要原因，是它们担心**价格泄漏**（price leakages）。也就是说，如果某种药物在A国的价格为每片1元，在B国的价格为每片5元，那么你可以从中套利——在A国以1元的价格购买，然后在B国以4元的价格售出。一些国家例如美国立法禁止药品再进口，目的在于保护美国药品公司在其国内市场上的专利垄断权。

尽管法律禁止，但黑市上的再进口仍有发生。制药公司也经常自己采取措施来打击价格泄漏。例如，吉利德（Gilead）公司生产的治疗HIV感染/AIDS的药物，但销往非洲和销往其他国家的药片在形状或颜色上不同。颜色差异使得制药公司能比较容易地发现再进口行为。然而，根除价格泄漏的唯一方法在于消除价格差异，这样再进口就失去了利润动机。很多制药公司使用这种策略，它们将价格差异设置得足够小从而阻止价格泄漏。（Danzon and Towse，2003）

药物研发公司也不愿意在发展中国家销售它们的药品，因为这些国家缺乏严格的专利保护法。在这种情形下，由于专利保护力度不足甚至缺乏保护，仿制药会充斥整个市场，剥夺了原研药的利润。印度就是这样的。在印度，仿制药行业非常繁荣。为了保护创新成果，制药公司对政府施加压力，要求本国政府对缺乏专利法的国家提出贸易制裁威胁。这个压力促成了1994年的乌拉圭回合贸易谈判——这轮谈判协议要求世界贸易组织所有成员国在2016年之前对药品实施20年的专利保护。

乌拉圭回合协议的影响尚不明朗。支持者认为扩展后的知识产权保护，能诱使制药公司研发针对发展中国家常见但在发达国家少见的热带疾病药物，但另外一些人对此不以为然。Lanjouw（1998）研究了印度经济，他认为印度居民收入水平限制了印度药物市场的潜在利润，因此，即使更强的专利保护也可能不能诱使制药公司研发针对印度居民疾病的药物。同样，低利润空间可能阻止跨国制药公司向印度提供药品。如果事实如此，那么乌拉圭回合协议不仅不能激励制药公司向印度提供专利药，而且很可能摧毁了印度的仿制药市场。

因此，加强专利保护本身还不足以刺激制药公司创新。在人均收入低的国家，即使制药公司能获得垄断利润，也不足以保证它能收回研发成本，不管有没有知识产权保护。出于类似原因，价格管制做法限制了制药公司的可能利润空间，从而阻碍了药物研发。例如，意大利于1982年引入了药物专利制度，然而当地的药物研发活动并未因此增加（Weisburst and Scherer，1995）。对此的一种解释是，意大利政府对药品价格严格管制，这打击了制药公司对研发活动的兴趣，即使引入专利制度也没有用。在下一小节，我们讨论价格管制对药品市场的影响。

价格管制

药品市场不仅受专利保护系统影响，还受价格管制影响。价格管制的一种常见形式是政府制定最高限价（price ceiling），也称上限价格。每种药物都有自己的既定上限价格，药品公司的售价不能超过这个价格。在一些国家，例如英国和加拿大，政府是医疗服务的主要提供者，这些价格管制的形式为政府与制药公司协商谈判的结果（Kanavos，2003）。大买主，例如英国和加拿大的全民保险项目以及美国的老年人医疗保险，有买方垄断权；这在一定程度上抵消了药品专利持有公司的卖方垄断权。

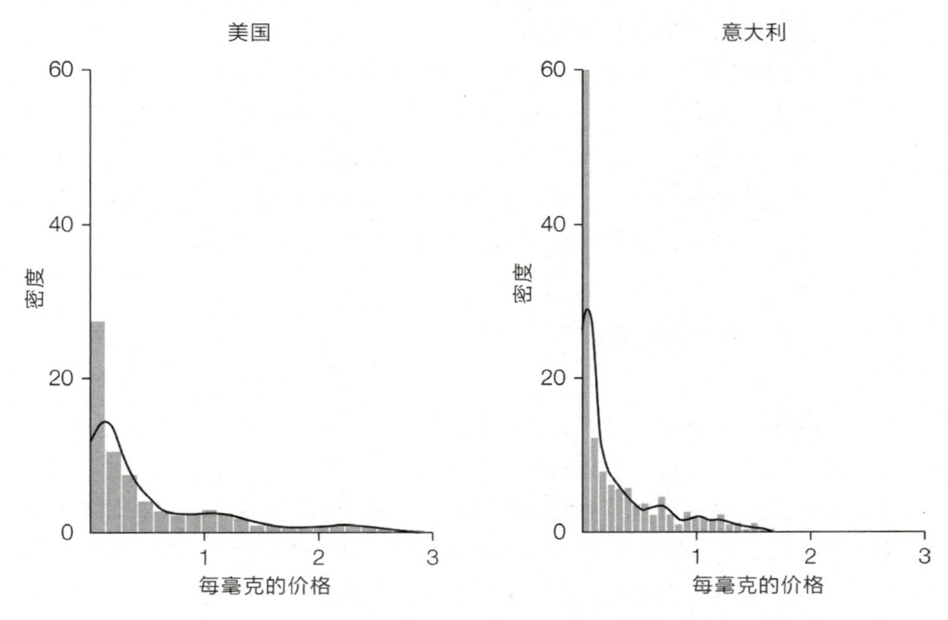

图12.4　美国和意大利的药品价格分布

资料来源：Atella et al.（2013）. Based on data from the Italian National Agency for Drug Administration and Control Prices（AIFA） and the US Medical Expenditure Panel Survey（MEPS）.

自然，价格管制国家药品的典型售价比美国低。例如，阿泰拉等（Atella et al.，2012）比较了2006年美国和意大利市场上共有的所有专利药的每毫克价格。他们推测这两个国家的药价存在显著差别，因为意大利对药物实施法定价格管制，而美国基本上没有管制。图12.4描述了意大利和美国的药物价格分布。与美国相比，意大利有更多的廉价药和更少的高价药。平均来说，美国的药价几乎是意大利药价的两倍。

239

我们已经知道，（专利保证的）索要垄断价格的能力，是药物公司从事药物研发的主要动机所在，因为药物研发需要巨额投入，必须借助高额利润得以补偿。然而，药品价格管制降低了专利效力；价格管制做法限制了制药公司索要垄断价格的能力，并且同时打击了药物研发的积极性。价格管制与专利保护的作用方向相反，这是消费者的药品可及性与制药公司研发新药激励之间的斗争。

正如我们所看到的，处方药市场在范围上是国际性的，也就是说，它是个全球市场。制药公司的研发活动主要指向利润最高的区域，不局限于本国经济。为简单起见，假设美国和意大利居民患有不同疾病，需要不同药物。一方面，追逐利润的制药公司将投入巨额费用研究美国居民所患的疾病，这是因为美国没有价格管制，能保证制药公司获得垄断利润。而另一方面，制药公司可能对意大利病人的死活不管不问，因为意大利有价格管制，在那里，即使畅销专利药也难以收回研发成本。

当然，意大利人和美国人需要完全不同药品这个假设，并不准确。发展中国家和发达国家面对着同样昂贵的疾病——癌症、糖尿病、心脏病、高血压等，需要相同的药品。因此，意大利病人从制药公司的创新活动上获益，但这些创新活动是由利润空间大的美国市场所激发的。意大利政府实施的药品价格管制，让美国病人遭殃，因为美国病人面对着高昂药价（注意，美国没有价格管制）。不仅如此，意大利的价格管制还稍稍打击了制药公司的整体创新速度。

一国实施的价格管制，对其他国家的每个人施加了负的外部性。在极端层面，如果地球上的每个国家都引入法定价格管制，那么制药公司将毫无研发新药的财务激励。由于市场巨大并且缺乏广泛价格管制，美国药品市场为制药公司提供了最大财务激励，并且主导了它们的研发活动。那些实施严格价格管制的国家，依赖美国市场提供的激励。如果没有这些激励，世界很难有源源不断的新药出现（Danzon et al.，2005）。

12.4 诱导型创新

240

新药研发成功在本质上具有一定偶然性。因此，我们想知道制药公司在研发最挣钱的药物上有多大胜算。如果制药公司发现了更有利的利润机会后，能改变自己的研究日程，那么政府就可以使用公共政策诱导公司研发某种药物。相反，如果保险公司一直在黑暗中摸索，生产药物有撞大运的味道，那么这些诱导政策不仅没用还可能导致资金浪费。药物研发者对利润机会的反应被称为**诱导型创新**。

定义 12.2

诱导型创新（induced innovation）：药物研发者因发现更好的利润机会而改变自己研究方向所产生的新发现。对于制药公司来说，利润机会可能包括某种新疾病暴发但又缺少相应的疫苗，或者快速增长的老龄化人口增加了治疗老年人疾病的药物的需求。

证据表明，制药行业的确存在诱导型创新。一些研究发现药物公司会对自然市场利率做出反应，也会对政府人为激励政策做出反应，从而相应改变自己的研究方向。阿西莫格鲁和林（Acemoglu and Linn，2004）研究了FDA在1970—2000年批准的新药。他们假设，如果创新不是随机的，那么制药公司会对地理人口变化趋势做出反应，将研究重心对准人口最多的年龄组。相反，如果创新活动基本是随机的，那么药品批准模式将与地理人口变化趋势无关。

为了检验这个假说，这两位学者构造了一种分类方法并且将FDA批准的新药分为33类——表12.1列举了部分样本。然后，他们使用药物购买数据确定不同药物大类适用的年龄组。例如，抗生素和青光眼药物的使用者，属于不同的年龄组。40%以上的抗生素是由30岁以下的病人消费的，而典型青光眼病人一般70多岁或80多岁。在本质上，这种分类法将药物的目标客户分为三个年龄组：青年组，中年组，老年组。

表12.1 药物分类及其主要使用者所属年龄组

药物分类	主要年龄组	主要年龄组所属病人的支出所占份额
抗生素	<30	41%*
厌食[a]	<30	52%
耳内用药[b]	<30	41%
抗病毒	30－60	91%
抗抑郁	30－60	70%
避孕	30－60	52%
止咳/感冒	30－60	57%
抗凝血	>60	80%
合成代谢类固醇	>60	77%
青光眼	>60	85%
运动障碍	>60	74%
血管镇静	>60	64%

*特定药物主要年龄组所属病人支出所占份额。例如，30岁以下病人使用的抗生素占全部人口抗生素支出的41%。

a.厌食是食欲不振疾病。

b.耳内用药是主要在耳朵内使用的抗生素或其他药物。

资料来源：Appendix 2 from D. Acemoglu and J. Linn（2004）. Market size in innovation：theory and evidence from the pharmaceutical industry. *Quarterly Journal of Economics*，119（3）：1049－1090.

根据这种分类法，他们确定了每年FDA批准的新药属于哪一类。例如，1970—1975年，30%的新药主要用于服务30—60岁的病人。这两位学者将这个数据与这些年龄组占美国人口比例进行了比较。他们发现，创新对市场规模变化反应强烈。某个市场的规模增加1%，这个市场上的新药相应增加了1%。这个增幅部分归功于新仿制药上市，然而，仿制药归根结底来源于原研药的创新。

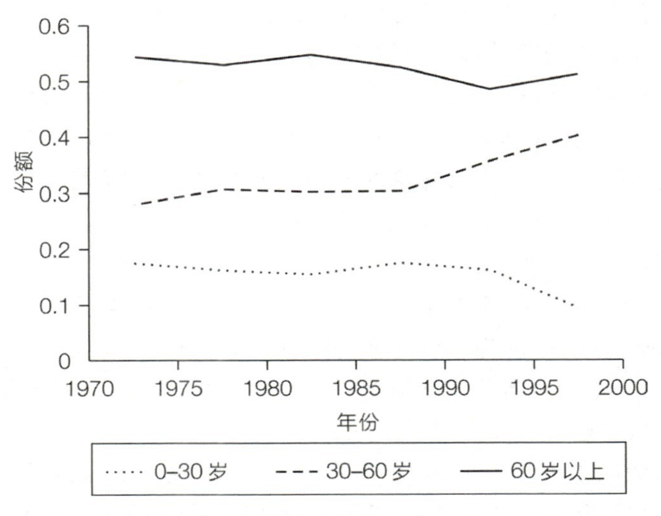

图12.5 新批准药物目标客户年龄组分布（1970—2000年）

资料来源：Figure III from D. Acemoglu and J. Linn（2004）.

241

图12.5描述了基于不同年龄组的结果。从中可以清楚看到，随着婴儿潮时期出生的人（baby boomers）变老，药物创新也从针对30岁以下年龄组的药物转向针对中年组的药物。到了2000年，大约40%的新药属于服务30—60岁病人的类别。抗病毒和抗抑郁药物的研发加速，而抗生素和厌食症药物的创新速度减缓。

巴塔查里亚和帕卡伦（Bhattacharya and Packalen，2012）考察了创新的另外一种衡量方法，即医学杂志上的论文发表情况。他们发现，非营利研究者比如大学科研人员的研究也受重点人群的医疗需求影响。大学科研人员在药物学上的研究紧密跟踪疾病流行趋势变化。例如，随着美国人口肥胖人数增加，研究者将研究重点转到理解肥胖的生理基础上来。

242

诱导型创新并不局限于年龄或疾病动态这样的自然市场力量。20世纪90年代，关于疫苗的三个重大政策决策大幅增加了六种能用疫苗预防疾病的研究报酬。这些疾病是：乙型肝炎，流感，脊髓灰质炎，白喉与破伤风，麻疹、腮腺炎与风疹，百日咳（Finkelstein，2004）。结果，针对这六种疾病的疫苗在临床上的试验数量，增加超过一倍。芬克尔斯坦（2004）估计，疫苗需求每增加1美元，相关研发的年度支出增加0.06美元。同样，另一项研究（Blume-Kohout and Sood，2008）发现，美国Medicare覆盖的处方药目录增加后，针对老年人疾病的药物研发也增加了。

在实施严格价格管制的国家，制药公司的利润不是那么明显。在这种情形下，诱导型创新如何进行？政府根据药品的成本效果性（cost-effective）来确定补偿率。药品越具有成本效果性，社会价值越大，制药公司得到的补偿率就越高，从而利润越高。例如，芬兰根据经济评价来确定补偿率（Mossialos et al.，2004）。

学术机构与公共机构的创新

当制药公司将研究重点转向利润更高的领域时，诱导型创新就出现了。当然，这种创新绝不限于此。如果大学或政府部门的研究者，研究的主题是基于科学上的利益或者关乎大范围人群的生命，这也是诱导型创新。

盘尼西林的发现就是个活生生的例子。1928年，伦敦大学一位名叫亚历山大·弗莱明（Alexander Fleming）的教授，在圣玛丽医院实验室中研究葡萄球菌。在外出短暂度假之前，弗莱明将培养皿堆在实验室中的一处角落。在度假结束后，他在样品中发现了霉菌，霉菌似乎限制了葡萄球菌的繁殖。幸运的是，弗莱明没有将受污染的样品扔掉。第二年，他在《实验病理学杂志》（*Journal of Experimental Pathology*）发表了论文，这是第一篇关于盘尼西林的文献。

然而，弗莱明的盘尼西林对人体不安全。后来，牛津大学的霍华德·弗洛里（Howard Florey）和恩斯特·伯利斯（Ernst Boris）经过努力，终于将盘尼西林变为医学奇迹。1930年代，他们发现了盘尼西林的化学结构，并且找到了能进行人体试验的安全方法，这时第二次世界大战已经开始了。

同盟国军队迫切希望生产足够多的这种神药，送往前线；美国农业部发现了盘尼西林的量产方法，然后将这项技术与20家制药公司分享，以便快速、大量地供应这种药物。二战结束后，这些公司得到技术使用许可，继续生产盘尼西林，并将生产中学到的知识用于研发其他药物（Scherer，2010）。

因此，盘尼西林的发明，主要是由几家公共机构而不是制药公司的研究而实现的。这些研究者的研究动机不是利润机会，而是希望帮助大量病人以及获得科学上的美名。尽管制药公司后来投入大量资金研发盘尼西林的衍生物，但盘尼西林最初的研发是由大学和政府实验室中的科学家完成的，他们都是工薪阶层，并没因此暴富。

当前，公共机构和药物创新之间的关系更加紧密。1999年，美国纳税人投入医疗研究中的资金，在调整通货膨胀因素之后，仍是1970年投入资金的四倍（Cockburn and Henderson，2000）。2006年，美国国家卫生院（NIH）在健康相关研究中划拨了280亿美元科研经费，同年，商业制药公司的研发投入为340亿美元（Scherer，2010）。

与盘尼西林情形一样，大学、政府实验室以及其他非营利研究机构使用公共资金做出的研究进展，通常直接对实际药物的创新做出贡献。图尔（Toole，2011）估计，基本研究经费（以美元计）每增加1%，新药应用增加1.8%。

热带病与孤儿病

政府希望利用诱导型创新的力量，将制药公司的研究活动导向政府认为应该接受更多关注的疾病。大型制药公司通常忽略的两类疾病是热带病与**孤儿病**。

> **定义 12.3**
>
> **孤儿病**（orphan disease）：几乎得不到大制药公司研究关注的罕见病。在美国，如果一种疾病发病人数少于20万（大致每1500个美国人有1人患此病），那么它就被称为孤儿病。

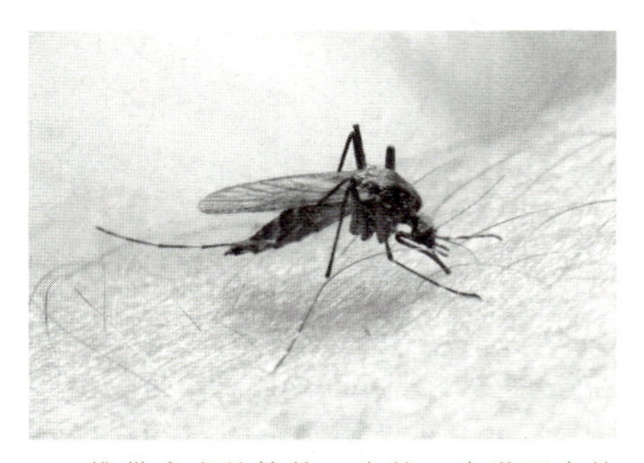

携带疟疾的按蚊。在第二次世界大战和越南战争期间，当美国士兵进驻热带地区时，美军疯狂研发对付疟疾的药品和技术。随着越南战争结束，疟疾研究几乎停止。

热带病，例如疟疾和黄热病，曾经肆虐美国，但现在主要发生于非洲和亚洲的部分地区。由于这些地区的收入较低，而且美国药品消费者是制药公司利润的几乎全部来源，制药公司对热带病药物的研发没有兴趣。无国界医生组织（Doctors Without Borders）的一项研究发现，1975—1999年，世界药物市场上不到1%的新药是针对热带病研发的。同样，孤儿病也几乎得不到制药公司的关注，因为罕见病药物的需求太小了（Scherer，2010）。

孤儿病药物创新不足，人们深感不安，游说政府立法。美国于1983年通过了孤儿病法案（Orphan Drug Act）。这个法案规定，孤儿病药物在临床试验阶段产生的费用，50%可由政府税收补偿。这个法案的目的在于诱导制药公司在这个被遗忘的领域创新：1983年之前，FDA一共只批准了36种孤儿病药物。

孤儿病法案为罕见病的创新提供了动力。1983年以来，罕见病新临床试验增加了69%（Yin，2008）。另外一个证据是，1983年以来，美国罕见病患者的期望寿命有了显著增长（Lichtenberg and Waldfogel，2003）。

同样，国际人道组织试图诱导热带病药物的研发。2006年，一个由发展中国家构成的组织，使用另外一种方法来激励药物创新（Scherer，2010）。它指定了三种疾病：HIV感染/AIDS、疟疾、肺结核。这些疾病在发展中国家常见，在美国比较罕见。这些国家承诺，对于其中任何一种疾病的有效疫苗，它们将按照15美元/剂的价格购买2亿剂（dose），每种疾病的总额高达30亿美元。这种激励是否能成功引导疫苗研发，还有待观察。

12.5 药物行业的管制

从19世纪到20世纪初，对药物生产和销售几乎没有管制。市场上的药物通常不需要花费上亿美元的研发，也不需要进行繁琐的安全或效果检验。相反，大多数药物都是酒精和其他罕见成分调和而成的。这些药物如果无害，最多也只有安慰剂效应。在这个时期，小贩通常沿街叫卖药物，并宣称自己的药有神奇效果。这种景象至少在美国常见（Graber，2007）。

然而，即使在那时，药物市场也不是完全没有管制。例如，1875年，英国的化学和药物从业人员只有在政府那里注册以后，才能销售有毒类物质（Penn，1979）。自1938年以来，药物只有通过FDA认可的药物安全试验后，才能在美国市场上销售（Sherman and Strauss，1986）。最后这个管制做法是那个时期美国和欧洲药物市场的主要区别，当时，欧洲上市药物不需要通过安全试验。

这种许可制度一直持续到了20世纪60年代早期——那时发生了一起令人震惊的医疗事故丑闻。从那以后，世界各国政府加强了对药物市场的管制。

沙利度胺丑闻

1960年10月，西德各地儿科医生云集卡塞尔（Kassel）小镇，参加例行会议。两位医生向与会者展示了一种罕见的症状——海豹肢症（新生儿四肢发育不全）。大多数参会医生表示从未见过这种症状（Smithells and Newman，1992）。

大约一年后，一份德国医学杂志发表了儿科医生威德曼（Wiedemann）博士写的短文。威德曼报告说，一些新生儿出现了海豹肢症，13个新生儿在10个月内出现这种症状。很快，这个杂志得到了几十个医生读者的反馈，他们报告了100多例海豹肢症，散布于西欧各地。这个悲剧令人震惊，因为这种病比较罕见，一度被认为是遗传病。为什么来自健康父母的新生儿，一下子出现了那么多例先天缺陷?

时间过去不到两个月，也就是1961年11月，海豹肢症与沙利度胺联系到了一起。这是一种镇静和止痛药。沙利度胺1950年代末期开始在德国和英国销售，后来出现在很多国家的市场上。人们使用这种药治疗失眠和恶心。特别是，孕妇经常吃这种药来压制晨吐。1961年深秋，沙利度胺在世界范围内全面下架。九个月后，疫情结束，海豹肢症发病率恢复为典型的极低水平（Burgio，1981）。

沙利度胺导致了1万多个新生儿的先天畸形，这些新生儿基本都在德国。这个医疗事故丑闻在欧洲媒体掀起了轩然大波。然而，美国几乎没有注意到这个事件。事实上，在这波医疗事故发生时，美国和法国都还未批准沙利度胺在本国上市，这些国家的药店自然没有此药可售。两国的监管部门和官员，例如美国FDA的弗朗西斯·凯尔西（Frances Kelsey）博士，当时正在考虑沙利度胺可能导致周围神经病（手指和脚趾麻木）的基本证据，尽管那时没有人预见到沙利度胺和海豹肢症的关系。因此，美国新生儿几乎没有发现海豹肢症（Sherman and Strauss，1986）。

与此同时，埃斯蒂斯·基福弗（Estes Kefauver），这位来自田纳西州的杰出议员正努力拉拢其他议员，争取让国会批准一项有争议的议案。这项议案试图控制药物价格并且提高FDA在新药安全性和有效性上的监管权力。1962年夏天，议案被国会搁置。基福弗的助手利用了沙利度胺丑闻以及凯尔西的故事。经过他们精心演绎，沙利度胺丑闻终于成为美国的大新闻，围绕药物控制的报道和社论层出不穷。

仿佛一夜之间，国会被基福弗的议案打动了。出生缺陷的流行，引发了公众的强烈呼吁，他们要求加强对药物的监管。1962年，这个议案最终以“基福弗—哈里斯修正案”（Kefauver-Harris Amendment）的名字成为法律。这项法律授予FDA更广泛的药物监管权力。制药公司需要使用随机临床试验证明他们的药物不仅安全而且有效。1968年，英国通过了药物法。这项法律做出了类似规定：药物必须通过监管认证，制药公司必须证明他们的药物安全且有效（Penn，1979）。随着欧洲各国进一步融合，欧洲药品管理局（European Medicines Agency，EMA）承担了药物安全性和有效性监管的职责。

《基福弗—哈里斯修正案》对快速发展的美国制药业有何影响？提高药物监管标准涉及一个权衡。如果监管得好，上市药物将更安全，社会浪费将更少，这是因为危险或者无用的药物不能上市。但这也打击了制药公司的研发热情，不仅如此，制药公司要完成阶段II和阶段III的临床试验来证明药物的有效性，通常要花费数百万美元。提高监管标准，还会导致上市药物价格上升。

佩尔兹曼（Peltzman，1973）发现，1962年的《基福弗—哈里斯修正案》显著减少了每年进入美国药品市场上的新药（新化学实体）数量。图12.6描述了1962年以来实际上市新药数量（实线）以及作者在假设没有该修正案条件下预测的上市新药数量（虚线）。显然，更严格的监管标准限制了上市新药数量。另外一项研究估计，这个修正案导致新化学实体的研发费用增加了将近一倍（Grabowski and Vernon，1992）。

这些结果是否意味着FDA有效保护了公共健康？或是否意味着FDA阻碍了新药研发？答案也许都是肯定的。假设FDA在1962年未批准的药物都是最没有疗效的，如果让它们上市，将浪费消费者的钱财。再假设制药公司能够以尽可能低的代价筛选掉不好的药物。那么这个1962年新规产生的价值，超过了新药被延迟批准和长期临床试验产生的成本。

然而，如果有效药物被阻止上市，或者研发费用显著增加，那么这个新规是有害的。佩尔兹曼（1973）认为新规提供了一些好处，因为它降低了在疗效不佳的药物上的支出，但这些药物最终未必不具备成本效果性。他估计，在1962—1971年间，《基福弗—哈里斯修正案》相当于对美国药物消费者额外征收了5%—10%的税收。

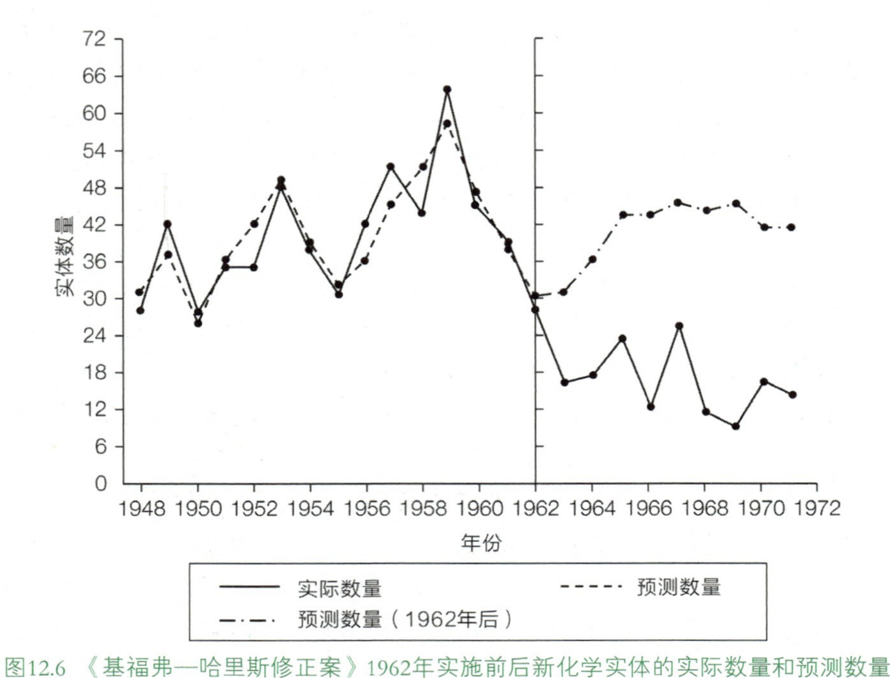

图12.6 《基福弗—哈里斯修正案》1962年实施前后新化学实体的实际数量和预测数量

资料来源：Figure 1 from S. Peltzman（1973）. An evaluation of consumer protection legislation: the 1962 Drug Amendments. *Journal of Political Economy*，81（5）：1049.

I类错误和II类错误

佩尔兹曼（1973）发现了FDA宽松与严格监管标准之间的权衡。FDA面对的问题是，考察分子的结构本身不足以证明药物的安全性或有效性。给定一种药物，它对一些人安全，对另外一些人可能不安全。例如，沙利度胺对伴随消耗综合征的HIV患者安全，对孕妇和她们的胎儿不安全。

为了区分好的药物与不好的药物，监管机构必须提出一种检验方法，帮助他们对每种备选药物的取舍做出决策。然而，任何检验都不完美。宽松的监管标准导致更多不安全药物上市，但严格的监管标准阻止了更多好药上市。这两类不好结果分别称为**I类错误**和**II类错误**。

247

定义 12.4

I类错误（Type I error）：错误的肯定决策。在药物监管情形下，I类错误指不好的药物被批准上市。

II类错误（Type II error）：错误的否定决策。在药物监管情形下，II类错误指好的药物未被批准上市。

万络（Vioxx）是一种镇痛药，后来发现它可能导致心脏骤停和中风，因此，这种药于2004年退市。药物万络的批准，就是I类错误的典型例子。II类错误较难发现，但我们也能举出例子。例如，噻吗洛尔（timolol）被延迟批准上市。这是一种β受体阻滞剂，它能防止有过第一次心脏病发作的患者第二次发作。制药公司首次发现这种药物的强证据与1981年最终获得FDA批准有不短的时间间隔。据吉林格（Gieringer，1985）估计，如果没有这个间隔，它能多挽救7万个心脏病发作死者的生命。

有些错误难以避免，因为用来区分好药与坏药的过程不是完美的。FDA以及其他现代监管机构依靠临床试验结果来决定药物是否获得批准。当药物安全且有效时，阶段III临床试验的数据能够帮助它们做出决定，但阶段III试验产生的信息不可能是完全的，也就是说，它不可能穷尽受试药物的全部信息。有时候，一些危险的副作用在试验过程中没有被发现，或者受试组碰巧对药物有特别的抵抗力。或者，临床试验可能没纳入特定小众人群（例如罕见病患者），受试药物对他们来说可能格外有益或有害。在这些情况下，监管者注定会时不时地犯错。

图12.7描述了监管者的困境。假设每种备选药物都被检验，并且得到一个分数，称为T。这个分数尽管不完美，但它在某种程度上反映了药物的价值。我们可以将T视为药物在阶段II和阶段III临床表现的综合分数。图12.7给出了坏药和好药的T值的概率分布，坏药指不应该得到批准的药物，好药指应该得到批准的药物。由于检验并不完美，坏药和好药T值的分布出现了重叠；一些坏药的T值比一些好药的T值大，尽管好药事实上更好。

监管者必须决定批准哪些药物和拒绝哪些药物。如果检验分数是唯一可用信息，那么他们的最优策略是选择一个门槛，即选择一个临界值T^*，他们批准分数大于T^*的药物，否决分数小于T^*的药物。如果好药和坏药的分布像图12.7那样出现了重叠，那么无论监管者选择什么样的T^*，他们注定犯下一些错误。假设监管者选择的T^*值如图12.7所示，那么它导致了一些I类错误（浅灰色区域），也导致了一些II类错误（深灰色区域）。

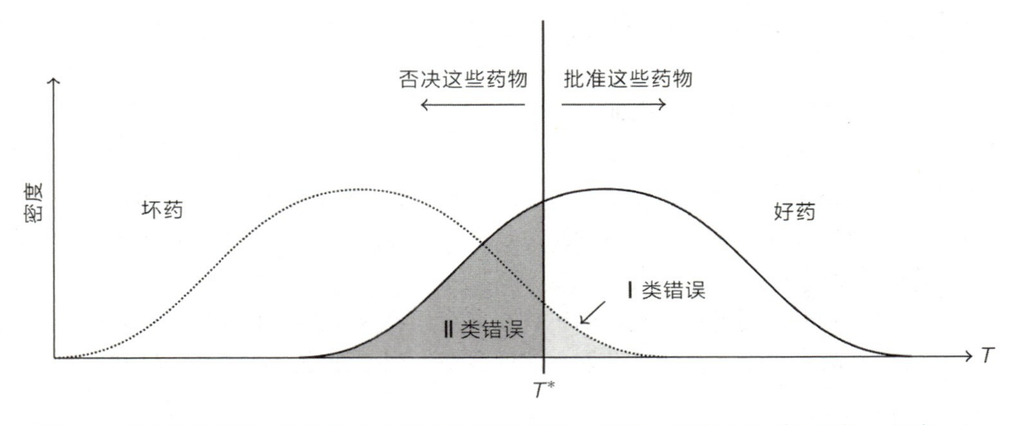

图12.7 好药和坏药的T值分布（分数大于T^*的药物，批准；分数小于T^*的药物，否决。）

现在设想一下沙利度胺那样的丑闻。假设某种坏药被批准，导致出现大量服用者失明，引起民众抗议。药物监管者对这种政治骚动的反应，是在批准边际药物（即靠近临界值的好药）时更加保守。这导致代表临界值的垂直线向右移动。比如，监管者将临界值从T_1^*提高到T_3^*[参见图12.8（a）]。我们注意到，当临界值为T_1^*时，所有好药都被批准，当然，很多坏药也被批准；当临界值为T_3^*时，一些好药被否决，与此同时，得到批准的坏药也减少了。换句话说，提高门槛的做法降低了I类错误的可能性，但这是以II类错误的可能性增加为代价的。

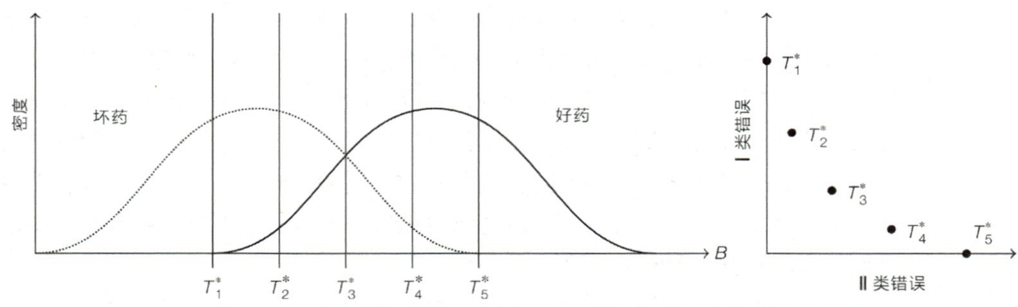

图12.8 临界值调整所导致的类型I错误和类型II错误之间的权衡

［（a）五个可能的临界值；（b）受试者工作特征曲线（ROC曲线）。］

选择任何临界值都涉及两类错误之间的权衡。如果我们充分提高T^*值，我们的确能消除任何坏药被批准的可能性（消除I类错误），然而这种做法势必将一大部分好药阻挡在市场之外（增加了II类错误）。图12.8（a）给出了五个可能的临界值以及每个临界值导致的I类错误与II类错误的比率。受试者工作特征曲线（receiver-operator characteristic curve，ROC curve）描述了I类错误和II类错误之间的权衡[参见图12.8（b）]。

在理论上，监管者应该尽量使I类错误和II类错误带来的损害总和最小。从社会福利的角度看，监管者不应该关注哪类错误是某种既定伤害的根源，而是应该做出正确的权衡使得总伤害最小。然而，事实上，监管者可能尽力避免I类错误而不是II类错误，这是因为I类错误会导致更多的负面报道。I类错误，比如沙利度胺和万络的批准，激发了严格审查，这表现为层出不穷的调查，媒体有时甚至刊登了夸张的照片。另一方面，II类错误，例如β受体阻滞剂被延迟批准，则几乎没有引起任何注意，直到近年才被发现。

药物可及性的管制

249

美国和欧洲的药品监管机构（FDA和EMA）有权禁止不安全或无效果的药物上市。一些温和的药物例如镇痛药、防腐剂和外敷药可以自由向任何消费者出售——这些药物被称为柜台药或非处方药（over-the-counter drugs）。但大多数药物尤其是最有利润的药物都是处方药。

当政府委托像FDA这样的机构来确定药物能否上市销售时，它面对着上市药物的安全性与各种潜在药物可及性之间的权衡。当实施处方管制时，政府也面对着类似的权衡。

在这种情形下，将处方权授予医生而不是药剂师（或病人），目的在于打击药物的不安全使用或随意使用，增加安全性。与其他人或机构相比，医生也许更了解他们所开的处方药以及病人的药物史。这样，医生通过处方开出的药物比病人自己自由选择药物的结果更好（Crawford and Shum，2005）。然而，这种限制势必导致药物更贵，因为药物的可及性变差而且交易成本提高了。如果病人在买药之前知道药物的疗效，但又无权直接购买，只能通过医生处方购买，那么处方管制实际上相当于对病人征税。

另外，与处方管制相关的一种管制，是对药物直销（direct-to-consumer，DTC）广告的限制。在大多数发达国家，包括加拿大和英国，直销广告比如印刷物、电视以及网页广告是非法的或者受到严格监管。这意味着制药公司不能自由地将它们的新药向潜在消费者做广告；相反，它们必须说服医生通过处方开出这些药物。美国允许药物直销广告，但这些广告必须符合FDA关于药物副作用和风险披露的规定。

与任何管制一样，直销广告的限制也涉及权衡。允许直销广告的做法能让消费者免费得到一些有用信息，让他们知道一些新药可能对他们很有用；而且，有证据表明，消费者反对政府对直销广告施加限制（Berndt，2005）。然而，如果这些新药价格很高，而且与便宜的旧药相比，它们没有多少效果上的优势，那么广告可能抬升医疗费用支出，加剧道德风险。另外，直销广告也可能恶化医生与患者之间的关系，因为广告可能鼓动病人抱怨医生为何不给他们开这些药物，尽管这些药物可能实际上对他们没用甚至可能有害但他们不知道这一点（Hoffman，1999）。

药物可及性上的管制也许还有另外一个好处。正如我们将在第20章看到的，抗生素耐药性日益受到关注，滥用抗生素药物能导致很大的负外部性。通过药物可及性管制，政府也许能降低抗生素的滥用。

12.6　结论

阿司匹林自发明至今，仅仅过了一个世纪多一点，但在如此短的时间内，制药业已发展为体量庞大且受严格监管的行业。新药的发明无疑能拯救生命，但它们也导致医疗费用飞升。保险政策上的一个关键争议，是保险系统应在多大程度上覆盖新药。

阿司匹林的演化是个很好的例子。1899年，阿司匹林是以镇痛药的身份上市的。然而，在1960年代，研究者发现阿司匹林有抗血栓功能。现在，阿司匹林的一个主要用途是防止和治疗心脏病发作。

在抗血栓药物市场上，与阿司匹林相比，波立维（Plavix）是种新药，这是2010年世界上最赚钱的一种药物。有人怀疑波立维与阿司匹林联用，在预防心脏病发作的效果上未必比仅用阿司匹林好，然而没人否认波立维比阿司匹林贵得多——一片波立维的价格比一瓶阿司匹林的价格还高（Bhatt et al.，2006）。

这个关于波立维的争议，反映了社会必须面对的一个最棘手的问题：如何平衡新药的成本和收益。当成本和收益都用生命衡量时，这个问题更加重要。在第13章和第14章，我们考察卫生部门创新带来的影响，以及政府和保险公司如何平衡医疗新技术的成本和收益。

12.7　习题

判断题

判断下列论断是正确还是错误，说明你的理由。在说明理由时请引用课文中的证据，以及你可能需要的任何额外假设。

1.在美国，药物公司开发的新药的专利保护期为100年。这延长了它们在新药销售上的垄断地位。

2.在美国，第三阶段的临床试验在整个药物研发过程中只占很小一部分。

3.如果政府希望使得药物创新率最大化，它应该授予药物公司无限期的专利，也就是说这些专利永不过期。

4.价格管制降低了药物的创新率，但它使得现有药物更加便宜。

5.美国政府使用诱导创新策略来促使药物公司研发孤儿病药物。

6.大多数经济学家认为创新不是随机的，药物公司的研究可以获利机会为导向。

7.美国于1962年通过了《基福弗—哈里斯修正案》，在此之后，药物公司推向美国市场的新药种数显著降低。

8.美国食品药品监督管理局（FDA）对药物的批准上市决定，部分基于每种药物的成本效果（以及其他因素）。

9.在药物的临床试验中，第二阶段临床试验在动物身上进行，第三阶段临床试验在健康志愿者身上进行。根据FDA的规定，药物若想上市，这两个阶段都是必需的。

10.万络是一种镇痛药，后来人们发现它可能导致心脏骤停，此药于2004年退出市场。万络的批准，是美国FDA所犯的I类错误。

分析题

11.假设对于检验ϕ，好药与坏药检验结果的分布如图12.9所示。在这种情形下，是否存在一种让人不犯I类错误和II类错误的判别药物（接受和拒绝）的规则？如果存在，请在下图中明确画出这个临界规则；如果不存在，说说为什么。

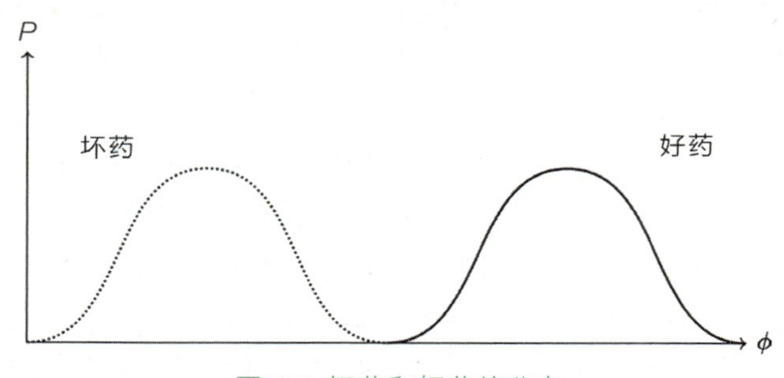

图12.9 坏药和好药的分布

12.说说下列论断为真还是假，若为假请提供反例：受试者工作特征曲线描述了同一个检验的I类错误和II类错误之间的关系，该曲线总是向下倾斜的。这类曲线的例子可参见图12.8（b）。

13.（**损失函数**）假设对于检验x，好药和坏药检验结果的分布如图12.10所示。

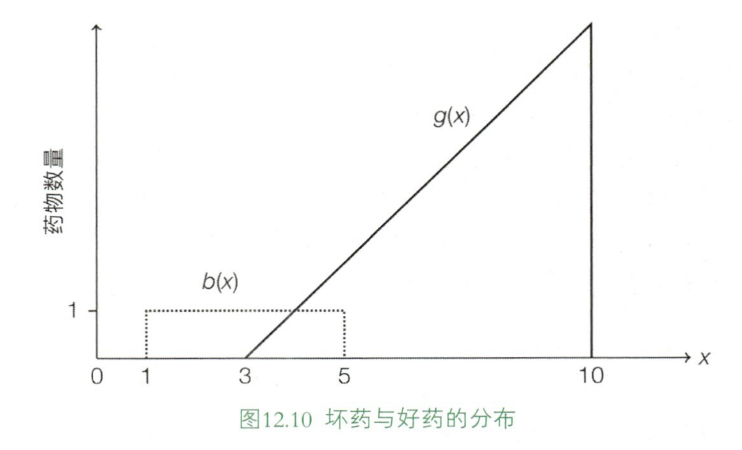

图12.10　坏药与好药的分布

坏药曲线$b(x)$的定义为：

$$b(x)=\begin{cases}1, & \text{若}1\le x\le 5\\ 0, & \text{其他情形}\end{cases}$$

好药曲线 $g(x)$的定义为：

$$g(x)=\begin{cases}x-3, & \text{若}3\le x\le 10\\ 0, & \text{其他情形}\end{cases}$$

a.令x^*为药物接受临界值。令“总I类损失”等于位于坏药曲线下方且位于x^*右侧区域的面积。它描述了在这个药物接受临界值情形下的坏药数量。请将总I类损失写为关于x^*的函数。函数$L_1(x^*)$必须表明对于任何x^*值，总I类损失有多大。

b.现在请将总II类损失写为关于x^*的函数。这个函数$L_2(x^*)$表明对于给定的x^*，不被接受的药物数量是多少。

252

c.损失函数描述了I类错误和II类错误导致的福利损失。如果我们假设社会对这两类损失的评价是一样的，那么社会损失函数将等于I类损失和II类损失之和。请将社会损失写成关于x^*的函数。

d.画出损失函数，其中x位于横轴上；对你求出的这个函数最小化，证明x^*的最优值为4。

e.说说为什么当这两条曲线都连续且相交时，最优值总是出现在坏药曲线与好药曲线的相交处。

f.现在假设你是美国FDA官员，出于政治上的原因，你认为I类错误的危害是II类错误危害的2倍。请写出反映官员上述偏好的损失函数，找到官员眼里的最优值x^*。

g.如果FDA选择它的最优临界值而不是社会最优临界值，总福利损失为多少？使用社会损失函数而不是FDA的损失函数计算总福利损失。

14.（**将新药推向市场**）巴塔查里亚和福格特（2003）研究了制药公司将新药推向市场的定价策略。他们观察到，新药刚上市时价格相对较低，但逐渐升高。他们认为，制药公司之所以这么做，是因为制药公司希望医生和病人记住这种药物，然后再攫取垄断利润。

回顾我们在12.1节引入的例子，即一种用来治疗腕管综合征的虚拟药物$BHTn1$。

a.假设这种新药的需求为：

$$Q=1000-P$$

其中P为垄断制药公司制定的价格。为了使得利润$\Pi=PQ$最大，公司应该制定多高的价格？在这个习题中，我们始终假设这种药物的生产成本可以忽略不计。

b.假设当这篇论文的作者说药物公司必须管理它们关于药物的知识存量时，他们发现了某种重要的东西。设想一个含有两个阶段的模型，制药公司试图使得这两个阶段的利润之和最大。在第1年，垄断公司定低价来制造声势；在第2年，企业攫取垄断利润。第1年的需求Q_1与第2年的需求Q_2分别为：

$$Q_1=100-5P_1$$
$$Q_2=\frac{Q_1}{10}\cdot(100-5P_2) \qquad (12.1)$$

我们可以看到，第2年的需求是第1年销量的函数。找到使得公司利润$\Pi=P_1Q_1+P_2Q_2$最大的价格P_1和P_2。（提示：使用回代法。从第2年开始分析，此时将第1年的销量视为给定的，然后找到使得总利润最大的第1年的销量。）

c.简要说说为何你的结果不符合这篇论文的猜想。

d.现在假设如果制药公司遵循你的定价策略，它在第1年得到的利润为P_1Q_1，在随后的每一年得到的利润都为P_2Q_2，直到专利保护期终止。然后，这种药物的仿制药流入市场，该制药公司不再得到利润。如果这个公司在第0年（即第1年年初）就必须投入60 000美元，那么17年的专利保护期对于公司来说足够长吗？假设不存在贴现因素。

253

e. 如果贴现率为5%，结果又是怎样的？

15.（**价格管制与诱导创新**）假设药物的质量W可以用0到100的数值表示。也许，$W=1$表示对治疗手指倒刺稍微有点作用的药物，而$W=99$表示能用来救命的抗癌药物。假设P国对药物i的年需求为：

$$Q_i=W_i-P_i$$

其中W_i和P_i分别是药物i的质量和价格。

a.假设某公司对药物j（其质量为W_j）有一年的专利保护。如果公司能自由定价（价格为质量的函数），求使得利润最大的价格P_j。假设药物生产成本为零。

b.在这个一年专利保护期，公司的利润是多少？（将利润写成关于W_j的函数。）

c.假设Drug-R-Us制药公司的药物研发过程如下：公司决定投资一定的资金I_k来研发新药k；如果公司投入更多的钱，这种药物的质量W_k可能更高。假设对于所有新药：

$$W_k=13I_k^{1/4}$$

其中I_k是投资到药物k身上的金额。假设公司仅能在专利保护期（一年）内赚取利润。找到Drug-R-Us公司在每种药物身上的最优投资I^*，即，使得利润最大的投资金额。

d.现在假设P国实施了价格管制，因为贫穷公民得不到最好的药物。P国药物委员会规定任何质量$W_i>50$的药物最高只能定价25美元每单位。在这个规定下，Drug-R-Us公司的最优投资金额是多少？药物的平均质量发生了什么样的变化？

e.假设在价格管制之前，市场上已经存在某种$W=100$的畅销药。与不受限制的垄断定价情形相比，价格管制使P国公民的消费者剩余增加了多少？画图说明。

f.这类价格管制的成本和收益是什么？如果其他国家的公民和P国公民有相同的疾

病，这时候为什么价格管制可能挺重要？

论述题

16.1992年电影《罗伦佐的油》（*Lorenzo's Oil*）改编自罗伦佐·奥登的真实经历。他被诊断出患有肾上腺脑白质退化症（ALD），这是一种遗传性的孤儿病（罕见病）。这让他的父母广泛搜索这种病的资料，拜访那些研究过这种疾病的科学家，并且说服一家英国小制药公司生产少量试验药。为什么治疗痤疮的药物那么多，而治疗典型孤儿病的药物比较少？说说政府在孤儿病方面能做些什么。

17.比较下列两个政策蕴含的权衡：一是允许美国食品药品监督管理局（FDA）管制美国药物市场；二是允许美国医学会（AMA）限制美国医生的供给（参见第5章）。

18.（**政策提议**）列举下列假设政策的成本和收益。

a.对于第一个研发出治疗老年痴呆症药物的公司，美国政府奖励50亿美元。

b.政府将致命疾病治疗药物的专利保护期缩短为5年，而对于当前所有这类药物，如果其保护期已超过5年的，其专利保护立即终止。

c.欧洲医药管理局宣布，对于有希望治疗克雅氏病（又称疯牛病）的新药申请，它将立即通过，即使此药存在安全隐患或者对它的有效证据还不充分。

d.美国政府允许病人自己在周末开处方，因为此时医生一般不上班。

第13章 技术与医疗服务价格

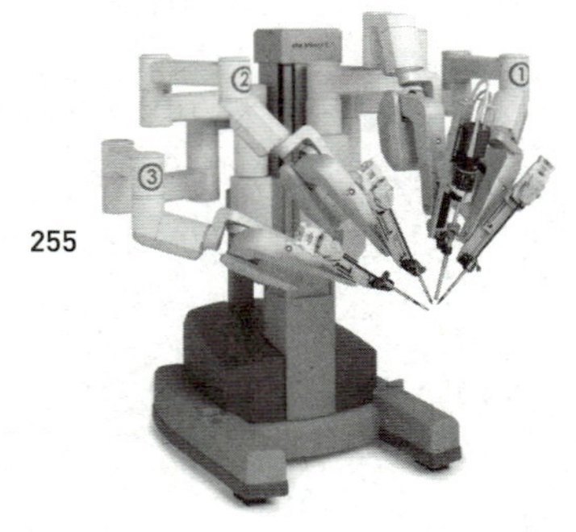

达·芬奇手术设备是一种由外科医生远程操作的机器人。2000年，美国批准使用。

255

医疗服务成本上升是常见的新闻主题，但这个主题实在谈不上新鲜。几十年来，医疗服务成本上升速度远超通货膨胀速度。例如，1960年，典型美国人花在医疗服务上的费用占其收入1/20而当前美国医疗费用已占其GDP（国内生产总值）的1/6。例如，2010年，美国医疗费用高达2.6万亿美元（相当于每人8402美元）。在整个1980年代和1990年代以及2000年代的大部分年份里，美国医疗服务支出的上升速度比通货膨胀率高得多（Martin et al.，2012）。图13.1描述了美国医疗服务支出的上升情形。

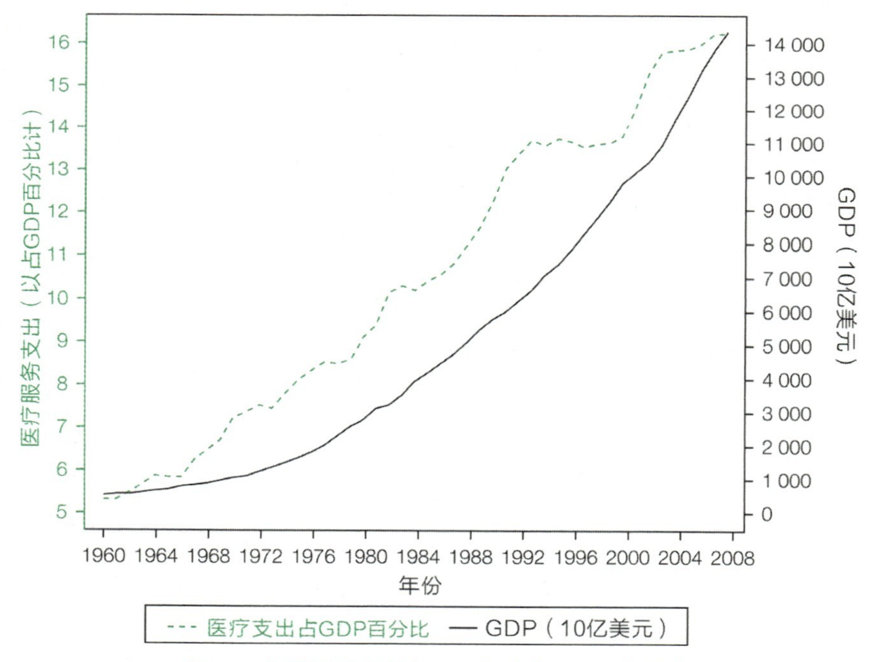

图13.1 美国医疗支出占GDP百分比：1960年至今

数据来源：OECD Health Data 2012-Frequently Requested Data.

URL：http://www.oecd.org/health/healthpolicesanddata/oecdhealthdata2012.htm

其他发达国家的医疗支出增长模式类似。表13.1给出了MRI仪器、CT扫描仪、放射疗法的线性加速器这些昂贵技术的采用率。1997年到2007年间，几乎每种情况下，这些技术的采用率都增加了。

医疗商品和服务支出的上升速度为什么比汉堡包和理发这样的商品或服务的支出上升速度快？在回答这个问题之前，我们首先需要确定这种支出增加反映了价的上升还是量的上升。也许医疗服务消费量的增加，原因仅在于收入增加或者人口老龄化导致的医疗需求增加。

256

表13.1 各国医疗技术采用率（台/千万人）

国家	MRI[a]		CT扫描仪[b]		放射疗法设备	
	1997	2007	1997	2007	1997	2007
澳大利亚	3.5	5.1	23.2	56.0	4.9	7.8
奥地利	8.5	17.7	25.2	30.0	3.8	4.8
加拿大	1.8	6.7	8.2	12.7	–	–
冰岛	7.4	19.3	14.8	32.1	14.8	12.8
意大利	4.1	18.5	14.8	30.1	2.4	5.4
韩国	5.1	16.0	21.0	37.1	3.8	5.1
美国	13.5	26.6	24.1	34.3	–	–

a.磁共振成像扫描仪（magnetic resonance imaging machines，MRIs）。

b.计算机断层（CT）扫描仪（computerized tomography scanners，CT scanners）。

数据来源：OECD Health Data 2012-Frequently Requested Data.

URL：http://www.oecd.org/health/healthpolicesanddata/oecdhealthdata2012.htm.

技术变化也能解释支出的这种增加。新技术通常较贵，而且在过去几十年间，出现了成千上万个医疗创新。下面列举了近期出现的一部分技术和药物，从中我们可以感受到技术进步的范围和速度：

- 腹腔镜手术（用带有微型摄像头的器械进行的微创手术）；
- β受体阻滞剂（降低血压的药物）；
- 他汀类药物（降低胆固醇的药物）；
- 心导管插入术（从周围血管插入长软管，来疏通心脏病患者的冠状动脉）；
- 胰岛素泵（控制糖尿病患者的血糖水平）；
- 眼睛激光手术（治疗近视眼）；
- 改进的放射疗法与化学疗法方案（治疗癌症）；
- 磁共振成像（MRI）扫描仪（用强大的核磁来看到身体内部构造）；
- 计算机断层（CT）扫描仪（复杂的三维X射线仪器）。

也许医疗服务部门中的价格实际上是在下降的，那些看似不好的攀升趋势是选择被用来拯救生命的新技术的一个好结果。当新技术产生并且被应用后，我们自然可以预期医疗支出增加。

在考察了医疗支出的各种可能影响因素后，纽豪斯（Newhouse，1992）认为，医疗支出上升的最大推动力，不是医院的垄断经营，不是人口老龄化，也不是保险补偿力度增加，而是技术变革。

在本章前半部分，我们指出，（从霍奇金淋巴瘤到抑郁症等）若干疾病治疗技术的变革导致总支出增加，但它们也似乎降低了医疗价格。如果这种事实广泛成立，那么医疗支出增加意味着医疗服务的创新以及病人福利的提高。

257

然而，医院和医生采用新技术，对病人来说，未必总是好事。在本章后半部分，我们讨论技术过度使用（technology overuse）现象，然后研究昂贵的新技术如何增加了道德风险的可能性。在大多数商品市场上，创新总是件好事，但医疗保险市场不是这样的。由于医疗保险市场总存在道德风险，技术进步带来的损害可能超过了利益。

13.1 技术与医疗服务支出上升

有些人认为医疗服务成本上升就是医疗服务价格上升，然而这是两个不同的概念。当我们说“医疗服务成本”时，我们指的是“总医疗支出”（total health expenditures）。有一种简单方法可以帮助我们看清医疗支出E是如何上升的，它基于这个简单公式：

$$E=P \cdot Q$$

其中E是医疗服务支出，P是医疗服务价格，Q是医疗服务的数量。支出等于价格乘以数量，因此医疗服务支出快速上升可用两种方式解释：价格上升和数量上升。

- **价格上升**，其原因有：
  - **资源价格上升**：如果注射器或创可贴变得更贵，或者外科医生和护士要求更高的工资，那么住院服务和非住院服务的价格都会上升。
  - **市场竞争程度降低**：例如，医院合并后，医疗市场从竞争走向垄断，价格上升。
  - **采用昂贵的新技术**：如果现代医疗服务系统不断纳入昂贵新技术，例如MRI仪器或者用于放射疗法的线性加速器，那么很多疾病的治疗价格将上升。
- **需求量上升**，其原因有：
  - **人口老龄化**：随着人们变老，更容易生病，从而需求更多的医疗服务。
  - **收入增加**：由于医疗服务是正常商品，收入增加后，人们消费更多的医疗服务。
  - **更多的保险**：更多的保险意味着病人自付医疗费减少，相当于病人面对更低的医疗价格，从而需求增加。
  - **医疗服务质量增加**：如果随着技术进步，每一元钱医疗服务产生更高的边际健康收益，那么医疗服务需求将增加。
  - **出现新医疗技术**：如果新技术没有完全替代旧的治疗方法，人们既消费新技术又消费旧技术，这样，总医疗消费量增加。

如果医疗支出增加是由价格P上升所驱动的，那么这个趋势的确伤害了医疗服务消费者。如果医疗服务生产成本增加（由于资源约束、缺乏竞争或上面列举的一些因素），那么人们要么降低医疗服务消费量，要么花更多的钱来维持健康。

258

相反，如果医疗支出增加是由需求量Q所驱动的，那么医疗支出增加未必意味着人们状况变差。这可能意味着消费者认为额外医疗支出是值得的——也许技术进步使得医疗支出更有价值。另一方面，这也可能意味着由于道德风险，人们把钱花在了不必要的额外医疗服务上。

用价格指数衡量医疗通货膨胀

我们可用价格指数衡量**医疗通货膨胀**，即，医疗商品和服务在不同时点的价格变化。在其他条件不变情形下，价格上升导致消费者福利减少，因为与以前相比，相同收入能实现的效用降低了。政府发布**医疗服务的消费者价格指数**来反映医疗商品和服务的价格变化。与图13.1中的支出数据不同，消费者价格指数仅衡量价格变化，不衡量数量变化。

> **定义 13.1**
>
> **医疗通货膨胀**（medical inflation）：医疗商品和服务的价格上升。**医疗服务的消费者价格指数**（CPI）是医疗通货膨胀的估计值。

最近30年，美国医疗CPI一直比整体通货膨胀高（图13.2）。这说明医疗支出上升至少有一部分是价格上升引起的，而不仅仅是由需求上升或昂贵新技术引起的。

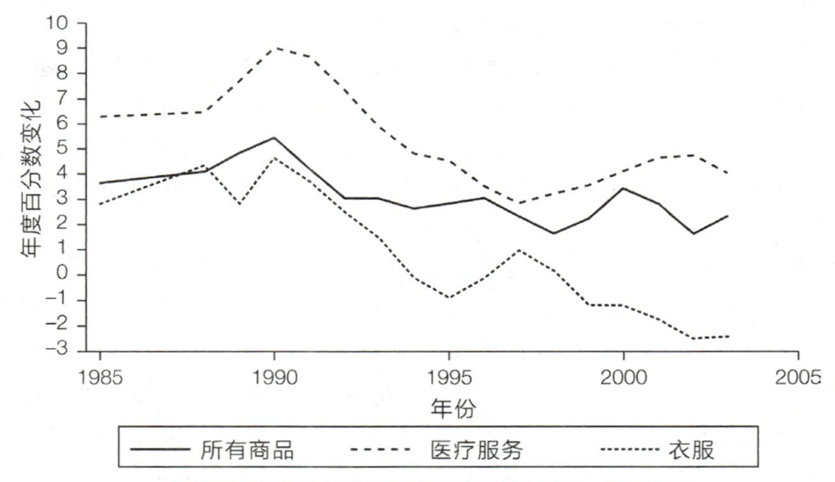

图13.2 各种价格指数的年度变化（1985—2003年）

1985—2003年期间的每一年，美国医疗服务的CPI增长速度都比一般商品的CPI增长速度快。

数据来源：US Bureau of Labor Statistics.

在理论上，价格指数能回答下列问题：为了实现跟去年**相同的效用**（为了和去年过得一样好），我今年多花了多少钱？换句话说，它表明一国为对消费者产生与以前相同的效用，需要多花多少钱。医疗价格指数上升，意味着医疗服务消费者的福利降低，因为实现相同健康水平所需钱数增加了。理想的价格指数应该能完美地衡量价格变化对福利的影响，然而这样的指数无法构建，因为效用不能直接观察到。

259

作为替代，经济学家使用了一种可行性更高的价格指数——拉斯尔斯（laspeyres）价格指数，有时简称拉氏价格指数。医疗服务CPI也是一种拉氏价格指数，它回答的问题略微不同但却相关：为了购买跟去年相同的东西，今年我要多花多少钱？

为了计算拉氏价格指数，我们需要先选择商品束（bundle）。这个商品束包含的各种医疗商品和服务，大致构成了典型消费者的年度医疗消费。在任何给定年份，典型美国人消费一定量的疫苗，看牙科医生或者住院消费了一定的时间，以及购买一定量的处方药。计算每个年份这个具有代表性的固定商品束的总费用（这里的固定指构成商品束的商品种类和消费量固定），我们可以确定整个医疗服务部门的价格水平变化。拉氏格指数的变化表面上反映了支出变化，但它实际上反映了价格变化，这是因为在不同年份，商品束的种类和消费量的构成是固定不变的。

（13.1）式说明了拉氏价格指数（比如医疗服务CPI）是如何计算的。为简单起见，假设商品束仅由两种商品组成：商品A和商品B。令（q_0^A, q_0^B）表示昨天商品A和B的数量，（p_0^A, p_0^B）表示昨天商品A和B的价格，（p_1^A, p_1^B）表示今天商品A和B的价格。

拉氏价格指数I_{CPI}是昨天的商品以今天的价格计算的支出与昨天的商品以昨天的价格计算的支出的比值：

$$I_{CPI} = \frac{p_1^A q_0^A + p_1^B q_0^B}{p_0^A q_0^A + p_0^B q_0^B} \qquad (13.1)$$

尽管拉氏价格指数不能完美衡量价格变化对效用的影响，但它容易计算，而且能大致衡量价格变化对福利的影响。如果拉氏价格指数上升5%，那么消费者的福利大致降低了5%，因为他们希望消费的商品的价格上升了5%。

然而，如果原来商品束中的商品逐年发生微妙变化，那么拉氏价格指数的估计准确度会变差。以输血为例。1960年的输血和2013年的输血似乎是同一种商品，但现代输血要安全得多，这是因为现代筛选技术能阻止血源性的传染病，例如HIV和病毒性肝炎（Cutler et al.，1998）。再以住院一夜为例。医疗服务CPI将不同年份的住院视为同质商品，然而，事实上，随着时间推移，住院一夜的价值变得更高，因为现在住院病房已配备诸如血氧监控仪和自动床等新技术。

一个简单的拉氏价格指数也无法考虑到以前从未出现过的新医疗技术。由于医疗服务持续创新，消费者购买的商品束不是固定的，而是不断变化的。在18世纪，典型医疗商品束可能包含五只蚂蟥、一条止血带以及一些草药。当前，典型商品束主要由近百年发明的商品和服务组成，例如腹腔镜手术、胰岛素泵以及降血压药等。事实上，消费者购买的医疗商品束与20年前甚至10年前的商品束已大不相同。

260

新的医疗技术通常取代了老的技术。例如，脊髓灰质炎疫苗出现后，铁肺疗法退出历史舞台。因此，过时商品的价格和医疗消费者的福利不再有什么关系，而新技术和新商品（尽管它们不在用于计算拉氏价格指数的商品束之中）的价格，对消费者的福利有很大影响。如果新医疗技术让消费者的状况变得更好，那么由于拉氏价格指数不能考虑快速发展的市场，消费者的福利变化很可能被严重低估。

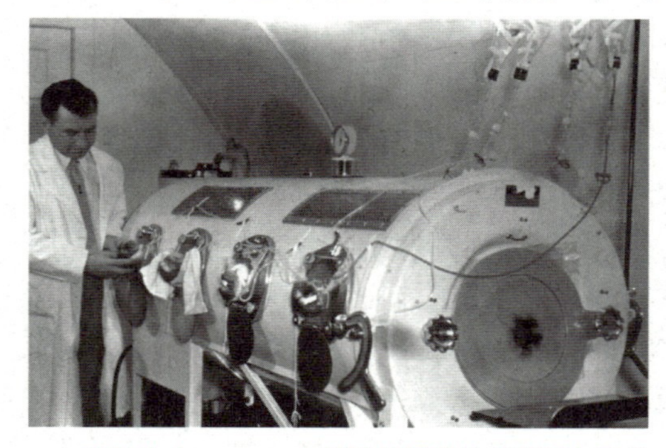

艾默生（Emerson）铁肺曾经是治疗脊髓灰质炎引起的膈肌麻痹症的最好技术。病人躺在圆筒状的铁肺中，医生通过改变空气压力来帮助病人呼吸。

霍奇金淋巴瘤与胃溃疡

我们用两个例子说明新医疗技术的使用如何暴露了拉氏价格指数的缺陷，也就是说，如果考虑到新医疗技术，这种基于商品束的方法不能准确描述价格变化对消费者福利的影响。

霍奇金（Hodgkin）淋巴瘤是一种淋巴结癌症，15—25岁的年轻人最容易患上这种病。由于它扩展缓慢且为局部性癌症，与其他大多数癌症相比，它更容易用靶向方法治疗。使用现代放射疗法和化学疗法，医生能准确攻击病变淋巴结。霍奇金淋巴瘤的治疗成功率很高：在美国，2001—2007年被诊断为患有早期阶段霍奇金淋巴瘤的，有成千上万人，其中接近90%的患者度过了五年存活期（National Cancer Institute，2012）。

然而，在1950年代，五年存活率很低。当时，放射疗法和化学疗法尚在孕育中，只有少数大胆前卫医生敢使用发射疗法来治疗霍奇金淋巴瘤（Mukherjee，2010）。因此，当时患有霍奇金淋巴瘤的病人基本都使用安宁护理法，这种方法只能缓解病人疼痛而无法阻止癌症恶化。在这个时期，患者的五年存活率仅为15%左右（Lacher，1985）。

1950年代，霍奇金淋巴瘤的治疗比较便宜，但几乎没有延长生命的好处。今天，霍奇金淋巴瘤的治疗比较昂贵（在美国，化学疗法完整疗程的费用为5万美元左右），但它能产生显著的健康收益。由于现代治疗方法比较有效，美国每年花费几百万美元治疗这种疾病。自1950年代以来，霍奇金淋巴瘤的支出飞速上升。

自1950年以来，霍奇金淋巴瘤的治疗变得“更加昂贵”了吗？治疗费用的确增加了，而且放射疗法的确比1950年代的安宁护理法更贵。然而，1950年代霍奇金淋巴瘤的治疗与当前霍奇金淋巴瘤的治疗不是同一种商品。因此，比较它们的价格没有什么意义。如果要比较，也应该比较霍奇金淋巴瘤的治疗价格与其**治愈**价格。治疗价格上升了，但这是因为治疗标准大幅提升了。与此同时，治愈价格骤然下跌。1950年代，这种疾病无法治愈，没有治愈价格，自然也没有人需求这种商品。对此，我们也可以这么理解，如果一种商品在某个特定的时期，无论在什么样的价格水平上，人们都买不到（可能是因为那时候它还没被发明出来，或其他原因），那么我们可以认为这种商品的价格引起的需求量为零；在这个假定的价格水平上，没有人想要购买。对于高度缺乏需求价格弹性的商品来说，这种价格实际上无穷高。在这种情形下，我们可以说：在1950年，霍奇金淋巴瘤治愈价格为无穷大，从而需求量为零（参见图13.3）。

261

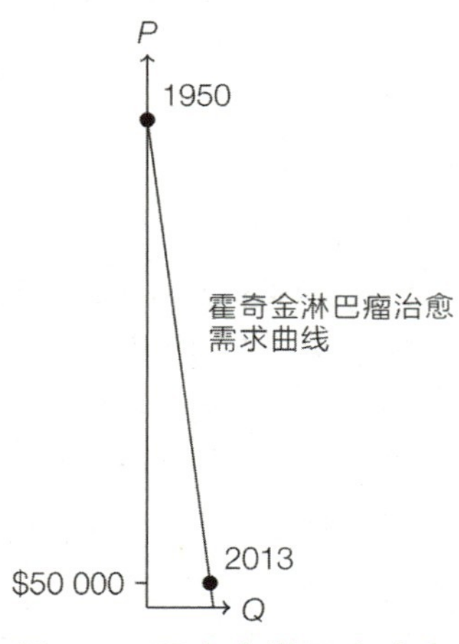

图13.3 霍奇金淋巴瘤治愈（将其视为一种商品）的需求曲线

随着这种商品的价格从1950年的无穷高降低到2013年的适度水平，需求量增加，支出增加。

消化道溃疡的治疗标准变化也是个相似的故事。消化道溃疡指食道、胃和小肠内壁的糜烂，在胃酸的作用下，病人疼痛难忍。在1990年代早期，医生通常认为消化道溃疡是压力过大或者吃了某些食物引起的。那时，消化道溃疡的治疗方法主要是饮食上的限制，例如，病人不能吃辛辣食品和巧克力等。在少数情形下，医生通过手术切去患者部分迷走神经。迷走神经指令胃分泌胃酸，在这种情形下，溃疡加重，病人难以恢复。

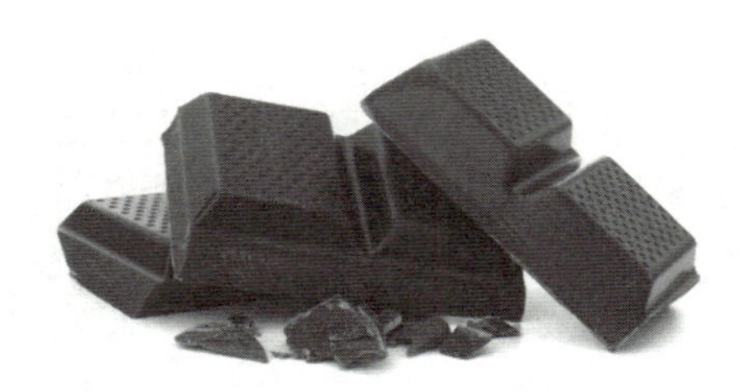
消化道溃疡患者对巧克力的消费量上升，意味着这种疾病的治愈价格下降，这是一种很微妙的信号。

1980年代，澳大利亚科学家罗宾·沃伦（Robin Warren）和他的同事巴里·马歇尔（Barry Marshall）证明了绝大多数溃疡实际上是由幽门螺杆菌引起的。最初，他们的同事对此表示怀疑。为了让他们信服，马歇尔将整个培养皿中的幽门杆菌全喝进肚子里，果然，几天之后，他患上了严重的溃疡。妻子威胁他说如果他继续拿自己身体做试验，就将他赶出家门（呕吐和口臭是消化道溃疡的两个主要症状），马歇尔被迫中断了试验。但是这个发现让马歇尔与沃伦获得了2005年诺贝尔医学奖（Weyden et al.，2005）。自此以后，消化道溃疡的治疗策略发生了变化。现在，溃疡患者主要使用抗生素治疗；切断部分迷走神经作为最终手段，只在极其罕见的情形下才使用。溃疡患者的饮食限制疗法，也基本成为历史。

与霍奇金淋巴瘤的治疗情形类似，消化道溃疡治疗方法改进，导致支出增加。在以前，胃痛难忍的溃疡患者，只能通过饮食限制来缓解疼痛。现在，溃疡患者服用抗生素，通常能彻底解决问题。然而，这种支出增加掩盖了下列事实：自1980年代以来，消化道溃疡的**治愈**价格已经下降了。

262

13.2 新技术与医疗通货膨胀

在格罗斯曼模型中，我们不是将医疗服务作为效用函数的直接投入物，而是作为一种帮助人们产生健康的工具。在考察医疗通货膨胀的衡量问题时，卡特勒等（Cutler et al.，1998）认为应该采用格罗斯曼的这个思想。由于医疗服务价格变化太快，价格比较有时毫无意义。这些学者认为与其考察医疗服务的价格变化，不如考虑健康的价格变化。在这种思路指引下，他们构建了一种价格指数。这种指数既考虑到了新技术的效应又考虑到了医疗服务质量的持续提高。

心力衰竭后存活价格

在构建价格指数时，卡特勒等（1998）重点思考下列问题：病人在心力衰竭后存活下来的价格是多少，这个价格是怎样随时间变化的？他们使用美国Medicare数据库，考察了1984—1991年几乎所有急性心肌梗死（AMI）患者的记录。这种病通常被称为心力衰竭或心脏病发作，常见于老年人群。在这期间，AMI的平均治疗成本——包括酒精棉球和β受体阻滞剂等商品的成本以及开胸手术和开处方等服务的成本——平稳上升而且上升速度比通货膨胀快（参见表13.2）。AMI的治疗成本从11 175美元上升到14 772美元（都用1991年美元衡量，这是为了去掉整体经济的通货膨胀因素），上升了32%。

心力衰竭治疗价格上升幅度很大。如前所述，拉氏价格指数以及其他类似指数，适用于衡量特定商品束的价格变化。如果我们使用这类指数衡量AMI治疗价格变化，很可能得到1991年AMI患者的状况比1984年差的结论，但这是错误的。出现这种结果的原因在于由于AMI治疗技术进步，拉氏价格指数已不能准确衡量价格变化对福利的影响。

263

表13.2 美国Medicare系统中的AMI患者的期望寿命以及AMI平均治疗成本的变化
（均用1991年美元衡量）

年份	期望寿命/年	成本/美元
1984	5 2/12	11 175
1985	5 4/12	11 691
1986	5 4/12	11 998
1987	5 5/12	12 253
1988	5 6/12	12 725
1989	5 8/12	13 019
1990	5 9/12	13 623
1991	5 10/12	14 772

资料来源：D. Culter，M.B. McClellan，J. Newhouse，and D. Remler，（1988）. Are medical prices declining? Evidence from heart attack treatments.*Quarterly Journal of Economics*，113（4）：991—1024.

1984—1991年，心力衰竭的治疗在很多方面上都发生了变化。开胸手术逐渐推广开来；在手术期间，为了维持病人稳定，医院使用手术小组管理模式。人们发现阿司匹林对AMI病人有救命作用。急诊反应技术的进步，意味着更多的心力衰竭患者能够得到及时救治。1984年，主动脉内球囊泵技术还没出现；现在，当患者心脏病发作时，医生使用这种技术帮助心脏将血液泵入冠状动脉。在这个时期，血管造影技术已经成熟，凭借这种技术，医生能看到病人冠状动脉中的血栓，并且实施相应治疗。

拉氏价格指数蕴含的假设是既定商品束在不同时期是同质的，然而，随着医疗技术进步，1984—1991年心力衰竭治疗的质量上升了。卡特勒等人使用最基本的衡量治疗指标——心脏病发作后的平均生存年发现，在这个时期，AMI治疗质量显著提高。1984年，典型患者在心脏病发作后的期望寿命大约为五年零两个月，而1991年，这一数字变为五年零十个月，期望寿命增加了八个月（相当于提高了13%）。在这个时期，美国典型老年人的期望寿命仅增加了四个月左右，因此，我们可以认为心力衰竭治疗技术的进步导致典型患者的期望寿命延长了大约四个月。

因此，美国老年人医疗保险计划（Medicare）在1991年对心力衰竭服务支付的费用比1984年高，增加的费用换来了患者期望寿命的延长。卡特勒等（1998）针对急性心脏病发作后的生存情况构建了一种价格指数，这种被称为生存成本（cost of living）的指数既考虑了成本变化又考虑了收益变化[①]。生存成本指数比较了实现1984年基线效用水平（baseline level of utility）所需成本以及以后年份实现这个效用水平所需成本。注意，1984年以后的年份，心力衰竭的治疗更好，也更贵。生存成本指数回答的问题是：病人偏好当前价格水平下的当前治疗服务，还是偏好过去的价格水平下的过去的治疗服务。

如果生存成本指数提高了，那么这说明在1991年，实现1984年的心力衰竭后的存活量（大致等价于实现1984年的效用水平）所需的费用，比1984年高。如果治疗的边际成本超过了存活的边际收益，就会出现这种情况。如果生存成本指数上升，这可能说明外科医生不足或者氧气面罩变得更贵。当然，这也可能意味着随着新的昂贵技术的出现，道德风险增大了。由于参保患者在消费这些技术时面对的边际成本很低，他们可能需求过多的技术；而这些额外的技术量，可能没提高多少存活率，却增加了支出。

① “生存成本指数”一般用于衡量日常消费品的价格变化，但在当前背景下，它有两层含义。

另一方面，生存成本指数降低说明，在1991年，实现跟1984年相同的存活量所需的费用，比1984年便宜了，尽管心力衰竭服务支出上升。如果治疗的边际成本低于存活的边际收益，就会导致生存成本指数降低。生存成本指数降低，可能意味着资源价格降低，比如氧气面罩价格降低，因此等量服务变得更便宜。当然，这也可能意味着病人花在医疗服务上的每一元钱产生了更多的健康收益。

264

假设多生存一年的价值为25 000美元/年，卡特勒等据此估计，1984—1991年生存成本指数平均每年降低了0.5%。[①]在这七年时间里，心力衰竭生存成本降低了大约3.4%。这意味着若在1991年实现1984年的效用水平，所需支出仅为1984年的96.6%。心力衰竭治疗技术的进步使得消费者（在这种情形下，消费者为Medicare这个机构）1991年的货币购买力比1984年的高。在这个例子中，尽管心力衰竭治疗价格上升了，但患者的福利提高了。

其他医疗通货膨胀研究：癌症与抑郁

一些研究使用了类似的方法来计算新技术对福利的影响。例如，巴塔查里亚等（2012）考察了美国四种癌症参保患者在1987—1994年以及2000—2004年的支出和生存结果。在这些时期，癌症治疗新技术和药物层出不穷，包括调强放射疗法和化疗药物，例如治疗结肠直肠癌的阿瓦斯汀（Avastin）和治疗前列腺癌的Provege。因此，毫无意外，这些时期的癌症治疗支出也明显升高。在这种情形下，只有仔细分析才能确定癌症生存价格的变化。

美国Medicare的数据表明，1987—1994年，一些癌症患者的生存成本上升了，但另外一些癌症患者的生存成本降低了。1994年患有1期乳腺癌的妇女平均比1987年的相同疾病患者多花16 600美元，期望寿命减少了2.6年。另一方面，1994年患有1期前列腺癌的男人比1987年的相同疾病患者多活了大约10个月，但费用仅增加了大约990美元。2000—2004年，癌症患者的状况更好：乳腺癌、前列腺癌、肺癌和结肠直肠癌的生存成本都降低了。

期望寿命并不是唯一能用这种方式衡量的健康指标。伯恩特等（Berndt et al., 2002）使用了类似的方法研究了1991—1996年的抑郁治疗价格。在此期间，抑郁症患者的治疗药物发生了很大变化，1970年代常用的三环类药物逐渐被百忧解和左洛复等选择性5-羟色胺再摄取抑制剂（SSRI）药物取代。SSRI类药物更贵，但也更有效。因此，在这个时期，抑郁治疗价格快速上升。

为了确定这种费用上升是否是值得的，研究者使用汉密尔顿（Hamilton）抑郁量表来衡量患者抑郁程度。量表得分18及以上，意味着患者为重度抑郁。对于这类抑郁症患者，在治疗后量表得分12及以下的，伯恩特等将其定义为部分减轻（partial remission）。他们发现，1991—1996年，随着SSRI类药物逐渐替代旧的药物，抑郁治疗（以病情减轻为标准）价格降低了17%。

13.3 技术的过度使用：达特茅斯版图计划

265

我们已经看到，随着癌症、心力衰竭、抑郁症等疾病的治疗技术的进步，医疗费

① 关于如何用货币衡量生命价值，可参见第14章。

用上升了，但更好的健康结果的价格降低了。然而，这不意味着技术进步对于病人总是好事：在一些情形下，技术使用不当；在另外一些情形下，支出过大，不足以与收益对等。在现实世界中，一些技术比另外一些技术在促进病人健康上更有效果。例如，对于心力衰竭患者来说，阿司匹林比较便宜，而且能消解导致冠状动脉缺血的血栓。另一方面，波立维这种现代抗血栓药物，在边际上可能更有效，但太贵了。

达特茅斯版图计划（Dartmouth Atlas project）是美国新罕不什尔州的达特茅斯学院开展的用来追踪记录Medicare去向的项目。研究者们将美国分为307个不同的区域，计算九种疾病参保患者的总支出。

达特茅斯版图计划最重要的发现是：

- 病人得到的服务存在着巨大差异。病人得到什么样的服务，取决于他们住在哪里。即使患有相同疾病的病人，不同地区的治疗，差别也很大（Fisher et al.，2003b）。
- 一般来说，更昂贵的治疗跟更好的健康结果无关（Fisher et al.，2003a）。

更多的支出并未导致更好的健康结果，这个证据意味着有些支出可能浪费了。在典型市场，新技术从来不是个坏事：要么没有效率的新技术不会被使用（这没有什么损害），要么有效率的新技术将取代旧技术。但在医疗服务市场上，保险和不对称信息可能导致道德风险和技术的过度使用，因为在这种情形下，即使缺乏效率的技术也可能会被频繁使用。

达特茅斯版图计划提供的证据，促使研究者仔细考察公共医疗费用如何使用，并提出如何限制技术过度使用的政策建议。在第14章，我们将讨论政府和商业保险公司如何评估新技术，如何决定哪种技术值得使用。

Medicare支出差异

达特茅斯版图计划（2008）重点考察九种慢性病，分析至少患有其中一种疾病的参保者在去世前两年内花掉的医疗费用。表13.3列出了这九种慢性病，在Medicare参保者中，每10个死者就有9个死于这些慢性病。这些病人在去世前两年的医疗支出占Medicare预算的32%。

表13.3 达特茅斯版图计划考察的慢性病

充血性心脏衰竭	周围血管病
慢性肺病	糖尿病
癌症	慢性肝病
冠状动脉疾病	痴呆
肾衰竭	

266

1999—2005年，Medicare病人在生命的最后两年，平均产生46 412美元的医疗费用。然而，地区差异仍然很大：在医疗支出最高的州——新泽西州，Medicare病人人均支出59 379美元，几乎是北达科他州人均支出的两倍。

在城市层面，Medicare支出的差异更大。迈阿密（佛罗里达州）Medicare病人生命最后两年账单平均为83 504美元，而拉克罗斯（威斯康星州）的这一数字仅为36 949美元。即使在同一城市，在医院层面，支出也存在很大差异。在洛杉矶，最贵医院的费用是最便宜医院的两倍多（Dartmouth Atlas Project，2008）。图13.4说明了Medicare病人人均医疗支出的巨大差异。

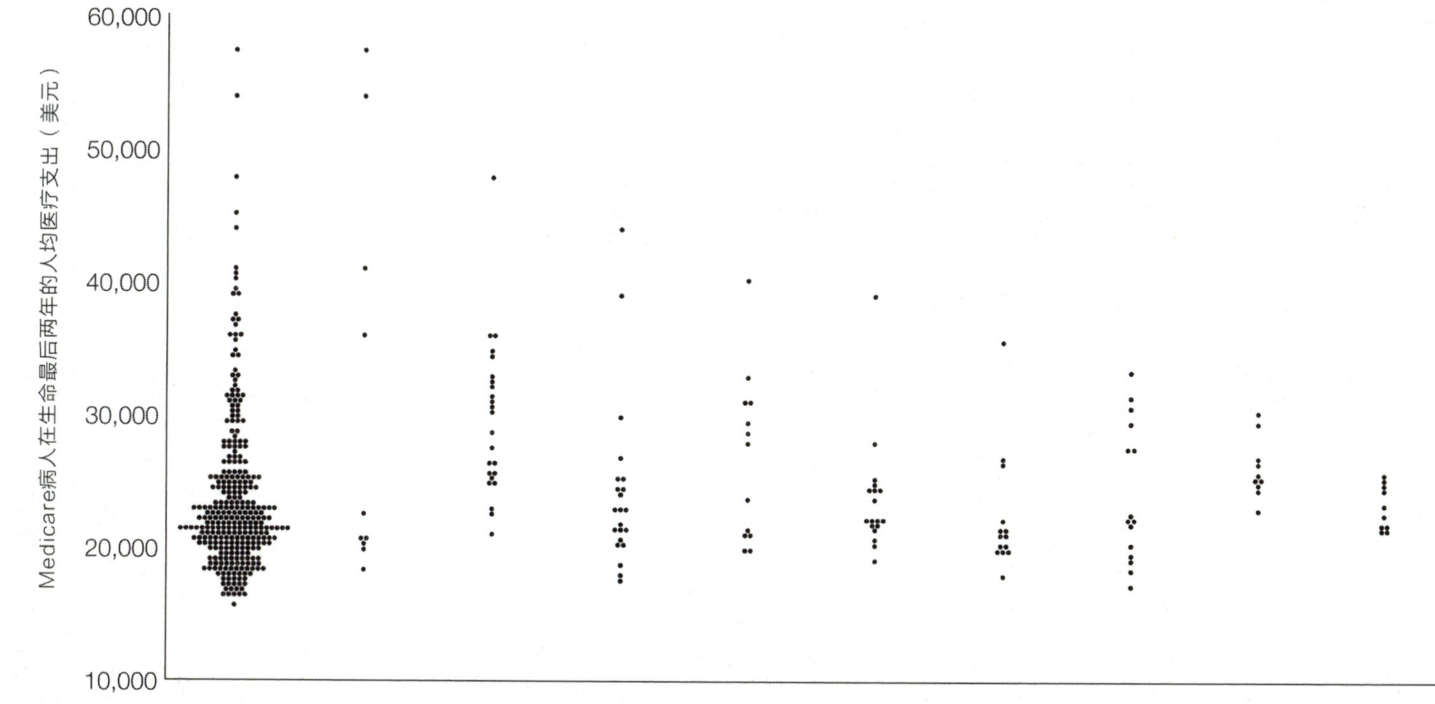

	所有HRRs	纽约	加利福尼亚	德克萨斯	伊利诺伊	佛罗里达	宾夕法尼亚	密歇根	路易斯安那	俄亥俄
费用最高地区	$57,360	$57,360	$47,797	$43,660	$40,019	$39,007	$35,543	$32,939	$29,855	$25,292
美国/州 平均	$25,376	$34,956	$33,706	$25,210	$27,571	$25,250	$25,661	$25,721	$25,695	$22,978
费用最低地区	$15,336	$18,339	$20,984	$17,486	$19,726	$18,942	$17,824	$17,245	$22,704	$21,254
极值比	3.74	3.13	2.28	2.50	2.03	2.06	1.99	1.91	1.31	1.19
四分位比	1.26	1.96	1.28	1.20	1.47	1.13	1.10	1.45	1.07	1.13
变异系数	25.7	48.5	19.9	26.1	23.3	18.6	20.3	21.9	8.4	6.9

资料来源：Dartmouth Atlas Project（2008）.

图13.4 患有九种慢性病之一的Medicare病人在生命最后两年的人均医疗费用

支出与健康之间缺乏相关性

我们希望高支出地区例如新泽西州和迈阿密（佛罗里达州）的花费应该物有所值。然而，高支出地区病人的健康结果似乎并不比低支出地区病人好，尽管二者的费用支出存在很大差异。费希尔等（Fisher et al.，2003b）发现，高支出地区Medicare病人报告的健康状况不比低支出地区的好。高支出地区和低支出地区在五年死亡率方面也不存在显著差异。事实上，对于某些疾病或伤害例如髋骨骨折、结肠癌、急性心肌梗死（AMI），高医疗支出似乎伴随着高死亡风险。

因此，各个地区之间的人均Medicare支出差异，跟更好的一般健康状况或更低的死亡率不相关。

13.4 达特茅斯结论的理论解释

面对Medicare支出的巨大差异（参见图13.4）以及健康与支出之间缺乏相关性这个现象，研究者试图解释差异为何存在。理解了差异的来源之后，我们就能知道技术（更一般地说，是医疗服务资金）的使用是否是最优的。

一种观点认为，不管什么医疗服务，只要它适合一个地区，就适合另外一个地区。因此，各地的医疗服务应该相同。按照这种观点，如果不同地区的医疗服务在支出上存在差异但在健康结果上不存在差异，那么这只能证明某些医疗服务缺乏效率，应该消除。另一种观点认为，不同地区需要不同类型的医疗服务。按照这种观点，差异是由当地条件引起的，这种差异可能（但未必）意味着支出存在浪费或者技术被过度使用。

为了说明这些观点的区别，考虑拉克罗斯（威斯康星州）以及迈阿密（佛罗里达州）的情形。在迈阿密，至少患有表13.3列举的九种慢性病之一的Medicare病人在生命最后两年平均产生83 504美元医疗费用，而拉克罗斯仅为36 949美元。尽管支出差异巨大，拉克罗斯病人的健康状况基本与迈阿密相同。

268

图13.5画出了这两个城市的健康与医疗支出。由于两者在健康结果上不存在差异，因此，迈阿密和拉克罗斯位于相同的健康水平上。

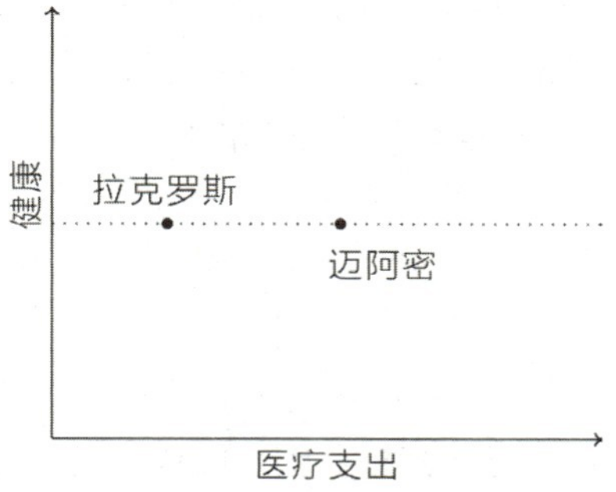

健康
拉克罗斯
迈阿密
医疗支出

图13.5 美国两个城市中至少患有表13.3列举的九种慢性病之一的Medicare病人在生命最后两年的健康与医疗支出

我们可以画出每个给定医疗支出可能实现的最大健康水平曲线。这条曲线被称为**健康生产函数**（health production function，HPF）。在这个图中，健康水平应该随着医疗支出的增加而增加。医疗支出的边际报酬递减，因此，随着医疗支出增加，HPF变得更平缓。

迈阿密的高医疗支出水平是否存在着浪费？这个问题等价于拉克拉斯和迈阿密是否有相同的HPF。图13.6（a）画出的是这两个城市有相同HPF的情形。在这个假设下，拉克拉斯和迈阿密有相同的医疗技术、类似的医疗投入价格，以及相同的居民健康需求。

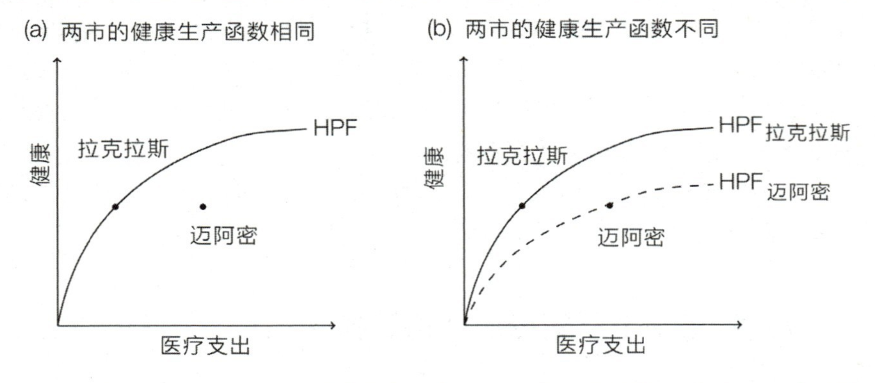

图13.6 拉克拉斯和迈阿密的健康生产函数：（a）相同的函数；（b）不同的函数

在图13.6（a）中，迈阿密位于曲线的内部。迈阿密和健康生产函数（HPF）曲线之间的垂直距离，代表迈阿密可以免费获得的健康改进。迈阿密和HPF曲线之间的水平距离代表了浪费的支出。如果迈阿密的HPF与拉克拉斯的相同，那么它的医疗保险患者原本可以更低的支出达到目前健康水平。根据这一理论，迈阿密的医疗保健系统的效率严重低下。

269

另外一种可能是，迈阿密和拉克拉斯有不同的HPF，如图13.6（b）所示。如果事实如此，那么这两个城市可能会根据自己当地的特点和限制条件，最优地投资于健康。与仅有一个HPF的情形不同，迈阿密的医疗保险患者无法在不花更多钱的情况下改善自己的健康状况。如果图13.6（b）是准确的，那么迈阿密肯定会有一些东西让自己的健康生产变得更加困难。在这种假设下，支出的变化并不代表支出浪费或技术过度使用。

地区特征能解释支出差异吗？

相应的政策问题是确定图13.6（a）和图13.6（b）哪个更准确：迈阿密和拉克拉斯有相同还是不同的HPF？如果它们位于不同的曲线上，那么迫使迈阿密把Medicare降低到拉克拉斯的支出水平的做法，可能严重伤害了迈阿密病人的健康，而不是仅消除浪费性质的医疗服务。我们在此列举五种理论，它们都认为不同地区有不同的HPF；对于每种理论，我们都给出了证据。

投入成本的差异

不同的地区有不同的生活成本。例如，迈阿密（佛罗里达州）的外科医生要求的工资比拉克拉斯（威斯康星州）的外科医生高。由于迈阿密外科医生的成本高，Medicare对该地医疗服务的补偿也高。一种假说认为医疗服务价格差异造成了Medicare支出差异。然而，经验研究表明在调整医疗服务价格因素之后，不同地区人均Medicare支出差异仅缩小了一点点（Gottlieb et al.，2010）。而且，这种价格假说不能说明同一地区存在的支出差异。例如，在洛杉矶，病人在生命最后两年产生的医疗费用，有的医院高达130 992美元，有的医院仅为61 239美元，尽管这些医院的距离可能只有几公里之遥。

医院舒适度差异

对于支出高的医院，尽管死亡风险和一些健康结果似乎没有降低，但医疗服务质量仍可能存在差别，从而解释了支出差异。也许支出高的医院将更多资源投入到提高病人满意度方面，尽管这些资源没有促进健康。例如，迈阿密的医院可能向病人提供更舒服的病床或者让医生随叫随到。这个理论意味着迈阿密的健康生产函数（HPF）与拉克拉斯的不同，因为迈尔密的一些医疗支出用于提高满意度而不是健康。

然而，费希尔等（Fisher et al.，2003a）发现高支出地区的病人和低支出地区的病人对各自医院的满意度相同。实际上，由于排队时间更长以及能得到常规医疗资源的病人比例更低，高支出地区的病人对医疗服务可及性的满意度更低一些。同样，温伯格等（Wennberg et al.，2009）发现住院病人的满意度与Medicare支出负相关。因此，高支出地区的医院似乎没有提供能解释支出差异的更舒适的医疗服务设施。

医疗过失环境的差异

另外一种理论认为，医疗过失诉讼率较高的地区的医院提供了更多的防御性医疗服务。这能够说明为什么高支出地区医疗服务量高但健康结果没有明显改进。然而，这个理论也不能解释为什么同一个州存在着那么多的差异，毕竟同一州的医疗过失环境法律是相同的（Gawande，2009）。

健康习惯的差异

富克斯（Fuchs，1975）讲述了美国西部两个相邻的州——内华达州和犹他州的故事。这两个州的人口统计特征一度类似，它们有类似的收入水平、教育水平和城市化率。然而，内华达州的居民明显没有犹他州居民健康：内华达州的婴儿死亡率、肝功能衰竭率、肺癌率明显更高。富克斯认为这种差异的原因在于犹他州的居民大都是虔诚的摩门教徒，他们不抽烟不喝酒，家庭生活非常稳定。

在理论上，由文化差异驱动的健康习惯差异，能够解释达特茅斯项目的一些发现。如果迈阿密的一些文化不利于当地居民的健康，那么当地居民的医疗支出自然比威斯康星州居民的医疗支出高。然而，达特茅斯项目的支出数据是人均数据，这意味着更高的疾病率不能解释差异。

疾病严重程度的差异

更有可能的是，支出差异反映了不同地区疾病严重程度的差异（Bach，2010）。达特茅斯项目假设所有糖尿病患者在治疗前，病情严重程度相同，然而，也许拉克拉斯的糖尿病患者的血糖水平比迈阿密糖尿病患者的好。于是，支出差异得以解释。

这个假说也能解释下列证据，即高支出地区和低支出地区在健康结果上不存在差异。病情较重者一开始需要更多的医疗服务，这样他们才能达到与病情较轻者差不多的健康水平。如果事实如此，那么迈阿密的HPF位于拉克拉斯的HPF的下方，因为迈阿密病人的病情更严重（Bach et al.，2004）。

达特茅斯项目的研究者的确控制了一些关于疾病严重程度的因素，例如癌症阶段以及是否有类似高血压这样的并发疾病。证据表明，即使病人的疾病严重程度类似，他们得到的医疗服务量也存在很大区别。如果事实如此，那么即使不同地区病人的疾病严重程度分布类似，支出也存在着差异。

温伯格等（Wennberg et al.，2004）跟踪了77个学术医学中心的一组Medicare病人的医疗程序，这些病人患有固体肿瘤癌、充血性心力衰竭（CHF）或慢性阻塞性肺疾病（COPD）。研究人员获得了病人的图表数据，这使得他们能够测量疾病的严重程度。即使调整了病人的图表数据因素，病人得到的医疗服务量仍存在差异（尽管病人的医疗结果似乎不随支出变化而变化）。例如，对于癌症和CHF，看医生次数的变化超过400%，对于COPD患者，这一数字超过了650%。因此，研究人员断言，即使患有同样严重程度的疾病，不同病人接受的治疗水平也非常不同。

这些理论似乎不足以解释达特茅斯项目研究人员发现的全部Medicare支出差异。一些证据，特别是不同地区的初始健康水平不同这个事实，表明区域具有鲜明的地域特征，这使得它们位于各自的HPF上。然而，达特茅斯研究者认为这些地区差异不足以解释全部Medicare支出差异。他们认为，迈阿密和拉克拉斯的HPF可能不完全一致，但它们也不足以解释支出上的巨大差异（见图13.7）。

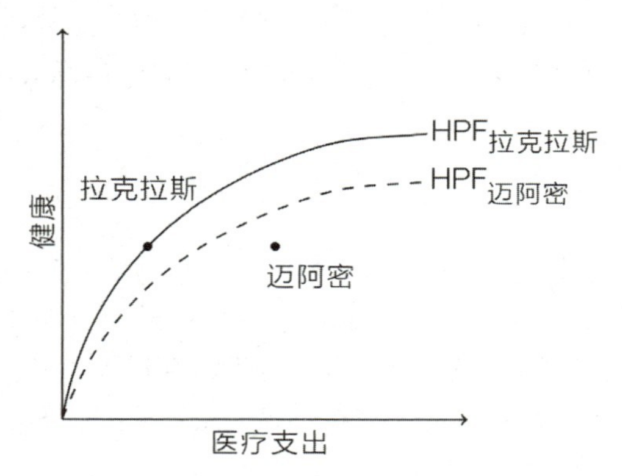

图13.7 达特茅斯项目研究者眼里的健康生产函数

因此，不同地区Medicare支出存在巨大差异的主要原因，不是病人特征上的地区差异，也不是为了提高医疗支出较高地区的居民的健康结果。如果高支出地区例如迈阿密的支出的确位于次优点（根据其HPF），那么是什么原因导致了它们都落在这一点上？

达特茅斯项目研究者认为Medicare支出差异的一半，是由供给敏感型医疗服务引起的，我们稍后将讨论这种医疗服务，它在本质上是另外一种形式的道德风险。

272

供给敏感型医疗服务与道德风险

如果某种医疗服务的使用量主要取决于该服务的供给或可得性，那么这种服务是供给敏感型的。例如，医生对磁共振成像（MRI）诊断的依赖，可能取决于MRI仪器的可得性。与自己没有MRI仪器从而不得不将病人推荐到外部医院做MRI检查的医生相比，自己拥有MRI仪器的医生更有可能要求病人使用它（Baker，2010）。

> **定义 13.2**
>
> **供给敏感型医疗服务**（supply-sensitive care）：如果某种医疗服务的使用量主要取决于该服务的供给或可得性，那么这种服务是供给敏感型的。

供给敏感型医疗服务也包括住院和重症监护室服务。医院拥有越多的病床，它就越愿意让病人住院监护或增加额外检查。甚至一些手术也是供给敏感型的。例如，马钦科等（Macinko et al.，2011）发现，在巴西，私人和非营利医院的病床密度越大，住院率越高。这说明在巴西，私人和非营利医院的一些医疗服务是供给敏感型的（但公立医院不存在这样的医疗服务）。因此，有腹腔镜的医生可能过度使用这种手术，尽管这种手术产生的收益可能很小，因为他们相信腹腔镜手术的创口最小，而且医院已有能力实施这种微创手术。

如果医疗服务的需求的确对供给敏感，那么我们可以预期，拥有更多资源的医院也会产生更大的医疗费用，不管病人病情是否严重，也不管病人是否需要这些额外的资源。图13.8画出了每一千个居民拥有的医院病床数与该地区每一千个Medicare参保者的出院数之间的关系。对于所有医疗条件，二者是强正相关的，这支持了医疗服务是供给敏感型这个假说，尤其考虑到疾病严重程度似乎没有推动这个相关性（Dartmouth Atlas Project，2008）。

273

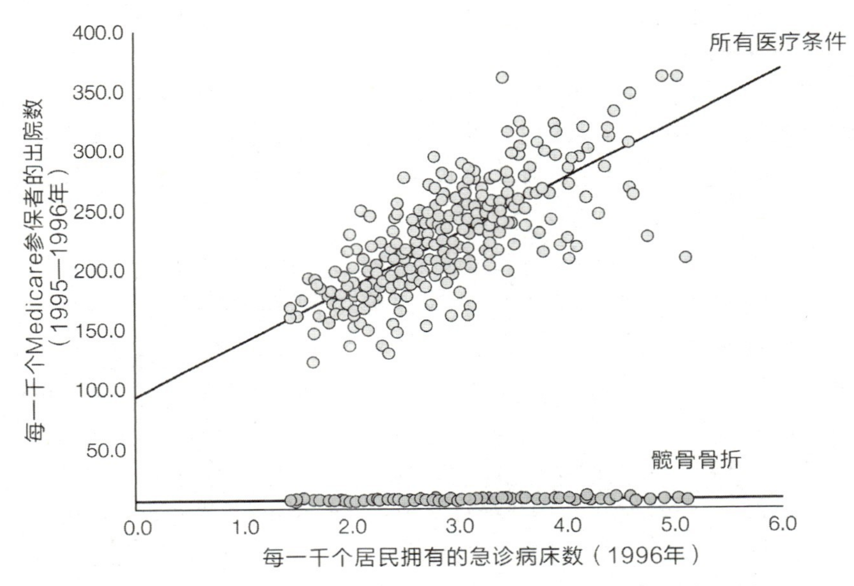

图13.8　美国各个地区医疗服务使用与医院病床供给之间的关系

资料来源：Dartmouth Atlas Project（2008）.

图13.8还说明医院病床数和髋骨骨折病人的医疗服务需求没有什么相关性。研究者认为髋骨骨折的诊断很明确，各地医生在最优治疗方法上不存在分歧。结果就是医生的自由裁量空间很小，也因此，髋骨骨折服务的需求取决于骨折本身而不是医院病床数。因此，当治疗措施明确时比如髋骨骨折情形，供给敏感型医疗服务就不容易发生。

然而，当医生对于最优治疗方案存在分歧时，不同医生可能采取不同的措施。例如，在腔静脉滤器是否是好的预防肺栓塞的方法问题上，不同医生的看法不一。然而，高支出地区的医生比低支出地区的医生更有可能使用这种昂贵的方法（Dartmouth Atlas Project，2008）。也许，某些地区的医疗文化让医生在治疗病人时会不惜一切，这导致更高的医疗支出（Wennberg，1984）。

供给敏感型医疗服务这个概念与第5章讨论的医生诱导需求思想密切相关。医生和病人之间以及医生和保险公司之间的信息不对称，让医生有很大的自由裁量空间。对于更容易得到像病床、成像仪及医学专家这些资源的医生来说，他们更可能使用它们。

供给敏感型医疗服务是一种道德风险。到目前为止，我们讨论的道德风险主要指参保者有超额医疗服务需求的情形，超额需求的原因在于参保者仅面对很低的医疗服务自付费用。在供给敏感型医疗服务情形下，道德风险是由医生导致的——医生推荐的医疗服务昂贵但在边际上没多少作用。病人知道保险公司将承担大部分医疗费用，因此，他们接受医生推荐的服务，因为这些服务的边际收益超过了病人的自付费用。

道德风险产生的损失，可能因两方面的作用而加剧：一是更多的医院资源，二是昂贵的新技术。资源丰富的医院有数不清的医院侧楼以及几乎所有最新的医疗设备，因此，医生可以开出更多的MRI检查、更多的住院、更多的手术以及更多的转诊建议，这些都超过了社会最优水平。

医院支出差异的另外一种解释是医疗文化差异，这种解释与供给敏感型服务有关，因为医生文化是医疗文化的重要组成部分。一项自然试验研究表明，即使是同一家医院也可能存在两种不同的医生文化。多伊尔等（Doyle et al.，2010）研究了一家大型医院，这家医院是两所医学院的教学医院，医生分为两个不同的小组。在这家医院，两组医生共享相同的资源——病床、护士、基础设施以及医学技术等。医院接收的病人，被随机指定进入项目A和项目B。项目A的医生来自一所名牌医学院，而项目B的医生来自一所普通医学院。

与项目B的医生相比，项目A的医生倾向于使用更少的诊断检查，因此，他们的病人产生的费用平均低10%。但这两组病人的死亡率和健康状况没有差异。

达特茅斯项目的发现所蕴含的一个政策建议是：相关机构应该制订更详细的循证医学实践指南，并且广泛宣传，严格实施。项目研究者认为髋骨骨折有最好的医学实践标准，但很多其他诊断没有这种标准；实施这种标准能够控制医疗费用的上升，因为它能改变医生文化，控制异常地区例如迈阿密的供给敏感型医疗服务。

然而，由于疾病（包括并发病）种类繁多，医学实践标准指南的制订无疑是个非常艰巨的任务。而且，这种政策方法必定涉及医生行为的改变，但这很难。医生的决策受一系列因素的影响，包括教育背景、执业风格、病人意愿、当地医疗过失法律环境，以及医生自己的财务激励等（Eisenberg，1985；Grol，1992；Solomon et al.，1998）。

13.5 结论

在本章，对于医学技术变革，我们看到了两种表面上似乎相反的观点。一种观点认为新技术带给医疗消费者的巨大福利，让人们变得更健康，活得更长久。在过去几十年，各种医疗技术层出不穷，包括急性心肌梗死、霍奇金淋巴瘤、抑郁以及数不清的其他疾病的治疗技术。这些无疑是好事。第一种观点谈到了新医疗技术及其应用在经济转型上的贡献。墨菲和托佩尔（Murphy and Topel，2006）估计，1970—2000年，在新医疗技术的应用方面，仅在美国，每年就有高达3.2万亿美元的价值未被计入GDP。因此，技术变革的**平均**价值极高。

另外一种相反的观点认为，新医疗技术的扩散，促进了发达世界医疗支出的快速增长（Newhouse，1992）。这种观点认为，在医疗保险环境下，由于参保病人不需要面对全部医疗费用，新技术很难有效率地使用。如果服务点提供免费医疗服务，那么病人就会对每种能促进健康的技术产生需求，而不管这种做法对同一保险方案中的其他人施加的成本有多大。

道德风险至少部分解释了同种疾病在两个不同地区产生的费用为何相差那么大，即使这两个地区有类似的人口健康需求。由于道德风险，病人和服务提供者都对新医疗技术有需求，即使这些技术的边际价值较低。

尽管这两种观点似乎针锋相对，但它们同时为真。第一种观点意味着新技术的平均报酬较高，而第二种观点意味着新技术的边际价值较低。对于私人保险公司和公共保险机构来说，一个基本的政策挑战是区分边际价值高的技术和边际价值低的技术。在公共保险背景下，如果保险机构拒绝纳入有价值的医疗技术，就有可能受到公众的抨击；在私人保险背景下，如果保险公司拒绝承保新技术，它们就有可能失去顾客。下一章，我们讨论成本效果分析，这是保险公司用来决定是否承保新医疗技术的一种关键工具。

275

13.6　习题

判断题

判断下列论断是正确还是错误，说明你的理由。在说明理由时请引用课文中的证据，以及你可能需要的任何额外假设。

1.拉氏价格指数通常高估了医疗服务价格每年的上升幅度。

2.1950—2000年，霍奇金疾病的治疗价格大幅上升。

3.1984—1991年，心力衰竭服务的总支出上升，这说明它的治疗价格上升了。

4.达特茅斯项目发现2000年代早期，美国不同城市医疗服务支出存在很大差异，而结果是高支出城市的Medicare参保者健康许多。

5.达特茅斯项目结果表明在美国一些城市，促进健康更容易和（或）更便宜，另外一些城市则不然。

7.对于相同的髋关节置换手术，如果波士顿（马萨诸塞州）的Medicare病人的人均支出比博伊西（爱达荷州）的高，但健康结果相同，那么这意味着波士顿的医疗支出存在浪费。

8.总医疗支出上升的原因之一是人口老龄化。

分析题

9.（**价格指数**）假设你在医疗服务（h）和其他商品（c）上的效用函数为$U(h, c)$，而且你的固定收入为100元。（假设你的无差异曲线是常见的形状，即凸的。）每一年，你面对的预算约束为：

$$p_h h+p_c c=Y$$

其中p_h和p_c分别为医疗服务的价格和其他商品的价格，Y是你的收入。每一年，你在这个约束下选择h和c来使得你的效用最大。

在年份1，医疗服务的价格为1元，而其他商品的价格为2元。在这些价格水平上，你的需求是30单位医疗服务和35单位其他商品。在年份2，你的效用函数和收入都未变，但价格变了。医疗服务价格涨到1.50元，其他商品价格降为1.50元。在这些价格水平上，你的需求是20单位医疗服务。

a.假设你在年份2花完所有收入，那么你购买了多少单位的其他商品？

b.将你的医疗服务需求画在横轴上，将你对其他商品的需求画在纵轴上。在这个图上，画出年份1和年份2的预算线。在这些预算线上，分别标记你在年份1和年份2的需求点。再画出与需求点相切的凸的无差异曲线。将无差异曲线标记为U_1和U_2。

c.价格变化后，你的状况是变好了还是变差了？还是一点没变？这个结果仅适用于你画出的无差异曲线吗，换句话说，它对任何凸的无差异曲线是否都成立？

276

d.画出能回答下列问题的预算约束：为了在年份2买到年份1的需求束，你在年份2需要多少收入？换句话说，画出一条新的预算线使得它的斜率反映年份2的价格但与年份1的需求束相交。

e.使用（d）中的预算约束计算拉氏价格指数；也就是用你在年份2买年份1的需求束所需钱数，除以你在年份1买这个需求束所需钱数。

f.现在画出能回答下列问题的预算约束：为了达到年份1的效用水平，你在年份2需要多少收入？换句话说，画出一条新预算线使得它的斜率反映年份2的价格但与无差异曲线U_1相切。

g.拉氏价格指数高估还是低估了价格变化对福利的影响？

假设现在你的效用不仅来自医疗服务（h）和其他商品（c），还来自未来医疗服务（f）。未来医疗服务在年份1和年份2尚未出现（也可以认为，未来医疗服务价格太高，你对它的需求为零。）在年份3，未来医疗服务出现了，它的价格为10元。与此同时，h和c的价格都上升为3元。

h.计算反映从年份2到年份3价格变化的拉氏价格指数。记得使用年份2的商品束。

i.根据上一题的计算结果回答：你在哪一年的状况更好？是年份2还是年份3（假设收入固定不变）？

j.在年份3，你购买5单位f和10单位h。给定你计算出的拉氏价格指数，说说为何你在年份3的效用可能比在年份2高。

k.从年份2到年份3，你的总医疗服务（包括f和h）支出发生了什么样的变化？

l.说说为什么你不能使用这个结果断言医疗服务变得更贵还是更便宜？

10.（**HIV感染者存活率与抗逆转录病毒治疗**）菲利普森和杰娜（Philipson and Jena，2006）研究了HIV感染者存活率与支出问题。图13.9画出了美国HIV感染者存活率与治疗HIV感染支出趋势。

a.图13.9（a）说明在20年间，HIV感染者在诊断后的存活率显著提高。请对这个事实提供三种解释：其中一种用药物创新；另外一种用HIV检查技术进步；最后一种用在险（at-risk）人口变化。在提出这些解释时，你不用担心它们是否能反映真实历史情况，但要保证它们能解释HIV存活率的变化。

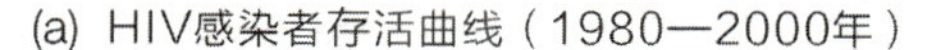

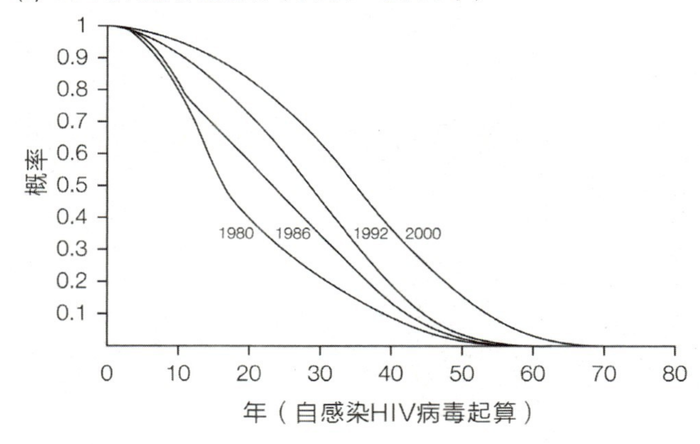

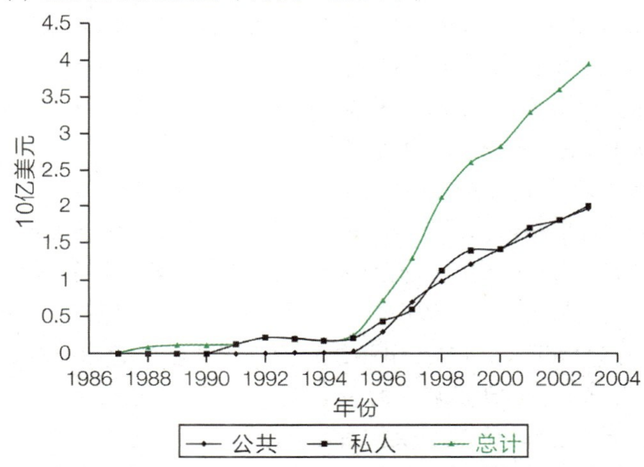

图13.9　美国HIV感染者存活率与支出趋势：（a）HIV感染者存活曲线，1980—2000；（b）治疗HIV感染支出，1986—2004

资料来源：Figure 3 and 4 from Philipson and Jena（2006）.

b.现在假设这些曲线已考虑了检查技术和在险人口变化，存活率的提高完全是药物创新的反映。例如，1994年发现的抗逆转录病毒治疗法（HAART），是一种能提升患者免疫功能的有效治疗AIDS的药物。说说在图13.9（a）中我们为何没有足够的信息来说明HIV感染者存活率的提高具有成本效果性？

c.图13.9（b）显示几乎在同一时期，公共和私人的治疗HIV感染支出快速上升。这个证据能否说明HAART的价格在这个时期上升了？能否说明HIV感染者存活成本在这个时期上升了？

277

d.假设作者们发现图13.9（a）描述的存活率提高，在价值上不足以补偿图13.9（b）描述的支出上升。假设艾滋病人完全知道新医疗技术的成本和收益。那么，为什么对边际价值很小的医疗技术，病人会过度使用？

e.实际上，作者们发现这一时期的技术进步（例如HAART的发明），对HIV感染者非常有好处，这些技术在存活上的收益远远超过了治疗增加的成本。给定HIV感染治疗价格平稳上升的事实，你如何说明这个论断跟这个事实是一致的？

第14章 卫生技术评估

278

一家医疗仪器公司正在抓紧完善其最新产品。这家名为“我们是害虫”（Moral Hazard R Us）的公司（以下简称“害虫公司”）专业生产花里胡哨、价值可疑的医疗仪器，然后高价出售。它的最新产品叫健康密码仪，是市场上最赚钱的产品之一，但它似乎不能显著提高任何人的健康水平。

健康密码仪是闪着银光的金属盒，大小和公用电话亭差不多。病人走进去，关上门，里面一片黑暗。仪器呼啦啦地响，病人被神秘的极超音速射线包围着。在临床试验中，很多参与者报告说他们感到头晕，闻到了奇怪的味道。然而，健康结果是清楚的：一周使用一次健康密码仪的病人，与对照组相比，血压和胆固醇水平低0.1%。在为期五年的临床试验期间，与对照组相比，治疗组的心脏病和中风的次数每一千人减少了一次。平均来说，治疗组的病人的平均寿命比对照组长0.1%。

现在健康密码仪已得到美国食品药品监督局的批准，害虫公司开始了新的活动。它的目的是说服大的保险机构承保这种仪器的治疗费用。它将使用一个疗程的健康密码仪的价格定为10万美元，因为每台仪器都需要耗费大量电力，病人需要一位全职护士来照顾，而且仪器需要专业技师维修。如果没有保险，每周使用一次这种仪器产生的费用，一般病人负担不起。然而，如果有了保险，很多病人就会积极使用这个有一定收益（尽管很小）的健康密码仪。

健康密码仪是所有保险公司最糟糕的一个噩梦：它以天价的成本提供很小的健康收益，所有顾客的保险费都会因此上升。在这个例子中，保险公司应该知道健康密码仪不具有成本效果优势（如果他们知道害虫公司的大名，他们更能确信这一点）。然而，保险公司每年需要评估几千项新技术，它们都没有健康密码仪那么让人怀疑。每当医药公司开发出新的医疗仪器或研发出新药时，保险公司和政府都必须确定这些新技术是救命神器（药）还是健康密码仪的翻版。

新医疗技术的评估被称为卫生技术评估（health technology assessment，HTA）。卫生技术评估通常引发大量争议。事实上，美国法律就规定Medicare在进行决策时不能使用HTA。这种技术引发争议的原因不难理解：在使用成本效果分析进行决策时，很多病人的生命悬于一线。如果私立或公共保险机构决定不承保某种昂贵的癌症药物，那么很

279

多贫穷病人的生命会受到很大威胁。这种决策或明或暗地对生命赋予货币价值，而这种生命估价在哲学上和政治上充满争议。

HTA包含两类不同的分析。本章首先介绍成本效果分析，这种方法的本质在于比较不同治疗方案的成本和效果。然后，我们讨论成本收益分析，这种方法通过权衡货币和健康，在各种治疗方案中选择最优方案。

14.1　成本效果分析

卫生技术评估的第一步，是衡量卫生技术的成本和收益。这里的“技术”应该做广义解释，它包括新药、特定手术的新实施方法，以及能帮助医生诊断疾病的新仪器。衡量某种疾病的每种备选治疗方案的成本和收益的过程，被称为成本效果分析。

> **定义 14.1**
>
> **成本效果分析**（cost-effectiveness analysis，CEA）：衡量各种治疗方案（药物、手术、疗法等）的成本和健康收益的过程。

如果一种疾病有多种治疗方法，如何进行选择？成本效果分析的目的正在于比较这些方法的优劣。有时这些备选治疗方案比较类似，成本和收益也都比较接近，比如治疗相同一种精神失常的两种药物。有时备选的治疗方案完全不同，比如在临终关怀医院接受安宁护理跟用磁共振仪检查后实施试验性质的手术。在这种情形下，各个备选方案的成本可能相差很大，收益也相差很大，不易直观看出哪种方案更好。

在另外一些情形下，一种备选方案明显比其他方案好。如果方案1比方案2更便宜而且更有效果，那么我们说，方案2**劣于**（dominated）方案1，或者说，方案2是个劣势方案。如果某种药物或疗法至少劣于另外一种，这时使用它就不是明智的选择。劣势方案无疑是比较差的方案，因为它用更多的钱提供更少的健康收益。

> **定义 14.2**
>
> **劣势治疗方案**（dominated treatment）：如果某种治疗方案比另外一种方案更贵但效果更差，那么这种方案就被称为劣势治疗方案。劣势治疗方案永远不是最优的，因为存在其他更有效果且更便宜的方案。

280

如果一个方案优于另外一个，事情就简单了：在哪种方案更可取这个问题上，病人、医生和保险公司达成一致。然而，如果两个方案之间没有优劣关系，那么其取舍就比较复杂，因为这要求病人、医疗服务提供者以及付款人权衡货币成本和健康收益。

增量成本效果比

成本效果分析的核心是**增量成本效果比**（ICER）。它是两种备选方案的比较，通常这两种方案没有优劣关系。如果任何一种方案都不是劣势方案，那么其中一种方案必定更贵但更有效果。

定义 14.3

增量成本效果比（incremental cost-effectiveness ratio，ICER）：假设一种疾病有两种治疗方案，增量成本效果比是指这两种方案的成本之差与收益之差的比值。ICER的表达式参见（14.1）式。

考虑某种疾病的两种治疗方案，A和B。A比B贵，但更有效果，因此，A和B之间不存在优劣关系。A对B的ICER为：

$$\text{ICER}_{A,B}=\frac{C_A-C_B}{E_A-E_B}>0 \quad (14.1)$$

其中：

- C_A和C_B分别为治疗方案A和B的成本；
- E_A和E_B分别为治疗方案A和B的健康结果。

ICER的表达式就是成本之差与健康结果之差的比值。只要两个项目之间不存在优劣关系，ICER必定为正。

一般来说，成本用货币单位表示，代表治疗方案的财务成本，尽管有时候其他成本（例如时间和交通费用）也计入成本。健康结果通常用额外生命年定义，尽管也可以用其他指标表示。治疗方案的健康收益可以为生命的延长（开胸手术）、疼痛的减轻（吗啡）以及并发症的减少（糖尿病的胰岛素治疗）等。

成本效果分析实践：HIV感染筛检与铅中毒

医生应该花多少钱和时间来筛查罕见疾病患者？对于癌症、糖尿病、HIV感染以及其他许多疾病，早诊断就能早发现，从而拯救患者的生命。然而，不加选择地进行筛查，不仅成本极高也可能伤害被误诊的病人，因此医生很多时候并不知道在筛查病人方面他得有多积极。成本效果分析可以帮助我们回答这个问题。

假设某大城市的一条街道上有两家相邻的诊所，诊所1和2。在这个城市中，1%的人口感染HIV。诊所1的医生使用**目标筛检**（targeted screening）策略：他们只检查出现AIDS症状的病人或者只检查吸毒者这样的高风险人群。很显然，这种方法有漏网之鱼——一些HIV感染者未被筛检出。然而，对于那些99%的概率为阴性的人来说，目标筛查法为他们省了钱。

281

诊所2的医生更积极。他们使用**普遍筛检**（universal screening）策略，也就是说，他们对走进诊所的每个病人都做HIV检查，不管病人报告AIDS症状、感冒症状还是腿骨折了。这种方法自然比目标筛检法贵，但偶尔也能提前发现HIV感染者。这对病人来说是个好消息：病人可以立即使用抗逆转录病毒药物，预先阻止免疫系统功能下降。

哪种策略更优呢？桑德斯等（Sanders et al.，2005）使用现实世界HIV感染者存活数据以及模拟模型，考察了这两种策略。他们发现这两种策略之间不存在优劣关系：普遍筛检法更贵，但病人的平均期望寿命更高。表14.1给出了他们估计的成本和健康结果。

表14.1 HIV感染筛检策略的比较

筛检策略	每个病人的成本	平均期望寿命
目标筛检	51 517美元	21.063年
普遍筛检	51 850美元	21.073年

数据来源：Table 3 in Sanders et al.（2005）.

在表14.1中，成本是以HIV感染筛检总成本除以所有诊所的病人数量之和而得到的。这个成本是所有病人的平均成本，而不是HIV感染者的成本，因为是否进行筛检这个决策适用于所有病人。普遍筛检比目标筛检的成本更高，原因有两个：一是HIV检查成本本身比较高；二是疾病更早被发现，会产生更多的医疗费用（含药品费）。当然，对于健康人群来说，HIV感染的治疗成本为零，但HIV感染者的治疗成本非常高，尽管HIV感染者在人群中仅占少数。

普遍筛检对目标筛检的增量成本效果为：

$$ICER_{u,t}=\frac{51850-51517\text{（美元）}}{21.073-21.063\text{（年）}}=\frac{333\text{（美元）}}{3.92\text{（天）}}=84.95\text{ 美元/（生命）天}$$

其中$ICER_{u,t}$的下标u和t分别代表普遍筛检和目标筛检。

这个ICER值说明了普遍筛检的相对价格，它表明多活一天需要花多少钱。如果使用目标筛检法的诊所转而使用普遍筛检法，那么额外一天期望寿命的价值大约为85美元。如果这种“交易”是值得的，那么普遍筛检法是最优的。

注意，ICER本身不能决定哪个方案最优，它只是表明促进健康的价格为多少。ICER是个实证（positive）事实，它衡量的是两个方案之间成本与收益的比较；ICER不是规范（normative）判断，也就是说，它本身不能说明哪种方案更好。

成本效果分析的应用范围不限于衡量延长期望寿命的成本。例如，儿童铅中毒通常不是致命的，因此，在比较铅中毒治疗方案时，不宜用死亡风险指标衡量健康结果。Glotzer et al.（1995）研究了铅中毒的两种不同治疗方案对阅读障碍率的影响。他们发现更积极的治疗方案更贵但更有效果（参见表14.2）。

282

表14.2 铅中毒治疗方案的比较

治疗策略	每个病人的成本	阅读障碍概率
保守治疗	786美元	35.3%
积极治疗	1778美元	21.6%

数据来源：Table 1 in Glotzer et al.（1995）.

积极治疗对保守治疗的ICER为：

$$ICER_{\text{积极，保守}}=\frac{1778-786}{0.353-0.216}=7241\text{美元/阅读障碍}$$

如果避免一例阅读障碍的价值至少为7241美元，那么对于铅中毒儿童来说，积极治疗方案在降低阅读障碍率方面具有成本效果性。ICER本身不能说明我们应该选择积极治疗方案，它只是报告了使用某种方案来促进健康要花多少钱。

14.2 多个治疗方案的评估：成本效果边界

假设社会出现了一种新的致死疾病——bhtitis。如果这种病只有一种治疗药物，那么成本效果分析非常简单。假设这种药物的成本为$C_{药物}$，收益（以期望寿命衡量）为$E_{药物}$。在这种情形下，我们也有两种方案：一是使用这种药物，二是什么也不做。二者之间的ICER为：

$$ICER_{药物，什么也不做}=\frac{C_{药物}-0}{E_{药物}-0}=\frac{C_{药物}}{E_{药物}} \quad (14.2)$$

这个公式假设“什么也不做”方案的成本为零，健康结果为立即死亡。然而，这个假设通常不准确。大多数疾病一般不会立即致死，因此这种方案的效果不为零。然而，“什么也不做”方案可能产生一些实际成本，例如止痛药或安宁护理。然而，对于bhtitis这种疾病，如果“什么也不做”方案成本的确为零，且病人会立即死亡，那么（14.2）式成立。ICER值说明了使用这种救命药来延长寿命需要花多少钱。医生和病人可以使用这个值来决定是否使用这种药物。

在实践中，情形通常要复杂得多，也就是说，决策者面对多种治疗方案。假设bhtitis疾病有10种治疗药物，而且这些药物是互斥的——服用两种或两种以上药物会带来致命的副作用。表14.3给出了每种药物的成本和相应的健康效果。在这个例子中，健康效果用期望寿命衡量。14.4节将比较详细地讨论健康效果的其他衡量指标。

表14.3 bhtitis疾病的各种治疗药物

治疗方案	总成本/美元	期望寿命/年	多活一年的成本（总成本/期望寿命；单位：美元/年）
不治疗	0	0	—
药物A	40 000	1.0	40 000
药物B	80 000	0.2	400 000
药物C	160 000	3.0	53 333
药物D	220 000	2.0	110 000
药物E	260 000	1.0	260 000
药物F	280 000	0.2	1 400 000
药物G	320 000	2.8	114 286
药物H	360 000	3.4	105 882
药物 I	400 000	3.4	117 647

当我们比较两种以上的药物时，ICER分析变得比较复杂。如果药物A对不治疗（这里将不治疗视为一种治疗策略）的ICER为40 000美元，药物C对药物A的ICER为60 000美元，药物G对药物B的ICER为107 692美元，在这种情形下，我们很难看清楚哪种药物更受欢迎。表14.3中的情形更为复杂，因为它有10种治疗策略（包括不治疗），这样我们要进行45次两两比较。我们需要计算45个ICER，然后再逐一进行比较吗？即使我们这么做了，我们又如何确定哪个药物是最有效果的药物？

283

也许一些人认为，更直观的做法是比较各种药物的成本与健康效果的比值。事实上，（14.2）式就是这么做的。这种方法似乎能告诉我们用每种药物来延长寿命需要多少钱，从而简化了我们进行两两比较的工作。在这种情形下，决策规则似乎非常简单：选择延长一年寿命所需成本最低的那种药物即可。在这个例子中，药物A似乎最具成本效果性，因为它延长一年寿命所需的费用最小：每延长一年寿命仅花费40 000美元。然而，正如我们将看到的，这种比较方法是错误的。

平均成本效果比率的缺陷

当我们将某个方案与“什么都不做” 方案（成本为零而且病人立即死亡）比较时，我们实际上计算的是平均成本效果比（average cost-effectiveness ratio，ACER）而不是ICER。平均成本效果比是某个治疗方案的成本与其健康效果的比值。对于治疗方案T，平均成本效果比（ACER）为：

$$ACER_T = \frac{C_T}{E_T} \tag{14.3}$$

其中C_T是T的成本，E_T是T的健康效果。表14.3中的最后一列给出的就是每种药物的ACER。

不同治疗方案的ACER的比较，似乎很直观，但这种方法不能揭示所有具有成本效果性的药物。例如，考虑药物A和药物C的比较。药物A的ACER比药物C的ACER低，这似乎意味着药物A更具有成本效果性。然而，事实并非如此，考虑药物C对药物A的增量成本效果比（ICER）：

$$ICER_{C,A} = \frac{C_C - C_A}{E_C - E_A} = \frac{160\,000 - 40\,000}{3.0 - 1.0} = 60\,000\text{美元/年}$$

这个ICER值比较高，但这并不意味着药物A绝对优于药物C。如果某人认为生命价值大于60 000美元/年，那么药物C优于药物A，因为它产生既定健康效果的价格较低。ACER的比较让人们误认为药物A在成本效果性上总是比药物C好，然而ICER表明药物C有时更具有成本效果性。

284

成本效果边界

为了找到所有可能具有成本效果性的治疗方案，我们必须对药物进行两两比较，以此判断哪种方案是劣势方案。这个任务比较繁琐，若用图形求解，相对简单，这种图形就是所谓的**成本效果边界**。这个边界给出了所有非劣势备选方案。

定义 14.4

成本效果边界（cost-effectiveness frontier，CEF）：给定特定疾病，它的所有非劣势治疗方案的集合构成了成本效果边界。位于成本效果边界上的任何治疗方案都具有成本效果性。

不在成本效果边界上的任何治疗方案，都至少劣于成本效果边界上的某一种方案，因此，这些方案不具有成本效果性。

第一步是画出疾病bhtitis的各种治疗方案的成本和健康效果。我们将“不治疗”方案作为原点（0点）。图14.1画出了表14.3中的9种药物，以及“不治疗”方案。

即使粗略考察图14.1，我们也能得到一些关于这些不同治疗方案的有用信息。回忆一下，劣势方案是指比另外一种方案更贵且效果更差的方案。在图形上，给定一种治疗方案，如果它的左上方还存在其他治疗方案，那么这种方案就是劣势的。在图14.1中，很多方案都是劣势的：药物B劣于药物A，药物D劣于药物C，药物F劣于药物E，等等。

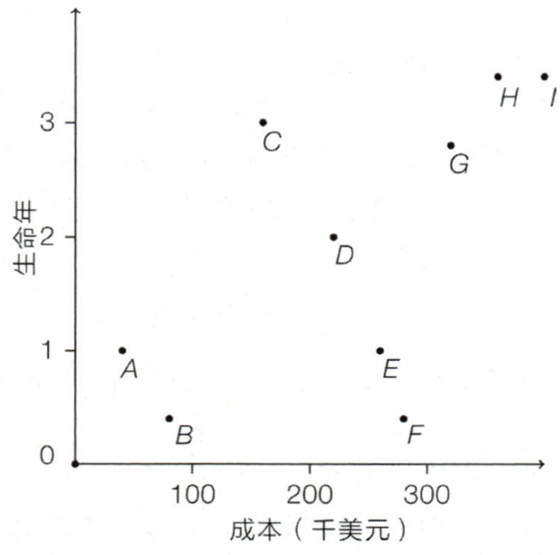

图14.1 疾病bhtitis的各种治疗方案

为了画出成本效果边界（CEF），我们将非劣势点连接起来即可。这个结果就是图14.2中的曲线，它是原点、A、C以及H的连线。[①]

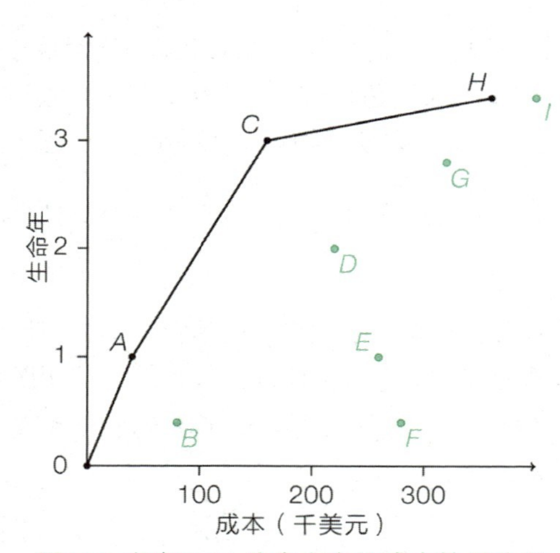

图14.2 疾病bhtitis治疗方案的成本效果边界

大多数的点不在CEF上的原因很明显，比如药物F就劣于其他几种药物。然而，有的药物比如I就没有那么明显。不过只要仔细检查，你就会发现，药物I劣于药物H。与药

① 注意，在画CEF时，原书作者将成本放在横轴上，将生命年放在纵轴上，所以CEF呈现为图14.2的样子。然而，更直观的做法是**把成本放在纵轴上，把生命年放在横轴上**。请读者思考一下：这么做有什么好处？（提示：考察增量成本效果比的计算公式）。在这种情形下，CEF是什么样的？请画一画。事实上，很多用来实施成本效果分析的软件比如TreeAge Pro，默认将成本放在纵轴上，将健康结果比如生命年放在横轴上。——译者

物H相比，药物I产生了等量的健康效果，但成本更高。尽管H不是位于I的左上方，但I仍是劣势药物。

285

CEF通过识别非劣势药物而简化了治疗方案之间的比较。于是，分析者可以排除劣势药物（这些药物在任何情形下都不应该被使用），重点考察非劣势药物。

CEF上任何两点间的线段的斜率也有明确而直观的解释：它等于这两种治疗方案的增量成本效果比（IECR）的倒数，参见图14.3。CEF的斜率含义，有助于我们决定使用哪种治疗方案。

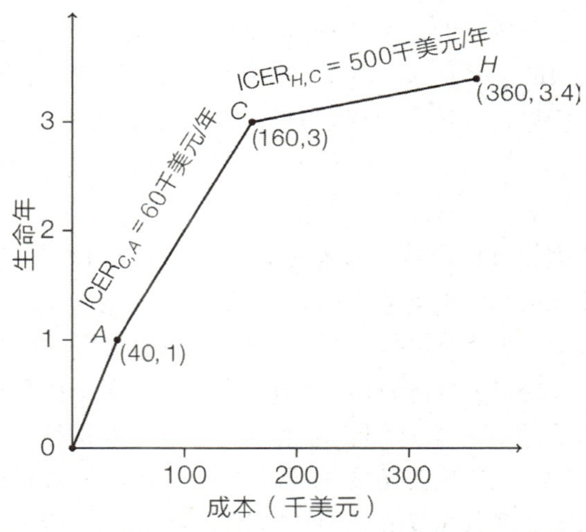

图14.3 CEF上任何两点间的线段的斜率，等于这两点之间的增量成本效果比的倒数。

14.3 成本的衡量

成本效果的计算比较简单。一旦我们知道了所有治疗的成本和健康效果，我们就可以计算它们的增量成本效果比，画出成本效果边界，找到可能具有成本效果性的治疗方案。然而，这些结果只有成本和健康效果数据为实际数据时才有意义。例如，在计算心脏病治疗方案的成本时，应该将未来医疗问题的长期成本计入吗？健康效果的最佳衡量指标是什么，是存活年数还是失能概率降低抑或是其他指标？回答这些问题和计算（14.1式中的C和E），是研究者在进行成本效果分析时遇到的现实挑战。

286

应该计算谁的成本？

在做成本效果分析时，我们遇到的第一个问题是：我们的分析应该站在谁的角度上？是站在病人、保险公司，还是其他利益相关方的立场上？任何特定方案是否具有成本效果性，很大程度上取决于我们站在谁的立场上，因为不同利益相关方有不同的成本和健康收益。

成本效果分析最常见的立场，是“社会计划者”或病人立场。公共保险机构在决定承保哪种治疗方案时，通常从社会计划者的角度进行成本效果分析。在这种情形下，成本应该包括与特定治疗方案相关的任何成本，无论这些成本由谁承担，也不管谁是真正的付款人。

因此，病人在接受治疗时产生的医疗费用，由保险公司负担的部分以及由病人自己负担的部分，都应该计入成本。如果病人在接受治疗期间无法工作，比如有两个月无法工作，那么这两个月的时间价值也应该计入成本，即使是病人的雇主承担了这些成本。同样，如果治疗措施要求家庭成员护理病人，那么家庭损失的闲暇时间也应该计入成本。

在计算成本时，有个例外。如果治疗方案涉及的处方药以及其他物品是用垄断价格计价的，那么计入成本的仅是这些物品的边际成本。边际成本以上的钱，流入了制药公司，是制药公司的垄断利润（Cutler，2010）。因此，垄断利润是医疗付款人的损失，但是制药公司的所得，从社会计划者的角度看，这不过相当于钱从一个人的口袋转移到另外一个人的口袋，社会承担的代价为零，因此不是成本。也就是说，计入成本的应该是药物的边际生产成本，而不是市场价格。

如果成本效果分析是站在病人的立场上，此时的成本仅应包括病人直接承担的医疗费用，不包括其他人（例如雇主或病人家庭成员）承担的成本。在这些成本中，病人自付医疗费是大头。如果病人没有保险，那么他们自付的医疗费用通常较高；如果他们有保险，即使保险规定了自付额和免赔额，他们自付的医疗费用也通常较低。

一种治疗方案在社会计划者角度上具有成本效果性，未必意味着它在病人角度也具有成本效果性，这是因为角度不同，成本也不同。正如我们将看到的，如果存在保险诱导的道德风险，病人角度和社会计划者角度的成本效果分析将出现比较大的差异。另外，如果治疗方案存在外部性（无论外部性为正还是为负），二者也可能出现较大差异（参见第20章）。

应该计入哪些成本？

分析者在做成本效果分析时还必须考虑应该计入哪些成本。我们用一个虚构的例子来说明这个问题的复杂性。假设某个国民保险系统面对着是否将一种治疗肺癌的神奇方法纳入保险的问题。这种疗法非常有效，它甚至能治愈终末期肺癌。不仅疗效显著，这种疗法还非常便宜。一个完整疗程仅需要1000美元。这种疗法非常适合纳入保险：与其他的肺癌治疗方法相比，这种方法价格更便宜而且疗效更高。

287

然而，假设世界上能开展这种疗法的只有一家医院，它位于遥远的戈壁沙漠上。去这家医院看病，道路险阻且路途遥远。另外，这种疗法让病人极端不舒服而且非常耗时间：病人需要在小房间内蜷缩十个疗程，每个疗程为十个小时。在做成本效果分析时，如果我们站在社会计划者或病人的立场上，我们需要将上述交通费用、病人的痛苦等因素计入成本（Garber and Phelps，1997）。这些非医疗成本需要社会或病人承担，然而，如果换另外一种治疗方法，未必有这些非医疗成本。

给定某个特定备选方案，如何确定其未来成本，更为困难。如果这种治疗肺癌的神奇疗法已纳入保险，很多肺癌患者将活得更长。这些病人未来可能患有心脏病，心脏病的治疗费用更高。如果这种治疗肺癌的神奇疗法未被纳入保险，很多癌症患者将会死亡，从而不会患上心脏病。对于这种神奇疗法来说，这些额外的心脏病治疗费用是否应视作它的成本？如果答案为是，那么它的成本就大幅增加。尽管大多数经济学家认为在做成本效果分析时，应该考虑未来成本，但在应该考虑哪些未来成本问题上，他们看法不一，存在争议（Meltzer，1997；Garber and Phelps，1997；Lee，2008）。

即使研究者在应该考虑哪些未来成本的问题上达成了共识，对这些未来成本的估计也非常困难。这要求研究者估计所有健康状况转移的可能性及成本，但这显然是个不可能完成的任务。因此，在实践中，出于简化计算的目的，大多数成本效果分析仅考虑少数健康状况转移的可能性（Weinstein and Manning，1997）。考虑到现实世界中所有的卫生技术评估都是在有限信息内完成的，这种简化似乎是一种合理的折中方案。

14.4 效果的衡量

为了确定某种药物是否可能具有成本效果性，我们不仅必须正确计算它的成本，还必须正确计算它的健康收益。这涉及选择合适的健康结果（例如存活）并且量化备选治疗方案在这种健康结果上的作用。在14.1节的两个例子中，健康效果（E）分别定义为病人多活的天数以及阅读障碍率。然而，健康效果也可以用快乐、痛苦、生病天数、身体移动以及人们认为有价值的任何指标来衡量。

假设在某个成本效果分析中，“效果”被定义为期望寿命的延长。于是，治疗方案的评估依据就是它们延长寿命的能力。然而像吗啡这样的安宁药物只能减轻病人的疼痛而不能延长其寿命，这种研究又如何评估它们的价值呢？再比如，某种手术能够让病人的期望寿命翻番但会导致残疾，一种药物没有什么副作用但仅能让病人多活一年时间，在这种情形下，我们能说手术比药物更有效果吗？

显然，人们不仅看重存活年数，而且看重他们活着时的健康状况。因此，我们在衡量效果时还应该考虑生命质量（Dolan，2000）。将期望生命和生命质量合二为一的最常见方法，是所谓的**质量调整生命年**方法。

288

定义 14.5

质量调整生命年（quality -adjusted life year，QALY）：经过生命质量调整以后的期望生命单位。在成本效果分析中，健康收益通常用QALY衡量。

在质量调整生命年的计算中，每一生命年都被赋予一个介于0和1之间的质量权重（quality weight）。这个权重反映了这一生命年的质量。权重为0的生命年，等价于死亡；权重为1的生命年，表示这一年完全健康。在实践中，几乎每一年的权重都是0与1之间的某个数。由于这些权重反映了这一年的快乐程度，它们也被称为健康效用。

一定时段的QALY等于这个时段乘以它的质量权重。例如，某个病人以质量权重$q=0.5$生活了两年（比如这段时间伴随着咳嗽和失眠），以质量权重$q=0.25$生活了四年（比如这段时间他只能坐轮椅出行），以质量权重$q=1$生活了一年，那么这三个时段都等价于一个QALY。

正式地，QALY等于每一年与该年质量权重乘积的贴现和。对于当前年龄为t_0并且最多能活到年龄Z的人来说，质量调整期望生命（quality-adjusted life expectancy，QALE）等于此人预期存活年数乘以质量权重，然后再乘以时间贴现因子，最后求和。换句话说，QALE是用QALY为单位来衡量的某人的期望寿命：

$$QALE=\sum_{t=t_0}^{Z}\delta^{t-t_0}q_tP_t \tag{14.4}$$

其中P_t是此人活到t岁的概率，q_t是质量权重，δ是时间贴现因子。如果不存在时间贴现（即$\delta=1$）而且如果每一年都完全健康（$q=1$），那么（14.4）式的结果就完全等价于期望寿命。换句话说，QALE就是考虑了时间贴现因素以及生命质量因素的期望寿命，是标准期望寿命的一种修正。

与质量调整生命年（QALY）相关的一个指标是失能调整生命年（disability-adjusted life years，DALY）。失能调整生命年衡量的是健康损失，而质量调整生命年衡量的是治疗产生的健康收益。由于DALY以损失衡量健康结果，它们通常用于衡量流行病或健康事故的影响。例如，在印度2006年齐昆古尼亚（chikungunya）疫情中，139万病例一共导致25 588单位DALY的损失（Krishnamoorthy et al.，2009）。

计算质量调整期望寿命要求我们估计三方面的信息：时间贴现因子δ、活到年龄t的概率，以及每一年的生命质量q_t。通常，成本效果分析假设时间贴现率介于3%与5%之间（Weinstein et al.，1996）。活到年龄t的概率根据各种治疗方案的死亡率数据估计。

生命质量q_t的衡量存在争议。为什么q的衡量非常困难？因为它涉及不同健康状况的比较，例如，对下面三种健康状况的排序：被迫坐轮椅，失明，损失十年寿命。这没有统一答案。另外一个争议是：我们应该站在谁的立场上评价生命质量？或者说，谁对这些健康状况的评价最可靠？健康者、瘫痪者以及失明者对于上述三种健康状况的排序可能完全不同。

289

用调查法来确定生命质量权重

用于衡量生命质量权重q的调查方法有多种。其中一种最直接的方法是调查广泛人群，询问他们对不同健康状况的感受。

- **视觉模拟评分法**（visual analogue scale，VAS）。VAS方法要求受访者对不同健康状态打分，分值介于0与100之间，其中0代表最糟糕的健康状态，100代表最好的健康状态。受访者在打分时，面对着类似图14.4中的标尺，他们将不同健康状态的分数标记在标尺上。

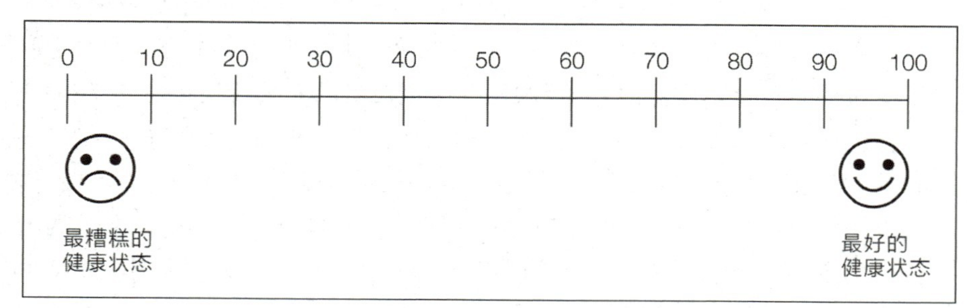

图14.4 视觉模拟评分法

VAS比较吸引人，因为它易于实施，而且受访者容易理解。然而，很多经济学家不喜欢这种方法，因为它不要求受访者对不同的健康状态进行权衡。相反，每个受访者每次对一个健康状态打分。因此，他们对健康状态的排序未必能反映他们的偏好强度。例如，如果你让某个受访者对三个健康状态排序，他们一般均匀打分——25、50、75，即使前两个健康状态比后一个差得多（Dolan，2000）。

作为替代，经济学家通常偏好另外两种能反映受访者偏好的方法。这些方法让受访者在两个选项中做出选择，它们分别被称为标准博弈法和时间权衡法。

- **标准博弈法**（standard gamble，SG）。标准博弈法提供给受访者两个选项：一是确定（概率为1）的健康状态H；二是在完全健康和死亡之间的赌博，其中完全健康的概率为p，死亡概率为$1-p$。研究者向受访者提供不同的p值，让他们一次又一次做出选择。使得受访者对于以上两个选项无差异的p^*，就是健康状态H的质量权重q的估计值。
- **时间权衡法**（time tradeoff，TTO）。与标准博弈法类似，时间权衡法让受访者在下列两个选项之间做出选择：一是在死亡之前以健康状态H存活t年；二是以完全健康状态存活更短的时间τ，然后死亡。与标准博弈法类似，研究者向受访者提供不同的τ值，让他们一次又一次做出选择。对于使得受访者对于上述两个选项无差异的τ^*值，健康状态H的质量权重的估价值为τ^*/t。

290

SG和TTO都依赖于相同的基本策略：它们使用虚构的权衡问题来找到生命质量权重。对于任何健康状态H，SG方法希望找到受访者何时才对H与在完全健康和死亡之间的赌博感到无差异。TTO是考察以完全健康状态存活多少年，才能让其效用等于以健康状态H存活t年所产生的效用。

SG和TTO都不直接衡量健康状态的效用。SG可能受受访者厌恶风险的态度影响。如果受访者特别厌恶风险，即使他认为健康状态H比其他健康状态差，他也更可能选择确定的健康状态H而不是赌博。我们也在第23章讨论了行为经济学上的证据：人们对SG这样的不确定赌博的反应，通常不符合一般人的直觉。在TTO中，如果τ^*是年龄的函数，那么使用这种方法可能也有偏差。如果完全健康状态产生的效用随着年龄增加而递减，那么在以完全健康状态存活多少年才等价于以健康状态H存活t年的问题上，年老受访者回答的年数一般少于年轻受访者回答的年数。

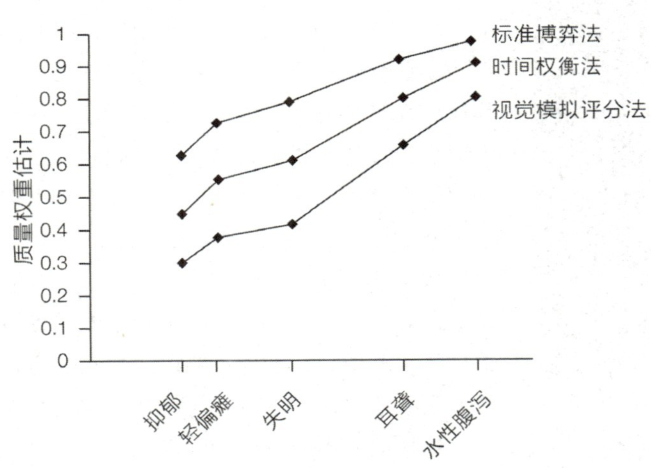

图14.5　三种调查法对五种健康状况的质量权重的估计值

数据来源：Salomon and Murray（2004）.

这些偏差意味着不同调查方法估计的质量权重不同，即使它们对多个健康状况的排序相同（Read et al.，1984；Bleichrodt and Johannesson，1997）。图14.5画出了根据69个受访者在三种调查法下的回答估计的质量权重。所有三条曲线给出的健康状况排序比较类似，但质量权重存在较大差异。对于相同健康状况，SG的估计值高于TTO的估计值，而VAS的估计值在0和1之间均匀分布。一些其他研究也发现SG的估计值倾向于比TTO的估计值高（Bleichrodt and Johannesson，1997；Lenert et al.，1998；Bleichrodt，2002）。在第23章，我们将讨论人们对标准理性的行为偏离，如何解释这些差异以及如何削弱了这些调查方法估计的质量权重的可靠性。

291 表14.4总结了用于估计质量调整生命年（QALY）质量权重的一些方法。

表14.4 用于估计QALY质量权重的一些方法

方法	描述
视觉模拟评分法（VAS）	问卷应答者将其对健康状况的评分标注在标尺上，标尺上的0点对应最差的健康状况，100对应最好的健康状况。
标准博弈法（SG）	对于任何健康状况H，受访者在下面两个选项中做出选择：1.确定（概率1）的健康状况H；2.赌博，其中完全健康的概率为p，死亡概率为$1-p$。
时间权衡法（TTO）	对于任何健康状况H，受访者在下面两个选项中做出选择：1.在死亡前以健康状况H存活x年；2.在死亡前以完全健康状态存活更少的年数。

QALY调查应该关注谁的意见？

选择调查方法仅是确定质量权重工作的一部分。接下来的任务是选择合适的调查人群。质量权重估计值在很大程度上取决于被调查人群，人群不同，结果可能存在很大差异。部分原因在于被调查者面对的问题对他们来说是虚构的，很难回答。健康的人很难判断自己残疾后的生命质量。例如，健康的人很难想象失明以后的生活将是怎样的。

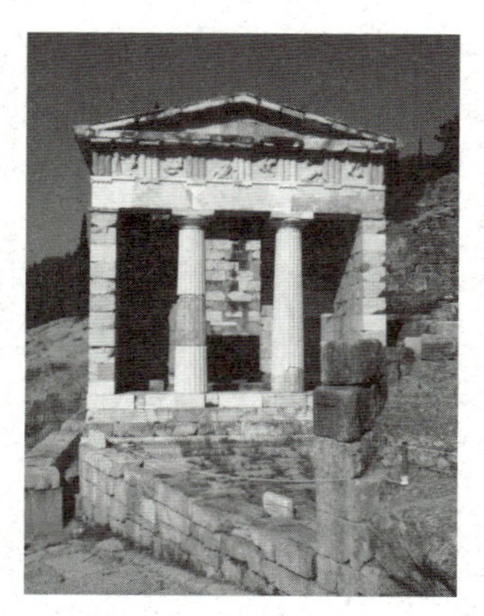

德尔菲的神谕（Oracle of Dephi）是古希腊阿波罗神庙的女祭司。她的工作是对不可能问题给出预言性的回答。希望获得答案者需要沿着神圣大道走很长的路，才能与神谕说话。

这种困境有一种应对方法，被称为**德尔菲法**（Delphi method）。这种方法让专家小组估计各种健康状况下的质量权重。与德尔菲神谕一样，这个专家小组试图预测广泛人群的偏好。德尔菲法比较受欢迎，原因在于专家治疗过各种各样的病人，观察过他们的生命质量。然而，这种方法倾向于强调医生的感受而不是病人的感受。例如，在用德尔菲法估计质量权重时，病人的舒适感可能被忽略（Jachuck et al.，1982）。

如果健康人群很难想象他们自己未经历过的健康状态和相应的生命质量，而且如果专家小组不能熟练地估计病人的偏好，那么最好的策略也许是调查真的得那种病的病人。例如，青少年只有在患了痤疮之后，才能知道这种疾病对他生活质量的影响。

然而，这种方法的问题在于，人们似乎适应了自己的健康状况，并且能设法应对由此带来的各种困难。因此，真正的病人在回答问题时，通常对自己的苦难轻描淡写，因为他们已找到了应对困难局面的方法。多兰（Dolan，1996）发现，与一般大众相比，健康状况较差的人对给定健康状况的评分通常更高。

不管被调查人群是健康者、专家小组还是病人，估计结果通常反映具体被调查人群的观点，而不是其他人群的观点，因此不存在合理的被调查人群。具有广泛影响力的美国1996年健康和医学中的成本效果专家小组（1996 Panel on Cost Effectiveness in Health and Medicine）认为，当医疗服务费用由普通大众支付时，成本效果分析应该尊重普通大众的观点（Gold et al.，1996），因为专家的意见可能不能反映普通大众的偏好。

14.5 成本收益分析：选择最优治疗方案

直到现在，我们都没有讨论对生命年或其他健康结果指定货币价值的问题。我们只讨论了如何使用成本效果边界（CEF）来识别可能具有成本效果性的治疗方案。成本效果边界实际上是非劣势治疗方案集。成本效果分析本身不能说明位于CEF上的更昂贵的治疗方案是否最优（尽管它能说明位于CEF内的治疗方案不是最优的）。

成本收益分析比成本效果分析更进一步，因为它用货币衡量健康收益。成本收益分析能让我们从各个可能具有成本效果性的治疗方案中选择最优方案。换句话中，成本收益分析能确定哪个方案最具有**成本效果性**。成本收益法在数学计算上是客观的，然而，收益的计算是用货币衡量健康收益，这又是主观的。学者的争议正是在这些主观评价上。

在14.6节，我们将更详细地讨论研究者用于估算生命价值的方法，以及这些方法的局限。对于本节的目的来说，我们把人们对生命价值的估计视为给定的，尽管不同人群对生命价值的评价不同。

> **定义 14.6**
>
> **成本收益分析**（cost-benefit analysis，CBA）：给定健康效果的货币价值标准（每一单位健康效果值多少钱），在各个可能具有成本效果性的治疗方案中选择最优方案。这个最优方案对于持有上述货币评价标准的人或机构来说，是具有成本效果性的。

当我们对每个生命年或质量调整生命年赋予货币价值时，我们实际上创造了一组无差异曲线，这些曲线可以在图14.3这样的空间上画出。假设某个人对每单位QALY的评价为100 000美元。因此，无差异曲线的斜率表明此人在额外一单位QALY和100 000美元之间是无差异的。在图14.6中，我们画出了一组这样的无差异曲线，并且找到与疾病bhtitis成本效果边界“相切”的无差异曲线。在这个假设下（即病人对每单位QALY的评价为100 000美元），对于患有疾病bhtitis的人来说，药物C是具有成本效果性的治疗方案。

假设某个bhtitis患者没有保险，他也认为每单位QALY价值100 000美元。由于他没有保险，只能自己承担全部治疗费用，他的最优选择就是选择药物C。选择药物C能让他以160 000美元的代价得到3单位QALY（参见表14.3）。如果选择药物H，他能以360 000美元

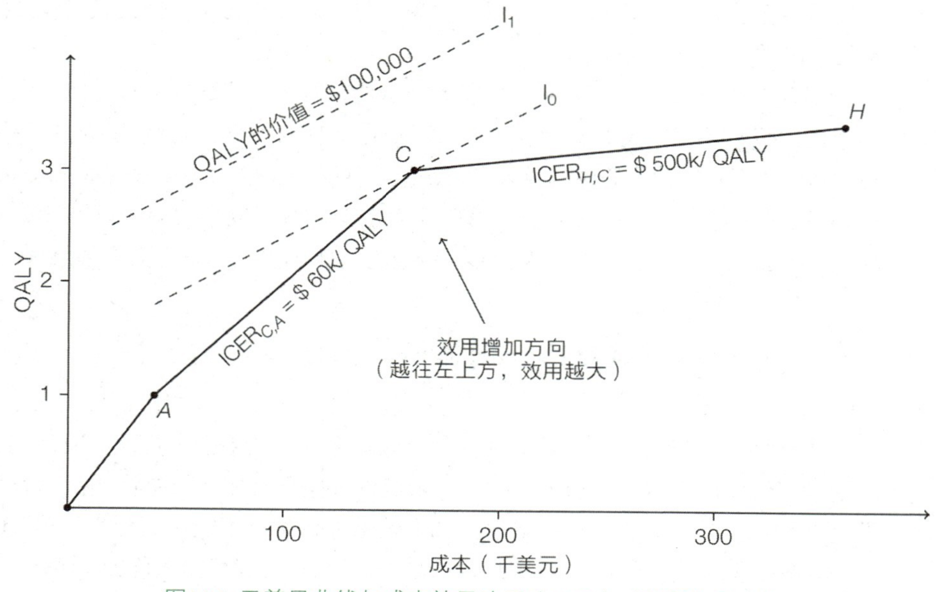

图14.6 无差异曲线与成本效果边界（CEF）“相切”于C点

代价得到3.4单位QALY。也就是说，药物H与药物C相比，收益增加了0.4单位QALY，但成本增加了200 000美元。在什么样的情形下，此人将选择药物H而不是药物C？如果他对一单位QALY的评价为200 000 ÷ 0.4＝500 000美元，那么他将选择药物H。

这个结果的另外一种表达是，药物C和药物H之间的ICER为500 000美元，这超过了他对QALY的评价（他的评价为100 000美元）。选择药物C而不是H，意味着他放弃了0.4单位QALY，但他因此节省了钱，他可以将这笔钱作为遗产，留给子女（当然，他也可以用这笔钱在各大洋之间玩一年）。根据他对生命年的评价，这对他来说是个好决策。在这个例子中，成本效果分析是站在没有保险的患者角度上。下面，我们讨论保险对成本效果分析的影响。

293

保险的影响

现在上述例子子中的病人有保险，而且保险计划比较慷慨，可以补偿90%的医疗费用。保险公司不使用卫生技术评估（HTA），它承保任何治疗方案，即使劣势方案和不具有成本效果性的方案，它也承保。保险降低了此人每单位QALY的实际价格（自付价格）。由于对于任何治疗方案，他只需要自付10%的费用。现在，药物C的成本和效果分别为10% × 160 000=16 000美元和3单位QALY；药物H的成本和效果分别为10% × 360 000=36 000美元和3.4单位QALY。图14.7画出了新的CEF——这是站在有保险病人的角度画出的。*H'*代表上述保险方案下药物H的成本和健康收益。

注意，在有了保险之后，病人的最优选择是药物H；而在没有保险时，他的最优选择是更便宜（但效果也更差）的药物C。这是典型的道德风险。当bhtitis疾病患者需要自己承担全部医疗费用时，他认为药物H的性价比不高。药物H对药物C的ICER为500 000美元/QALY，但他认为一单位QALY仅值100 000美元。但在他有了保险之后，他的最优选择变为药物H，选择H与选择C相比，他自己只需要多花20 000美元。药物H的大部分

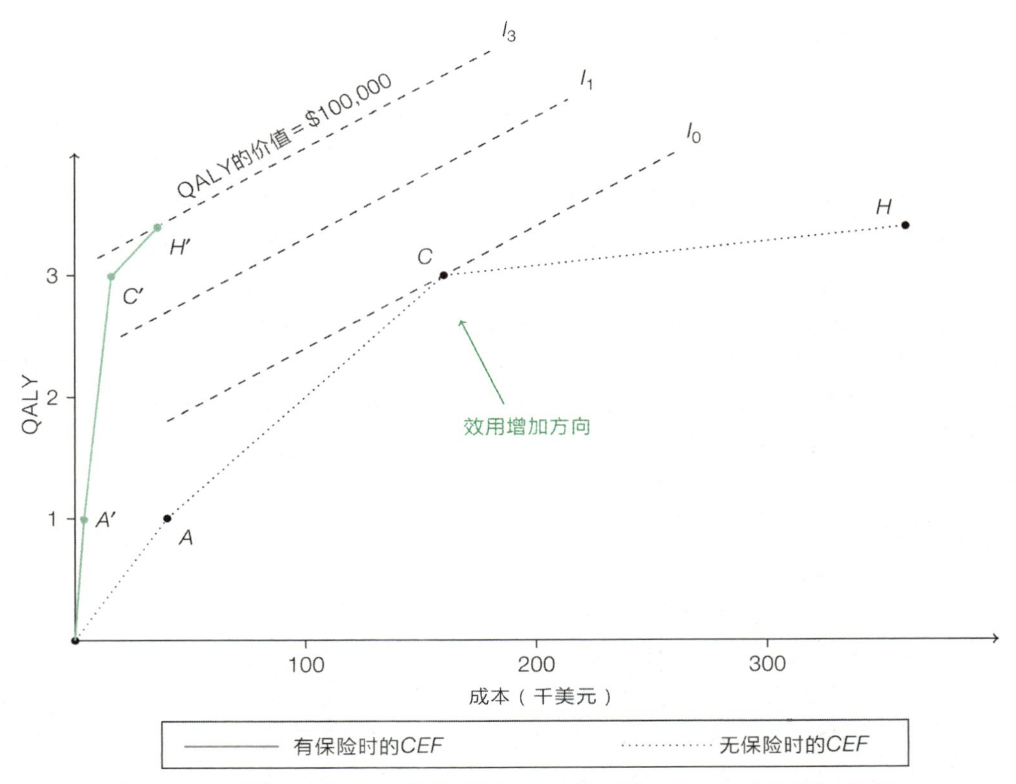

图14.7 有了保险之后，无差异曲线和成本效果边界（CEF）“相切”于H'点

费用由保险池中所有参保者平摊。由此我们可以看出，保险鼓励病人过度使用医疗技术，诱使医疗公司发明花里胡哨 但没多少实际价值的仪器，如前文提到的健康密码仪。

配给

保险公司和国家保险项目意识到了医疗技术过度使用问题。在第11章，我们讨论了保险公司用来减少道德风险的各种方法，包括较高的自付率、免赔额条款以及守门人制度等。但我们那时没有讨论与成本效果分析相关的一种方法——配给。

294

定义 14.7

配给（rationing）：任何不使用价格来分配稀缺资源的方法，都被称为配给。

配给制度通常是政府在战时使用的方法。在战争年代，军事耗费了大多数资源，因此，在后方，基本生活必需品例如食物和衣物变得非常稀缺。如果使用价格分配资源，那么食物和其他基本生活用品将变得极其昂贵，大多数人将因此缺衣少食。法律规定每个家庭每周的购物上限，比如买鸡不能超过一只、面包不能超过一条、黄油不能超过一块等，就是一种配给制度。这种制度能保证每个家庭有相对充足的基本生活必需品，尽管它限制了那些想多买这些物品的人。

在典型市场中，价格的职能在于保证稀缺资源的有效分配。在某种意义上，像汽油、麦片这类日常用品是由价格配置的：人们无法得到无穷多的汽油，因为他们的钱有限。然而，保险市场与一般商品市场不同。保险系统让人们面对较低的医疗服务价格。在这种情形下，价格对于医疗服务资源例如病床和外科医生时间的限制作用非常有限。保险机构和政府可以使用配给制度来减少道德风险，这种制度不涉及价格的使用。

私立保险公司拒绝补偿某些似乎不具有成本效果性的治疗方案，国家保险项目例如英国国民医疗服务系统（NHS）有时也这么做。在bhtitis疾病例子中，如果保险合同补偿90%的医疗费用（病人自付10%），那么保险公司可能拒绝承保药物H。当然，在这种情形下，富人和那些认为自己健康具有较高价值的人，可以用自己的钱购买药物H。由于保险公司可能只愿意承保药物A和药物C（仍分别补偿90%的费用），病人对此的反应很可能是选择药物C。事实上，这是在没有保险时一般人的选择。这种选择是一种折中解：病人没有得到能用钱买到的最优方案，但他的确得到了他在没有保险时选择的治疗方案，而且是以非常低的实际价格得到的。

295

例如，1990年代，捷克共和国试图降低医疗服务支出。它建立了专门的委员会来管制使用最昂贵技术和药物的治疗方案，例如人工耳蜗、心脏起搏器以及体外受精（试管婴儿）等（Krizova and Simek，2002）。这个委员会根据治疗方案的专业表现，包括病人在健康、社会以及心理上的表现，来判断是同意还是拒绝该治疗方案。例如，在人工耳蜗情形下，委员会可能考虑病人的教育前景以及家庭对病人在治疗和康复上给予帮助的承诺等因素。尽管这个委员会未将年龄因素与特定治疗方案联系在一起，但一些更昂贵的手术（例如髋关节移植）的接受者通常是较年轻的病人——他们的生活方式要求更多的运动而且有更长的未来时间来享受手术带来的好处，而年龄较大的病人通常需要排队等候其他相对便宜的治疗方案。

研究者为什么要研究生命年的价值或失能的质量权重呢？其全部原因在于公司和政府需要为病人做出生死攸关的决策。如果个人面对医疗服务的全部价格，自行决定选择药物A、C还是H，那么我们就不需要衡量QALY以及生命年的价值，因为消费者自己做出的决策不仅对他来说是最优的，对于社会来说也是最优的。这就是政府不需要研究电子游戏价值的原因，它让消费者自己决定是否购买电子游戏。

然而，在医疗保险情形下，消费者的选择不是社会最优的，因为医疗服务价格被保险扭曲了。道德风险为成本效果分析提供了存活土壤，而这又导致研究者必须研究质量权重和生命估价。如果没有这方面的研究，公司和政策制定者就不可能知道哪些治疗方法在社会角度上是值得的。

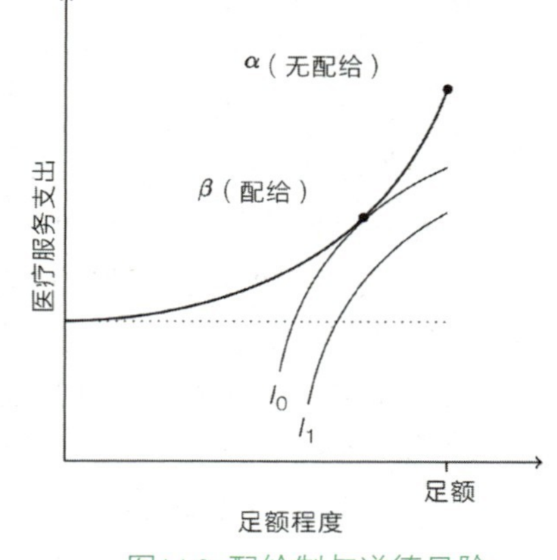

图14.8 配给制与道德风险

尽管配给制度难免遭受批评，但对于被保险客户来说，配给制可能是最优的，因为它能急剧降低整体医疗支出从而降低保险费（在公共保险下，这意味着更低的税收负担）（请看图14.8）。这个图画出了道德风险和疾病风险之间的权衡。合同α是足额保险，导致的道德风险水平最高；当保险公司愿意承保任何治疗方法（例如不能产生多少健康收益的药物H）时，就是这种情形。合同β是伴随配给制的非足额保险，这种合同也许不承保缺乏成本效果性的方案例如药物H，但很可能承保药物C这样的方案。

图14.8中的无差异曲线表明消费者实际上喜欢带配给制的保险，因为无差异曲线I_0产生的效用最大。配给制降低了保险的足额程度，因为在一些情形下，比如人们患上bhtitis疾病时，配给制将阻止他们使用能带来更多生命年的药物H。然而，配给制也能节省消费者的钱，因为它同样阻止了其他人使用缺乏效果的药物。有时，这样的节省足以弥补配给制的缺陷，从而让人们喜欢配给制。例如，从合同α移动到合同β后，健康状况变差了，QALY数量减少了，但由此节省下来的钱可用于更有价值的项目或物品。

296

为了实际确定配给制是否值得，我们需要衡量生命的价值。图14.6中的无差异曲线代表人们对每单位QALY的评价为100 000美元。如果这低估了生命的真正价值，那么一些社会最优治疗方法将未被纳入保险，这对社会来说是种损失，一些原本能实现的好处未被实现；相反，如果这高估了生命价值，那么即使实施了配给制，也存在着大量道德风险，这损害了社会福利。

14.6 估计生命的价值

你认为你的生命对现在的你来说值多少钱？也许你认为生命无价，或者不能用货币衡量。当前，再多的钱也不能让你放弃你的生命。然而，如果你真正认为你的生命价值真的是无穷大，你的一些决策将显得很奇怪。例如，一位行为古怪的捐助人打算捐献给你100万美元，但他把装钱的手提箱放在马路对面，让你自己去取。街道上车来车往，你穿过街道取钱时，很可能遭遇致命车祸。如果你认为你的生命无价，你将果断放弃这100万美元。

当然，放弃取钱这种行为可能过于谨慎了。大多数人可能会冒险穿过马路取钱，尽管我们不太敢说每个人都会这么做。这种行为意味着生命的价值不是无限的。假设横穿马路遭遇车祸的概率为1%，那么你实际上认为你的生命至多值100 ÷ 0.01=10 000万美元（即1亿美元）。你可能愤怒地说你的生命绝对不只值这点钱。然而如果事实如此，你为何冒着1%的死亡风险来得到“区区”100万美元？这个值对你的**统计上的生命价值**施加了上限，也就是说，你的行为表明你的生命最多值10 000万美元。

> **定义 14.8**
>
> **统计上的生命价值**（value of statistical life，VSL）：为了做成本收益分析，而对生命赋予的货币价值。

297

统计上的生命价值（VSL）衡量的不是一个人愿意花多少钱来让自己活着，也不是为了多少钱才愿意去死。也就是说，即使某个人的VSL为500万美元，这不意味着他为了得到500万美元而愿意选择死亡。相反，VSL衡量的是死亡风险的微小变化有多少价值或者有多大代价。如果某次疫苗接种活动让接种人群（比如100人）的死亡率降低了1%，在统计上，这等价于能确定无疑地（概率为1）拯救一个人的生命。通过考察人们对该活动的评价，我们可以估计人们认为被拯救的生命值多少钱。一个人的VSL随着他的风险耐受水平变化而变化，因此我们可以预期VSL是国家、年龄、收入和健康等变量的函数。

估计生命价值

成本效果边界能帮助我们找到给定预算情形下的最优治疗方案，但它不能告诉我们为了得到更多的生命年或QALY，我们愿意花多少钱。换句话说，一单位QALY值多少钱？更贵且更有效果的治疗方案什么时候才能与它们的高成本匹配？也就是说，什么时候值得我们使用这样的治疗方案？这些问题关系到私人和公共保险机构的承保决策。经济学家根据人们和政府的行为，设计了几种用来估计生命价值的方法。

估计生命价值所需信息主要来自以下三个渠道：劳动市场选择、产品购买决策以及政府政策。前两类研究通过货币和风险之间的权衡来推测VSL。通过考察为了让人们接受更高风险，必须补偿他们多少钱，或者为了降低风险，人们愿意支付多少钱，研究者能够发现个人对统计上的生命的估价。第三种方法是通过考察政策决策和新的法律，来推测政府对个人生命的估价。

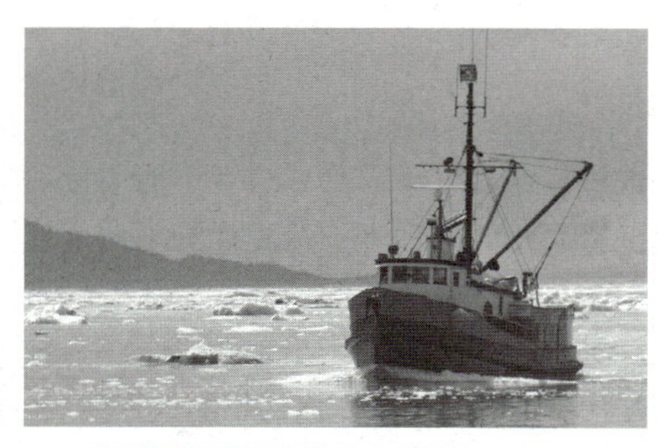

美国阿拉斯加海岸的拖网渔船。Discovery探索频道的节目《致命捕捞》跟踪记录了一伙在白令海捕捞皇帝蟹的渔民。在天气寒冷的年份，渔民出海捕捞时容易体温过低，但工资也高。Schnier et al.（2009）通过模拟渔民在寒冷年份的出海捕捞意愿，估计出每个渔民的生命价值大约为400万美元。

假设某个名为杰伊的工人，有两个工作机会：一是在当地医院整理药品和其他医疗设备，二是在附近的核电厂工作。我们进一步假设这两份工作所需人力资本基本相同，同时假设，他在这两个地方所干的事情类似。主要的区别在于，如果在医院工作，杰伊偶尔患上流感，但受到致命伤害的风险非常低。而如果杰伊在核电厂工作，他将面对大功率的机器并且暴露在核辐射之中。在核电厂工作，他受到致命伤害的可能性更高，患上终末期癌症的风险也更大。

为了吸引杰伊接受更危险的工作，核电厂提供的工资应该比医院的高。多出的工资被称为**风险溢价**（risk premium）。当工资之差达到某个数值时，对杰伊来说，在医院工作和在核电厂工作无差异。

如果研究者能知道风险溢价和风险水平之差，那么他们可以推测杰伊这个工人对自己生命的估价。这是使用劳动市场策略来估计VSL（Viscusi，1993）。例如，假设工作2比工作1的致命风险高1%，工资高5万美元，某个工人选择了工作2，那么此人的VSL为5万美元 ÷ 0.01=500万美元。很多研究者使用这种方法研究美国的劳动市场，大多数研究认为美国人的VSL介于500万美元和1200万美元之间（Viscusi，2003）。

298

尽管这种方法在原理上很简单，但在现实中很难实施，因为我们很难找到死亡风险不同但在其他方面都相同的两份工作。另外，这种方法本身也有些问题，因为有一些人选择了高风险工作，但他们并不是为了钱，而是为了货币之外的东西。例如，红十字会工作者热切希望去战乱地区工作，这是出于人道主义精神。同样，强烈的责任感迫使消防员勇敢地冲入失火大楼。

消防员和红十字会工作者从事危险工作，但他们并不需要高风险溢价。因此，使用劳动市场策略来估计这些工作者的VSL，可能会低估他们的VSL。例如，有研究发现，1972—1975年，美国警察的VSL为584 249美元，低于当时其他职业的VSL（Low and McPheters，1983）。如果这些警察进入其他类似的高风险行业，他们将要求高得多的工资，他们的VSL将相应增加。

使用劳动市场策略确定VSL的另外一个问题是，完全竞争劳动市场根据边际劳动者的偏好而不是典型劳动者的偏好确定工资。假设迪拜窗户清理公司打算只雇用一个工人来完成世界第一高楼哈利法塔危险的清洗工作。公司提供的工资恰好使得仅有一人应聘，这个人对自己生命的估价自然是最低的，否则就有多人应聘。因此，从事危险工作的工人，通常不像普通大众那般厌恶风险。因此，根据这些人的工资估计出的VSL，不能推广到普通大众。

另外一个问题是风险难以定义和衡量。大多数研究使用近期平均致死事故数作为职业风险的指标。然而，研究者在**非致命**事故的计算上存在争议。如果风险溢价不仅补偿死亡也补偿非致命的损害，那么劳动市场策略可能高估了VSL（Viscusi，2003）。

最后，这些研究假设劳动者知道他们日常工作的风险程度。然而，如果劳动者普遍错误估计了风险，那么他们的工资不能反映他们接受更高风险的意愿。为了解决这个问题，一些研究不仅考虑行业平均死亡率，还考虑劳动者自我报告的风险评估（Viscusi，1979；Duncan and Holmlund，1983）。然而，很多文献报告说人们很难理解和评估风险，即使是涉及生死的风险。在第23章，我们将讨论行为经济学家用来理解不确定性情形下的决策的另一种方法。

劳动市场方法使用的数据通常是这样的：为了让劳动者接受更高风险的工作，应该多支付给他们多少工资。类似的，产品购买方法研究的是人们愿意花多少钱来购买能降低风险的产品和服务，例如烟雾探测器、自行车头盔或在更安全的社区中的一套更贵的房子。

詹金斯等（Jenkins et al.，2001）使用儿童自行车头盔的价格数据来估计儿童的VSL。戴头盔的行为意味着当事人认为头盔在降低车祸导致脑震荡风险方面上的好处，超过了头盔的购买价格。因此，研究者使用自行车头盔价格数据来估计戴头盔者认为风险降低对他们来说至少值多少钱（即下限值），然后计算他们的VSL下限。

据詹金斯等人的估计，5—9岁儿童的VSL至少为270万美元，10—14岁儿童的VSL至少为260万美元，20—59岁成人的VSL至少为400万美元。当然，儿童很少自己买头盔。因此，儿童VSL的估计值可能反映了他们父母对他们（即儿童）生命的评价，而不是反映了儿童对自己生命的评价（Hammitt and Haninger，2010）。另外，5—9岁儿童的VSL比其他年龄段儿童的高，这可能说明父母更倾向于厌恶年龄更小的子女面对的风险。

299

在估计VSL时，研究者使用的另外一种基准是考察政府政策对生命价值的评价。例如，1965年，美国通过扩展老年人医疗保险计划Medicare的修正案，将所有65岁以下终末期肾病患者的肾透析费用纳入保险系统。如果不进行肾透析，健康肾脏能够过滤的毒素会在血管中积累，最终毒害人体。肾透析的费用为50 000美元/QALY（Klarman et al.，1968；Winkelmayer et al.，2002）。由于人们普遍认为肾透析是一种非常有价值的治疗方法，Medicare修正案的通过，意味着对于美国纳税人来说，一单位QALY至少价值50 000美元（Weinstein，2005）。

哪些政策使用了VSL估计结果？

VSL通常被用于确定对拯救生命的管制是否值得。管制的合理性通常取决于因死亡率降低而产生的价值，是否超过了成本。例如在评估1996年禁止向儿童销售香烟的法律政策时，美国食品药品监督管理局（FDA）认为VSL价值270万美元（Viscusi，2003）。美国环境、卫生、交通以及其他监管部门也使用VSL，这些部门的行为可能拯救人们的生命，也可能导致人们丧命。图14.5列举了美国一些监管机构使用的实际VSL估计值。

表14.5 美国监管部门使用的VSL估计值

年份	监管机构	VSL（百万美元，以2008年美元衡量）
1985	联邦航空管理局（FAA）	1.2
1990	联邦航空管理局（FAA）	2.5
1995	消费品安全委员会（CPSC）	6.9
1996	食品药品监督管理局（FDA）	3.3
2000	消费品安全委员会（CPSC）	6.2
2000	交通部（DOT）	3.9—6.2
2000	环境保护局（EPA）	7.8
2006	食品药品监督管理局（FDA）	5.3—6.8
2006	环境保护局（EPA）	8.5
2007	国土安全部（DHS）	3.1—6.2
2008	环境保护局（EPA）	6.8

数据来源：Viscusi （2010） and Viscusi （2003）.

对表14.5中的VSL差异的一种解释是，美国政府认为飞机失事中的人命价值小于食物中毒情形。同一国家各个政府机构使用的VSL存在很大差异，这种现象并不是美国所独有。加拿大一个政府管制机构在研究烟草销售管制时，使用的VSL介于170万美元到570万美元之间。然而，英国的监管机构不使用VSL估计，原因可能在于英国这方面的研究比较少，而且各个研究报告的VSL存在很大差异（Viscusi，2003）。

300

表中VSL估计值存在很大差异的另外一种原因是，管制政策影响不同人群。例如，美国联邦航空管理局（FAA）认为飞机乘客通常比较富裕，因此他们有较高的VSL，FAA使用的VSL应该比交通部的其他机构使用的VSL高。由于较高的VSL值意味着风险降低一个百分点能产生更大的价值，FAA使用较高的VSL，将增加管制政策产生的好处。

另一方面，对于特定人群使用较低VSL的政策，在道德上令人反感。例如，2003年美国环保局（EPA）决定对65岁以上的老人使用较低的VSL，这个决策招致政治上的抨击，因为这种做法是对老年人生命价值的歧视。迫于压力，EPA最终放弃了这个政策，而是恢复原来不管是年轻还是年长，都平等对待的政策（Viscusi，2010）。

表14.5也说明VSL随时间的推移而增加，部分原因在于研究者估计VSL的技术的改进、生活标准的提高和期望寿命的增加。霍尔和琼斯（Hall and Jones，2004）认为VSL的增加也能解释医疗服务支出的增长。事实上，根据他们的模型，美国医疗支出仍然较低，到2050年，这一数字将增长到GDP的30%甚至更多。类似的，墨菲和托佩尔（Murphy and Topel，2006）认为由于期望寿命增长了，GDP不足以描述世界富裕程度，

或者说，世界远比GDP揭示的富裕。

大量VSL文献考察了人们对生命价值的评价以及他们愿意支付多少钱来降低死亡风险，这促进了成本效果分析的应用。VSL也可用于估计人们对健康改进的评价，以及人们对QALY的评价。例如，对于平均期望寿命为40岁且VSL都为400万美元的一组人，我们可以计算QALY的平均价值。我们需要使用时间贴现因子，并且估计40年间的每一年的质量权重。这样，我们不仅能够确定他们对每单位QALY的支付意愿，也能确定哪种治疗方案是最优的。

14.7 结论

卫生技术评估（HTA）是公共和私人保险机构用来控制道德风险的重要工具。如果保险公司承诺100%补偿所有医疗程序，那么病人和医生将过度使用医疗服务，哪怕是效果微不足道的治疗方法或仪器（比如生命密码仪），他们也会使用。在这种情形下，医疗服务支出将飞升，这对病人几乎没什么好处。

保险公司不能承保每种新技术，它们也不能拒绝承保所有新技术，否则他们的客户就会流失。相反，大多数保险公司在决定承保哪种技术时非常挑剔。成本效果分析和成本收益分析是很多保险公司用来做出这些决策的工具。

然而，HTA的历史充满争议，而且试图将其用于公共政策环境的活动通常招致政治上的抨击。1989年，美国俄勒冈州打算扩大公共保险项目Medicaid覆盖的低收入人群。由于预算有限，扩大覆盖范围的唯一方法是限制一些治疗方案。

俄勒冈Medicaid计划研究了700多种昂贵的治疗方法。根据成本效果分析以及公众和医生的意见，Medicaid管理者制定了优先治疗方案名单。排在最前端的是非常具有成本效果性的治疗方法，例如处理严重头部创伤的急救服务；排在最末端的是缺乏成本效果性的治疗方案，例如体外受精（试管婴儿）以及治疗近视眼的放射状角膜切开术（Bodenheimer，1997）。

301

在项目实施第一年，俄勒冈Medicaid仅能补偿排在前587位的程序。因此，头部创伤能得到治疗，但不能生育的女人和近视患者就没那么幸运了。人们愤怒地指责这个项目实质上是对极端贫穷人群实行医疗配给制，病人维权组织也对其提出了批评。

人们也批评私人保险公司的医疗配给制。在1980年代后期，一种针对终末期癌症的新的治疗方法日益流行，它就是自体骨髓移植。这是一种非常复杂的手术，它要先从病人身上提取骨髓，然后保存备用。然后，病人接受化疗。化疗杀死了癌细胞，但也破坏了骨髓细胞以及病人的免疫系统。在化疗结束后，医生将病人自己的健康骨髓注入，试图重建病人的免疫系统（Mukherjee，2010）。

在1990年代早期，美国大多数的私人保险公司不愿意承保自体骨髓移植，因为这种手术的费用可高达40万美元，而且它的健康效果还未得到任何对照临床试验的证明。保险公司拒绝承保的行为引发了抗议。在一次著名的对抗中，抗议者围攻了加利福尼亚保险公司Health Net的办公大楼，因为它拒绝承保一位当地的乳腺癌患者。后来，美国的一些州立法规定保险公司必须承保这种移植手术。

根据成本效果分析做出的承保决策，可能导致公众严重抗议。然而，为了控制道德风险，所有保险公司必须限制一些医疗程序的承保。在后面几章，我们将讨论政府用来解决保险和道德风险之间矛盾的各种方法（Sorenson et al.，2008a）。一些保险机构，例如英国的国民医疗服务系统，明确使用成本效果分析进行承保决策（Sorenson et al.，2008b）。对于其他一些项目，例如美国的Medicare项目，法律则禁止它们在做承保决策时考虑成本因素。正如我们将在第18章看到的，这导致美国医疗服务支出非常高。

14.8 习题

判断题

判断下列论断是正确还是错误，说明你的理由。在说明理由时请引用课文中的证据，以及你可能需要的任何额外假设。

1.劣势治疗方案是比另外一个治疗方案缺乏成本效果性的方案（尽管它也许能产生更好的医疗结果）。

2.在比较两种药物时，增量成本效果比（ICER）和平均成本效果比（ACER），都使用成本和效果进行评价。

3.如果某种医疗筛检技术能在某种疾病发展之前准确地发现该疾病，而且能够阻止这种疾病发生，那么它必定具有成本效果性。

4.给定两种治疗方案，ICER的数值能够说明哪种方案更好。

5.成本效果边界（CEF）是非劣势治疗方案组成的集合，也就是说，这个集合中的元素（方案）不劣于任何其他治疗方案。

6.任何成本效果分析（CEA）的结果，取决于分析者站在谁的立场上，不过站在病人的立场和站在社会计划者的立场，结果永远是相同的。

7.在衡量不同疾病下的生命质量时，研究者有若干调查方法可用。

8.在估计各种健康状态的质量权重时，医学专家的观点最理想。

9.成本收益分析（CBA）能让我们在各个可能具有成本效果性的治疗方案中选择最优的方案。

10.统计上的生命价值（VSL）衡量的是人们得到多少钱才愿意死亡。

11.在推测VSL时，劳动市场选择和产品购买决策这两种方法依据的都是人们在货币和风险之间的权衡。

12.从实证角度出发，VSL会随着国家、收入、年龄和性别的变化而变化。

13.美国Medicare项目使用成本收益分析法来确定承保哪些治疗方法。

分析题

14. P国从遥远的C国进口了一批食品，不幸的是这些食品已感染病毒，食品流向P国首都。结果，P国爆发一种被称为chpitis的传染病。这种疾病不是致命的，但患者将留下永久的疤痕。在回答这个问题时，假设自始至终都不需要考虑贴现因素。

a. P国政府调查chpitis患者来确定疾病负担。受访者报告说他们对于下列两种情形无差异：一是不染此病存活6年，二是带着此病留下的疤痕存活10年。大多数受访者报告说他们在P国学校和工作场所感觉这个疤痕很见不得人（是一种社会耻辱）。人们带病存活第一年的质量权重q为多少？

b. 现在假设制药公司发明了一种药膏，它能治疗chpitis的疼痛和减小疤痕面积。调查发现，使用这个药膏一个疗程（费用为10 000元），能将幸存者的生命质量从0.6提高到0.7。对于典型患者（20岁的年轻人），使用这种药膏对“什么也不做”方案的增量成本效果比为多少？假设P国人的期望寿命为70年。

c.假设每个P国人都认为一单位QALY价值5000元。在这种情形下，20岁的患者会决定使用价格为10 000元的这种药膏吗？60岁的患者会使用吗？69岁的呢？

d.假设P国的国民保险项目覆盖每个公民，而且对于任何治疗，保险都补偿90%的费用（病人自付10%）。因此，病人使用药膏时只需自付1000元。20岁的患者会决定使用这种药膏吗？60岁的患者会使用吗？69岁的呢？

15.假设杰伊后背疼，他有四种治疗方案（参见表14.6）。

表14.6　后背疼的各种治疗方案

治疗方案	总成本（元）	疼痛减少量（单位数）
什么也不做	0	0
椅垫	100	20
注射可的松（cortisone）	700	25
针灸	1000	50

a.在成本—疼痛减少坐标轴上画出上述四种治疗方案，通过连接可能具有成本效果性的方案构建成本效果边界。

303

b.计算注射可的松对椅垫的ICER，针灸对注射可的松的ICER。

c.假设这个空间中的无差异曲线是线性的。请解释一下这个假设。

d.如果杰伊选择注射可的松方案，这意味着他认为疼痛减少一单位能值多少钱？找到这个价值的取值区间。解释一下你的答案。

e.在线性无差异曲线假设下，你能画出使得注射可的松方案为最优方案的无差异曲线吗?

f.放松这个假设，画出使得注射可的松方案比所有其他方案都好的无差异曲线。说说你画出的无差异曲线代表什么样的偏好。

论述题

16. 有一种用于降低高血压的药物，它通常有效，但也有一些副作用，例如易怒、慵懒以及性欲减退。75个轻度高血压患者使用了该药物，医生和病人亲属（通常为配偶）负责监控用药过程。假设每个人都认为高血压的质量权重为q=0.8。也就是说，带着轻度高血压存活1年，等价于以完全健康状态存活0.8年（Jachuck et al.，1982）。

a.研究者让医生和病人的配偶评价病人的健康是改进、恶化还是不变，医生对所有75个病人的评价都是“改进”，病人配偶对75个病人中的74个的评价是“恶化”。病人配偶和医生的观点为何如此不同？

b.说说为什么这种药物可能是一种劣势药物，并指出什么样的治疗方案优于它。

c.分别用一句话论证下列两种观点：

- 在做成本效果分析时，应该使用医生的观点来确定这种降压药的效果。
- 在做成本效果分析时，应该使用病人配偶的观点来确定这种降压药的效果。

d.假设每个人都认为降压疗法的质量权重为q=0.6，这低于轻度高血压的质量权重q=0.8。而且我们知道降压疗法的成本肯定大于“什么也不做”方案。我们能断言降压疗法是劣势的吗？如果不能，我们还需要什么样的信息？我们在何时能断言降压疗法不是劣势的？

17.某公司发明了一种也许能帮助盲人复明的人工视网膜，现在该公司试图确定盲人的生命质量。

- 公司首先使用时间权衡法（TTO）调查了一组近视患者。结果表明，失明的质量权重为q=0.4。
- 公司调查了一组刚刚因为事故或青光眼而失明的人。结果表明，失明的质量权重为q=0.1。
- 最后，公司调查了一组失明20年以上但并非先天性失明的人。结果表明，失明的质量权重为q=0.9。

a.为什么这三种方法对生命质量的估计值存在差异？为什么失明很长时间的人对生命质量的评价远高于近期刚失明的人？

b.如果某种药物有可能导致失明的副作用，在对这种药物做成本效果分析时，应该使用哪一个质量权重？

c.现在假设研究者打算衡量人工视网膜（它也许能帮助盲人复明）的成本效果，应该使用哪一个质量权重？

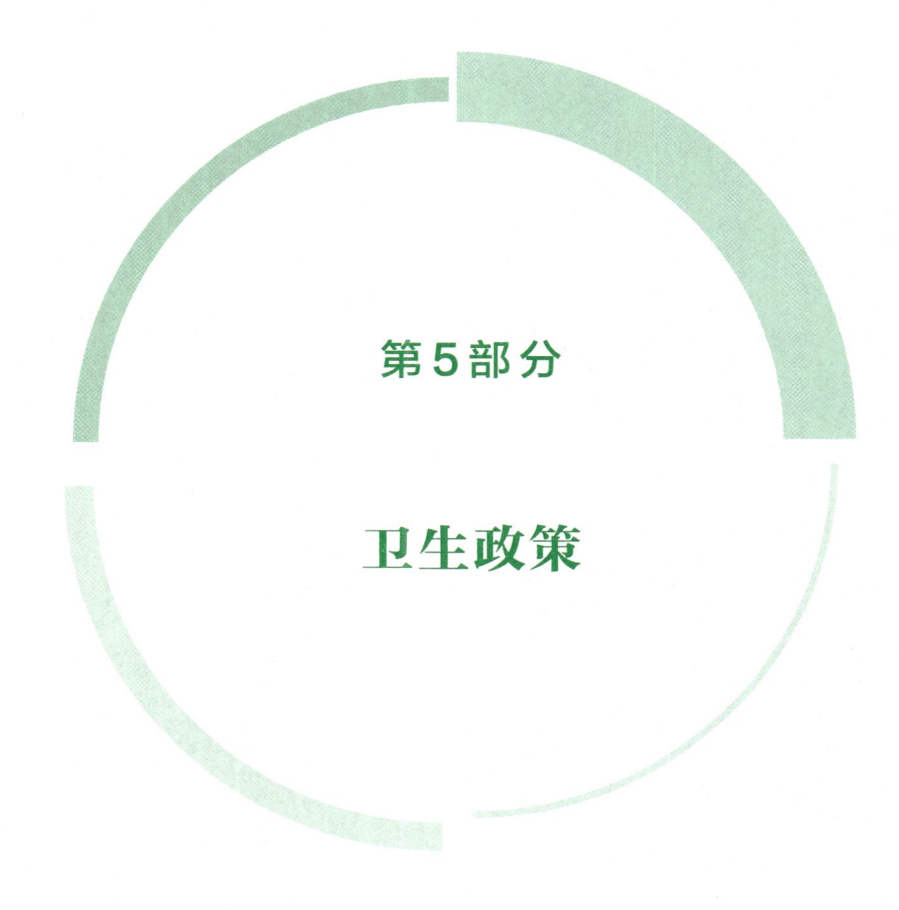

第5部分

卫生政策

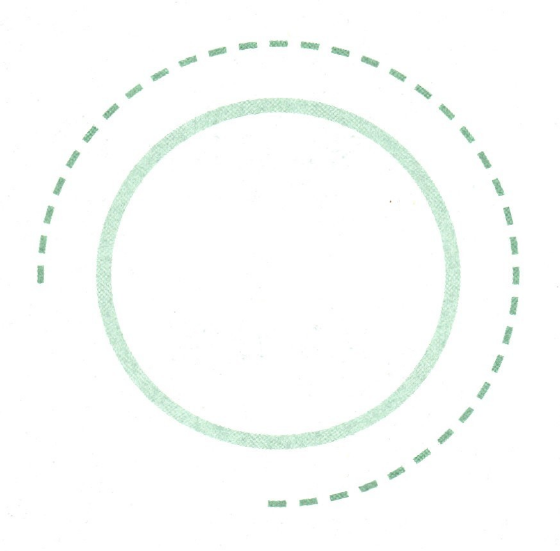

第15章 卫生政策难题

306

在前14章，我们着重讲了医疗服务市场和保险市场都会出现的一些问题。

医疗市场容易产生垄断，垄断导致价格上升，使人们买不起医疗服务。不正当的激励可能促使医生向病人推荐昂贵而多余的服务，或者游说医院安装古怪且价值可疑的新医疗设备。

与此同时，在不对称信息面前，健康保险市场失灵。如果保险市场存在严重的逆选择，这个市场可能完全崩溃，导致绝大多数人没有保险。然而，当人们有了保险之后，道德风险使得医疗服务缺乏效率而且更加昂贵。

在大多数经济部门，如何最有效地使用资源这个问题，通常留给私营企业解决：企业之间相互竞争，以尽可能低的价格向消费者提供高质量的食品、电子产品和娱乐服务。然而，医疗服务业与上述大多数行业不同。原因在于医疗服务市场有很多不完善的地方，也在于人们认为健康是人人应该得到的一种特殊商品。与其他市场相比，政府介入医疗服务市场的历史更长，力度更大。

在本章，我们讨论不同国家使用的政策清单。这些政策的一端是强调效率的私人市场解，另外一端是强调公平的公共部门计划。 在随后的第16章到第18章，我们考察三大类健康系统模式，每个模式都是上述政策的不同组合，也就是说，每个模式都是市场解和公共解的组合，但权重不一：有的更倾向于市场解，有的更倾向于公共解。然后，我们讨论每种方法（模式）的优缺点。我们的主题始终都是：每种政策都面对着权衡；卫生政策难题不存在完美解。

15.1 阿罗不可能定理

国民医疗系统的设计，在本质上是个最优化问题。在这个意义上，它与格罗斯曼模型中个人面对的任务没有什么不同（参见第3章）。社会必须决定在卫生事业上花多少时间和金钱，以及决定在其他优先发展的事业例如教育、军事和环境上花多少时间和金钱。一旦社会做出了这个决定，它必须找到实现既定健康水平的最有效的方式。

然而，个人与社会之间的这种类比并不是很正确。社会由成千上万的人组成，因此社会和个人存在根本差异。在标准经济学中，个人有完备且传递的偏好（或者说个人有内在一致的偏好）。假设某个人喜欢吃甜饼胜于看电视，喜欢看电视胜于锻炼身体。如果他有*传递的*偏好，那么他应该喜欢吃甜食胜于锻炼身体。相反，如果他喜欢锻炼身体胜于吃甜食，那么他有*循环的*（circular）偏好。在循环偏好下，我们不知道上述三个活动中哪个是最优的。

307

没有了满足传递性的偏好，福利经济学的大厦就倒塌了。对于效用最大化和最优选择，传递性偏好是个必要假设；否则，这些概念就没有明确含义。幸运的是，传递性似乎是个非常自然的假设，福利经济学大部分内容建立在这个假设之上。然而，经济学家肯尼斯·阿罗（Kenneth Arrow）于1951年发表了一篇令人震惊的论文。他证明：即使社会中的每个成员都有传递性的偏好，社会也未必有传递性的偏好（Arrow，1951）。这个发现被称为**阿罗不可能定理**（Arrow's impossibility theorem）。

这个定理的证明比较复杂，涉及高级数学知识，[①] 因此，我们略去证明过程，仅用例子说明阿罗不可能定理的基本思想。我们以P国（虚构国家）动荡的政治文化为例。P国政治的话语权掌握在三大党派身上：联邦民主党，社会自由党，环境保护党。P国人口大致分为三类：学生，劳动者，退休者。他们人数大致相当，因此，选举时他们持有的票数也相当。每类人群有相同的政治偏好，而不同人群的偏好不同（参见表15.1）。

表15.1 P国投票者的偏好

投票者类型	第一选择	第二选择	第三选择
学生	联邦民主党	社会自由党	环境保护党
劳动者	环境保护党	联邦民主党	社会自由党
退休者	社会自由党	环境保护党	联邦民主党

对于这三个政党，任何一个投票者的偏好都是传递的。P国社会对这三个政党的偏好排序是怎样的？由于P国是个民主国家，任何一个公民在决定政党顺序时有相同的话语权。2/3的选民——劳动者和学生喜欢联邦民主党胜于社会自由党。假设选举规则是多数票获胜制。在这种情形下，社会喜欢联邦民主党胜于社会自由党。类似的，2/3的选民——劳动者和退休者喜欢环境保护党胜于联邦民主党。因此，社会喜欢环境保护党胜于联邦民主党。我们稍微总结下上面的结果：社会喜欢联邦民主党胜于社会自由党；社会喜欢环境保护党胜于联邦民主党。根据传递性可知，社会喜欢环境保护党胜于社会自由党。

然而，上面的分析有缺陷。因为上面这个结果意味着大多数P国人喜欢环境保护党，但根据表15.1可知，2/3的P国人——学生和退休者——更希望社会自由党掌权。这样，我们就得到了下列一组结果：P国人喜欢环境保护党胜于联邦民主党，喜欢联邦民主党胜于社会自由党，喜欢社会自由党胜于环境保护党。这显然表明P国社会的偏好是循环的，尽管每个P国人的偏好都是传递的。

在这个意义上，社会"需要"或社会"偏好"这类说法未必总有明确的意思。如果上述三个政党在卫生政策上的主张差异很大，谁来决定哪个政党的政策对P国是最优的？

---

① 森（Sen，1979）提供了简洁证明，感兴趣的读者可以参考。

15.2 卫生政策的三难权衡

308

阿罗不可能定理表明，一国“最优”卫生政策这样的说法没有什么意义。这是因为社会不存在传统意义上的能被最大化的偏好，也就是说，任给一组偏好，不可能按传统方法找到最优解。然而，政治决策的确常见，而且出现了各种国民卫生政策。在本书中，我们评估政策时，主要分析它们满足下列三大目标的程度：健康，富有，公平。这种分析法不能说明哪种国民卫生政策是“最优的”（如此存在最优政策的话），但它们能让我们研究卫生政策固有的权衡。

我们对**健康**（health）和**富有**（wealth）这两个目标并不陌生，因为我们已经学过格罗斯曼模型。在这个模型中，个人面对着一个基本权衡：健康与其他商品之间的权衡。卫生政策制定者必须考虑这个权衡，除此之外，他还要考虑社会不同群体之间的另外一个权衡。很多人愿意牺牲健康或其他商品来保证最贫穷的人得到更好的结果。实现健康可及性上的**公平**（equity），是卫生政策的第三个目标。

图15.1描述了卫生政策固有的三难（trilemma）权衡。在理想世界中，所有三个目标都能同时实现：（1）人们将过着长久、健康的生活；（2）在医疗服务上几乎不花患者自己的钱；（3）而且，社会中的每个人都能得到这种幸福状态。

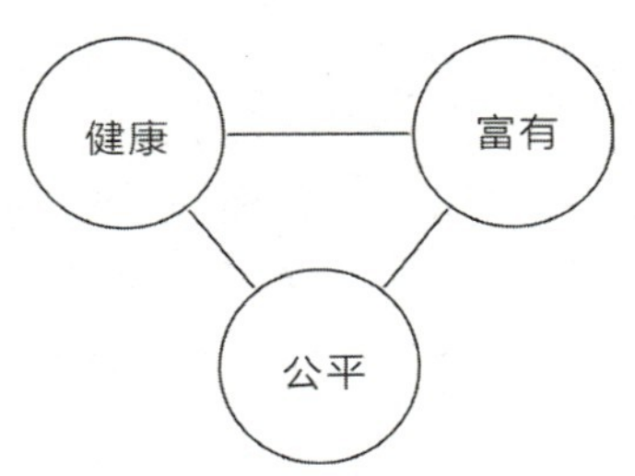

图15.1 卫生政策的三难权衡

然而，在实践中，一国不可能三者兼得。任何接近其中一个目标的做法，必然导致我们离另外一个目标更远。例如，假设政策X能够有效克制逆选择并且提高公平性，那么这个政策要么增加了成本，要么降低了某些人的健康水平。这三个目标之间存在权衡，我们不应该对此感到惊讶。如果三者能同时实现，那么卫生政策就不可能是政治辩论的永恒主题，也不可能那么有趣或重要，也就没有多少研究价值了。

另外，人们对这三个目标的相对重要性看法不一。有些国家可能非常看重公平性，愿意用更多的税收实现公平；另外一些国家则认为健康最重要，它们因此愿意忍受更高的道德风险或垄断价格。在实践中，各国卫生政策存在很大差异，但这不意味着其中一些国家的政策是对的，另外一些国家的政策是错的。相反，这些差异反映了不同国家有不同的偏好而且面对不同的约束。

309

卫生政策最优化问题很难求解，因为医疗服务市场有一些“顽疾”，事实上，本书一直围绕它们展开。表15.2列举了其中四种，它们导致图15.1中的目标更难实现。每一种顽疾都有若干解决方法，然而任何一种解决方法都会产生新的问题。通常，政治辩论最终可以归结为：我们更愿意忍受哪一种顽疾。

表15.2 医疗服务市场上的顽疾

逆选择	垄断供给
道德风险	健康差异

接下来，我们介绍一些社会必须做出的最重要的政策选择。每个政策选择必然涉及图15.1中三个目标间的权衡，因此，任何政策选择没有明显的对错之分。任何国家医疗服务系统必须回答下面三大问题，我们将这些答案视为政策选择：

- 保险市场应该如何运行？
- 在公共保险中，应该如何控制道德风险？
- 应该如何管制医疗服务提供者市场（例如医院服务市场、药品市场、医生市场）？

尽管每个国家都有自己独特的卫生系统，然而大多数发达国家主要采用下列三大类方法种的一种：贝弗里奇模式，俾斯麦模式，美国模式。在第16章、第17章和第18章，我们会详细研究这些模式，并且考察各个国家对这些问题的回答。

15.3 健康保险市场应该如何运行？

在第8章到第10章，我们详细考察了逆选择问题。保险公司和客户之间的信息不对称促生了逆选择；逆选择能够摧毁或者严重限制私人健康保险市场。另外，即使在运行良好的不存在逆选择的私人市场上，穷人也可能买不起健康保险。任何社会在建立医疗服务系统时面对的主要决策是：政府应该如何解决一些人群没有保险的问题？

与本章将要讨论的所有其他决策一样，这个决策也产生了重要权衡。政府有能力进行干预，即向未参保者提供保险，然而这样的干预又会产生新的问题。

完全私人保险

最简单的政策选择，是保留彻底的私人健康保险市场。这是我们在罗斯柴尔德—斯蒂格里茨的基本版本模型中研究的情形。这个模型预测：在私人市场上，只有虚弱者才会购买足额保险，健壮者的保险不足（underinsured）——这是个分离均衡。在一些条件下，彻底的私人市场可能会完全崩溃，导致任何人都没有保险，这与阿克洛夫旧车市场模型的结果是一样的。

在这种选择中，政府干预最小，但它导致的逆选择最大。由于税收低，纳税人很开心，然而很多市民没有能力购买足额保险。这些没有保险的人会为医疗费用而烦恼，因为如果他们受伤或者患上有生命危险的疾病，他们没有能力负担。在实践中，任何发达国家都没有彻底的私人健康保险市场。

310

全民公共保险

与彻底的私人保险市场相对，全民公共保险（universal public insurance）位于另外一个极端上。全民（保险）是指这种政策下的健康保险是覆盖全民的，也就是说，特定人口中的每个人都有保险。公共（保险）是指这种保险是由政府运营和管理的。很多发达国家，包括英国、加拿大等，使用全民公共保险。在这种政策下，由于政府向每个人提供健康保险，并且承担几乎所有医疗费用，这类系统也被称为单一支付人（single payer）系统。

这种政策比较受欢迎，因为它规避了逆选择，并且解决了保险覆盖面过小而导致一些人没有保险的问题。图15.2描述了罗斯柴尔德—斯蒂格利茨模型中的单一支付人系统。为简单起见，假设社会只有两类人——虚弱者和健壮者。在私人保险市场上，保险合同α不可持续，因为δ这样的合同向健壮客户提供更优惠的价格，从而击败α。然而，如果政府提供合同α，要求每个人都接受，这样，每个人都有足额保险，不存在额外保险需求。

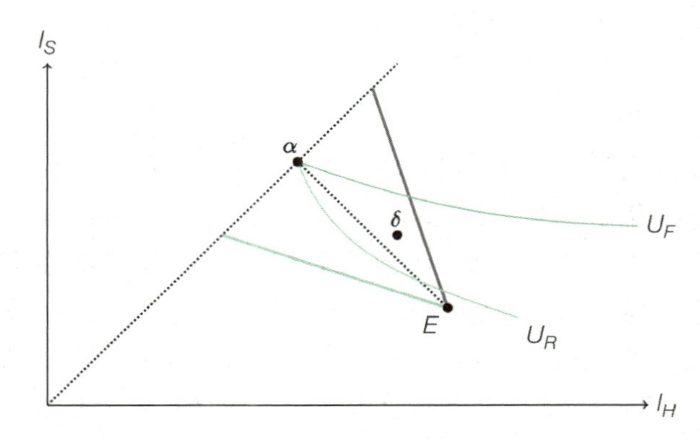

图15.2　罗斯柴尔德—斯蒂格利茨模型中的全民公共保险

政府可以提供合同α，每个人因此都有足额保险。健壮者可能偏好合同δ，但政府禁止市场提供δ，从而保证全民保险计划不会崩溃。

在全民公共保险市场中，仍有可能存在逆选择，但这种可能性已很小，它仅出现在下列情形中：某个（比如）丹麦人忍受不了本国公共保险系统的高税收，从丹麦移民到其他国家。这种逆选择更可能出现在超级富豪身上，但这不会严重削弱任何全民保险系统。

全民公共保险也进一步促进了公平。私人保险市场通常导致一些人没有保险，在这种情形下，如果这些人患上癌症或糖尿病，他们可能没有钱看病。全民公共保险保证了社会每个成员都有保险，能得到大致相同标准的医疗服务。在这种政策下，富人仍能在更好的医院得到更好的治疗，但没有人被遗留在全民公共保险系统之外。

虽然这种政策能有效解决逆选择问题并且促进公平性，但它并不是没有代价的。在大多数国家的公共保险系统下，政府并不要求公民为保险合同交纳保险费，保险是“免费”提供的，但保险资金来自于税收，人们因此面对更高的税率。税率更高，这是公共保险的一个代价，但它可能还不是唯一的代价。大多数税收，例如收入税和销售税，打击了人们劳动和交易的积极性，扭曲了人们的行为，因此，整个经济的效率会变低。

311

然而，有些人认为全民公共保险比私人保险市场更有效率，因为前者的间接成本（overhead cost）更低。在私人保险市场上，私人公司之间相互竞争、广告宣传、试图找到健康的顾客避免生病的顾客，这些都要花钱。全民公共保险系统在运营上更简单，因为每个人都参保，没有必要做广告或搜寻理想客户。因此，这可以降低保险公司产生的非健康相关成本（不与健康相关的成本，即间接成本）。

然而，公共保险催生了让政策制定者感到头疼的另外一类问题。政策制定者必须采取措施来控制道德风险，如不控制，政府预算将出现爆炸式增长。在私人保险制度下，保险公司要做出困难且通常不受人们欢迎的选择：自付额为多大，免赔额是多少，不承保哪些无效率的新医疗技术等。但在公共保险制度下，这些让人头疼的决策变成立法者的责任，他们必须面对愤怒的投票者对降低福利的抗议。我们会在15.4节讨论道德风险控制上的两难权衡。

这种政策的一个变种是选择性的全民公共保险。这是指全民公共保险仅向特定人口开放，例如退伍军人（美国的退伍军人健康管理）或老年人（美国的Medicare或日本的养老保险）。如果逆选择在特定人口中最严重，那么选择性的全民公共保险可能特别有效。

强制保险

实现足额保险的另外一种方法是保险法令，这种方法不要求政府承担保险机构的职能。这被称为**强制保险**（compulsory insurance）。在这种政策下，政府通过法律要求每个人购买保险合同，从而有效解决了逆选择问题。即使健壮者不想要保险，他们也必须进入这个保险系统。日本、德国和瑞士的保险系统，或多或少都具有强制保险的性质。

强制保险可以在私人保险市场上运行，政府不需要提供保险或支付医疗服务费用。然而，强制保险不是神奇的解决之道。对于政府来说，这种政策不是没有代价，也不意味着政府不需要管制市场。强制保险可能是一种昂贵的选择，因为健康保险本身是昂贵的，而且即使强制参保，很多人也没有能力支付保险费。

考虑到这些并发问题，立法者通常采取一些辅助措施，例如给予穷人补贴让他们有能力支付保险费，或者用工资税为保险筹资（因此收入高的人面对更高的边际税率）。这些补贴或税收可能并不比政府一开始就提供全民公共保险更省钱。

立法者也必须仔细定义强制保险，否则它可能彻底无效。假设一国通过立法要求每个人购买健康保险，但没有规定保险的足额程度。在这种政策下，逆选择可能卷土重来。保险公司可以提供微型保险方案，这类保险的收费极低，但也几乎提供不了什么保障。健壮者可能喜欢这种产品，因为他们并不想购买足额保险。这样，逆选择死亡螺旋可能再次发生。为了阻止这样的结果发生，立法者必须规定保险合同需要满足的标准。这些决策的制定，要求立法者深度介入私人健康保险市场，这个挑战可能和全民公共保险系统的设计带来的挑战一样大。

312

强制保险也诱发了保险公司的风险选择（risk selection）行为。风险选择是逆选择的反面，是指保险公司选择承保健康的客户，拒绝承保不健康客户或者采用最后的手段——将这些客户放在公共保险计划上。在第17章，我们讨论德国和瑞士的强制保险系统如何解决风险选择问题。

雇主发起的保险

我们讨论的最后一种对付逆选择的策略，也是在私人保险市场展开的。这就是雇主发起的（employer-sponsored）保险系统。在这种系统下，政府要求或鼓励雇主向他的所有雇员提供私人保险合同。由于典型雇主手下的员工有健康的也有不健康的，保险公司在不健康顾客身上可能亏损，但健康顾客可以弥补这个亏损。

雇主发起的保险系统，并不在法律上强制健壮者与虚弱者像全民保险情形那样进入同一保险池，而是诱使健壮者自愿这么做。在美国，保险的主要渠道就是雇主发起的保险计划。[1]

正如我们将在第18章看到的，基于特定工作的人力资本，让低风险的健康雇员自愿与高风险的不健康雇员混合在一起（进入同一保险池）。在这种保险制度下，健康的55岁老人为他的表面健康但实际患有糖尿病和高血压的55岁同事买单。尽管他可能不愿意向后者提供这种补贴，但因此辞职并重新找工作可能更让他难以忍受。

雇主发起的保险是逆选择问题的私人解（private solution），但它仅是个部分解（partial solution）。一些人群——例如儿童和退休者——一般没有工作，因此不能进入这个系统。雇主发起的保险也产生了新的问题：它扭曲了劳务市场，使转换工作的过程变得更复杂。这个问题被称为工作锁定，我们将在第18章详细考察。

基于收入调查的健康保险

一国若不实施全民保险，它还有另外一个政策选择，即实施基于收入调查的（means-tested）保险，这种政策为穷人的医疗服务提供补贴。美国的医疗救助（Medicaid）和法国的穷人保险（Couverture maladie universelle complémentaire）是基于收入调查的保险的典型例子。补贴型保险的主要目的不是对抗逆选择，而是通过向穷人提供医疗服务来提高公平性。

向穷人提供医疗保险的成本，跟通过其他方式扩大公共保险覆盖面的成本基本上是一样的：更高的税收负担和更大的道德风险。

313

15.4 应该如何控制道德风险？

在完全私人健康保险市场上，控制道德风险的任务主要落在私人企业身上。正如我们在第11章和第14章讨论的，保险公司有一整套对付道德风险的工具：（1）共同保险、共同支付以及免赔额；（2）守门人（专科医疗需要初级保健医生转诊建议）；（3）根据成本效果分析来确定不承保哪些治疗和手术。这些工具中的任何一种都降低了保险合同的足额程度，但也控制了道德风险从而降低了成本。记住，在私人保险市场上，顾客实际上需要一定程度的道德风险控制，因为这让顾客更能买得起健康保险。

在私人市场上，为了竞争客户，保险公司需要在保险补偿程度和道德风险之间进行权衡，从而制定和提供最优保险合同。然而，当政府进入保险行业时，立法者和政策制定者承担了做出这些艰难决策的责任。很多国家的经验表明，道德风险控制充满了争议，而且在政治上不可靠。

图15.3说明了道德风险难题。假设一国建立了新的公共保险系统，而且这个政府保险是完全足额的。完全足额意味着不管任何治疗，也不管这些治疗多么缺乏效率，参保者产生的每一分钱医疗费用都由保险补偿。我们能够预期到这种保险带来的结果：人们肆无忌惮地看病，哪怕再小的病，也要看医生；人们总是选择使用最新的医疗技术来治疗自己的疾病。总之，道德风险水平极高。

---

[1] 美国政府发起的保险计划，包括老年人医疗保险（Medicare）、穷人医疗救助（Medicaid）以及退伍军人医疗保险，仅针对特定人群。——译者

这个足额的公共保险位于图中的α点。回忆一下，完全足额保险通常不是最优的，因为道德风险导致它的价格非常昂贵。假设人们对风险和医疗费用有典型偏好，那么无差异曲线的形状将如图15.3所示。在这种情形下，合同α远不是最优的。这个新保险项目提高了参保人群的健康水平，但代价很高。为了补偿这些额外医疗费用，政府必须进行筹资，从而导致税负大幅增加。

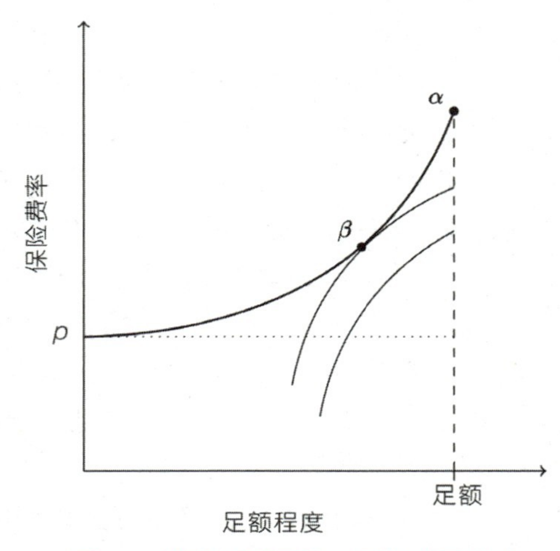

图15.3 给定道德风险，最优合同为β

政府可以稍微降低保险足额程度来改善上述结果。例如，政府可以要求参保患者自付一定的医疗费用或者拒绝承保缺乏成本效果性的药物。这样，政府将保险合同移动到β点。这将导致政府在医疗费用的补偿上不是那么慷慨，从而导致人们不是那么健康，但它能大幅降低纳税者的负担。根据图15.3中的无差异曲线可知，将保险合同从α移动到β是值得的。

314

萨佩利和维亚尔（Sapelli and Vial，2003）进一步认为，公共保险和私人保险混合在一起的系统，面对的道德风险水平比单一保险系统面对的道德风险水平高，这是因为在混合系统下，人们会进行自我选择——哪个保险类型（公共保险还是私人保险）能让他们自付更少的代价，他们就进入哪个。据此可以预计，医疗费用高的人将倾向于选择私人健康保险，因为在公共保险下，看病时排队等候现象更为严重，这让他们面对更高的机会成本；穷人将倾向于选择公共保险，这是因为对他们更愿意排队等候而不是自付更高的医疗费用。

当然，现实生活中的政策制定者没有图15.3这样的指南。道德风险曲线和相应无差异曲线的准确形状难以获知，因此，政策制定者必须明智地估计如何在公共保险项目中控制道德风险才是最优的。本节余下部分介绍了用于控制道德风险的三大政策工具。

成本效果分析

也许最重要的成本控制技术就是成本效果分析（CEA）了。正如我们在第14章讨论的，做成本效果分析时，研究人员需要搜集各个相关治疗方案的信息，确定哪种方案能以最小成本产生额外一单位健康。在这种情形下，健康通常用质量调整生命年（QALY）衡量。任何一种治疗方法，无论它是药物、新手术还是新扫描技术，其绩效都用增量成本效果比（ICER）衡量。增量成本效果比说明使用某种治疗方法生产额外一单位QALY的相对成本，这里的“相对”指相对于另外一种治疗方法而言。

一旦政府计算出了各种治疗方法的ICER，它就可以拒绝ICER较大的治疗方法。例如，如果某癌症药物的ICER为1万美元，那么它生产额外一年生命的成本相对较低，从而很可能被政府接受。然而，如果某种新发明的开胸手术的ICER为100万美元，政府可能拒绝将它纳入保险，因为它没有有效地使用医疗资金。

一些公共健康项目正是以这种方式运营的。在英国，一家名为“国家卫生与临床优化研究所”（NICE）的机构，负责评估不同治疗方法的成本效果性，并且决定英国国民医疗服务系统（NHS）要纳入哪种治疗方法。在欧洲其他国家、加拿大以及澳大利亚，在决定纳入哪种治疗方法时，也使用类似的成本效果分析进行决策。

CEA限制了道德风险，因为它降低了病人在无效率且价格高的治疗方法上的支出（这样的治疗方法只有被纳入保险，病人才会使用）。然而，CEA也降低了公共保险合同的足额程度，因为一些医疗服务已不在承保范围之内。正如图15.3所示的，这种做法可能是值得的，因为它降低了整个系统的支出。

然而，拒绝将某些治疗方法纳入保险，这在政治上可能会不受欢迎。假设某种新化学疗法可能可以缓解癌症病人的疼痛或甚至延长他们的生命，而且目前只有这种方法有治疗这种癌症的可能。如果政府认为这种化学疗法没有成本效果性，拒绝将其纳入保险，那么这个决策能节省纳税人的钱。然而，这种资金的节省是以癌症患者的生命为代价的，他们本来可以活得更长一些。

315

显然，任何以节省资金为理由拒绝将救命的治疗方法纳入保险的决策，注定会引起政治上的争议。尽管一些国家的政府使用了CEA，另外一些国家还是完全回避了它。例如，美国法律禁止Medicare在做承保决策时使用CEA（Neumann et al.，2005）。Medicare承保任何在医学上有效果的治疗方法，不管它多么昂贵。这种策略绕开了关于治疗病人的极度困难的决策，但它也导致很高的道德风险水平。

成本共担

对付道德风险的另外一种方法是成本共担，例如保险合同中规定免赔额、共同保险和共同支付。这是参保患者看病时需要自己负担的费用。有时，公共保险完全不含有任何成本共担规定。例如，在加拿大和英国，病人在服务点看病时完全免费。这种做法很受参保者欢迎，但它一点也无法控制道德风险，因为病人在看病时完全不用考虑自己的费用。

其他政府保险项目纳入了成本共担机制，以便控制道德风险。Medicare不完全补偿病人的医疗费用。例如，2012年，Medicare规定参保者每次住院的免赔额为1156美元，全年门诊费用的免赔额为140美元。另外，如果参保者一次住院超过60天，每超出一天，参保者需要自己支付289美元。这些做法迫使参保者有成本意识或者购买补充私人保险。与使用CEA相比，使用成本共担法控制道德风险，在政治上更容易被接受，但它也降低了医疗可及性。

守门与排队

还有一种控制成本和道德风险的方法，那就是守门人制度（gatekeeping）。这种制度通常涉及医生层级系统，病人必须逐层看病。为了看专科医生，病人必须首先看初级保健医生（有时被称为全科医生），初级保健医生有权决定病人是否需要看专科医生。这降低了成本，因为它大大减少了不必要的看病预约，从而让专科医生专心接待真正需要治疗的病人。

除了守门人制度之外，公共保险系统也通过限制专科医生数量来控制费用。有时，这个策略是外在明显的。政府运营的医疗保险系统，可以直接减少系统内的心脏病专家和肿瘤专家数量。即使在有私立医院和私人医生的国家，公共保险系统也可以通过对专科服务设置较低的补偿标准来限制专科医生的人数。较低的补偿标准，从一开始就打击了一般医生希望成为专科医生的积极性。

当专科服务的需求超过供给时，排队现象出现了。如果病人想看专科医生或者想动选择性（即非必需的）手术，他们必须排队等候，有时甚至要等好几个月。在私立系统中，排队现象不会长期存在，因为新医生会进入市场，只要病人愿意付钱，任何人都能得到他们的服务。然而，当医生不能自由进入（比如政府运营医院情形）或政府保险机构设定和执行低医疗价格（例如非全民公共保险情形）时，排队现象会长期存在。通常，排队是市场缺乏效率的表现。然而，在存在道德风险情形下，排队现象也许说明了需求是膨胀的、过度的。如果事实如此，那么限制专科医生的人数，在省钱的同时可能也不会损害人们的健康。几乎每个实施公共保险的国家，在一定程度上，都使用守门人和看病排队措施。

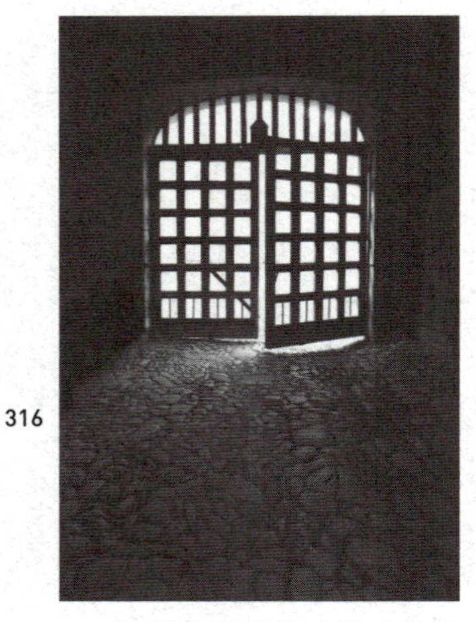

医疗服务系统中的守门人制度，在医疗服务需求超过供给时，可以限制病人流入。如果在医疗服务系统中，病人看病不要钱，那么作为一种需求管理方法，守门人制度至关重要。

316

我们用例子说明守门人和排队等候制度如何相互协作。假设某个老年人长期膝关节疼痛。这种问题不是急救型的，因此，他必须首先看初级保健医生。从他打电话预约看病时算起，他需要等待几个星期才能看病。当他看初级保健医生时，如果医生建议膝关节移植，他必须再次排队，等候专科医生的意见。几个月后，当他看专科医生时，医生确认他需要动手术。此时，他还要排队，这已是他第三次排队了，他还需等待几个月，直到约定手术日的到来。尽管在这个过程中，他不需要为手术花一分钱，然而他必须克服交通上的困难，预约不同层次的医生，等了近一年才能最终动手术。

排队等候这种麻烦事，构成了病人看病的非财务成本。政策制定者可以使用排队等候而不是成本共担制度来限制道德风险。基于排队等候的系统可能更加公平，前提是不论穷人还是富人必须排在同一队列，先到先得。然而，与控制成本的任何做法一样，排队做法在政治上也可能引起那些厌倦排队的选民的抵制。我们将在第16章详细研究守门人和排队制度。

预付制与诊断相关组

医疗服务传统的支付方法为**后付制**（retrospective payments）。后付制，顾名思义，是指支付发生在病人使用医疗服务之后，而且支付额取决于病人使用的医疗服务量。这和其他市场的支付方式相同：饭店根据顾客所点饭菜量收费，汽车修理工根据修车所花时间收费。医疗服务按服务项目付费（fee-for-service）是后付制的典型例子。在1960年代和1970年代，按服务项目付费在医疗保险业非常常见。

在按项目付费系统下，医生没有理由拒绝向病人提供任何类型的服务，即使是极其昂贵的服务。这种系统培养了病人和医生之间的相互信任，但为医生诱导需求创造了机会。与此相反，**预付制**（prospective payments）能降低道德风险。预付制，是指在任何医疗服务实际发生之前，对医生或医院的支付。在这种支付方式下，费用不是根据医生实际提供的服务或手术计算，而是根据病人的诊断情况（属于什么疾病）来计算。

举个例子，在预付制系统下，对于医院治疗的任何一个心脏病患者，不管医院使用了什么昂贵的技术也不管手术进行了多长时间，保险机构支付给医院的金额都是固定的。这让医院有动机节省治疗心脏病患者的费用，因为即使医院实施了额外工作或手术，它们也得不到额外报酬（Herwartz and Strumann，2012）。由于支付标准通常依据的是病人看病时的诊断情况，这样的支付方式通常被称为诊断相关组（diagnosis-related groups，DRGs）。

317

自1980年代以来，世界各国政府采纳了预付制，因为它们认为这是一种降低道德风险和医生诱导需求的有效方法。然而，预付制也有代价。按服务项目付费这种后付制的结束，导致医患关系恶化，因为在预付制下，医生承担了控制成本的部分责任。

15.5 应该如何管制医疗服务的提供？

在第6章，我们讨论了医院行业的市场势力问题。在进入障碍较高的私人市场上，医院作为垄断者可以获得市场势力。然而，增加竞争者数量未必能带来更好的结果，因为它可能导致无效率的质量竞争甚至医疗设备竞赛。

政府对医院市场的管制有两个理由，但这两个理由是对立的，这一点与其他市场不同。政府希望培育竞争以防止垄断定价，但也希望消除无效率的竞争，因为这类竞争导致医院引进不必要的医疗技术。从在经验上看，竞争程度的增加可能导致死亡率增加，也可能导致死亡率降低，这取决于具体环境（Kessler and McClellan，2000；Gowrisankaran and Town，2003）。

因此，第三个问题就是管制医疗服务的提供的最优方式是什么。对于这个问题，不同政府使用了不同的解决方法。一些政府将整个医疗服务系统国有化，医院由政府运营，医生成为政府雇员。另外一些国家则维持私人供给的主导地位，但引入一些防护措施例如反垄断法和医生执业规定。

这些方法都希望实现健康、富有和公平目的。但正如医疗保险一样，任何政策都涉及不同目标之间的权衡。

政府提供医疗服务

解决市场势力和无效率的质量竞争的一种方法，是将医疗服务提供国有化。在这种方法下，医院由政府运营，运营资金来自税收；医生是政府的雇员。医院之间不会像它们在私人市场上那样展开竞争，因此，市场势力和无效率的竞争问题不会出现。例如，在英国、加拿大、瑞典，几乎所有医疗服务供给者都是公立的。

如果医院的市场势力或无效率的质量竞争足够严重，那么医院行业的国有化可以降低医疗服务成本和提高服务质量。只要公立医院不运用市场势力，以前的垄断价格就会降低。国有化也让政府在医疗服务提供上有了更大的控制力，因此它们能够直接解决医疗服务提供不足的问题。

类似的，医院行业的国有化，也限制了无效率的质量竞争。与私人市场不同，医

318

院不会通过竞争手段吸引更多顾客，这是因为公立医院不像私人公司那样追求和享有利润。因此，它们没有激励引入不必要的医疗设备；从社会角度看，引入这样的医疗设备是一种浪费。

因此，在理论上，与私人医院市场相比，公立医疗服务系统能提供成本更低但质量更好的服务。在经验上，实施国有医疗系统的国家，似乎能更好地控制医疗服务费用。这种成功可能与下列事实有关：那些有公立医院的国家，也通常有单一付款人的医疗保险。在这些系统下，政府控制了医疗服务的供给，也控制了医疗服务的支付。因此，作为付款人，这些政府有动机维持低成本；而作为提供者，政府也有做到这一点的方法。

英国和瑞典都有全民公共保险和公立医院。2007年，这两个国家的医疗费用仅占本国GDP的7%到8%。相比之下，有一些私立提供者的法国和德国的医疗费用占本国GDP的11%（Or et al.，2010）。在美国，私人医院占主导地位，医疗费用占本国GDP的15%。

然而，政府运营医院这种模式也遭到了一些人的指责，他们认为公立系统提供的医疗服务质量较低。这种有争议的指责难以证实，因为质量本身难以评估。有些人用期望寿命衡量医疗服务质量，然而期望寿命受很多因素影响，不限于医疗服务本身。医疗服务质量有数不清的可行衡量指标，例如癌症存活率、婴儿死亡率、老年人的期望寿命。在实证角度，使用这些指标比较具有国有化医院的国家和具有私立医院的国家的医疗质量，通常得不出什么明确结论（Or et al.，2010）。

另外，医疗服务质量概念的内涵可能不限于手术或治疗的成功率。它还可以包括医生对待病人的态度、医院的清洁程度、手术的等待时间等。这些因素可能不会改变死亡率或期望寿命，但它们会影响人们对看病经历的满意度。在实证角度，在具有公立医院的国家，病人看病需要排长队，这意味着等待时间很长。

在前面我们说过，排长队是控制道德风险的一种措施，然而等待时间很长也意味着福利损失和对病人的伤害。如果人们真的需要医疗服务但却陷于长队之中，那么排队意味着医疗服务供给的短缺。证据表明，排长队的病人有时愿意花钱得到更快的治疗，这表明排队病人并非总是寻求多余且浪费的服务。显然，排队也限制了有价值医疗服务的可得性。我们将在第16章详细讨论这个证据。

漫长的等待时间以及其他无效率的现象，在公立医院系统中真的难以避免吗？一种理论认为，公立医院系统的效率比私人市场低得多。政府容易受代理问题（agency problem）影响[①]，因为与私立系统员工相比，政府雇员在保证医院运营成功方面没有那么大的动力。

政府雇员的工作安全性高，不容易失业，在提高医院运营效率上没有财务上的利害关系。因此，与私人系统员工相比，政府雇员不那么愿意修复无效率的系统或者对病人的抱怨做出反应。这样，公立医院没有动力引进新医疗技术或简化流程，从而很难减少排长队现象。政府运营系统也容易滋生腐败和受游说影响。如果这些代理问题比较严重，那么国有化系统可能比垄断的私人市场更缺乏效率。

319

即使政府运营的系统是透明的，而且公务员为公众利益辛勤工作，它也缺乏反馈机

① 代理问题，简单地说，就是委托人与受托人（即代理人）的利益不一致。——译者

制，从而在医院运营出现问题时，很难予以矫正。对于私立医院来说，如果它们浪费钱或不能让顾客满意，它们的业务量就会下降。然而，浪费钱或未能让顾客满意对公立医院可能没什么大的影响，它们每年还能得到全额拨款。因此，在公立系统下，医院运营缺乏效率受到的惩罚要少一些。

理论上，大选可能是选民判断政府绩效的一个良机，如果执政党缺乏效率，选民可以不投它的票。然而，这种反馈充满了噪声（混杂因素），因为很少有国家会经常举行大选，选民没有完全信息，而且就像阿罗不可能定理所揭示的，大选不可能充分描述社会的偏好。

私人医院市场

与医疗服务国有化相反，医疗服务的私人提供位于另外一个极端上。例如，美国、德国、法国和日本的大多数医院都是私营的。这种方式允许医院之间的竞争，而且能让医院有激励改进运行效率。因此，在私人提供医疗服务的国家，排长队现象比较少见。不过，这些国家可能遭受双重弊病：竞争不足（垄断）和竞争过度（医疗设备竞赛）。

在私人市场上，竞争不足会产生市场势力，市场势力意味着高价格和供给不足，这又会导致社会损失。认识到这种威胁，具有私人医院市场的国家通常对反竞争行为比较警惕。例如，美国联邦贸易委员会、德国反垄断局以及荷兰竞争力管理局在近几十年来都在阻止医院合并。虽然有些国家对待合并的态度比较激进，有些国家比较缓和，但它们都有一个共同的目标——限制医院市场的市场势力（US Department of Justice，Federal Trade Commission，2004；Varkevisser and Schut，2009）。

另一方面，医院之间的过度竞争，也可能成为医院市场上一个比较严重的问题。在大多数私人市场上，“过度”竞争从来不是个坏事；供不应求时，会有企业不断进入市场；只有供给和需求达到均衡时，才会有企业退出市场。然而，医疗服务市场与一般商品市场不同，原因在于医患之间的信息不对称以及无处不在的保险。过度竞争可能加剧无效率的质量竞争，导致医疗设备竞赛，从而急剧抬升医疗服务的成本（参见6.3节）。

在很多具有私人医院的国家，高昂的医疗服务支出已成为政治议题，自公共保险承担大部分或全部医疗费用以来，这个问题更加突出。作为反应，一些政府进行了改革，限制医院之间的竞争和避免浪费性的支出。

例如，美国很多州政府通过了需要认证（Certificate of Need）法律，以此限制医院的进入和扩张。如果新医院想进入市场或者老医院希望增加一栋病房，它必须首先向州代理机构递交申请，申请书要说明它的行为是否进一步实现了社区目标。需要认证法的目的在于减少无效率的质量竞争，控制医疗设备竞赛。如果这个法律是成功的，那么那些对医院扩张限制更严格的地区，应该有更低的医疗服务支出，而且病人结果不会变差。然而，实证研究表明结果是不明确的（Popescu et al.，2006；DiSeasa et al.，2006；Ho，2004）。

人们对私人医院市场的另外一个担心是，一些人群——比如穷人和未参保者——不能得到医疗服务。一个解决办法是给予非营利医院减税优惠，这些医院在历史上主要服务穷人和弱势群体。美国、法国和德国都有健全的非营利医院部门。考虑到非营利医院的确提供更多的慈善性质的医疗服务和索要更低的价格，它们确实促进了公平。

320

另外，几乎所有发达国家要求医院为即将入院的病人提供急救服务，不管这些病人的公民身份或他们的支付能力是怎样的。这些要求体现在“最后救助”（last resort）法律上，它保证了每个人都能得到急救服务和最低限度的服务。然而一旦患者病情稳定下来，法律义务通常会终止，医院可以自行让病人出院。

最后救助法律促进了公平，因为它保证了每个人都能获得最低限度的医疗服务，但这种做法也有代价。例如，在美国，对于医院提供的最后救助服务，政府不会进行补偿。为了筹集资金，医院不得不将这些成本转嫁到其他参保患者身上，因此，这样的法律规定抬升了每个人的成本。有时，这种额外财务压力迫使医院关闭急救病房，以避免提供最后救助服务带来的财务负担。这是政府追求更大公平时没想到的不合意结果（Lee，2004）。

321

政府定价

解决私人医疗服务市场中的成本和公平问题的另外一种方法，是实施严格的价格管制。政府定价的目的在于阻止私人提供者使用它们可能拥有的任何市场势力，保证医疗服务的可及性。

在政府为医院和诊所服务定价方面，日本提供了最好的例子。日本厚生劳动省与日本医学会协商，为所有医疗手术制定统一补偿标准。对于给定的手术例如阑尾炎切除术或髋关节置换术，医院得到相同的费用，不管病人是穷还是富，也不管实施手术的是经验丰富的医院还是新成立不久的医院。

理论上，这样的价格管制应该能控制医院成本，然而政府定价也可能导致一些相反的激励。如果政府定价不合理，比如某些手术定价小于边际成本，医院可能不会提供这类服务；而如果定价远高于边际成本，医院有利可图，这类服务又会提供过多。在这种情形下，政府定价导致的低效率，类似于医院由政府运营而导致的低效率。我们将在17.3节进一步讨由政府定价的医疗系统。

表15.3列举了一些政策及其收益和成本。我们在第16章到第18章将进一步讨论这些政策，它们对应当今发达国家实施的三大类医疗系统。

表15.3 各种国民健康政策及其收益和成本

政策选择	例子	收益	成本
医疗保险市场如何运行？			
• 完全私人保险	—	政府不介入保险市场；低税收	容易受逆选择影响；降低了公平性
• 强制私人保险	美国、日本、瑞士	能减少逆选择	减少了消费者的选择
• 雇主发起的私人保险	美国、日本、瑞士	减少了逆选择	可能导致工作锁定；降低了公平性
• 全民公共保险（单一支付人）	英国、加拿大、瑞典、挪威	消除了逆选择；促进了公平	可能促生道德风险；高税收
• 基于收入调查的保险	美国的Medicaid，日本的国保	促进了公平	可能促生道德风险；高税收

（续前表）

政策选择	例子	收益	成本
如何控制道德风险？			
• 成本共担（共同支付或免赔额）	美国的Medicare；法国	减少了道德风险	降低了公平性
• 住院服务完全免费	英国、加拿大	促进了公平	可能导致更高的道德风险水平
• 成本效果分析	英格兰的NICE；俄勒冈的医疗救助优先名单；加拿大的普通药物评估	减少了道德风险	限制了医疗服务的可及性
• 守门人	英格兰、加拿大、挪威、瑞典；美国的Medicare Advantage	减少了道德风险	限制了医疗服务的可及性
如何管制医疗服务的提供？			
• 不管制，私人提供	—	政府不介入医疗服务	降低了公平性；可能导致无证执业
• 私人医院以及反垄断法	美国	有限的政府介入	降低了公平性；可能导致医疗设备竞赛
• 私人提供服务以及价格管制	日本、瑞士	促进了公平	政府介入程度较高
• 政府运营医院和诊所	英格兰、瑞典、挪威	促进了公平；不会出现医疗设备竞赛	政府介入程度较高；高税收
• “最后救助”法	美国	促进了公平	高税收

15.6 国民卫生政策的比较

在接下来的三章，我们考察三种卫生政策模式：

• **贝弗里奇模式**（第16章）。这种模式的特征是：保险有单一支付人，政府控制医疗服务的提供，以及看病免费。在这种模式中，医疗服务是政府提供的一种商品（类似学校或图书馆），所需资金来自税收。这种模式主要关注公平性，强调人人享有平等的医疗服务可及性，不管病人支付能力是怎样的。贝弗里奇模式是以威廉·贝弗里奇（William Beveridge）爵士的名字命名的，他提出了这种医疗服务系统的蓝图；第二次世界大战后，英国使用了这种模式。当前，加拿大、瑞典、澳大利亚和英国都是贝弗里奇国家的典型例子。

• **俾斯麦模式**（第17章）。这种模式的特征为全民保险，但私人保险公司占主导地位。俾斯麦模式允许存在大量私人医疗服务提供者，但政府严格管制医疗服务的价格。俾斯麦模式是以奥托·冯·俾斯麦（Otto von Bismarck）的名字命名，他在1880年代的德国建立了世界第一个全民保险项目。日本、德国、法国和瑞士是俾斯麦国家的主要例

322 子。俾斯麦模式介于贝弗里奇模式和美国模式之间。

- **美国模式**（第18章）。这一模式为美国独有。它的特征是：私人市场占中心地位；保险市场和医院市场都由私人企业主导；这种模式不提供全民保险，一部分人群没有保险。在实践中，美国医疗服务系统也引入了贝弗里奇和俾斯麦模式的一些主要元素：Medicare是老年人保险项目，它向65岁以上的美国人提供慷慨且广覆盖的保险；Medicaid是穷人保险项目，它向穷人提供免费或几乎免费的保险。这样的政策选择，反映了政府强调病人和医生的个人选择，但也关注公平性。2010年通过的医疗服务改革方案，将使美国系统更接近俾斯麦模式，但它保留了很多独特特征。

正如我们将要看到的，对于逆选择、道德风险、健康不公平性、垄断竞争等基本卫生政策难题，这些国家采取了迥然不同的方法。没有任何一个国家完全符合任何一种既定的模式，事实上，每个国家的政策都或多或少借鉴了这三种模式的不同层面，但这种分类法能让我们更容易看清各国国民医疗服务系统（Reid，2010）。

三个结果：健康、富有和公平

如何评价和比较每个国家的决策？最简单的评估工具似乎是比较人均医疗支出和相应的健康水平（健康水平也许应该以期望寿命或质量调整生命年这类综合指标衡量）。这两个数字类似一国健康经济交出的成绩单：哪个国家的卫生政策选择最好、最有效率？

图15.4画出了2009年世界部分国家的卫生支出和期望寿命。这个图也画出了通过这些点的最佳拟合曲线。与这条曲线比较，美国实现的期望寿命较低（因为比根据美国卫生支出预测出的期望寿命低），而日本和瑞士等国以更低成本实现了更高的期望寿命。

323

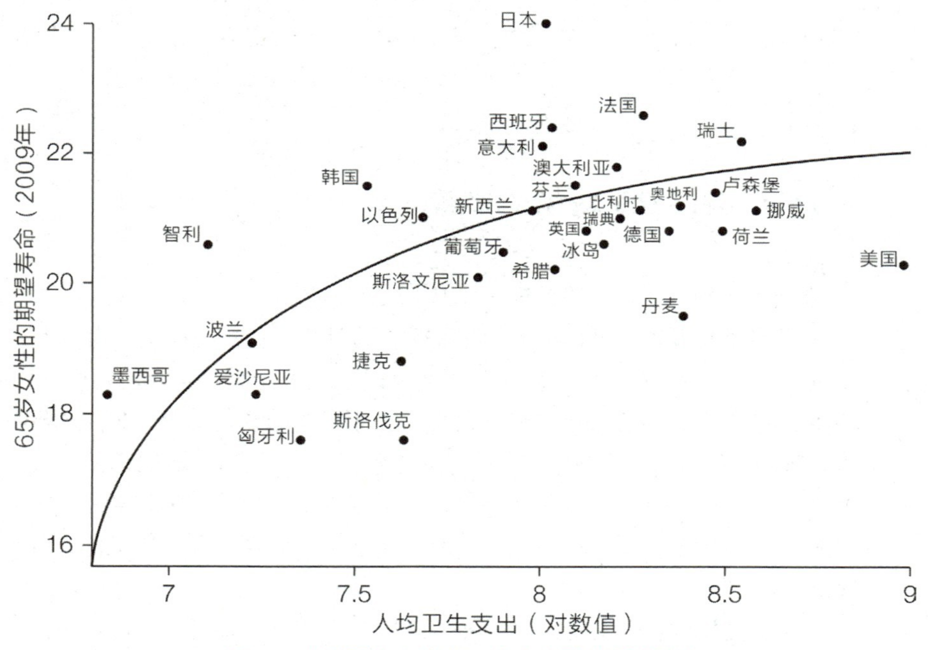

图15.4 各国卫生支出与65岁女性平均期望寿命

资料来源：Data from OECD，Life expectancy at birth，females；and Total expenditure on health per capita. http://www.oecd.org.statistics/.

根据这种分析，一些人可能认为美国政府在医疗服务系统上的表现比较差劲，而欧洲国家比如英国、法国和亚洲国家比如日本和韩国的表现更令人满意。然而，这种分析过于简单化了：它假设每个国家能实现相同的点，而且每个国家希望实现这样的相同点。

这些假设有一些缺陷，因为不同国家的内在健康水平可能不同，或者不同国家的人们对健康价值的评价不同，或者不同国家的健康不公平性不同。如果不同国家之间存在上述任何一种差异，那么图15.4不足以让我们判断不同国家医疗系统的效果。

图15.5是不同国家健康经济的传统僵化比较法。图中画了三个国家，即美国、英国和瑞士，它们有不同的医疗服务政策。曲线*HPF*是健康生产边界；它描述了给定卫生支出量，每个社会能生产多少健康。哪个国家的健康经济表现最好？正如我们将要看到的，这种图包含的信息不足以回答这个问题。

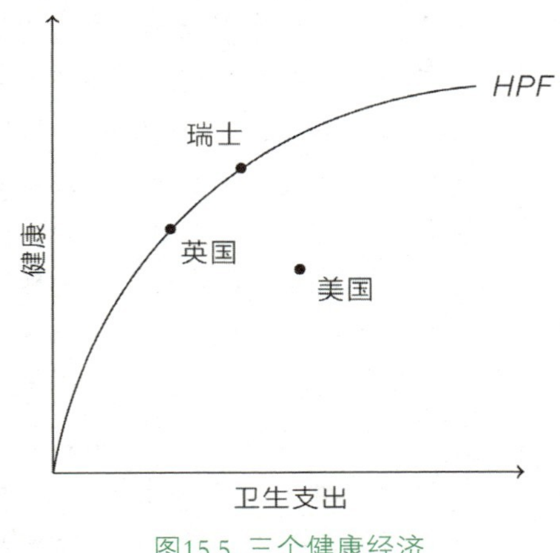

图15.5　三个健康经济

不同国家固有的健康水平不同

首先，我们把美国与另外两个国家（瑞士和英国）进行比较。图15.5意味着美国健康经济管理不善，浪费资源，产生的报酬少。也许美国老年人医疗保险（Medicare）系统在病人死亡前的最后几天花了大量的钱，也许未参保人群没有使用预防服务，并最终导致大量急救费用的产生。

如果一国位于它自己的健康生产边界的下方，那么我们称该国生产缺乏效率（productively inefficient），这是因为它原本可以花更少的钱来实现相同的健康结果，或者花相同的钱实现更好的健康结果（Garber and Skinner，2008）。

然而，在解释国家之间的卫生支出差异时，我们遇到的主要问题与第13章解释美国各地区之间健康结果差异时遇到的问题类似。我们不清楚是否所有国家有共同的健康生产边界（其中一些国家例如美国位于这个边界的下方，表明缺乏效率），或者美国与欧洲国家的健康生产边界是否完全不同。

324

一种可能是，美国和其他国家有不同的内在健康状态；这能解释不同国家的健康生产边界有何不同。美国人可能偏爱快餐而欧洲人喜欢慢慢吃正餐。美国人可能喜欢开车上班，而欧洲人可能喜欢骑自行车上班。国家之间的期望寿命差异，在很大程度上可由不同国家的行为、文化和生活方式差异解释（Michaud et al.，2009）。

图15.6描述了这种论证，其中美国位于另外一条健康生产边界上。在这种情形下，由于美国内在健康水平与欧洲不同，美国的健康

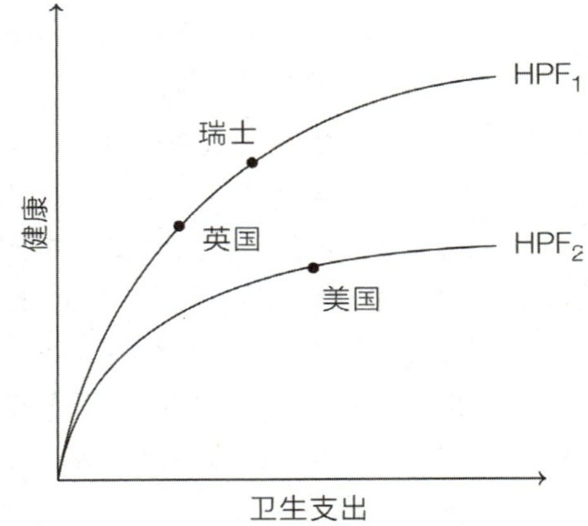

图15.6　三个健康经济，两个健康生产边界

生产也是有效率的。

不同国家对健康的偏好不同

接下来，我们考察瑞士和英国的不同位置。如果图15.6是准确的，那么这两个国家位于共同的健康生产边界上，因此它们有生产效率。瑞士的卫生支出更大，但健康水平更高。哪个国家在健康经济的管理上做得更好？

即使一国有生产效率，也就是说，即使一国位于自己的健康生产边界上，这个事实本身也不意味着该国卫生支出额是最优的。例如，政府在教育或公园投入一元钱所带来的效用，可能比在医疗服务投入一元钱带来的效用更高。这样的国家被称为缺乏分配效率（allocatively inefficient），因为与花在其他生产性活动上的金额相比，它花在医疗服务上的金额过多（Garber and Skinner，2008）。由于该国位于它的健康生产边界上，将钱从卫生领域转移到其他领域，这将降低健康水平，但能增加社会总福利。当然，另外一个极端也是可能的：位于健康生产边界上的国家，其卫生支出可能过少，其他活动支出可能过多。如果卫生支出带来的边际效用更大，该国应该将资金从其他领域转移到卫生领域。

实际情形可能为图15.6中的每个国家都在追求它自己的最优轨迹。正如格罗斯曼模型中的情形一样，国家必须选择健康投入额以及家用品投入额。如果瑞士比英国更看重健康目标，那么它们在图15.6中的位置可能都是最优的。

325

不同国家有不同的健康公平性

健康不公平性也可能导致人们错误地认为健康生产缺乏效率。一国人口通常由不同人群组成，每组人群的收入水平或对健康习惯的偏好不同，因此，即使每组人群都位于自己的健康生产边界上，从该国整体角度看，健康生产也可能缺乏效率。

图15.7画出了某个国家的健康生产边界。该国人口由穷人组（A组）和富人组（B组）构成。为了说明上的便利，假设与B组人群相比，A组人群选择较低的卫生支出，从而选择较低的最优健康水平。在格罗斯曼模型背景下，如果穷人的健康投资的边际效率较低，那么上面这个假设是合理的。在图15.7中，A组人群和B组人群都位于健康生产边界上：它们都有生产效率。

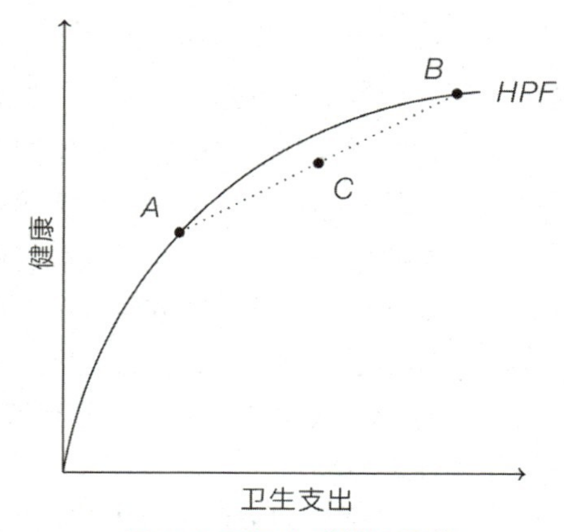

图15.7 不同人群组的最优

A组人群和B组人群在健康的生产上都是有效率的。

C点描述了整个人口（包括A组和B组人群）的平均期望寿命与整个人口的人均卫生支出的关系。C点位于A点和B点的连线上。由于健康生产边界是凹的，C点必定位于健康生产边界的下方。如果我们在分析时忽略了一国内部不同人群收入差异，那么即使每组人群都位于健康生产边界上，我们也可能错误地认为该国整体的健康生产是缺乏效率的。

在图15.5中，美国明显“缺乏”生产效率，对此进一步解释是与其他发达国家相比，美国不同人群之间的收入差异更大，医疗保险保障情况的差异更大（Garber and Skinner 2008）。不管这个问题本身是否需要解决，但它的确使得美国看上去缺乏健康生产效率。

15.7 结论

326

尽管卫生政策看上去是个复杂的问题，然而在某种意义上，它比较简单。本书的主题之一在于信息是一种珍贵商品，人们（病人、医生和保险公司等）会尽可能地利用自己的信息优势。在第9章，我们看到保险公司不能准确观察到人们的健康状态，这可能导致医疗保险市场失灵。在第11章，我们看到，隐藏信息可能导致病人过度使用无效率的医疗服务。

尽管政府政策能解决信息不对称造成的一些问题，然而，正如我们已经看到的，它不可能同时解决全部问题。我们将在后面章节说明，使用政策来解决逆选择问题的国家，面对着控制道德风险的严峻挑战，这正是"摁下葫芦浮起瓢"。另一方面，美国有相当一部分人群没有医疗保险，部分原因在于美国没有充分解决逆选择问题。

当我们考虑到卫生政策固有的所有困难的权衡之后，我们对下面这个1999年的研究结果就不会感到惊讶了。这项研究调查了澳大利亚、加拿大、新西兰、英国和美国的居民，结果显示，每个国家的大多数人都对本国医疗服务系统感到不满意（Donelan et al.，1999）。用瓦尔达沃夫斯基（Wildavsky，1979）的话说就是，"富人不喜欢排队等待，穷人不喜欢价格高，中产阶级既抱怨排队又抱怨价格高"。

民众普遍对本国医疗服务系统不满意，这未必意味着各国的政策制定者都不称职，或者说，未必意味着各国卫生政策都不好。这种现象也许反映了三难决策的困难程度。医疗服务不存在免费午餐：促进公平的政策，要么导致成本增加，要么迫使人们花更长的时间排队等待；促进医院效率的政策，要么导致人们税负增加，要么牺牲了公平性。

我们也许不应该期望每个人都对医疗服务系统感到满意，毕竟人们对隐含在三难决策中的权衡看法不一，比如有人更关注健康，有人更看重公平。尽管如此，我们将在接下来的三章看到，各个发达国家的卫生政策，在某种程度上，有趋同倾向。贝弗里奇国家的典型特征是政府在医疗服务的供给上占绝对主导地位，然而，它们也引进了旨在促进私人提供者与公共提供者竞争的元素。俾斯麦国家的传统特征是，政府强制人们保险而且严格监管医疗服务的价格，它们允许私人提供者。然而，它们也逐渐借鉴了贝弗里奇系统中控制成本的一些做法。最后，美国也开始引入更多俾斯麦医疗服务系统中的元素。

15.8 习题

判断题

判断下列论断是正确、错误还是不确定，说明你的理由。在说明理由时请引用课文中的证据，以及你可能需要的任何额外假设。

1.如果社会成员都有传递性偏好，那么社会整体也必定有传递性偏好。

2.卫生政策的目标是使得健康、财富和公平最大化。

3.强调促进公平的卫生系统，通常有完全的私人保险市场。

4.强制保险几乎解决不了逆选择问题。

5.成本共担可以降低道德风险水平，但也降低了公平性。

6.排队等候有助于公平地降低道德风险水平。

327

7.预付制有效协调了医生和病人之间的利益。

8.私人医院市场不存在“过度竞争”这样的事情。

9.一国位于它自己健康生产边界的下方，这意味着它在健康的生产上缺乏效率。

10.如果一国有生产效率，或者说，位于它自己的健康生产边界上，那么它在医疗服务上的支出是最优的。

11.如果一国内部不同人群存在健康差异，那么该国不可能位于健康生产边界上。

第16章　贝弗里奇模式：国有化的医疗服务

328

1940年代晚期，英国和其他大多数欧洲国家开始从第二次世界大战的破坏和创伤中恢复。战士们从前线归来，婴儿潮开始了。美国以马歇尔计划形式援助欧洲重建，帮助它们恢复经济力量。在世界范围内的萧条和战争肆虐了近20年之后，英国人终于有理由感到乐观。

在这些巨变中，新政府逐渐手握英国政权。工党在首相克莱门特·艾德礼的带领下，将施政纲要建立在一项雄心勃勃的计划之上，这个计划是由经济学家威廉·贝弗里奇（William Beveridge）在战争期间制定的。这个名为“跨部门委员会关于社会保险与相关事务的报告”（*Report of the Inter-Departmental Committee on Social Insurance and Allied Services*）的计划，是个关于新社会合约的草案，其主旨是国民之间的互助和团结（Abel-Smith，1992）。最终脱胎于贝弗里奇计划的医疗服务系统，有三个明显特征：

- **保险广覆盖且为单一付款人**：所有国民自动获得政府提供的保险，这就是所谓的广覆盖或称全民的（universal）；保险运营资金来自税收而不是保险费，因此公民参保不需要支付任何费用。出资人仅为政府一方，因此被称为单一付款人（single payer）。
- **政府提供医疗服务**：政府运营医院和诊所，医生、护士和管理者都是政府雇员。政府决定何时何地建立新医院或者扩张原有医院；政府决定每个医院的一般医生和专科医生数量。
- **看病免费**：病人去公立医院和诊所看病是完全免费或接近免费的。病人不需要承担任何保险费、免赔额或共同保险，特殊类型的医疗服务除外（通常为处方药、眼科服务、牙科服务）。

在经过漫长的关于整个英国医疗系统重塑的政治辩论之后，国会于1946年通过了国家医疗服务法案。这个法案改变了英国医疗服务的递送系统。超过1500家医院被依法收归国有，这些医院原来隶属私人组织、宗教机构或者地方政府；曾长期存在的地方保险委员会也被废除。这个法案还建立了国家医疗服务（National Health Service，NHS）系统，这是根据贝弗里奇报告理念建立的新型医院系统。该系统于1948年7月5日运行。

医生和病人一开始并不赞同这个法案，因为医生希望维持医生职业自治权，而病人担心政府干预；然而，国家医疗服务系统很快变为一个受欢迎的机构。NHS设计方案，在经过相应变动之后，被很多国家采纳（Klein，2010）。这些国家主要为英联邦国家（加拿大、澳大利亚和新西兰）以及斯堪的纳维亚国家（瑞典、挪威和丹麦）。在16.1节，我们将比较详细地描述几个最大的贝弗里奇系统。

在贝弗里奇模式中，医疗服务是政府提供的一种商品，资金来自税收，这与学校或图书馆类似。贝弗里奇模式中的一大创造，是取消了医疗服务的价格配置职能。1944年，约翰·霍顿（John Hawton）爵士（后成为英国卫生部部长），把即将实施的NHS系统描述为病人不论处于哪个阶层都可以得到服务的机构。他说："病人对医疗服务的使用，不取决于他们是否有支付能力，也不取决于任何与实际需要无关的任何其他因素——这些实际需要将把整个国家的全部卫生资源，动员到减少所有公民的不健康和促进健康活动上。"（Klein，2010）。事实上，英国2009年通过的《国家医疗服务宪章》（NHS Constitution）确认了医疗服务可及性的指导原则为"基于医学需要，而不是个人支付能力"（National Health Service，2012）。

政府的服务网点向所有公民或居民提供免费医疗服务。贝弗里奇模式的目的在于最大限度地消灭要钱还是要健康的两难选择。这是个很有价值的目标，但它也带来了新的挑战：没有了价格机制，政府应该如何配置稀缺的医疗服务资源?

16.1 贝弗里奇模式简介

自1948年以来，世界很多国家按照贝弗里奇模式重塑了本国的医疗服务系统。然而，这些国家的医疗服务并非完全相同，而且任何国家甚至英国的医疗系统，也不是贝弗里奇理念的完美化身。然而，这些系统具有类似特征：全民保险且为单一支付人，公共提供者，以及（基本上）免费的服务。它们都使用守门人和排队制度来配置医疗服务。这些系统之间的区别主要体现在两个方面：一是如何允许竞争；二是如何控制成本。下面，我们介绍四个最大的贝弗里奇系统。

英国

自1948年以来，英国的医疗服务系统已发生了一些变化，然而这个系统的基本轮廓仍符合贝弗里奇模式。在NHS运营的医院和诊所，病人接受免费服务。英国也有私立医院和诊所，但它们在整个医疗服务系统中至多起到补充作用。医院雇员和医生都靠工资生活，他们直接受雇于政府。然而，大多数全科医生是合同工，他们既在公立系统又在私立系统工作。英国的每个郡（county）都有自己管理的项目，运营规则也是自己制定。本章大部分章节都集中考察世界最大的NHS系统，即英国的NHS。

几乎每种医疗服务都是免费提供的，但处方药、牙科和眼科服务例外。NHS系统的资金主要来自税收。排队是英国医疗服务系统的主要元素之一，尽管随着NHS近年来在医院系统引入竞争因素之后，等候时间有所减少。NHS还含有一家代理机构，被称为国家卫生与临床优化研究所（National Institute for Clinical Excellence，NICE）。这个研究所使用成本效果分析，为NHS提供关于哪些医疗和手术值得承保的建议（Bodenheimer and Grumbach，2009）。

瑞典

与英国的医疗服务系统一样，瑞典政府也在本国的医疗服务系统中起着主导作用。尽管瑞典也存在私人医疗服务提供系统，但这个系统很小，因此，政府（包括国家和地方政府）承担了绝大部分医疗费用（Glenngard et al.，2005）。瑞典分为20个省级管理委员会（以下简称省委），每个省委负责当地医疗服务系统的筹资和管理。省委有权征收入税，事实上，收入税大约占政府医疗资金的70%，其余部分由国家政府提供（Harrison and Calltorp，2000；Fotaki，2007）。

医院主要由政府运营，医生基本都是政府雇员。尽管瑞典也有私人医疗服务提供者，但他们必须与省委签订合同，省委规定了私人提供者能索取的价格以及能提供哪些服务。

病人自己需要负担适度的医疗费用。例如，每年处方药的免赔额大约为250美元。门诊和住院都有共同支付（病人自己负担既定数额的费用）的规定，但年免赔额较低，大约100美元。国家层面的委员会，例如瑞典及医疗技术评估委员会和牙科与药物福利委员会，根据成本效果分析以及其他因素，向省委建议哪些药物和医疗设备可以纳入保险。然后，省委根据这些建议决定将哪些新技术纳入保险以及如何补偿医疗服务提供者。

澳大利亚

在澳大利亚医疗服务系统中，国有医院和医疗提供者构成的网络，被称为Medicare（这与美国的老年人保险和加拿大医疗系统的名称相同）。病人从Medicare所属医院和医生得到的服务是免费的，资金来源于税收。

与英国的NHS不同，澳大利亚除了有Medicare之外，还有健全的私人医院部门。当病人入院时，他们可以选择服务提供方：Medicare（免费）或私人医生（收费）。这些私人部门日益以引进新技术而著名，因为Medicare对装备磁共振成像（MRI）仪器这类新的昂贵技术更为谨慎（Peabody et al.，1996；Raftery，2010）。

加拿大

加拿大医疗服务系统是围绕政府保险项目（也叫Medicare）而组织的。虽然联邦法律规定了最低医疗服务标准，但Medicare主要还是由13个省和地区政府管理的。在传统上，省级Medicare系统为每家医院设定运行预算，决定在医院之外工作医生的补偿标准，以及制定药物价格。

加拿大卫生法案要求每个省的Medicare免费提供大多数种类的医疗服务，但药物和牙科服务除外。然而，每个省都建立了自己的药物保险项目。某种保险在一些省份是全民的，但在另外一些省份就仅对特定人群比如老年人和穷人开放。加拿大医疗系统不太像传统的贝弗里奇系统，因为医院和医生在名义上是私人的非营利组织。然而，由于它们的预算全部是由政府制定的，它们实际上又是公共组织（Grootendorst，2002；Detsky and Naylor，2003；McMahon et al.，2006）。

16.2 价格之外的配给机制

331 稀缺资源——比如汽油、足球决赛的门票、高档公寓或医疗服务——数量有限，不足以让每个人想要多少就能得到多少。每个经济体面对两个基本问题：应该生产多少商品？谁应该得到这种商品？

私人市场使用价格回答这些问题。谁愿意且有能力出高价，稀缺资源就归谁。这被称为**价格配给**（price rationing）。价格就像筛网，它把看重商品的人和不看重该商品的人分开。市场失灵可以扭曲私人市场结果，但价格至少能帮助市场比较有效率地配置资源。

然而，价格配给的本质在于富人比穷人有优势。对于音乐会门票、高档牛仔裤以及游艇这类商品，使用价格配给，这基本没什么争议。这些奢侈品让人们有动力努力工作和挣钱。然而，对于另外一些商品例如教育、保障基本饮食需求等，若由市场配置，人们普遍不愿意接受，因为在这种情形下，穷人将一直处于接受不了教育和挨饿状态（部分原因可能在于穷人将钱花在了其他地方）。公立学校和食品补贴项目保证了每个人对上述这两类商品有基本的可及性。带有这种性质的商品叫作**功德商品**（merit goods）。

发达国家将医疗服务视为一种功德商品。例如，每个发达国家都有针对老年人和穷人的公共医疗保险项目。贝弗里奇模式将这种思想推至极限，它认为所有公民在医疗服务上应该有平等的可及性，不管他们的个人财富是怎样的。

在贝弗里奇模式中，每个公民都能免费得到医疗服务，这实际上（基本）废除了价格配给。可是，任何医疗系统都不能神奇地做到“免费”提供服务。酒精棉球、医疗设备、病床以及医生工作时间，所有这些都必须有人买单。贝弗里奇国家通常通过一般税收而不是病人费用筹集资金。因此，尽管医疗服务不是免费的，然而穷人和富人都能平等地接受基本医疗服务。需要指出的是，一些服务项目仍使用价格配给。例如，英国和加拿大病人对处方药和牙科服务需要自付医疗费用。

如果废除了价格机制，医疗系统如何生产和配给医疗服务？也就是说，我们如何决定生产多少医疗服务以及谁应该得到这些服务？在贝弗里奇国家医疗服务系统中，政策制定者使用排队、配给以及促进竞争的活动来解决这些问题。

16.3 排队

假设某公立医院建立了新的心脏科。在考虑了城镇规模、心脏病发病率以及医生雇佣成本之后，政府决定这家医院雇用两名心脏病医生。这两名医生每天只能看一定数量的病人，因此，需求很可能超过供给。

在这种情形下，如果提供服务的是私人系统，那么患者看病自付价格上升，需求量332 降低。与此同时，提供者的工资将上升，吸引新的供给者进入市场。这些均衡力量将一直持续到供给与需求相等时。因此，私人系统一般不会出现排队现象，即使出现，也不会长期存在。

然而，在贝弗里奇国家，这些均衡力量都不能自由运行。作为一项原则，价格配给不被允许，因此患者自付价格为零。另外，新医生的工资受限于固定的预算。这些约束促进了公平和成本控制目标，但是它们阻止了供需均衡。当医生数量少而病人数量多时，排队现象出现，病人等待时间（转诊和预约之间的时间段）可能长达数月甚至数年。

1990年3月，在英国的NHS系统中，病人的中位数等待时间为五个月。超过20%的病人等待时间超过了一年（Department of Health，2011）。近年来，等待时间已急剧下降，部分原因在于NHS引入了旨在减少排队的新政策，但在贝弗里奇国家中，排队仍是个问题。2001年的一项电话调查显示，英国38%的应答者、加拿大27%的应答者以及澳大利亚23%的应答者报告说他们的等待时间超过了四个月（Blendon et al.，2002）。2010年，加拿大病人中位数等待时间超过了两个月（Barua et al.，2010）。

即使漫长的等待时间不能直接导致病人死亡，也会让病人非常不开心，而且还要忍受更长的痛苦。1990年代，随着排队队列延长以及新闻媒体的大肆报道，英国人对NHS的满意度直线下降。在每个贝弗里奇国家，队列长度至今仍是个有争议的政治议题。

排队的利弊

排队通常被认为是个不好的事情，然而，它也有社会想要的好处。排队促进了社会团结，因为当预算有限时，医疗服务是公平分配的。价格配给制按照病人支付能力分配医疗服务，而排队则根据病人在队列中的位置进行分配。

另外，排队可以限制道德风险。漫长的等待时间可能阻止边缘病人，这些病人对治病还是不治病无差异。这些病人可能不加入手术排队队列，或者他们在排队过程中退出了（Cullis and Joes，1986）。例如，一项研究以信函形式调查了英国某大型综合医院的排队情况，整形外科手术队列中的757人做出了应答。调查显示，17%的人不再希望动手术，9%的人中途退出，5%的人已经死亡。另外，9%的人已经动手术；原队列中仅有48%的人仍在排队，希望动手术（Donaldson et al.，1984）。

333

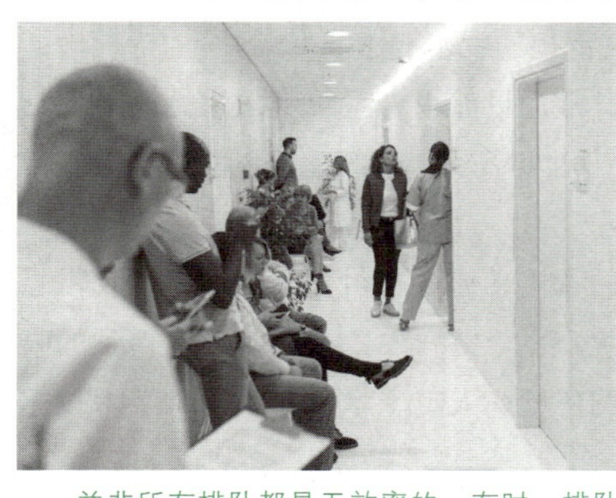

并非所有排队都是无效率的。有时，排队现象很自然地出现在私营部门，因为它们可以减少劳动成本（例如银行业），消除虚假需求（例如排队购买iPhone），甚至起到广告作用（例如“世界著名”饭店前的长队）。排队现象也出现在私营医疗行业。

这个证据说明了漫长排队等候产生的配给力量。此外，如果中途从队列中退出的病人，从一开始就不认为手术有多大的价值，那么排队就节省了钱而且又不会牺牲病人过多的健康。

另一方面，漫长的排队等候损害了病情真正严重的病人的利益，因为医疗服务对他们极具价值。长达数周乃至数月的排队，病人不得不忍受疾病长时间的折磨。在等待期，他们也可能患上新的疾病，导致预定的手术无效。在退出整形手术队列的病人中，有大约52%的人原本需要手术。然而，在等待期，他们的健康状况恶化，导致即使动手术也没有什么作用。如果队列没有那么长，他们原本可以尽快动手术，这样可以避免他们后来的健康状况恶化。

因此，排长队可能有效限制了道德风险，但也意味着医疗服务供给不足。接下来，我们用简单模式说明缩短队列长度蕴含的权衡。然后，我们讨论贝弗里奇国家在实践中是如何缩短等待时间的。

最优队列长度

考虑某个标准贝弗里奇国家：所有的医疗服务都为公共提供和公共融资，医疗服务在服务网点向所有公民免费开放。假设在某家医院的整形科，希望动膝关节手术的病人队列较长。整形科只有一个整形医生，有8个病人排队（参见图16.1）。

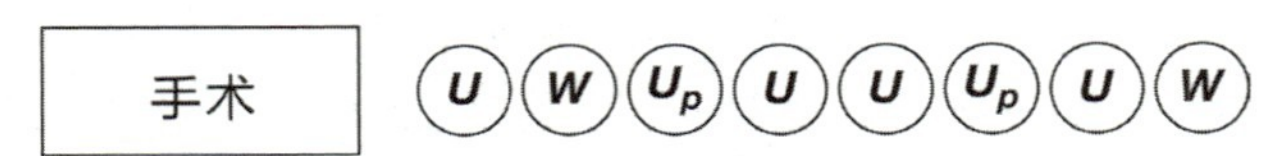

图16.1 不用价格配给制情形下的基本队列

对于标签为U或U_P的病人，手术很有用；他们将得到巨大的健康收益。然而，对于标签为W的病人，手术是种浪费，因为其他价格低廉的治疗方法也可能实现相同的健康结果。

这些病人的病情并不相同。虽然这8个病人都有关节炎，一走路就疼，但有些人的疼痛感比另一些人更强烈。疼痛程度重的病人，能从膝关节置换手术（将膝关节换为人工关节）中得到很大好处。疼痛程度轻的病人，可以使用物理疗法或类固醇注射来缓解膝关节问题。对于后面这组病人，膝关节置换手术的边际收益相对较低（相对于其他价格较低的治疗方法来说）。

对于队列中标签为U的病人（以下称U型病人，其余标签类似处理），膝关节置换手术有用；对于标签为W的病人，这种手术是种浪费。对于标签为U_P的病人，这种手术也有用，然而他们是穷人，动不起手术，除非有保险。

手术配给原则是排队等候，先到先得。根据图16.1可知，一个低收益W型病人排在一些高收益U型病人的前面。这个无效率结果出现的原因在于膝关节置换手术对于每个人都是免费的。这种手术对一些病人仅有很小的价值，然而由于他们不需要付费，他们也加入了队列之中。这样的病人得到的收益很小，也许仅能补偿手术本身带来的疼痛以及住院的机会成本。但这样的收益不足以补偿政府承担的手术成本。

334

所有市场，只要有保险，就会出现道德风险，然而贝弗里奇系统中的道德风险尤其严重，这是因为价格配给制被废除。当价格为0时，过度需求产生的道德风险就会导致排长队的现象发生。

假设病人动膝关节置换手术时需要自付一定的费用，比如自付θ元。这笔钱仅占总手术成本很小比例，但严格大于零。对于疼痛程度高的U型病人，θ相对于他得到的收益来说微不足道。然而，θ可能阻止疼痛程度低的W型病人动手术，因为这种手术仅比物理疗法或注射类固醇稍微好一些。

图16.2说明了价格配给的影响。对于W型病人，手术是种浪费，他们退出了队列，仅剩下U型病人，手术对他们很有用。因此，价格配给能减少浪费型的手术量，保证真正需要手术的人能尽快得到治疗（Felder，2008；Gravelle and Siciliani，2008b）。

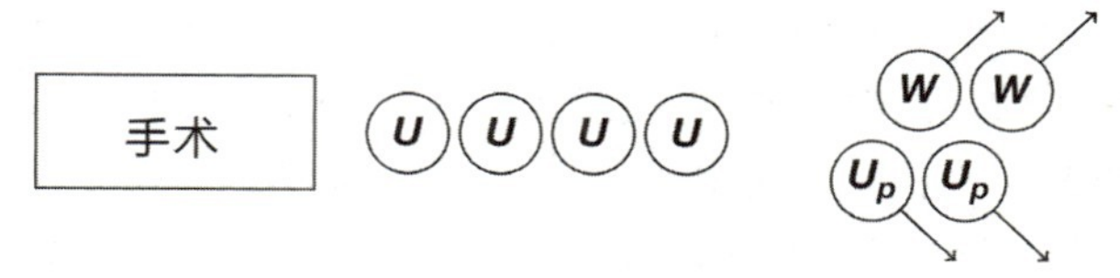

图16.2 价格配给

然而，图16.2也说明价格配给导致穷人不能得到有价值的手术。在这个例子中，让病人自己承担一定费用（θ）的做法，也让U_P型病人退出队列，原因不是因为手术对他们没有用，而是因为他们没钱动手术。价格配给不利于社会团结，而社会团结是贝弗里奇国家的核心理念；这也是这些国家几乎不使用价格配给医疗服务的原因。社会团结理念意味着我们不能使用价格配给这种强大工具来缩短队列长度。

队列由哪些病人构成这个问题，是个实证问题。图16.1画出的是一个虚构队列，这个队列由U型病人和W型病人组成。然而，在实践中，队列中的病人可能都是U型病人。

如果医疗系统雇用有效的**看门人**即全科医生，让他们检查病人和决定是否向专科医生转诊（Forrest，2003）。在膝关节疼痛的例子中，全科医生根据诊断影像评估关节退化程度。在理论上，根据X射线成像，全科医生应该能将U型病人与W型病人分开，这样，他就可以拒绝推荐W型病人做手术，从而阻止这些病人加入手术队列（见图16.3）。

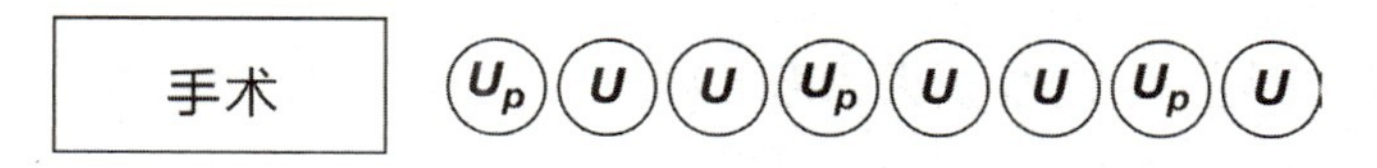

图16.3 有完美守门人情形下的（虚构）队列

如果全科医生能够完美区分U型病人和W型病人，那么长期存在的队列将意味着医生供给短缺。需要医疗服务的病人被迫排队，因此政府应该雇用更多的整形医生来治疗病人。

335

然而，守门人制度绝不是完美的。由于诊断工具并不准确，一些W型病人可能出现在手术队列中，尽管他们本来不应该出现。另外，痛苦的病人可能坚持要求动手术，迫使全科医生将其转诊，让其加入手术队列。

林赛和费根鲍姆（Lindsay and Feigenbaum，1984）提供了另外一个假说，他们认为人们对手术的需求可能随时间推移而降低。在我们的例子中，真正需要膝关节置换手术的病人可能愿意排队。然而，在等待期，锻炼和减肥可能促进了他们的膝关节功能，或者他们已经习惯了这种疼痛。在这些情形下，手术产生的收益降低了，因此，原先的U型病人变成了W型病人。这种假说认为，即使实施了完美的守门人制度且道德风险已降到最低限度，队列也将含有W型病人。

因此，最优队列长度只是部分取决于守门人制度的效果。如果守门人制度完全有效，那么所有被推荐动手术的病人应该尽快得到治疗。在这种情形下，任何长期存在的长队列，都意味着有价值的医疗服务提供者的不足。政府应该装备更多的病床，雇用更多的医生，尽力减少病人等待时间。

然而，如果因为信息不对称或需求降低，守门人不能完全区分病人类型，那么排长队就未必意味着医疗服务系统运行不善。当前医生所做的手术量可能是有效率的。然而，他们服务的分配缺乏效率，这是因为一些低收益的*W*型病人得到了服务，而一些高收益的*U*型病人未得到。在这种情形下，最优队列长度取决于在*W*型病人浪费的支出与推迟*U*型病人手术之间的权衡。降低队列长度，促进了*U*型病人的医疗可及性，但这是以在*W*型病人身上浪费更多的钱为代价的。

估计排队产生的福利损失

研究者用各种策略估计非紧急手术排队时间产生的负效用。普罗佩尔（Propper，1990；1995b）让英国病人回答，与排队等候相比，若让他们立即动手术，他们愿意付多少钱。她估计"等待时间缩短一个月"的价值为50英镑（1991年英镑），约合80美元。使用类似的应答问题，约翰内松等人（Johannesson et al.，1998）估计了瑞典人对此的评价："等候时间缩短一个月"价值160美元左右。

另外一种估计排队价值的方法，是观察英国病人为避免公立系统中的排队而去看私人医生的决策。使用这种方法，卡利斯和琼斯（Cullis and Jones，1996）认为在NHS系统中，"等候时间减少一个月"的价值约为115英镑（1986年英镑）。这个估值比普罗佩尔（1990；1995b）估计的高，原因可能在于后者也体现了私人和公共服务质量差异。如果病人认为私人服务更好，那么私人服务的价值不仅包含因等候时间缩短而产生的价值，还包括高质量服务的价值。

第三种方法是考察病人选择医院时在等待时间和交通距离之间的权衡。如果排队等候的心理成本较高，那么我们可以预期病人将愿意去路程更远的医院看病。Monstad et al.（2006）研究了动髋关节置换手术的挪威病人，他们发现队列长度影响病人对医院的选择，但交通距离的影响更大。西韦（Sivey，2012）研究了英国白内障病人，也发现了类似的结果：病人似乎更愿意忍受更长的等待时间而不是更长的交通距离。

336

等待时间和交通时间之间的这种权衡，反映了二者的机会成本差异。去医院的车程多了一个小时，意味着这一个小时不能用于挣钱、读书或看电视。然而，多等待一个星期才轮到你看病，这并不耽误你做上述任何事情（Culyer and Cullis，1976）。

社会经济地位与排队

社会经济地位低的人群能否得到适当且及时的医疗服务，是衡量任何医疗服务系统表现的重要指标之一。事实上，贝弗里奇系统之所以一直受欢迎，其中一个主要原因就是人们普遍认为这种系统能保证所有社会阶层人群平等地得到医疗服务（尽管未必得到平等的健康结果，参见第4章）。排长队本身降低了医疗服务的可及性，而且如果穷人或者受教育水平较低的人被迫排更长时间的队，那么排队降低了公平性，威胁社会团结和稳定。

英国病人队列长度的经验证据表明，至少对于选择性的手术，受教育水平较低的人和穷人的等待时间的确更长。例如，在NHS系统中，与受教育水平低的病人相比，受教育水平较高的病人等待时间缩短了9%到14%（Laudicella et al., 2012）。他们的结果说明，二者的等待时间差异不是因为受教育水平高的人选择了不同医院。相反，他们认为这些等待时间差异出现在病人已选定或被指定到相同医院之后。同样，普罗佩尔等人

（2005）发现，受教育水平高的关节炎患者比受教育水平低的关节炎患者得到了更多的医疗服务。

社会经济地位高的人群等候时间更短，是欧洲国家非急救手术的共有特征，无论贝弗里奇系统还是俾斯麦系统都是这样的（尽管后者的等待时间一般更短）。在使用欧洲9个国家的代表性数据分析之后，西奇利亚尼和韦尔祖利（Siciliani and Verzulli，2009）发现，对于非急救手术，与受教育水平低的病人相比，受教育水平高的病人等待时间更短：瑞典短了48%，丹麦短了66%。他们还在专科医生服务方面发现了类似结果。

在挪威，寻求选择性医疗程序（也就是说，病人面对的不是迫在眉睫的急救）的病人，按照医学诊断情况，被指定进入不同优先顺序组。在指定病人组别时，年龄、性别和社会经济地位都不是考量因素，然而，卡尔森等人（Carlsen and Kaarboe，2010a）发现妇女和老人更容易进入低优先级别组，因此等待时间更长。在另外一项研究中，他们还（2010b）发现，寻求选择性医疗或门诊服务的病人，受教育水平越低，等待时间越长，尽管他们没有发现收入差异对等待时间的影响。

降低队列长度的政策

人们对漫长等待时间的广泛不满，促使政府设法缩短队列长度。在1992年到1996年间，英格兰、挪威、瑞典、丹麦和新西兰都规定了目标等待时间，至少对某些病人群体是这样的。为了实现这些目标，它们使用了一系列措施（Hanning，1996；Siciliani and Hurst，2005）。

337

其中一组政策的目标是减少医疗服务的需求。例如，作为守门人的全科医生控制自己的病人数，限制他们对专科医生服务的需求。

更激进的守门人制度提高了手术资格门槛——只有迫切需要手术的人才能动手术。严格的资格门槛缩短了队列长度，但它限制了医疗可及性，可能导致等待手术的病人的不满。如果全科医生需要自己拒绝病人而且面对病人的指责，那么他们也会做出负面反应。然而，凭借这种策略，新西兰在1999到2001年成功缩短了病人等候时间（Siciliani and Hurst，2005）。

其他的策略包括医疗服务供给的扩大。也许这些策略的最直接做法就是增加系统中的医院和医生数量。只要医疗资源可及性增加本身不会增加病人需求，医疗服务能力的增加自然会降低等待时间（Martin and Smith，1999）。例如，在2001到2005年间，英格兰的医院预算接近翻了一番，以便缩短等待时间（Willcox et al.，2007）。

然而，建立新医院或扩建原有医院需要花费时间和金钱。另外一种快速增加供给的方法是与系统外的私人提供者签订合同，让他们为公共保险的参保病人提供服务。然而，如果医生同时在公立医院和私立医院工作，那么这种做法将导致负面激励——如果医生的私人业务更有利润，那么他们可以故意增加公共服务的等待时间，从而诱使病人转投其私人业务（Iversen，1997；Barros and Olivella，2005）。例如，医生在提供公共服务时可能放慢工作节奏或者允许病人在医院住更长的时间。有些国家限制医生同时在公共和私人系统工作，部分原因可能正在于此。另外一些国家将公共保险参保病人送到国外医院治疗，以便避免与国内医生的利益发生冲突（van Ackere and Smith，1999）。

雇用更多的医疗服务提供者，无论是公共还是私人的，都要求增加预算。另外一些政策希望在不增加支出的前提下促进现有提供者的生产能力，这些政策通常从改变公立医院和医生的补偿方法入手。政府对医院的补偿，在传统上，是固定不变的，这让医院不愿意治疗更多的病人，因为多治疗得不到更多的回报。因此，医院可能尽可能少地接收病人，这让病人不得不忍受排队的痛苦。

艾弗森（Iversen，1999）描述了另外一种可能导致排长队现象长期存在的负面激励。在以前，一些政府认为病人在医院排长队是病人需求更多资源的信号。政府对此的反应是，将更多资源投入到这些医院。在政府制定下一年预算时，那些病人队列较短从而可能有效率的医院，得不到额外资金，那些病人队列较长从而可能缺乏效率的医院反而得到了额外拨款。这种做法实际上是对效率的惩罚。

很多贝弗里奇国家已经认识到这个问题，如今病人队列较短的医院能得到政府的奖励：不仅有奖金还有更大的医院自我管理权（Siciliani and Hurst，2005）。然而，这种政策也会造成新的负面激励——医院会想尽一切办法来降低病人的排队时间。为了缩短病人队列，医院不是更有效率地治疗病人，而是以各种非法理由将病人赶出队列。病人等待时间的确下降了，但这是以病人的痛苦为代价的，医疗可及性可能比以前更差。

338

面对这个潜在问题，政府逐渐改变预算方法，不再对医院设定固定不变的预算。作为替代，政府使用了其他补偿方案，例如按照程序或按照诊断支付、将医院收入与医院治疗的病人数捆绑在一起。一些贝弗里奇国家包括英格兰和加拿大近年已实施了这样的改革（Siciliani and Hurst，2005）。如果成功，这些政策不仅能鼓励医院多治疗病人，而且能诱使医院提高治疗病人的效率。我们将在16.5节讨论支付方案的变化。

最后，医院可以降低至少一部分病人的等待时间，即直接给与一些病人优先权。谁对手术有最高需求或者谁能从手术获益最大，谁就首先得到治疗；那些处于边际上的病人排在队伍后半部分。与守门人制度一样，这种策略的成功与否取决于医生区别不同类型（高需求与低需求）病人的能力以及将这些病人分类治疗的能力（Gravelle and Siciliani，2008a）。

在实践中，上述每种政策，政府或多或少都有所涉及，也就是说，政府使用的是一揽子政策，因此研究者很难单独分析其中一种政策的效果（Iversen and Siciliani，2001）。在减少等待时间方面，各个国家都已取得不同程度的成功。

在减少等待时间的目标上，英格兰最为成功。在1990年3月，NHS系统中有21%的住院病人的等待时间超过了一年。到了2000年3月，这一数字已不足5%。到了2010年3月，等待六个月以上的住院病人所占比例不到1%。在这20年中，中位数等待时间已从19.2周降低为4.3周（Department of Health，2011）。

而且，队列长度的缩短似乎并没导致公平性降低；公共服务等待时间的缩短，在各个社会经济阶层没有实质差异（Cooper et al.，2009）。然而，有些人认为有私人保险的英国病人，在医疗服务的使用上有优势（Dimakou et al.，2008）。英格兰的整体成功，似乎是多种因素共同作用的结果，这些因素有公共筹资的大幅增加、对既定目标的强烈追求、病人对公立和私立医院有更大选择权以及更有效率的医疗提供者能够得到奖励（Willcox et al.，2007）。

加努勒维兹特等（Januleviciute et al.，2010）分析了挪威优先策略的影响。他们认为这种政策的确成功减少了低优先等级病人的等待时间（低优先等级病人，指病情相对较轻的患者或者寻求缺乏成本效果性治疗措施的病人），然而它增加了高优先等级病人的等待时间。他们认为病人优先等级的确定，要求全科医生将详细信息传递给专科医生。这个转诊给专科医生的过程产生的额外成本，增加了病人的等待时间。但与低优先等级病人相比，高优先等级病人因此增加的等待时间更多。

另一方面，1993到2010年，加拿大每个省的等待时间都大幅延长。从加拿大全国范围看，全科医生将病人转诊一直到病人最后看到专科医生这个等待时间，1993年为3.7周，2010年为8.9周。一些类型的医疗服务的等待时间特别显著。例如，看眼科医生的中位数等待时间，1993年为4.5周，2010年为11.7周。同期，整形手术的中位数等待时间从8.1周增加到17.1周（Barua et al.，2010）。等待时间普遍延长的现象，已引起媒体的持续关注。至今它仍是个迫切需要解决的政治议题（CBC，2012）。

339

16.4 卫生技术评估

1980年代以前，任何贝弗里奇系统都未引入正式的成本效果分析（CEA）。拒绝承保昂贵或缺乏效果医疗服务的决策（如果曾拒绝过的话），是随意的、分散的和不一致的（Sorenson et al.，2008a；Newdick，2007）。1990年代，这种形势逐渐发生了变化；在健康经济学家的建议下，越来越多的国家医疗服务系统使用CEA来对付不断上涨的成本（Fuchs，1996）。当前，CEA已被广泛用于大型贝弗里奇国家——英格兰、瑞典、澳大利亚和加拿大的各种承保决策（Sorenson et al.，2008a；Anell，2004；Neumann，2005）。

在每个国家，负责承保建议和决策的是中介机构，它们雇用全职分析师进行研究。它们使用CEA，确定哪些新技术和药物应该纳入国家保险系统。如果中介机构认为某种新技术或药物相对于它们提供的好处来说过于昂贵，那么政府就不会为这个新技术或药物买单。

决策过程非常复杂，它不仅考虑成本效果因素，还考虑一些其他标准，例如感染某特定疾病的患者人数、治疗措施的临床安全性以及任何公共卫生影响等。决策者需要咨询很多利益相关方的意见，包括学者、医生、伦理学家和健康经济学家等（Sorenson et al.，2008a；Banta et al.，2009）。这个复杂且受严格管制的政府决策过程，通常被称为**卫生技术评估**（HTA），以便将其与研究者实施的CEA研究区分开（HTA的介绍可参见第14章）。

定义 16.1

卫生技术评估（health technology assessment，HTA）：对新卫生技术的评估，目的在于决定公共保险方案是否承保之。成本效果通常是HTA的主要决策标准之一，但HTA还使用其他重要标准，例如特定疾病患者人数、治疗措施的临床安全性、公共卫生以及公平性等。

CEA和HTA不是贝弗里奇国家独有的评估方法；其他国家的公共和私人保险项目通

常也面对类似的新医疗技术承保决策。然而，HTA在贝弗里奇国家尤为有用，因为政府支付和递送大部分医疗服务。在贝弗里奇系统中，政府必须做出是否将新化疗药物或机器人手术纳入保险系统的困难决策，因为有可能存在比它们更具成本效果性的药物。

为什么使用HTA？

两大因素促生了中央HTA系统的建立：一是高涨的医疗服务成本；二是地方层级的HTA不一致。

1980年代和1990年代医疗服务成本的上升，尤其是药物成本的上升，让政策制定者意识到如果不增加税收或者削减其他非卫生相关部门的拨款，政府将不再有能力为所有医疗服务买单（Klein，1998；Pearson and Rawlins，2005；Raftery，2010）。很多贝弗里奇系统的政策制定者和政治家，逐渐认识到控制成本上涨的一种有效方法是限制极其昂贵的医疗技术的使用。

340

中央统一做出HTA决策的另外一个动机，是让所有病人有平等使用医疗技术的机会。在传统上，卫生技术评估是由地方层面做出的，它的缺点是不统一且缺乏严格管制。例如，在加拿大，直到2002年，每个省有都自己的处方药方案，每个省都独立评估自己的新处方药。这个系统导致基本管理任务的不必要重复，而且使得不同省份的药物可及性不同。这不得人心（McMahon et al.，2006；Anis et al.，2001）。

在1999年以前，英国的HTA过程甚至更分散。英国地方委员会和医院决定提供哪些药物和程序，它们的决策依据仅为当地的预算约束以及医学文献的粗略综述（Newdick，2007）。

分散的决策系统导致地区间的药物可及性出现很大差异，有时乡镇之间甚至社区之间也不相同。英国媒体将其戏称为“邮政编码彩票”，因为病人是否能得到医疗服务，取决于他住在哪里。你的街道地址决定了你能进哪家医院，能看哪些医生，从而最终决定了你能得到哪些服务（Pearson and Rawlins，2005）。

2000年《卫报》的一篇文章报道了兰开夏郡一位病人的经历。这个人患有若干种心脏病，当地医院拒绝为他实施新型激光心脏手术，这种手术也许能让血液流到他的心肌中（Boseley，2000）。当时，全英国只有两家医院开展这种手术。其中一家医院是伦敦地区的圣托马斯医院，那里的医生宣称他“非常适合”做这种手术，然而他家所在地的卫生官员却拒绝了这个建议。如果此人有幸居住在圣托马斯医院附近，他也许已经动了手术。

中央HTA的兴起

虽然HTA的最初形式可以追溯到1970年代，但中央层面的HTA要到1980年代和1990年代才兴起。中央HTA首先出现在瑞典和挪威，最终遍布贝弗里奇世界。在中央HTA模式下，中央政府建立中介机构来监管和实施HTA（Banta et al.，2009）。在一些国家，这些机构的角色是顾问，而在另外一些国家，它们有权拒绝承保新药物和其他技术。

341

邮政编码彩票和成本上升这个更大的议题，促使英国NHS于1999年建立了国家卫生与临床优化研究所（NICE）。NICE有权对新技术和药物的使用提供指南。自2005年起，NICE指南对英格兰和威尔士的所有提供者就都有约束力了。现在，医生和医院只能提供NICE批准的程序和药物，而不能提供NICE拒绝的（Pearson and Rawlins，2005；Sorenson et al.，2008b）。

NICE仅评估可能对预算造成大的影响的医疗技术。地方医疗服务信托机构有权做出NHS未评估的药物和技术决策。然而，地方提供者仍然必须遵守NICE指南。NICE的建立，帮助政府将全英国的医疗服务可及性标准化，并且缓解了关于邮政编码彩票的争议（Morgan et al.，2006）。

NICE也许是世界最著名的HTA研究机构，不过很多贝弗里奇国家也有类似的机构。澳大利亚的药物福利顾问委员会（PBAC）和新西兰药物管理研究所，与NICE一样，也有权拒绝承保不具有成本效果性的药物（Raftery，2010）。

澳大利亚开创了更广泛地使用HTA的先河。它的药物评估机构PBAC创建于1992年，此时贝弗里奇国家尚处于HTA革命的初期阶段。澳大利亚在HTA方面的探索可以追溯到1980年代，当时澳大利亚组建了国家卫生技术顾问委员会，来研究昂贵新医疗技术的使用问题。那时，类似磁共振成像术（MRI）以及骨密度测定术等新技术已迅速被澳大利亚私立医院所采用（Peabody et al.，1996）。

在其他国家，HTA机构仅有权向当地卫生部门提供非约束性的建议，而当地卫生部门有关于承保哪些药物和技术的最终决定权。在瑞典，医疗技术评估委员会（SBU）评估新技术和检查技术，而药物福利委员会（LFN）使用CEA来做出关于新药补偿的决策（Jonsson et al.，2001；Anell，2004）。加拿大药物和技术研究所（CADTH）起着类似作用（McMahon et al.，2006）。这些中央研究所提供的建议，尽管不具有约束力，但它们仍受到地方决策者的重视。

围绕HTA的争议

HTA机构负责生死攸关的决策：谁应该生存。它们的决策不可避免地让一些病人及其家庭感到痛苦。人们批评HTA的决策不一致、缺乏透明度以及决策标准不明朗（Kmietowicz，2001）。另外，一些地方卫生当局不怎么尊重NICE的决策，尽管这些决策在法律上具有约束力，这导致邮政编码彩票现象仍然存在（Sorenson et al.，2008b）。

342

NICE对一些批评的反应，体现在它发布的年度内部指南上，NICE用这个指南做出内部决策。这些指南明确使用CEA、生命质量评估以及3.5%的贴现率。如果某项技术的增量成本效果比（ICER）小于20 000英镑，NICE通常认为它具有成本效果性；然而对于ICER大于30 000英镑的昂贵治疗技术，NICE也认为“日益有必要”将它们纳入保险（NICE，2007）。

这些用于增加透明度的措施，无法平息人们关于HTA是否有必要存在的争议。药物阿瓦斯汀（avastin）说明了使用CEA作为拒绝标准蕴含的政治风险。阿瓦斯汀是罗氏公司发明的药物，2005年获批在欧洲使用。这种药物可将晚期结肠直肠癌患者的寿命平均延长六个星期。在一些情形下，它可以充分逆转肿瘤的增长，让患者有做手术的可能。

然而，每个疗程的治疗成本为20 800英镑，NICE认为阿瓦斯汀太贵，并于2010年将它拒之门外。用NICE行政长官的话说就是，“我们必须确信这种药物的收益超过它的巨大成本”，才能使用它。患有结肠直肠癌的英国病人，不再能得到阿瓦斯汀，除非到私人系统看病。这个举动遭到广泛批评，人们指责NICE不应该对人的生命定价（Pidd，

2010）。

尽管这些争议周而复始，也许永远不会停息，然而大多数贝弗里奇国家还是使用HTA配给医疗服务。当然，有些国家禁止使用HTA。例如，美国Medicare（按照支出规模衡量，它是世界上最大的公共保险项目）。法律禁止Medicare根据CEA做出承保与否的决策（参见第18章）。

16.5 贝弗里奇系统中的竞争

拥有竞争的私人医疗服务系统的国家，比如美国，不受贝弗里奇系统中很多顽症的困扰。美国系统并没有排长队这个问题。很多贝弗里奇国家逐渐将竞争因素引入医疗服务的筹资和提供方面。这些改革旨在保留贝弗里奇模式的社会团结目标的同时，竭力促进医院服务的递送效率。

这些改革遭遇到了抵抗，在一些情形下，一些改革措施还一度被撤销。有些人指责这些做法，他们认为引入市场竞争因素削弱了医疗服务配给的公平性。一些证据表明，英格兰的第一轮改革，降低了医疗服务的质量。然而，几乎每个贝弗里奇国家仍然继续尝试向医院部门注入竞争力量，例如允许私人竞争和增加病人选择。

竞争的吸引力

在漫长等待时间背景下，向医疗服务领域注入私人因素的好处是显而易见的。在完全私人市场上，排长队现象几乎不会出现，如果出现，也会很快消失，因为供不应求时，企业会提高价格，直到供给和需求相等。即使企业因为种种原因比如政府设定了法定价格上限而不能提高价格，新企业也会进入市场来满足尚未得到满足的需求。

343

然而，在公共医疗服务系统中，病人通常不需要自付费用，因此病人队列较长的医院缺乏提高价格的能力。政府也控制了医院的进入和退出，因此，潜在的新提供者不能轻易地进入市场，从而难以降低队列长度。因此，在采用公立系统的国家，排长队问题的市场解决方法不可行。

医院竞争能够改进病人结果，因为它能促进医生和医院管理者为病人提供更好的服务。然而，在一些情形下，由于提供者的垄断势力，它也可能导致更高的医疗服务价格，这个代价最终由贝弗里奇系统中的纳税人负担。在第6章，我们讨论了医院竞争带来的好处与垄断势力产生的成本之间的权衡，那时我们就已经知道，经验证据是混合的，也就是说允许医院竞争是好是坏，没有定论。

在历史上，贝弗里奇系统严格限制医院之间的任何竞争。例如，英国NHS通常按照街道地址将病人与医院匹配在一起。这就是声名狼藉的“邮政编码彩票”。在这种情形下，病人不能自己选择医院，因此公立医院没有能力竞争更多的病人。在固定预算背景下，由于医院收入和服务量无关，公立医院一开始就没有吸引更多病人的激励。

在这个系统下，在位医院（已营业医院）既不用担心新医院进入的威胁，也不用担心其他医院提高效率。因此，它们缺乏提高效率的真正动机，不会在医院“吞吐量”上下功夫。因此，缺乏竞争，至少在理论上阻碍了医院的创新，促生了病人排长队现象。

竞争的潜在好处，让贝弗里奇国家尝试引入有限度的竞争。

对私人市场的担心

如果竞争有好处，一开始就允许私人医疗服务市场岂不是更好？事实上，很多贝弗里奇国家的确有相应的私人医疗服务系统，当然，这些国家的医疗系统主体仍是政府出资和运营的公共系统（Colombo and Tapay，2004）。尽管英国是贝弗里奇模式的诞生地，但公立系统也不是一统江山：1980年，私人支出占总支出的10.5%，到了2000年，这一数字增长为17.8%（OECD，2011）。

这些私人支出的一小部分，反映了需要病人自付一定金额的服务例如牙科服务及NHS未承保的药物的支出。然而，大部分私人支出是有私人保险的病人产生的，包括他们在私人医院看病时的支出，以及在公立医院看病但按私人标准付费的支出。在私人系统中，病人队列通常较短或者不存在，因为私人医院可以自由定价。尽管私立系统提供的一些服务包括被NICE拒绝从而NHS不承保的手术，但它有时也复制NHS承保的服务项目。因此，尽管英国使用了贝弗里奇模式，它也有私人医疗服务系统（Tuohy et al.，2004）。

公立系统和私人系统并立情形下，如果一些公立系统需求转移到私人方面，那么至少在理论上，等待时间能缩短。然而，经验证据似乎拒绝了这种假说。贝斯利等（Besley et al.，1998）发现，在英格兰，私人保险更多的地区，往往等待时间更长，即使调整了地区差异之后也是这样的。马丁和史密斯（Martin and Smith，1999）发现私立医院更多的地区，病人在公立医院的住院时间更长。

344

如何解释上面这些发现？如果私立系统将公立系统的资源吸走，导致公立系统没有充足资源服务病人（Brekke and Sorgard，2007），或者如果同时在公立和私立系统工作的医生，将主要精力放在利润更大的私人服务上，而对公共服务漫不经心（参见16.3节），那么上面这些发现就能讲得通。这意味着公立系统和私立系统并立未必能缓解排队现象（Marchand and Schroyen，2005；Oliver，2005）。

并行的私立系统，还可能削弱穷人和富人平等得到医疗服务的理念。私人医疗服务通常由高收入者购买，他们支付得起私人保险费（Propper，2000；Regidor et al.，2008）。有了私人保险之后，这些富裕的病人就能跳过公立系统中的长队，更快地得到服务。

而且，随着越来越多的富人购买私人医疗服务从而不再需要公立医院，他们对政府卫生机构的支持力度就会消退。他们甚至支持削减公立卫生系统预算的政治主张。这将进一步拉大富人和穷人在医疗可及性上的差距（Tuohy et al.，2004）。

出于这些原因以及其他方面的原因，加拿大的一些省份立法禁止私人保险业务——禁止私人保险公司承保已被加拿大Medicare承保的手术（Flood and Archibald，2001）。2005年，加拿大最高法院在判决医生沙乌利状告魁北克（Chaoulli v. Quebec）案件时，推翻了上述大部分禁令。魁北克省对此的反应是允许一定程度的私人保险，同时规定了公共服务等待时间的上限，以此降低私人服务的吸引力（Flood and Thomas，2010）。

不过私人保险承保贝弗里奇系统不承保的医疗服务也让一些人担心。例如，赛雷特（Syrett，2010）认为购买NICE拒绝的医疗服务从而选择“退出”NHS的英国病人，应该被永远“驱逐”出NHS系统。他认为有些人买得起另外一些人买不起的医疗服务，这与英国《国家医疗服务宪法》（NHS Constituion）的宗旨不符，因为医疗服务的获得本来应仅取决于健康状态，不取决于任何其他因素。

图伊（Tuohy et al.，2004）认为，允许病人在私立系统购买已被公共机构认定缺乏成本效果优势的医疗服务还有另外一个危害。如果这些医疗服务的利润更大，那么医疗研发企业将把主要精力放在这些服务上，而不是研发具有成本效果优势的医疗技术。这种诱导型创新带来的结果就是，公立系统中病人可以得到的新治疗方法停滞，越来越昂贵但相对缺乏效果的治疗方法涌入市场。公平性再一次被伤害，因为富人比穷人更有能力得到这些新医疗技术。

贝弗里奇国家通常既担心私人保险又担心私人医院，原因主要在于它们担心医疗服务可及性越来越不公平（Hunter，2009）。然而，澳大利亚是个例外。这个贝弗里奇国家实质上鼓励人们购买私人医疗保险。澳大利亚政府允许私人保险公司存在，但严格监管保险公司收取的保险费以及对医生和医院的补偿。政府也会对购买私人保险的病人提供补贴，以促进低收入人群的医疗可及性（Peabody et al.，1996；Tuohy et al.，2004）。

然而，即使在澳大利亚，私立系统和公立系统也很难并存。有私人医疗保险的人口占比，1970年为80%，1984年为50%，1998年为30%（Hall et al.，1999；Willcox，2001）。这个趋势可能意味着逆选择死亡螺旋，它导致政府在1999年前后增加了补贴和增强了监管。这些改革促使人们重新购买私人保险，然而，政府在逆选择上的担心仍一直激励政府进行改革，直到今天仍是如此（Paolucci et al.，2008；Hall，2010）。

345

16.6 注入竞争因素

尽管政府担心私人医疗服务市场，然而竞争的好处仍很诱人，当等候时间很长时，竞争的魅力更大。例如，英国病人的漫长等待时间促生了1991年的大改革。自此，其他贝弗里奇国家也尝试在医疗服务的公共筹资和公共提供方面进行拟私人市场（quasi-private market）改革。

NHS内部市场

1991年之前，英国NHS给既定医院的年度预算是固定不变的，NHS根据医院前一年的预算再加上一定增长幅度拨付预算。这种固定预算系统意味着医院管理者能轻松预测医院的总收入，同时减少它们治疗更多病人和发展更有效率的医疗系统的激励。

1991年，执政的保守党通过了一系列改革方案，旨在对医疗服务供给者注入竞争因素。区域性的购买者应运而生，它们负责购买本区域病人从公立医院得到的基本和选择性的医疗服务。区域购买者从政府得到有限的税收资金，因此，它们有激励与医院协商更便宜的合同。价格越低，它们签下的医院越多，能够治疗的病人越多。对于成功减少病人排队时间的区域购买者，NHS也会给予奖励。

在供给者方面，医院不再从NHS得到固定不变的年度预算。相反，它们必须赢得NHS的合同才能得到收入。医院和政府购买者之间的这种买卖关系，就是著名的NHS内部市场。

为了获得合同，医院必须向区域购买者提供具有竞争力的价格和等候时间。由于1991年改革也要求这些价格等于平均成本，为了获得预算，医院必须降低成本。在理论上，为赢得合同而降低成本的做法，将促进医院效率的提升（Propper，1995a）。

然而，普罗佩尔等（Propper et al.，2008）认为这些改革有个问题，即医疗服务质量的可靠数据难以获得。区域购买者可以观察到每个医院的价格以及等待时间，但不知道死亡率或其他相关临床信息。因此，公立医院之间的竞争围绕着成本和等待时间展开，而不是围绕着质量展开。因此，竞争可能促使医院牺牲病人的健康结果，并以此实现足以获得区域购买者青睐的成本和缩短的等待时间。

有证据表明，随着医院以牺牲医疗质量为手段来压低成本和缩短等待时间，NHS内部市场出现了“竞次（比烂）”（race to the bottom）趋势。普罗佩尔等发现在1991年改革之后，与医院集中度低的地区相比，医院集中度高的地区的死亡率更高。原因可能在于，在医院集中度高的地区，为了得到区域购买者的合同，医院之间的竞争压力更大。

346

在这些医院，等待时间的确缩短了，平均每个病人缩短了三个星期多一点。然而，普罗佩尔等发现，等待时间缩短带来的好处不足以弥补死亡率上升带来的损失。他们估计寿命减少一年带来的损失为30 000英镑，等待时间缩短一个月带来的收益为95英镑；据此计算，因心脏病患者期望寿命减少而产生的成本与等待时间缩短而带来的收益之比大约为3：1。

价格、病人的选择以及医院自治

英国1991年在NHS内部引入竞争因素的改革（第一轮改革），于1997年落幕，此时，工党开始执政。新政府保留了购买者和提供者架构，但不再强调竞争，而用合作理念取而代之（Ham，1996）。

然而，民众在等待时间方面的持续担忧，促使政府进一步改革。2002到2008年，政府进行了三次大的改革。最终，竞争程度远较1991—1997年内部市场竞争为甚。与此同时，NHS当局增加了医疗服务资金，允许NHS病人在私立医院看病。

英格兰于2002到2008年实施的第二轮市场导向改革，有三大创造：

- 对医院的预算从总额预算转向“按结果支付”系统；
- 给予病人自由选择提供者的权利；
- 给予医院管理者更大的自治权。

至关重要的是，与第一轮改革不同，2002—2008年改革用“按结果支付”系统为所有医院制定统一价格。医院，无论公立和私立，仅可以在质量上竞争，而不是在价格上竞争。这可以避免1991—1997年的“竞次”现象。由于价格是统一的，私人和公共服务的利润率是一样的，因此医生不会忽略公共部门中的病人。另外，扩大病人的选择权，意味着医院直接竞争病人，而不是通过区域购买者间接竞争病人。

库珀等人（Cooper et al.，2011）发现新一轮改革导致2006年以来医院的医疗服务质量提高了。他们发现这轮改革每年拯救300个心脏病患者。由于心脏病仅占NHS住院的0.5%，这轮改革拯救的生命总数可能更大。在这一时期，等待时间也急剧降低，这是这轮促进竞争改革的另外一个好处。

改变总额预算制

在历史上，贝弗里奇模式中的医院以预算形式从政府手里得到资金。这些预算称为总额预算（global budgets）。年度总额预算一般是由政府和每个医院根据上一年的成本和通货膨胀预算协商得出的。作为交换，公立医院向病人免费提供已获批准的医疗服务。然而，医院的预算固定不变，它与实际治疗的病人数无关。由于总额预算制不依赖于自己治疗的病人数，总额预算系统是严格控制成本的一种手段（Raftery et al.，1996）。总额预算的这种好处说明了为什么一些贝弗里奇国家（比如加拿大）的大多数医院仍然按总额预算运行。然而，即使是加拿大政策制定者也正在考虑其他筹资系统（Sutherland，2011）。

347

卫生系统远离总额预算制的部分原因在于：在总额预算制下，医院收入和病人数量无关，这产生了一些负面激励。预算即将耗尽的医院，为了避免超支，可能减缓接收病人的速度。因此，医院可能延长病人住院时间，以避免接收新病人（Peabody et al.，1996）。然而，如果预算是根据以前的支出做出的，那么缺乏效率的医院反而因为成本高而得到奖赏。相反，有效率的医院因为效率高得到更少的预算，这实际上是对效率的惩罚（Barnum et al.，1995）。

一般来说，医院预算系统可能不能适当地激励提供者提高生产力。政府害怕阻止医院创新，又担心排长队问题，这些因素一起促使很多贝弗里奇国家从总额预算转向基于活动（activity-based）的预算。

2004年，英格兰NHS开始抛弃总额预算，转而使用“按结果支付”（payment by results）系统。它的服务组被称为卫生资源组（health resource groups，HRG）。在HRG支付系统下，医疗服务通常按病人诊断和实际程序情况分组，在这种情形下，每个HRG中的每项服务的成本是类似的。例如，如果若干种膝关节手术耗费的资源水平类似，那么这些不同种类的膝关节手术归入同一个HRG。在HRG支付系统下，医院每实施某个HRG中的手术一次，就能得到与这个HRG相应的价格。如果病人需要更复杂或更昂贵的手术，那么医院得到更大的支付。

美国、瑞典和其他国家使用另外一种被称为诊断相关组（diagnosis-related groups，DRG）的支付系统。人们通常把DRG和HRG放在一起比较，因为在DRG支付系统下，医院根据它接收病人时的病人状况得到支付。然而，与HRG不同，DRG在很大程度上仅取决于诊断情况，不取决于病人入院后发生的情况。因此，DRG通常被认为是预付制，因为医院得到的支付在病人入院诊断做出后就已被决定，此时任何医疗程序还未实施。DRG和HRG的这个区别似乎很小，但它们提供的经济激励差别很大。我们将在第18章详细讨论DRG，在本节余下部分，我们重点讨论英格兰NHS的HRG。

在HRG支付系统下，医院的收入部分取决于医院提供的服务量。这减轻了总额预算带来的负面激励。医院治疗的病人越多，得到的收入越多；因此，与缺乏效率的医院相比，更有生产力的成本更低的医院得到的收入更多。尽管公立医院管理者不能将净收入作为利润，但医院可以将这些资金投入到医疗技术和服务供给上，从而提升医院和管理者的名声。因此，从总额预算转向基于活动的支付系统，能够刺激医院提高自己的效率，降低成本和病人等待时间（Mannion et al.，2008）。

348 然而，如果每组医疗服务的价格制定不合理，那么HRG政策可能适得其反（Street and Maynard，2007）。这些价格组决定了医院从政府得到的补偿额，如果价格组的定价太低即低于边际成本，那么为了避免亏损，医院可能不提供这些定价过低的服务。相反，医院可能过度提供定价过高的医疗服务。这些情形都可能恶化病人的健康结果。

这些担忧说明了准确制定HRG补偿价格的重要性，然而费用的计算一点也不简单（Hearnden and Tennet，2008）。HRG价格的计算依据是，前两年提供这些医疗程序的所有NHS医院的平均成本。然而，平均成本的计算非常困难，因为决策者通常不清楚如何计入与病人服务相关的间接成本，例如药剂师的工作时间和建筑物维护费用。

另外，将医疗服务严格分类，并划入不同HRG，这种做法是有问题的。假设有两个病人，他们入院时的病情相同，需要相同的治疗。其中一个病人的年龄比另外一个大得多，因此，前者需要更多的关照。如果这些额外关照的价格很高，那么将这两个病人的治疗都划入相同HRG的做法，将导致这种治疗的实际成本模糊不清。为了解决这个问题，HRG除了考虑病人的诊断情况以及住院天数，还考虑他们的年龄和性别（Epstein and Mason，2006）。

人们对HRG的进一步担忧在于，医院可能为了额外财务回报而“偷工减料”。它们可能向病人提供简易服务，以便降低成本。如果事实如此，那么表面上的效率增加可能只是医院逐利的证据。因此，废除总额预算制，可能恶化病人的健康结果。尽管有这些担心，一些经验证据表明，英格兰的“按结果支付”系统（该系统引入了HRG定价法）提高了医疗提供者的效率，而又没有牺牲病人的健康。

法勒等人（Farrar et al.，2009）将英格兰的“按结果支付”分期实施作为自然试验。研究发现，引入HRG之后，运营成本降低了，与此同时，医院治疗病人数增加了。实行总额预算的医院与实行“按结果支付”系统的医院，在住院期间的死亡率、术后30天内的死亡率以及急救再入院率等指标上不存在显著差别。尽管这些指标不能完美衡量医院质量，但是这些证据意味着“按结果支付”可能避免按医疗活动量来补偿医院做法带来的一些负面结果。

开放病人选择

“按结果支付”系统将医院收入和医院治疗的病人数量联系在一起。然而，如果政府不允许病人选择医院，那么旨在促进医院展开质量竞争来吸引顾客的政策，就不可能取得成功。

回忆一下，在邮政编码彩票时代，政府按照病人所在街道地址将他们指定给既定医院，病人不能选择提供者。在这种历史制度下，HRG系统类似总额预算。由于潜在病人数固定不变，医院没有多少动力来提高效率，展开竞争以及收获“按服务项目付费”补偿方式的潜在收入。

349 病人的选择和医院竞争之间的关系，是很多贝弗里奇国家扩大病人对提供者选择权的原因所在。21世纪00年代早期，瑞典和挪威放开了病人的选择；英格兰在若干地区试点之后，于2006年实施了类似的政策。自2006年1月起，英格兰NHS中的全科医生在推荐病人进入医院治疗时，必须向病人提供至少四个不同的提供者，让病人自己选择。到了2008年中期，病人可以自由选择全国范围内的任何NHS提供者（Dixon et al.，2010）。

给予病人选择权，能促进医院竞争，从而提高医院服务质量。首先，病人的选择权能刺激医院捍卫自己的名声或获得名声。医生和医院员工希望被认为是最优的，他们希望与邻近的医院竞争病人。对医院管理者的采访显示，他们普遍期望自己的医院能以特定类型的手术闻名（Dixon et al.，2010）。

因此，病人选择也能提高病人健康结果，因为病人可以威胁医院说自己要转移到更好的医院去，这迫使医院提高质量。然而，这个假说要求病人能区分不同的提供者，并对自己的医疗服务做出正确决策（Luft et al.，1990）。然而，赖斯（Rice，2001）认为普通大众的认知能力不足以让他们做出这种复杂决策。

西托夫斯基（Scitovsky，1976）将选择自己健康的病人，比喻为在中式餐馆吃饭时面对又长又难懂的菜单的顾客。由于顾客对中国菜肴比较陌生，他们可能选择他们听说过的菜而错过了味道更好的菜。如果医疗服务很像中式菜单，那么允许病人自由选择，可能导致次优决策。然而，贝弗里奇系统中全科医生的出现，让病人做选择时没那么艰难。即使在病人自由选择情形下，全科医生仍指导病人选择合适的医疗程序，提醒他们不要选择缺乏成本效果优势的医疗服务。

因此，病人选择的未必是得到什么医疗服务，而是选择在哪里得到医疗服务。然而，这个决策也很困难：病人评估不同医院并选择“最优的”一家的能力如何呢？他们的邻居可能建议他们最好到这家或那家医院治疗，然而这种道听途说般的建议通常会误导病人。

为了解决这些问题，英格兰NHS建立了一个名为“NHS Choices”的网站。这个网站报告每家医院的数据，包括死亡率、耐药菌感染史、食物质量、停车场容量以及以前病人的评价。在理论上，这些信息能够帮助病人更好地做出医疗服务决策。

如果这个网站能真实地反映医院质量，它才有效果。然而，医生和医院员工的表现难以衡量。死亡率这样的统计数字含有噪声，因为它们不仅反映了质量也反映了入院病人的风险类型（Lilford and Pronovost，2010）。例如，治疗高风险病人的医院，可能有高死亡率，即使它们的可预防死亡率比其他医院低。出于这些考虑以及其他原因，上述网站也报告医院员工对自己医院服务质量的广泛调查结果。

一些人担心富人和受教育水平高的人可能利用他们在选择上的优势。例如，林高（Ringard，2012）报告了挪威在2001年开放病人对医院选择权的研究结果。对病人的调查表明，随着受教育水平的提高，病人更有可能主动选择医院。但另一方面，根据2002年伦敦病人选择项目的研究发现，社会经济地位和病人主动选择医院之间没有关系（Coulter et al.，2005）。

如果事实正如挪威证据显示的，即受教育水平高的病人更频繁使用选择权，那么这将导致医疗服务可及性不公平，这与贝弗里奇的公平理念不符（Barr et al.，2008）。由于民众对这方面的担心，英格兰NHS扩大病人选择的决策，已经激起了民众的怨恨（Hunter，2009）。尽管允许病人选择提供者的做法，可能缩短等待时间和提高医院质量，但它对公平性的潜在损害，迫使贝弗里奇国家不得不做出权衡（Fotaki，2007）。

增加医院经营自主权

在2002—2007年改革之前，英国政府统一制定所有公立医院的资源配置。它们规定外科医生数量、护士数量、床位数甚至注射器的数量。因此，即使医院管理者知道如何提高效率，他们也没有充分的自由权。尽管病人选择以及“按结果支付”给了医院提高效率的激励，但在没有更大自治权的情形下，医院管理者也无法响应这些激励。2002—2007年改革放松了政府对公立医院运营的管制，使得医院管理者有适应当地市场条件和吸引更多病人的权利（代理权）。

为了促生更大的创新，政府允许高绩效医院组建新型实体——基金信托（Foundation Trust）。基金信托机构在运营和额外收入的分配上有更大的自治权。基金信托机构类似私立医院，只不过它们必须受独立的非政府机构审计，这个审计机构被称为Monitor（Garber，2011）。

实证角度上的问题仍然是：是否向公立医院提供私人激励，以及基于这些激励来行动的自治能否提高福利。布卢姆等（Bloom et al.，2010）评估了NHS系统中的公立医院在改革后的管理质量。他们调查了100家开展急诊服务的英国医院的医生和管理者，询问他们对医院管理和运营实践的意见。调查问题广泛，从病人如何通过医院物理空间到雇员如何才能被提升，无所不包。根据被调查者的应答，他们主观地为每家医院指定一个管理质量分。

他们发现，管理更好的医院，心脏病患者的死亡率较低。而且，他们发现医院竞争和医院管理质量之间存在正相关关系。显然，这轮改革打通了一条光明之路：从增加竞争通到更好的医院管理，最终通到更好的病人健康结果。

尽管这个关于医院管理的证据鼓舞人心，然而这轮改革的结果不都是正面的。斯塔福德郡中部医院（Mid Staffordshire）就是一个让人胆战心惊的例子。2008年3月，这个郡的医院信托升格为基金信托，原因主要在于它们的成本低。当时，只有一小部分医院得到了基金信托的地位，这被视为一种杰出标志。

351

然而一年前，负责公立医院年度审查的医疗服务委员会（Healthcare Commission），已注意到斯塔福德郡中部医院的死亡率比同等医院高。由于不能确定高死亡率是由统计错误或报告错误还是其他原因引起的，医疗服务委员会向这家医院索要更多数据。这家医院宣称它以前的数据是错的，但它提供的新数据更加可疑。2008年4月，医疗服务委员会决定正式调查该医院，此时离它获得信托基金地位刚满一个月。

调查发现，这家医院的急救病人的死亡率的确比同等医院高。这是一家人手严重不足的医院。当医生不在场时，未受过严格医学训练的接待员有时冒充医生，对急救病人进行排序，决定谁先得到治疗（Healthcare Commission，2009）。

这些发现促使英国王室法律顾问罗伯特·弗兰西斯（Robert Francis）要求全面公开调查斯塔福德郡中部医院。调查证实了医疗服务委员会的发现，同时还发现一些悲惨的场面：病人穿着肮脏的病服躺在脏兮兮的病床上。探望病人的亲属报告说，他们必须在自己家里洗澡，甚至肮脏的床单也要在自己家里洗。一些失能病人无法自己吃饭，但没有医院员工帮助他们。一些病人抱怨说他们只能饿着肚子，因为医院不提供食物。总之，弗兰西斯调查披露的是一家仅有最基本的骨干员工且对病人冷酷无情的医院（Francis，2010）。

斯塔福德郡中部医院丑闻的一个教训是，即使病人可以自由选择医院，如果质量监管环节缺失或松懈，那么“竞次”现象仍有可能出现。NHS在这个丑闻中所犯的错误在于它仅因为斯塔福德郡中部医院的低成本就同意它升格，而没有详细检查它的病人结果（Klein，2009）。现在，NHS Choices这个网站公布所有公立医院的死亡率，希望病人能更好地选择医院（Donnelly，2009）。

16.7 结论

我们在第15章讨论了卫生政策的三难权衡——健康、财富和公平之间的权衡。贝弗里奇模式最看重公平性。尽管贝弗里奇系统没有消除不同阶层人群的健康结果差异（参见第4章），但它们的确促进了社会团结，因为这些系统保证公民在生病时不用担心看不起病。

然而，政府对排长队和成本上升的日益担心，迫使贝弗里奇国家采用传统俾斯麦模式特有的政策。这些改革充满争议，近期改革效果有待进一步研究。这些改革的评价标准在于它们在多大程度上提高了病人结果，以及在多大程度上控制了成本而又没有损害公平性。

贝弗里奇国家很有可能继续进行改革。随着期望寿命的延长和新技术的层出不穷，医疗服务变得越来越昂贵，如何配置医疗服务资源的问题仍然需要持续关注。

352

正如我们在下一章讨论的，俾斯麦国家也尝试着引入贝弗里奇模式的一些因素。特别地，为了控制成本，德国和法国近几年在它们的医疗服务系统中引入了义务看门人制度。尽管我们将不同国家分为不同模式，然而，经济现实——如何以比较合理的成本提供高质量医疗服务——可能推动这两个模式彼此接近。

16.8 习题

判断题

判断下列论断是正确、错误还是不确定，说明你的理由。在说明理由时请引用课文中的证据，以及你可能需要的任何额外假设。

1.在英国，病人看病不需要自付费用（即没有共同保险、共同支付、保险费、免赔额等），至少对于大多数类型的医疗服务是这样的。

2.贝弗里奇国家的典型特征之一是它们的保险有单一支付人。

3.加拿大和大多数其他贝弗里奇国家的区别之一是，加拿大的医院和医生是私人的非营利实体。

4.排队看病绝不是最优的，因为它增加了等待时间，与此同时又没有任何好处。

5.价格配给有助于把不是真正需要治疗的病人从队列中剔除。

6.在典型贝弗里奇系统中，病人能够自动加入看专科医生的排队队列。

7.在英国，NICE实施卫生技术评估，但NHS无权使用它们的分析来决定提供哪些医疗服务。

8.在历史上，英国的病人一度不能自己选择医院，但近期的改革开放了病人的选择权。

9.NHS内部市场要求区域购买者与医院协商合同，以提高医院治疗病人的效率。

10.贝弗里奇国家的医疗支出100%来自公共资金（即税收）。

11.贝弗里奇模式非常强调所有公民的看病公平性，因此，私人医疗保险不合法。

论述题

12.在典型竞争市场上（不是医疗服务市场），竞争如何促进组织（公司）的运营效率？在竞争市场上，如果某个组织（及其雇员）缺乏效率，结果将会怎样？在NHS内部市场上，如果某家医院缺乏效率，结果会怎样？NHS系统中的医疗提供者面对的激励与竞争行业中私人企业面对的激励有何相似之处，有何不同之处？

353

13.在贝弗里奇国家中，与公立系统并行的私立系统为一些病人提供了机会，这些病人对公立系统的服务不满意，转投私立系统。由于高收入者有钱购买私人医疗服务，而低收入者通常没这个能力，很多人以公平性为理由要求限制私人系统。假设A国和B国相邻，其中A国是贝弗里奇国家（比如加拿大），B国有很大的私人医疗服务市场。在这种情形下，为了促进公平性，A国政府限制私人系统的做法有多大效果？当病人无法得到外部私人服务时，A国政府限制本国私人系统的做法有多大效果？

14.暂时不考虑公平性问题，并行的私人医疗服务市场能直接损害仅能买得起公共服务的病人吗？

15.在美国，法律禁止公共保险机构例如Medicare使用正式的卫生技术评估手段，特别是禁止使用成本效果分析来决定是否将新卫生技术（不管多么昂贵）纳入保险。相反，在贝弗里奇国家，公共医疗服务系统纳入任何昂贵新技术都要事先经过卫生技术评估。在贝弗里奇系统中，与纳入新医疗技术相伴的社会成本的性质是什么？在贝弗里奇系统中，与不纳入新技术相伴的社会成本的性质是什么？卫生技术评估能在一定程度上解决什么经济问题？

第17章 俾斯麦模式：社会医疗保险

354

1871年，法兰克福条约在金碧辉煌的凡尔赛宫签订，宣告普法战争结束以及德意志帝国新时代的到来。在伟大的普鲁士政治家奥托·冯·俾斯麦（Otto von Bismarck）的领导下，各个德语联邦和中欧诸侯国终于实现了统一；同年，威廉一世国王任命俾斯麦为当代德国的第一任首相。

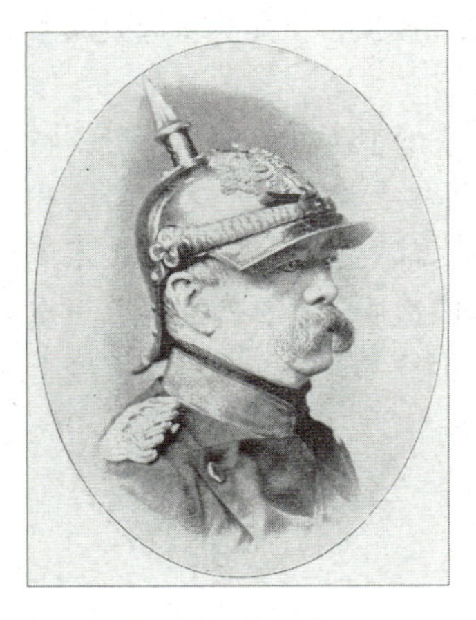

奥托·冯·俾斯麦（1815—1898），德国统一后的第一位首相，俾斯麦模式以他的名字命名。

在这个新国家，需要俾斯麦面对和解决的事情有很多，例如躁动不安的少数民族、满腹牢骚的工厂工人、经济萧条、天主教与新教的文化大分裂等。然而，对俾斯麦执政最大的威胁之一是社会主义的兴起。1871年，在帝国议会的选举中，社会主义党仅得到大约3%的选票，在议会中仅占两个席位。然而，到了1877年，社会主义党占据12个席位，已成为激进且实力不断壮大的政治力量（Dawson，1912）。

为了坚持现实政治（realpolitik）的哲学信条，俾斯麦希望通过借鉴社会主义党的思想，获得德国快速增长的工业部门的支持。1881年，为了逐渐削弱民众对社会主义党的支持，他引入了受大众欢迎的新政——全民疾病保险（Hennock，2007）。

这种思想在德国并不新鲜。几个世纪以来，普鲁士的矿工加入名为联邦矿工社会保险（*Knappaschaftskasse*）的互助团体或疾病基金。这些基金的运行模式是，从每个矿工工资中拿出一小部分，集中起来；参保矿工生病或受伤时，基金给予补偿，以弥补他们的工资损失，有时它们也提供基本医疗服务（Dawson，1912；Guinnane and Streb，2011）。尽管这种疾病基金不是现代意义上的医疗保险，但它们的确防范了矿工因病或因伤变穷的风险。自1854年起，参加疾病基金变为强制的；所有矿工都被要求交钱参保，任何矿工在生病时都可以得到补偿（Companjie et al.，2009）。

疾病和事故基金变得更加流行，俾斯麦的法令顺势建立了法定疾病基金和事故保险。俾斯麦1883年的保险法案被认为是福利国家历史上的一个里程碑（Dawson，1912；Hennock，2007）。尽管医疗保险一开始仅扩展到一些行业的工人身上，但随着时间推移，政府将保险扩展到其他行业的工人、工人的家属，最后覆盖整个人口（Amelung et al.，2003）。

与德国一样，作为对抗日益壮大的左翼政党势力的一种方法，日本政治家逐渐推广全民保险方案。1922年通过的医疗保险法，强制制造业员工和矿工参加疾病基金，这些行业的工人首先获得了保险。1938年通过的国家医疗保险法案（National Health Insurance Act），进一步将医疗服务福利推广到自雇人群（主要是渔民和农民）及其家庭，从而导致国民医疗保险社会的形成。1958年，国家医疗保险法（National Health Insurance Law）通过，保证了所有日本公民都有医疗保险。其他东亚国家或地区比如韩国和中国台湾地区都在20世纪晚期效仿了日本的做法（Eggleston and Hsieh，2004）。

355

很多欧洲大陆国家（比如法国、瑞士和荷兰）的医疗服务系统，一开始也是对劳动人群的某些子集提供保险，因此它们与德国和日本系统是同源的。尽管很难将如此多国家的卫生政策一般化，然而采用俾斯麦模式的国家有一些共同的特征（Hassenteufel，2007）：

- **全民保险**：全部或几乎全部人口都有医疗保险，人们通过雇主或政府获得保险。尽管雇主发起的医疗保险计划在名义上是私立的，但它们受政府严格监管。
- **社区费率**：医疗保险资金主要来自工资税和其他税收，而不是来自基于参保者健康风险的保险费。这种筹资模式意味着人口中的健康者（预期医疗支出低）补贴不健康者（预期医疗支出高）。
- **受管制的私人医疗服务提供**：医院通常是私营的，医生不是政府雇员。然而，医疗服务部门中的价格是由政府与医生和医院管理者协商制定的。

俾斯麦模式的政策反映了两个主要价值：社会团结和经济自由（Rodwin，2003）。社会中的最贫困人群和最不健康人群由俾斯麦系统支持，这个系统为他们提供医疗保险。这种支持的代价由富人和健康者负担，他们支付高税收和精算不公平保险费来支撑系统的运行。然而，与贝弗里奇模式不同，病人和医生可以自由做出重要的经济选择，例如去哪家医院看病或者在哪里开新诊所。基本上，俾斯麦模式是下列两种模式的一种折中：贝弗里奇世界的国家医疗服务系统和美国相对不受管制的医疗服务系统。

17.1 俾斯麦世界概览

尽管俾斯麦医疗服务系统有共同的显著特征（全民保险、社区费率以及受管制的私人提供者），每个国家对保险市场和私人医疗服务市场的监管方法还是稍微有所差别。下面，我们介绍六个主要俾斯麦系统，概括每个系统的特征。

与贝弗里奇国家相比，俾斯麦国家的医疗支出通常更高（Simonet，2010；Thomson et al.，2011）。俾斯麦国家的卫生政策倾向于强调医疗支出的控制，而不是缩短病人等待时间。

356

德国

德国的医疗保险分为两大类：法定医疗保险和私人医疗保险。每个收入低于高收入标准（2012年为50 850欧元）的德国人都必须加入法定医疗保险计划。收入高于这个标准的德国人，以及一些公务员，可以不加入法定保险而选择购买私人医疗保险，但不能没有保险。一旦病人选择了私人医疗保险系统，他们就不能再返回公立系统。

一开始，法定医疗保险计划与雇佣状态联系在一起，且定位于蓝领工人。然而，1996年政策改革后，病人的选择权急剧增大，而且法定保险不再与雇佣状态相捆绑。从那时起，所有法定医疗方案向每个德国人开放，你可以加入自家公司的保险计划，也可以加入其他公司的计划，甚至加入离你非常远的州计划。尽管法定计划在名义上是私立的非营利实体，然而它们受严格管制，在本质上其实是公立的。法定计划必须向所有病人开放，不管病人的医疗史，而且不能向病人索要差别费率（也就是说，费率对于任何人都是一样的）。这种严格管制保险市场的策略被称为管理式竞争（managed competition），因此，德国有管理式竞争医疗保险市场。

法定保险公司的保险费来自工资税，仅随参保者的收入变化而变化。这意味着高收入者支付的保险费高。法定医疗保险是个载体，它使得富人补贴穷人，健康者补贴生病者；不仅如此，它还让病人有能力防范健康风险和分类风险（classification risk）。对社会团结的热爱，为这种再分配系统提供了持续下去的动力。

病人和保险公司可以自由选择医疗服务提供者，提供者可用高质量服务竞争顾客。但医疗服务提供者不能展开价格竞争；医生和医院的收入标准是由保险公司和医疗服务提供者每年一度的协商决定。这种由行业成员自我管理而不是由德国政府管理的理念，被称为自治行政（*Selbstverwaltung*）（Lungen and Lapsley，2003）。

瑞士

在历史上，瑞士的医疗服务系统不是俾斯麦模式：没有全民保险，也不怎么提供补贴；在所有西欧国家中，瑞士的系统是最接近美国医疗服务模式的。然而，1996年，瑞士建立了全民保险，并且为低收入者提供补贴让他们有能力买得起私人保险。当前，瑞士系统更接近德国系统：公民必须有保险；保险市场受严格监管；保险公司竞争客户（Okma et al.，2010；Thomson et al.，2011）。

瑞士也以首创管理式医疗例如健康维护组织（HMO）而著名，这一模式在1990年代的美国变得流行（参见18.2节）。在欧洲国家中，瑞士在允许保险公司提供管理式医疗方面，一直担当领导者角色（Okma et al.，2010）。

瑞士仍面临一些卫生政策挑战。近年来，补贴跟不上保险费上涨速度，而且地区间的保险费出现很大差异（Bolgiani et al.，2006；Okma et al.，2010）。另外，保险公司竞争健康客户但躲避不健康客户的现象比较严重，政策制定者一直在努力对抗这种逆选择（van de Ven，2011）。

357

荷兰

荷兰医疗系统的演进路径与瑞士系统相似。1970年代，荷兰医疗系统基本上没什么管制，包括价格管制；当时，付费方式主要是按服务项目付费。这一时期的医疗成本上升，促使政策制定者重新审视这些选择。1982年的医疗服务价格法案给予政府在医生补偿水平上更大的控制权，公立系统中按服务项目补偿的方式于1983年结束。

荷兰的医疗服务市场也类似德国的管理式竞争模式。1992年，荷兰系统引进了病人选择权，后来的改革稳妥地建立了管理式竞争架构（van de Ven and Schut，2008）。然而，与德国不同，荷兰的医疗保险资金不仅来自工资税，还来自保险费。与瑞士类似，低收入家庭可以得到补贴；这里的低收入家庭是指保险出资（包括工资税和保险费）占家庭收入6.5%以上者。

以色列

以色列的医疗系统也是管理式竞争模式，这一点与德国、瑞士和荷兰类似。1995年的国家医疗保险法建立了当前的医疗系统，但它只有四个疾病基金（其他俾斯麦国家通常有几百个疾病基金）。1995年法律也规定了基于全民标准的一揽子服务的内容，每个疾病基金必须提供这些服务。与大多数俾斯麦国家相同，政府有权设定全国范围的医院和医生收费标准。

日本

与大多数俾斯麦医疗系统不同，日本系统不是管理式竞争市场，病人不能自由选择保险公司。相反，日本医疗系统保留了它一开始就有的特征：医疗筹资基于雇佣状态。你效力的公司类型决定了你属于哪个保险社会以及向哪个保险社会交费。日本有五大基本保险类型：

- 政管：指政府管理型医疗保险，被保险人为中小型公司的雇员及其家属。
- 健保：指社会管理型医疗保险，被保险人为大企业的雇员及其家属。东芝、本田、索尼这样的公司都有自己的健保工会。日本有大约1700个健保工会。
- 共济：是被保险人为公职人员（包括国家层面和地方层面）及其家属，以及私立学校教职员工及其家属的一种保险。
- 国保：是被保险人为自我雇佣者及其家属、退休者及其家属，以及任何不符合其他保险条件的人的一种保险。
- 养老保险：是一种针对老年人的保险。

358

与其他俾斯麦系统一样，同一保险池内不同的被保险人存在交叉补贴，不同保险池中的被保险人也存在交叉补贴。所有保险池都是按社区费率建立的，因此，保险费不取决于被保险人的个人健康程度，而是取决于保险池内所有人的健康程度。这意味着在每个保险池内，健康者补贴不健康者。

另外，不同保险池——比如健保、养老保险和国保方案之间也存在很大的交叉补贴。健保方案的被保险人为大企业雇员，这些人相对年轻而且收入高，因此，这种方案的资金最充足。与此同时，养老保险与国保的被保险人为收入相对较低的老年人和失业者。在交叉补贴架构下，为了负担这两类方案的被保险人的一部分成本，健保方案的被保险人交纳了更多税收。

在其他方面，日本系统更接近于俾斯麦系统。病人不被指定给既定医生或医院，他们可以自由选择医疗提供者。医院在名义上为非营利的，但医院为医生所拥有，实际上为营利实体。医疗服务提供者受到严格的价格管制，价格水平由日本政府和日本医学会协商决定。

法国

法国的医疗保险自1970年代以来就是全民保险。当前，绝大多数法国人加入的是“国家受薪工人疾病保险基金”（Caisse nationale de l’assurance maladie des travailleurs salariés，CNAMTS），它的被保险人主体是受薪工人。其他小得多的基金主要覆盖特定人口，例如农民和农业工人。法国人不能选择保险方案，但所有方案多少有些相似。各个保险方案不能索取额外保险费，其一揽子福利主要由政府制定（Rodwin，2003）。

然而，病人在医生的选择上有比较大的自由。一些病人很看重这个选择权，他们知道他们需要经常转换医生或直接看专科医生或直接去医院看病（Hassenteufel，2007）。法国对急救服务的补偿程度不是很高；有些基本医生服务费用，个人自付比例甚至高达40%。因此，法国存在比较大的私人补充保险市场，病人需要购买个人保险来补偿上述自付费用。当然，低收入病人买不起私人补充保险。考虑到这部分人的需要，法国政府建立了全民疾病补充保险（CMU Complémentaire），来为他们的自付费用托底（Turquet，2012）。

法国的医疗供给者由病人根据“按服务项目付费”的方式直接付费，然后病人从医疗保险中报销一部分费用（Chevreul et al.，2010）。国家补偿标准是由保险基金与医生和护士年度协商决定，然而所有最终协议必须经政府批准（Hassenteufel，2007）。补偿比例通常介于60%到80%之间，具体补偿比例取决于医疗服务类型以及治疗情况。有些人群在公立医院看病时，承担不起全部费用。在这种情形下，政府直接补偿医疗服务提供者，病人只需要支付自付额那部分即可（Green and Irvine，2001）。

由于患者看病时需要先支付全部费用，然后才能向保险基金报销，这种做法让病人能够自由选择医疗服务提供者，也能让医生自由提供服务。

17.2 俾斯麦模式中的医疗保险市场

359

在贝弗里奇医疗系统中，所有公民自动加入免费的公共保险。逆选择不是个问题，因为这里不存在不同保险方案之间的选择。每个人都不能离开公共保险计划。所有人，不管你是否购买私人补充保险，都必须交税来支持这个公共保险计划。除非你永久离开这个国家，否则你无法逃避补贴你的不健康同胞的责任。

相比之下，俾斯麦系统难以完全规避逆选择问题。强制参加保险的做法阻止了最严重的逆选择，人们在健康时不能离开保险池。这保证了这个系统中总有健康者补贴不健康者。然而，如果俾斯麦系统提供若干保险方案让人们选择，那么逆选择仍会发生。下面，我们将阐述俾斯麦系统中强制型医疗保险市场的不寻常机制，并且讨论它的脆弱性。

管理式竞争

当前，大多数俾斯麦国家的医疗保险市场都遵循阿兰·恩托文（Enthoven，1993）描述的管理式竞争模式。每个国家都有若干个非营利保险基金，它们受以下四大规则约束：

- **最低标准**：每个保险合同必须满足最低医疗服务标准。通常，中央政府机构列举每个保险方案都必须包含的程序或治疗清单。另外，自付额和免赔额都有上限标准。
- **开放注册**：保险机构不能拒绝任何符合条件的消费者，即使他们身体不健康从而给保险机构带来高昂的成本。
- **社区费率**：保险机构在制定保险费时不能使用风险费率，必须使用社区费率。这意味着不同个人不能被索要不同费率，即使他们的健康状况不同。
- **强制参保**：消费者必须一直参保，而且支付保险费。这是限制逆选择的措施。如果不这样做，那么人们只有在生病时才加入保险，其余时间不加入。

定义 17.1

风险费率（risk rating）：根据病人个人需要医疗服务的风险大小索取的费率。另外一种费率为社区费率（community rating），即对同一个保险池中的每个人索要统一保险费率。保险池可由一个公司的员工组成，也可由一个广阔的地理区域内的数百万人组成。

这些保险方案通常主要通过工资税筹资，而不是对消费者收取保险费。这种筹资方式是社区费率的一部分，因为工资税仅取决于收入而不取决于任何其他因素。

考虑三个工人：一个是健康的年轻人，一个为已有两个孩子的孕妇，另外一个是患有糖尿病和高血压的老年人。这三个人的年工资相同，且加入了同一个保险池。尽管他们的预期医疗成本可能相差很大，但他们所交工资税相等。这种社区费率系统保证了健康者补贴不健康者，它是俾斯麦社会医疗保险模式的标志。

医疗保险资金来自工资税，这种做法促进了公平性，因为低收入的失业者或退休者交税也少，这相当于他们在加入保险时享受了折扣价。换句话说，没有人因为太穷而买不起医疗保险，这是因为保险费率仅取决于收入。在很多欧洲国家，个人以工资税形式交付的医疗保险费占个人收入的比例有上限规定，以防止个人负担过重。没有收入的失业者可以免费加入任何开放的医疗保险计划。

与私人保险公司不同，俾斯麦模式中的保险机构不是营利公司而是受严格管制的非营利实体，它们叫作“疾病基金”。例如，在德国，这些基金实际上是由参保者拥有和控制的。以任一疾病基金为例。如果该基金在某个年份表现较好，也就是说，如果它的参保者产生的医疗支出较低，那么每个参保者都能得到一部分资金返还；相反，在表现不好的年份，参保者在年末需要补交一部分资金来弥补亏空。

上面描述的受严格管制的保险市场，保证了每个人都能加入医疗保险，这是俾斯麦模式的核心哲学思想。但它也容易受两个代价很大的问题影响：逆选择和风险选择。

风险选择

逆选择与保险客户的行为有关，而风险选择与保险公司的行为相关。当保险公司追逐低风险客户，避开高风险客户时，风险选择就出现了。这种做法也被称为“撇奶油”（cream skimming）。它源于保险公司降低保险池预期支出的动机（参见第10章）。

风险选择似乎容易实施。营销人员可以到大学校园里面鼓动年轻的健康消费者加入保险；另一方面，他们竭力避免去养老院营销。然而，在俾斯麦模式中，风险选择并不容易实施，因为法律禁止保险机构拒绝任何消费者。通常，疾病基金实施风险选择的关键，在于保证生病者从未要求加入保险。

保险基金有一些潜在的实施风险选择的策略。一些传言，尤其是来自德国和瑞士的传言，表明这些策略被广泛使用（van de Ven et al.，2003）。这些策略包括“轻微擦边球”措施：

- 向特定人群做广告；
- 转向不欢迎生病者的管理式医疗模式；

这些策略还包括有争议的措施：

- 关闭高成本地区的办公部门；
- 奖励那些识别出生病客户并将他们推向其他保险方案的代理人；
- 提醒对自己无利可图的客户有随时转到其他保险方案的权利。

361

这些策略还包括完全不合法的措施：

- 对一些客户的咨询置之不理；
- 直接拒绝潜在客户；
- 在未配备残疾人通道的办公大楼里召开新闻发布会或签订参保合同；
- 向生病的消费者提供缺斤短两的医疗服务，试图把他们赶走。

开放注册对于保证管理式竞争的运行很关键，但它也导致疾病基金和不健康参保者之间的敌对关系。风险选择不仅使生病的消费者处于不利地位，从社会角度看，它也是一种纯粹的浪费。在任何时候，用在风险选择上的金钱或人力，都无助于改进医疗服务。由于全民保险是法定的，被一家疾病基金赶走的生病的客户，也许还会继续被其他基金赶走，但最终必定有基金接收他，因此，从整个医疗系统角度看，即使风险选择的强度再大，也无法节省任何资金。换句话说，风险选择不过是以邻为壑的策略，对社会不仅无益，反而有害。

现实中的风险选择程度难以确定，因为风险选择行为很难被直接观察到。芬等人（Ven et al.，2007）认为2000年代中期的比利时、荷兰、德国、瑞士和以色列都存在风险选择。然而，有研究认为德国不存在真正的风险选择（Nuscheler and Knaus，2005）。

丹蒂保险公司
开放注册!
投保真的很简单……
穿过大火就行!
保险
经纪
人

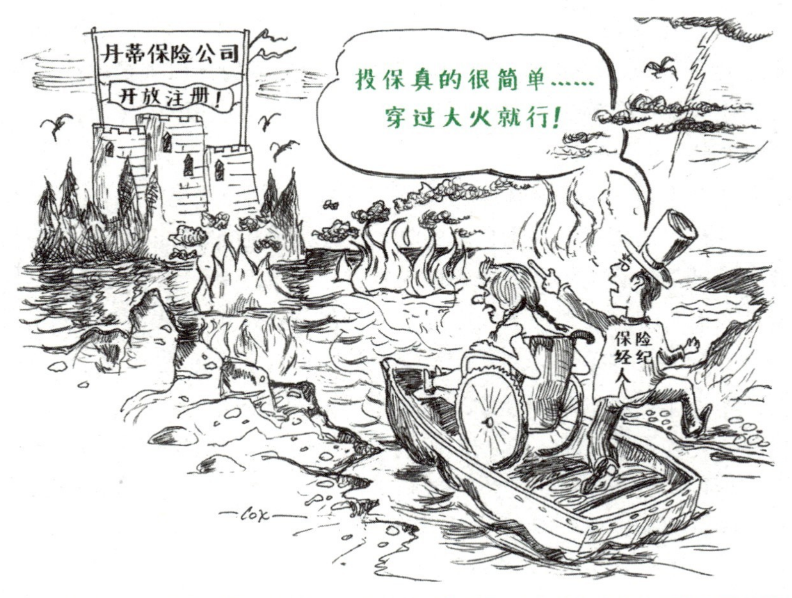

这是关于风险选择的一个极其恶劣的例子。现实生活中我们还未听说过哪家保险公司使用燃烧大火的护城河来淘汰（高风险的）客户。

消除风险选择

幸运的是，风险选择可以设法控制。一种直截了当的措施就是实施基于成本的事后补偿（ex-post cost-based compensation）方案。这涉及建立国家基金来为各个疾病基金提供再保险。在这种系统下，不幸运的疾病基金（生病客户多从而支出多）和幸运的疾病基金（生病客户少从而支出少）存在交叉补贴关系；也就是说，国家基金负责将幸运基金的资金转移给不幸运基金（Swartz，2003）。

如果不幸运公司那超过行业平均水平的成本能100%得到补偿，那么它就没有任何实施风险选择的激励。疾病基金在招募顾客时知道，在年末，任何病人产生的成本都是差不多的。它们知道一旦有顾客产生了大于平均水平的费用，其他疾病基金将充分补贴它。

这种措施彻底消除了风险选择行为，但它也弱化了保险基金提高运营效率的积极性。如果保险基金知道它的所有参保者的支出将由其他保险基金托底，那么它就没有什么理由要去节约了（Newhouse，1996）。

362

规避风险选择的另外一种相关措施被称为**风险调整**方案。这种系统也涉及建立国家基金来管理各个疾病基金的资金转移。然而，在风险调整系统下，资金转移依据的是事前风险评估而不是实际的事后成本。国家基金补偿疾病基金依据的是它的客户预计将产生多少费用，而不是实际产生多少费用（Dow and Fulton，2010；van de Ven，2011）。

> **定义 17.2**
>
> **风险调整**（risk adjustment）：具有低风险顾客的疾病基金，对具有高风险顾客的疾病基金的补偿。补偿标准依据的是预期医疗支出而不是实际支出。

国家医疗基金（*Gesundheitsfonds*）是德国政府运营的风险调整机构，它负责各个疾病基金之间的风险调整。这个机构根据每个基金的参保人员的构成来确定该基金的支出，其中参保人员因素主要为年龄、性别、失能情况以及80种大病（例如糖尿病、高血压、癫痫等）的患病情况。

为了更具体地说明风险调整过程，假设某个疾病基金有个52岁患糖尿病的男性客户。他的参保出资仅取决于自己的收入，但他的预期支出比一般客户大得多。在年末，国家医疗基金计算德国所有52岁糖尿病男性患者的平均年度医疗支出。这个结果衡量了消费者在当年“应该”产生的医疗费用。他们将这个客户的实际支出与平均结果进行比较，并补偿二者的差异。如果平均结果为5 000欧元，但这个例子中的客户支出了12 000欧元，那么他所在的疾病基金将收到7 000欧元的补偿。

风险调整方案降低了保险机构的撇奶油做法，因为高风险客户未必无利可图。与此同时，这种方案保留了保险机构提高运营效率的动机，因为如果它能将本例中那个客户的支出降低到小于12 000欧元，比如降低为4 000欧元，那么它可以得到1 000欧元的净收入（因为全国平均水平为5 000欧元）。事实上，如果某个保险基金能够有效地控制某种疾病的成本，从而使典型病人的支出小于全国平均水平，那么生病的客户反而能让它赚到钱。

然而，如果风险调整方案不完美，也就是说，如果国家基金没有充分补偿各个疾病基金，那么风险选择仍将继续存在。这也是一些国家存在的问题，因为它们使用有限的标准来定义风险。例如，瑞士在2012年之前，每个病人的期望成本仅取决于他的年龄、性别和所在地区。这为风险选择留下了足够空间，比如有高血压的老人，其医疗支出大于健康的老人，然而保险机构接收前面这样的高风险病人，得不到任何额外补偿。德国在2002年也存在类似的不完全风险调整系统（Busse，2004；van de Ven et al.，2007）。

为了减少撇奶油行为，瑞士和其他国家逐渐迈向更完全的风险调整系统。例如，在瑞士，自2012年起，如果某个疾病基金的参保者在上一年住院，那么该基金能得到额外补偿。

363

强制保险市场上的逆选择

尽管成功的风险补偿方案能够减少风险选择问题，但它不能解决逆选择问题。风险调整影响保险机构的激励，但不会直接影响参保者。如果不健康的消费者纷纷涌进补偿力度较大的疾病基金而不选择进入其他疾病基金，那么我们熟悉的逆选择问题又出现了。结果就是罗斯柴尔德—斯蒂格利茨模型预测的分离均衡，甚至出现逆选择死亡螺旋（参见第9章和第10章）。

瑞士和南非的社区费率保险市场，提供了分离均衡证据。在瑞士，相对不健康的人集中在补偿力度大但保险费也高的保险机构，而健康的人则集中在免赔额高但保险费低的保险机构（Geoffard et al.，2006；van de Ven et al.，2007）。在南非，年轻人通常更喜欢补偿力度小的医疗储蓄账户方案，这让风险池分层，导致分离均衡（McLeod and Grobler，2010）。

分离均衡结果是有害的，原因有以下几个方面。首先，如果有一些健康者偏好补偿力度大的保险方案，那么他们的福利将遭受损失。这是因为，在这种情形下，社会没法提供补偿力度大的保险，它怕一提供，那些不健康者就会蜂拥而来。其次，分离均衡代表着社会团结程度较低，因为不健康者必须支付高保险费，无法得到健康者的补贴。

最后，如果保险机构完全没有调整保险费的权利（比如以色列），那么逆选择的破坏力量可能是毁灭性的。在这种情形下，任何保险机构都没有建立“病人好管家”声誉的积极性。这样的保险机构将充斥着不健康者，但又无法提高保险费来弥补亏损。如果这些新顾客的生病状况无法通过观察得到，而且保险机构无法从风险调整系统得到补偿，那么这些机构必定破产。面对着逆选择和固定保险费，保险机构没有任何激励来提供高质量的医疗服务（van de Ven et al.，2007）。

俾斯麦系统在对付逆选择以及避免这些糟糕结果方面，主要有两种方法。第一种方法比较简单：一开始就不给客户选择保险机构的权利。这是日本采取的政策。与德国或瑞士不同，日本医疗系统不是管理式竞争型的；相反，它是由封闭基金组成的。根据雇佣状态、年龄和居住地，每个日本人都被指定了一家保险基金。大多数日本人进入的是雇主发起的方案（如果他们在大公司工作）或政府运营的方案（如果他们在小企业工作）。日本的保险系统仍然是全民保险，因为如果你不能进入雇主发起的保险或者退休者保险，那么你可以进入作为社会安全网的通用保险项目——国保。德国在1996年之前的政策大体也是这样的；1996年，德国的封闭系统第一次开放。

管理式竞争市场可以使用另外一种对付逆选择的方法，即限制保险产品差异化。如果保险机构不能将自己与其他竞争者显著区分开，那么消费者几乎没有逆选择空间；而且如果市场存在分离均衡，那么禁止产品差异化也能降低不公平性。我们可以说德国使用了这样的政策，因为法定保险基金的差异化行为被严格管制（Lisac et al.，2010）。另外，每家基金必须满足最低医疗服务标准，这个服务包相对比较慷慨，因此，逆选择死亡螺旋失去了存在土壤。然而，德国的一些富人选择退出法定医疗保险而改投私人保险，这意味着德国仍存在一定程度的逆选择（Thomson and Mossialos，2006）。

364

17.3 用价格管制手段控制成本

我们已经看到，医院和医生服务市场可能不是完全竞争的，这意味着这些市场存在着一定问题，例如垄断势力和医疗设备竞赛可能导致缺乏效率的高价格以及新医疗技术的过度引进。在私人提供者市场占主导地位的美国，医疗服务价格高于世界其他国家，这种高价格被部分归咎于上述问题。

理论上，如果保险公司联合起来组建买方垄断机构，是可以对抗医疗服务的卖方垄断的。而且，保险公司可以谨慎地设定补偿标准，以此阻止缺乏成本效果优势的医疗技术的引进。然而，在实践中，私人保险公司很难压低提供者的价格或阻止市场主导医疗系统（例如美国）中不必要的医疗服务（Vladeck and Rice，2009）。

由于在俾斯麦模式中医疗保险是全民保险，维持较低的医疗服务价格更为重要。为了避免医疗服务支出高得无法承受（否则税负过重），各个国家纷纷采用明确控制医疗价格的政策。

贝弗里奇国家解决这个问题的方法是将医疗服务提供国有化，而俾斯麦国家则保留了私人市场。每个国家都设立了价格管制协商系统，协商结果经政府批准后，适用于本国所有医疗服务交易。制定收费价目表的做法，能够控制医疗提供者的垄断势力以及不必要的医疗技术的引进，然而这也可能导致医生在治疗病人时做出不利于病人的决策。

价目表的协商

医疗服务部门的价格制定是个非常复杂的任务，因为医疗服务种类庞杂。价目表必须反映以下各种活动的相对价值：对病人的常规检查、实施心脏搭桥手术、诊断发烧的原因以及其他需要特定医学知识的活动。

通常，价格制定任务是由私人市场完成的，因为在私人市场上，自由升降的价格能够加总所有交易者的偏好和约束条件信息。相反，当价格由政府许可的机构制定时，这个机构必须尽最大努力模拟市场确定价格的方式（Hayek，1945）。

在俾斯麦医疗系统中，价格是被定期设定的，每次都是由医务工作人员和支付人协商决定。在每个国家，协商当事人稍微有所区别。例如：在德国，两个法定医生和护士协会与疾病基金进行协商；而在日本，日本医学会直接与政府协商。

私人和公共提供者都受这些价格协商结果的约束，必须按这些价格收费，不能多也不能少。因此，价目表可以视为政策制定者用来影响和改变医疗服务提供人员行为的一种杠杆。操纵价目表成为政府管制医疗服务供给和使用以及管制总医疗支出的主要机制。

365

在日本医疗系统下，所有医疗服务都按照官方统一价目表“诊疗报酬”补偿。每一年，日本厚生劳动省与日本医学会（JMA）协商制定价目表。价目表描述了医生和医院实施程序、开处方药以及实施所有其他医疗服务活动而得到的补偿量。价目表非常详细，它规定了政府决定保险基金承保的每种医疗程序的价格。价目表也包括地区调整因素，因此，东京这样的高成本地区的医生，得到的补偿比北海道医生多。

德国有类似的国家医疗服务价目表。与日本政府直接参与价格制定不同，在德国，疾病基金与医疗提供者协商价格。德国联邦联合委员会为这种协商提供便利，但它自己无权制定价格。这些协商也决定了疾病基金承保哪些新技术。即使提供者向具有私人保险（而不是德国法定保险）的病人提供医疗服务，他们也按照前述价目表收费（Schreyogg et al.，2006）。

尽管政府直接涉足价格协商的程度不同，其他俾斯麦国家也按协商机制制定医疗服务价格。这些价格适用于本国所有医疗服务交易。在法国，医疗服务价格是由医生工会和疾病基金协商决定的。然而，法国政府有否决权，政府代表直接参与价格协商（Hassenteufel，2007）。在瑞士，提供者与所有保险机构组成的联合体Santesuisse协商价格，瑞士卫生部将这些协商结果编制成全国通用的价目表（Okma et al.，2010）。

临床上的扭曲

价格制定过程的理想结果是使得每种活动的价格等于它的边际生产成本。对于政府来说，这是个重要任务，因为医疗服务的边际成本难以准确衡量。而且，边际成本会随着时间的变化而变化，因为边际成本受新技术影响，也受提供者安排机制变化的影响。另外，利益相关方将想尽一切办法来影响最终的价目表。在实践中，负责制定价格的政府机构面临各种约束，例如有限的信息、政治压力，以及预算可行性。

毫无疑问，政府价格制定过程产生的一些价格并不合理，即价格与实际边际成本不相等。这些法定价格引入了临床上的扭曲——医生可以有选择地治疗病人。假设某个医生为终末期肾病患者提供服务。医生有两种治疗方案：一种是每周三次肾透析；二是肾移植手术，然后病人终生服用免疫抑制药物。临床经验表明在长期，肾移植产生更好的生命质量。如果我们假设上述两种治疗方案的终生成本相等，那么在临床上，肾移植无疑是正确选择。

366

然而，如果政府价格制定机构工作人员外出度假费用由肾透析企业赞助，并因此将肾透析的补偿标准定得比肾移植补偿标准高，结果将会怎样呢？在这种情形下，医生的临床行为可能被扭曲——实施临床上不是最优的方案。每当同一种病情有两种或两种以上合理治疗方案时，这个问题就产生了。如果政府制定的价格不正确，哪怕只是其中一种方案的价格不正确，也会导致临床上的扭曲。

这些问题至少在理论上存在，然而，每个俾斯麦国家都统一制定医疗服务价格，主要原因可能在于限制医疗服务的公共支出。另外，美国Medicare每年给出一次价目表，它将按这些价格补偿医生和医院。因此，俾斯麦医疗系统和美国老年人医疗保险计划Medicare都容易产生临床上的扭曲，其根源都是政府制定价格。（尽管美国整体不使用俾斯麦模式，但美国针对老年人的Medicare项目与俾斯麦系统类似。）

关于价格控制诱导的临床扭曲文献有很多。在这里，我们仅提供两个例子：一个例子是制定的价格过高，比如日本处方药；另外一个例子是制定的价格过低，例如美国耳蜗移植。

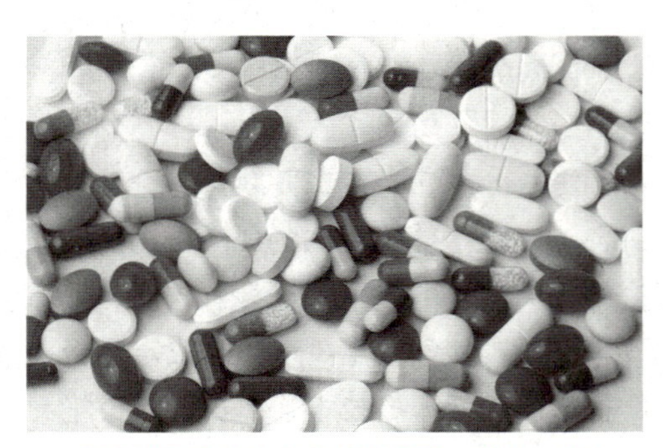

医生边际政策的直接经济后果：药片、药丸、胶囊泛滥。1991年，日本在处方药上的支出大约是美国的三倍。

在日本，大多数药物的价格故意定得比购买价格（即制药公司索要的价格）高（Yoshikawa et al., 1991）。这为医院和诊所提供了固定的利润率（profit margin），医院和诊所可以直接将它们开出的处方药卖给病人，这一点与欧洲和美国不同。这个长期存在的买卖价格差被称为“医生的差额利润”（doctor’s margin），日语为“薬価差益”。可以预见，这种做法扭曲了日本医生的开处方行为。研究发现，发现日本医生通常选择出售高价格药物，以至于日本药物支出占所有医疗服务支出的30%左右（1993年的数字）（Rodwin and Okamoto, 2000）。相比之下，美国同期数字仅为11%。

与价格定得过高类似，价格定得过低也会带来损害。美国在1990年代中期引进的耳蜗移植技术（帮助耳聋者恢复听力），说明了低补偿水平是如何降低有用医疗技术推广的。

耳聋的一种常见原因是耳蜗上毛细胞被损害（其中耳蜗是内耳的解剖结构）。这些细胞能将进入耳朵中的震动转变为神经信号，大脑将它们理解为声音。耳蜗移植是指通过手术将小电子设备移入内耳，替代已被损害的毛细胞。成本效果分析表明耳蜗移植能够改进成年人和儿童的生命质量，而且它并不算贵（Cheng，1999；Cheng et al.，2000）。

367 当这种技术首次出现时，美国Medicare和Medicaid系统对这种手术程序的补偿水平非常低（Garber et al.，2002）。任何实施耳蜗移植的医生，都必须购买昂贵的人工耳蜗；而且，这种手术的难度较高。然而，医生得到的补偿比他购买人工耳蜗的价格还低一些。这样导致的结果就是：只有少数耳聋者动了耳蜗移植手术。这种手术对于耳聋儿童尤其重要，因为早点动手术能产生更好的听说结果。相比之下，日本的耳蜗移植补偿标准较高，因此与美国相比，日本更快地普及了这种技术（Kim，2008）。

限制专科医生和新技术的可及性

除了价目表之外，俾斯麦国家引入了其他机制来控制医疗服务成本的公共负担，例如守门人制度和卫生技术评估（HTA）。在贝弗里奇国家，政府直接提供医疗服务，上述这些政策很常见；然而，在俾斯麦国家，这些政策直到近期才被引入。

在传统上，俾斯麦国家允许病人自由选择提供者；而且，即使没有全科医生的转诊建议，病人也可以自由选择专科医生。近年来，这些政策发生了变化。例如，法国和德国引入了守门人制度。与英国的守门人类似，法国和德国的守门人是负责向专科医生和其他医院服务转诊的医生。与英国不同的是，法国和德国守门人系统对病人来说不是强制的。如果病人支付一小笔费用，他们可以绕过守门人，直接看专科医生，因此，这样的政策也被称为“温和的守门人”（Or et al.，2010）。

另外一个政策是，引入贝弗里奇系统中的HTA。最近几年，为了限制浪费性的医疗技术的使用，很多俾斯麦国家将正式HTA纳入它们的医疗服务系统（Koch et al.，2009）。

2004年，德国建立了医疗质量和效率研究所（IQWiG），它负责向联邦联合委员会提供新医疗技术的效果评价建议（Busse and Riesberg，2004）。与英国的HTA机构（国家卫生与临床优化研究所）不同，IQWiG自己不进行任何独立的成本效果分析，而是依靠其他机构做出的独立评估。尽管根据IQWiG的发现，德国疾病基金可以独立决定是否拒绝纳入特定新医疗技术，但IQWiG无权拒绝，哪怕最缺乏效率的技术，它也无权拒绝。事实上，甚至IQWiG的建议权也是有限的，因为对于特定新技术，如果疾病基金有至少与该技术一样有效果的其他技术，那么它就可以成本原因拒绝承保该新技术（Nasser and Sawicki，2009）。

将正式HTA引入俾斯麦模式，是个有争议的做法。事实上，并非每个国家都引入HTA。例如，日本不存在政府实施的任何正式的HTA（Oliver，2003；Hisashige，2009）。类似的，瑞士也没有公立卫生技术评估机构。尽管这些国家没有正式的HTA机构，然而其他地方关于新技术的成本效果评价，对于这些国家的价格协商和技术引进有重要参考价值。

表17.1 不同国家的医疗技术使用情况（2010年）

368

国家	人均看病次数	MRI检查（每千人）	CT检查（每千人）	MRI仪器（每百万人）	CT扫描仪（每百万人）
贝弗里奇国家					
澳大利亚	6.5	23.0	93.0	5.6	42.8
加拿大	5.5	46.7	126.9	8.2	14.2
丹麦	4.6	57.5	105.2	15.4	27.6
英国	5.0	40.8	76.4	5.9	8.2
俾斯麦国家					
法国	6.7	60.2	145.4	7.0	11.8
德国	8.9	95.2	117.1	10.3	17.7
以色列	6.2	18.1	127.2	2.0	9.2
日本	13.1	–	–	43.1	97.3
荷兰	6.6	49.1	66.0	12.2	12.3
其他国家					
美国	3.9	97.7	265.0	31.6	40.7

数据来源：OECD Health Data 2012-Frequently Requested Data. URL: http://www.oecd.org/health/healthpolicesanddata/oecdhealthdata2012.htm.

表17.1给出了一些贝弗里奇国家、俾斯麦国家以及美国的CT仪器和MRI仪器的采用率。这两种技术被用于帮助医生诊断各种各样的疾病状况，它们是现代医疗系统广泛采用的昂贵新技术的代表。这些数据说明了各个国家在控制这些新技术的引进上取得了什么样的效果。

与贝弗里奇国家相比，平均来说，俾斯麦国家的人们看病更频繁，接受MRI和CT检查也更多。俾斯麦国家的医院在这些仪器上的投资（每台仪器的价格高达100万美元）比贝弗里奇国家中的医院投资大。尽管上述每种趋势都有例外，但这些数据总体上意味着贝弗里奇国家更好地控制了新技术的引进。这未必意味着贝弗里奇国家在医疗服务的提供上做得更好，但它的确意味着贝弗里奇国家在新技术使用的限制上取得了成功。

17.4 结论

随着贝弗里奇国家和俾斯麦国家的政治家和官员考虑进一步的医疗服务改革，一个问题就自然产生了：如何比较贝弗里奇模式和俾斯麦模式？正如我们在第15章讨论的，这个问题很难回答。然而，我们可以比较它们的支出水平和健康结果，也许从中能看出点什么。

369

近年的支出数据表明欧洲贝弗里奇国家的医疗服务支出，小于欧洲俾斯麦国家的医疗服务支出，尽管在世界范围内，二者支出的大小关系没有那么明朗（参见表17.2）。然而，支出少的代价在所难免——贝弗里奇国家的健康结果稍微比俾斯麦国家差，至少在一些常见指标上是这样的。2006年，英国医疗服务支出仅占GDP的9.6%，但它在一些健康指标上比很多其他欧盟国家差。例如，英国乳腺癌病人的五年存活率为69.8%，比法国低了10个百分点。英国新生儿死亡率为3.5‰，比法国和德国都高。

另一方面，在这些指标上，瑞典（这也是个医院国有化的国家，医疗服务支出相对较低）比法国和德国都好。这可能是因为瑞典的医疗系统特别有效率或者特别能创新，也可能是因为它一开始就拥有更健康的人口。然而，这个例外说明了将各个模式的优点进行一般化的做法是危险的。

表17.2 各国医疗服务支出（2010年）

国家	支出（占GDP百分比）
贝弗里奇国家	
澳大利亚	9.1
加拿大	11.4
瑞典	9.6
挪威	9.4
英国	9.6
俾斯麦国家	
法国	11.6
德国	11.6
以色列	7.9
日本	9.5
荷兰	12.0
其他国家	
美国	17.6

数据来源：OECD Health Data 2012-Frequently Requested Data. URL: http://www.oecd.org/health/healthpolicesanddata/oecdhealthdata2012.htm.

在上一章和本章，我们说明了贝弗里奇系统和俾斯麦系统的区别。贝弗里奇系统强调公平性和医疗可及性上的平等，而俾斯麦系统强调病人的选择以及提供者之间的竞争。然而，我们必须记住：任何国家在政策上都不完全符合贝弗里奇系统或俾斯麦系统；事实上，每个国家都吸收了这两个系统的一些元素。贝弗里奇国家近期的改革，着重于增加病人的选择以及提供者之间的竞争。与此同时，俾斯麦国家近期的改革，引入了守门人和管理式医疗策略，旨在限制病人的选择。总之，贝弗里奇模式和俾斯麦系统越来越相似，也许有一天它们的区别会完全消失（Or et al.，2010；Hassenteufel，2007）。

在下一章，我们研究美国模式，这与欧洲和东亚盛行的强调平均主义的贝弗里奇—俾斯麦综合体不同。美国模式比俾斯麦模式更强调病人的自由选择和医疗服务的自由提供，但美国没有全民保险。

370

17.5 习题

判断题

判断下列论断是正确、错误还是不确定，说明你的理由。在说明理由时请引用课文中的证据，以及你可能需要的任何额外假设。

1.俾斯麦医疗服务系统中的疾病基金是由政府筹资和管理的。

2.以医疗支出占本国GDP比例衡量，俾斯麦国家的医疗支出一般比贝弗里奇国家的医疗支出高。

3.俾斯麦国家的全民医疗强调所有公民的医疗公平性，不管他们的社会和经济地位如何。这些国家禁止私人补充保险运营。

4.俾斯麦模式强调管理式竞争。

5.尽管法律规定疾病基金不能拒绝承保客户，然而它们还是经常进行风险选择。

6.医生对于向自己的病人索取什么样的价格没有发言权。

7.在法国，病人通常直接向医生支付全部医疗费用，然后再向保险基金报销。

8.俾斯麦国家控制成本的一种方法是政府制定医疗服务价格。

9.每个俾斯麦国家都有一百多个疾病基金供病人选择，这与贝弗里奇国家不同。

10.医疗保险资金通常来自工资税和其他税收。

11.与贝弗里奇国家相比，俾斯麦国家的人们通常更频繁地看医生，更多地使用CT和MRI检查。

12.尽管医疗保险是全民保险，公民仍然可以选择是否参保。

13.与贝弗里奇模式类似，俾斯麦模式也不存在真正的成本控制措施，因此排长队也是俾斯麦模式的问题。

14.每个俾斯麦国家的全民保险都至少有40年的历史。

15.俾斯麦国家中的病人可以自由选择医疗服务提供者。

16.保险机构根据病人的风险费率收取保险费。

17.与英国的卫生技术评估机构（国家卫生与临床优化研究所）一样，德国的卫生评估机构也对新技术进行成本效果分析，并建议疾病基金是否承保某个特定的新技术。

论述题

18.在一篇名为“消费者如何激起专家的积极性？汽车修理市场中的名誉激励”（Tom Hubbard，2002，“How do consumers motivate experts? Reputational incentives in an auto repair market”）的文章中，芝加哥大学经济学家汤姆·哈伯德研究了车辆排放检测市场。在加利福尼亚州，车主需要定期到检测点检测车辆污染排放情况，看看是否超标。排放超标的车主必须对其车辆进行维修，直到排放达标。通常，你在哪个检测点检测，就在哪个检测点维修。这个市场在某种程度上类似医生服务市场——它们都诊断问题，然后解决问题。在这两个市场上，专家都有“过度诊断”问题的激励，并从中获利。与俾斯麦医疗服务系统一样，诊断价格和维修价格都是通过协商机制每年确定一次，政府在其中扮演了重要角色。

371

哈伯德这篇论文的主要结论是：“消费者去以前让他们通过的检测点的可能性，比去以前未让他们通过的检测点的可能性高出30%；需求对检测点的整体未通过率反应敏感。这些证据以及其他证据表明，在车辆排放检测市场上，需求激励比较强烈，因为消费者认为检测点对顾客的友好程度存在很大区别，即使对他们自己选择的检测点他们也不怎么放心。”医生的声誉能在多大程度上限制我们在17.3节讨论的临床上的扭曲？病人能准确观察到医生是否提供过度的医疗服务吗？很多病人倾向于与他的全科医生建立长期关系，这种做法有助于减少病人对医生临床扭曲行为的担忧吗？在很多情形下，很多不同的医生提供诊断和治疗服务，这有助于减少病人对医生临床扭曲行为的担忧吗？

第18章 美国模式

372

1943年正是第二次世界大战打得最激烈的时候，美国国会通过了紧急经济措施，以持续提供战备物资和阻止毁灭性的通货膨胀。工资被冻结在已有的水平，雇主不能提高雇员工资，哪怕是模范雇员的工资。很多雇主为了绕过工资冻结法令，开始向雇员提供医疗保险，作为雇员的非工资补贴。医疗保险福利不被战时紧急法令视为工资。通过这些规定，国会无意之间为美国当代的雇主发起的保险打下了基础（Lyke，2008）。

在二次世界大战结束后，工资冻结法令被废除，总统哈里·杜鲁门在1949年将全民医疗保险的推动作为他的“公平交易”（Fair Deal）政策的一部分。杜鲁门的议案将消除非自愿的没有保险覆盖的人口，建立对所有公民开放的国家医疗保险。如果杜鲁门的计划得到采纳，那么美国现在的医疗系统可能很像俾斯麦模式（参见第17章）。

尽管促进健康公平性的基本理念得到了广泛的公众支持，杜鲁门的计划还是失败了（Blendon and Benson，2001）。历史学家将这个方案的死亡原因归结于美国医学会（AMA）的成功游说。在这次失败之后，全民医疗保险提议者卷土重来，只不过这一次他们提出的是针对特定人口的议案——老年人的医疗保险。在强大的雇主发起的医疗保险面前，老年人处于特别不利的地位，因为大多数老年人已退休，无法通过雇佣身份得到保险。另外，老年人难以进入其他保险市场，而且这些保险市场的价格较高。周期性的逆选择死亡螺旋导致大多数老年人买不起保险（Ball，1995；Marmor，2000）。

1960年代，总统林登·约翰逊批准了老年人保险计划，并改名为Medicare，而且将其纳入他的“伟大社会”施政纲要的一部分。“伟大社会”是一组围绕着促进公平主题的国内政策议案。随着民主党在1964年的总统和国会大选中获得压倒性的胜利，Medicare和Medicaid一起得以通过，其中Medicaid是针对穷人的免费保险（Blumenthal，2008）。

雇主发起的医疗保险与Medicare和Medicaid拼凑而成的医疗系统，与前两章讨论的贝弗里奇系统和俾斯麦系统存在显著区别。与其他任何发达国家不同，美国没有针对整个国家公民的医疗保险，一些人甚至没有医疗保险。然而，大多数美国人通过以下三种渠道中的一种获得了保险：雇主发起的保险，Medicare，Medicaid。我们将这个独特的系统称为美国模式，它有下列特征：

- **私人医疗保险市场**：公民（老年人和穷人除外）在私人市场即自由市场上购买保

险，这种市场基于雇主发起的医疗保险。美国也存在向个人提供服务的医疗保险市场，但这种市场比较小，而且容易受逆选择影响。

373

- **部分全民医疗保险**：得到政府补贴的全民医疗保险。它仅面向两类弱势人群——老年人（Medicare）和穷人（Medicaid）。
- **医疗服务的私人提供**：大多数医院和诊所是私立的，尽管美国联邦和地方政府也经营一些医院。尽管存在反托拉斯法，但关于医生执业地点和医院营业地点的法律限制较少。美国不存在政府实施的直接价格管制，医生和医院可以索要市场能承受的任何价格。

美国模式的独特结构反映了这个国家对自由选择行为的政治偏好。除了少数重要例外，参保病人可以自由选择医生，自由选择医院。他们可以选择补偿力度大的保险，也可以选择补偿力度小的保险，甚至根本不加入任何保险。与此同时，提供者可以自由提供任何医疗服务，不管它的成本效果比是怎样的，而且提供者可以自由要价。

尽管大多数美国人都有保险，而且有很高的医疗可及性，然而，也有多达5000万左右的美国人没有任何保险。2010年3月，美国国会通过了一部名为“病人保护和平价医疗法案”（Patient Protection and Affordable Care Act，PPACA）的新法律，以此希望将未参保人口纳入保险系统。这部法律于2014年全面实施，希望能将3500万没有保险的人被纳入医疗保险系统。为了实现这个目标，政府还结合了扩展公共保险以及要求没有保险的人在私人市场购买保险的做法。正如我们将看到的，这种私人和公共保险的混合体是美国模式的标志。

18.1 雇主发起的保险

当前，大多数非老年美国人都从下列两个途径中的一个得到保险：一是雇主为雇员发起的保险；二是雇主为雇员配偶或父母发起的保险。这样的保险绝不是“免费”保险，因为保险实际上是雇员福利计划的一部分。如果某个雇员的才能对雇主来说价值5万美元，那么这个雇员得到的报酬不是5万美元工资加上医疗保险；如果雇主提供这样的报酬，说明该雇员的价值超过5万美元。换句话说，雇员的保险费来自他自己的工资。这种现象被称为**工资转移**（wage pass-through），顾名思义，这部分工资被称为**转手工资**。因此，对于相同的工作类型和技能水平，不提供医疗保险福利的工作的工资，高于提供医疗保险福利的工作的工资。

尽管如此，提供医疗保险的工作仍然很有吸引力，原因有以下几个。

首先，雇主提供的医疗保险为雇员提供了收入税减免的好处。作为保险费的这部分工资，绝不会落到雇员的口袋中，因此，这部分收入免税。如果雇主没有发起医疗保险计划，那么雇员的工资会高一些，这是雇员的实际所得，因此需要纳税。在这种情形下，雇员自己不得不在私人市场上购买保险。因此，与提供医疗保险福利的工作相比，不提供医疗保险的工作带来的综合报酬较低。

其次，每个雇员未必能够在个人医疗保险市场上买到保险，即使他们想买。逆选择可能导致这个市场萎缩甚至崩溃，因为保险公司很难评估潜在客户的健康状况（参见第

10章）。

374

雇主发起的保险如何对抗逆选择问题呢？为了回答这个问题，我们举个例子。假设一家名为BHT的初创公司有四个雇员，二老二少。总体上，年老雇员的医疗支出比年轻雇员大。然而，其中一名年轻雇员经常偏头痛，这使得他的医疗费用比另外一名年轻雇员高。与此同时，其中一名年老雇员相对他的年龄来说格外健康，因为他在业余时间经常参加铁人三项。

在某种程度上，雇主知道每个雇员的健康风险。雇员的年龄容易得知，也就是说，年龄信息在雇主和雇员之间是对称的。然而，雇主不能观察到雇员的偏头痛或铁人三项运动信息。因此，雇主和雇员之间也存在信息不对称：雇员知道自己的健康状况，而雇主不知道雇员的健康状况。

由于BHT公司不能观察到健康风险但能观察到年龄，它向年老雇员“索要”高保险费，向年轻雇员“索要”低保险费。转手工资实际上就是让年轻雇员进入一个保险池，让年老雇员进入另外一个保险池。在这种情形下，参加铁人三项运动的年老雇员为同一保险池中的其他雇员提供了补贴，经常偏头痛的年轻雇员从同一保险池中的其他雇员那里得到了补贴。在BHT公司的四个雇员中，身体健康的那两个雇员有跳槽的激励，他们希望找到不雇用不健康雇员的雇主，否则他们还将为他们的不健康的新同事提供补贴。

正如我们将讨论的，即使雇员的健康风险难以察知，基于特定企业的人力资本（firm-specific human capital）也能维持这些保险池的持续运营。因此，雇主发起的保险部分解决了逆选择问题。然而，雇主发起的保险将雇员和雇主捆绑在一起，这个趋势可能导致另外一个问题，即**工作锁定**（job lock）。

转手工资

如前所述，雇主发起的保险不是免费福利，保险费来自工人自己的工资。假设BHT公司每月为其全部四个雇员支付4000美元保险费。保险公司向BHT公司而不是向其雇员收取保险费，然后这些雇员的医疗记录被保险公司密封。因此，雇主无法知道哪个雇员的医疗支出最大，也就是说，雇主不知道谁对它的保险造成了最大负担。当然，雇主怀疑年老雇员的医疗费用比年轻雇员的高。根据精算报表，雇主猜测每个年轻雇员花了它500美元保险费，每个年老雇员花了1500美元保险费。

假设BHT公司试图让四个雇员都进入同一个保险池，这样，4000美元保险费由四个雇员将均摊。每个人每月的转手工资（保险费）正好为1000美元。如果年轻雇员意识到这一点，那么他们自然知道他们的工资被过度扣缴了，也自然知道他们为年老同事提供了补贴。对此感到愤愤不平的年轻雇员，可能选择跳槽。

作为BHT的竞争对手之一，Acme公司为年轻雇员提供了更好的待遇。这家公司不把他们与不健康雇员捆绑进入同一保险池，而让不健康雇员进入另外一个保险池。这意味着每个年轻雇员花去公司500美元的保险费，但他被扣缴的工资即转手工资也为500美元。因此，与在BHT公司工作相比，你在Acme公司工作可以多赚500美元。这样，BHT公司的年轻雇员将全部流失。

如果认识到这一点，BHT公司将不再将所有雇员纳入同一保险池。与Acme公司情形一样，年老雇员将被扣缴更多工资。另一方面，年青的雇员被扣缴的工资较少，这样，年轻雇员就没什么跳槽动机。

375 由于雇员被扣缴的工资（即转手工资）不同，BHT公司的保险计划分成了两个保险池，一个是年轻雇员的保险池，另外一个是年老雇员的。尽管这四个雇员得到的保险是一样的，但年老雇员每人“支付”了1500美元保险费，而年轻雇员每人仅“支付”了500美元。在这个系统中，年老雇员没有享受到年轻同事提供的补贴，即使名义上雇主向每个雇员收取了等额的保险费。雇员的转手工资不同，这种现象可能源于雇员年龄差异，也可能源于雇员健康风险上的差异。

美国法律禁止雇主对不健康雇员扣缴更高的转手工资。美国1991年残疾人法案禁止企业歧视生病者或失能者，尤其是在雇佣和工资决策上。然而，工资歧视难以被发现，而且证据表明，那些医疗支出较高的人通常工资较低。

1976年，美国联邦法律规定雇主发起的保险方案需要包含产科医疗服务，格鲁伯（Gruber，1994）研究了雇主对此的反应。这项规定意味着保险公司需要支付与怀孕、生育以及产假相关的医疗服务成本。结果，那些拥有较多育龄女性雇员的行业，面对着更高的保险费。另一方面，那些雇员都是60岁以上的男性的行业则未受影响，因为这些雇员及其配偶不会产生任何与产科相关的医疗费用。

根据转手工资假说，在这项法律通过后，年轻妇女工资的增长速度将放缓。保险公司负担的产科服务成本将被转嫁给最有可能产生这些费用的雇员。其他类型劳动者的工资——男人和已过育龄期的妇女——将不会受到影响。数据证实了这些预测：相对于男人和年龄较大的妇女来说，育龄期妇女的工资在1976年之后开始降低。

巴塔查里亚等（Bhattacharya and Bundorf，2009）通过比较肥胖者和非肥胖同事的工资，发现了更多关于转手工资的证据。证据表明在欧洲和美国，肥胖者的小时工资低于他们的非肥胖同事的工资（Cawley，2004；Brunello et al.，2009）。这些证据比较稳健，即使调整了受教育水平、年龄、工作经验等因素后，结果仍是如此。经济学家通常将这种肥胖工资差异解释为雇主对肥胖者的歧视。经济学家偶尔也认为，一些行业例如模特行业，非肥胖者比肥胖者有更高的生产能力。

然而，肥胖工资差异的另外一种可能的解释是：肥胖者和非肥胖者位于不同的保险池，从而支付不同的保险费。根据这个解释，肥胖者的转手工资（保险费）较高，从而导致真正到手工资较低。

考虑两组劳动者：一组劳动者有雇主发起的保险；另外一组没有。图18.1画出了有雇主发起的医疗保险的美国典型劳动者的工资路径。这项具有全美代表性的调查始于1989年，调查对象是24—31岁的劳动者，然后连续追踪14年。正如理论所预期的，肥胖者比非肥胖者的工资低，而且这个工资差距随着时间的推移而加大，因为劳动者年龄增大后，更有可能需要医疗服务。到了2003年，肥胖参保职工的小时工资比非肥胖参保职工少了近4.60美元。这个工资差距至少与两者的医疗支出预期差距一样大。

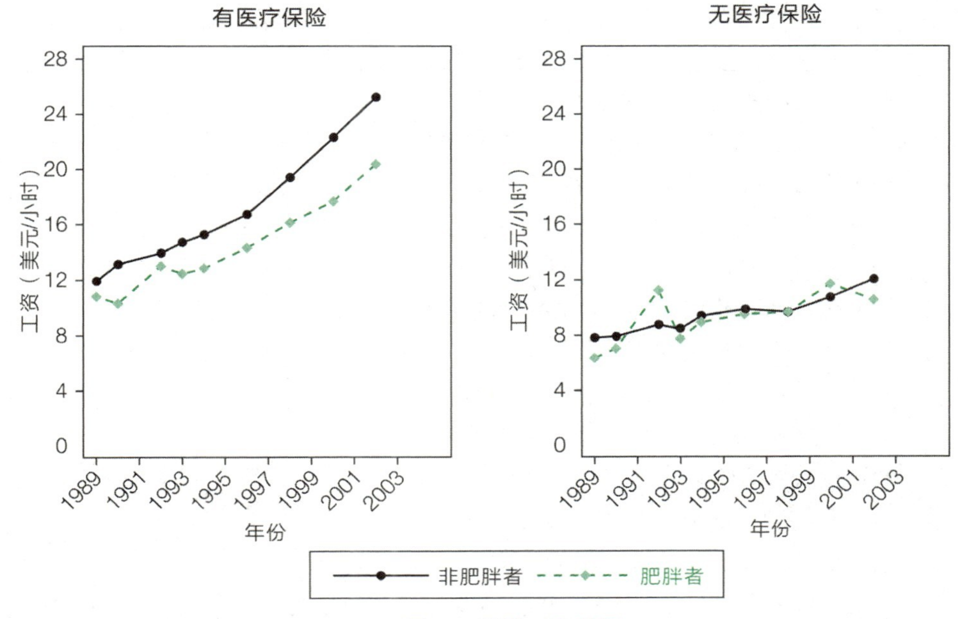

图18.1 肥胖工资差异

在提供医疗保险的工作中，肥胖者的工资比非肥胖者低，而且前者的工资上升速度也较慢。相反，在不提供医疗保险的工作中，肥胖者和非肥胖者的平均工资水平相同。因此，肥胖工资差异可能是转手工资的证据。

资料来源：Bhattacharya and Bundorf（2009）.

作为对比，图18.1中的右图说明了没有雇主发起保险的劳动者的工资路径。这一组劳动者不存在肥胖工资差异——肥胖者和非肥胖者的平均工资水平大致相同。这个结果似乎表明是转手工资（保险费）而不是歧视导致了工资差异。

在这些例子中，转手工资取决于雇主对雇员风险类型的了解程度。雇员的年龄、性别、体重易于察知。当健康信息在雇员和雇主之间是对称信息时，不健康雇员支付更多的保险费，也就是被扣缴更多的转手工资。

然而，对于不容易察知的健康条件例如高血压、乳腺癌家族史或者其他潜在的遗传疾病，情形又是怎样的呢？当健康信息不对称时，健康雇员和不健康雇员混合在一起，进入同一保险池，因为企业不知道哪些雇员应该得到更低的工资。这样的混合保险池通常将被逆选择摧毁；这里的逆选择体现在健康雇员会退出这个保险池。然而，基于特定工作的人力资本提供了对抗逆选择的力量，从而保证了这种保险池的持续运营。

基于特定企业的人力资本

我们已经知道，逆选择问题与不可察知的（unobservable）风险的差异有关。在罗斯柴尔德—斯蒂格利茨模型中，“健壮者”和“脆弱者”无法区分，因为对于保险公司来说，他们的健康状态似乎是一样的。如果二者能被轻易区分，比如如果所有虚弱者都是老年人而所有健壮者都是年轻人，那么逆选择将不能摧毁保险市场，因为在这种情形下，信息不对称不复存在。

377 相反，当人们表面上看起来同样健康时，逆选择就发生了。例如，在我们上面的例子中，BHT公司的两个年轻雇员似乎同样健康，但他们的风险类型实际上非常不同。转手工资将雇员按照可察知的风险分入不同保险池。然而，是什么力量让这些保险池不被不可察知的健康差异所摧毁?

在BHT公司中，其中一个年轻雇员比另外那个患有偏头痛的年轻雇员更健康，尽管如此，他们被扣缴的转手工资（保险费）相同。同样，在BHT公司中，尽管两个年老雇员的健康状况也不一样，经常参加体育锻炼的那个年老雇员更健康，从而预期医疗支出更低，但他们被扣缴的转手工资也相同。在这两个保险池中，健壮者都对虚弱者提供了补贴（参见图18.2）。

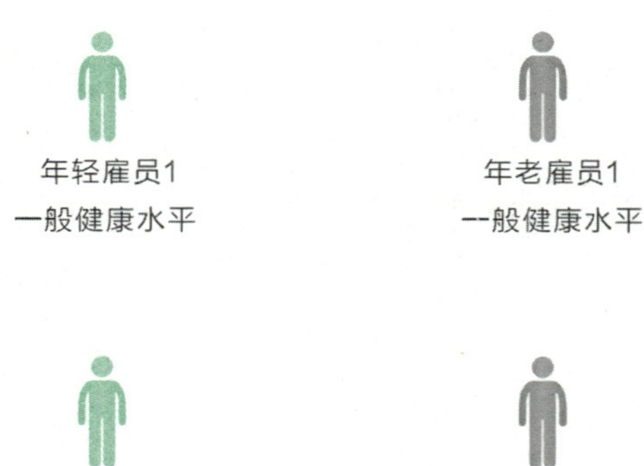

图18.2 BHT公司全部雇员

根据阿克洛夫模型，这些保险池应该崩溃。健壮的雇员将离开各自的保险池，因为他们被索要了过多的保险费。与个人保险市场情形类似，当健壮者离开时，平均医疗费用将上升，导致保险费上升。这促生了下一轮逆选择和保险费攀升。除非健壮的雇员能被说服不离开他们的保险池，要不然雇主发起的保险将遭遇逆选择问题。

然而，在美国，雇主发起的保险一直平稳运行，这意味着健壮雇员被某种动机吸引，留在了保险池中。这里的奥秘在于参保与就业捆绑在了一起。大多数雇主不允许雇员不向他们公司的保险计划“交纳”保险费。雇员可以婉拒这份保险，但即使他不需要这份保险，他的转手工资（保险费）也会被扣缴。在这种情形下，如果你想退出雇主发起的保险计划，你只有一条路，那就是辞职。只要辞职成本足够高，雇主发起的保险计划就不会崩溃。

为什么健壮的雇员即使意识到他们对虚弱同事提供了补偿，也仍然不辞职？如果健壮者能找到令他满意的新工作，而且在那里他不用补贴虚弱的同事，那么他有充足的辞职动机。在这种情形下，健壮者从原公司辞职，奔向雇员全为健康者的公司或者不提供保险的公司。随着健康雇员退出原公司，原公司仍在岗的雇员的保险费负担加重了，也就是说雇员被扣缴的转手工资增加了。这样的过程反复下去，结果就是雇主发起的医疗保险崩溃，因为公司里只剩下不健康的雇员。

378 然而，如果找到新工作比较困难，那么逆选择问题将会有所缓和。人们不太容易找到新工作，原因可能在于存在**基于特定企业的人力资本**。这种资本指雇员从特定企业工作经历中获得的知识，这种知识与该特定企业高度相关，但与其他公司不怎么相关。因此，人力资本是基于特定企业的。

> **定义 18.1**
>
> **基于特定企业的人力资本**（firm-specific human capital）：雇员的知识和经验与特定企业高度相关，而与其他企业不怎么相关。拥有这种资本的人只有在该特定企业才能产生较高的生产能力。

基于特定企业的人力资本的积累，意味着某个雇员对该特定企业来说是个无价之宝，但换了个企业，即使干相同的工作，他也可能比较平庸。如果事实如此，那么他在当前企业的收入将远远超过他在其他企业的收入（Becker 1993）。

基于特定企业的人力资本为健康雇员提供了很强的待在当前企业的激励，即使他必须与不健康的同事进入同一保险池。对于BHT公司那个经常锻炼身体的年老雇员来说，尽管他不愿意补贴他较不健康的同事，这个公司仍然是他的首选，因为他在这里已有多年的工作经验。因此，将保险与就业捆绑在一起的做法，能解决逆选择问题。基于特定企业的人力资本就像黏合剂一样维持着保险池的安稳。

基于特定企业的人力资本对于维持保险池的作用，可以解释为什么那些有较高雇员流动比率的行业通常不提供医疗保险。在这些行业的企业中，保险池难以持续下去，因为这些企业无法对抗逆选择——健康雇员持续退出保险池。另一方面，那些依赖这种人力资本的企业，更愿意提供医疗保险（Bhattacharya and Vogt，2006；Amelung et al.，2003）。

工作锁定

正如我们前面讨论的，雇主发起的保险对抗逆选择的效果，取决于它将健康和不健康雇员维持在同一保险计划的能力。这又取决于基于特定企业的人力资本对降低离职率的效果。一方面，将雇主发起的医疗保险与就业捆绑在一起是有好处的，因为它缓和了逆选择问题。然而，这种捆绑也有坏处，因为它阻碍了工作流动，从而扭曲了劳动市场。

考虑某个企业的雇员，他有雇主发起的医疗保险。尽管此人已在当前公司工作多年，他可能更胜任其他公司的新工作。他很不开心，因为如果他在别处工作，他的生产能力更高，收入也更高。

然而，在去年，这个人被迫坐上了轮椅，因为他患上了多发性硬化症，而且病情仍在加重。他知道自己将产生高医疗服务费用，然而幸运的是，他当前公司的保险计划承保这种疾病。尽管他的医疗支出增加了，但他的工资并没有减少，也就是说他的转手工资（保险费）并没增加。原因可能在于工资具有向下黏性（sticky downward），也就是说，工资一旦制定就很难降低（Hall，2005）。另外，雇主在雇员患病后降低该雇员的工资是违法的（DeLeire，2000）。因此，这个雇员的工资可能不会发生变化，尽管他对公司医疗保险施加了更大的负担。

379

假设此人仍希望跳槽到另外一家公司。新雇主提供的保险也承保多发性硬化症。新雇主在与他协商工资水平时，注意到他坐着轮椅。由于新雇主预计此人加入公司之后会导致保险费增加，他给此人提供了较低工资。与当前雇主降低工资不同，与疾病相关的工资歧视难以察知，因为新雇主可以宣称工资较低是因为此人是新职工而不是因为他的疾病。

因此，新雇主提供的工资比他当前的少，尽管他在新公司的生产能力将比当前高。这让此人不得不继续待在现在的公司，他的不开心和低生产效率将一直持续下去。雇

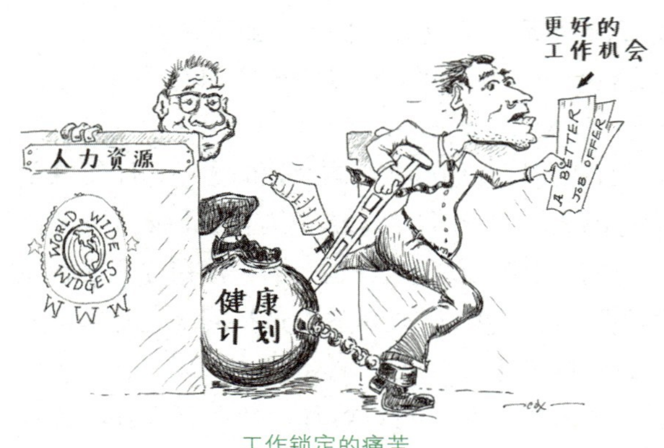

工作锁定的痛苦

主发起的医疗保险、转手工资以及工资黏性三者的联合作用，被称为工作锁定（job lock）。

即使没有工资黏性，如果保险公司能在一段时期内拒绝为顾客在投保前已有的疾病提供保障，那么工作锁定也会存在。在我们的例子中，那个雇员是在效力当前企业期间患上了多发性硬化症，因此，雇主发起的保险需要补偿他的相关医疗费用。另一方面，新雇主所投保的保险公司将会把他的疾病视为投保前已有疾病。这个保险公司可能拒绝承保他的多发性硬化症，至少前一两年内会拒绝。

在这种情形下，新工作的代价可能极其高昂：雇员必须自己负担医疗费用。然而，如果他待在当前公司，他的医疗费用就能得到补偿，因为雇主发起的医疗保险必须承保这种疾病。因此，雇主发起的医疗保险以及保险公司拒绝承保客户在投保前已有疾病联合起来，也能将雇员锁定在当前工作上。

通过工作锁定机制，雇主发起的医疗保险扭曲了劳动力市场，因此可能减少社会福利。在我们的例子中，那个员工在新公司比在当前公司的生产能力高，从社会角度看，他跳槽到新公司是最优的。然而，工作锁定让他的跳槽计划落空了。社会因此遭受一定损失，这个损失源于他的高生产能力未能派上用场。根据1987年的美国雇员数据估计，工作锁定导致雇员自愿流动率减少25%（Madrian，1994）。据粗略估算，在美国，工作锁定产生的成本并不大，不到美国GDP的0.1%（Gruber and Madrian，2004）。

工作锁定导致的社会损失不是很大，原因可能在于政府政策减少了工作锁定带来的损害。美国1985年的统一综合预算调解法案（Consolidated Omnibus Budget Reconciliation Act，COBRA）规定在雇员离职后，原工作单位必须向他提供暂时留在雇主发起的保险计划的机会。这个保险持续期最长达18个月，在此期间，这些前雇员必须自己支付保险费。COBRA将保险与就业暂时分开的做法，促进了工作流动性。

18.2 管理式医疗

380

私人医疗保险市场的一个优点是创新者能提出新的做事方法。私人公司必须竞争客户，这种竞争能促生既省钱又让医疗保险更有效率的新思想。在过去几十年间，医疗保险领域最大的新思想就是**管理式医疗**（managed care）。管理式医疗重新塑造了美国私人医疗保险，并促使世界各国政府改变它们的公共保险系统。

管理式医疗的兴起

在20世纪中期甚至一直到1980年代，美国私人保险市场的主导模式都是补偿型

（indemnity）保险，也就是按服务项目付费（fee-for-service，FFS）保险。这种保险的运营原理非常简单：顾客接受医疗服务，由此产生的每项费用，保险公司都向医生或医院支付。顾客通常需要自己承担免赔额以及自付额，除此之外，几乎没有其他限制。顾客和医生共同决定顾客需要什么样的服务，支付的依据在于顾客产生的医疗费用。这种保险几乎什么治疗都承保，即使是那些仅提供有限医疗效果的昂贵医疗技术。

FFS模式几乎不怎么控制道德风险，这为医生诱导需求提供了充分的激励。由于知道保险公司几乎全部买单，病人会寻求过多的不必要的医疗服务。医生也知道他向病人提供的血液检查、X射线检查、手术等各项服务，都能得到保险公司的支付。因此，FFS保险公司为很多不必要的医疗服务买单，保险计划昂贵而且缺乏效率。

然而，不是每个保险计划都是这样的。在第二次世界大战期间，加利福尼亚州的里士满（Richmond）造船厂为工人提供共同保险池，这个保险计划特立独行，不是按照FFS模式运营的。当时，亨利·凯泽（Henry Kaiser）这位造船大亨负责制造自由轮。在战事巅峰时期，50 000个工人涌入造船厂及其附近区域，导致该区域人口暴增。

在这个区域，医疗服务难以得到，因此，凯泽采用了他以前使用过的方案：向工人收取医疗保险费，然后直接通过公司拥有的诊所和医院向工人及其家属提供医疗服务。为了管理这个保险计划，凯泽雇用了医生创业家西德尼·加菲尔德（Sidney Garfield），他曾经管理凯泽以前在华盛顿州和南加州造船厂的类似保险计划。二战结束后，造船厂雇员减少，加菲尔德开始将凯泽计划推向大众市场。如今“凯泽医疗”已成为美国最著名的管理式医疗计划之一（Hendricks，1991，1993；Mechanic，2004）。

凯泽计划在同类计划中不是第一个吃螃蟹者，然而它有几个不为新顾客熟悉的特征。参保病人只能在凯泽公司运营的医院和诊所接受治疗，只能看凯泽公司系统内的医生和护士。如果参保者接受凯泽系统外的提供者提供的服务，或者未经凯泽系统内的初级保健医生转诊，擅自看专科医生的，都不能得到保险公司的补偿（Hendricks，1991）。

与FFS模式不同，凯泽系统内医生的报酬是工资，他们没有过度医疗的激励。事实上，医生的另外一个职责是节约成本。因此，凯泽系统受到了美国医学会的谴责，它认为这是将医疗“公司化”（Hendricks，1991）。

381

凯泽计划标志着管理式医疗浪潮的开始。管理式医疗有下列几个特征：守门人制度、保险和医疗服务提供的纵向整合、使用拿工资的医生替代FFS系统。凯泽计划也监管病人结果和医疗支出，以保证提供者只能提供具有成本效果优势的服务。如果病人需求的是不具有成本效果优势的服务，例如昂贵药物或缺乏效果的手术，那么保险公司可能就不提供补偿。病人可因此向仲裁机构提出仲裁，但即使这样，也无法保证所有治疗都能得到补偿（Studdert et al.，1999）。这些管理式医疗策略旨在减少道德风险，降低医生诱导的需求，从而降低医疗服务成本。

定义 18.2

管理式医疗（managed care）：一类医疗保险计划。它使用一些策略来降低道德风险和医生诱导需求；如果能成功降低医疗支出，那么这些保险计划可以收取较低的保险费。这些策略包括：

- **守门人制度**——病人只能在征得初级保健医生的同意后才能看专科医生或外科手术医生；
- **保险和医疗服务提供的纵向一体化**——病人只能接受既定表单列出的提供者（定点医院、诊所和医生）提供的服务，这些提供者有时是管理式医疗组织的直接雇员；
- **监管**——医生和医院需要对成本和健康结果负责，这些提供者的行为和绩效需要接受保险公司的监管；
- **工资和固定支付**——保险公司向提供者支付固定金额，而不是按服务项目付费模式结算；
- **拒绝承保**——保险公司可能拒绝承保不具有成本效果优势的医疗服务。

在凯泽医药公司成立后的几十年内，更多的保险公司开始提供管理式医疗计划。顾客和政策制定者都注意到了这种节约成本的模式。1973年美国联邦健康维护组织法案为管理式医疗计划扫除了障碍，并提供税收优惠来鼓励保险公司采用这种模式。这个法案也创造了健康维护组织（health maintenance organization，HMO）一词，用来指代凯泽医疗这样的纵向一体化管理式医疗组织。

另外一种管理式医疗模式是优选提供者组织（preferred provider organization，PPO），这是该时期另外一种流行的组织。PPO是HMO的放松限制版——PPO不把保险公司和医疗提供者一体化；相反，保险公司向参保者出具优选提供者名单，规定病人只能接受名单中的提供者的服务。与HMO一样，PPO也使用守门人制度。PPO也通过密切关注支出和健康结果来监控医生和医院。如果提供者在治疗病人时没有使用具有成本效果优势的方法，那么它就有可能从优选提供者名单中消失，从而失去顾客。

消费者和雇主逐渐从昂贵的FFS保险公司转向相对便宜的HMO和PPO计划。在1990年代和2000年代，HMO和PPO几乎将FFS模式赶尽杀绝。1988年，在有私人保险的美国人中，27%的人的保险计划含有管理式医疗元素，而不是更传统的FFS计划。1996年，这个数字上升到了73%；2008年，这个数字则达到了98%（参见图18.3）。

382

管理式医疗管用吗？

随着管理式医疗在1990年代日趋流行，大量研究试图确定管理式医疗是否比传统的FFS保险对病人更有利。这些研究着重考察两个问题：管理式医疗让医疗服务更便宜了吗？它让人们更健康了吗？

在回顾了1990年代30个研究提供的证据之后，戈特弗里德和斯隆（Gottfried and Sloan，2002）发现管理式医疗组织和FFS计划在健康结果上不存在系统性的差异。不同健康结果上的证据是混合的。例如，对于不稳定型心绞痛病人和乳腺癌病人，管理式医疗的结果比FFS计划好，然而，对于中风病人，管理式医疗的结果更差。有一些强有力

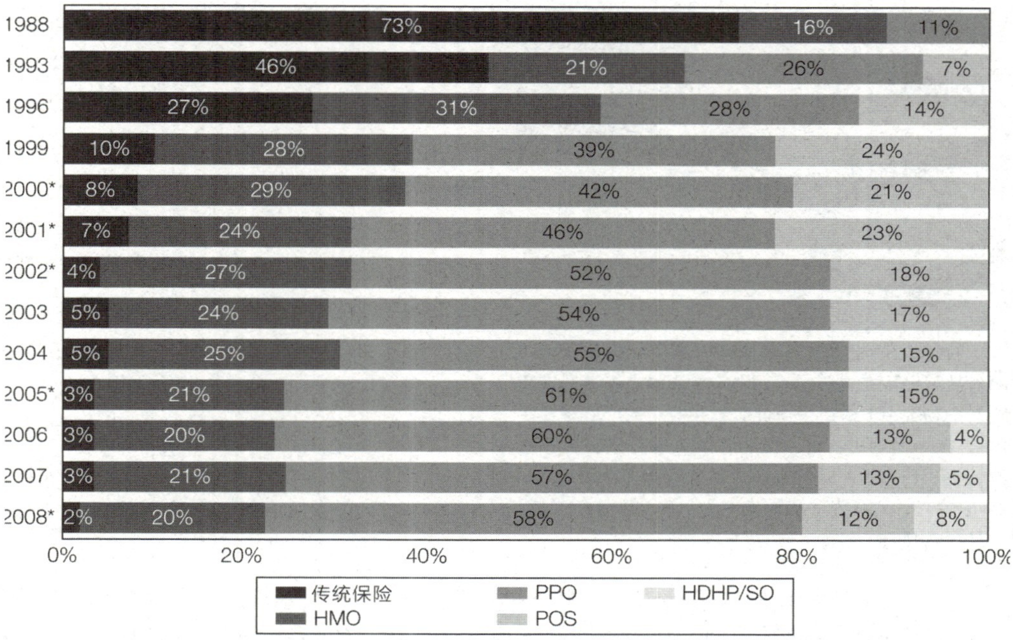

*表示当年分布与上一年分布的差别在统计上显著（$p<0.05$）。未对1999年之前的年份做统计检验。未比较2005和2006年的差异，因为2006年出现了HDHP/SO这种新的保险计划类型。

图18.3 美国私人医疗保险顾客的保险计划类型分布

注：HDHP/SO和POS是不怎么常见的管理式医疗方案，本章未予以介绍和讨论。

资料来源：Employer Health Benefits 2012 Annual Survey（no. 8345），The Henry J. Kaiser Family Foundation and HRET，September 2012.

的证据表明脆弱人口（包括老年人、穷人以及那些已经患有严重疾病的人）在管理式医疗下的结果更差。

383

另一方面，在成本节省角度，证据比较明朗：管理式医疗的成本似乎更低。一般来说，在管理式医疗下，病人住院频率更低，昂贵检验使用得更少（Baker，2002）。也有证据表明，管理式医疗减缓了MRI仪器这类昂贵技术的扩张（Baker，2001）。

需要注意的是，管理式医疗计划倾向于吸引健康顾客，原因在于逆选择。逆选择的逻辑表明，健康顾客倾向于选择便宜的保险计划，当然这样的保险计划提供的保障也少。如果事实如此，那么管理式医疗能够降低成本的原因，就不是因为定义18.2列举的那些措施，而是因为它们的顾客更健康（Baker，2002）。

另外，有意思的是，那些研究管理式医疗的学者，通常更不愿意进入管理式医疗计划。在调查了17所学术机构之后，斯塔德特等（Studdert et al.，2002）发现，与哲学家、数学家和法学教授相比，管理式医疗专家更不愿意进入HMO。

对HMO的抵制

管理式医疗浪潮对美国医疗服务系统还有另外一个影响。管理式医疗组织使用的一些策略包括守门人制度和受限制的服务网络，与“HMO”这个词一起，变成了美国政治演说甚至大众文化中的脏话。2001年的一项调查发现，美国人对管理式医疗行业的认同

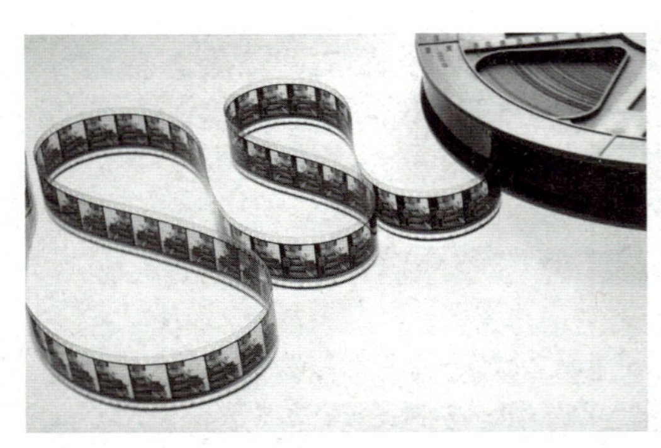

对HMO的批评和抵制成了一种文化现象，相关题材甚至出现在电影中。1999年上映的电影《迫在眉睫》（*John Q*）讲述了一位父亲在儿子的心脏移植手术被HMO拒绝后，绑架医生作为人质要求进行手术的故事。1997年上映的电影《尽善尽美》（*As Good As It Gets*，又译为《猫屎先生》），也对HMO进行了辛辣讽刺。

感非常低；在最不受欢迎名单中，它位居第二，仅次于烟草业（Mechanic，2004）。尽管管理式医疗的参保者数量在整个1990年代和2000年代一直增加，HMO的参保者数量实际上在1996年达到顶峰，然后一直下降（参见图18.3）。

在FFS时代，医生没有理由拒绝向病人提供任何类型的服务，因为成本太高。尽管FFS系统不能有效控制道德风险，但它培养了医患之间的信任感，而且病人不会担心医生给他看病时还会想着控制成本。然而，HMO的引入恶化了医患关系，因为医生部分承担控制成本的责任。这引入了不信任感——现在病人不得不担心他们的医生更看重成本的降低而不是病人健康的改进（Starr，1982）。

HMO也因为拒绝为一些病人的服务买单而招致恶名。对于癌症病人和AIDS患者希望使用的试验型治疗措施或缺乏成本效果优势的药物，HMO有时会拒绝买单，这些事件有时会引起媒体的高度关注，并已成为政治家和社会活动家的火力焦点（Remler et al.，1997）。1990年代晚期，很多州政府实施改革，以改变HMO的一些过于节约成本的做法。

尽管遭到公众的抵制，美国和世界各国的公共保险计划却都引入了HMO首创的一些措施。美国Medicare已停止使用“按服务项目付费”（FFS）方式与医院结算，法国和德国引入了守门人制度，瑞士开始密集试点HMO，一些单个支付人医疗系统引入了成本效果分析（Forrest，2003；Lehmann and Zweifel，2004；Schreyogg et al.，2006）。另外，人们也开始以新的眼光看待HMO遭受到的谴责和抵制。后来的研究表明，对于Medicaid和Medicare参保者、低收入群体，以及医疗成本较高的地区，HMO仍然很受欢迎（Marquis et al.，2004）。

384

18.3 Medicare：老年人和严重失能者的全覆盖保险

Medicare是美国1965年立法通过的大型政府保险项目，主要面向老年人。在1965年之前，退休者很难得到医疗保险，因为他们已没资格参加雇主发起的保险，而个人保险市场的价格又太高（Ball，1995）。在Medicare建立之后，老年人能以较低价格得到医疗保险，不管他们的财富或健康水平是怎样的。

Medicare为4800万老年人和失能者提供了保险（2012年数字），因此，这个保险项目的支出非常大。2011年，它的医疗支出高达5490亿美元，占美国联邦预算的15%。这让Medicare成为世界上最大的保险机构（按支出衡量），而且也是美国医疗系统中的最大付款人。这意味着Medicare在医疗服务市场上有显著势力，私人保险公司在做定价和承保决策时，通常参照Medicare的标准。尽管受到参保者的热烈欢迎，Medicare还是前途未卜，因为医疗服务成本仍在快速上升。

Medicare的结构

受历史原因以及其他原因影响，Medicare分为四个部分或者说板块（part）：

- **板块A**：用于支付参保者的住院费用。
- **板块B**：用于支付门诊服务费用和内科医生服务费用。
- **板块C**：用于为Medicare参保者提供接受私人医疗保险的机会。这样的私人医疗保险（通常含有管理式医疗性质）是从私人保险市场而不是从政府得到的。
- **板块D**：这个板块于2006年实施，主要用于支付参保者的处方药费用。

板块A

每个65岁以上的美国公民有资格参加Medicare的板块A。严重失能的美国人，如果已失业两年或两年以上，也有资格参加，但他们占Medicare人口的比例很小。板块A也承保了终末期肾病患者的医疗费用，这些病人需要定期进行肾透析。对于板块A的参保者，他们产生的大部分住院费用和短期待在护理机构而产生的费用都由政府支付。板块A在1965年Medicare授权法案通过后开始运营。

板块A的保险费较低。例如2012年，它的保险费为每月375美元，但绝大多数参保者可免交保险费。那些在美国工作满十年并且在工作期间交纳Medicare税收的人，不需要交纳任何保险费。这些劳动者的配偶以及所有严重失能的参保者，也不需要交纳任何保险费。

385

板块B

板块B的参保资格与板块A的完全一样。然而，与板块A不同，在板块B，所有参保者必须交纳大约100美元/月的保险费，富人可能面对更高的保险费。对于板块B的参保者，政府支付他们的内科医生服务费用和门诊费用，以及住院期间的注射药物（例如吗啡和化疗药物）费用。

板块C

板块C，也被称为医保优势（Medicare Advantage），是个可供参保者选择的私人系统。它可以替代Medicare其余几个板块。这个计划于1997年开始实施。板块C不是政府直接承保参保者，而是Medicare与参保者选择的私人医保优势保险公司签订合同。大多数医保优势计划类似HMO，含有守门人和提供者网络。

大约1/4的Medicare参保者（即1000多万美国人）通过板块C得到了医疗保险（Jaffe，2009）。板块C的参保率在各地区差异很大，具体参保率取决于各地医保优势计划的可得性。加利福尼亚州的Medicare参保者，大约有一半选择了板块C，因为在这里HMO遍地都是；然而，某些偏远地区的参保者得不到板块C，因为那里几乎没有HMO。

如果Medicare的参保者选择了板块C，那么政府每年向保险公司支付一笔固定的保险费。作为交换，保险公司负责承保传统Medicare承保的任何服务。医保优势保险公司可以通过提供额外服务、降低自付额或降低保险费等措施来吸引顾客。

Medicare为每个选择板块C的参保者向私人保险公司支付调整风险因素之后的保险费，而且根据地区因素调整保险费。板块C的本意是通过使用私人医疗保险来节约成本，但在实践中，与直接参加传统的Medicare相比，板块C产生了更多费用，没有起到节约政府资金的作用（Brown et al.，2011；Kronick，2009）。出现这种现象的原因主要在于，政府向板块C保险公司支付的保险费大大超过了健康参保者预期产生的医疗支出。究其根源，板块C的目标市场是更健康的参保者，这导致传统Medicare计划（板块A和B）不得不面对由此产生的逆选择问题。

板块D

Medicare的最新板块即板块D于2006年运行，它为Medicare的参保者提供处方药物费用保险。板块D是选择性的，参保者自己决定是否加入。在2006年之前，仅有75%的美国老人有处方药物保险而且他们都是通过补充保险计划获得。板块D运行一年后，超过90%的美国老人有了处方药保险（Levy and Deleire，2009）。

与板块C一样，板块D也是由私人保险公司管理的。保险公司对这些计划索要保险费，但Medicare的补贴能够覆盖大部分保险费。保险公司提供各种福利包，不同福利包含有的药物不同，而且病人自付比例也不同。

对于提供板块D计划的私人保险公司，政府要求它们向消费者提供至少一种满足一定最低补偿标准的保险计划。例如，在标准计划中，病人的自付比例不能超过一定水平，这个水平是事前制定的。私人保险公司提供的方案通常比标准方案更慷慨，为了吸引顾客，私人保险公司之间也会展开保险费竞争（Joyce and Lau，2009）。

筹资

Medicare的支出极高，因为它主要承保老年人，而老年人的健康状况比一般人口差，通常需要更多的医疗服务。另外，不管对于什么医疗程序，哪怕费用再高，只要有效果，它都补偿。

尽管支出极大，Medicare的一项主要筹资原则是参保者交纳的保险费应该远远低于精算公平保险费。对于大多数参保者，板块A的保险费是免交的。尽管Medicare其余几个板块索要一定的保险费，而且有自付额和免赔额规定，但2011年，保险费和自付费用仅占Medicare成本的16%（Medicare Board of Trustees，2012）。

筹资的大头来自税收，这些税收主要来自年轻的劳动者，他们还没有加入Medicare的资格。劳动者和他们的雇主共同为Medicare板块A出资——他们交纳的工资税占每个劳动者收入的2.9%。2013年，对于年收入超过20万美元的劳动者，这个数字增加到3.8%。Medicare其余几个板块的资金来自一般联邦税收，主要是个人收入税和公司收入税。

Medicare是累进的还是累退的？

支持政府提供医疗保险的一个主要论据，是让人们平等地接受昂贵的医疗服务。任何特定项目是否促进了公平，是个实证问题，答案取决于谁负担了项目筹资以及谁得到了项目好处。**累进的**（progressive）项目让穷人比富人更受益；相反，**累退的**（regressive）项目让富人比穷人更受益。

在美国，穷人比富人的期望寿命短（参见第4章），这个事实意味着富人有更多的时间得到社会保障养老金（Garrett，1995）。然而，在一生之中，富人交的税收往往比穷人多。研究者在美国社会保障系统是累进还是累退的问题上意见不一。科罗纳多等（Coronado et al.，2011）认为如果人们的贴现率比较低，那么这个系统是累进的。

美国Medicare系统是累退的还是累进的？这个问题难以回答。因为医疗服务支出取决于健康状态和收入。在其他条件相同的情形下，穷人比富人更不健康，因此有更高的医疗支出。另外，Medicare部分资金来源于收入税，而收入税是累进的，因为富人面对更高的税率。这些事实一起使得Medicare更为累进，因为穷人交税少，但受益大。然而，穷人活的时间没有富人长，而且在任何同等健康条件下，Medicare对富人的支出也更多。这使得Medicare更为累退。因此，要判断Medicare整体是累进的还是累退的，我们必须考虑上述每个事实（Bhattacharya and Lakdawalla，2006）。

387

麦克莱伦和斯金纳（McClellan and Skinner，2006）通过计算18岁的个人一生的净现值来分析Medicare是否是累进的。他们用社区收入水平来衡量个人的一生财富——那些生活在高收入社区的人被视为富人。与生活在低收入社区的人相比，在同等健康条件下，富人消费了更多的医疗资源。根据这个基本分析，他们认为Medicare是累退的，因为它提供给富人的净现值比提供给穷人的高。

然而，这个初始分析没有考虑Medicare导致风险减少而产生的福利收益。麦克莱伦和斯金纳认为在Medicare建立（1965年）之前，因没有保险或保险不足产生的负担，主要落在贫穷的老人身上；在不完全市场上，富人更有能力得到保险。从这个角度上看，Medicare让穷人更受益，即使他们倾向于使用更少的医疗服务。因此，麦克莱伦和斯金纳最终认为Medicare是累进的。

Medicare中的成本控制

Medicare中的一些机制可以降低道德风险并且能控制成本。在Medicare板块A和板块B中，病人面对适度的成本分摊要求，例如对于门诊服务和住院超过60天的住院服务，病人要面对一定的免赔额和自付额。然而，大多数Medicare参保者也会购买私人补充保险，被称为Medigap计划，它承保参保者承担的免赔额和自付额。虽然这些补充保险计划降低了Medicare参保者的财务风险，但它们在一定程度上抵消了成本分摊在降低道德风险方面的作用（Wolfe and Goddeeris，1991；Coulson et al.，1995）。

更显著的成本控制机制是诊断相关组（DRG）系统，这是Medicare于1984年首创的对医院的支付方法，后来被世界各国的很多公共保险计划所采用。在DRG系统下，Medicare根据病人入院时的诊断情况向医院支付一笔固定费用，而不是根据病人住院天数或病人在医院接受的具体医疗服务支付费用。

对于有多种并发症的病人，医院可以得到一笔额外的固定支付，这被称为“离群”（outlier）支付。对于位于高收入的地区或城市的医院，以及对于服务大量低收入病人的医院，Medicare也会调高支付标准（Brady et al.，2001）。

DRG支付系统将风险从政府转移给医院。医院将病人成本部分内部化，因为不管病人在医院做的MRI检查是一次还是两次，医院得到的补偿都是相同的。这种支付政策的目的在于消除医院向病人提供任何不必要的昂贵医疗服务的激励。对于入院时被诊断为心力衰竭的病人，不管病人在住院期间接受了什么服务，医院得到的补偿都是相同的。正因为这样，医院有充分的激励采取最有效率的方式治疗病人，因为节省下来的每一分钱都是利润。这种激励的一种结果是，在引入DRG系统之后，平均住院日减少了（参见图18.4）。

然而，医院也面对着一些限制他们减少服务程度的其他约束，也就是说，因为这些约束，医院不可能随心所欲地减少对既定病人的医疗服务。例如，如果一家医院为了降低成本，不使用任何昂贵的技术——即使这些技术非常有价值，那么它将失去病人。另外，在这种情形下，那些希望向病人提供高质量服务的医生也会对医院不满，从而可能跳槽到其他医院（Harris，1977）。

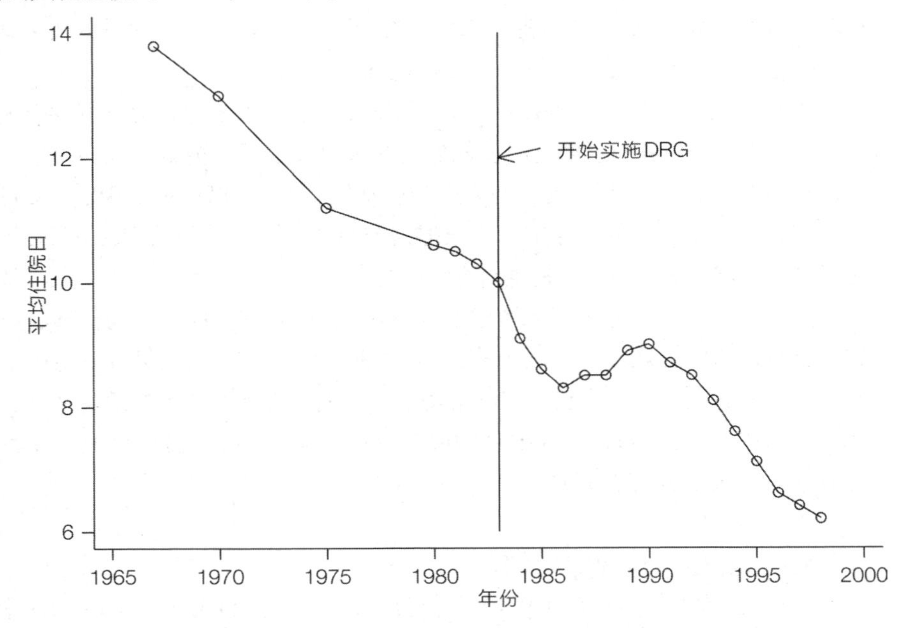

图18.4 在DRG系统实施后，美国平均住院日更为急剧地降低

资料来源：作者根据AHA医院统计数据计算。

有些人反对使用DRG系统，因为他们担心过于控制成本的医院将损害病人的利益。卡特勒（Cutler，1995）发现在引入DRG之后，住院病人的死亡率未出现长期变化。然而，他发现在结算方式转向DRG的过渡期（1984年），部分医院的死亡率的确暂时增加了。因为使用DRG系统而收入降幅最大的医院，短期结果也最差。很可能这一部分医院就是在前DRG时代在医疗服务上最浪费的那些医院，因此它们在调整到新的支付计划（即DRG）上面临的挑战最大。

另一方面，Medicare对医生的支付，依据基于资源消耗的相对价值得分（resource-based relative value scale，RBRVS），这个系统在本质上是“按服务项目付费”（FFS）的变种。在RBRVS系统下，医生的每单位劳动价格取决于他提供这单位劳动所需要的技能、时间、精力以及资源。例如，常规看医生（程序代码99213）的分数为1.7个相对价值单位（relative value units，RVUs）。2009年，每个RVU的补偿标准为36.0666美元，因此，常规看医生带给医生的收入为61.31美元。更复杂的程序，例如小腿血肿手术（程序代码27603）的分数为12.99个RVU。这个程序带给医生的收入为468.51美元。医生积累的RVU越多，Medicare支付给他的钱越多，因此，医生有激励提供Medicare认为具有较高价值但（对他来说）实施代价又不大的程序（Robinson，2001）。

389

最后，Medicare被禁止使用一种主要的成本控制工具——成本效果分析（CEA）（参见第14章）。根据Medicare的授权法，它不支付“在疾病或伤害的诊断或治疗上不是合理且必要的物品和服务”。在1989年之前，Medicare将“合理且必要”解释为“安全、有效果、非试验性以及合适”。换句话说，任何在科学研究上被证明有效果的治疗——不管成本有多高——都能得到Medicare的补偿（Neumann，2005）。

1989年，管理Medicare的政府机构试图改变“合理且必要”的解释，从而希望允许Medicare使用CEA帮助它确定承保哪些治疗措施。政府机构认为那些健康收益小但成本巨大的治疗方法不“合理”，Medicare不能予以补偿。然而这些努力遭到国会和产业界的强硬抵制，因此从未成功。当前，Medicare每年补偿昂贵程序（例如肺减容积手术、左心室辅助装置以及正电子发射断层扫描等）的数额高达数十亿美元，而在使用CEA的国家，这些程序通常被限制使用（Neumann et al.，2005）。

如果Medicare可以使用CEA，它也许能节省大量成本，然而到目前为止，没有迹象表明政府希望将CEA引入Medicare。未来一二十年内，持续上升的成本将迫使政策制定者以及选民重新思考这个问题（Gold et al.，2007）。

18.4 Medicaid：针对穷人的补贴型保险

Medicaid是美国另外一个大型公共保险项目，它与Medicare一起于1965年诞生。Medicaid为低收入家庭提供高额补贴的保险，这些家庭没有保险，而且没有能力在公开市场上购买保险。Medicaid体现了美国政府在促进健康公平性上的努力，因为它向社会中的穷人群体提供免费和低成本的医疗服务。

结构与筹资

Medicare是由美国联邦政府运营和统一管理的，而Medicaid是由美国联邦政府和州政府共同运营的。州政府在预算制定、参保资格的确定以及当地Medicaid项目的慷慨程度上有相当大的自主决定权。因此，在Medicaid的承保范围和慷慨程度上，各个州有很大差异。Medicaid的支出，平均占州政府预算的15%左右，在绝大多数州，这个数字仅次于教育支出（Geo，2011）。美国联邦政府根据各州政府的出资情况匹配相应的资金，来帮助Medicaid筹资，但联邦政府也规定最低保障水平和参保资格。

在美国所有州，Medicaid向参保者提供免费或近乎免费的保险。2009年，Medicaid覆盖了6250万人口，约占美国人口的1/5；同年，各州Medicaid支出总和约为4000亿美元。这个支出相当于5300美元/参保者，远低于Medicare和私人保险公司的支出（Kai，2012）。对于大部分参保者来说，他们自己负担的处方药和内科医生服务费用几乎可以忽略不计（小于10美元），他们自己负担的医院看病费用为50美元或100美元（Kai，2012）。由于参保者自付费用很低（该保险项目设计原则就是这样的），几乎所有

Medicaid的支出都来自税收。

390 在美国大多数州，收入低本身未必意味着有加入Medicaid的资格。其他因素例如婚姻状况、子女数量、怀孕、失能、健康状况以及移民状况等，都可能影响参保资格。一般来说，没有子女且身体强壮的个人，即使收入再低，也没有参保资格。

2010年的医疗服务改革，放松了在收入水平方面的参保资格要求，以前只有那些在联邦贫困线以下的人才有资格，现在收入不超过联邦贫困线的133%的人也有资格。当然这些只是收入上的资格，正如前面提到的，影响参保资格的因素有很多。稍后，我们将详细讨论2010年医疗改革法案带给Medicaid的变化。

Medicaid中的成本控制

Medicaid参保者自己实际负担的医疗费用通常很低，因此，Medicaid项目必须通过参保资格和保险范围限制来控制成本和道德风险。每个州负责Medicaid部分资金的筹资，因为州政府依赖上述这些限制来控制支出。州政府的确面对一些约束；美国联邦政府规定了最低资格标准，这些标准取决于收入和家庭结构等因素。例如，贫困且有需要抚养的子女的家庭，一定能进入Medicaid。州政府可以放松参保资格，当然它们也有权收紧参保资格。

州政府控制Medicaid支出的另外一种主要方法，是将补偿水平维持在较低水平上。医生治疗Medicaid病人得到的补偿仅是他治疗私人保险病人得到的收入的一部分，尽管两种情形下病人的健康条件和治疗措施都相同。这种低补偿水平带来的后果是，Medicaid病人很难找到看病的地方，因为很多医生不愿意接收这些病人。例如，韦斯曼等（Weissman et al，2008）发现，24%的美国低收入个人报告说由于医疗价格高，他们看不起病从而得不到医疗服务，即使他们所在的州提供比较慷慨的Medicaid。

2002年的一项审计研究说明了Medicaid病人很难得到及时的医疗服务。阿斯普林等（Asplin et al.，2005）雇了两组研究助理，让他们联系分布在美国各地的499个诊所，并向那里的医生预约看病。这些研究助理假装自己是病人，他们宣称自己最近刚刚接受急诊室服务，希望在一周之内再次看医生。研究助理假装自己患有以下三种需要立即治疗的疾病中的一种：肺炎、极其高的血压或异位妊娠。

这两组研究助理编造了相同的背景故事，并且向每个诊所报告了相同的症状，然而一组助理宣称自己是Medicaid病人，而另外一组宣称自己有私人保险。结果显示，在后面这组“病人”中，64%的“病人”预约到了一周内看病，而前面那组的数字仅为34%。

州政府的另外一种控制成本的方法，是限制Medicaid病人能得到的处方药，并且制定了较低的补偿水平。处方药目录通常由仿制药（非专利药）组成；昂贵的专利药一般不会出现在这个目录上。库格林等（Coughlin et al.，2005）发现与有私人保险的病人相比，Medicaid病人的处方药可及性较差。然而，与其他一些研究的结果不同，他们没有发现这两组病人在内科医生服务和医院服务的可及性上有任何差异。

391 由于美国各州Medicaid的参保资格和补偿水平不同，穷人的医疗服务可及性在各州之间可能存在很大差异。巴塔查里亚等（2003）研究了1990年代HIV感染者的情况。当时，HIV的最好治疗方法是高效抗逆转录病毒疗法（HARRT），俗称鸡尾酒疗法。

HARRT由若干种药物调和而成，它们共同控制HIV的复制。HARRT很贵（1997年的价格为13 000美元），因此，Medicaid是贫困HIV感染者得到治疗的唯一途径。

1997年，一些州规定所有低收入的HIV阳性病人都有资格加入Medicaid，而且Medicaid充分补偿HAART费用。注意到，HAART实际上包含若干种药物，这意味着这些州对上述每种药物都给予补偿。然而，在另外一些州，HIV感染者在使用HAART时需要自己负担很高的费用，HAART中的一些药物甚至完全得不到补偿。在其余一些州，HIV感染者有资格得到免费服务，但只有当他们变得极端贫穷和病情极其严重时才有资格。从1997年开始，Medicaid对HAART提供了更大更全面的补偿，全美范围都是如此。

有些州开始试点成本控制的其他形式，包括引入CEA。与Medicare不同，法律并未禁止Medicaid使用CEA。其中一个引人注目的成本控制运动是俄勒冈医疗救助目录（Oregon Medicaid List）。1991年，俄勒冈健康计划将700多个医疗程序按优先顺序排队。排队依据的来源有四个方面：市民大会、随机调查市民的生命质量、治疗成本和医生给出的效果评价以及俄勒冈医疗服务计划委员会的判断（Kaplan，1994）。在该目录生效第一年，管理者决定它们只能承保前587名的程序，因此，对于排在后面的程序，例如体外受精和放射状角膜切开手术，俄勒冈Medicaid停止补偿（Bodenheimer，1997）。

这个计划立刻受到了谴责，人们认为这是定量配给。后来成为美国副总统的艾伯特・戈尔严厉批评了这个计划，因为它“向（俄勒冈的）最贫困妇女和儿童（定量配给）医疗服务”。1992年，俄勒冈Medicaid提案被美国联邦政府拒绝。特别地，俄勒冈健康计划被视为非法，因为它歧视失能者，认为它们的生命价值较低（关于生命价值的更多内容，可参见第14章）。后来，俄勒冈管理者修改了这个提案，不再明确强调生命质量因素；1994年，修改后的提案被批准生效。尽管一开始遭到了反对，这个计划成功地降低了成本和节省了资金，并因此显著扩大了Medicaid的覆盖人口（Oberlander，2006）。

Medicaid打击了工作积极性

Medicaid当然促进了健康公平性，但它也降低了经济效率。这是因为Medicaid的参保资格需要经过收入调查而确定，因此，参保资格取决于收入（以及一些其他因素）。Medicaid的参保资格规则打击了人们的工作积极性，因为收入增加意味着可能失去参加Medicaid的资格。

假设杰伊是个体力劳动者，由于经济严重衰退，他只能在附近社区找到临时工作。他的年收入远低于联邦贫困线，因此他有资格加入他所在州的Medicaid。这对他来说是件大好事，因为他有糖尿病和慢性背痛，如果没有Medicaid，他负担不起昂贵的医疗费用，这些费用每年多达几千美元。

当经济开始复苏时，建筑工作随处可得，而且工资诱人，但雇主不提供医疗保险。杰伊也想找份建筑工作，然而他知道如果他全职工作，他的收入将超过联邦贫困线，这样他将失去Medicaid。如果Medicaid提供的补偿大于额外工作时间带来的收入，那么杰伊没有理由增加工作时间。即使潜在收入稍微大于Medicaid的价值，他也不愿意多工作，因为多工作意味着闲暇时间的减少。相反，他愿意维持现状，让自己多休息养养病，并且让Medicaid支付他的处方药物费用。

为了将杰伊的选择形式化，令：

- L为杰伊每年的工作小时数，
- w为他的工资率，即工资/小时，
- M为他消费的医疗服务数量，
- p为每单位医疗服务的价格。

杰伊的收入I为：

$$I=wL \tag{18.1}$$

他的总资产等于他的收入与Medicaid的价值之和：

$$A=I+pM \tag{18.2}$$

图18.5画出了像杰伊这样的低收入者的劳动工作决策。实线表示杰伊的总资产（工资加上Medicaid价值），它是L的函数，这条线的斜率表示他的工资。

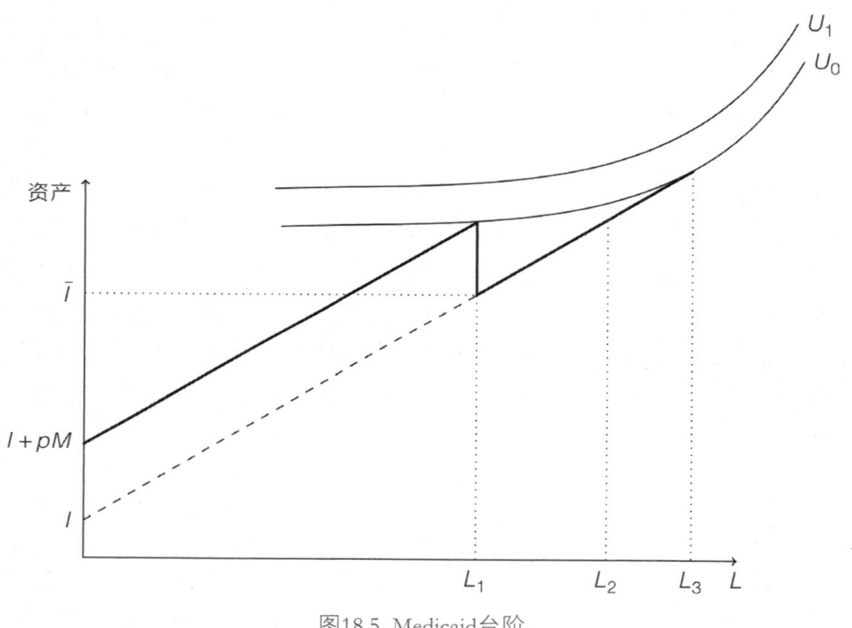

图18.5 Medicaid台阶

无差异曲线表示杰伊对资产和闲暇的偏好。由于他偏好更多的资产和更多的闲暇，效用沿着右上方增加，也就是说，位置越在右上方的无差异曲线，代表的效用越高；在这个图中，无差异曲线U_1代表的效用比无差异曲线U_0代表的效用高。因此，对杰伊来说，U_1上的任何一点都比U_0上的任何一点好。无差异曲线的正斜率，反映了杰伊对资产和闲暇的权衡。

393

在这个图中，$\bar{I}$是Medicaid参保资格中的收入门槛。如果$I>\bar{I}$，杰伊失去加入Medicaid资格。当杰伊的收入超过$\bar{I}$时，也就是说当他的工作时间大于L_1小时时（参见图18.5），他失去了价值为pM的资产。这导致图中的实线出现了拐折，这个拐折被称为Medicaid台阶（notch）。这个台阶对杰伊的劳动施加了反向激励。

杰伊会选择介于L_1和L_2的工作小时数吗？我们注意到，他工作L_1小时和工作L_2小时得到的总资产是相等的，但$L_2>L_1$。由于杰伊喜欢闲暇，工作L_1小时并且享受Medicaid

福利能带给他更多的效用。更进一步地说，他选择的工作小时数绝不会介于区间（L_1，L_3）之中。根据图18.5，杰伊的无差异曲线表明他在L_1处实现的效用比在区间（L_1，L_3）中的任何一处实现的效用都大。事实上，从这个图可以直观地看出，杰伊选择的工作小时数为L_1。

如果没有Medicaid台阶，那么劳动者比如杰伊将选择工作更长时间。这个台阶代表着社会损失，因为它表明本来可用于生产的人力资本，白白闲置了。有研究发现，美国于1990年代早期实施的一些旨在消除Medicaid台阶的政策，在一定程度上取得了成功：贫困妇女的劳动力参与率增加了（Yelowitz，1995）。

18.5 无保险人口

在美国，政府和私人部门向数以亿计的人提供了医疗保险。正如我们已经看到的，大多数全职劳动者，包括他们的配偶和子女，都进入了雇主发起的私人保险。老年人和失能者进入Medicare，这是由联邦政府筹资和运营的保险项目。穷人进入Medicaid，这是州政府和联邦政府共同筹资和运营的保险项目。儿童要么进入他们父母的保险项目，要么进入州儿童医疗保险项目（SCHIP）——这是个公共保险。

然而，政府提供的医疗保险项目未必覆盖每个公民；很多人不属于上面提到的类型，没有能力买得起医疗保险。在理论上，任何没有保险的人可以在私人市场上购买私人保险。然而，私人医疗保险的价格通常很高，只有少数人最终得到了非雇主发起的私人医疗保险，这部分人一般为富人。剩下的5000万—6000万人口（2012年数字）未被任何医疗保险项目覆盖，他们被称为“无保险的”（uninsured）人口。无保险者只能自己负担医疗服务费用，但他们面对着灾难性的医疗支出风险；因此，他们通常会等到病情发展到紧急类型（emergency）才去看病（Hadley and Holahan，2003）。无保险人口的长期存在，一直是美国卫生政策改革的主要推动力之一。

美国有一项全国性的调查——国家健康访谈调查（National Health Interview Survey），其主要目的之一是收集保险信息。图18.6报告了2010年美国健康访谈调查的部分结果。无保险人口数量取决于“无保险”是如何定义的；大约6000万美国人（占比20%）在2010年的某个时段没有保险，然而仅有3600万美国人（占比12%）全年都没有保险（Cohen et al.，2011）。后面这组人口有时被称为慢性无保险人口，它的人口构成和暂时没有保险的那组人口的构成存在很大区别。

有些人没有保险是出于自愿；在无保险人口中，相当大一部分是年轻人，他们比较健康，似乎没有多少理由寻求医疗保险。2010年，19—25岁年龄组中，接近34%的人没有保险。另外一部分人口只是暂时没有保险；通常，这些人处于换工作（换雇主）期间或正准备加入公共保险项目。

394

然而，也有一部分人渴望医疗保险，但他们几乎没有什么希望很快得到保险。这些人通常为长期失业者或者效力于不提供医疗保险的雇主。研究发现，近些年这些工作——通常为“外围”工作（非全职或流动率很高的工作）——在美国劳动市场上日趋常见（Farber and Levy，2000）。

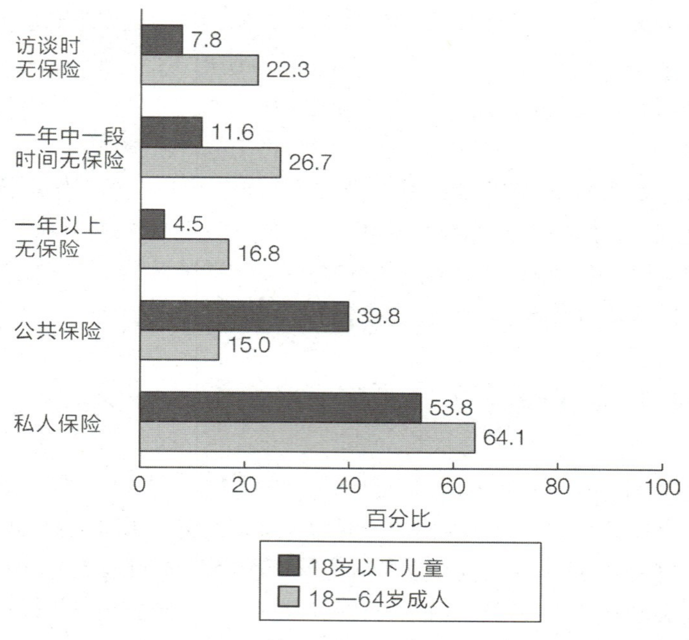

图18.6 美国2011年无保险人口

资料来源：Figure 1 of Cohen et al.（2011）.

无法通过雇主得到保险的那些人，可以在个人保险市场上购买保险。然而，在这些市场上，逆选择横行无阻（回顾新泽西州个人保险市场中的逆选择死亡螺旋例子，参见第10章），即使中产阶级家庭也很难买得起个人保险。

无保险状态是个比较大的问题，原因有以下几个方面。首先，俄勒冈医疗救助试验表明“无保险”可能损害人们的健康（参见第2章）。其次，第7章表明保险能够降低风险；如果没有保险，人们必须面对高昂的医疗支出风险。最后，这种现象被视为公平性的失败，因为弱势群体通常更有可能得不到保险。

18.6 2010年医疗改革

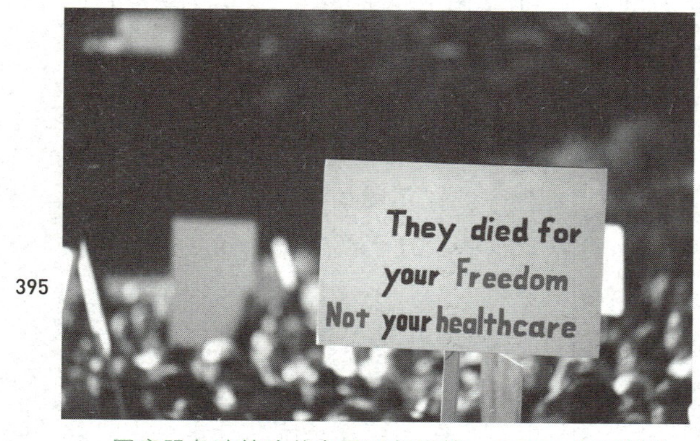

医疗服务政策改革容易引起民愤，PPACA也不例外。2009年夏天，美国各地爆发了抗议该改革的运动，导致PPACA差点未通过。

395

2010年3月，美国国会通过了一项医疗服务改革法律，即病人保护与平价医疗法案（Patient Protection and Affordable Care Act，PPACA）。这个法律也被称为“奥巴马医疗保险”（Obamacare），它的宗旨是解决长期存在的无保险人口问题。自2014年起，PPACA将覆盖3500万没有保险的美国人。

在某些方面，PPACA代表美国医疗模式向俾斯麦和贝弗里奇模式转型：政府扩大免费保险对穷人的覆盖面，并规定几乎所有公民都必须有保险；很多人在购买保险时得到了补贴。与此同时，美国模式将保留它的基本特征，即使PPACA完全执行后，情形也是这样的。私人保险和雇主发起的保险在医疗服务系统中仍占主导地位，私人医疗服务提供者仍可以自由定价和创新。PPACA是一部含有几千个条款的庞大法律，我们在这里主要关注它可能对美国保险状况造成影响的三个方面。

扩大Medicaid覆盖面

PPACA急剧扩大了Medicaid覆盖面——通过降低参保资格，又有1700万美国人加入了Medicaid。这些人在以前没有参加Medicaid的资格（Elmendorf，2011）。在传统上，进入Medicaid的家庭通常为需要抚养孩子的贫困单亲家庭。在PPACA生效后，低于既定收入门槛（2014年这一数字约为15 000美元）的所有美国公民都可以加入Medicaid，即使他们单身而且没有任何孩子。这些人的医疗服务资金，由联邦政府和州政府的共同出资；参保者需要自付一定水平（通常很低）的医疗费用，但不需要交纳保险费。

个人强制保险以及保险交易所

PPACA的第二个重要部分规定：任何美国公民，如果他们无法通过其他途径得到医疗保险，他们必须购买私人医疗保险。这部法律规定每个州都必须建立私人医疗保险市场——“交易所”（exchange）。它对交易所中的私人保险产品制定了数不清的规定，比如特定服务（例如生育福利金）的最低保障水平以及成本分摊的最大水平。政府也根据每种保险产品的慷慨程度对其定价，保险产品因此分为金、银和铜三种。

这些交易所中的保险产品通常很贵，例如，四口之家的典型保险方案的价格为12 000美元左右。由于法律规定人们购买保险，这对贫困家庭甚至是中产阶级家庭带来了很大困难。为了解决这个问题，PPACA根据家庭收入水平的高低，对在交易所购买保险的家庭给予或多或少的补贴（Holtz-Eakin and Smith，2010）。例如，年收入为31 500美元的四口之家（这个收入水平相当于四口之家联邦贫困线的133%）有资格得到14 100美元的联邦政府补贴。即使年收入高达94 800美元（相当于四口之家联邦贫困线的400%）的家庭，也能得到一些补贴，补贴额大约为3000美元。

396

这些补贴完成了两个独立的目标。首先，补贴减轻了中产阶级家庭购买保险的负担。其次，它们促进了公平性，因为补贴水平与家庭收入水平负相关，而且补贴让每个人都能得到高质量的保险方案。PPACA根据银费率保险方案的价格确定补贴水平，因此，即使中产阶级家庭也能买得起补偿力度比较大从而价格昂贵的保险。据估计，到了2020年，接近2400万“新人”（以前没有保险的人）将被交易所提供的保险所覆盖（Elmendorf，2011）。

新交易所制度的一个重要特征是，保险公司不能以客户在购买保险之前已患有慢性疾病或其他高风险因素为由，向这部分人收取更高的保险费（尽管它们可以向吸烟者索要更高的保险费）。PPACA也规定保险公司在制定保险费时能在多大程度上考虑年龄因素。这些规定某种形式的**社区费率**，也就是高风险顾客和低风险顾客面对相同的保险费率，而不是面对不同的风险费率。这些规定以及个人强制保险的规定，保证了交易所中的年轻人和健康者补贴同一保险计划中的老年人和不健康者。这与俾斯麦国家（这些国家也使用社区费率）中的交叉补贴类似。

正如第9章所讲的，在自由保险市场上，高风险的不健康者和低风险的健康者的混合（即进入同一保险池）不是均衡。这里的问题在于由于知道自己遭遇高额医疗支出的风险较低，健康者不愿意补贴不健康者。为了解决这个问题以及避免交易所出现逆选择死亡螺旋，PPACA规定每个美国人要么加入公共保险要么购买合格的私人医疗保险。这个规定的本意在于抑制低风险者维持在无保险状态的意愿，并且阻止人们利用这个系统，即阻止人们在患上癌症或其他重大疾病时才加入保险系统。

那些无视PPACA从而没购买保险的人，必须支付一定的罚金，金额可高达他收入的2.5%。这个罚金与医疗保险合同的年保险费相比，不算太高，但只要你不愿意进入保险交易所，你就放弃了你本来可能得到的政府补贴。

降低Medicare预算

将医疗保险额外覆盖3500万人，这样大手笔的代价不菲。尽管不同研究者的估计结果不同，但大多数人认为，在PPACA于2014年完全实施后，联邦政府在扩大Medicaid覆盖面以及补贴交易所提供的保险方面的年支出，预计介于1500亿到2000亿美元之间。PPACA为此所需资金来自以下几个方面：一是将Medicare的年支出降低大约500亿美元；二是新增一系列税收，例如对日光浴沙龙、医疗设备制造企业、房地产销售收入等征税。

降低Medicare的支出构成了PPACA的第三大部分。这个法律规定Medicare需要减少的支出数额，但没有规定具体从哪里减。PPACA授权成立“独立支付建议委员会”（Independent Payment Advisory Board，IPAB），它必须在2014年推荐和执行Medicare中的成本控制策略。这个委员会有非比寻常的自由。尽管在以前，Medicare在制定承保哪些新技术的决策时，被禁止考虑成本因素，但IPAB不受此限。

397

在当前，我们还不清楚IPAB将如何减少Medicare支出而又不至于损害老年人的医疗服务质量。尽管IPAB被禁止“定量配给”医疗服务，但它也许能部分依靠成本效果研究进行决策。如果事实如此，这意味着Medicare将发生很大变化。如此大的预算缩减以及CEA的引入，在政治上是否可持续？这个问题有待回答。

18.7 结论

美国模式的典型特征是公共保险、私人保险和医疗的混合体，这与欧洲和亚洲强调平均主义的模式形成了鲜明对比。这反映了美国模式和欧洲模式的政治理念分歧，美国的政治家谴责对手试图采纳欧洲医疗服务模式，而欧洲的政治家强烈反对采用美国模式。随着美国引入PPACA，美国模式正在经历重大变化，但它仍与贝弗里奇模式和俾斯麦模式保持很远的距离。

即使PPACA深受公众欢迎而且在政治上可持续，美国模式在经济上也不是可持续的。一些重大变化迟早会到来，因为美国的医疗服务系统尤其是Medicare面对着扑朔迷离的财政前景。在未来一二十年，Medicare的支出仍将持续上升。假设每个参保者的医疗支出继续按照历史年增长率4.7%上升，在调整通货膨胀因素之后，可知2040年Medicare的年预算将接近4万亿美元（Medicare Board of Trustees，2012）。这个数字比2011年整个美国联邦预算还要大。即使最乐观的学者也认为，Medicare（支出接近美国医疗服务总支出的1/4）是不可持续的。支出增长的动力在于人口的快速老龄化以及日益涌现的昂贵的新医疗技术。

这个问题并不是美国所独有。事实上，欧洲和日本的人口老龄化速度比美国还快；这些国家不得不面对快速上升的医疗服务成本，并且需要比美国更早做出痛苦的权衡。在下一章，我们将考察人口老龄化现象，并简要介绍用于解决这个问题的政府政策。

18.8 习题

判断题

判断下列论断是正确、错误还是不确定，说明你的理由。在说明理由时请引用课文中的证据，以及你可能需要的任何额外假设。

1.在美国，接近一半的医疗服务支出由政府负担。

2.在有好工作（即超过一年的全职工作）的人中，有医疗保险的人所占比例降低了，这是美国同期无保险人口所占比例上升的一个重要原因。

3.在美国，对于雇主发起的医疗保险，雇员承担的医疗保险成本份额最大。

4. 美国Medicare板块D于2006年实施；它是针对老年人的联邦保险项目，主要承保处方药物费用。

5.在美国Medicare项目中，根据法令，政府在决定承保哪些新医疗技术时不能使用成本效果分析。

6.Medicare项目的主要资金来源是参保老年人交纳的保险费。

7.美国联邦政府关于生育保险金的规定，对女性劳动者的平均工资没有影响。

8.美国过去十年间无保险人口增加的主要原因是，越来越多的雇主决定完全不提供医疗保险计划。

9.管理式医疗组织使用的一些障碍，比如要求病人在看专科医生之前必须先看作为守门人的医生，能增加消费者福利。

10.研究管理式医疗组织的学者，一般选择管理式医疗方案而不是传统方案。

11.Medicaid打击了人们的工作积极性，这个结论也适用于当前完全不工作的人。

12.假设某个州规定，只有年收入介于5 000到10 000美元之间劳动者，才能得到Medicaid保险金。在这种情形下，Medicaid不会打击人们的工作积极性，因为完全不工作的人不能得到保险金。

13.Medicaid的主要资金来源是由劳动者交纳的工资税以及病人负担的保险费、免赔额和自付额。

14.2010年，美国有接近4000万人全年没有保险。

15.在2010年美国医疗改革法律中，政府将无保险人口纳入保险体系所需的资金，一部分来自Medicare预算的削减。

16.在美国医疗改革计划于2014年完全实施后，美国再也没有无保险人口。

分析题

17.（**Medicaid打击工作积极性**）考虑图18.7，它描述了Medicaid是如何打击人们的工作积极性的。在这个图中：

- L是劳动者每年工作的小时数。
- $\bar{I}$是Medicaid参保资格的收入门槛。如果该劳动者的收入小于$\bar{I}$，他可以免费使用C单位医疗服务，其中p是公开市场上每单位医疗服务的价格。
- 实线表示他的总资产（工资加上Medicaid保险金），总资产是工作小时数（L）的函数。
- 实线的斜率表示小时工资。

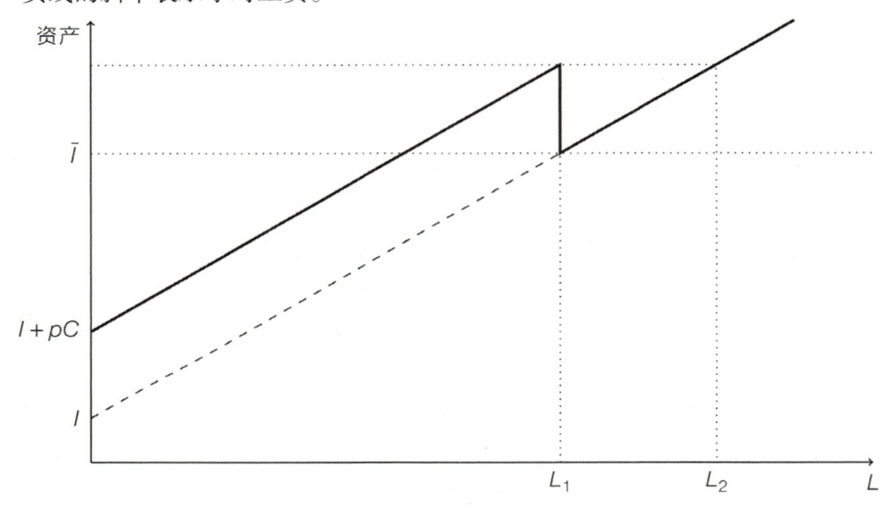

图18.6 Medicaid台阶

a.区间（L_1，L_2）被称为Medicaid台阶，说得不好听一点，就是Medicaid打击工作积极性区域。解释劳动者为何不会选择区间（L_1，L_2）上的劳动时间。

399

b.在这个模式中，Medicaid的价值被设定为等于医疗服务价格与数量的乘积（pC）。对于大多数劳动者来说，pC是大于、小于还是等于Medicaid的价值？（提示：你偏好C单位医疗服务还是价值等于pC的现金？）

c.如果这个图使用的是Medicaid的真正价值，而不是等量货币价值，这将扩大还是缩小Medicaid台阶（L_1，L_2）？

d.在这个模式中，劳动者工作L_1小时和工作L_2小时得到的收入相等。工作L_1还是L_2小时能让他的状况更好？

e.如果将工作的痛苦（负效用）纳入这个模型，人们没有激励工作的区间会扩大还是缩小，还是不变？

f.假设劳动者偏好更多的资产和更少的工作时间，请在图18.7中添加三组代表劳动者偏好的无差异曲线：画出一组无差异曲线，使得劳动者选择的工作时间小于L_1小时；画出另外一组无差异曲线，使得劳动者选择的工作时间正好等于L_1小时；再画出第三组无差异曲线，使得劳动者选择的工作时间大于L_2小时。

g.为什么画不出使得劳动者选择的劳动时间在区间（L_1，L_2）上的无差异曲线？

h. Yelowitz（1995）研究了旨在减少Medicaid对工作积极性的打击作用的改革措施。其中一项措施是将Medicaid参保资格的收入门槛提高33%。请模仿图18.6画出能反映这个变化的图形，说明这个政策为什么可能诱使一些当前工作时间为L_1小时的人增加工作时间，画出能支持你结论的无差异曲线。

18.（**基于特定工作的人力资本**）在这个问题中，我们将基于Bhattacharya and Sood（2006）中的模型的一个简单版本，考察在完全竞争的劳动市场中，把就业与医疗保险捆绑在一起的做法，如何（部分）解决了逆选择问题。假设雇主手下有两类雇员，一类是虚弱者，他们在下一年的生病概率为p_s；另外一类是健壮者，他们在下一年的生病概率为p_r，其中$p_r<p_s$。雇主无法观察到雇员是哪种类型，而且根据美国法律，雇主提供医疗保险的决策只能要么向所有雇员提供，要么都不提供。

400

我们假设新雇员的生产力小于有经验的雇员；令MP_n表示新雇员的边际产品价值，MP_e表示有经验雇员的边际产品价值，而且$MP_e>MP_n$。在这个简单的模式中，边际产品价值仅取决于工作经验，不取决于雇员的健康类型。

a.假设雇主正在考虑是否雇用一个边际产品价值为MP的新雇员。如果雇主提供工资但不提供医疗保险，那么在完全竞争市场上，雇主提供的工资w为多大？如果雇主提供更低的工资，将会发生什么事情？如果雇主提供更高的工资呢？

b.现在令V_r和V_s分别表示健壮者和虚弱者面对的医疗保险合同的保险费，而且$V_s>V_r$。在完全竞争市场上，如果雇主能够观察到雇员的健康类型，他提供给健壮雇员和虚弱雇员的工资分别是多少？

c.在这个模型中，雇主没有能力区分健壮雇员和虚弱雇员。这意味着他不能根据雇员健康类型制定工资。令θ为虚弱雇员占总雇员的比例。雇主将为雇员提供多少工资？

d.令D为有经验的雇员和新雇员的边际产品价值之差，即$D=MP_e-MP_n$。假设健壮且有经验的雇员不愿意与虚弱雇员进入同一保险池，因此他们跳槽到一家不提供医疗保险的公司。在新公司，健壮的雇员第一年能拿到多少工资？记住，这些雇员不再是有经验的雇员，因为他们现在是去一个新的公司。在什么条件下，健壮雇员会因财务原因选择跳槽？你的答案应该是一个含有D、θ、V_r和V_s的不等式。

e. D衡量的是基于特定工作的人力资本；随着雇员工作经验的增加，他们的生产力也增加，因此$D>0$。然而，并不是每个工作或企业都有相同的D值。一些工作的D较低，而另外一些工作的D较高，原因主要在于工作性质不同。给定你在本问题中已经看到的结果，你认为哪类企业——D较低还是D较高的企业将更有可能向他的所有雇员提供同一个保险合同（即所有雇员进入同一保险池）？

论述题

19.在美国，大多数私人医疗保险是由雇主提供的，你跳槽几乎总是意味着你改变了医疗保险提供者。回顾18.1节关于工作锁定的定义。

a.为什么新雇主的保险公司不愿意向跳槽者（跳入本公司）提供医疗保险，即使提供，也索要高价？

b.解释原雇主的保险公司为什么不能在跳槽者（跳出本公司）跳槽的同年停止跳槽者的保险或者索要高价？（提示：讨论雇员的任何变化的可观察性以及法律限制。）

c.描述这类“工作锁定”产生的福利损失的性质。在回答这个问题时，请考虑：在什么条件下，雇员跳槽对社会来说是有效率的？

d.假设某个雇员的收入超过他在任何其他公司所能得到的收入。即使在完全竞争的劳动市场上，也会出现这种情形。例如，如果雇员具有很高水平的基于特定公司的人力资本，那么失去这样的雇员，雇主的损失就会非常大。假设我们将这种现象称为“工资锁定”。你在习题19（c）中关于福利损失的讨论也适用于工资锁定吗？工资锁定能说明劳动市场缺乏效率吗？

第19章 人口老龄化与未来卫生政策

1950年，美国新生儿的期望寿命为68岁。按历史标准看，这样的寿命长得令人难以置信，它也比20世纪初的新生儿的期望寿命长很多。整个20世纪，期望寿命一直在增长，这样的状况一直延续到现在。2009年，美国新生儿的期望寿命已上升到79岁，这表明60年间，人们的期望寿命延长了11年。多么惊人的数字！

整个发达世界的情况大致如此。在同一时期，英国新生儿的期望寿命从69岁上升到80岁；法国，从66岁增长到81岁；日本，从59岁激增到83岁！大多数发展中国家也经历了类似的快速增长，尽管它们的期望寿命仍然落后于发达国家（Wilmoth and Shkolnikov，2012）。

而在这一时期，世界范围内的生育率一直在下降。欧洲国家和美国的核心家庭（指两代人组成的家庭）一度普遍有四个甚至更多的孩子，但这样的情形一去不复返了。为了维持代际人口规模不变，每个妇女一生中必须生育2.1个孩子（Samallwood and Chamberlain，2005）。这个特别的生育率通常被称为人口更替生育率（replacement fertility rate）。在过去几十年，发达世界的总生育率已低于这个水平。

这些趋势意味着发达世界（以及大部分发展中世界）的人口在老龄化（aging）。在人口学中，“老龄化”不是指个人自然变老的过程，而是指整个社会的年龄结构发生了变化。当人口的中位数年龄上升，或者老年人口所占比例上升，这个社会就在老龄化，或说“白发化”（graying）。

世界范围内生育率的降低以及期望寿命的增加，颠覆了人们熟知的人口结构模式——千余年来，一直是儿童比成年人多，成年人比老年人多。换句话说，由于出生婴儿数降低以及成年人活得更长，所有社会的人口年龄结构发生了改变。在1950到2050年的100年间，世界人口的平均年龄预计将提高10岁——从25岁上升到35岁；婴儿（小于5岁）与老年人（大于65岁）的比率预计从5:2变为2:5（Rosenberg and Bloom，2006；Haub，2011）。

图19.1画出了联合国对欧洲未来年龄结果的估计。在这类被称为人口金字塔的图中，纵轴为年龄，横轴表示每个年龄的人口规模。在1950年的欧洲，典型人口年龄组为15岁及以下。到了2010年，欧洲人口的主体已介于20岁到50岁之间。预计到2050年，最

常见的年龄组为60岁及以上。这些巨大变化势必给公共卫生系统的财务状况带来挑战，我们现在还不知道未来社会及其医疗系统如何应对。

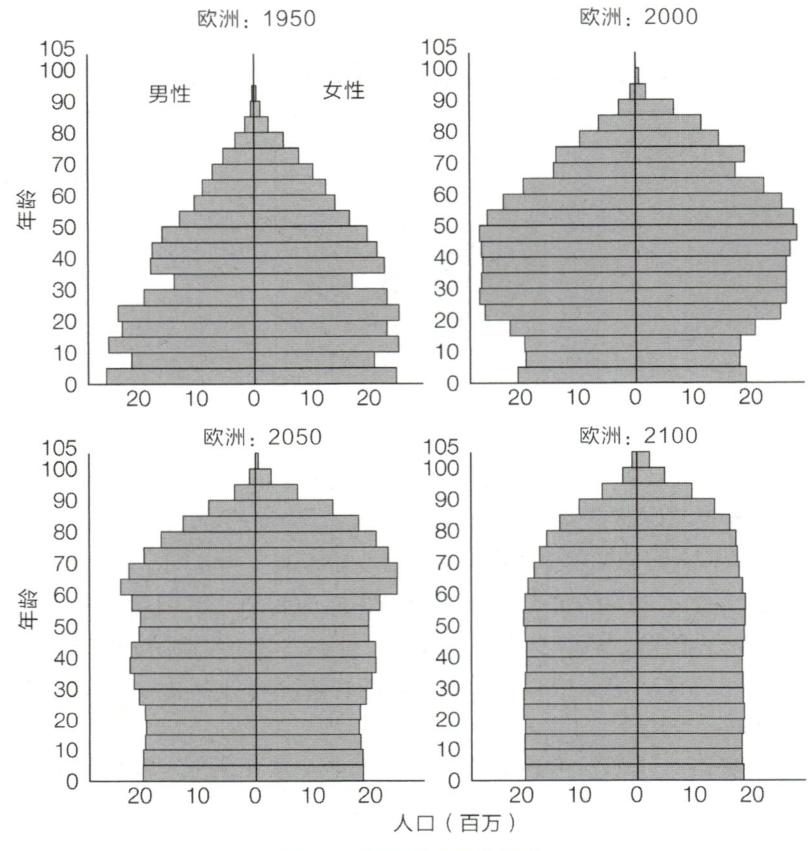

图19.1 欧洲的人口老龄化

资料来源：United Nations（2011）.

19.1 世界为什么会老龄化？

人口老龄化是两个主要人口力量协同作用的结果：期望寿命的增加以及生育率的降低。这两个趋势有各自的原因和历史，但它们日复一日的“努力”，导致了1950年由青年人主导的世界演变为2050年的老年人江山。

日本是人口快速白发化的典型例子。事实上，日本的老龄化速度比任何其他工业化国家都快得多。据预测，2025年，27.3%的日本人口将超过65岁，这个比例在发达国家中算是最高的了（National Institute of Population and Social Security Reseach，2002）。人口老龄化速度的一个判断基准，是从7%的人口超过65岁这个时点发展到14%的人口超过65岁这个时点所需的年数。例如，在法国，这两个时点分别为1865年和1980年，也就是说法国用了115年完成了这个历程。然而，在日本，这个过程只用了26年的时间（从1970年到1996年）（US National Institute on Aging，2007）。日本老龄化的主要驱动力之一是出

404

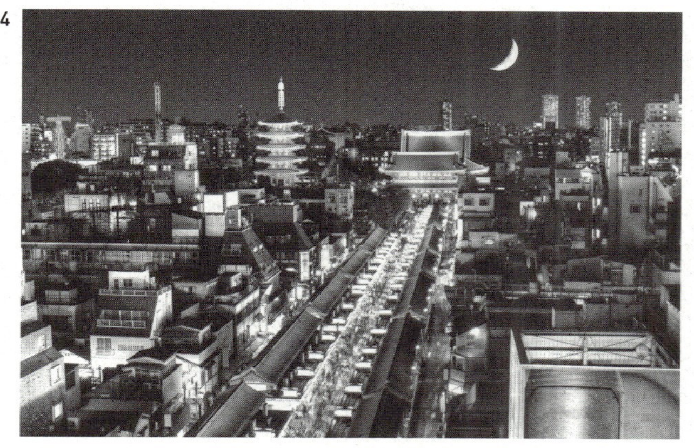

日本处于世界人口危机的中心，日本是期望寿命最高和生育率最低的国家之一。

生率较低，例如，2010年，日本的生育率仅为每个妇女一生产子（女）1.39个（World Bank，2012）。

人口老龄化的另外一个衡量指标是退休者与劳动者的比率。当前，日本的老年人口（65岁及以上）与劳动年龄人口（15—64岁）的比率约为1：5。换句话说，每个退休者大约伴随五个劳动者。到了2025年，这个比率预计将变成1：2。这个急剧变化的根源在于日本的婴儿潮一代（出生于第二次世界大战结束后的那一代）将于近一二十年内集中退休。图19.2画出了日本在1935年和2011年的人口金字塔。日本曾经是青年的天下，现在它已变为中老年的世界——40岁以上人口占大多数。

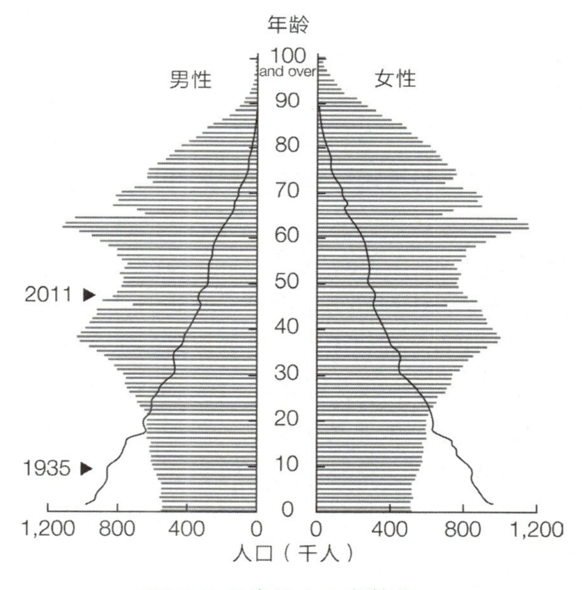

图19.2 日本的人口老龄化

资料来源：Figure 2.1 from *Statistical Handbook of Japan 2012* by Statistics Bureau，Japan.

日本的老龄化是我们已经讨论的两大人口趋势联合作用的结果：期望寿命增加和生育率降低。在本节，我们讨论这些趋势的根源并且考察它们对人口老龄化的影响。

期望寿命增加

19世纪初，期望寿命比现在低得多。例如，1833年，法国初生儿的期望寿命为38岁，瑞典为42.5岁。到了20世纪初期，整个发达世界的期望寿命都上升了。1933年，美国和英国的期望寿命都为61岁，瑞典为65岁，法国为58岁。期望寿命较低，部分原因在于死亡率很高。1933年，美国初生儿在一岁前的死亡概率为5%。当前，儿童死亡率已达历

405

史最低水平，期望寿命已达历史最高水平（Wilmoth and Shkolnikov，2012）。几个世纪以来，期望寿命为何一直在增加？

部分原因在于，过去几个世纪，医学知识和医学技术都取得了巨大进步。赖利（Riley，2001）比较了18世纪的伦敦和1992年英国的主要致死原因。差异非常显著：18世纪的伦敦，主要杀手包括肺结核、猩红热、牙齿感染。而在当代，心脏病和肺癌已成为主要杀手。一些重要创新措施比如疫苗、净化的饮用水以及室内卫生间，在降低儿童死亡率方面功不可没。这些措施也帮助人们消除了常见的灾难，比如天花、脊髓灰质炎、猩红热、疟疾以及霍乱。

19世纪期望寿命的提高，很大程度上得益于这些创新。而在整个20世纪，期望寿命还在不断提高。健康经济学一般将1950年以来期望寿命的持续增加归因于医疗技术的进步（例如抗生素、生育期间母子护理水平的提高等）以及生活方式的改变，例如戒烟（Eggleston and Fuchs，2012）。另外一些研究者则强调营养改善对于降低死亡率的作用。他们认为，在19世纪这种作用更大。据福格尔（Fogel，1986）估计，英格兰和美国在1790—1850年的死亡率降低，40%可归因于营养的改善以及饥荒发生频率降低。

期望寿命增加的另外一个原因是，现代世界，尤其是发达国家，比两百年前的世界更适合居住。在现代，工作更安全，战争更少，犯罪率更低，食品更安全，环境更清洁。因此，越来越多的人平安地活到老。以前一个人必须健壮而且幸运地熬过了童年和中年的艰苦岁月，才能有“资格”成为老年人；然而在当代，这个“资格”越来越容易得到，从而导致老年人口暴增（Eggleston and Fuchs，2012）。

生育率降低

人口老龄化的第二个驱动力是生育率降低，它也许没有期望寿命增加那么明显，但同样重要。在过去两百年间，生育率显著下降。1830年代出生于英格兰的妇女，一生平均有五个孩子，而1860年代出生于德国和美国的妇女，一生大约都有四个孩子。尽管当时婴儿死亡率很高，这些数字还是保证了人口的稳健增长（Guinnane，2011）。当前，出生率已下降到很低水平，欧洲各国已做好了人口减少的准备，而美国的出生率稍微比人口更替出生率高一些。表19.1列出了样本国家在1980和2011年的出生率。

在过去两个世纪，工业化国家的出生率普遍急剧下降，这个现象如何解释？人口学家和经济学家已提供了几种理论，但任何一种理论都未得到普遍认可。一种理论认为，社会因素例如有效避孕或妇女劳动参与率增加至少能部分解释出生率的降低。贝克尔（Becker，1981）认为，孕育和抚养儿童的成本变化，导致人们对新生命的需求降低。

406

另外一种有趣的理论叫“老龄收入保障假说”，也就是所谓的“生儿养老”。这种理论认为，在几个世纪以前，养育子女实际上是父母的一种储蓄。设想一对新婚农民夫妇，他们靠种地维生。他们需要考虑如果生病或受伤，他们应该怎么办。在这种情形下，儿女是一种很大的投资——当父母失能时子女可以照顾他们，当父母年老时子女挣钱赡养他们。根据这种理论，生育率下降的原因在于工业化让子女们不用依赖父母生存，也在于社会保险项目在很大程度上代替了子女承担的养老作用（Sundstrom and David，1988；Longman，2004）。然而，这种理论存在争议，因为证据表明，并非每个社会中的子女都担当这些职能，而且子女提供的养老金和父母的养育成本相比，根本不值一提——“谁言寸草心，报得三春晖？”（Guinnane and Streb，2011；Willis，1979）。

表19.1 每千名妇女的总生育率（部分国家）

国家	1980年	2011年
澳大利亚	1.9	1.9
奥地利	1.6	1.4
比利时	1.7	1.8
巴西	4.1	1.8
加拿大	1.7	1.7
智利	2.7	1.9
中国	2.6	1.6
法国	1.9	2.0
德国	1.4	1.4
希腊	2.2	1.4
印度	4.7	2.6
意大利	1.6	1.4
日本	1.8	1.4
墨西哥	4.7	2.3
荷兰	1.6	1.8
挪威	1.7	2.0
俄罗斯	1.9	1.5
西班牙	2.2	1.4
瑞典	1.7	2.0
瑞士	1.6	1.5
土耳其	4.5	2.1
英国	1.9	1.9
美国	1.8	2.1

数据来源：World Bank（2012）.

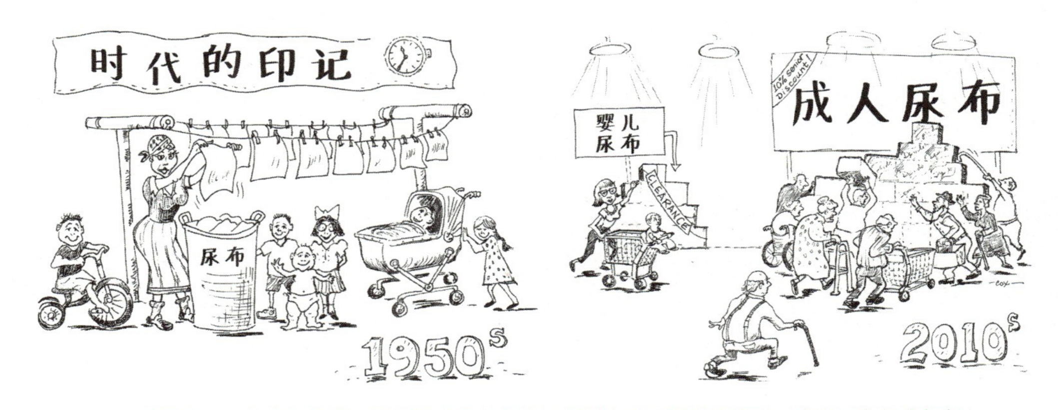

左图为1950年代的情景，婴儿尿布行业火爆；右图为2010年代的情形，成人尿布行业崛起。

407

不管人口结构变化的真正原因是什么，在最近几十年，很多国家出现了人口老龄化，这是个不争的事实。当前最重要的问题是，老龄化国家比如日本如何快速做出反应来适应这些变化。老龄化社会需要的医疗服务基础设施与年轻一些的社会不同，例如，前者需要更多的疗养院和更多掌握老年医学和老年疾病知识的医生。老龄化社会也需要重新考虑如何对老年人的医疗服务筹资，因为老年人与劳动者的比率仍在上升，也就是说，一个劳动者需要“赡养”越来越多的老年人。接下来，我们将考察国家医疗服务系统面对的巨大挑战，并且讨论如何解决老年化对社会稳定的破坏问题。

19.2 医疗服务系统的可持续性

我们在第16章到第18章讨论的医疗服务系统，包括美国的老年人医疗保险Medicare、英国的国民医疗服务以及日本的养老保险等，在设计之初都没有充分考破坏性的人口趋势。当时的背景是每一代的人口规模都比上一代大，在这种情形下，每一年都有大量年轻人进入劳动力市场，他们承担了老年人的医疗费用。在某种意义上，这些系统类似金字塔方案：当前一代的债务由规模更大的下一代负担，而下一代的更多的债务又由规模更大的下下一代负担。

这种医疗服务筹资模式在1950年代的世界没有什么问题，当时出生率较高，人口一直增长。然而，2050年的世界将完全不同。这些医疗系统建立在人口增长这个基本假设之上，这个假设在当时看起来非常合理，直到最近几十年，人们才觉察到它逐渐不符合现实。在人口停滞甚至负增长的世界中，这些医疗系统很难持续下去。如果不进行改革，期望寿命增长与出生率下降的联合力量，最终必然导致这些项目破产。美国Medicare和日本长期护理保险的预算困境，有助于我们看清上述预测。

408

美国的Medicare

在历史上，Medicare通过工资税筹集的收入超过了支出。多余的税收流入所谓的Medicare信托基金。然而，2007年，Medicare板块A的支出第一次超过了工资税收入，从那以后，信托基金的规模一直在萎缩（参见图19.3）。在未来几十年，Medicare的支出将继续上升，筹资已日益成为巨大的挑战（Medicare Board of Trustees，2012）。

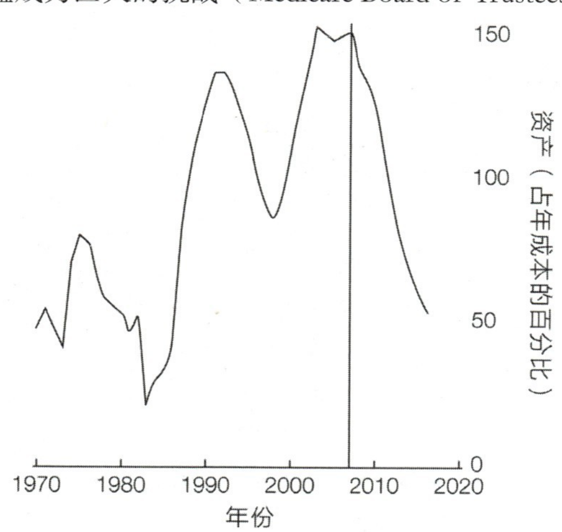

图19.3 萎缩的Medicare信托基金

按照2013年的情形预测，这个信托基金将于2024年破产。

资料来源：Medicare Board of Trustees（2012）.

两大主要力量迫使支出上升。首先，美国人口在未来几十年内将急剧老龄化，这意味着Medicare的参保者数量激增，而老年人的医疗费用通常较高（He et al.，2005）。其次，新医疗技术的不断引入，导致Medicare的支出上升到史无前例的水平（Shekelle et al.，2005）。

2010年，美国大约有4000万65岁及以上老人。然而，庞大的“婴儿潮”一代（出生在第二次世界大战后的那一代），刚刚开始退休。到了2030年，Medicare的参保者数量将超过7000万（见图19.4）。另外，耄耋老人（85岁以上）将从2010年的570万人增加到2030年的900万人，这还是保守估计。由于预期医疗支出与年龄密切相关，人口老龄化将对Medicare施加越来越大的压力。

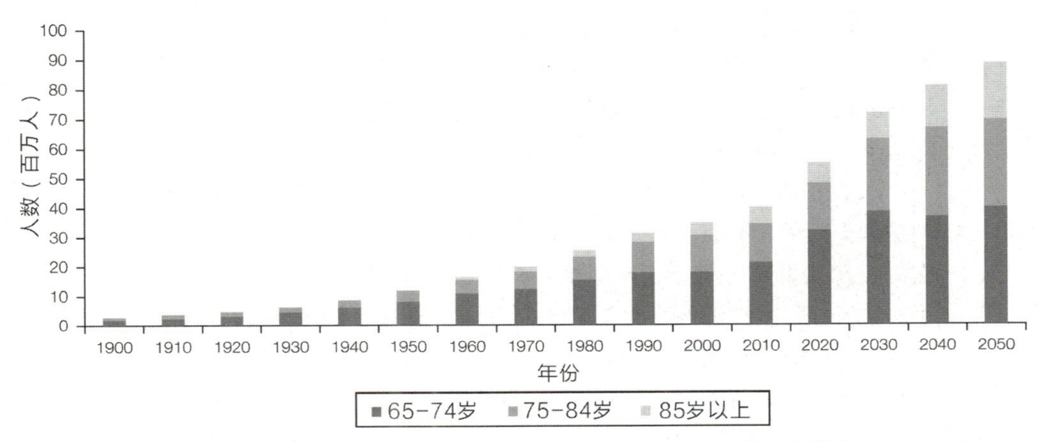

图19.4 美国老年人数量（1900—2050年）（2020年及其以后的年份，人数为预期数字）

数据来源：US Census Bureau.

相比之下，Medicare收入（税收）的增长速度预计会慢得多，因为劳动年龄人口的增长跟不上老年人口的增长。当前，美国老年人和劳动年龄人口之比为1∶3.5，到2020年这一数字将为1∶2.8，到2030年将进一步变为1∶2.2。据预测，2021年，Medicare板块A的收入为4110亿美元左右，而支出将为4310亿美元——板块A将出现200亿美元缺口。2040年，板块A的年预算缺口，加上板块B、C和D的年预算缺口，将达到数万亿美元，约占美国GDP的3.5%（Medicare Board of Trustees，2012）。

409

在当前法律下，当Medicare信托基金于2024年耗尽时，美国联邦政府无权再对Medicare板块A提供资金。然而，出于政治上的考虑，完全废止Medicare的可能性并不大。我们不知道Medicare到时是否还能维持当前形式还是被部分重塑，或是完全变得面目全非。

日本长期护理保险

日本长期护理保险项目面对的可持续问题，跟美国Medicare非常类似。为了照顾越来越多卧床不起或痴呆的老年人口，日本于2000年建立了长期护理保险（long-term care insurance，LTCI）项目。由于典型家庭规模缩小以及劳动妇女地位提高，传统的家庭护理渠道消失了。日本的快速老龄化让这个问题更加严峻，据预测，2050年，日本1/4的人口将超过65岁（Campbell et al.，2009）。

有资格加入长期护理保险的人员有两类。第一类是65岁以上且已经在日本居住了至少一年的老人。参保者按月支付保险费，保险费可以直接交，也可以从他们的养老金中扣缴。第二类是介于40到64岁之间而且具有任何一种与老龄相关的失能的人，例如不能完成日常生活活动（activities of daily living，ADLs）包括没有能力自己洗澡或穿衣。官方目录列举了15种失能，参保者必须至少符合其中一种。这两类人员的保险费都取决于自己的收入，在参保第一年，平均保险费为每月2087日元（25美元）（Murashima et al.，2003）。

需要长期护理保险的人，必须向市政府提出申请，政府人员会调查申请者需要的护理水平。申请者需要填写一份含有85项内容的标准调查表，政府根据这个调查表评估申请者的心智和身体状况以及所需的护理水平。长期护理保险覆盖家庭护理（上门服务护士以及洗澡服务）、临时护理（日间护理服务）以及疗养院护理（Matsuda and Yamamoto，2001）。这些参保者需要自付10%的护理费用，剩下的90%一半由长期护理保险支付一半由国家税收支付。

长期护理保险项目建立之初，很多人担心需要这种服务的老年人数量将上升，长期护理保险的预算将飞速上升，失去控制。在长期护理保险运行的第一年（2000年），它的支出较低——低于上一年被长期护理保险替代的医疗服务项目的支出。然而，到了2005年，长期护理保险的支出已达到43 000亿日元（520亿美元），比预期数字高出近25%（Campbell et al.，2010）。支出增加的主要原因在于有资格参加长期护理保险的老年人数量增加了；与2000年相比，2005年参保者数量几乎翻了一番（Ikegami，2007）。

作为对支出增长的反应，日本政府于2005年对长期护理保险实施了改革，希望通过限制疗养院的床位数以及提高病人对护理院食宿服务的自付费用等措施降低成本（Tsutsui and Muramatsu，2007）。2006年，日本政府再次修改政策，进一步降低了成本。政府引入了新的预防措施，包括让参保老人每天从事轻体力活动，希望以此降低需要扶持的老年人数量（Okamoto，2006）。这些服务主要针对相对健康的老年人，如果不采取预防措施，他们将来可能需要更全面的护理。

2005年和2006年的改革降低了政府支出增长速度，但没有完全遏制支出的增长。2008年，长期护理保险的支出为48 000亿日元（570亿美元），自该年以后，这个支出每年都增加（Campbell et al.，2009）。

19.3 预测未来医疗支出

美国的Medicare和日本的长期护理保险项目面对着严峻的预算决策，世界其他国家医疗服务系统也大致如此。在未来几十年，世界各国政府都面对着如何改革本国医疗服务项目的艰难决策。正如我们已经看到的，人口老龄化对传统筹资模式——部分依赖年轻和健康者补贴老年人的模式——施加了很大的压力。

即使政府决定改革医疗服务系统，他们还要先解决一个重要问题：准确估计未来医疗支出，以确定预算缺口程度。在做这些预测时，分析者必须考虑老龄化趋势和整体健康趋势。如果在任何给定年龄上，未来人口都比当前人口健康——所谓“今年60，明年58（岁）”，那么给定既定年龄分布，未来医疗服务的筹资压力将小于预期水平。另外，未来的医疗技术变化无疑将影响未来的医疗服务支出，正如当前的医疗技术进步影响了当前的医疗服务支出一样。

未来医疗技术

未来将会出现哪些医疗技术？这个问题很难预测，几乎无法回答。在理论上，未来医疗技术可能抬升也可能降低未来医疗支出。一些人可能认为未来医疗技术必然导致未来医疗支出增加，因为过去的经验就是这样的（参见第13章）。然而，未来医疗技术也可能导致医生以更低成本提供更好的服务，从而减少总医疗服务支出（Pardes et al., 1999）。

411

1999年，兰德公司的研究小组试图预测Medicare系统在未来30年的支出。研究者们需要考虑未来医疗技术对支出的影响，于是，他们召集了一些著名专家和医生，这些人分别来自心血管医学、神经医学、癌症等领域。研究者让每个专家预测自己所在领域最有可能出现什么新技术，以及出现的概率（Goldman et al., 2004）。

表19.2列出了专家小组的部分预测结果，这些结果表明他们认为2010年前和2020年前将出现哪些技术以及出现概率（中位数）是怎样的。表19.2还报告了这些专家估计的概率区间。尽管我们只有等2020到来时才能知道这些专家预测的准确程度，但这个表也能给出一些初步结论。

表19.2 兰德研究小组预测未来将出现哪些医疗技术

技术	2010年前出现的可能性*	2020年前出现的可能性*
心脏病学		
改进的心血管疾病预防	20%（10%—100%）	40%（15%—100%）
用于替代冠状动脉导管插入术的MRI血管造影术	50%（25%—75%）	100%（100%—100%）
左心室永久移植辅助设备	10%（5%—40%）	50%（15%—80%）
心脏异种移植	2%（1%—3%）	2%（1%—3%）
衰老与癌症		
治疗实体肿瘤的端粒酶抑制剂	55%（50%—60%）	100%（100%—100%）
作为肿瘤治疗措施的癌症疫苗	5%（0%—10%）	15%（10%—20%）
实体肿瘤的抗血管增生的治疗	85%（70%—100%）	85%（70%—100%）
胰岛素受体增敏剂与预防糖尿病的药物	50%（50%—50%）	65%（65%—65%）
提高期望寿命的化合物	7%（0%—15%）	25%（0%—50%）
神经疾病		
预防阿尔茨海默病的药物	25%（10%—60%）	40%（20%—60%）
减缓阿尔茨海默病病情的药物	25%（10%—50%）	40%（10%—70%）
治疗帕金森病的神经移植	10%（10%—15%）	25%（15%—50%）
急性脑卒中的干细胞疗法	2%（2%—5%）	20%（5%—20%）

*专家估计的概率中位数，括号内的数字是各个专家报告的概率区间（有的专家估计的可能性高些，有的低些）。

数据来源：Goldman et al.（2004）.

首先，专家小组例如兰德公司召集的专家，比较擅长识别新技术，尽管他们的预测未必准确。例如，专家们预测MRI血管造影术（用于看到堵塞血管的MRI仪器）将会取代冠状动脉导管插入术，成为冠心病的主要诊断工具。事实上，当前，冠状动脉导管插入术仍在广泛使用。当然，MRI血管造影术也已于2012年被广泛使用，医生用这种技术来诊断脑卒中的原因，发现某些类型的癌症等。

412

其次，专家们认为最有可能出现的技术并未出现，而另外一些技术则超出了他们的预期，发展很快。例如，1990年代末期，受一些利好的科学发现鼓舞，专家小组（以及很多肿瘤专家）乐观地认为一种名为抗血管增生的新技术，将被用于阻止实体肿瘤的生长（Folkman，1995）。大多数癌细胞需要血液供给来维持和促进生长，它们向周围组织释放化学信号，要求在它们周围建立新血管来向它们输送更多血液。抗血管增生药物试图干扰癌细胞发送的信号，阻止肿瘤附近血管的形成，最终杀死肿瘤。尽管1990年代的专家们在这种新技术的预测上比较乐观，然而，它并没有在临床上取得进展，至少未达到专家们的预期。在另外一些技术上，专家们又太悲观了。例如，自1999年以来，干细胞技术的进展层出不穷，这是他们当初没有预料到的。

这个来自戈德曼（Goldman et al.，2004）的证据表明，即使是医疗专家也难以准确预测未来将出现哪些医疗技术。因此，现实中的预测通常使用下列假设——未来医疗技术对未来医疗费用的影响，与当前情形类似。在下一节，我们将考察预测医疗支出时面对的另外一个挑战，即预测未来老年人的健康状况。

疾病压缩

我们已经知道，过去几十年，发达国家的期望寿命一直在增加。在很多人眼里，这自然是个好消息，然而多活几年未必完全是个好事。如果最后几年瘫痪在床，这是个好事吗？很多老年人在生命结束前几年不能完成基本的日常生活活动，比如没能力自己在家门口散步、洗澡或穿衣服。尽管长寿是个好事，但健康的长寿更好。健康的长寿要求失能被推迟到生命结束前一两年或完全没有失能状况。疾病和失能的发生被推迟到生命临终阶段现象被称为疾病压缩。如果没有疾病压缩，更长的寿命未必意味着生命质量的显著提升（Fries，1980）。

> **定义 19.1**
>
> **疾病压缩**（compression of morbidity）：失能和疾病被推迟或“压缩”到生命临终阶段的现象。

1970年代，尽管老年人的死亡率一直在降低，老年人的失能率却在上升，很多学者对此表示担心（Crimmins et al.，1989；Waidmann et al.，1995）。一些学者认为寿命的增加实质上就是老年人失能时间变长了，而不是健康寿命增加了；一些调查的确发现能完成基本活动的老年人数量降低了。格伦伯格（Gruenberg，1977）认为寿命增加必然伴随着失能率的上升，并且他在美国人口中也没有发现疾病压缩的证据。

413

这些担忧在1980年代开始减弱，因为美国老年人的失能率开始下降。事实上，在接下来的几十年，失能率一直在下降（Manton et al.，1997，2006，2008）。研究者普遍认为自1980年代以来，老年人的健康水平一直在提高（Crimmins et al.，1997；Schoeni，

2001）。这个证据意味着“今年60，明年58（岁）”的事情真的发生了，疾病压缩现象真的出现了。

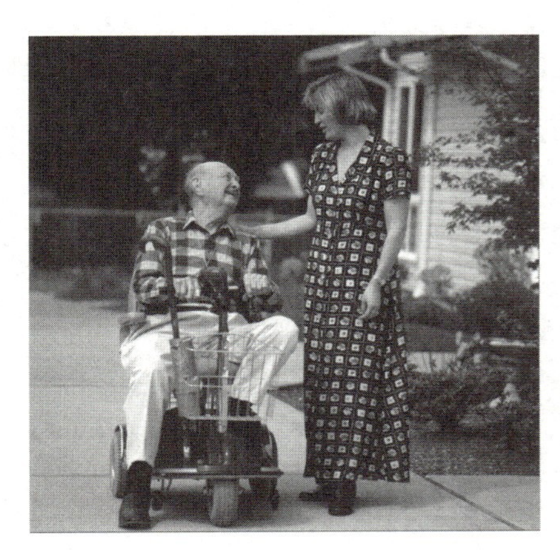

过去几十年，失能人士的行动能力得到了显著改善，这主要归功于新技术例如电动残疾车的出现。这类技术将发病率压缩到生命最后几年。

最近几十年老年人失能率下降的主要原因在于，诸如关节炎、心脏病和高血压这些慢性病的医疗服务改善了。与几十年前相比，患有慢性病的老年人的失能可能性已显著降低（Aranovich et al.，2009）。这主要是支持性的技术——例如更好的辅助行走器——能让身体失能的人避免生活中的失能。

尽管这些文献说明了老年人的健康改善了，然而证据表明，这个趋势近来被逆转了，也就是说，老年人的健康状况有可能又要开始恶化。在整个1990年代以及2000年代早期，在老年人口失能率下降的同时，**非老年**（non-elderly）人口的失能率上升了（Lakdawalla et al.，2004）。失能率再次上升的主要原因在于肥胖的流行，肥胖能逐渐导致失能（Bhattacharya et al.，2008）。给定这些趋势，当前一代的美国人在老年时可能没有他们的父辈健康（Olshansky and Passaro，2005；Flegal et al.，2005）。

模拟未来健康和医疗支出

面对这些日益逼近的挑战，分析者使用了各种研究方法，这些方法各有优劣。一种常见的方法是假设医疗支出将大致按历史增长率增长，也许还要考虑宏观经济增长因素。政府预算机构在估计下一年医疗服务支出的预算时，通常使用这种简单方法。

这种平滑增长（smooth-growth）法适合预测下一年的医疗服务支出，因为相邻年份的医疗服务支出一般不会剧烈变化。然而，这种方法不适用于长期预测，因为它没有考虑人口的年龄结构或健康结构。它也不适合回答对健康政策重要的“假如”（what-if）型问题，例如：假如政府施行鼓励预防服务或多生孩子，结果会怎样？假如用来治疗糖尿病或癌症这类常见病的新医疗技术被纳入保险系统，结果会怎样？

414

另外一种方法是构建能够预测特定疾病（例如HIV或高血压）流行程度的演化模型，并且使用这个模型估算未来的医疗支出。在第21章，我们将讨论易感—感染—恢复（susceptible-infected-recovered，SIR）模型的应用案例。这些模型在数学上比较复杂，而且考虑了特定疾病的发病过程以及医疗服务的需求。即使这些模型不能用于预测是否应该发明新医疗技术来治疗疾病，它们也有助于我们理解新医疗技术如何影响病人和总支出。

单一疾病模型的缺陷在于它们忽略了**竞争风险**问题。不管新医疗技术多么有效果，我们最终还是会因为这种或那种疾病而死去。例如，假设某种神奇又便宜的新医疗技术能够治疗所有癌症，而且没有副作用。这种神奇技术最重要和最明显的结果是癌症死亡率将降低为零。然而，不那么明显的是，所有其他原因导致的死亡率最终将上升。这种神药能够治愈癌症病人，他们能活更长时间，然后最终死于其他疾病比如心脏病。在某种意义上，癌症和其他疾病相互竞争成为致死原因。只要死亡不可避免，降低癌症死亡率必然增加所有其他非癌症疾病的总死亡风险。

定义 19.2

竞争风险问题（competing risks problem）：任何一种特定疾病的死亡率降低，都不可避免地引起其他疾病的死亡率上升。

这种治疗癌症的神药可能导致医疗服务总支出上升，即使神药本身的成本极低。原因在于心脏病和其他疾病的治疗成本可能远高于癌症的治疗成本（Bhattacharya et al., 2005）。这个例子说明了一个重要事实：医疗服务支出上升未必总是坏事。在这种情形下，癌症病人免费得以治愈，这无疑是件好事，即使它导致医疗服务支出大幅增加。

为了解决竞争风险问题，研究者必须同时模拟所有可能的致死原因。这种方法的一个例子是兰德未来老年人模型，它是健康经济学家达纳·戈德曼（Dana Goldman）和他的同事构建的。这个模型的基础是个微观模拟系统，它模拟一国人口在若干年中的演变（Goldman et al., 2004）。

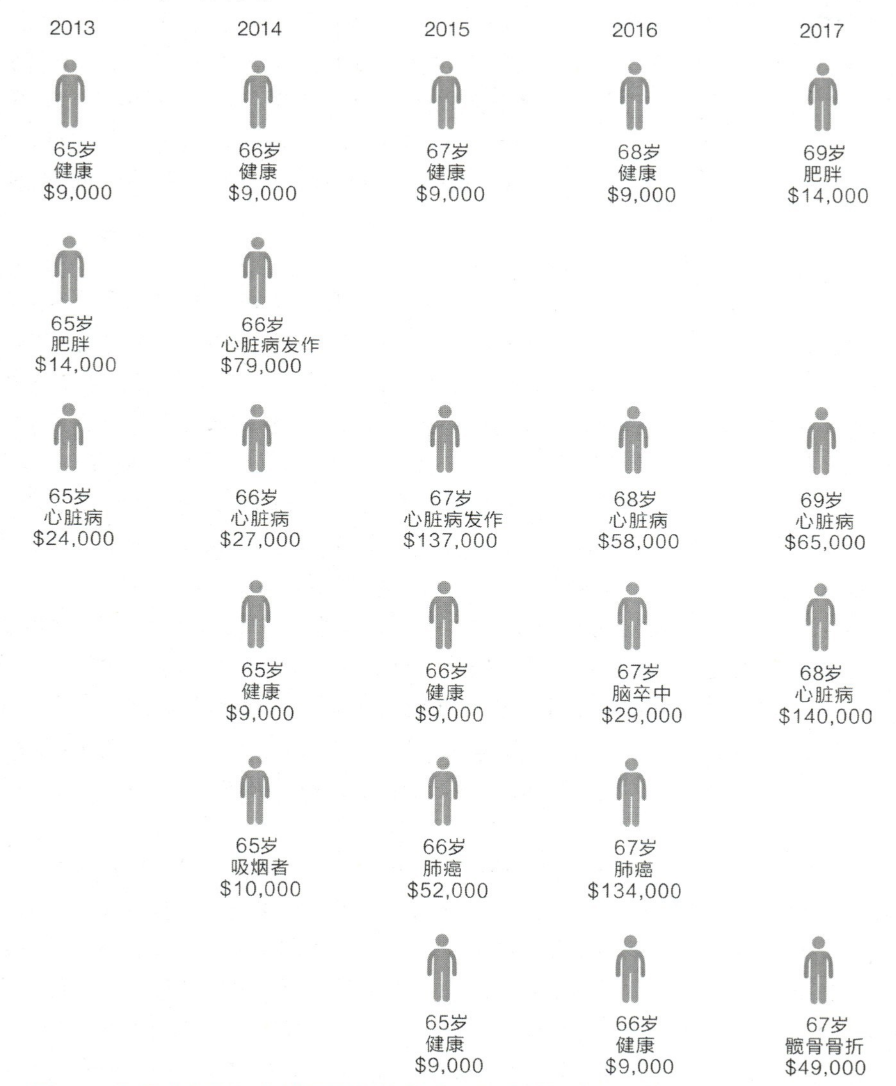

图19.5 兰德未来老年人模型的简单描述（图中数据为虚构数据，仿真人在不同健康状态之间的转移概率来自现实概率）

图19.5说明了这个模型是如何运行的。在这个图中，模型用一组具有代表性的虚拟的老年人进行模拟，初始年份为2013年。模型中的每个“人”被随机指定健康和失能历史，其中健康和失能概率与现实人口相应概率大致匹配。健康历史的描述比较详细，包括心脏病、高血压、糖尿病以及其他疾病的信息。每一年，人们产生的医疗服务成本与他们各自的健康历史是一致的。

415

随着模型于2013年开始运行，老年人队列每年都衰老。一部分老年人可能死亡，死亡概率再次取决于他们在上一年的健康状态和风险因素。健康也会随着年份变化而变化，变化趋势也取决于过去的健康状况和风险因素。与不吸烟的人相比，有吸烟史的老人在2014年更有可能患上肺气肿。每一年都有新的65岁老年人（他们的健康状态也反映全国平均水平，也就是说他们也是具有代表性的老人）补充到这个老年人样本中。

兰德的未来老年人模型的一种用途是通过思想试验估计医疗技术变化的影响。例

416

如，假设2000年出现的一种药物将人们的期望寿命延长了10%，但对任何年龄上的慢性病和失能概率都没影响。使用未来老年人模型，兰德公司的研究者发现到了2013年，这种药物导致老年人口更大，疗养院成本激增，心脏病发病率明显提高，整体医疗服务成本也更高（参见图19.6）。这个思想试验充分说明了竞争风险问题是有多么重要。

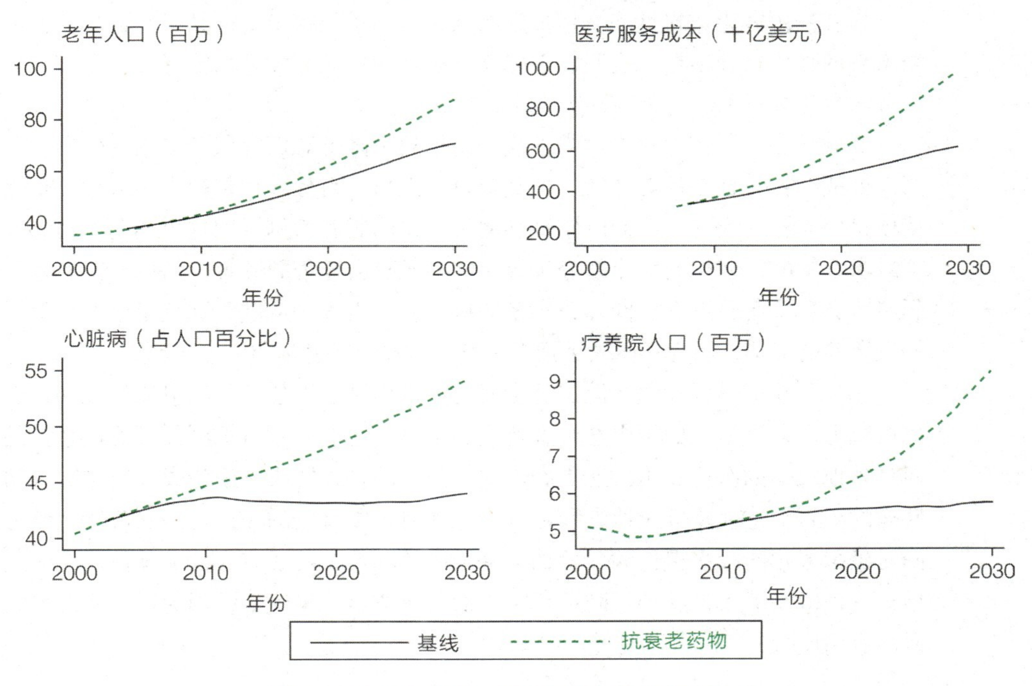

图19.6 在未来老年人模型中抗衰老药物的影响

数据来源：Goldman et al.（2004）.

19.4 人口老龄化的政策反应

面对未来不可持续的支出，世界各国政府都在寻求能够降低医疗服务支出风险的政策。一种常被提及的政策是提高退休年龄。这种做法延长了劳动者对国家医疗服务

筹资系统的贡献时间，同时又缩短了他们依靠政府支出的时间。另外一种改变退休年龄的政策建议是，不规定具体退休年龄，而是让劳动者活到老干到老，直到干不动为止（Shoven，2010）。

我们在这里主要介绍对付人口老龄化的三种其他政策：重新思考预防服务，管理临终服务，鼓励多生育。

慢性病的预防

降低老龄化人口医疗成本负担的一种方法，是通过预防诸如糖尿病、高血压、冠心病等慢性病来促进人口健康。这种方法比较受欢迎，因为它有“一石二鸟”的好处——不仅降低了慢性病的负担，也降低了长期医疗服务支出。尽管存在竞争风险问题，这种方法仍能降低整体医疗支出，因为在一生中慢性病比其他疾病的支出更大。

417

慢性病预防项目有多种形式。一类常见的项目涉及生活方式干预，例如鼓励人们锻炼身体或吃健康食品。尽管这类项目很流行，然而目前还没有很强的证据表明它们能够预防慢性病。即使最成功的那些项目也很难在干预期结束后还能让人们保持良好习惯（Tuah et al.，2011）。

旨在减缓或阻止慢性病病情加重的项目，似乎取得了更好结果。例如，糖尿病人血糖水平的强化管理项目，表明它们能够预防糖尿病诱导的肾功能降低，尽管它们对终末期肾病没什么用（Coca et al.，2012）。

大致地说，试图通过设计慢性病预防项目来降低总医疗服务支出的做法，至少面临两大挑战。首先，设计者如何合理确定目标人口？目标人口是拟干预人口，也是最可能从项目中受益的人口。我们以年轻和健康人口的肥胖为例说明这个问题。正如我们将在第22章看到的，有相当大一部分年轻人或早或晚会成为肥胖者。然而，并不是每个年轻肥胖者会一直肥胖下去。同样，年轻的瘦人后来也未必变胖。这种基于人口的干预必然导致资源的浪费，因为一些被干预者一开始就没有肥胖风险。

第二个挑战就是竞争风险，这个问题更加棘手。即使预防项目取得成功，医疗成本也可能上升，因为人们不生这个病就生那个病，他们只不过把医疗资源用在其他病上，而且其他疾病的医疗支出可能更高。这个问题的一种解决方法是设计能同时预防很多慢性病的项目。这就是健康饮食和体育锻炼项目非常流行的原因之一：健康生活方式可以同时延缓或预防很多慢性病。例如，戈德曼（Goldman et al.，2006）使用未来老年人模型，发现成功的人口肥胖预防项目在长期具有成本效果优势，因为减少肥胖能减少很多慢性疾病风险。

重塑临终关怀

另外一种政策是未雨绸缪，重塑**临终关怀**系统。毫不意外，病人临终时期花费了大量医疗支出。例如，在1990年代早期，每年有大约30%的美国Medicare资源流向需要临终关怀的参保者，这些人在Medicare人口所占比重仅为5%—6%（Emanuel，1994）。在很多情形下，这种不对称的支出在医学上是合理的，这与血管严重堵塞的病人需要尽快动手术以及癌症患者使用化学疗法情形类似。然而，一些临终关怀是浪费性质的，它们甚至有可能延长临终病人的痛苦（Gawande，2002）。去掉这些多余的程序不仅能节省钱，而且能够改善病人的体验或至少不会危害病人。

定义 19.3

临终关怀（end-of-life care，EOL care）：病人生命结束前几个月、几星期或几天接受的医疗服务。

病人的死亡难以预测，因此我们无法准确判断哪些程序或药物能够救命，哪些措施实施得过迟。然而，由于临终关怀产生大量费用，而且在某种意义上，很多临终关怀是多余的，它们对延长病人生命或缓解病人痛苦没有什么用处，政策制定者自然希望通过干预临终关怀来降低成本（Emanuel，1994）。

有两种旨在减少临终医疗服务的策略。一种是促进临终关怀和安宁护理（palliative care）的制度化。安宁护理是指对于临终病人，医护人员减少用于对抗病人病情加重的治疗方法，使用能增加临终病人舒适感的方法。安宁护理通常涉及将临终病人送到安宁医院或者他自己的家，停止大多数医疗服务，使用临终关怀护士进行护理。安宁护理已存在几个世纪，然而直到近几年才引起政府重视。政府希望使用安宁护理来降低成本和提升临终病人的体验。

这方面的一个著名例子是英国国家医疗系统引入了利物浦护理路径（Liverpool care pathway，LCP），它为照顾临终病人的护理者提供了行为指南。一些病人希望得到安宁护理，但对此不了解，不知道他们有权选择这么做，LCP系统的目的就是帮助病人了解安宁护理，并向那些愿意接受安宁护理的病人提供服务。2004年的一项研究表明，64%的英国人报告说如果患了绝症，他们更愿意在自己家里去世，然而仅有22%的终末期癌症患者真正做到了这一点。居里夫人癌症护理（Marie Cuire Cancer Care）是个提倡安宁护理的组织。据该组织估计，如果社会增加资金来支持癌症病人的安宁护理而不是放在医院救治，那么社会能从每个病人身上节省大约2700英镑（Burke，2004）。

另外一种减少临终阶段的不必要医疗服务的方法，是主动让病人自己表达他们对临终关怀的偏好。通常，这需要病人签署生前预嘱（advance directive），这是具有法律约束力的文件，病人在其中写明他们想要或不想要哪些临终关怀措施。例如，病人可以在生前预嘱中指明在他的心脏停止搏动时不要抢救他，或者指明如果他遭受严重脑损伤，成了植物人，就让他安静地离世。生前预嘱文件也可以用于指定另外一个人（通常为配偶或者成年儿女）来替代病人做出临终关怀决策，这种情形一般适用于病人已不能表达自己意愿的情况。

在一些国家，如果病人的这些偏好没有文字记录而且病人已没有能力交流，那么医疗服务提供者有不惜一切代价抢救病人的义务，即使抢救费用非常高，即使病人家庭反对。

安宁护理方法和生前预嘱降低成本了吗？1990年代早期，学者们做了大量研究，发现安宁护理的确能显著节省费用，但生前预嘱在节约成本上的作用，没有政策制定者预期的那么大（Emanuel，1996）。

近期研究提供了让人振奋的证据。张等人（Zhang et al.，2009）研究了大约600个晚期癌症患者，跟踪记录了每个病人在死亡前七天的医疗费用总额。他们发现，在那些生前曾与医生讨论过临终关怀愿望的病人中，31%的病人在生命最后七天产生的医疗支出更少，痛苦也更少（与那些未与医生讨论过临终关怀且在疾病等方面具有类似特征的病人相比）。成本节省效果显著——数据表明，即使仅仅与医生讨论一次临终关怀，也能让病人的医疗费用减少一千多美元。

419

政府已采取措施来保证生前预嘱和口头表达的临终关怀意愿能得到尊重。然而，很多临终病人没有得到安宁护理，没有授权停止维持其生命的生前预嘱。很多调查都发现，人们不希望在临终阶段接受积极医疗服务，愿意在家而不是在医院死去。1990年的一项调查发现，在美国麻省总医院，57%的病人报告说他们希望在临终阶段能够选择什么样的服务，但只有7%的病人实际上签署了生前预嘱（Emanuel and Barry，1991）。出现这个差异的原因可能在于病人不知道他有选择生前预嘱和安宁护理的权利，也可能在于他们想这么做但受到了其他阻力。

近期改革的目标是让病人知道他们有权表达自己想要的临终关怀。然而，这些努力遇到了挑战，这与任何涉及生死的决策遭遇的挑战类似。例如，有人提议美国应该对每五年就与医生自愿商谈一次临终关怀事项的病人提供Medicare保障，但该提议引来很多批评。有位政治家甚至认为这种做法就是“死亡陪审”（death panels），她说在新医疗系统下，她的患有唐氏综合征的儿子可能被“判决”为没有治疗价值（Nyhan，2010）。

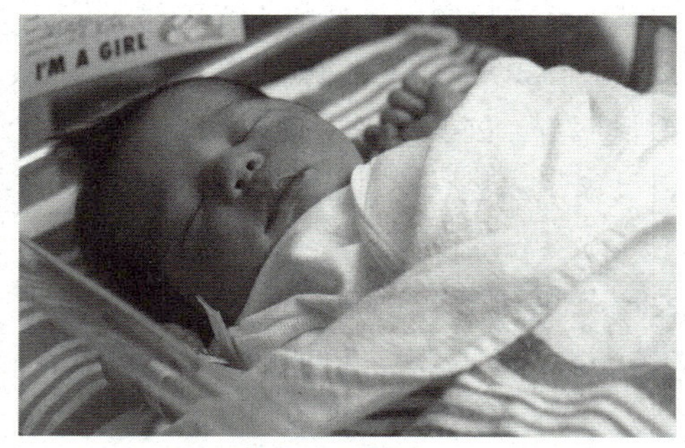

国家医疗保险项目的救星？一个未来的纳税者正在婴儿床里休息。

生育主义

旨在降低老年人医疗服务成本的政策无疑是合理的，问题在于政府应该削减哪些人的福利以及限制使用哪些服务。一些国家使用了更直接但可能更长期的策略来解决人口老龄化问题，那就是设法逆转生育率的下降。如果能取得成功，这些政策也许能够避免社会保险项目的重塑。用来鼓励人们多生育的政策被称为**生育主义**。

> **定义 19.4**
>
> **生育主义**（natalism）：通过政府政策鼓励人们多生育的做法。

绝大多数生育主义政策使用各种杠杆来减轻新生儿带来的家庭财务负担。瑞典在1970年代和1980年代的家庭政策，给予新生儿家庭金钱和实物补贴。与邻国相比（以及与家庭政策实施之前的瑞典相比），这一时期的瑞典妇女生育了更多孩子，而且她们生育上一个孩子和下一个孩子的间隔时间更短（Bjorklund，2006）。瑞典有非常慷慨的带薪产假，而且新生儿父母有“平等的红利”——父亲与母亲均分产假时间（Mansdotter et al.，2007；Hegedus，2010）。

420

2000年代早期，很多国家包括德国、新加坡和澳大利亚采取了类似的鼓励生育政策。更有甚者，俄罗斯某个地区为了逆转该地区的人口下降趋势，宣布9月12日为“怀孕日”，让双职工家庭放假进行生孩子的活动；那些在下一年6月12日生出孩子的女性还能得到当地政府的现金奖励（Weaver，2007）。

然而，在家庭规模增长方面，法国是无可争议的冠军：从20世纪早期开始，法国就实施了积极的家庭政策（Chen，2011）。在法国，多生孩子是件有利可图的事情，因为它能减少家庭的税负，而且儿童在医疗服务和早期教育方面能得到政府补贴（Castle，2003）。2008年，法国的生育率为1.98，低于全球标准，但在欧洲排名第三（Prioux and Mandelbaum，2007）。

19.5 结论

人口老龄化是个世界范围内的趋势，在未来几十年，几乎每个发达国家都会面对健康政策的挑战。西方国家医疗和社会保障系统的筹资模式，基本上是年轻人口对老年人口（退休者）的大量货币转移。随着人口老龄化，这些筹资模式将承受越来越大的压力。未来的改革之道将为下列三种形式中的一种。首先，年轻人口和老年人口的税负将增加；其次，公共医疗系统的福利将降低，而且参保者的自付费用很可能上升。在某种程度上，这些改革措施已经实行。例如，在美国，2010年医疗服务改革方案大幅降低了政府对Medicare的注资，增加了劳动年龄人口的税负。

第三，当前公立系统中的某些服务很可能改由私人系统提供。例如，在德国，政府资金在医疗总支出中的比重已从1990年代中期的大约80%降低为2000年代中期的75%（World Bank，2012）。由于在很多国家，这些改革通常会遭遇强烈的政治抵制，当前我们还不知道政府将采取哪些改革措施。然而，正如经济学家赫布·斯坦（Herb Stein）所说，“如果某件事情不能永远持续下去，它早晚将终止”，很多国家的医疗服务系统若不改革，很难持续下去。人们在医疗服务之外还有其他商品和服务的需求，而且人口老龄化导致医疗服务支出不断上涨，因此，政府通过税收来为医疗服务注资的能力就很有限。面对人口老龄化，政府应该如何管理医疗服务？这是21世纪各国面临的一个主要政策挑战。

19.6 习题

判断题

判断下列论断是正确、错误还是不确定，说明你的理由。在说明理由时请引用课文中的证据，以及你可能需要的任何额外假设。

1.发达国家的人口增长加剧了人口老龄化。

2.日本的人口老龄化速度比其他发达国家慢。

3.在人口下降的世界中，很多国家的国民医疗系统很难持续下去，因为这些系统建立在人口持续增长的假设之上，但这个假设已不符合现实。

4.美国Medicare最近几年的税收收入，每一年都比当年的支出大。

5.在1970年代，当时的研究者认为，尽管美国人一代比一代活得长，但老年人口的健康一代不如一代。这种现象被称为“疾病压缩”。

6.某种疾病的死亡率降低，必然导致所有其他死因引起的总死亡风险上升。

7.如果某种免费药物能够有效治愈某种流行且致命的疾病，那么医疗服务支出将降低。

8.临终关怀支出过大，在医学上不合理。

9.生前预嘱能让病人指明他们对临终关怀的偏好，然而如果临终病人已没有能力与医生交流，医生无权按照生前预嘱执行。

10.在大多数欧洲国家，积极的生育主义政策成功扭转了生育率下降的趋势。

分析题

11.（**拯救国民医疗保险计划**）2020年，你当选小型岛国P国的总统。你的国民医疗系统跟美国类似，只不过规模小得多。政府有针对老年人（含耄耋老人）的免费保险计划，叫做Medisure。与美国的Medicare系统不同，Medisure的参保者不需要自付任何医疗费，也就是说，医疗服务完全免费。在筹资方面，每个年轻人每年向Medisure信托基金交纳1000美元。然而，你的政敌认为，目前余额仅为100万美元的Medisure系统很快会破产。P国很快又将进行总统大选，你肩负拯救这个医疗系统的任务。表19.3给出了P国的人口信息。

表19.3 P国人口信息

年龄	人口	平均年医疗支出/美元
青壮年	100	0
老年	90	1000
耄耋	50	4000

P国有一些特征：

- 每一代青壮年人口中的每个人都有工作，不管他们承担的税负有多大；他们中的每个人都有能力每年向Medisure交纳1000美元。
- 不存在通货膨胀，而且Medisure信托基金不计利息。
- 每一年都有100个新的青壮年人口出生。
- 每一年，所有存活下来的青壮年人口都变成老年人口，所有存活下来的老年人都变成耄耋老人，所有耄耋老人都死亡。青壮年和老年这两个群体的死亡率（死去的这些人无法转移到下一阶段，比如青壮年无法变老年）参见表19.4。

表19.4 死亡率

年龄	死亡率/%
青壮年	10
老年	44.44
耄耋	100

在回答下列问题时，若使用电子表格软件比如Excel，将会更简单：

你的政敌认为Medisure信托基金必将破产，他们的观点正确吗？如果正确，哪一年将破产？假设2020年1月1日你的信托基金余额为100万美元。

假设事情还不算很糟，因为你的科学家发明了一种突破性的医疗技术，它能降低死亡率而又不会影响每个老年人（含耄耋老人）的医疗成本。新的死亡率参见表19.5。现在，你的信托基金还会破产吗？如果会，何时破产？

表19.5 死亡率

年龄	死亡率/%
青壮年	5
老年	36.84
耄耋	100

c.由于上一问题的答案让你大吃一惊，你让科学家继续努力。他们发现了另外一种“突破性”技术，每个公民的年医疗服务支出因此增加了50%，但该技术对死亡率没有任何影响。现在，公民有更低的死亡率和更高的医疗支出。你的信托基金会破产吗？如果会，何时破产？

d.假设你将所有科学家驱逐出境，而且他们的技术发明文件在一次火灾中被烧毁了。现在，死亡率和每人的医疗支出又回到了初始情形。你认为拯救Medisure的正确方法是将退休年龄从老年提高到耄耋。现在，与青壮年一样，老年人也参加工作，每人每年交税1000美元，而且每人的Medisure医疗支出为零（也许他们还有其他保险渠道）。你的信托基金还会破产吗？如果会，何时破产？假设从2020年1月1日算起。

e.调查显示，人们憎恨你提高退休年龄的决定，他们迫使你降低退休年龄。你考虑将每个青壮年的税负提高到每年2000美元。尽管这个决策在短期不受欢迎，然而如果你拯救了Medisure，你将名垂青史。现在，你的信托基金还会破产吗？假设从2020年1月1日算起。

f.提高税负的做法受到人们强烈抵制，你被迫将青壮年的税负又降为每年1000美元。足智多谋的你又想到了另外一种策略——将信托基金投资于股票市场。你坚信你的年回报率为10%。在这种情形下，你的信托基金还会破产吗？如果会，何时破产？假设从2020年1月1日算起。

g.然而，人算不如天算，股市回报远低于你的预期。你绝望了，铤而走险。你允许200个青壮年劳动者移民到P国，强迫他们交纳Medisure税（现在P国一共有300个青壮年劳动者）。为了缓和政治和财政上的压力，你迫使这些移民在将要变老时离开P国，因为如果他们继续待在P国，就能免费享受医疗服务。现在，你的信托基金还会破产吗？如果破产，何时破产？假设从2020年1月1日算起。

h. P国总统大选日期邻近。你的幕僚认为上述移民政策是不可持续的，因为P国有很强的排外情绪。假设总统大选于2027年12月举行，为了不让信托基金破产，你每年必须至少引进多少移民？假设从2020年1月1日算起。

12.（**简化的未来老年人模型I**）在这个习题中，你将构建兰德公司设计的未来老年人模型的简化版本。我们的模型将跟踪65岁的老年人队列，模型中的每一期都为一年。在这个模型的初始版本中，老年人有三个状态：h（健康），s（患上癌症）以及r（死亡）。给定任一期，每个老年人始终有唯一状态，也就是说，老年人在某个时期有一种状态，下个时期开始时才可能有另外一种状态。在相邻时期，老年人的状态转移概率为：

（1）从健康转移为死亡的概率：$P(r_{t+1}\,|\,h_t)=\delta$；

（2）从健康转移为患上癌症的概率：$P(s_{t+1}\,|\,h_t)=\rho\,(1-\delta)$；

（3）从患上癌症转移为死亡的概率：$P(r_{t+1}\,|\,s_t)=\delta+\gamma\,(1-\delta)$。

例如，条件（1）是说，某个在时期t处于健康状态的人，在下一期即时期t+1的死亡概率为δ。

a.在这个模型中，癌症病人没有治愈可能；也就是说，一旦他们进入了状态s，他们再没有可能返回状态h。以条件概率形式表达这个思想。

b.画图表示这个模型，其中圆圈表示每种可能的状态，圆圈之间的箭头表示转移概率。注意，从每个圆圈（每种状态）发出的概率之和必须等于1。（提示：某些状态可能有自我指向的箭头。）

c.在每一期，老年人产生一些医疗服务成本。假设c_h=100美元（也就是说，假设健康的老年人每一期产生100美元医疗费用）。再假设c_s=500美元，c_r=0美元。在0期，由1000个健康的65岁老年人组成的队列（当他们仍健康时）将产生多少医疗成本？在第1期，你估计这些人平均将产生多少医疗成本？请用c_h、c_s、c_r、δ、ρ、γ组成的式子来回答。

d.设想你追踪一个模拟的65岁老人队列，直到他们都死亡（在下个问题中，你不需要设想了，因为你要直接建模）。现在假设由于癌症治疗方法的改善，γ降低了。与这种新疗法出现之前的队列相比，现在队列的总医疗费用有什么变化？为什么？

e.现在假设由于出现了更好的癌症筛查技术，ρ降低了。说明如果没有更多信息，你为何不能估计这种技术对总医疗费用的影响。说明它为何可能降低也可能增加总医疗费用。即使它增加了总医疗费用，它也可能是件好事，说明其中原因。

f.现在我们让模型变得稍微复杂一些。我们引入第四种状态，即状态d（失能）。假设健康老人患上脑卒中（失能）的概率为$\eta\,(1-\delta)$；也就是说，$P(d_{t+1}\,|\,h_t)=\eta\,(1-\delta)$。失能老年人必须接受昂贵的疗养院服务，因此$c_d$=2000美元。为简单起见，假设人们不会在同一年患上脑卒中和癌症，也就是说患癌症的人当年不会患脑卒中，患脑卒中的当年不会患癌症（注意，这不是医学上的假设，纯粹是方便做题）。另外，假设$P(r_{t+1}\,|\,d_t)=\delta$。根据这些新的假设画出新的圆圈图。

13.（**简化的未来老年人模型II**）在做此题之前，请回顾上一题。

a.使用Excel、Matlab或类似软件构建模型。你的模型应该能够做到

- 连续若干时期追踪一个由100人组成的队列。
- 对于每个时期中的每个模拟老人，指定和追踪他的状态。
- 追踪每一期的总医疗成本。
- 能根据转移概率对后一期随机产生一组新的状态。注意：保证你的模型在转移概率发生变化时能容易地修改。

一种方便的实施方法是使用电子表格，其中每一列代表一年，每一行代表一个“人”。

b.假设$\delta=\rho=\gamma=\eta$=0.1。证明健康老人在下一期仍健康的概率为0.72。

c.使用这些假设值，运行模型五次，每一次都从第0期的100个健康的（状态h）65岁

老人开始。每一次都将模型运行到第35期（此时已有老人幸运地活到100岁）。报告每一次运行模型产生的总医疗费用。

d.第六次运行模型，但此时令$\delta(\text{年龄})=\frac{\text{年龄}-65}{35}$。说明为什么这是个更符合现实的假设？这对35年的医疗费用有什么影响？

e.第七次运行模型，此时令$\delta(\text{年龄})=\frac{\text{年龄}-65}{35}$以及$\rho=0.03$（人们患上癌症的概率降低了）。这对35年的医疗费用有何影响，是增加还是降低了医疗费用？

f.最后一次运行模型，此时令$\delta(\text{年龄})=\frac{\text{年龄}-65}{35}$，$\rho=0.03$并且假设疗养院变得更有效率：$c_d$=1000美元。这对降低总医疗成本有多大作用？

g.说明在这个模型中，癌症与脑卒中是如何相互作用的。

论述题

14.医疗支出将随着人口老龄化而增加，这似乎显而易见，毕竟老年人的健康状况不如年轻人。然而，一些著名的健康经济学家指出，随着人口老龄化，导致医疗支出增加的不是老龄化本身，而是与老龄化人口相关的一些因素。例如，盖曾（Getzen，1992）认为，老龄化人口的医疗支出上升，原因至少部分在于老年人口有更高的收入和资源；医疗服务是正常商品，因此，较高收入导致较高支出。类似的，兹韦费尔等（Zweifel et al.，1999）认为，至少在医疗支出层面，老龄化人口的真正问题在于，越来越多的人在一两年内死亡。由于临终阶段的医疗支出急剧上升，正是这个因素而不是人口老龄化本身导致了更高的医疗支出。

- 假设某个国家的人口老龄化完全是由65岁时的期望寿命增加引起的，而不是任何其他原因；假设兹韦费尔的观点正确——临终老人数量增加，导致医疗支出增加。给定这些假设，你认为人均医疗支出将上升还是降低？总医疗支出将上升还是降低？
- 假设盖曾的观点正确，也就是说，人口老龄化伴随高医疗支出的原因在于老龄人口比青壮年人口更富裕。如果事实如此，那么医疗支出上升意味着社会福利增加还是降低了？在这些条件下，政策制定者应该担心由人口老龄化引起的高医疗支出吗？

第6部分

公共卫生经济学

- 第20章　健康外部性的经济学
- 第21章　经济流行病学
- 第22章　肥胖

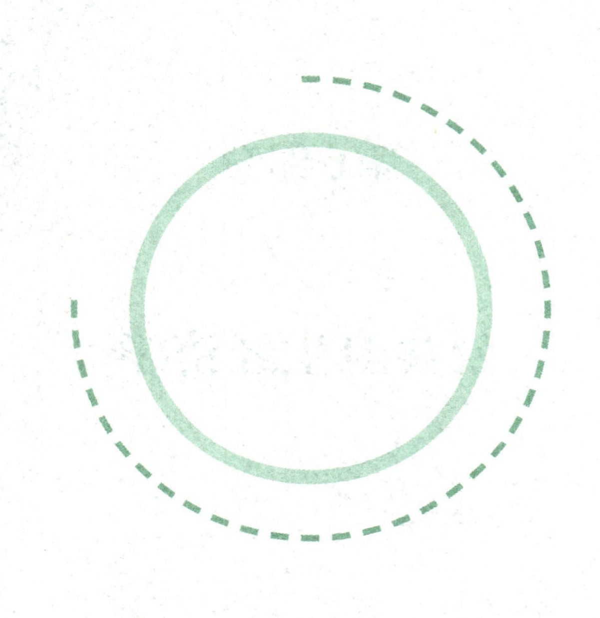

第20章 健康外部性的经济学

428

到现在为止，本书主要讨论的是由健康不确定性引起的经济难题。健康事件在本质上不可预测，因此，医疗服务的需求高度不确定。这派生了医疗保险市场，这个市场又促生了逆选择和道德风险。我们已经研究了保险的存在如何使病人、医生、医院、政府和保险公司的关系复杂化。我们发现在信息不对称情形下，保险市场容易失灵，世界各国政府都试图纠正这种失灵（只不过成功程度各不相同）。

然而，健康还有另外一个有趣的经济性质：它是高度传染的。与影响你经济福利的其他因素（例如你的体重、长相、受教育水平等）不同，你的健康在很大程度上取决于你周围人的健康。如果你的朋友们在秋天注射了流感疫苗，你患流感的可能性就降低了，即使你忘了打疫苗。类似的，如果你的室友患了传染病例如脑膜炎或肺炎，你的健康状况可能就会急转直下。因此，健康是很多经济外部性（包括正外部性和负外部性）的一个来源。

外部性是政府干预市场的典型理由。在不存在外部性和信息不对称情形下，基本经济理论认为市场自身能实现有效率的结果。在这种情形下，税收、补贴和价格管制措施，不仅没用还可能有害。然而，当存在外部性时，这些措施可能帮助市场实现社会合意状态。

这个逻辑也适用疾病情形：政府对预防传染病（例如流感）的措施给予补贴，但对大多数非传染疾病（例如慢性背部疼痛）的治疗不给予补贴。这不是因为流感值得预防而后背疼痛不值得预防，而是因为人们自己将采取充分措施来对付后背疼痛，但对流感就不会这样做了。

由于健康是传染的，将健康完全视为个人自己的状态或目标就不合理了。整个社区或社会都有可能受某个人的健康的影响，因此，在这种意义上，任何一组人都有共享的健康状态。如果你周围的人或者你生活的社会不是非常健康，在某种意义上，你也不是非常健康。公共卫生（public health）这个概念清楚说明了分析健康外部性的必要性。

公共卫生努力，例如流感疫苗活动或者使用隔离措施来与致命埃博拉病毒做斗争，可以视为政府对付外部性的一种方法。本章在后面部分提供了公共卫生的经济学视角。

20.1 健康的外部性

429

在典型交易中，买卖双方自愿达成互惠协议。这样的交易被称为**帕累托改进**（Pareto improving），因为交易使得每一方的状况都变好了（或至少不会变差）。

然而，在一些情形下，交易的影响不限于买卖双方。当市场交易对第三方有影响时，**外部性**就产生了。这些外部性可以为正（例如邻居前院的美丽花园），也可以为负（例如工厂烟囱排出的污染）。

> **定义 20.1**
>
> **外部性**（externality）：市场交易对第三方（即买卖双方之外的某个人）施加的影响，这个影响可以为正，也可以为负。

卫生领域存在着很多外部性：二手烟、邻居传播传染病的风险、周围积极人群的激励作用、政府征税来为病人付费。所有外部性，不管正的还是负的，都可以用同一个简单的图形架构分析。下面，我们介绍两个标准的健康外部性例子，一个为正外部性，另外一个为负外部性；然后，我们分析它们对社会福利的影响。

在我们正式分析外部性之前，我们引入福利经济学中的一组重要概念：**私人福利**和**社会福利**。私人福利衡量社会单个成员的效用，而社会福利衡量社会所有成员的效用。当存在外部性时，这两个量一般不相同：对私人福利有利的事情，未必对社会福利有利。

> **定义 20.2**
>
> **私人福利**（private welfare）：社会单个成员的效用水平。能增加这个量的行动，人们说它有**私人收益**（private benefits）；能降低这个量的活动，则说它有**私人成本**（private costs）。
>
> **社会福利**（social welfare）：社会所有成员的效用之和。能增加这个量的行动，人们说它有**社会收益**（social benefits）；能降低这个量的活动，则说它有**社会成本**（social costs）。

群体免疫

当个人接种对抗某种传染病的疫苗时，他保护了自己，也保护了周围每个人。这是因为他不再感染这种病，从而不会传播给其他人。每次接种使得人们随机接触时疾病传播的可能性降低了。因此，当你的邻居、朋友、同事和家庭成员接种疫苗后，即使你未接种，你也会受益。这个正的外部性被称为**群体免疫**。

430

> **定义 20.3**
>
> **群体免疫**（herd immunity）：当其他人接种疫苗时，未接种者得到的间接免疫。

群体免疫是典型的正外部性：你接种疫苗，社会因此得到的好处大于你个人得到的好处，即社会收益大于私人收益。在决定是否接种时，个人权衡接种的收益（疾病免疫）与私人成本。这些成本包括疫苗的价格、可能的副作用、到接种点花费的时间以及注射疫苗时的疼痛感等。然而，个人在做接种决策时不会考虑群体免疫产生的社会收益。由于社会收益大于私人收益，私人市场产生的接种数小于社会最优水平。

为了理解社会最优水平的意思，我们使用外部性示意图，这个图源于鲍恩（Bowen，1943），后因诺贝尔奖获得者保罗·萨缪尔森（Paul Samuelson）的使用而广为人知（请看图20.1）。这个图在本质上就是商品（在这种情形下为流感疫苗）的供给和需求图。与往常一样，需求曲线D表示任一价格水平上流感疫苗的购买量。曲线S为完全竞争市场的供给曲线，此时边际成本为常数。曲线S和D的交点，即市场均衡点，决定了疫苗接种率Q^*和价格P^*。

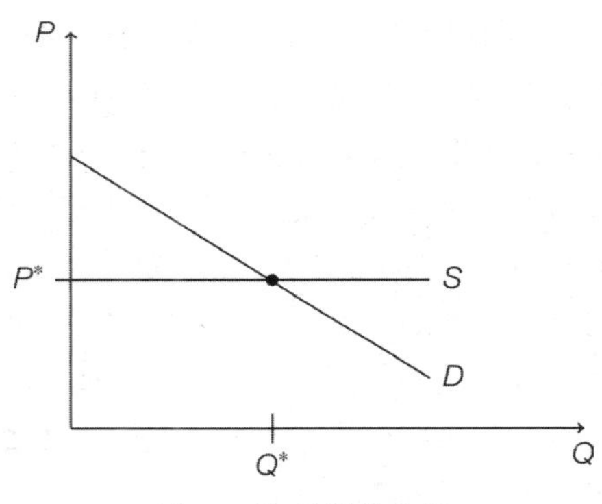

图20.1 流感疫苗市场

图20.1中的需求曲线D被称为私人需求曲线，因为它反映了个人面对疫苗的每个价格水平时的私人决策。这些决策权衡的仅是私人成本和收益，而不是社会成本和收益。例如，个人在做此决策时，不会考虑群体免疫的好处。

现在假设疫苗接种决策不是由私人做出，而是一个公共决策。社会计划者关注社会福利的最大化，因此，他决定是否每个人都接种，而不管这个人的意愿（不管他是否想接种）。社会计划者比较接种的社会收益和社会成本。我们可以画出社会计划者视角下的需求曲线，也就是社会需求曲线。在这种情形下，社会需求曲线位于私人需求曲线的上方，原因在于群体免疫产生了正的外部性（见图20.2）。

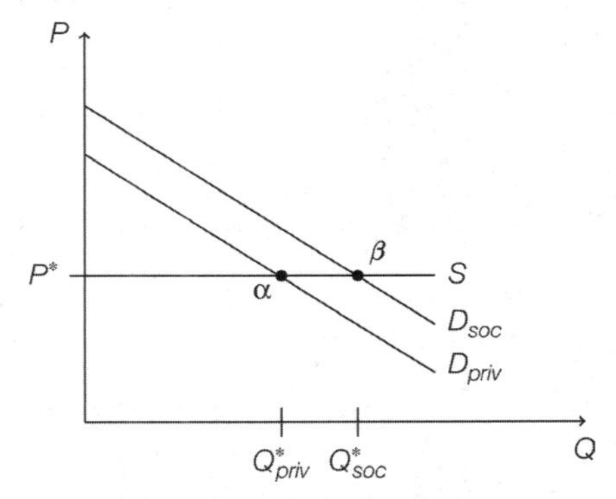

图20.2 伴随私人和社会需求曲线的流感疫苗市场

在图20.2中，α 点代表私人市场均衡，它没有考虑群体免疫。β 点代表由社会计划者决定谁接种疫苗时的（假想的）市场均衡。

从社会福利的角度看，均衡β 比α 更好。也就是说，与私人决策相比，社会计划者的决策产生了更高的社会福利。为了看清这一点，假设一个叫杰伊的人接种疫苗能得到5元钱收益，并假设疫苗的价格是10元。而群体免疫效应对于杰伊的朋友和同事来说，价值15元，这是杰伊接种产生的额外好处。

431

因此，如果杰伊接种，那么社会能得到20元钱的收益，但成本仅为10元。显然，这是个划算的买卖，社会计划者会选择购买疫苗。然而，如果让杰伊自己决策，他不会购买疫苗，因为他的私人收益（5元钱）小于私人成本（10元钱）。当私人在做接种决策时，他不会考虑群体免疫效应。因此，社会损失了这种效应，尽管该效应的收益大于成本。

在理想世界中，杰伊会被诱使购买社会最优数量的疫苗，即使私人收益低于私人成本。在α 点，类似杰伊的人一共有（$Q_{soc}-Q_{priv}$）个。这些人自己不会接种疫苗，因为他们的私人收益低于私人成本，然而如果他们接种，将对社会有益。

一般来说，某商品的需求曲线反映了因消费该商品而得到的收益，供给曲线反映了该商品的生产成本。因此，在图20.2中，曲线D_{soc}与曲线S之间的垂直距离反映了社会净收益（即社会收益与社会成本之差）。这个差值被称为**社会剩余**。社会剩余反映了交易产生的好处，衡量了市场产生的价值。另一方面，私人决策造成的任何社会剩余损失，例如当杰伊不接种时社会收益减少了10元钱，被称为**社会损失**。很多经济学入门课程将社会损失称为**无谓损失**（deadweight loss）。

定义 20.4

社会剩余（social surplus）：给定某商品市场，其社会收益与社会生产成本之差。

社会损失（social loss）：由市场缺乏效率（比如外部性导致的市场缺乏效率）引起的社会剩余损失。

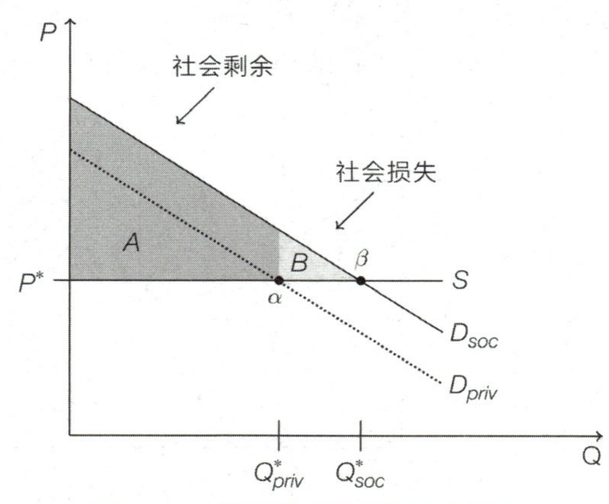

图20.3 流感疫苗市场中的社会损失

图20.3有助于量化社会因没有得到群体免疫而导致的社会损失。区域A（深灰色区域），代表因购买疫苗而产生的社会剩余。区域B（浅灰色区域），代表社会损失。这是未被实现的社会剩余，因为市场均衡为α而不是β。区域B越大，市场因忽略群体免疫外部性而停留在私人均衡处所引起的损失越大。

432 社会损失的大小，也就是区域B的大小，取决于需求曲线关于价格的弹性。如果需求曲线垂直，即需求完全缺乏弹性，那么私人需求曲线和社会需求曲线重合。本章习题13以及第22章更详细地考察了这个关系。

在本节，我们考察了群体免疫引起的正外部性。此处提供的图形可以用于分析任何正的外部性。在下一节，我们研究卫生领域中经典的负外部性。负外部性引起的社会损失，其分析方法与正外部性的分析方法类似。

细菌耐药性

人类和动物不是与细菌感染抗争的唯一生物，真菌也必须这么做。事实上，正源于真菌代谢物的启发，人类发明了第一种合成抗生素——盘尼西林。

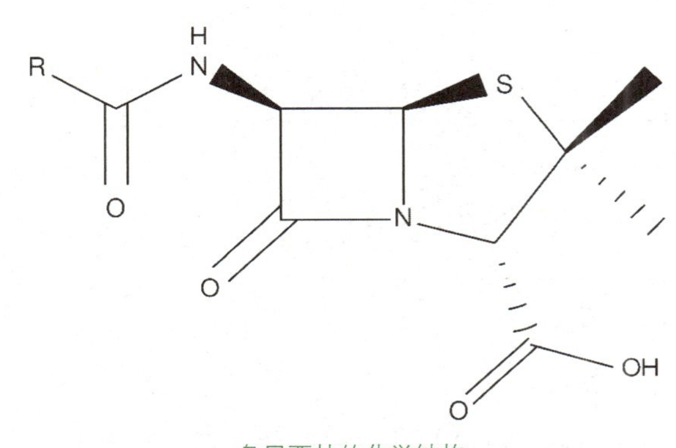

盘尼西林的化学结构
位于分子中心的矩形是β内酰胺。β内酰胺环可以阻止细菌建造和修复细胞壁。

很多真菌通过分泌含有β内酰胺环的分子来与细菌斗争。β内酰胺环是种化学结构，它是个四元环，含有三个碳原子和一个氮原子。β内酰胺环可以阻止细菌建造和修复细胞壁，从而将它们杀死。这抑制了细菌的繁殖和生长能力。盘尼西林和其他早期抗生素都依赖β内酰胺环来与细菌感染相抗争。

不幸的是，一些细菌有产生β内酰胺酶的基因编码。这种酶将β内酰胺裂解为二，摧毁了它的抗生素属性。如果细菌群落中只有少数细菌拥有β内酰胺酶，那么盘尼西林能杀死大部分细菌，人体免疫系统就能轻易地处理掉剩下的细菌。然而，如果细菌群落中的大部分细菌能产生β内酰胺酶，那么盘尼西林将没有效果。

在盘尼西林出现几十年后，拥有β内酰胺酶抗药性的细菌变得更常见。以前对盘尼西林敏感的细菌种类，现在必须使用新的抗生素来消灭，这些新抗生素使用了其他机制。这个现象并非偶然，正是盘尼西林的广泛使用使得β内酰胺酶的耐药性增强了。

433 设想某个肺炎病人使用了一个疗程的盘尼西林。几天后，他肺中的β内酰胺敏感细菌死亡，然而幸存的细菌都有盘尼西林耐药性。β内酰胺酶基因遗传给下一代细菌，进一步削弱了盘尼西林的效果。这种现象被称为**细菌耐药性**。科学家和药物制造者的唯一方法是找到能杀死产生β内酰胺酶的细菌。如果找不到这类新药，很多细菌感染将无法治疗，这与盘尼西林出现之前的情形类似。

因此，抗生素药物的使用，产生了负的外部性。每一剂抗生素都培养了更多的具有耐药性的细菌。这损害了世界上每一个人的利益，因为谁都可能在未来感染细菌，需要有效的抗生素。

尽管会产生负的外部性，一些抗生素药物的使用，仍可能是社会最优的。例如，对于感染由食肉菌引起的致命坏死性筋膜炎的人来说，抗生素产生的收益远大于细菌抗药性稍微增加而产生的社会成本。然而，在其他情形下，抗生素的社会成本可能超过私人收益。例如，在感冒病人或病毒感染者的强烈要求下，医生通常不合理地使用抗生素。在这种情形下，抗生素产生的健康收益为零，但社会成本仍较高。

在萨缪尔森的模型中，负外部性（例如细菌耐药性）仍可用社会曲线和私人曲线描述（参见图20.4）。此时，社会供给曲线位于私人供给曲线的上方，因为每一剂量的抗生素的社会成本大于它的边际生产成本。病人根据抗生素的私人价格P^*_{priv}来决定是否购买，但社会面对的价格P^*_{soc}高于P^*_{priv}。两个价格之差，即（$P^*_{soc}-P^*_{priv}$），等于细菌耐药性的额外成本。

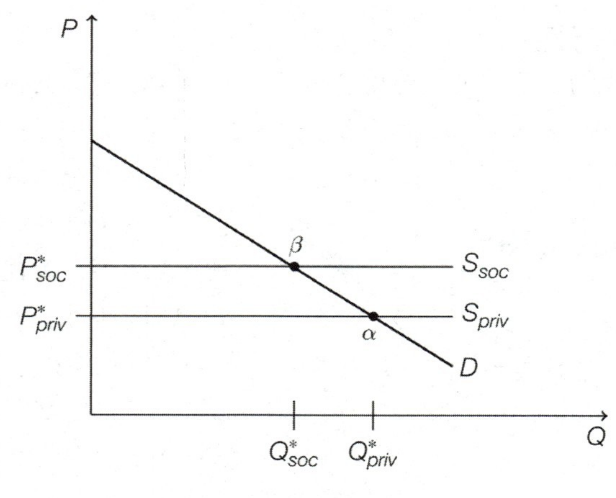

图20.4 抗生素市场

图20.5画出的是当病人使用的抗生素量过度超过社会最优水平时的情形。私人消费者的需求量在α点，然而，注意到对于Q^*_{soc}与Q^*_{priv}之间的量来说，边际社会生产成本超过了边际收益。因此，这个区间的量都会引起净社会损失。

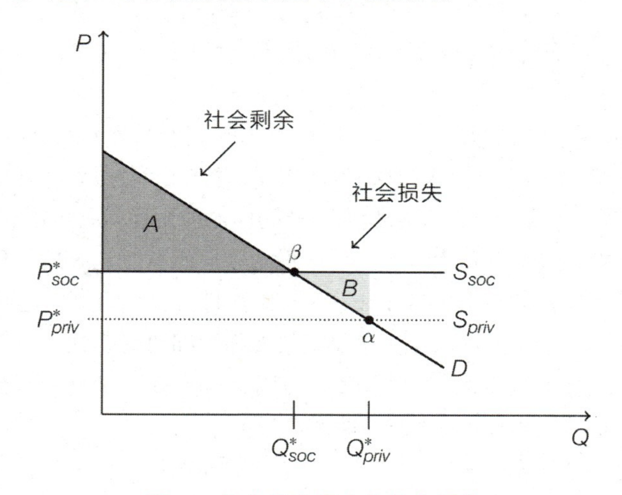

图20.5 抗生素市场中的社会损失

区域A描述的是因有效率使用抗生素而产生的社会剩余。这里的有效率使用量是指使边际社会收益和边际社会成本相等的量，即β点对应的抗生素使用量。区域B描述了社会损失——这是负的社会剩余，它仍等于社会收益与社会成本之差，只不过这个差值为负。从社会角度看，如果不使用那么多的抗生素将更好，因为社会成本P^*_{soc}大于社会收益。然而，这些抗生素仍被使用了，因为私人决策者没有考虑细菌耐药性效应，从而面对着较低的价格P^*_{priv}。

434

20.2 庇古补贴和税收

如果外部性导致社会损失，政府政策如何恢复社会最优，将我们从α点带到β点？政府常用的一种策略是对产生正外部性的行为给予补贴，对产生负外部性的行为进行征税。这种补贴和税收将外部性“内部化”，因此，人们将社会成本和收益看作私人成本和收益。这类干预措施被称为**庇古补贴**和**庇古税**，因为它们最早是由英国经济学家阿瑟·塞西尔·庇古（Arthur Cecil Pigou，1877—1959）提出的。

> **定义 20.5**
>
> **庇古补贴或庇古税**（Pigouvian subsidy or tax）：通过改变私人成本和私人收益而将外部性“内部化”的补贴或税收。庇古补贴旨在鼓励人们多消费能产生正外部性的商品，而庇古税则旨在激励人们少消费能产生负外部性的商品。

群体免疫

正如我们在前面看到的，疾病免疫产生了正的外部性。你接种疫苗，不仅保护了自己，也降低了周围的人的染病风险。如果每个人仅考虑私人收益，那么疫苗的价值被低估，疫苗购买量将低于社会最优数量。

对于由正外部性引起的社会损失，庇古策略是向消费者提供补贴，从而将疫苗接种的私人收益提高到等于社会收益。图20.6画出了流感疫苗的供给曲线S，私人需求曲线D_{priv}，社会需求曲线D_{soc}。在不干预情形下，需求量为Q^*_{priv}，市场价格为p_s。

435

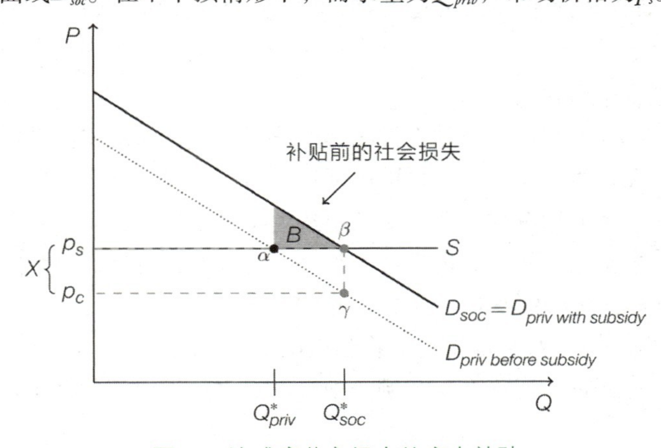

图20.6 流感疫苗市场中的庇古补贴

社会计划者试图使得社会福利最大，他注意到在β点之前每单位疫苗的边际社会收益大于边际社会成本。因此，低于Q^*_{soc}的任何消费量都不是社会有效率的。为了使得消费者选择消费量Q^*_{soc}，疫苗价格应降低到什么水平？

消费者对第Q^*_{soc}单位疫苗的评价为p_c，也就是说，此时疫苗的边际私人收益为p_c（γ点），因此，消费者仅愿意支付p_c元钱。在p_c水平上，消费者的需求量是社会最优的。然而，由于第Q^*_{soc}单位疫苗的生产成本为p_s，供给者不愿意接受任何低于p_s（β点）的价格水平。

因此，为了得到社会最优水平的疫苗，第三方例如政府或非营利组织必须补偿消费者愿意支付的最高价 p_c与供给者愿意销售的最低价 p_s之差。这个差，即$X=p_s-p_c$，是这个市场的最优庇古补贴。

在完全竞争市场上，所有消费者面对相同的疫苗价格。因此，如果销量为Q^*_{soc}，那么每个消费者愿意支付的价格为p_c。类似的，供给者愿意接受的价格为p_s。因此，总补贴量等于每单位疫苗补贴$X=p_s-p_c$乘以疫苗购买量Q^*_{soc}：

$$总补贴=Q^*_{soc}\times X=Q^*_{soc}(p_s-p_c)$$

该总补贴数额等于图20.6中虚线矩形的面积，这个代价似乎很大，因为它大于原来的社会损失（区域B）。这意味着不值得补贴吗？答案为否。

在补贴之前，区域B代表的社会损失，是被牺牲的社会剩余——由于群体免疫外部性，人们没有考虑区域B。庇古补贴解决了这个问题，但它也耗费了政府的钱。然而，这个政府成本不应该视为额外的社会损失，因为补贴直接给到了消费者手上。这个资金转移影响社会福利的分配状况，但没有影响总福利。因此，与外部性引起的社会损失（区域B）不同，补贴区域不代表被牺牲的社会剩余。尽管补贴大于社会损失，补贴仍提高了社会福利。

436

这不意味着补贴完全没有代价。为了实施补贴，政府必须通过征税筹集资金，而大多数类型的政府税收，比如收入税（又称所得税），都会降低社会福利，因为它扭曲了人们的行为，使其偏离社会最优状态（Gwartney，1983）。

如果政府补贴资金来自特别扭曲的税收，那么税收对经济产生的损害可能超过了补贴流感疫苗产生的社会收益。避免这种局面的一种方法是使用庇古税筹集庇古补贴所需的资金。庇古税不仅不会引起社会损失，反而通过减少过度消费而增加了社会福利。

细菌耐药性

庇古补贴对付的是正外部性引起的消费不足，而庇古税对付的是负外部性引起的过度消费。在抗生素市场上，每单位抗生素的社会成本不仅包括生产成本，还包括因使用抗生素而产生的细菌耐药性。私人制药企业仅考虑生产成本，因此私人供给曲线低估了社会成本。抗生素的购买量超过了社会最优水平，引起了社会损失。对抗生素生产者征税可以使私人供给曲线和社会供给曲线重合。

在图20.7中，最优庇古税τ将私人供给曲线从S_{priv}向上移动到S_{soc}。每单位抗生素的成本增加了τ元钱。由于在这个例子中政府对供给者而不是需求者征税，需求曲线D没有移动。

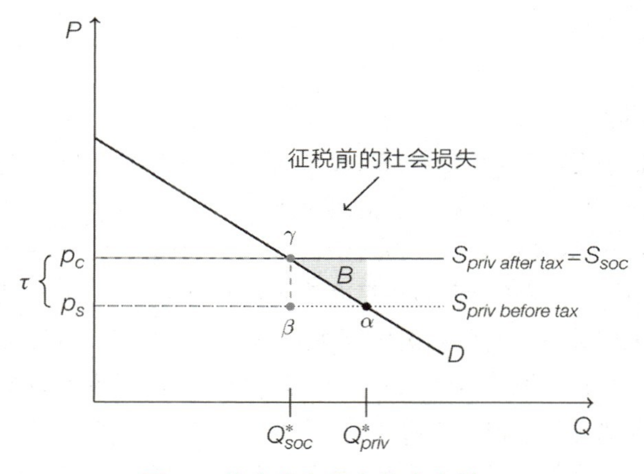

图20.7 抗生素市场上的庇古税τ

由于征税，消费者面对的抗生素价格为p_c。其中，政府得到了τ元钱，供给者得到了$p_s=p_c-\tau$元钱。需求曲线与征税后的供给曲线现在交于γ点，此时，抗生素交易量Q^*_{soc}是社会最优的。

由于抗生素的消费量为Q^*_{soc}低于征税前的消费量Q^*_{priv}，社会损失（三角区域B）得以避免。政府筹集到的总税收收入等于虚线矩形的面积，它是单位税额τ与抗生素销量的乘积：

$$税收收入=Q^*_{soc}\times\tau=Q^*_{soc}(p_c-p_s)$$

437

比较一下庇古补贴与庇古税。庇古补贴的净福利效应取决于补贴资金是如何筹集的；而与庇古补贴不同，庇古税无疑能增加社会福利。事实上，庇古税对福利的促进体现在两个方面。首先，它抑制了负外部性下的过度消费。其次，政府可将这些税收用于提供其他公共产品，来减少税收扭曲。庇古税的这两个好处被称为双重红利（double dividend）。

20.3 科斯定理

对于因外部性而缺乏效率的市场，庇古策略是使用补贴和税收将社会成本和收益“内部化”。在使用庇古策略干预后，市场上的私人成本和私人收益分别等于社会成本和社会收益，因此，消费者的选择是社会最优的。

然而，当外部性的大小未知或难以测量时，庇古策略难以实施——补贴或税收应该为多大？如果庇古税或补贴过大，它导致的社会损失可能大于社会收益，从而使市场比以前更缺乏效率。理论上，当外部性的效应难以衡量时，市场自身可以诱导出解决之道，而无需庇古措施。

表面上，市场本身似乎无法完成这个任务——根据定义，外部性处于引发它们的市场或交易之外。然而，1960年，罗纳德·科斯（Ronald Coase）证明在一定条件下，即使不用庇古策略，市场也能解决外部性问题，从而实现社会最优结果（Coase，1960）。在本节，我们用寓言故事来介绍科斯定理这个著名结论的逻辑。然后，我们考察这个逻辑是否适用于我们在前面讨论过的两个外部性：群体免疫与细菌耐药性。

寓言故事

假设在神奇的P国，有个家族经营的诊所，执业者为沃姆伍德（Matilda Wormwood）医生，他在诊所为病人看病。该诊所附近有一家小工厂，它的所有者为糖果大亨威利·旺卡（Willy Wonka）。这个工厂的毛病很多，包括雇用了奥柏伦柏人（Oompa-Loompas，英国小说《查理与巧克力工厂》中的人物），他们都有一副公鸭嗓子。

一切平安无事，直到沃姆伍德医生建了个新诊室，它与糖果厂只有一墙之隔。不幸的是，每当她在诊室检查病人时，她都会被隔壁公鸭嗓子的歌声吵得心神难宁。最后，她决定起诉旺卡，因为噪声让她无法工作。

法官必须在两种冲突的**财产权**观点之间做出决定。沃姆伍德医生认为每个人在他自己的处所都有享受清静的权利，因此，应该限制奥柏伦柏人大声唱歌。旺卡先生则认为每个人在他自己的处所想干什么就干什么，包括制造噪声，沃姆伍德医生应该在其他地方另建诊室。

不管谁胜诉，外部性都会产生。如果法官判定沃姆伍德医生有享受清静的权利，那么她的执业将对旺卡施加外部性，旺卡的员工不能肆意唱歌了。如果法官判定旺卡胜诉，那么他的雇员大声唱歌的行为将对沃姆伍德医生施加外部性，她不能再使用这个诊室了。科斯定理做出了令人惊讶的断言：不管财产权如何指定，结果都相同，而且这个结果是社会最优的（只要满足一定的条件）。

假设如果旺卡被迫关闭小糖果厂，他每年将损失1000元，而如果沃姆伍德关闭诊室，她每年将损失2000元。假设这些结果互斥，为了使社会福利最大，我们应该希望关闭糖果厂而保留诊室。

假设沃姆伍德医生胜诉，她有享受清静权。第二天，旺卡关闭了小糖果厂，诊室依旧营业。在财产权的这种配置方式下，由于医生有享受清静权，旺卡不能继续生产糖果。然而，从社会角度看，如果让能带来更大收益的诊室继续营业，不让糖果厂营业是值得的。这个结果是社会最优的，尽管旺卡对这个安排不满意。

假设旺卡胜诉，他的员工可以大声唱歌，尽管这会让沃姆伍德医生心神不宁，无法工作。这种情形似乎没有实现社会最优结果，因为沃姆伍德医生必须搬走或者关闭诊室。关闭诊所，社会每年损失2000元，而让糖果厂营业，社会每年仅得到1000元。

然而，如果这两个冤家能达成协议，结果将会怎样？比如，如果旺卡能让他的员工保持安静，沃姆伍德承诺每年支付旺卡1500元。这个交易是**帕累托改进的**，因为双方的状况都变好了。交易后，旺卡每年多得到500元，而沃姆伍德能继续营业，尽管每年净收益仅为500元（=2000－1500）。这个结果是社会最优的，因为诊室仍在营业，每年仍产生2000元利润，尽管此时沃姆伍德必须放弃一些收入。

科斯定理

上面的寓言故事说明了科斯定理的基本原理：当存在外部性时，当事人之间的私人谈判能解决外部性引起的社会损害。不管财产权如何指定，当事人可以彼此谈判直到实现社会最优结果。

> **科斯定理**（the Coase theorem）
> 尽管存在着外部性，如果：
> - 财产权是明确界定的，
> - 交易成本或谈判成本足够低，
>
> 那么资源将被有效率地使用，从而实现社会福利最大化。

439

科斯定理有两个重要的前提条件：为了实现社会最优结果，我们需要明确界定的（well-defined）财产权以及足够低的交易成本。

我们借助前面的例子说明这些限制条件。在沃姆伍德案未结前，财产权不是明确界定的；我们不清楚是旺卡员工有肆意唱歌的权利还是沃姆伍德有享受清静的权利。对于沃姆伍德和旺卡之间的任何谈判，财产权的指定都是个关键起点；如果没有财产权，争议将陷入僵局，无法解决。

即使指定了财产权，沃姆伍德和旺卡还必须能够有效谈判，否则社会最优结果依然无法实现。假设沃姆伍德恨透了旺卡，不想再与他为邻，更不用说坐一起谈判了。即使这两个冤家一见面不会大打出手，还存在着其他谈判障碍，比如语言不通、交通成本等。

群体免疫与细菌耐药性

高交易成本通常是达成科斯协议的最大障碍。多方当事人之间的谈判成本有多种形式，例如不信任、可执行性较差、法律费用、语言翻译服务、选择谈判地点等。这些成本可能足以阻止当事人达成帕累托改进的协议。我们回到前面的两个例子，然后用科斯定理分析它们。

在流感疫苗案例中，如何使用科斯谈判（Coasian bargaining）？假设杰伊不愿意接种疫苗，但如果他接种，他周围的人能得到100元好处，也就是说，群体免疫的好处为100元。如果杰伊周围的人联合起来，支付他50元，这足以诱使他接种流感疫苗。杰伊的福利增加了，因为他得到了50元钱；周围的人的福利也增加了，因为他们得到了100元好处（群体免疫），但只支付了50元。

然而，这个结果依赖于一些假设：杰伊周围的人必须认识到群体免疫效应，必须理解它的货币价值，必须相信杰伊在得到50元钱后一定接种。最后，交易成本例如不完全信息和协议执行问题也可能破坏协议的达成，从而使每个人的状况变差。

接下来考虑世界人口面对细菌耐药性时的两难问题。假设某个病人使用抗生素，这个行为对世界上其他人施加了100元外部性。但是，如果支付给该病人30元，他就放弃使用抗生素。因此，该病人使用抗生素的行为产生了70元的净社会损失。社会最优策略是世界上的其他人联合起来，支付给该病人30元钱，从而让他停止使用抗生素。

在现实中，这种做法的交易成本非常大。假设上述外部性由世界上其他70亿人平摊，那么每个人支付给该病人10^{-8}元。在这种情形下，谈判的交易成本将远远超过收益。

因此，尽管科斯定理为外部性问题提供了漂亮的解，然而高昂的交易成本可能阻止

440

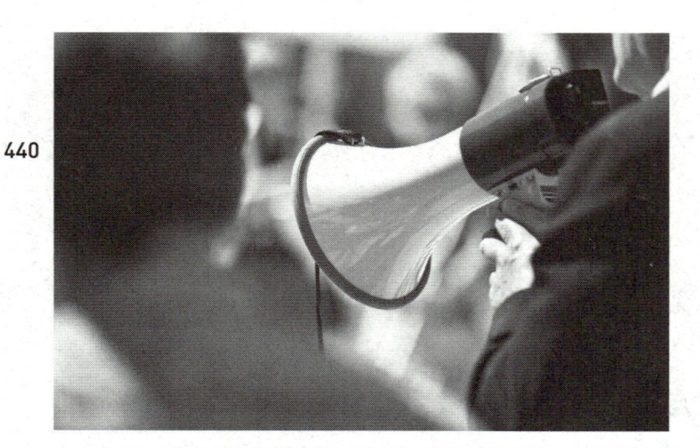

由70亿人参与的谈判大会的筹备工作，富有挑战，几乎不可能完成。因为我们很难找到能容纳那么多人的会场。其他阻碍因素还包括巨额翻译费用和足够大的扩音器。

科斯谈判的可行性。这意味着20.1节讨论的庇古税和补贴是合理的，至少在交易成本太高的情形下是这样的。

交易成本太高的情形也说明了初始财产权配置的重要性。在没有交易成本的理性世界中，科斯定理表明财产权的初始配置并不重要，因为随后的谈判阶段才是重要的，这个阶段保证了最优结果。例如，在糖果大亨旺卡以及医生沃姆伍德例子中，不管财产权一开始属于这两个当事人中的哪一个，最后的结果都是：医生的诊室继续营业，糖果厂关闭。然而，如果交易成本太高，最终结果就不再与财产权的配置无关。在这种情形下，政府应该考虑什么样的财产权系统最有利于当事人进行谈判。

细菌抗药性例子能够说明财产权的配置对交易成本的影响。例如，假设政府规定病人使用抗生素必须得到世界上其他所有人的同意。在这种情形下，世界上每个人都有否决权。即使该病人获得了除一个人以外的所有人的同意，这个不同意的人也会有很强的动机利用财产权，对该病人索要很高的报酬。这被称为**套牢问题**（hold-up problem）。套牢问题也会在其他情形下出现，例如开发商购买若干相邻地块来建大楼或者公路时，很可能遭遇“钉子户”。在这种财产权安排下，没有人能得到使用抗生素的权利，即使使用抗生素是社会最优的。

另一方面，如果病人有权使用抗生素，则不存在套牢问题，但正如我们看到的，此时存在不可能解决的谈判和协调问题。很多人（包括尚未出生的人）将很可能受到细菌抗药性的危害，然而这些人很难协调起来阻止病人使用抗生素，因为交易成本太高。

在大多数国家，只要病人获得医生同意，他就可以使用抗生素。在这种情形下，医生充当了其他人的利益代理人，医生仅在病人使用抗生素的收益超过细菌抗药性对社会造成的危害时，才同意病人使用。即使在医生并非总是完美代理人的情况下，这种财产权的安排也能避免其他人有权否决病人使用抗生素时出现的套牢问题，以及病人有权使用抗生素时出现的谈判和协调问题。

20.4 器官移植经济学

为了说明福利分析的复杂性，我们构造了一个关于器官移植市场的案例研究。一些疾病例如肝炎与缺血性心脏病攻击肝脏和心脏等人体器官，当这些疾病变严重时，人体器官可能丧失它们的作用。在这种情形下，唯一可行的治疗方法是使用其他人的健康器官替代病人的坏死器官，这被称为器官移植。

441

例如，对于终末期肾病患者来说，肾透析不仅非常昂贵而且复杂，为了活下去，病人必须得到至少一只健康的肾脏。慢性肝病患者可能需要新的肝脏，否则他可能因血液毒性太高而死亡。冠状动脉疾病患者或者其他心脏疾病患者，如果不进行器官移植，很可能很快死亡。在上述每种情形下，手术都非常复杂，然而它们可能将病人的寿命延长若干年。器官移植可以替换坏死的心脏、肺、肾脏、肝脏甚至眼角膜。

尽管一些器官例如肾脏或部分胰脏可以从活的人体中获得，然而其他器官例如肝脏、肺、心脏或部分肠的移除，将杀死器官捐献者。这些重要器官的捐献，必然来自死亡的病人。然而几乎所有人体器官在移除后，其活性只能保持非常短暂的时间，而且仅在特定环境下才有活性。如果器官捐献者在死亡之后，器官没有立即移除，那么器官组织会因为缺乏血氧而坏死，器官很快便无法使用。

而且，器官在本质上不同于书籍和衣服等二手商品，它们的通用性很差。因此，捐献心脏或肝脏与捐献大学教材或儿童玩具不同。毫不奇怪，适合移植的器官极度稀缺。2012年1月和2月，美国一共做了4 494例器官移植，而排队等候做器官移植的病人共有114 339人（United Network for Organ Sharing，2012）。排队等候对垂死病人施加了很高成本，这意味着市场在器官供给上没有效率。

器官市场的另外一种奇怪现象是，即使世界最富有的人在需要器官时也很难得到。例如，苹果公司前首席执行官（CEO）史蒂夫·乔布斯在患胰腺癌之后，医生说他需要个新肝脏。尽管富可敌国，乔布斯也花了好几个月才得到新肝脏。乔布斯到美国很多地区注册，在每个地区排队等候。这些排队名单是由器官贡献网络（UNOS）这个非营利组织管理的，它根据临床需要、免疫相容性、病人在队列中的位置等因素来配置器官，如果仅在一个区域注册，乔布斯就会面临很大风险。乔布斯最终在田纳西州的孟菲斯市的一家医院得到了他想要的肝脏，而这家医院距离他的家乡加利福尼亚州2000多公里。

器官市场明显运营不善，这导致了社会损失吗？或者，排队等候是社会有效率的结果吗？我们用福利经济学工具来回答这些问题。

令人讨厌的交易和负外部性

考虑躺在病床上的某个病人。由于车祸，他受了严重的脑外伤。医生试图维持他的生命，但预后效果很严峻。这个病人一直处于昏迷之中，但他在遗嘱中说明他不希望依赖人工维持生命措施。他的大部分重要器官例如心脏、肾脏和肝脏仍可能有用，但他从未说明过是否捐献自己的器官。

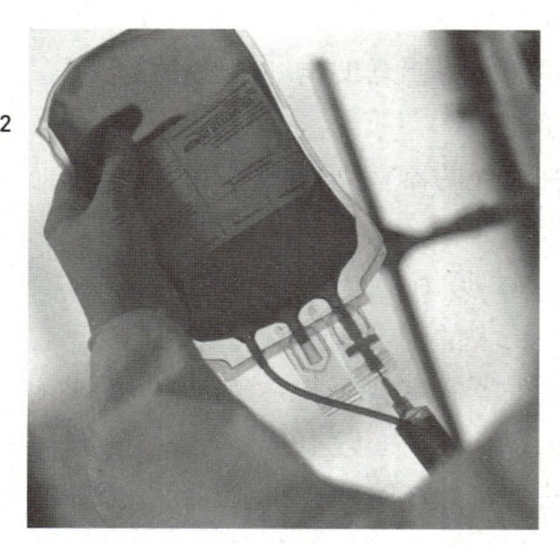
病人正在输一品脱血。血液和其他人体器官的买卖在世界各国都是非法的。

病人家属考虑捐献器官。然而，病人的其他亲属比较贪婪，他们说服病人家属将器官卖掉。这些人一边维持病人的生命，一边发起拍卖活动并广而告之。在拍卖日，医院病房挤满了来自全国各地的代表，他们代表需要器官移植的人来竞拍。这些竞标人对上述病人进行各种压力测试，触摸他的器官，他们认为器官良好。穷人和中产阶级代表们递交了报价，但看到富人的报价，他们立即灰心丧气。最终，报价最高的人得到了新器官。病人的亲属在当地饭店庆祝拍卖成功，财富大增。他们停止了对病人生命的人工维持，并立即让医生移除器官。

大多数人认为这个交易令人不安。一些人认为人体器官交易不道德，因此，对允许器官交易的社会必须予以谴责。例如，圣若望·保禄二世（Pope John Paul II）在2000年指出，“任何试图将人体器官商品化的行为都不道德，因为这种行为将人体视为一种‘物体’，这违背了人类的尊严”（Roth，2007）。

另外，器官的这种分配方法，可能违背了公平理念。一个78岁病情稳定的富人因为比急救室中的34岁垂死穷人更有钱而更应该得到新心脏吗？器官的移除和分配可能让人们憎恶器官的自由买卖。

这种憎恶感是种负的外部性。未参与器官买卖的人在听到这类器官买卖消息时，会感到难过。很多交易也可能导致令人厌恶的负外部性。例如，奴隶买卖、性交易以及鹅肝酱买卖都引起了抗议，因为这些交易伤害了人类尊严。另外一个臭名昭著的例子就是投掷侏儒市场，投掷侏儒是种娱乐活动，人们将侏儒投掷出去，看谁投得远（Roth，2007）。

因此，厌恶感类似附近工厂的污染或者因使用抗生素而产生的细菌耐药性。与其他负外部性类似，厌恶感也可能导致社会损失。幸运的是，社会有解决器官市场令人厌恶的外部性的一些方法。

科斯方法：可转移的器官财产权

只要科斯定理成立，市场自身能解决任何外部性，包括器官买卖产生的负外部性。人体器官市场是什么样的？首先假设科斯定理的条件得以满足：财产权明确界定，而且交易成本较低。在这种情形下，器官的财产权属于拥有该器官的人，或者在他死亡后属于他的近亲；只要器官的财产权明确而且可转移，市场就能实现社会最优。

假设政府规定人们对自身器官享有转移权。那么，在这个社会中，人们能够自由买卖器官，即使一些人对此很反感。发展中国家的成年人可能将多余的肾脏卖给发达国家的终末期肾病患者。年轻的摩托车手可将心脏和肝脏等器官权利卖给器官经纪人，一旦他们遭遇车祸，经纪人将移除这些器官。这种制度的福利好处很明显：器官卖方可以将多余的或不需要的器官转变为现金，而那些渴望器官移植的人不再面对器官的严重短缺。

443

然而，这些交易可能让人们产生厌恶感。不过在交易成本较低情形下，存在现成的解：那些厌恶器官买卖的人可以花钱阻止交易。只要参与器官交易的人停止买卖，他们就能得到钱。如果厌恶感足够大，那些厌恶器官买卖的人将愿意出钱。在这种情形下，器官买卖可能完全被阻止。这种结果是社会有效率的。

另外一种财产权配置方法是每个人都有权否决其他人的器官买卖。这等价于每个人拥有其他所有人的器官的财产权。希望将自身器官卖掉的人，只有在得到地球上每个人的许可之后才能卖。然而，这种情形下，交易成本过高，原因是20.3节讲的套牢问题。

器官财产权是明确界定的这个假设也未必为真。最大的困难在于，大多数器官只有在原拥有者死亡后才能摘取。在美国，死者对他死后的器官有名义上的权利——如果他指定自己为器官捐献者，他的意愿在理论上必须得以尊重。在实践中，死者家庭成员可能因失去亲人而痛苦，可能不愿意死者身体被打扰或者可能反对器官捐献。由于对这些悲剧情形比较敏感，医生在摘除死者的器官时不会感到愉悦，即使死者在生前很严肃地表达了捐献器官的意愿。在1993年美国全国死亡追踪调查中，16%的家庭报告说，他们忽略了他们去世的亲人关于器官捐献的意愿（Bhattacharya，2004）。

相比之下，在一些国家例如西班牙，摘除病人器官的权利属于政府，除非他明确声明他的器官不捐献。否则，即使家庭再悲痛，也不能阻止捐献。我们可以预见，西班牙的器官捐献率比美国高，而且排队等候器官移植的队列也因此比美国短。

然而，无论在美国还是在西班牙，科斯定理都没发挥作用，因为财产权不是明确界定的。在美国，死者的亲属没有出售器官财产权的权利，在西班牙，政府也没有这种权利，因为它们对器官仅有有限财产权。它们可以决定是否捐献器官，但没有出售器官的权利。

由于对于器官，财产权很难定义和执行，而且由于无论如何配置财产权，交易成本都非常高，科斯方法很难成功实现器官交易的社会最优水平。我们必须借助庇古方法，因为在这类方法中，交易成本不重要。

庇古方法：无限高的税收

将负外部性内部化的庇古策略，是对不受欢迎的行为征税，从而使得个人面对能反映他行动的全部成本，也就是社会成本。在这种情形下，政府可以对出售器官的行为征税，税额大小要能反映这个交易对其他市民造成的负外部性（厌恶感）大小。如果厌恶感比较弱，税额可能较低，只能阻止很少的交易。然而，如果每次交易施加的厌恶感较强，庇古税可能很高，高到足以阻止大多数器官出售。如果厌恶感极强，那么最优庇古税将高到无人愿意出售器官。如此高的税收，在经济上等价于禁止器官买卖。

444

在现实世界的器官市场上，几乎每个国家都偏好下列政策：完全禁止任何器官买卖（当然，器官捐献仍受到鼓励）。唯一的例外是，2008年伊朗允许器官捐献者出售自己的肾脏（Hippen，2008）。这种禁令可以视为庇古策略，但仅在每次器官交易产生的福利损失（厌恶感）超过了买卖双方的福利所得时，才可以被这么视为。如果有哪怕一次器官交易增加了社会福利（甚至是考虑了厌恶感），这种无限高的“税收”也不是最优的。

器官交易禁令能够解释这种市场的大多数特性，尤其是过长的排队等候器官移植时间。政府试图用补贴方法来缩短排队时间——以金钱手段来激励人们成为器官捐献者。例如，2013年，澳大利亚实施了有限试点计划。在该计划中，肾脏捐献者可以享受六个星期的带薪休假，其中薪金按法定最低工资计算（Yosufzai，2013）。这个计划仅适用于当前有工作的市民，其原因也许是害怕这种做法对失业者或穷人产生强制压力。

但这样的补贴也可能适得其反。在献血研究中，蒂特马斯（Titmus，1970）认为对献血者提供补贴反而会减少献血者数量。补贴措施可能降低了人们的利他动机，打击了献血行为。在一次对89个受试者实施的现场试验中，梅尔斯特伦和约翰内松（Mellström and Johannesson，2008）发现，向献血者提供50瑞典克朗（大约7美元）的报酬时，妇女的献血率从52%降低为30%。

科斯政策和庇古政策都不能解决器官移植市场问题。厌恶感和不可实施的财产权一起削弱了可能的解，导致的结果就是很长的排队队列、未被利用的器官以及垂死的病人。这个领域中的问题有待创造性的市场设计来解决（Roth et al.，2005）。

一种日益受欢迎的策略是使用非金钱激励来缩短排队队列长度。在以色列和新加坡设计的排队政策中，注册捐献者排在前边，非捐献者排在后边（Tabbarok，2010）。因此，预期自己将来有器官衰竭风险的个人，有动机注册为器官捐献者。如果这种系统增加了捐献者数量，那么排队队列长度将缩短，而且避免了金钱补贴造成的公众厌恶感。

20.5 结论

之前我们讨论了信息不对称和垄断竞争导致的市场失灵，本章介绍了外部性产生的市场失灵。当外部性造成了社会损失时，政府行为例如庇古税或科斯财产权配置能够改进社会福利。

然而，是否所有外部性都需要政府干预？这个问题的答案并不明朗。每个外部性都重要吗？或者有些外部性不重要从而不应该纳入社会福利函数？大多数人都认为，如果附近工厂烟尘导致儿童哮喘，污染者应该受到谴责。与此同时，如果某个偏执者宣称因为隔壁邻居与他是不同种族，他就受到了伤害，估计很少人会认为这种伤害应该纳入社会福利函数。然而，这些问题不是单纯的哲学习题，正如我们在器官移植例子中看到的，将器官买卖产生的厌恶感（正确或错误地）视为外部性的决策，对市场的塑造有深远影响。

445

在下面两章，我们考察两个公共卫生议题的福利经济学——传染病和肥胖。我们使用本章工具分析政府干预措施例如疫苗接种计划、隔离措施以及消灭疾病运动。

20.6 习题

判断题

判断下列论断是正确还是错误，说明你的理由。在说明理由时请引用课文中的证据，以及你可能需要的任何额外假设。

1.科斯定理意味着不存在外部性。

2.假设弗莱德在从事一些活动时对维尔玛施加了负的外部性（例如，弗莱德在为自己加油鼓舞时，嘴里念着“嘛哩嘛哩哄”，这对维尔玛来说是噪声）。假设这两个人相互比较熟悉，能有效沟通和彼此信任，谈判时交易成本较低。在这种情形下，每次弗莱德念“嘛哩嘛哩哄”时，政府就对弗莱德征收庇古税，这是产生社会最优噪声水平的唯一方法。

3.当存在外部性时，私人福利和社会福利分离。

4.群体免疫是负的健康外部性。

5.任何使用抗生素的行为都会因为增加细菌耐药性而导致净社会损失。

6.庇古税增加而不是减少了社会福利。

7.科斯定理告诉我们，被良好界定的财产权和较低的交易成本是必需的，否则当事人很难通过谈判达到社会最优结果。

8.人体器官尽管稀缺，但极其富裕的人比较容易买到，虽然价格很高。

9.科斯方法可能不能实现器官交易的社会最优水平。

10.大多数国家实际上对器官买卖施加了无限高的税收。

11.用金钱补贴方法来鼓励人们捐献器官，结果可能适得其反——器官捐献者数量减少了。

分析题

12.（**需求弹性与社会损失**）考虑两种疫苗，它们分别对付两种不同的病毒χ与Ω。假设这两种疫苗的边际生产成本都为常数，而且固定成本很小。换句话说，假设这两种疫苗的供给曲线都是水平的。

a.假设疫苗χ的需求富有价格弹性，而疫苗Ω的需求缺乏价格弹性。请分别画出这两种疫苗的私人需求曲线，画在两张图上。

b.为简单起见，假设这两种疫苗有相同的外部性。分别画出它们的社会需求曲线，并标注社会损失。

c.简单说明在所有其他条件相同情形下，为什么疫苗χ引起的社会损失比疫苗Ω引起的大？

13.（**二手烟I**）P国人爱吸烟，假设该国每天的香烟需求量（单位：盒）为：

$$Q=100-P$$

假设一盒香烟的边际生产成本为6元，香烟市场为完全竞争市场。假设每吸食一盒香烟对吸烟者本人健康造成的危害为6元，对周围人健康造成的危害（二手烟危害）为5元。最后，假设所有烟民都知道这些成本或代价。

a.假设P国一个叫杰伊的烟民声称他最多愿意花8元钱买一盒香烟。在这个市场上，每包香烟的价格为6元，当杰伊购买一盒香烟时，私人收益和私人成本分别为多少？在这个价格水平上，他买一盒香烟是私人有效率的吗？

b.公共收益和公共成本分别为多少？在当前价格水平上，杰伊买一盒烟，是社会有效率的吗？

c.假设由于高效烟草肥料的使用，每盒香烟的生产成本急剧降低为1元钱。现在杰伊买一盒烟，是社会有效率的吗？

14.（**二手烟II**）回顾上一题的假设条件，并且假设每盒香烟的生产成本仍为6元。

a.画出这个市场的私人供给曲线和私人需求曲线。私人有效率的每日购买量为多少？

b.画出这个市场的公共供给曲线。说明它为何与私人供给曲线不同，以及它为何能代表二手烟产生的外部性。在图中标出社会损失，使用香烟消费来解释这个损失。

c.社会有效率的每日购买量为多少？

d.假设由于高效烟草肥料的使用，每盒香烟的生产成本急剧降低为1元钱。这对香烟购买量和社会损失水平有何影响，为什么？

e.假设政府决定使用庇古方法来消除社会损失。政府应该使用什么样的税收或补贴？政府干预之后，香烟的每日购买量为多少？

f.假设P国议会中的反对党激烈反对征收烟草税。反对党的领导人认为，根据科斯定理，香烟购买量的社会有效率水平即使没有政府干预，也能实现。在这种情形下，财产权是如何分配的？为什么科斯定理可能不适用这种情形？

447

g.假设科斯定理的确适用这种情形。P国议会通过了新法律，规定每个人有权禁止他的邻居吸烟。谁因此受益，谁因此受损？这对香烟购买量有何影响？

15.考虑某个终末期肾病患者A，为了进行器官移植，他已排队等候多年。他家庭成员的肾在免疫上与他的肾都不匹配，因此，他必须等待器官捐献者的肾。得到新的肾能显著延长A的生命，因此，他愿意支付高额报酬（x元）来得到新的肾。

假设另外一个病人B刚刚因车祸死亡，他的肾与A的肾在免疫上匹配。B生前有利他主义倾向——如果死亡，他愿意将器官捐献给有需要的人比如A（尽管A和B彼此不认识）。B在生前明确表达了这种意愿，官方在他的驾照上加盖官章（盖章不用花钱），表明他是个器官捐献者。B的利他主义倾向非常强烈，他甚至愿意为这个官章支付y元，其中$y<x$。

假设，最终B的家庭不同意B的器官被摘除。作为一个整体，B的家庭从这个行为（不捐献B的器官）中得到了z元钱效用，即使B的偏好被考虑在内，其中$y<z<x$。假设这方面的法律含糊不清，但在实践中，B的家庭有权决定如何处理B的遗体。

这个事情的所有利益相关方就是上述这些人。

a.描述社会最优结果。也就是说，B的肾如何处理？根据美国器官捐献规定，这个结果在现实中可行吗？

b.假设由于法律变革，B的家庭不再有权决定如何处理B的遗体。现在法律默认死者的所有器官都可以摘取（这相当于将B的器官的财产权指定给A，它与西班牙当前器官捐献做法类似）。在这种情形下，社会最优结果能发生吗？简要解释你的答案。

c.假设法律再次变革，B的家庭再次有权决定如何处理B的遗体，但B的家庭可就此事与A谈判（也许涉及金钱补偿）。在这种情形下，社会最优结果能发生吗？简要解释你的答案。

d.在当前法律下，B的器官的财产权属于谁？（如果有必要，你的搜索范围可以不限于A、B以及B的家庭。）

e.根据你对（d）的答案，说说科斯定理适用这种情形吗？

论述题

16.下面是NBER工作论文《器官配置政策与捐献决策》（Judd Kessler and Alvin Roth，“Organ allocation policy and the decision to denote”，NBER Working Paper No.17324，2011）的摘要：

> 在美国，绝大多数移植器官来自死亡捐献者的捐献，一个死亡捐献者能够拯救很多人的生命，因为他提供了多种器官。然而，大多数美国人不愿意注册为捐献者，尽管相关手续比较简单。我们在实验室环境中模拟人们注册为器官捐献者的决策，考察排队等候政策的变化对器官捐献的影响。我们发现将注册为捐献者的人排在队列前面的政策，明显有助于人们变成器官捐献者。

448

a.人们根据成本和收益的大小来决定是否注册为器官捐献者。假设已注册者有排在队列前面的好处。在这种情形下，注册成为捐献者的成本是什么？收益是什么？潜在注册者的健康状况、年龄、血型以及他最有可能需要的器官等因素对他的收益有何影响？还有什么因素能够影响人们是否注册为器官捐献者的决策？

b.器官捐献者的健康状况对其捐献出的器官的价值有显著影响。例如，糖尿病患者捐献的器官比非糖尿病患者捐献的器官质量低。这篇论文提出的政策对器官质量有何影响？它对人们注册为捐献者的潜在收益有何影响？

c.假设政府实施这篇论文提出的政策，结果器官捐献量显著增加。这对排队等候器官移植但又未注册为捐献者的病人的福利有何影响？（提示：有两种彼此竞争的效应。）

第21章 经济流行病学

449 流行病学（epidemiology）是研究疾病传播的一门学科。尽管流行病学主要研究各种微生物的性质，但它也涉及一些经济学。经济学对流行病学的贡献，在于帮助该领域专家认识到面对可能发生的疾病时，人们会改变自己的行为。

现实世界中很多关于流行病（比如艾滋病和麻疹）的经验证据，都支持上述观点。例如，人们使用避孕套来保护自己不感染HIV，父母让子女接种疫苗来预防麻疹。为了躲避瘟疫，人们放弃了整座城市。

理解人们对流行病的反应，有助于我们准确衡量疾病成本，预测疾病的传播方式，以及设计相关政策来减少疾病的危害。如果政策制定者在制定政策时没有考虑人们的自我保护行为，那么他们出台的政策效果将低于预期：疫苗接种活动的效果没有预期那么好，真正高成本的疾病得不到充分的研究关注，消灭疾病的活动变得非常困难。

21.1 自我保护活动的需求

自我保护（self-production）活动，例如避免与生病朋友聚会以及及时接种，并不罕见。在很多情形下，不管这些情形涉及的是传染还是非传染病，人们愿意放弃自己想做的事情，愿意花钱花力气来避免感染疾病。理解人们进行自我保护的时点和原因，对于用来控制疾病的最优公共卫生政策的制定非常重要。这里涉及的重要原理是当暴露于代价更大的疾病时，人们对自我保护活动的需求更大。

疾病是一种税负

我们可以将疾病视为一种税收。生病导致生产时间减少，因此，生病本身就有代价，即使它不导致直接金钱损失。与常规税收不同，疾病税不是人人都要交纳，而是谁生病谁交纳。然而，疾病税与常规税也有相同之处：人们可以主动防御，避免交税。在疾病税背景下，这是指人们采取自我保护活动。

以汉堡美食家惠灵顿·威穆皮（J. Wellington Wimpy）为例。威穆皮面对的问题是汉堡增加了心脏病风险。吃汉堡并患上心脏病，类似于赚取收入并交纳收入税。他吃的汉堡越多，交纳的“税收”也越多——心脏病风险增加。与收入每增加一元钱，税收也相应增加类似，威穆皮每多吃一个汉堡，他患上心脏病的风险也相应增加，医疗费用也可能因此增加。

450

疾病税这种思想不限于吃汉堡导致的心脏病，它适用于几乎任何一种疾病。任何一种疾病风险，都可以视为一种被征税的商品。这里的“商品”可以是吃汉堡，也可以是没有接种疫苗、在疟疾肆虐地区度假或者没有使用避孕套。个人消费这种商品越多，生病风险越大，疾病税负越高。

疾病的超额负担

面对疾病税，消费者可能改变自己的行为来避税。例如，上文提到的美食家威穆皮可以改吃菠菜而不是汉堡，以此降低心脏病风险，从而减少自己承担的疾病税。然而，天下没有免费的午餐，改变行为也是有代价的：不吃汉堡对于威穆皮来说，是忍痛割爱。因此，心脏病不仅损害了患者利益，也损害了那些通过改变行为进行预防的人的利益。同样，威穆皮可以减少工作时间，这固然能减少他的税负，但也减少了他的收入。为了预防某种疾病，人们放弃自己很喜欢的活动（比如吃汉堡）而选择不那么喜欢的活动（比如吃菠菜），而由此导致的福利损失，被称为这种疾病的**超额负担**。

一般来说，公共卫生系统在计算疾病成本时没有考虑疾病的超额负担，因为超额负担很难衡量，然而疾病的超额负担可能比这种疾病的直接成本还大。菲利普森（Philipson，2000）引用了脊髓灰质炎例子。由于有全面疫苗接种计划，美国即使有脊髓灰质炎患者，也很罕见。因此，脊髓灰质炎的**流行病成本**几乎为零。然而，脊髓灰质炎仍然产生了超额负担，因为每一年都有几百万新生儿接种疫苗。疫苗接种成本构成了脊髓灰质炎的超额负担，即使这种病在美国实际上已绝迹。

> **定义 21.1**
>
> **流行病成本**（epidemiological cost）：与疾病相关的直接成本，包括这种疾病带给患者的财务成本（例如工资损失）和非财务成本（例如身心痛苦）。
>
> **超额负担**（excess burden）：与人们预防疾病的活动相关的成本。
>
> **总经济成本**（total economic cost）：流行病成本与超额负担之和。

疾病的流行病成本和超额负担取决于这种疾病的严重性和传染性。考虑普通流感和埃博拉（Ebola）病毒的区别。尽管感冒让人不舒服，但每一例感染的流行病成本通常较低。因此，即使普通流感广泛传播，它施加给整个人口的流行病成本也较低。相比之下，埃博拉是一种致命传染病，大多数患者通常在感染此病后几天内就死亡。然而，全世界每年感染埃博拉的人，也就几十例。因此，普通流感和埃博拉的流行病成本可能都比较低，但原因迥异。

451

对于普通流感，大多数人会采取一些预防措施，但很少人为此大动干戈。例如，在流感季节，大多数人不会戴医学口罩，也不会一天洗无数次手，即使它们能降低感染流感风险。因此，普通流感的超额负担较低，因为流感风险对人们行为改变没有多少激励作用。

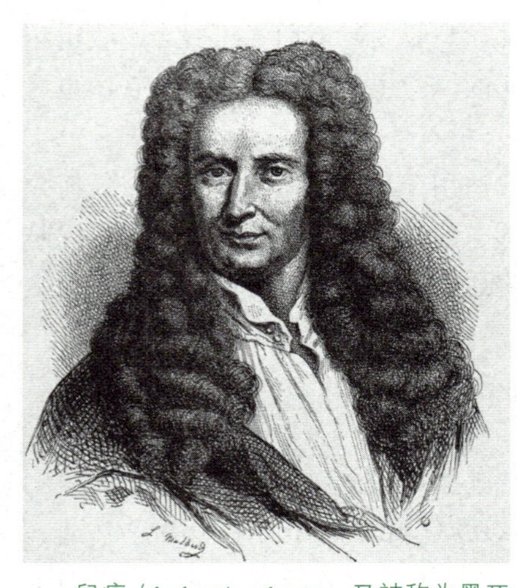

鼠疫（bubonic plague，又被称为黑死病）迫使艾萨克·牛顿在1664年离开剑桥大学，前往位于伍尔斯索普（Woolsthorpe）小城的故乡。由于无人打扰，牛顿在那里提出了重力理论。在这种情形下，自我保护不仅说明了鼠疫的蔓延，也促生了著名的重力论。

相比之下，在埃博拉间歇爆发的非洲地区，人们极力预防暴露（风险）。2005年，刚果爆发埃博拉疫情，世界卫生组织（WHO）和当地政府联手隔离了出现埃博拉疫情的整个村庄，严禁人员进出这个村庄，清洁食物全部来自外界。这种行动的代价是显然的，这也说明了埃博拉的超额负担很高。感染埃博拉病毒带来的严重后果，促使人们竭力预防被感染，也就是说，埃博拉对人们的行为改变有很大激励作用。

图21.1说明了流行病成本和超额负担如何随着疾病严重程度Θ的变化而变化。横轴表示疾病的严重程度。随着严重程度增加，自我保护的激励作用也增加，因此超额负担关于疾病严重程度Θ单调递增。如果自我保护行为有效，那么发病频率最终将随着Θ的增加而降低，也许会一直降低到大多数严重疾病的流行病成本实际降低时为止。

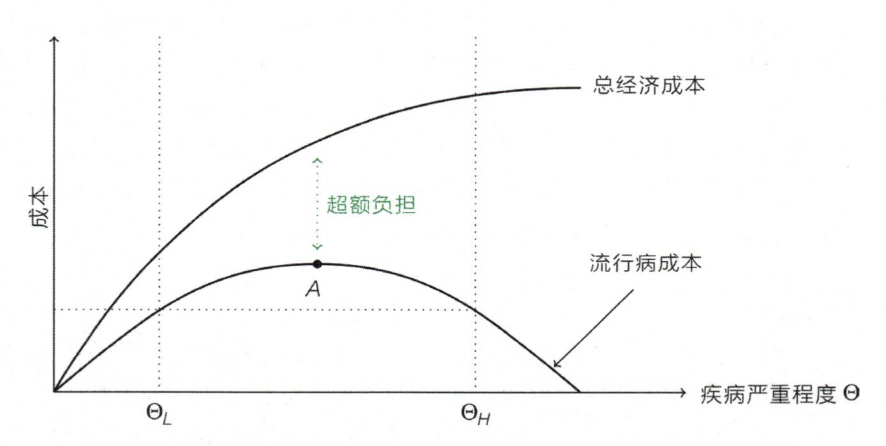

图21.1 各种疾病（代表不同严重程度）的流行病成本与总经济成本

资料来源：Philipson（2000）.

考虑两种疾病，一种是严重程度为Θ_L的低成本疾病L（例如流感），另外一种是严重程度为Θ_H的高成本疾病H（例如埃博拉），其中$\Theta_H > \Theta_L$。进一步假设疾病L的感染可能性是疾病H的10倍，然而疾病H的流行病成本是疾病L的10倍。在这些假设条件下，疾病H和L的直接成本相同。然而，由于疾病L诱导的自我保护活动较少，它的超额负担也比较小。

如果你还记得经济学原理课程中的税收收入（税收负担）与税率之间的关系图，那么你可能会觉得图21.1比较眼熟，因为两者很像。事实上，这不是巧合。我们在前面说过，疾病可以视为税收：疾病的流行病成本对应着税收收入（对于纳税人来说，就是税负），疾病的总经济成本对应着征税总成本，包括征税的超额负担。在比较低的税率水

452

平上，通过收入税筹集的税收收入较少，征税施加的超额负担也比较小。类似的，严重程度低的疾病，施加的流行病成本和超额负担也较低。随着税率上升，税收收入增加，直至增加到图21.1中的A点，此时，由于高税率打击了人们的工作积极性，税收收入开始降低。在税率很高时，人们竭力避税，甚至完全停止工作；如果人们完全不工作，税负为零，政府的税收收入自然也为零，与此同时，征税导致的超额负担达到最高水平（即征税的危害达到最高水平，因为它导致人们完全不工作）。这种情形与严重疾病例如埃博拉类似，因为人们也竭力“避税”——避免感染埃博拉。表21.1说明了收入税和“疾病税”的相似性。

表21.1　收入税与各种“疾病税”的比较

	收入税	一般疾病税	例：心脏病税	例：流感税
对什么征税	收入	疾病暴露	能增加心脏病风险的任何东西（例如汉堡）	未接种疫苗者与患者接触
支付形式	向政府交钱	预期医疗费用增加	预期心脏病费用增加	预期流感费用增加
预防方法	减少工作时间	自我保护	少吃汉堡	接种疫苗
超额负担形式	经济生产力降低	自我保护是种行为改变和扭曲，降低了效用	不能去吃汉堡了	买疫苗，接种，花钱而且有皮肉之苦

患病率弹性

我们已经讨论了人们对疾病严重程度的反应。尽管我们一直强调疾病严重程度，然而人们有时也对疾病尤其是传染病的流行程度做出反应。如果你接触的每个人都是病毒的潜在携带者，你可能会积极预防，而如果每百万人口才有一人携带病毒，你通常不会那么小心。

这方面的最好例子是2009年世界性的H1N1流感（猪流感）疫情。2009年，墨西哥城首先出现猪流感，这座人来人往的大都市因此被迫停业五天。父母不让孩子上学而是待在家里，游客不再去著名的宪法广场，球迷们不去体育馆观看足球赛即使是关键赛事①，感染病人被隔离。在政府最终报告说疫情得以控制之后，墨西哥城才逐渐恢复到以前的繁华和热闹。显然，墨西哥城的居民在做自我保护时已意识到这种疾病的风险。

453

公共卫生官员和流行病专家通常以墨西哥城在隔离方面的成功经验，强调下列路径：**更多的**保护 → **更少的**疾病。而经济流行病学家强调另外一种路径（参见图21.2）。经济流行病学认为自我保护活动的需求受疾病的**患病率**影响，患病率是指既定时点患有某种疾病的人口百分比。这产生了图21.2所示的反馈机制。

① 在2009年H1N1流感爆发期间，墨西哥城的阿兹特克体育场足球赛的观众几乎锐减为零。

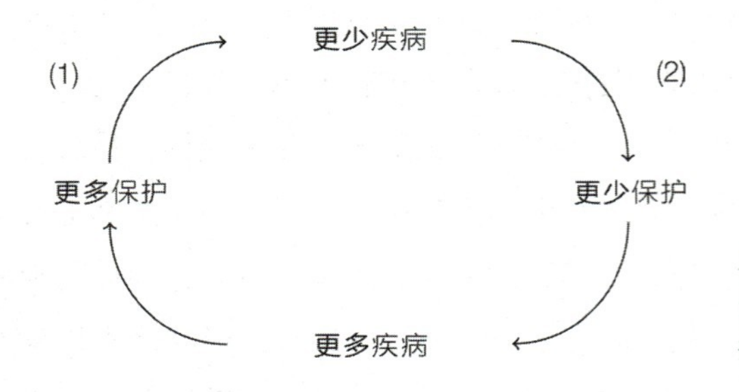

图21.2 自我保护与疾病患病率的互动关系

这种关系表现为：（1）自我保护降低了患病率；（2）较低的患病率导致自我保护减少。最终，这种互动关系产生的反馈效应降低了自我保护对患病率的作用。

定义 21.2

患病率（prevalence）：既定时点某种疾病患者人数占人口比例或百分比。

在这种观点看来，如果某种严重疾病突然变得更流行，作为反应，人们对自我保护活动的需求会增加。另一方面，这也意味着任何旨在促进自我保护活动的政策，例如疫苗接种政策，最终都会自我限制。如果这样的政策取得了成功，降低了患病率，那么人们对此的反应就是掉以轻心，减少自我保护。这个反馈路径的出现有前提条件，即人们会对患病率做出反应。这种对患病率的反应敏感性，被称为自我保护活动需求的患病率弹性。

定义 21.3

自我保护活动需求的患病率弹性（prevalence elasticity of demand for self-protection）：衡量自我保护活动的需求如何随患病率的变化而变化，通常被简称为患病率弹性。

很多流行病学模型和研究没有考察自我保护活动的需求如何随患病率的变化而变化，这实际上等同于假设患病率弹性等于零。在21.4节，我们将用文献中的证据说明，患病率弹性不为零。

21.2 传染病SIR模型

454

在本节，我们要介绍传染病模型中最基本的流行病模型——SIR模型（Anderson and May，1985），其中S、I、R分别指易感者（susceptible）、感染者（infected）和康复者（recovered）。这个模型描述了传染病是如何演化的。这类模型能帮助我们理解人群何时最脆弱，疾病的传染性何时最强以及何时开始衰退。它们也有助于我们衡量疫苗接种和公共卫生干预政策例如接种补贴的效果。SIR模型为我们思考患病率和自我保护之间的互动关系提供了简明架构。

在SIR模型中，人口被分为三组：易感组（S），感染组（I），康复组（R）。在时点t，它们的人数分别为S_t、I_t和R_t。随着时间推移，有人出生，有人死亡，健康者感染疾病以及病人康复。S_t、I_t和R_t相应变化。

为了研究SIR模型的动力学，我们需要列举各组成员从一组移动到另外一组的所有通道。易感组S中的一些人感染疾病，（假设易感组的）感染率为λ_{SI}，这些人移动到感染组I。类似的，感染组I中的一些病人恢复，恢复率为λ_{IR}，这些人移动到康复组R。在这个模型中，每一期有Λ_b个婴儿出生；S、I、R三组人口的死亡率分别为λ_{d_S}、λ_{d_I}和λ_{d_R}。最后，疫苗接种率v反映了从易感组S移动到康复组R的人数。图21.3画出了所有可能的路径以及相应比率。

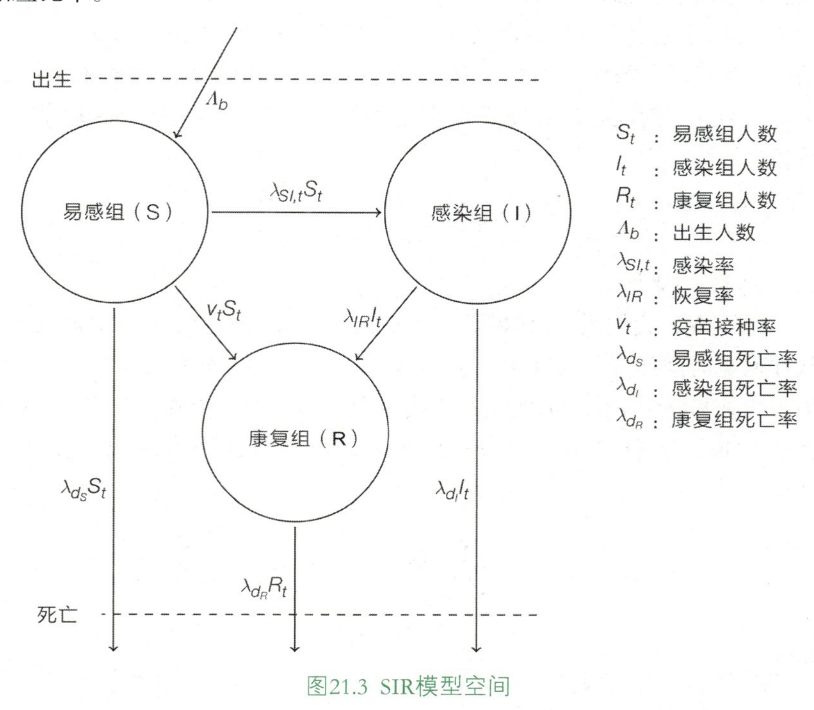

图21.3 SIR模型空间

在图21.3描述的模型中，感染者不可能再次进入易感组，因为我们假设不存在从感染组或康复组返回到易感组的路径。如果我们模拟的是能产生免疫能力的疾病（例如水痘、白喉和百日咳等），那么这个假设就是合理的。SIR模型也可以推广到其他类型的疾病。

455

接种率

与几乎所有常见商品的需求一样，疫苗的需求取决于疫苗价格；经验研究例如兰德医疗保险试验证实了这一点（参见第2章）。如果疫苗需求的患病率弹性不等于零，那么接种率也取决于患病率（参见21.2节）。因此，接种率v是疫苗价格p和患病率I_t的函数：

$$v_t=v(p,I_t) \quad (21.1)$$

如果患病率对疫苗接种率的影响比较大，那么疫苗的需求对患病率比较敏感，不管疫苗需求对价格是否敏感。事实上，患病率和价格对接种率的作用方向正好相反。疫苗的需求随患病率上升而上升，但随价格上升而降低。我们考察SIR模型的主要目的在于确定疫苗价格对感染总人数的影响，在这个过程中，我们需要考虑患病率弹性的影响。

感染率

给定传染病，感染人数越多，易感者染病可能性越大。如果没有人患流感，那么易感者染病概率为零；而如果你周围的每个人都得流感，那么你染病概率就非常高。

感染率也取决于疾病本身的一些性质。例如汉森（Hansen）病（俗称麻风病），不容易传播，即使人们有致病因果接触（casual contact），也没有什么问题。相比之下，普通感冒很容易传播，只要附近有病人打喷嚏或者你与病人握手，就很可能被感染。有鉴于此，SIR模型引入了与特定疾病相关的感染常数β，它描述了社区内的人们如何相互作用以及疾病的传染性。通过近因传播的高度传染疾病例如普通感冒病毒，可能有较高的感染常数β；而汉森病有较低的感染常数β。感染率$\lambda_{SI,t}$等于感染常数β与感染人数I_t的乘积：

$$\lambda_{SI,t}=\beta I_t \qquad (21.2)$$

转移方程

接下来，我们描述SIR模型中每组人群的转移方程。这些转移方程告诉我们每组人数如何随时间的变化而变化，它们考虑了所有进入和退出路径（参见图21.3）。例如，为了找到易感组S在时点t的人数变化dS/dt，我们将所有输入流量（incoming flows）——在这种情形下就是出生率——加起来，然后减去所有输出流量（感染、接种以及死亡）：

$$\begin{aligned}\frac{dS}{dt}&=\overbrace{\Lambda_b}^{\text{出生}}-\overbrace{\lambda_{SI,t}S_t}^{\text{感染}}-\overbrace{v\cdot St}^{\text{接种}}-\overbrace{\lambda_{d_S}S_t}^{\text{死亡}}\\&=\Lambda_b-\beta I_t\cdot S_t-v_t S_t-\lambda_{d_S}S_t\end{aligned} \qquad (21.3)$$

456

类似的，我们可以找到其他转移方程。感染组I的转移方程为：

$$\begin{aligned}\frac{dI}{dt}&=\overbrace{\lambda_{SI,t}S_t}^{\text{感染}}-\overbrace{\lambda_{IR}I_t}^{\text{恢复}}-\overbrace{\lambda_{d_I}I_t}^{\text{死亡}}\\&=\beta I_t\cdot S_t-\lambda_{IR}I_t-\lambda_{d_I}I_t\end{aligned} \qquad (21.4)$$

康复组R的转移方程为：

$$\frac{dR}{dt}=\overbrace{v_t\cdot S_t}^{\text{接种}}+\overbrace{\lambda_{IR}I_t}^{\text{恢复}}-\overbrace{\lambda_{d_R}R_t}^{\text{死亡}} \qquad (21.5)$$

稳定状态人口

在所有的目标里面，我们最关注稳定状态（steady state）下的易感组人数、感染组人数以及康复组人数，在这里，稳态意味着三组人数固定不变。从政策角度看，稳态人口比较有意义，因为政策变化（例如对接种给予补贴）的目的，通常在于限制感染人口数。令S^*、I^*和R^*分别表示易感组、感染组以及康复组的稳态人数。根据定义，它们不随时间变化而变化。因此，S^*、I^*以及R^*关于时间的导数都等于零：

$$\frac{dS^*}{dt}=\frac{dI^*}{dt}=\frac{dR^*}{dt}=0 \qquad (21.6)$$

在稳态下，易感组、感染组和康复组之间仍有人口流动（流入和流出），但每组人数不会变化。

给定我们对SIR模型的描述，我们可以容易地求出稳态下的易感组人数S^*。只有求出S^*，我们才能进一步计算出稳态下的感染组人数I^*，而I^*才是政策真正关注的变量。计算S^*的最简单方法是分析方程（21.4）中稳态下的感染组人数：

$$\frac{dI^*}{dt}=\beta I^*\cdot S^*-\lambda_{IR}I^*-\lambda_{d_I}I^*=0 \qquad (21.7)$$

注意到第一个等号右侧的三项都含有因子I^*。只要$I^*\neq 0$，我们可以将它从方程中删去：

$$0=I^*[\beta\cdot S^*-\lambda_{IR}-\lambda_{d_I}]$$
$$0=\beta\cdot S^*-\lambda_{IR}-\lambda_{d_I}$$

根据上面这个式子，我们可以求出S^*：

$$S^*=\frac{\lambda_{IR}+\lambda_{d_I}}{\beta} \qquad (21.8)$$

（21.8）式是说稳态下的易感组人数与疾病的传染性β反相关，与感染组的退出率$(\lambda_{IR}+\lambda_{d_I})$正相关。这符合我们的直觉：如果传染性较高，那么易感人群很可能会迅速生病，然而如果感染者很快康复或死亡，那么他们感染其他人的可能性较小。

注意到，S^*不取决于疫苗价格，但这并不意味着疫苗价格对传染病的爆发过程没有影响。接下来我们将看到，价格影响稳态下的感染组人数。

457

价格与传染病

我们已经知道，接种率v_t是关于疫苗价格p和患病率I_t的函数：

$$v_t=v(p,I_t) \qquad (21.9)$$

我们的主要目标是考察疫苗价格变化对感染组人数的影响，因为这是主要的政策相关问题。接种补贴是常见的政策杠杆，SIR模型预测它是否能控制传染病，如果能控制，何时控制住。尽管S^*的求解比较容易，然而I^*的解析解比较难求出。但疫苗价格对稳态下感染组人口的影响的表达式不难推出：

$$\frac{dI^*}{dp}=-\frac{\frac{dv}{dp}}{\beta+\frac{dv}{dI^*}} \qquad (21.10)$$

这个导数的值能反映疫苗补贴政策的效果有多大。感兴趣的读者可以通过习题15推导出（21.10）式。

（21.10）式取决于疾病的传染性β，以及另外两个变量即dv/dI^*和dv/dp。变量dv/dI^*描述了患病率对接种率的影响，这个变量与患病率弹性有关。随着感染人数增加，自我保护活动的需求也增加，因此dv/dI^*为正。变量dv/dp描述了价格对接种率的影响。由于疫苗需求的价格弹性为负，dv/dp也为负。

由于传染性参数β总为正，而且dv/dI^*为正以及dv/dp为负，因此dI^*/dp必定为正，参见（21.10）式。这意味着接种补贴政策能够减少稳态下的感染组人数：

$$\frac{dI^*}{dp} = -\frac{\frac{dv}{dp}}{\beta + \frac{dv}{dI^*}} > 0$$

（21.10）式能够估计疫苗接种补贴政策的效果大小。如果下列某个条件成立的话，接种补贴政策可能更有效果：

- **疫苗需求更具有价格弹性。**如果疫苗价格对疫苗需求的影响很大，那么补贴政策可能显著增加疫苗需求。在这种情形下，dv/dp的绝对值较大，从而dI^*/dp的值较大。相反，如果疫苗需求非常缺乏价格弹性，人们接种时几乎不考虑价格因素，那么补贴政策将不会显著影响行为。
- **传染性较低。**在其他条件不变时，dI^*/dp随着传染性β的降低而增加。如果传染性β较低，那么被感染人数较少，易感人数较多。因此，疫苗接种市场更大，从而补贴能够让更多的人受益。相反，如果传染性较高，那么易感人数较少，因此疫苗接种市场较小，补贴政策的效果较小。
- **患病率弹性较低。**在其他条件不变情形下，dI^*/dp随着dv/dI的降低而增加。补贴政策降低了稳态下的患病率。如果疫苗需求的患病率弹性较低，那么患病率的降低触发的反馈效应较小，从而不会导致疫苗需求明显降低，在这种情形下，疫苗补贴政策的效果较大。相反，如果患病率弹性较大，那么患病率的降低触发的反馈效应较大，从而导致疫苗需求显著降低，在这种情形下，疫苗补贴政策的效果较小。

图21.4（改编自图21.2）说明了为什么自我保护活动需求产生的负反馈效应降低了疫苗补贴政策对患病率的影响。补贴政策增加了疫苗的需求，但由此导致的患病率降低又促使人们减少了自我保护活动的需求。补贴政策的确减少了稳态下的患病率，但没有预想的那么大，因为这里存在反馈效应。

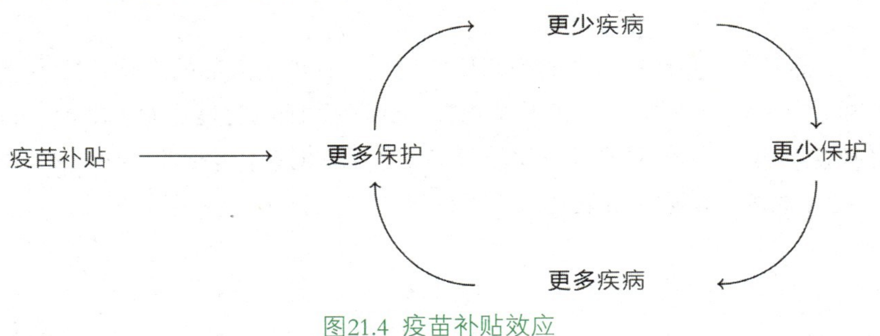

图21.4 疫苗补贴效应

21.3 疾病控制

传染病控制的一个目标就是疾病的消灭（eradication）——彻底消除任何新的感染可能性。这个目标不仅要求将患病率降为零，还要求消除疾病的非人类感染源。疾病的消灭不仅消除了疾病直接导致的死亡和肉体折磨，也消除了对感染疾病的担忧。换句话说，疾病的消灭不仅消除了疾病的流行病成本，还消除了疾病的超额负担，因为此时已没有必要实施任何自我保护活动。

尽管消灭疾病带来的好处巨大，然而疾病很难消灭。人类在天花（smallpox）消灭运动上取得了成功，但除此之外，再无世界性的疾病被成功消灭的例子。疾病难以消灭的原因之一，在于很难控制疾病的非人类感染源。人类独有的疾病也难以消灭，其主要原因在于人类对患病率的自我保护反应。在消灭疾病运动过程中，患病率可能被成功降低到较低水平。然而，要从这个水平再降低到零就非常困难，因为当患病率足够低时，人们对自我保护的需求消失。只要疾病未被完全消除，它就仍有可能从少数人那里传播到多数人身上，因为易感人群不再对疾病采取防护措施。

疾病反弹

在消灭疾病的运动中，患病率可以降低到很低的水平，但可能还不够低。消除除极少数病例以外的几乎所有病例可能不足以消灭疾病。剩下的少数未被消灭的病例，仍有能力感染很多人，引发新的疫情。患病率可能从很低的水平上反弹。

459

如何判断某种疾病可能反弹以及何时反弹呢？回顾SIR模型中感染组I_t的转移方程：

$$\frac{dI}{dt} = \beta I_t \cdot S_t - \lambda_{IR} I_t - \lambda_{d_I} I_t$$

当感染组人数随着时间推移而增加时，即$\frac{dI}{dt} > 0$时，患病率上升：

$$0 < \beta I_t \cdot S_t - \lambda_{IR} I_t - \lambda_{d_I} I_t$$

$$0 < I_t[\beta \cdot S_t - \lambda_{IR} - \lambda_{d_I}]$$

$$0 < \beta \cdot S_t - \lambda_{IR} - \lambda_{d_I}$$

整理上式，我们就得到了患病率上升的条件：

$$\lambda_{IR} + \lambda_{d_I} < \beta \cdot S_t \qquad (21.11)$$

因此，患病率上升当且仅当感染率$\beta \cdot S_t$大于恢复率λ_{IR}与死亡率λ_{d_I}之和（21.11式）。这个不等式的意思是说，当疾病传播速度大于感染者死亡或恢复速度时，患病率将上升。也就是说，当一个典型感染者在死亡或康复之前感染了一个以上的易感者，患病率将上升。

这并不意味着为了消灭疾病，疫苗必须彻底覆盖每个人。回忆一下，我们在前面章节讨论过**群体免疫**思想。当接种个人保护了他们的邻居和朋友免受传染病的感染时，群体免疫就产生了。群体免疫使得疾病易于消灭。如果人口接种比例很高，那么易感者人数就很少。结果就是，每一例新增病例引起另外一例新增病例的可能性降低。

（21.11）式说明了同样道理。当接种比例很高时，S_t很小，这时候这个不等式不大可能成立。由于易感者人数很少，恢复率和死亡率之和超过了感染率，从而导致患病率降低。这意味着为了消灭疾病，接种率并不是非得达到100%。群体免疫放大了接种效果，降低了疾病的反弹性。

疫苗需求与疾病消灭

在疾病控制过程中，两种相互竞争的力量决定了患病率大小，这两种力量分别为群体免疫和疫苗需求对患病率的反应。群体免疫放大了每一例接种的作用，从而限制了疾病传播，降低了患病率。然而由于接种降低了患病率，未接种者的接种激励降低，从而迫使患病率上升——参见图21.2描述的反馈机制。

在疾病消灭运动一开始，患病率水平较高，群体免疫效应大于患病率反应带来的负反馈效应。随着运动进展，患病率降低，接种的私人收益也降低。负的反馈效应开始大于群体免疫效应。正因为此，消灭疾病运动越接近胜利尾声，越难进行下去。患病率可能降得足够低，以至于自我保护活动的需求彻底消失，在这种情形下，疾病有可能反弹（参见图21.5）。

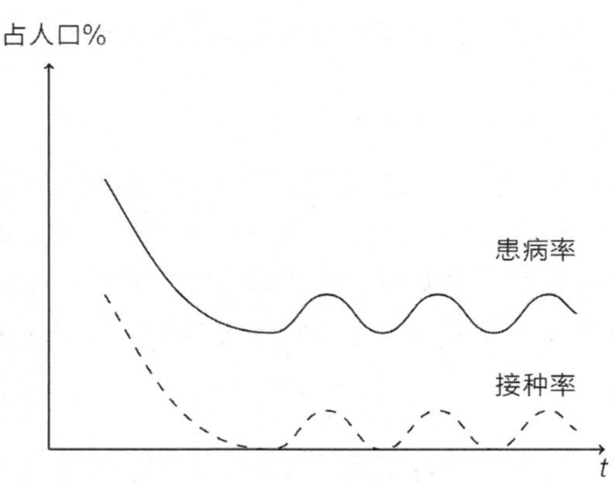

图21.5 对于这种虚构的疾病，随着患病率降低，接种带来的私人收益也降低，因此接种率下降。当患病率低于一定水平，如果疫苗价格为正，接种率可能为零。自我保护活动消失，导致易感者在整体人口中占比很大，患病率可能再次上升。

在完全竞争的疫苗市场上，如果（1）自我保护需求在某个很低的患病率水平下消失，（2）并且在这个水平下，疾病反弹，患病率上升，那么市场不能让疫苗价格低到足以消灭疾病。在这两个条件下，如果存在补贴政策使得疫苗价格降低为零，或者有强制性的疫苗接种项目，疾病才可能被消灭。

460

爱尔兰在1980年代的麻疹历史，说明了自我保护需求消失与疾病反弹是如何导致疾病消灭运动未能取得成功的。1985年，爱尔兰引入了麻疹疫苗，儿童的麻疹例数从1985年的接近100 000例降低到1991年的135例（Butler et al.，2002）。然而，随着疫苗需求降低，这个病就一直没有消失。爱尔兰卫生当局未能实现95%的疫苗覆盖率目标。之所以确定这个覆盖率，是因为卫生当局估计当实际覆盖率达到这个水平时，群体免疫效应就能消灭疾病。随着自我保护活动需求的降低，麻疹患病率反弹：1993年出现了4 000多个新病例。尽管爱尔兰消灭麻疹运动几近成功，但功败垂成。未接种的易感儿童比例过大，麻疹反弹。

疾病消灭的福利经济学

我们已经看到，传染病不仅损害了感染者也损害了易感者，因为它们不仅增加了患病率，而且迫使人们采取自我保护措施[①]。另外，由于接种的社会收益大于私人收益，私人市场不能实现疫苗的社会最优水平。用经济学语言表达，每一个传染病例都对暴露人群施加了负的外部性，而每一次疫苗接种都通过群体免疫产生了正外部性。

① 注意，如果没有疾病，就没有必要采取自我保护措施，因为它们其实是一种社会损失。——译者

去最近的医院要多少钱？
……你啊，情况有些特殊。一块钱去医院，另外加五块钱的疾病税。
CITY BU

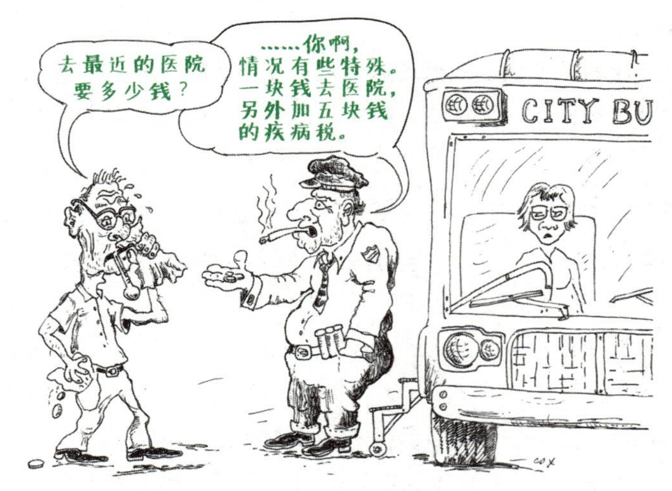

如果病人不乘公共汽车而是乘出租车，公共汽车的其他乘客就能够避免受他的病菌感染。征收疾病税，加重了病人负担，但它能降低疾病传播速度。

（传染病情形下）社会所受损害与私人所受损害的差异以及（接种情形下）社会收益与私人收益的差异导致疾病过多，接种过少（相对于各自的社会最优水平来说）。正如我们在第20章讨论的，有两种将外部性内部化的政策——庇古方法（Pigouvian）和科斯方法（Coasian）。

庇古方法可能需要用到疾病税和疫苗补贴。庇古税通过对可能传播疾病的行为征税来抑制疾病传播。例如，生病儿童若去学校上学，父母需要交税；传染病患者坐飞机时，需要交税。然而，这些庇古税不仅难以实施和管理，而且还是一种反向保险

463

（reverse insurance）：生病者交纳更多的税收。

庇古补贴相对可行：政府通过补贴政策促使人们自我保护。例如，政府通常免费向所有居民提供基本疫苗。然而，有时单纯依靠补贴行不通（即使疫苗和接种完全免费）。疫苗的需求不仅取决于疫苗价格也取决于非金钱因素例如疫苗的副作用、对打针的恐惧以及低患病率等。因此，为了诱使人们普遍接种，庇古补贴数额需要超过疫苗的边际生产成本。

2000年代早期，中美洲国家尼加拉瓜政府建立了一个有条件的现金转移项目——如果贫困家庭完成了一些基本卫生任务，包括让自己的孩子接种预防肺结核、麻疹、脊髓灰质炎、白喉等疾病的疫苗，那么它们平均每年可以得到272美元的补贴（Barham and Maluccio，2009）。这些钱相当于参加该项目的典型家庭年收入的近17%。另外，政府向接种者免费提供疫苗。现金补贴和疫苗接种运动（实物补贴）一起充当了庇古补贴角色，它们将疫苗实际价格降到零以下。这些努力的结果就是很多疾病疫苗覆盖率超过了95%。

除了庇古税和庇古补贴之外，还有一种方法，那就是科斯方法。科斯方法实质上是协商或改变产权。与庇古政策情形类似，这些方法的效果判断标准是它们在多大程度上将感染和疫苗接种的社会成本和收益内部化。

假设人们有权不接种。科斯方法涉及未接种者以及所有潜在受益者之间的协商，因为后者知道如果前者接种，他们就能通过群体免疫获得好处。在理论上，易感人群将出钱让未接种者去接种。然而，这样的协商不可行，因为交易成本太大——这需要找到所有潜在受益者并且还要协商成功。

相反，很多政府使用了另外一种科斯解，其中产权被重新分配了：人们没有不接种的权利。例如，在美国，每个州都要求儿童在报名上学时必须出具接种记录。这样的强制规定并非美国所独有，世界各国基本如此；天花最终被消灭，这种方法立了大功。

消灭天花运动是否值得？

尽管消灭疾病能产生很大社会收益，然而疾病消灭运动是否社会最优，取决于这个运动的成本和收益。真正全面的疫苗接种运动很费钱，因此，接受一定患病率而不是消灭疾病，可能是最优的。

表21.2 天花年成本以及天花消灭运动的年成本（百万美元，以1967年美元衡量）

	流行病成本	超额负担	天花消灭运动成本
工业化国家	0	150	7.5
发展中国家	1020	50	15.4

资料来源：Fnner et al.（1988）.

考虑1967年（天花消灭运动自这一年开始）天花的流行病成本和超额负担（参见表21.2）。工业化国家已消灭了天花，因此流行病成本为零。然而，由于其他国家还存在着天花，即使工业化国家的公民也需要自我保护，因此，超额负担为正。与此同时，发展中国家仍存在天花疫情，因此，这些国家面对的流行病成本和超额负担都为正。发展中国家面对的超额负担低于工业化国家，原因有二。首先，发展中国家的疫苗渗透率远低于发达国家。其次，工业化国家的疫苗接种成本更高，部分原因在于与疫苗副作用相伴的责任成本更高。

462

天花消灭运动持续了13年（1967—1979年），一共花了2.98亿美元。然而，天花消灭后，每年可以节省12亿美元，这是流行病成本与超额负担之和。为了从公共卫生官员角度评估这个运动是否值得，我们需要计算1967—1979年的贴现成本，以及1980年之后的贴现收益。这与第5章评估你上医学院校的净现值类似。

（21.12）式使用表21.2中的数据，计算了天花消灭运动的成本和收益。在这些方程中，r表示利息率，这也是成本和收益的贴现率。收益方程包括所有未来收益。

$$成本现值=\sum_{t=0}^{12}\frac{7.5+15.4}{(1+r)^t}$$

$$收益现值=\sum_{t=13}^{\infty}\frac{1020+50+150}{(1+r)^t} \qquad (21.12)$$

净现值（NPV，net present value）等于收益现值（$PV_{Benefit}$）与成本现值（PV_{Cost}）之差：

$$净现值=收益现值-成本现值 \qquad (21.13)$$

在天花消灭运动案例中，利率（贴现率）为4%时，净现值为188亿美元。内部报酬率为36%，这意味着只要利率低于36%，这个运动就是值得的。注意，这些计算是站在整个世界而不是某个国家的社会福利角度做出的。同样，我们可以分别站在工业化国家和发展中国家立场上进行计算，结果见表21.3。表21.3的最后一列给出了不考虑超额负担时的世界福利。根据这些计算结果，天花消灭运动是值得的。相反，如果不考虑超额负担，那么这个运动对工业化国家来说不值得。

463

表21.3 净现值、内含报酬率和收支平衡期

	全球	发达国家	发展中国家	全球（无超额负担）
净现值（10亿美元）[†*]	18.8	2.3	16.5	15.7
内含报酬率[†]	0.36	0.26	0.39	0.34
收支平衡期（年）[*]	102	77	109	0.97

†假设运动期为13年。

*假设利率r=0.04。

21.4 经济流行病学的应用

经济学家对流行病的突出贡献，在于证明了从疾病患病率到自我保护需求的反馈路径。在本节，我们提供美国三种流行病证据：艾滋病、1989—1991年的麻疹疫情以及季节性的流感。尽管自我保护形式因病而异，然而这三种流行病的证据都表明患病率弹性为正。事实上，这些经验证据表明自我保护行为不仅受患病率影响，还受疾病的其他威胁指标比如死亡率的影响。

1980年代旧金山的HIV发病率降低

假设易感人群在决定是否保护自己以及如何保护自己时，不考虑疾病患病率因素，也就是说，假设21.2节的SIR模型不成立。在当前这个假设下，快速传播疾病的**感染危险率**随着患病率增加而增加。随着疾病进一步广泛传播，易感人群更有可能与感染者接触。

> **定义 21.4**
>
> **感染危险率**（infection hazard rate）：易感人群感染给定疾病的比率。感染危险率与**发病率**（incidence）有关，发病率是指整个人口中出现给定疾病的新病例的比率。[①]

现在假设自我保护活动的需求患病率弹性为正。随着疾病进一步传播，未感染者寻求更多的自我保护。因此，当患病率上升时，发病率可能维持不变甚至降低。这与在患病率弹性为零假设下的预测结果形成鲜明的对比。我们已经知道，疫苗运动是自我限制的，因为当患病率降低时，人们可能停止寻求自我保护。类似的，流行病也是自我限制的，因为当患病率上升时，人们需求更多保护。流行病疫情数据显示，患病率上升的同时，发病率在降低，这意味着患病率弹性为正。

在研究1983—1992年美国旧金山艾滋病的发病率和患病率时，Geoffard and Philipson（1996）发现了这样的模式。在这个时期，艾滋病在旧金山特定人群比如男同性恋以及吸毒者中非常流行。1982年，当艾滋病被首次出现在公共视野中时，旧金山可以称为艾滋病之乡——这里的艾滋病病例占美国的1/8。此时，艾滋病在这一地区快速传播，它的

① 注意发病率（incidence）与患病率（prevalence）的区别，前者强调新病例，后者强调新病例和旧病例。——译者

主要传播途径是未采取保护措施的性行为以及使用被感染的针头注射毒品。

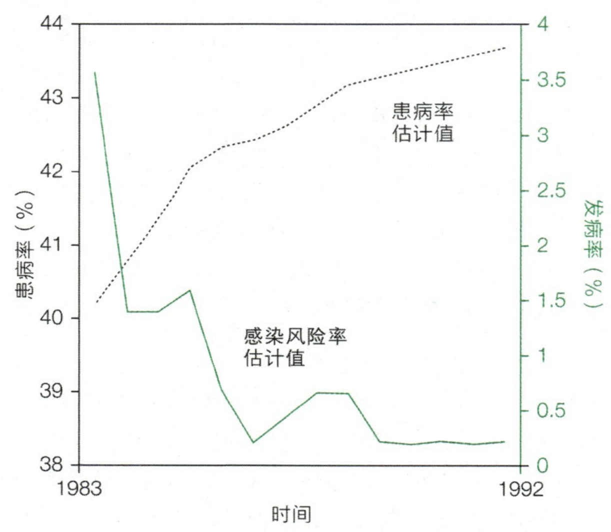

图21.6 1983—1992年旧金山地区艾滋病的发病率和感染风险率

资料来源：P. Geoffard and T. Philipson（1996）.

464 图21.6根据15轮旧金山男性健康调查数据，绘制了1983—1992年旧金山年轻未婚男性的艾滋病患病率和发病率（Geoffard and Philipson，1996）。在这一时期，艾滋病患病率急剧降低：到1992年，样本人群中的发病率不到1983年发病率的1/10。根据这个证据，患病率与发病率反相关。随着越来越多的旧金山市民被感染，艾滋病传播速度反而明显降低。尽管患病率更高会使艾滋病通过未采取保护措施的性行为、被感染的针头以及输血等途径传播的可能性变大，但发病率实际上是降低了。

正的患病率弹性未必是患病率和发病率之间的反相关关系的唯一解释。其他因素，例如人们认识到艾滋病的传播模式以及知道如何采取自我保护措施，都有可能降低发病率。不过不管怎样，图21.6还是间接说明了患病率弹性为正。

1989—1991年的麻疹疫情

衡量患病率弹性更直接的方法，是比较同一时期不同地区的患病率水平。这方面的一个例子是对1989—1991年麻疹流行期间疫苗接种行为的考察（Philipson，1996）。麻疹是具有高度传染性的疾病。由于发达国家的疫苗接种近乎全覆盖，这种病在发达国家很少见。麻疹也是一种非常致命的疾病，1987—2000年在美国，每一千个感染者就有三人死亡（Perry and Halsey，2004）。

1989—1991年，由于一些儿童未及时接种，美国爆发了麻疹疫情（CDC，1991；Gindler et al.，1992）。在这期间，麻疹患病率高企：1990年美国麻疹例数是1988年的近九倍（Philpson，1996）。然而，美国各个州的患病率不同。在这个阶段，那些西班牙裔 465 所占比重较大的州，例如德克萨斯州，患病率很高；其他一些州，例如北达科他州，患病率较低。

菲利普森考察了高患病率地区的父母是否为孩子及时接种疫苗。官方推荐的接种年龄为12—15个月（也就是一周岁多一点），然而在非疫情流行的年份，很多婴儿在15个月甚至24个月大时仍未接种。如果高患病率地区例如德州的父母比低患病率地区例如北达科他州的父母更早更及时地带他们的小孩去接种，那么我们可以断言疫苗的需求是具有患病率弹性的。

美国国家健康调查数据提供的证据，说明事实的确如此：1989年出生在高患病率地区的婴儿比同年出生在低患病率地区的婴儿更早接种（参见图21.7）。高患病率地区的婴儿在一周岁前接种的可能性是低患病率地区婴儿的四倍左右，在15个月之前接种的可能性是后者的三倍左右。

有人反对这个证据，他们认为这个证据来自麻疹疫苗接种的观察研究而不是对照试验。也许高患病率地区例如德州的父母，有一些难以观察到的特征，这些特征导致更高的麻疹患病率和更早接种，而且高患病率和更早接种之间没有因果关系。然而，1986年（此时麻疹疫情还未出现），高患病率地区和低患病率地区的疫苗接种率和接种及时性不存在显著差异。这意味着人们对麻疹疫情的反应差异（参见图21.7）是由正的患病率弹性引起的。

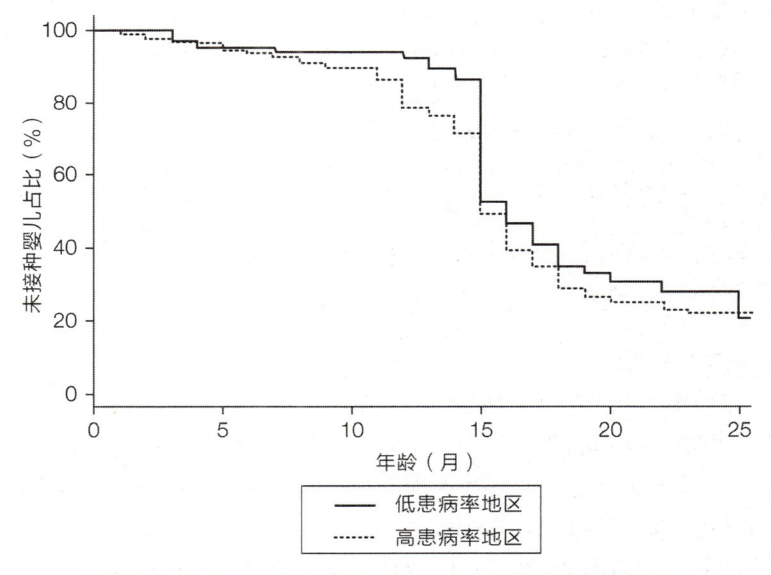

图21.7 1989年出生在美国的婴儿的麻疹接种率及其差异

资料来源：T. Philipson（1996）.

466

AIDS高患病率地区的避孕套使用情况

阿希塔夫等（Ahituv et al.，1996）使用类似方法来衡量艾滋病疫情暴发初期的避孕套需求的患病率弹性。根据美国1984—1990年国家调查数据，他们计算了不同在险（at-risk）单身男性群体——比如生活在城市地区的单身男性以及性行为活跃的单身男性——的避孕套使用率。他们比较了艾滋病高患病率地区与低患病率地区单身男性的避孕套使用率，这与菲利普森（1996）比较不同麻疹患病率地区的接种率类似。

正如我们预期麻疹高患病率地区的父母会及时让子女接种一样，我们也可以预期艾滋病高患病率地区的在险男性将更加频繁地使用避孕套。表21.4中的数据大致验证了这个假说。1984年，艾滋病疫情刚开始时，避孕套使用率与艾滋病患病率没有什么关系，也许因为大多数地区艾滋病患病率还很低，或者很多人没有认识到HIV的传播与未采取保护措施的性行为之间的关系。到了1990年，在各大城市，艾滋病高患病率地区的单身男性的避孕套使用率明显高于低患病率地区。

表21.4 美国各州以及各四分位人群的避孕套使用率

	所有单身男性（%）	城市地区单身男性（%）	性行为活跃单身男性（%）
1984			
第一个四分位数†	10.6††	10.3	14.5
第二个四分位数	7.4	4.8	8.5
第三个四分位数	10.4	8.2	12.1
第四个四分位数	9.2	10.6	12.2
1990			
第一个四分位数	21.3	22.2	25.3
第二个四分位数	24.4	24.5	26.8
第三个四分位数	30.9	33.4	29.3
第四个四分位数	30.5**	32.5**	34.1

†第一个四分位人群的患病率最低，第四个四分位人群的患病率最高。

††避孕套使用率的定义为自我报告使用避孕套的应答者占应答者总人数的比例，其中自我报告使用避孕套是指对于下列问题："在上个月，你或你的（伴侣或配偶）使用过任何避孕措施吗？"应答者的回答是他们使用了避孕套。

**第一个四分位数与第四个四分位的数，在避孕套的使用率上，在5%水平上有显著差异。

数据来源：Ahituv et al.（1996）.

流感疫苗

患病率弹性为正这个证据，不局限于艾滋病和麻疹。这两种疾病往往袭击的是年轻人群，然而对于其他人群例如老年人，也存在患病率弹性为正的证据。Mullahy（1999）研究了美国流感疫苗需求的决定因素，他发现在流感季节，流感肆虐时间越长的地区，人们自我报告对疫苗的需求越高。

Li Ying-Chun等人（Li et al.，2004）则强调疾病严重程度。这些作者研究的不是流感患病率对疫苗流感疫苗接种率的影响，而是流感死亡率对接种率的影响。他们认为当前年份的流感疫苗需求取决于上一年当地的流感死亡率：如果某年某个给定地区的流感死亡率特别高，那么该地区的老人在下一年更有可能接种流感疫苗。根据美国1992—1997年调查数据以及官方报告的流感死亡率，Li发现事实的确如此，他们估计流感疫苗需求的死亡率弹性为0.15。

448

21.5 结论

正如我们已经看到的，经济流行病学不是一种纯粹理论上的摆设。事实上，人们对疾病患病率做出反应，他们改变自己的行为，加强自我保护；而且，疾病死亡率对政府政策有影响。例如，美国和其他国家在非洲花费了几十亿美元，这些钱主要用来治疗而不是预防那里的艾滋病患者。这种策略延长了一百多万HIV阳性非洲人的生命（Bendavid and Bhattacharya，2009）。不过与此同时，艾滋病的患病率上升了，部分原因在于现在HIV阳性病人的寿命增加了。金钱如何在治疗和预防之间进行分配，取决于这些国家的患病率弹性。在这种情形下，掌握一些经济流行病知识非常重要。

21.6　习题

判断题

判断下列论断是正确还是错误，说明你的理由。在说明理由时请引用课文中的证据，以及你可能需要的任何额外假设。

1.任何疾病的患病率与发病率之比都是个常数。

2.因开设秘密离岸银行账户而花费的钱，是美国收入税的超额负担的一个例子。

3.如果某种疾病已被消灭，那么它必然对当前社会福利没有任何影响。（在判断时，务必举出一个具体例子来说明。）

4.非常罕见的疾病，引起的社会损失必定也小。

5.如果已经证明人们对某种疾病的自我保护需求有很高的患病率弹性，那么政策制定者应该认识到消灭这种疾病要比预期困难得多。

6.如果公共卫生模型没有考虑经济流行病学原理，那么它们往往会错误地假设需求的患病率弹性为无穷大。

7.在传染病的SIR模型中，如果某种疾病的β值较高，就说明人们非常害怕感染这种疾病，从而更加积极地采取自我保护措施。

8. 1989—1991年美国的麻疹疫情促使其麻疹高患病率地区的父母及时让孩子接种。

9. 本章21.2节讨论的SIR模型有缺陷，因为它没有考虑患病率弹性。

468

10.对于给定的疾病（假设其他条件不变），如果疫苗有更高的需求患病率弹性，那么疫苗补贴在控制感染人数方面**更有**效果。

11.在稳态SIR模型中，易感组人数不受疫苗价格变化影响。

12.大多数经济学家认为消灭天花运动不具有成本效果性，因为它要求过多的前期成本（upfront costs），而且大多数发达国家已消灭了这种疾病。

13.群体免疫现象让疾病消灭变得困难，因为除非接种率达到100%，否则疾病仍将反弹。

分析题

14.图21.8所示的SIR模型说明了席卷全国的疾病fictitia（一种虚构的疾病）的动态学。这种疾病与21.2节讨论的疾病存在以下区别：

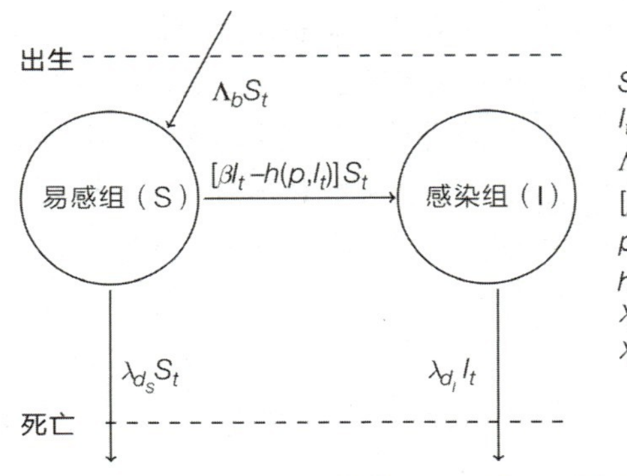

图 21.8 疾病 fictitia 的 SIR 模型空间

- 不存在fictitia疫苗，而且一旦感染，不存在恢复方法，因此不存在康复组。
- Fictitia导致患者不能生育，因此，出生率与易感组人数成正比，而不是与整体人口成正比。
- 幸运的是，人们可以采取自我保护活动h来避免感染fictitia，h的成本比较高。自我保护率取决于活动h的成本p以及患病率I_t。具体地说，自我保护率$h(p,I_t)=C-\alpha p+\gamma I_t$，$C$为常数。

a.给定这些关于疾病fictitia的假设，写出S_t和I_t的运动规则，这些规则要用S_t、I_t、C、p、α、β、γ以及两个λ表达。

b.如果感染人数和未感染人数都处于稳态之中（也就是说，它们不随时间变化而变化），应该满足什么条件？

c.假设$\gamma=0$。解释这个假设条件。

d.现在假设$\gamma>\beta$。解释这个假设条件。

e.假设$\gamma>\beta$，求I^*（将I^*写成关于C、p、α、β、γ以及两个λ的函数）。（提示：作为第一步，你应该将你在[b]中得到的两个方程相加，推导出I^*和S^*的关系。）

f.价格p的变化如何影响I^*的稳态水平？

469

15.在21.2节讨论的SIR模型中，疫苗的需求受感染组人数的影响。这个习题要求你推导疫苗价格变化对稳态下的感染组人数I^*的影响。

a.回忆一下，SIR中的下列表达式反映了稳态下的易感组人数（相关符号的含义请参见21.2节）：

$$\frac{dS^*}{dt}=\lambda_b-\beta I^*\cdot S^*-v_t\cdot S^*-\lambda_{d_S}S^*=0 \qquad (21.14)$$

求（21.14）式关于价格p的导数。（提示：记住，v_t是关于疫苗价格p和感染组人数I^*的函数。还要记住I随着p的变化而变化，因此求v_t关于p的导数需要使用链式规则。相比之下，出生率λ_b、感染率β以及易感组死亡率λ_{d_S}都是常数。）

b.回忆（21.8）式中稳态下的易感组人数S^*。它取决于疫苗价格吗？

c.使用dS^*/dp结果，简化你在（a）中得到的结果表达式。

d.现在求dI^*/dp。当疫苗需求的患病率弹性dv/dI^*较高还是较低时，疫苗价格p对稳态下的感染组人数I^*影响更大？

16.（**疫苗补贴与疾病消灭**）一种可怕的疾病fictitia疯狂践踏着多灾多难的P国。幸运的是，政府科学家发现了一种有效疫苗的配方。给定当前的原材料价格，每一单位疫苗的生产成本为10元钱。

假设P国一共有100个市民，而且第一期疫苗需求为：

$$Q = 100 - \frac{P}{\gamma}$$

其中P是疫苗价格，γ为患病率。

a.假设疫苗生产市场是完全竞争的，患病率为20%（γ=0.2）。在这一期，有多少市民有疫苗需求？

b.在第一期之后，疫苗需求急剧降低，因为很多市民已接种，不需要再次接种。现在，在未接种人群中，需求为：

$$Q = 50 - \frac{P}{\gamma}$$

疾病传播速度已经大幅下降，但患病率仍在上升。现在假设γ=0.25。在这个时期，有多少未接种者有疫苗需求？

c.第三期的疫苗需求为：

$$Q = 40 - \frac{P}{\gamma}$$

由于疫苗接种运动取得了成功，患病率降低为10%。在这一期，有多少未接种者有疫苗需求？

d.为了让每个人都接种，疫苗价格应为多少？

470

e.政府为疫苗划拨补贴资金，试图一劳永逸地消灭fictitia疾病。如果政府100%补贴疫苗生产成本，消费者面对的疫苗价格为多少？每个人都会接种疫苗吗？

17.假设某国一些人感染了一种引起性病X的病毒；另外一些人感染了导致性病Y的病毒。易感人群可能感染这两种病毒。尽管X和Y都是性传播疾病，但X对携带者的危害比Y大得多。避孕套能够有效防止这两种疾病。假设科学家发现了治愈疾病X的疫苗。这种疫苗能够消灭导致X的病毒，让携带者不受该病毒引起的任何伤害。每个人都得到了针对疾病X的疫苗。

a.疾病X的患病率将发生什么样的变化？画图表示，其中横轴表示时间，纵轴表示患病率。

b.避孕套使用率将发生什么样的变化？在你画出的图中添加避孕套使用率曲线。

c.疾病Y的患病率将发生什么样的变化？在你画出的图中添加疾病Y的患病率曲线。

（感谢滑铁卢大学Mikko Packalen教授编写了本题。）

论述题

18.SARS病毒是一种致命的流感病毒，2000年代中期，SARS病毒在中国大陆的许多地区和中国台湾地区肆虐。在美国国家经济研究署的一篇工作论文[①]中，作者注意到：

当SARS于2003年春节袭击中国台湾时，很多人担心这种疾病会通过医疗服务系统传

① Daniel Bennett，Chun-Fang Chiang，and Anup Malani（2011），“Learning during a crisis: the SARS epidemic in Taiwan”.

播。因此，门诊医疗服务在几周之内就下降了30%多。

a.待在家里而不去看医生，是对流行病疫情比如SARS的一种合理反应吗？

b.暂时不考虑外出看医生过程导致的感染SARS的可能性，在这种情形下，病人在寻求门诊医疗服务时，得到的边际收益不同。病情最重的患者受益最大，而病情较轻患者受益较小。在SARS肆虐期间，哪一类病人更有可能待在家里？这对SARS的超额负担有什么影响？

c.假设一些病人不容易感染上SARS，但他们的健康受损了，因为他们因害怕感染SARS而不敢去看医生。这些损害应该计入SARS的超额负担吗？现在考虑医源性损伤（因医生治疗引起的损伤）。由于病人待在家中不去看医生，他们躲过了医源性损伤。这种效应应该计入SARS的超额负担（作为超额负担的减项）吗？这对SARS的超额负担有什么影响？

471

19.考虑某种传染病，比如流感。流感病毒主要通过呼吸传播：易感者吸入了感染者呼出的带有病毒的雾化飞沫。

a.在这类疾病肆虐时，个人待在家中不与外人接触是理性选择吗？

b.感染者进入公共场所而且不注意个人卫生，他们对周围的人明显施加了负的外部性。那么未感染者进入公共场所，他们对周围的人也施加了负的外部性吗？

c.如果爆发某种特别严重的此类疾病，政府的一种可能反应是向公众夸大这种疾病的危害以及感染可能性。这种策略以哪种方式降低了疾病对公众的危害？这样的策略可能以哪种方式增加了这种疾病对公众的危害？（提示：任何特定传染病疫情都不可能是社会面对的最后疫情。）

第22章 肥胖

472

1989年，一个典型的古巴人每天消费2899卡路里食物。苏联解体后，古巴失去了主要外援，经济一蹶不振。到了2000年，典型古巴人每天仅消费1863卡路里食物，每天减少了1036卡路里，这相当于古巴人每天少吃麦当劳的一个足三两汉堡（Quarter Pounder）以及一份大薯条（含番茄酱）。由于古巴人没有了上下班用车，越来越多的人被迫步行——经常活动的古巴成年人比例从30%上升到67%。

与此同时，古巴年死亡率（已调整年龄因素）下降了18%，与糖尿病相关的死亡率下降了51%，与心脏病相关的死亡率下降了35%。有人认为这些数字被夸大了，因为古巴政务不透明，统计有水分。但即使对这些数字打上一定折扣，它们仍然令人吃惊。适当限制卡路里，显然对健康有很大好处。

为了看清节食的效果，我们引用营养生理学中的经典案例。第二次世界大战期间，美国明尼苏达大学的安塞尔·凯斯（Ancel Keys）及其同事做了一个试验。有36个青年拒绝服兵役，他们自愿参加6个月的节食对照试验以替代服兵役。这些人的卡路里消费量比平时减少了45%，而且每周需要步行22英里。这些人在实验室里一起进食，住在一起，并且相互监督（Keys，1950）。34人完成了6个月的试验；其中19人在2005年仍健在，那时他们都已经80多岁了。

在试验期，调查对象的个性发生了很大变化。他们迷恋食物。其中一人在试验期间收集了100多本菜谱。他们变得易怒和抑郁。其中一人回忆说大家会“观察其他人甚至最好的朋友出现了什么问题。他们的癖好变成一件大事……一点点小事就能让我感到不安。”尽管一些健康指标例如血压、静息心率、胆固醇水平等都表明这些人在试验结束时的健康状况变好了，但试验结束后，所有人都无比兴奋，他们终于可以像以前一样大吃大喝了。

近几十年来的研究，已经证实了过度饮食、肥胖（obesity）与负健康结果之间的关系。当前典型美国人的主食——甜甜圈和炸薯条，并不是医生和营养学家眼里的健康食物。结果是无情的：腰围膨胀、慢性病、工作日减少、高昂医疗费用以及过早死亡。

近些年，美国不断上升的肥胖率，已成为最严重的公共卫生危机之一。这反过来导致人们提议实施严厉的法律措施，包括管制快餐行业、规定更小的分量、对某些食品征税等，试图以此降低人们的体重。下面，我们将考察肥胖这种流行病的起源，评估它在经济意义上是否是个公共卫生危机，并讨论政府干预措施。

22.1 肥胖率普遍上升

肥胖率上升是个基本经济现象。特别的，生产技术和社会变化导致食品（卡路里）价格降低，锻炼的机会成本增加。为了说明这个问题，我们首先说明体重上升和肥胖的流行程度。

肥胖的衡量

一个重180磅（81.6千克）的男人肥胖吗？答案取决于他是五英尺高（1.5米）还是七英尺高（2.1米）。显然，在定义肥胖时，必须考虑身高因素。肥胖的标准定义是计算体重指数（BMI）。

定义 22.1

体重指数（Body Mass Index，BMI）：$BMI=\frac{体重(千克)}{[身高(米)]^2}=4.9\times\frac{体重(磅)}{[身高(英尺)]^2}$

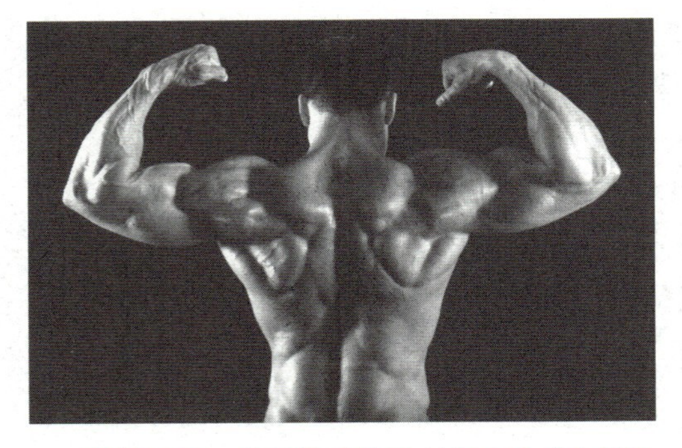

根据BMI，世界最强壮男人赛（含“牵引汽车”和“搬运巨型轮胎”等项目）的所有参赛者，都是病态肥胖者。

尽管有些任意，但一般认为如果一个人的BMI大于或等于30，他在医学上就是肥胖的。根据这个定义，如果BMI介于25和30之间，那么此人不肥胖，但超重。如果BMI低于18，那么此人过轻。一个身高七英尺（2.1米）体重82千克的男人，根据定义，他的BMI为17.9，因此，他不肥胖甚至算不上超重（事实上，他有些过轻，不太健康）。然而，一个身高五英尺（1.5米）体重82千克的男人，BMI为35，因此他就是肥胖的。

BMI被广泛用于大规模的肥胖研究，因为体重和身高相对容易衡量。BMI的主要问题在于它没有区分脂肪和肌肉重量——根据这个标准，世界最强壮男人（World’s Strong Man）赛事的竞争者是病态的肥胖，尽管他们体内的脂肪含量很低。另外，与体型高大的国家例如汤加相比，体型适中的国家例如中国，以BMI等于30作为判断基准，可能低估了中国人的超重程度（Swinburn et al.，2011）。

肥胖还有另外一些衡量方法，主要是测量体内脂肪。有些方法过于粗糙，例如衡量肩胛下皮褶（需要测量者用手指捏并用尺子量）；有些方法很准确，例如使用双能X射线吸收仪。尽管这些方法也许能更好地衡量肥胖，但它们的费用较大，因此，这些方法很少在大型研究中使用。

体重上升的证据

474

图22.1说明，1977—2006年，美国肥胖者比例不止翻了一番。这个图也说明，肥胖率的上升，基本适用于所有美国人，不管他们的受教育程度如何。另外，我们还可以看出，与大学毕业的成年人相比，未完成高中学业的成年人更有可能肥胖。不过在过去30年间，这两组人都变得更胖了。

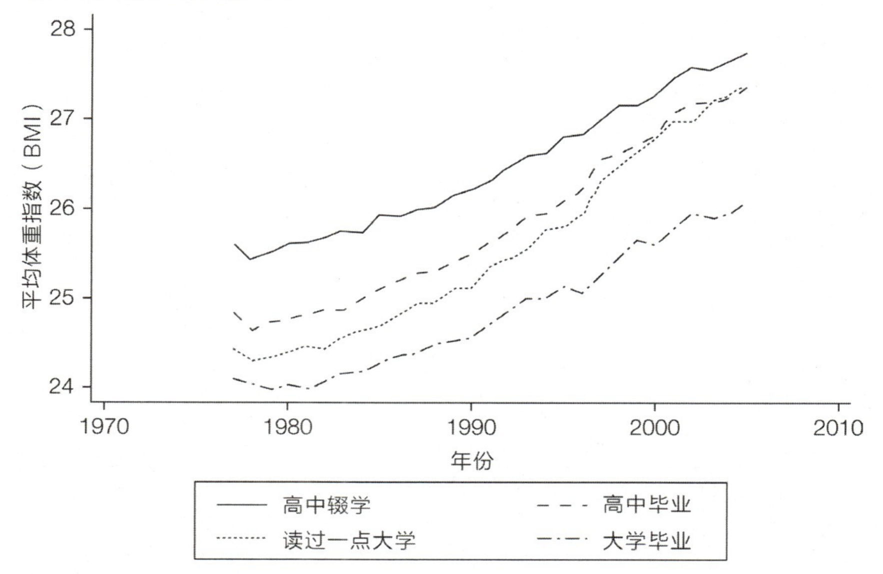

图22.1　按受教育水平分类的美国人的平均体重指数（BMI）

资料来源：作者根据美国国家卫生访谈调查（National Health Interview Survey）数据计算。

尽管人们普遍认为体重增加是最近几十年才出现的现象，然而，事实上这一现象至少150年前就开始出现了。图22.2给出了经济史学家多拉·科斯塔（Dora Costa）与理查德·斯特克尔（Richard Steckel）构造的图。他们使用难以获得的数据，其中包括美国内战时期的军事档案，这些档案追踪记录了美国成年男性的体重。这个图可以说明，例如，1864年，6英尺高的19岁男人的平均BMI比22低一点，1961年这一数字增加到23，1991年进一步增加到23.5。年龄更大一点的男人的体重增加得更多。1900年，6英尺高的57岁男人的平均BMI比23低一点，1961年这一数字则超过了25，1991年已经接近27。

平均体重指数的上升，不局限于最近几十年，也不局限于美国。图22.3画出了世界卫生组织给出的17个OECD（经济合作与发展组织，简称经合组织）成员国在1976到2002年间不同时点的平均体重肥胖水平。在过去几十年，这些国家的平均体重指数都上升了。一个奇怪的事实是，地球上最肥胖的国家都是盎格鲁文化圈的国家。我们稍后将看到，肥胖的原因跟他们说英语一点关系也没有。

行文至此，有一些内容需要解释。在每个发达国家，肥胖和体重在很长一段时间里一直在上升。与此同时，膘肥体壮、养尊处优的贵族压榨营养不良的瘦弱农民的时代一去不复返了。当前，富人和受良好教育的人最瘦，尽管各种教育背景的人的体重和肥胖率都上升了（至少在美国是这样）。如何尽可能简单地解释所有这些事实呢？

476

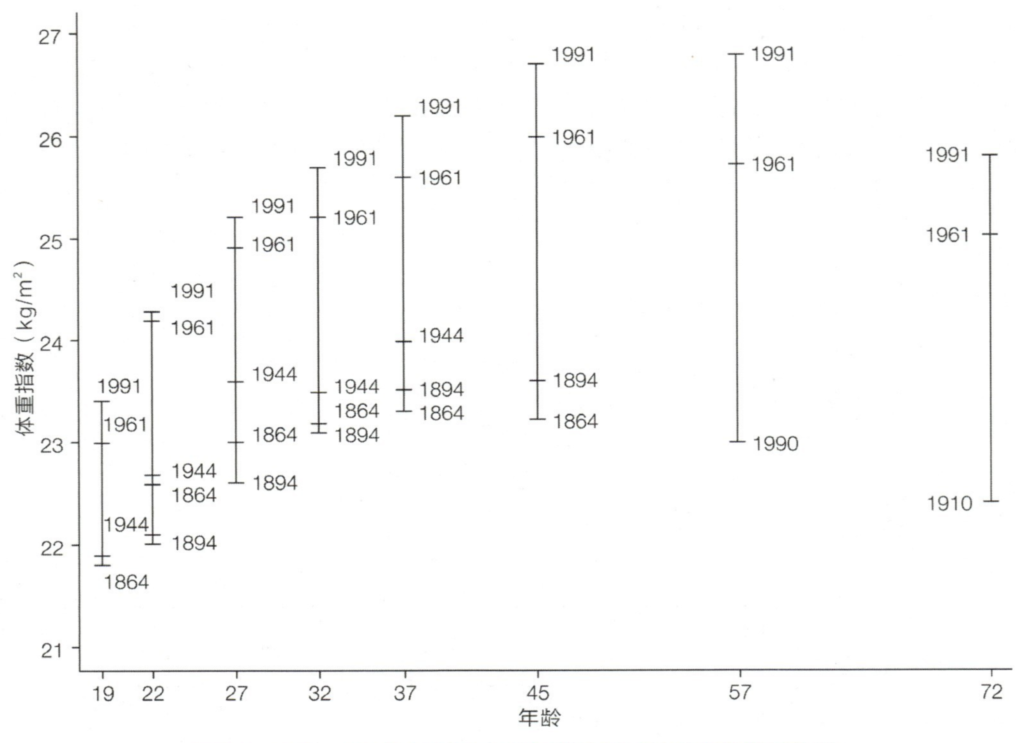

图22.2 1863—1991年间美国各种年龄队列男性的平均体重指数

资料来源：Figure 2.4 from D. Costa and R. H. Steckel（1997）. Long-term trends in health，welfare and economic growth in the United States. In Steckel，R. H. and Floud R.，editiors，*Health and welfare during Industrialization*，January，pp. 47—90. University of Chicargo Press，Chicago，IL.

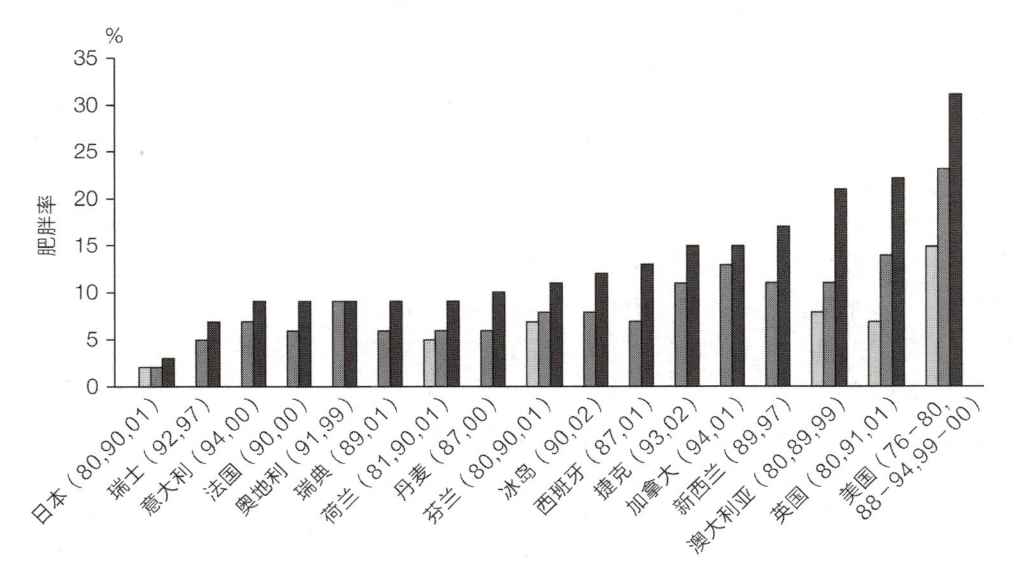

图22.3 17个OECD成员国的肥胖率都呈上升趋势

数据来源：OECD Health Data 2003.

URL:http://www.oecd.org/health/healthpoliciesanddata/oecdhealthdata2003showhealthexpendituresatanall-timehigh.htm.

22.2 如何解释肥胖率的上升？

遗传

证据表明遗传是儿童和成人体重的关键决定因素之一。一项研究追踪记录了韩国双胞胎的体重，这些儿童离开了亲生父母，被美国人收养。萨切尔多特（Sacerdote，2007）收集了霍尔特（Holt）国际儿童服务中心1964—1985年收养的一千多对双胞胎的成年BMI数据。他发现，生物学兄弟（姐妹）的BMI相关系数为0.269，而被收养的兄弟（姐妹）的BMI相关系数仅为0.115。这表明遗传在体重结果上起着显著作用。

尽管因为遗传原因，有些人先天注定较胖，有些人注定较瘦，但遗传不可能是体重上升的原因。在生物学上的短期内，基因不可能突变，因此不能解释体重和肥胖率的短期变化。类似的，单纯归因于意志力的解释，也不成立。即使你认为人们有足够的自制力来控制自己的体重，你也很难解释为什么第二次世界大战后人们的意志力大幅衰退，以及为什么它呈现如此奇怪的模式。遗传也许能够解释一些人为什么比另外一些人更超重，然而它本身不足以解释肥胖率的飞速上升。

由于择偶匹配，基因可能在肥胖率的增加上起到一定作用。超重的人倾向于选择与超重的人结婚，瘦人倾向于与瘦人结婚，因此，肥胖基因的积累可能逐渐变得不对称（Katzmarzyk et al.，2002）。但这个效应太小，不足以解释肥胖率的上升。

食品业

关于肥胖的另一种流行解释是：快餐店和农业公司向普通大众推销不健康、分量大且容易令人发胖的食品，而普通大众对健康饮食知识不是那么了解。这个理论是由记者埃里克·施洛瑟（Eric Schlosser）和纪录片导演例如摩根·史柏路克（Morgan Spurlock）等提出的，前者写过《快餐国家》（*Fast Food Nation*）一书，后者是纪录片《大号的我》（*Super Size Me*）的导演。他们的理论是下列理论的一个变种：不受限制的资本主义真的不健康。他们认为，大众的饮食习惯是由大公司驱动的，而这些公司根本不在乎大众的健康，只在乎钱。

我们已经看到古巴食物危机可能延长了古巴人的寿命，因此，限制食品选择也许能促进健康。另外，证据表明，居住在快餐店附近的人体重增加了，这在儿童身上体现得更为明显。但这种理论没有考虑到全球经济自由与健康结果正相关的事实。经济自由为人们提供了健康生活的机会，即使有些人选择了不利健康的东西，比如油炸食品。回忆一下，我们在第3章说过，一些不利于自身健康的决策，可能是最优的，因为它们增加了终生效用。

477

格罗斯曼模型假设人们尽力使得自己的终生效用函数最大化，而这种效用函数被假设为已知的且固定不变的。这些假设意味着人们有一定的意志力，对冲动有一定的抵抗力。然而，肥胖危机的食品业理论认为这些假设不成立。当麦当劳营业员向顾客提供超大分量的炸薯条时，顾客会很开心，他不在乎吃下多余的薯条是否是个好决策。在第23章和第24章，当我们考察行为经济学时，我们将讨论经济学家如何模拟这些偏离格罗斯曼假设的行为。

不过，快餐业提供不健康食品的动机，仍不足以解释肥胖率上升这个基本事实。尽管快餐业的流行可能促进了第二次世界大战以来肥胖率的上升，然而体重增加现象至少从19世纪中期就已经开始（参见图22.2）。

食品价格趋势

唯一能解释我们目前讨论所有事实的理论，就是价格理论。我们至少要解释三个基本事实：（1）最近150年，平均人口体重在上升；（2）每个发达国家的人口体重都普遍上升；（3）穷人和富人的平均体重增长模式类似。价格理论能够解释上述三个基本事实，这里涉及三组价格：食品价格、体育活动价格以及家务劳动的价格。

自第二次世界大战以来，食品相对于其他商品的价格（即相对价格）基本上单调递减。价格下降的驱动力是农业技术的巨大进步。以前一群男人用驴和铲子一天完成的工作量，不抵当前一人驾驶拖拉机一天完成的。农业科技进步能让等量耕地在更短的时间内长出更多的粮食。这些技术进步让食品生产成本大幅降低，从而压低了价格。与1945年相比，当前任何食品的相对价格都降低了。

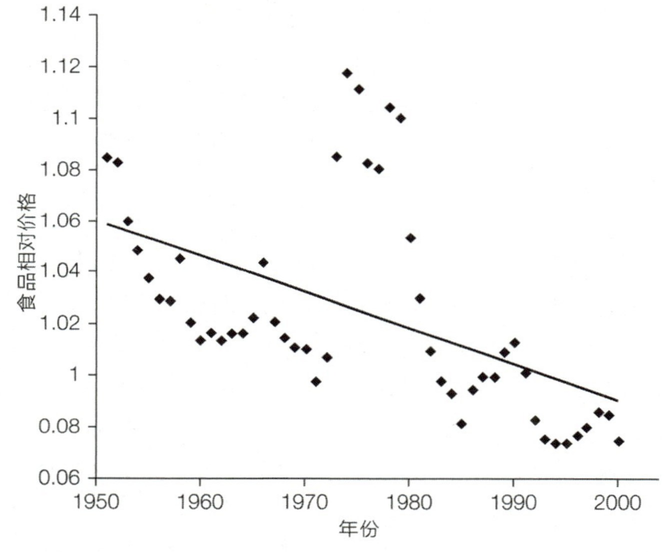

图22.4 自第二次世界大战以来，食品价格平稳降低（也有个别例外年份，例如1970年代能源危机期间，食品价格上升）

资料来源：Lakdawalla and Philipson（2009）.

图22.4画出了1950—2000年每一年的食品平均价格。需求定律表明，在其他条件不变情形下，商品价格降低，该商品的需求量增加（也有少数例外，即所谓的吉芬商品）。美国人对食品价格变化的反应符合预期。1928年，赫伯特·胡佛（Herbert Hoover）竞选总统时的标语"家家有鸡吃"（a chicken in every pot）是个大胆的承诺，因为当时肉类仍是奢侈品，老百姓很少吃。而现在让美国人少吃红肉似乎变成了承诺（也许是个威胁）。图22.4也表明，在1970年代中期，由于石油价格飞涨，食品价格也急剧上涨。这一时期，美国人的平均体重暂时停止增长，这符合食品价格在人们变胖过程中起重要作用的假说。

食品价格降低，让几乎每个美国人（不管富人还是穷人）都能得到富有营养且种类繁多的食品，饥饿时代已经结束。食品价格降低，也让人们吃到变得肥胖，这一点没有穷人和富人之分。事实上，数据表明，自1975年以来，美国人平均每天购买和消费的卡路里数上升了（Lakdawalla and Philipson，2009）。尽管有人认为每餐的分量上升，是导致人们体重上升的原因之一，然而，事实上分量上升本身也是食品价格降低的一个结果。例如，如果土豆不是那么便宜，麦当劳超大份的炸薯条不可能只卖39美分。

478

当然，食品价格降低现象不限于美国，它也发生在每个与全球经济相通的国家。因此，每个发达国家的平均体重都上升没什么好奇怪的。

食品价格下降，在很大程度上也能解释为什么一些国家的平均体重比另外一些国家高。一个突出的事实就是发达国家的体重数据表明，与世界其他国家相比，说英语的国家——加拿大、新西兰、澳大利亚、英国和美国的人更重。但这不意味着盎格鲁国家的人们对食物诱惑的抵抗力比其他国家低。相反，这个模式正源于这些国家的食品价格更低这个事实，因为这些国家之间的农业贸易壁垒更低。

当然，文化差异对此也有影响：也许日本或法国消费者喜欢的菜肴让他们更瘦。然而，即使考虑了这些文化差异，体重和价格之间的负相关关系，也表明食物价格对于人们变胖起着重要作用。

体力劳动下降与生活方式变化

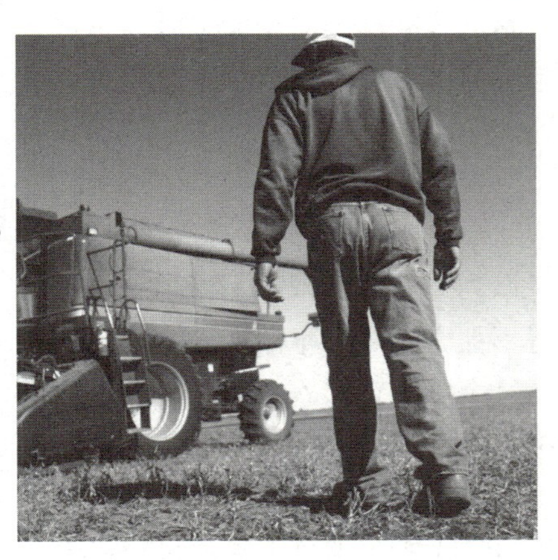

正在运转的联合收割机和悠闲的农民。农业机械化也是肥胖流行病的原因之一。

在最近150年，食物价格不是唯一变化的价格。另外一种重要的价格变化是由这个时期发生的工业和信息化革命所导致的。发达世界的劳动经济，一度主要由农业构成，现在农业的主导地位已让位于服务业和制造业。大致来讲，这些行业的工作所需的体力劳动比农业少。另外，在行业内，技术进步已让典型工作坐的时间更长，花费的体力更少——大多数人不再开叉车而是写电子邮件。

479

总之，由于技术让很多工作能在更短时间内完成，手工作业例如手工传递信息条而不是写电子邮件的机会成本，急剧上升。现在劳动者需要抽出一部分时间来锻炼身体。因此，与前几代劳动者相比，当前典型劳动者体力活动减少。这个事实在很多方面促进了体重的增加，因为闲暇时间的体育活动量不足以补偿工作过程中活动量的减少。

近几十年，生活的其他方面也发生了变化，包括空调和汽车的普及。尽管对于生活在温暖潮湿地区的人们来说，空调是个好东西，但由于空调使温度过度平稳，人们容易变胖。人体在适应冷热变化时需要消耗能量，因此，空调和中央供暖可能有助于脂肪的累积而不是消耗。

与此同时，汽车让发达国家的人们急剧降低了每日步行活动量（Keith et al.，2006）。巴西特等人（Bassett et al.，2011）的发现，为下列思想提供了证据支持：汽车的使用助长了全球肥胖率的增加。他们发现汽车使用率最高的国家，例如欧洲、北美国家以及澳大利亚，肥胖率也最高；而在使用最耗费体力的交通方式（例如步行和骑自行车）的国家，肥胖率也最低。

如果我们能在从来没有使用这些现代技术的与世隔绝的社会中，找到近百年来人们体重变化的证据，那就有意思了。幸运的是，这样的社会真的存在。例如，出于宗教原因，北美洲的阿米什人（Amish），拒绝使用电力、汽车和其他现代技术。一项研究考察了加拿大安大略省的阿米什农业社区，发现那里的男女将大量时间花费在重体力劳动上；典型阿米什人每天步行数是典型加拿大人的三倍。典型妇女的一天要走40 000步：天还没破晓，她就起床帮助丈夫干家务，然后去草料场干活。

不出所料，阿米什人的肥胖率远远低于加拿大人的整体水平。按照肥胖的定义，4%的阿米什人达到肥胖标准，而加拿大全国的肥胖率为15%。阿米什人和非阿米什加拿大人可能存在着其他显著差异，这些差异也许或多或少能解释二者肥胖率差异，但这无法排除技术和劳动在肥胖率上所起的作用。

劳动力参与率

西方国家的另外一个重要变化，即妇女的劳动力参与率上升以及她们做饭做家务的平均时间减少，也促进了体重的上升。妇女劳动力参与率上升是众所周知的现象，而妇女做饭做家务时间减少得到了美国相关的国民调查的证实（Cutler et al.，2003）。

480

这个变化受益于技术变化，例如洗碗机和微波炉的发明和普及。这些技术变化使得家务变得相对轻松，从而降低了劳动力参与的相对价格。劳动力参与率的上升，也促使典型家庭在饭店食物上的支出份额上升，而饭店食物通常比家庭自备食物含有更多的卡路里和脂肪。

肥胖是种副作用

归根结底，肥胖的原因是什么？肥胖率上升是一系列好东西带来的不好结果：食物价格降低，可及性增加；技术变化使得繁重劳动变得不那么必要、生活变得更方便；妇女工作机会增加。然而，这种富足和自由也有代价。这个分析意味着，不管采取任何措施来解决肥胖率上升的问题，都非常困难而且代价很高，因为这需要控制上述这些好东西。我们可以像古巴人一样吃更少的卡路里从而活得更长，但这么做会让我们不能吃我们想吃的东西，例如可口的汉堡包。我们可以在家里自己做饭，但这么做的机会成本是放弃更有挑战性的、更令人兴奋的职业以及在饭店享受美味。

22.3 肥胖的成本

肥胖是一系列好东西带来的副作用，其成本很高。这表现为高额医疗成本、财务成本和个人成本，包括：

- 更高的医疗费用；
- 更低的期望寿命；
- 更高的慢性病风险，例如心脏病、糖尿病和高血压风险；

- 更低的身体灵活性和身体功能；
- 更低的工资；
- 社会歧视。

如果肥胖导致糟糕的健康状态，那么随之而来的是更高的医疗费用。来自多个保险计划的证据表明，平均来说，肥胖者在医疗健康方面花的钱比瘦者多（Sturm，2002；Finkelstein et al.，2005）。例如，施图尔姆（Sturm，2002）发现，在美国，肥胖者的年医疗支出比较瘦者高36%。两者的年医疗支出差异随着年龄增加而增加，而且女性间的差异比男性间的更大（Bhattacharya et al.，2009）。韦尼希（Wenig，2012）研究了德国肥胖现象，他发现超重和肥胖儿童的医疗支出也更高。另外一项关于加拿大肥胖现象的研究，未发现肥胖成年人和正常体重者在医疗费用上存在显著差异（Janssen et al.，2009）。

这些与肥胖相关的成本对很多国家的经济有重要影响，西欧国家的肥胖成本占相应国家GDP的0.09%—0.61%，加拿大和新西兰的肥胖成本占各自GDP的0.2%—0.6%（Muller-Riemenschneider et al.，2008）。美国的肥胖成本甚至更高。

481

然而，肥胖的最大成本来自它对期望寿命的影响。方丹等（Fontaine et al.，2003）使用美国国民调查数据画出了期望寿命与不同年龄组BMI之间的相关关系（参见图22.5）。BMI为35的40岁白人男性，其期望寿命比BMI为24的40岁白人男性的期望寿命短三年。年轻人的肥胖对他们的期望寿命影响比老年人大，部分是因为他们有更大的减寿空间，而且老年人的肥胖反而能防止虚弱从而有一些正面作用。

在考察肥胖对期望寿命的影响时，巴内加斯等人（Banegas et al.，2003）发现，在欧盟，每年至少17.5万例死亡是由肥胖引起的。他们断言在欧盟，每年每13例死亡中至少有一例源于病人超重，而在这些死亡例数中，70%是由心血管疾病引起的，20%是由癌症引起的。

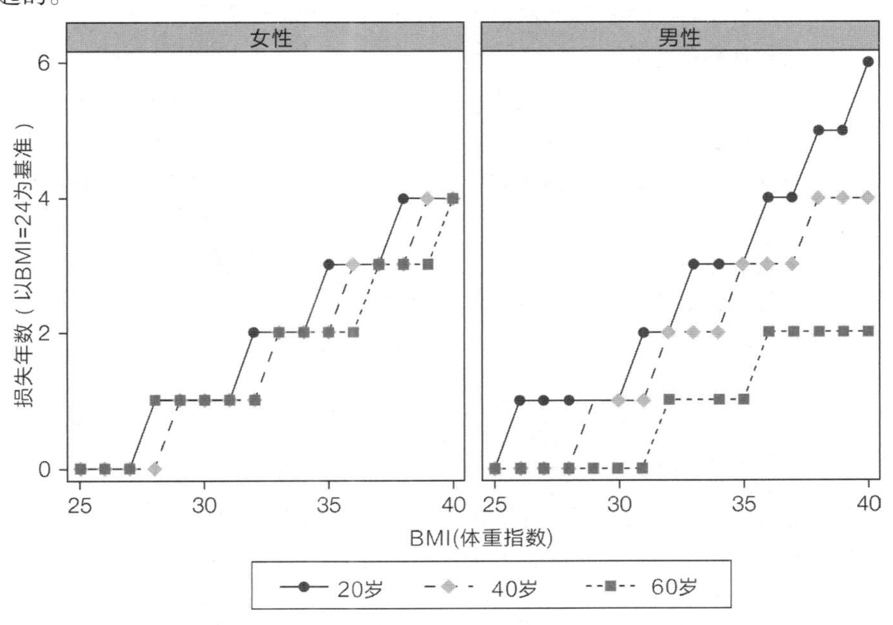

图22.5 因肥胖而损失的寿命年数

数据来源：Fontaine et al.（2003）.

显然，肥胖的成本体现在货币成本上（比如高额医疗费用），也体现在非货币成本上（比如期望寿命降低）。为了量化肥胖的总成本，我们需要估计非货币成本的价值；我们需要估计损失一年寿命相当于损失多少钱。在第14章，我们说过，要估计统计上的生命年的价值，困难且具有争议。为了使接下来的讨论更具体，我们将每一生命年的价值定为20万美元，这是个比较保守的标准。因此，与BMI为24的40岁白人男性相比，BMI为35的40岁白人男性损失的寿命年数价值60万美元。

给定肥胖对死亡率的影响，在解释年医疗费用差异时，我们必须小心。例如，如果肥胖者每年产生的医疗费用更多，但寿命更短，那么与较瘦者相比，肥胖者在整个生命周期的医疗支出可能更少。然而，事实并非如此。杨和哈勒（Yang and Hall，2007）发现，即使在调整了寿命变短这个因素之后，肥胖也还是增加了肥胖者未来医疗支出的净现值，例如由于肥胖，65岁肥胖者的未来医疗支出净现值增加了2万多美元。

22.4　肥胖是公共卫生危机吗？

482

我们已经说明了肥胖的成本，但我们还未说明这些成本由谁承担。这里我们要区分两个概念，一是由肥胖者自己承担的私人成本，二是由每个人承担的公共成本。

从社会福利的观点看，私人成本再高，也不能成为公共干预的理由。我们在第20章已经知道，根据定义，私人成本已内部化，而且来自最优个人决策。如果霍默（Homer Simpson，动画片《辛普森一家》人物之一）因为吃果冻甜甜圈而变胖，只要他自己承担后果，社会计划者根本不会为此担心。在理论上，霍默完全知道怎样使自己开心，他吃甜甜圈是因为这能让他的效用最大；尊重个人显示的偏好，是福利经济学的重要理念之一。在这种情形下，霍默吃甜甜圈产生的社会成本和私人成本相等，因此，他的甜甜圈消费量是社会最优的。

另一方面，如果霍默爱吃甜甜圈的习惯需要别人买单，比如大家为此支付的保险费变高了，那么社会计划者的确需要予以关注。如果每个甜甜圈的社会成本超过了私人成本，也就是说，如果每个甜甜圈产生了负的外部性，那么霍默的甜甜圈消费量就不是社会最优的。

注意，上述论证隐含着一个假设：人们的决策使得他们自己的效用最大化；有人认为，肥胖是人们在效用最大化过程中犯了错的结果。如果事实如此，那么我们在做社会福利分析时就不能忽略私人成本。稍后我们将更仔细考察这方面内容，第24章也将作进一步的分析。

不是每个人都像我们这样分析健康危机比如肥胖。例如，大多数公共卫生专家认为，当任何不合意的健康状态在人口中变得充分普遍时，公共卫生危机才出现（事实上，这也是公共卫生危机的定义）。根据这种观点，由于肥胖导致数以百万计的人口出现了健康问题，旨在帮助人们回避快餐店的公共干预措施，将产生巨大收益，即使人们很喜欢偶尔吃个汉堡。

对公共卫生专家来说，“公共”一词不是说成本是由公共承担还是由私人负担，它指的是问题的大小。然而，对经济学家来说，决定肥胖是否是公共卫生危机的标准，在于公共成本和私人成本的区分而不是肥胖率。

根据福利经济学观点，肺结核的爆发是个公共卫生危机，但背部疼痛的流行则不是。在肺结核情形下，严厉的公共行动比如隔离，可能是合理的。在背部疼痛情形下，公共干预例如对布洛芬给予补贴，在经济上没有效率。如果布洛芬值得购买，那么即使没有补贴，背疼的病人也会购买。任何政府干预行动都不合理，因为与人群中的肺结核患者不同，背疼患者对其他人不会施加任何成本。因此，在福利经济学看来，肥胖的流行是否是个公共卫生危机，取决于个人肥胖是否导致社会福利损失（也被称为社会损失或无谓损失）。

我们考虑肥胖施加外部性的两种可能机制：一是混合医疗保险；二是通过社会网络传染。接下来的内容主要描述医疗保险如何使得一个人的肥胖变成另外一个人的问题。我们将在22.5节讨论肥胖通过社会网络传播的可能性。

483

混合医疗保险

假设霍默、卡尔（Carl）和伦尼（Lenny）在同一个混合（pooled）保险计划中。这种情形有多种出现渠道。例如，这三个人生活在同一个贝弗里奇国家（比如英国），这类国家将所有公民置入同一个巨大保险池中；他们三人也有可能生活在同一个俾斯麦国家（比如德国），这类国家要求所有公民加入混合保险计划；这三个人也有可能生活在美国，他们是同事而且加入了相同的保险计划，或者加入Medicare或Medicaid。

霍默重度肥胖，很可能产生大量医疗费用，而卡尔与伦尼每天吃有机蔬菜，已经有十几年没有生病。然而，由于保险是混合的，他们三人交纳相同的保险费（也可能是通过税收或其他形式交纳保险费）。

混合医疗保险类似同一保险池中的人聚餐，账单平摊到每个人头上。如果保险池很大，霍默因肥胖而产生的医疗费用，平摊到每个人头上也是很小的量；也就是说，他自己实际负担的成本很小。假设霍默每吃一个甜甜圈，整个保险池的医疗费用就增加一元钱。由于保险池里有几千个、上万个甚至几百万个参保者，尽管霍默面对的保险费上升，但几乎微不足道。由于处在同一个保险池中，卡尔和伦尼以及其他每个人都为霍默爱吃甜甜圈的习惯提供了补贴。

这样，混合保险创造了人为的外部性。在没进入同一混合保险池之前，霍默、卡尔和伦尼也许没什么关系，然而一旦进入，他们就会在经济上彼此影响。尽管这种外部性是人为造成的，但它与其他任何负的外部性一样，也会对社会福利造成损失。

尽管混合保险诱导的交叉补贴似乎是个问题——卡尔和伦尼肯定会同意这个说法，然而，站在社会计划者的角度看，社会福利未必降低。如果霍默通过保险的交叉补贴得到了一元钱，而所有其他参保者正好一共损失了一元钱，那么医疗保险产生的转移未导致任何社会损失。

到目前为止，我们的证据还不足以说明肥胖诱导了公共卫生危机，即使混合保险计划证据也不能说明。然而，混合保险与道德风险一起将说明这是个公共卫生危机。

道德风险与医疗保险

混合保险产生的激励不仅适用于霍默，也适用于同一保险池中的其他任何人。对于卡尔、伦尼、霍默等人来说，混合医疗保险降低了不健康食物的价格，也降低了早晨不锻炼身体的代价。假设在加入保险后，卡尔开始与霍默一样吃甜甜圈，伦尼不再练习瑜伽，因为他们都知道因肥胖产生的医疗费用将由保险池中的所有人共摊。这是典型的道德风险：价格扭曲导致行为变化，从而导致社会福利损失（参见第11章）。

如果这个假设成立，那么保险池成员吃得不健康，锻炼太少，跟社会最优标准一比较，超重太多。混合医疗保险池中的道德风险，意味着真正的公共卫生危机。

484

这个推理有个很重要的缺陷，这个缺陷可能影响“肥胖流行是个公共卫生危机”的结论。直到现在，我们在讨论体重时，好像只是把它当作个人选择，受个人完全掌控。例如，我们假设加入保险后，由于肥胖价格发生变化，霍默、卡尔和伦尼在边际上改变了饮食和锻炼习惯。任何曾经节食但最终失败的人，都会认为这个假设不完全成立。影响饮食和锻炼选择的因素有很多，对于其中一些因素，大多数人无能为力。尽管在进化角度，我们都喜欢糖、肉和盐，但有一些人更能抵制巧克力饼干的诱惑。

为了方便论证，我们暂时假设霍默贪吃的原因不在于混合保险，而是因为他实在抵挡不了甜甜圈的诱惑。不论参加保险与否，他都这样贪吃。也就是说，他的甜甜圈需求关于混合保险的弹性为零。在这些假设下，混合保险没有改变霍默的行为。如果事实如此，霍默的贪吃行为没有导致任何社会损失，因为不存在道德风险。

诚然，混合保险计划仍能诱导从卡尔和伦尼到霍默的资金转移，因为霍默的期望医疗费用较高。由于加入保险，霍默变得更富有了，比如他的财富增加了1000美元，但与霍默处在同一保险池中的所有其他成员一共损失了1000美元。然而，混合保险计划没有影响霍默的行为，也就是说，霍默没有因为加入保险而吃更多的甜甜圈或者减少早晨锻炼身体的活动量。混合保险诱导了资金转移，但这种转移不会对社会造成损失，因为其所得正好是他人之所失。因此，在不存在道德风险的情形下，混合保险计划不会因参保者肥胖而导致社会损失。卡尔和伦尼可能不喜欢与霍默待在同一保险池，但这不意味着肥胖流行是种公共卫生危机。

读者应该对道德风险诱导的社会损失的分析感到不陌生，因为第11章考察过这个内容（参见图22.6）。记住，如果肥胖的需求不存在价格扭曲或对价格完全不敏感，那么医疗保险不会产生道德风险。因此，肥胖流行通过医疗保险造成的损失的严重程度取决于下列问题：混合保险在多大程度上诱导了参保者的体重决策变化？也就是说，医疗保险让你变胖了吗？

485

医疗保险让你变胖了吗？

对于这个问题，我们可以考察兰德医疗保险试验的证据（参见第2章）。这个试验比较适合回答保险对体重的影响问题。我们已经知道，在兰德试验中，调查对象被随机置入不同补偿程度的保险计划。有些参与者进入了“免费保险计划”，他们可以免费接受医疗服务。其他参与者进入了补偿程度较低的保险计划，这些人需要自付一定的医疗费用。

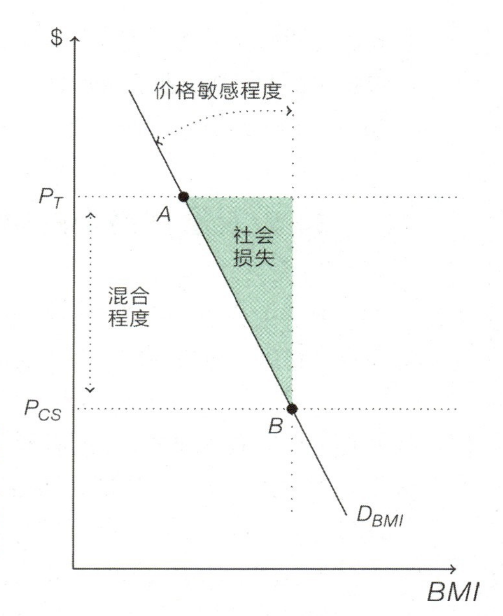

图22.6 混合保险情形下，道德风险导致的社会损失
A点代表社会效率均衡，此时人们体重最优，吃不健康食品的收益与吃不健康食品导致的医疗费用相等。B点表示私人效率均衡，此时个人利用下列事实占了便宜：同一保险池的其他人分摊了他的大部分医疗费用。如果肥胖的需求完全缺乏价格弹性，社会损失为零。

如果混合保险导致人们吃更多的甜甜圈和减少锻炼量，那么免费保险计划就会促使他们这么做，而需要参保者自己负担一定医疗费用的保险计划，将迫使人们更加注意自己的体重。随着时间推移，免费保险计划参保者的体重增加更多。

事实上，在兰德试验中，我们没有看到这种差别。在试验结束时，免费保险计划参保者的平均增重量和其他保险计划差不多。图22.7表明，对于免费保险组，试验开始时，12%的参保者肥胖，试验结束时这一数字变为14%。这个变化与其他保险组类似，不同保险组之间的差异在统计意义上不显著（Bhattacharya et al.，2011）。

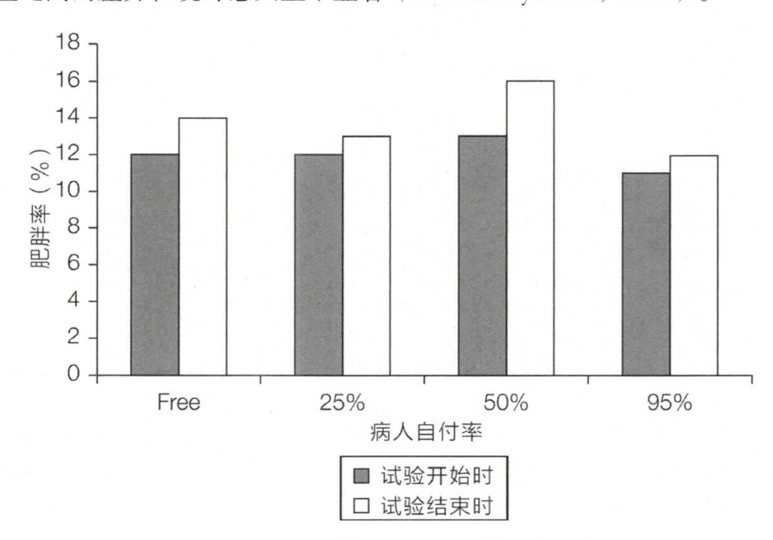

图22.7 在兰德试验中，免费保险组和其他保险组的肥胖率变化几乎相同

根据兰德试验可知，慷慨的医疗保险没有让人们变胖。与上述问题相关的另外一个问题是，以前没有保险的人在加入保险之后，是否会变胖。这两个问题的答案可能不同。正如我们在第2章讨论的，从没有保险变为有保险，其诱导的道德风险程度，与从补

偿力度小转到补偿力度大的保险计划诱导的道德风险程度不同。在这个问题上，不同研究提供的非试验证据是冲突的，有的认为变胖，有的认为没变胖（Kelly and Markowitz，2010；Bhattacharya and Sood，2011）。

22.5 社会网络中的肥胖传染

486

到目前为止，我们考察了混合医疗保险池中一个人的肥胖对另外一个人的影响。这不是由传染病导致的传统公共卫生外部性，而是混合保险计划人为造成的外部性。

近些年，一些学者开始关注社会网络和肥胖之间的关系：一个人的肥胖本身可能导致他的朋友和其他家庭成员超重。在这种理论下，肥胖是种传染病，但它不是通过空间上的近距离接触而传播的，而是通过社会网络传播的。如果事实如此，肥胖率增加能导致更多人变成肥胖者。我们已经证明肥胖对私人有害，因此，肥胖能从一个人传播给另外一个人这个证据，说明肥胖流行是个公共卫生危机。

研究者使用一项关于马萨诸塞州某城镇居民的大规模研究的数据，考察社会网络是否会传播肥胖。弗雷明汉（Framingham）心脏研究项目始于1948年，第一轮调查对象是来自马萨诸塞州弗雷明汉镇的5000多个居民（Christakis and Fowler，2007）。这些调查对象的后代也被纳入研究，这样的模式一直持续下去。研究者追踪调查对象的健康数据，但最为重要的，他们也追踪调查对象的社会关系。这个数据库包含调查对象的配偶、兄弟姐妹、邻居信息，以及调查对象认为哪些调查对象是自己的朋友（参见图22.8）。

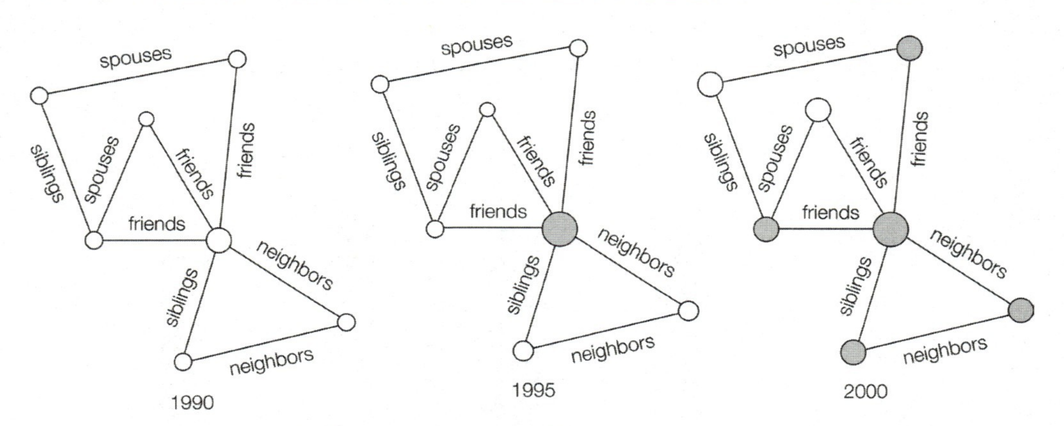

配偶（spouses）；兄弟姐妹（siblings）；邻居（neighbors）；朋友（friends）。

图22.8 弗雷明汉数据集的极简版本

每个圆圈代表一个调查对象，每个圆圈的直径与调查对象的体重指数成正比。调查对象之间的联系代表友谊、婚姻或者亲属关系。随着时间推移，由于肥胖通过社会网络“传播”，更多的人变胖。肥胖调查对象以灰色圆圈表示。

资料来源：Figure 1 in Christakis and Fowler（2007）.

在分析了1971—2003年12 000多个调查对象的网络数据之后，克里斯塔基斯和福勒（Christakis and Fowler，2007）发现了肥胖传染的证据。他们发现调查对象[这在社会网络分析中被称为自我者（egos）]更有可能肥胖，如果与他们相连的人[这在社会网络分析中被称为改变者（alters）]在上一期变得肥胖。如果某个自我者将一个改变者作为朋友，而且该改变者在研究期变得肥胖，那么这个自我者变胖的风险增加了57%。如果该改变者也将这个自我者作为朋友，那么这个自我者变胖风险增加171%。如果改变者是自我者的配偶或者兄弟姐妹，那么改变者的影响仍然在统计上显著，只不过这种影响较小；在这些改变者中，似乎只有邻居不向自我者传播肥胖。

487

当友情不是相互的时，数据呈现出某种有趣的不对称。首先，假设自我者认为某个改变者是朋友，但对方不认为他是朋友（这被称为自我者认为的朋友）。在这种情形下，如果改变者变肥胖，那么自我者更有可能变胖，这在统计意义上显著。另一方面，假设改变者认为自我者是朋友，但该自我者认为对方不是他朋友（这被称为改变者认为的朋友）。那么改变者变胖对自我者的变胖风险没有显著影响。换句话说，我们欣赏的人对我们的影响，比欣赏我们的人对我们的影响大。数据也显示在相互认为的朋友关系中，当一个人变得更胖时，另外一个人的肥胖风险也急剧增加。

在一些情形下，改变者对自我者的影响大得惊人，但这种肥胖传染现象可能只是一种错觉。也许如果一对兄弟（姐妹）或朋友先后变胖但间隔时间较短，这可能是因为他们的饮食习惯或经济条件发生了变化，而不是肥胖传染。另外一种可能性是人们因共同兴趣而成为朋友，但这些共同兴趣又能让他们变胖。与大多数观察性研究一样，这类因果关系问题很难明确回答。

自然试验也许有助于确定弗雷明汉心脏研究项目展现的肥胖传染现象是否蕴含因果关系。卡雷尔等（Carrell et al.，2011）将美国空军学院的学员随机分配到不同宿舍，用来考察健康的同群效应（peer effects）。这个随机试验能让研究者衡量同群效应，而不用担心选择偏倚（selection bias）和混杂因素。

美国空军学院也是一个非常理想的研究地点，因为这所学校在新学员还未分配宿舍时就测了他们的体能。在随机指定宿舍，学员开始学习生活的几年时间里，研究者多次测量他们的体能。体能测试要求学员做引体向上、仰卧起坐、1.5英里跑以及其他运动项目。

卡雷尔等人（Carrell et al.，2011）发现学员的同伴（指舍友）入学时的体能，显著影响该学员以后的体能测试成绩。如果学员的舍友入学时体能较差，那么该学员将来的体能测试成绩相应受到负面影响。体能最差的舍友对学员体能成绩的负面影响最大，体能最差的学员也最容易受体能较差的舍友影响。

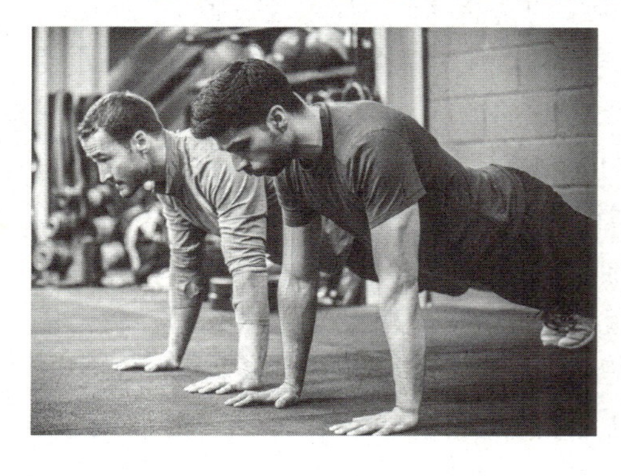

“如果我不能完成这最后一个俯卧撑，那就是我室友的错！”

这个研究结论对美国空军学院学员之外的人群，未必有很强的适用性。因为一般人群不是随机进入不同朋友组，也不是几乎所有时间都待在一起。而且，这个研究考察的人群是相对健康的军校学员，他们的肥胖率为零或接近零。然而，这个自然试验提供的证据表明，与体能较差的同伴交往，对自己的体能不利。

尽管这个证据比较有趣，但它并不意味着在现实世界中，肥胖者能导致其朋友变胖。我们注意到，在现实世界中，朋友和其他社会关系不是随机产生的。尽管观察性研究（比如Christakis and Fowler，

2007）发现了肥胖的同群效应，然而这种表面上的肥胖传染性，其背后真正的原因是人们因相同兴趣而成为朋友。如果事实如此，真正的罪魁祸首是相同的兴趣，而不是同群效应。

488

22.6 公共卫生干预的其他理由

到目前为止，我们一直说肥胖只有在下列情形下才是个公共卫生危机，也就是说，只有在下列情形下政府才能干预肥胖：肥胖通过外部性导致社会损失。这是福利经济学的观点，因为福利经济学家假设个人做出的任何最优决策（包括健康方面的决策或者其他决策），如果不影响其他人，那么它就是社会最优的，政府不应该干预。在本节，我们放松这个假设，考察政府何时应该不鼓励甚至禁止人们做某些事情。

不充分的营养信息

人们根据食品价格和预算约束选择最优体重，但这个思想基于下列假设：人们知道他们的食物选择如何影响自己的健康。然而证据表明，消费者不太清楚自己吃的食物的营养成分，尤其是那些不是自己亲手准备的食物的营养成分。这种营养知识的缺乏，为政府干预提供了合理性：食物需要标注营养成分；后来政府还要求饭店标注饭菜的卡路里数（Blaylock et al.，1999）。

伯顿等人（Burton et al.，2006）发现在饭店吃饭的人通常低估他们所点饭菜的卡路里数。研究者向被调查者简短描述从真实餐馆菜单上选取的各种饭菜，然后让他们估计每种饭菜的卡路里数。对于卡路里数较低的饭菜，被调查者的估计一般都比较准确。火鸡三明治是370卡路里，被调查者的平均估计数为358卡路里；鸡胸为640卡路里，平均估计数为479卡路里。

另一方面，被调查者严重低估了那些卡路里数较高的饭菜的卡路里数。阿尔弗雷多白脱奶油面（Fettuccine alfredo）为1500卡路里，被调查者的估计值为704卡路里。下面这个例子更典型：带牧场调料的芝士薯条含有3000多卡路里，被调查者平均估计值为869卡路里。调查表明人们也不擅长估计食物的脂肪含量和盐含量。

其他研究也发现消费者不能准确估计饭店饭菜的营养成分。如果消费者不能准确估计饭店饭菜的营养成分——也许他们并没有意识到自己没有这个能力，那么政府的干预措施能帮助他们。政府不是阻止消费者选择自己想吃的饭菜，而是要求食物生产者提供更完善的营养信息，从而帮助消费者优化自己的食物决策。

政府对这个问题的应对之道是要求生产者标注营养成分。典型营养成分标签需要说明食品中脂肪、糖、胆固醇、钠等的含量。然而，这种做法并不是没有代价——食物生产者需要花钱测量营养成分，以及在食品包装上标注营养信息。但是这种做法能提醒消费者注意，让他们做出更好的食品决策，从而规避一些更大的私人肥胖成本。

489

类似的政策策略是要求饭店（尤其是快餐店）标注每道饭菜的卡路里含量。例如，纽约市与华盛顿州要求连锁饭店这么做，而加利福尼亚州要求快餐店这么做。

这种措施的效果存在争议，因为很多消费者对这种信息没有做出反应。一项关于纽约快餐店的研究发现，在政府政策实施后，消费者购买的午餐，其卡路里数没有明显降低，而且大多数被调查者宣称他们根本不使用这些信息。另一方面，15%的被调查者报告自己使用了这些信息，他们午餐卡路里数平均从863降低到765，降低比重超过10%（Dumanovsky et al.，2011）。这意味着消费者有时的确会使用营养信息来改变自己的食物消费决策。如果消费者对含有较高卡路里的饭菜逐渐失去兴趣，那么要求饭店公布卡路里数的措施，也可能诱使饭店展开竞争，提供更健康的饭菜。

政府要求饭店公布饭菜的卡路里数，这个规定并非特别专横，因为它没有限制消费者的选择。即使某道菜的卡路里数为14 000，消费者仍可能选择它。然而，其他一些政策则比较强硬，例如对含糖碳酸饮料征税或者禁止饭店提供含有反式脂肪的食物（比如纽约市就这么做）；它们可能影响消费者的最优食物决策。

最后，即使营养统计信息容易得到，消费者仍然会面对另外一个信息问题。他们缺乏将食物选择转化为健康结果的能力。如果你吃含有12克饱和脂肪的双层汉堡，你一生要多花多少医疗费用？如果你在下午茶时间吃了一个400卡路里的甜甜圈而不是一个60卡路里的苹果，40年后你患心脏病的可能性有多大？这类问题几乎不可能回答。目前我们还不知道使用什么样的措施才能提高消费者在这类问题上的判断能力。

儿童肥胖

我们已经看到，欧洲和美洲各国的肥胖率一直在上升，这不分贫富，也不分受教育水平的高低。与此同时，儿童肥胖率也在上升（Ebbeling et al.，2002）。在过去几十年，大多数工业化国家以及少数低收入国家的儿童肥胖率在上升（Han et al.，2010）。例如，与1970年代相比，巴西、智利、芬兰、法国、德国、希腊、英国、澳大利亚与日本在1990年代的儿童肥胖率都至少翻了一番。然而，近期一些报告显示，一些国家如澳大利亚、法国、瑞典和瑞士的儿童肥胖率的增速已放缓（Swinburn et al.，2011）。

福利经济学家通常假设人们自己能做出最优选择，人们的行动显示了自己的真实偏好。然而，这个假设对儿童来说不太可能成立，他们不清楚健康风险，不知道现在的健康决策对长期健康的影响，而且更容易受不健康食物广告的影响。儿童是否有能力追求自己利益最大化，这个问题非常重要，因为研究发现，儿童肥胖容易导致他们成年时肥胖，心脏病风险增加，最终期望寿命缩短（Must and Strauss，1999）。

490

如果某个七岁儿童由于每天放学后都喝含糖碳酸饮料以及吃甜甜圈和冰淇淋造成一生身体不健康，那么即使不存在外部性，政府也有必要干预儿童肥胖问题。父母对孩子的健康和幸福负有责任，政府可以帮助父母更好地履行这个职责，尤其是儿童在校期间，因为此时父母无法直接监管孩子。

控制儿童肥胖的最简单方法是让儿童更难得到高脂肪或高含糖量的食物。常见的措施包括：规定自动售货机不提供含糖碳酸饮料，小学周围禁止设立快餐店。其他的措施包括禁止或限制针对青少年的广告，禁止快餐店向用餐者赠送玩具。

尽管这些干预措施比较强硬，但研究发现它们有效果（Neumark-Sztainer et al.，2005）。柯里等（Currie et al.，2010）发现居住在快餐店附近的儿童更容易肥胖，而周等人（Chou et al.，2008）认为如果禁止快餐连锁店的电视广告，3—11岁的儿童肥胖率将降低18%。然而，其他一些研究不支持这些结果，它们发现学校干预措施没有降低儿童体重（Van Hook and Atlan，2011；Datar and Nicosia，2012）。也许儿童有效规避了这些措施，他们不能在学校里吃，但可以放学后吃。

不耐性与嗜好

人们对福利经济学的第二个批评直指其核心假设：在完全信息情形下，成人总是做出理性决策。如果人们在半夜猛吃甜食，第二天早晨又后悔怎么办？如果人们酷爱吃炸薯条，甚至变成了一种嗜好，即使不想增重也无法停止吃薯条，这又怎么办？这类问题是行为经济学重点研究的问题。

政府禁止人们半夜吃不健康的零食，派某个警探半夜进入人们家里检查，这些措施当然能降低肥胖。它们甚至能得到那些原来喜欢半夜吃零食的人的支持（至少支持白天查房）。类似的策略可以用于对付烟草和酒精成瘾。

然而，这类强硬的政府干预措施，不符合自由理念和福利经济学的基本假设，它会引发一些影响深远的问题。我们将在第23章和第24章更详细地考察这些问题。

22.7 结论

世界范围内的肥胖率以及与肥胖相关的慢性病患病率的快速上升，促使很多国家做出政策反应。纽约市于2006年禁止饭店提供含有反式脂肪的饭菜；日本于2008年对腰围超过一定标准的人征收更高的医疗保险费；丹麦于2011年对所有含有饱和脂肪的产品征税。

491

在兰德医疗保险试验中，我们已经知道，保险补偿程度似乎对体重结果没有影响（22.4节）。这意味着类似法律规定诱导了从肥胖者向非肥胖者的资金转移（transfer），因为肥胖者往往吃更多的脂肪。如果不存在道德风险，那么这类法律既不会增加也不会降低社会福利。然而，由于肥胖者通常比非肥胖者更穷，这种转移可能代表着收入的累退变化（Powell and Chaloupka，2009）。

对其他快餐征税也会产生副作用，因为一些人需要从这些相对便宜的食物中获取基本营养，征税限制了他们获得基本营养的能力。例如，对很多贫穷儿童来说，牛肉是最主要的铁源。铁摄取量不足可能导致贫血，这对学生集中精神的能力有严重影响（当然，这只是其中一种影响）。对汉堡征税也许能够降低肥胖率，但这会提升牛肉价格，也增加了儿童贫血的风险（Lakdawalla et al.，2005）。

营养问题比较复杂，它与收入分布和保险市场纠缠在一起。任何一项干预措施都可能导致多方面的副作用。降低肥胖率是个合意的目标，然而政策制定者在设计干预措施时，不能忽略这些问题的经济基础。

22.8 习题

判断题

判断下列论断是正确还是错误，说明你的理由。在说明理由时请引用课文中的证据，以及你可能需要的任何额外假设。

1.在美国，体重上升现象始于30年前。

2.尽管肥胖通常导致更高的年医疗费用，肥胖者一生的医疗费用未必比非肥胖者高，因为肥胖者的寿命短。

3.肥胖率上升的其中一个原因是妇女劳动参与率上升（同时在家做饭的时间减少了）。

4.在不提供医疗保险的公司中，在同等生产率水平下，肥胖者的工资比非肥胖者低。

5.在过去15年，高中辍学生以及仅有高中文凭的人的肥胖率急剧上升，而大学毕业生的肥胖率基本维持不变。

6.食品关税高的发达国家，肥胖率一般较低。

7.假设春田核电站不存在肥胖者的工资惩罚问题。假设伯恩斯先生（Mr Burns）（雇主）向雇员提供补偿程度较高的混合医疗保险。最后，假设该核电站的肥胖劳动者的医疗费用比他们的非肥胖同事高。在这些假设条件下，霍默·辛普森（Homer Simpson）的暴饮暴食和懒惰必然导致很大的福利损失。（背景源自动画片《辛普森一家》）

8.人们往往低估了饭店饭菜的卡路里数。

9.体重指数（BMI）是一个可靠的肥胖衡量指标。

10.解决儿童肥胖问题的唯一方法是使用严格的政府干预措施。

11.遗传是儿童和成人体重的重要决定因素之一。

12.在纽约，由于政府规定饭店标注每道菜的卡路里数，大多数人的行为发生了变化。

13.世界上很多国家的肥胖率都在上升，但仅有美国经历了儿童肥胖率上升。

14.补偿程度高的保险能让你变胖，因为你不需要承担不健康饮食以及不锻炼引起的全部医疗费用。

15.与肥胖者交朋友能增加你变胖的可能性。

分析题

16.假设霍默和史密瑟（Smithers）这两个人位于同一个医疗保险池中，支付相同的保险费。假设春田核电站歧视肥胖员工，因此肥胖员工的工资较低。最后，假设与史密瑟相比，霍默锻炼更少而且更喜欢吃甜甜圈。因此，霍默的预期医疗费用远比史密瑟的高。

霍默对史密瑟施加了负的外部性吗？说明理由，并说说回答这个问题时你还需要什么假设条件。

17.假设在金融危机期间，伯恩斯先生被迫将春田核电站卖给一个富有的巧克力大亨。这个大亨所做的第一件事就是废除伯恩斯先生对肥胖员工的歧视政策，不再对肥胖员工进行工资歧视。该大亨维持伯恩斯的混合医疗保险计划不变，因此霍默和史密瑟仍然支付相同的保险费。

a.现在，霍默爱吃甜食不喜欢锻炼的坏习惯对史密瑟施加了负的外部性吗？解释负外部性的性质。这个外部性导致净社会福利损失吗？说明理由，并说说回答这个问题时你还需要什么假设条件。

b.现在，春田核电站可能出现逆选择死亡螺旋吗？

论述题

18.（**肥胖传染与社会损失**）在这个习题中，我们讨论克里斯塔基斯和福勒（Christakis and Fowler，2007）研究的肥胖传染问题（详见22.5节）。他们发现，跟肥胖者交朋友的人更可能是肥胖者。

a.这两位作者的发现，在朋友的肥胖与自我肥胖之间建立了因果关系吗？如果未建立，请对他们的发现提供另外一种解释。

对于下面的所有题目，假设上述发现建立了因果关系。也就是说，肥胖是传染的，与肥胖者交朋友可能让你变胖，即使你一开始比较瘦。

b.肥胖者对他们的朋友施加了负的外部性吗？这个外部性是什么？

c.假设政府积极使用庇古措施来降低外部性引起的损失。政府为了减少二手烟，对吸烟者征税；为了降低环境污染，对工厂征税。如果政府希望使用庇古税来缓解肥胖传染问题，它应该对谁征税？征这种税有效果吗？税收规模的决定因素有哪些？

493

d.假设人们知道肥胖是传染的，而且能够计算出肥胖朋友对他们施加的影响。在这种情形下，还有人愿意与肥胖者交朋友吗？这意味着由于肥胖外部性，肥胖者对其朋友施加的最大伤害是多少？（提示：用与肥胖者交友的成本和收益衡量，可能更简单一些。）

e.肥胖也可能通过家族关系传染。与朋友关系不同，家族关系——尤其父母与子女之间的关系——不太可能是自愿的。如果题目（d）里的朋友替换成家庭成员，你对它的回答又是怎样的？

f.回顾第21章超额负担的概念。对于朋友和家庭成员，肥胖传染施加的超额负担是什么？

g.现在考虑污染工厂施加的负外部性。出于本问题的考虑，假设污染非常集中，对超过一定半径之外的任何人和东西都没有影响。人们住在工厂周围是自愿的，也没有法律强制他们搬离。对于住在工厂周围的某个家庭来说，污染导致的伤害上限是多少？超额负担可能是什么？

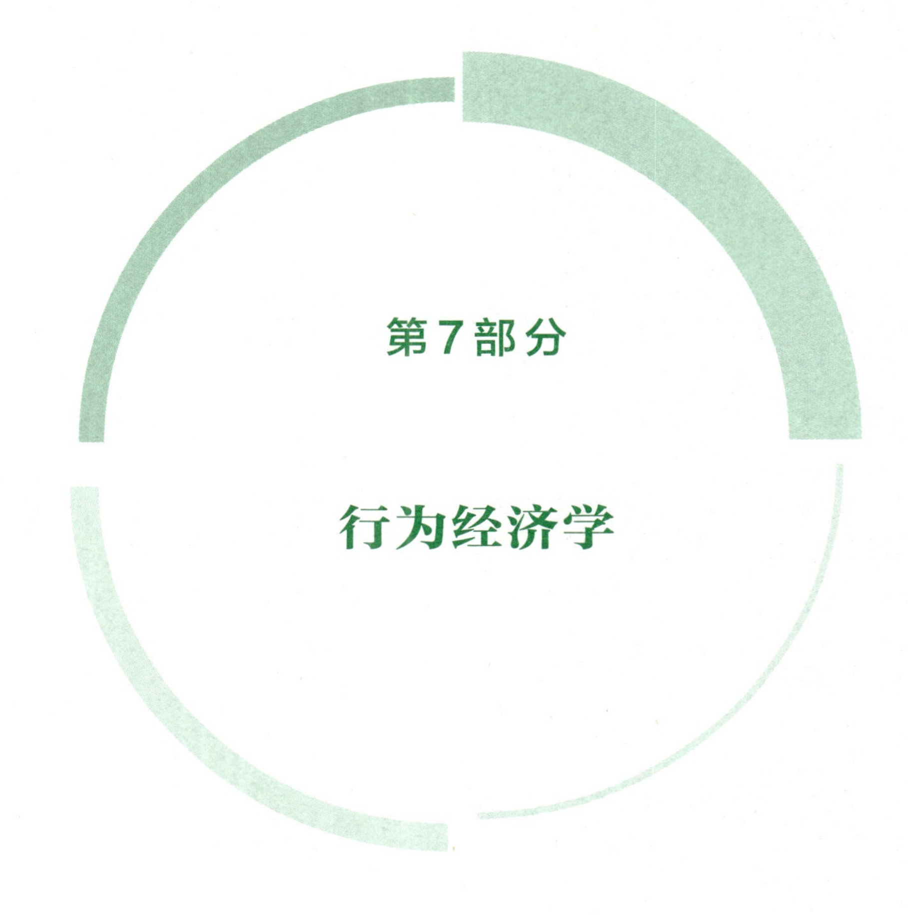

第7部分

行为经济学

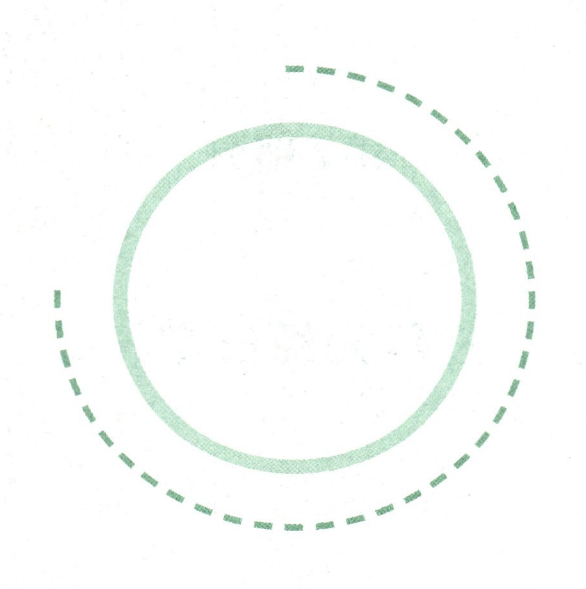

第23章 前景理论

496 你家附近的剧院准备上演威尔第（Verdi）的著名悲剧《弄臣》，首场演出在几周之后的一个晚上。作为戏剧迷，你异常兴奋，打算和意中人一起看戏。你愿意最多花200美元买两张票，哪怕后排座位也无所谓。当你发现票价仅为75美元时，你立马买了两张。

首场演出终于到来了，你走出豪华轿车，带上礼帽，怀揣祖传的老怀表。你等这一刻已经等了很久了。当你准备进入剧院时，你摸了摸胸前口袋中的戏票，糟糕，它们不见了。丝丝凉意从脚后跟升起，你想起来了，你在家对着镜子整理链扣时，把票落在梳妆台上了。

你的豪华轿车已消失在夜色之中，即使你打的士回家取票，你也会错过大部分剧情。善良的引座员告诉你，今晚的票并没售完，事实上还剩下两张后排座位的票，价格也是75美元。然而，你已经花了150美元买票，只不过票在家中睡大觉而已。忽然之间，你看戏的费用就增加了。如果你再买两张票，你就是花300美元看戏，而你认为它最多值200美元。你的意中人抱怨说看戏花钱太多了。你很沮丧，摘下礼帽，回家看动画片《辛普森一家》的重播。

当你准备打道回府时，另一个戏剧爱好者正和他的妻子在闲逛。和你一样，他认为两张票值200美元，但他刚刚知道《弄臣》即将上演。他开心地买下了最后两张票。

这个故事说明了沉没成本（sunk cost）错觉。尽管你和后来的那个戏剧爱好者对《弄臣》的支付意愿是一样的，而且你们面对着相同的价格，但在关于最后两张票是否值得购买的问题上，你们做出了不同的决定。出于某种原因，当你权衡再次买票的成本和收益时，你将沉没成本（忘在家中的票的成本150美元）加在新票的成本上。而另外一个戏剧爱好者之前没有买票，他在做效用最大化决策时不需要考虑任何沉没成本。

有些人认为你的决策是“错误的”，因为你的行为不符合经济学中的理性行为假设。追求效用最大化的理性人，将不考虑沉没成本，购买两张票，得到价值50（200－150）美元的效用。这个故事说明与标准经济模型预期相反，人们未必总是理性的。

回顾一下第3章讨论的格罗斯曼模型。经济学家假设格罗斯曼模型中的个人能在劳动与闲暇之间以及健康与消费之间做出正确的选择，使自己的终生效用最大化。如果个人的行为符合格罗斯曼模型的理想行为假设，那么他们做出的选择必定对自己最优。然 497

而上面的故事说明，即使在买票这种相对简单的决策上，人们都做不好。因此，我们有理由怀疑人们在做更复杂更多维的终生健康决策时，很难做到理性。

作为一门相对年轻的经济学分支，行为经济学（behavioral economics）发端于1970年代。这门学科的任务是考察人们对理性的偏离，帮助经济理论来处理这些偏离。行为经济学中的很多发现对健康经济学有重要含义。在本章，我们将理性这个概念形式化，并且引入前景理论（prospect theory），这是心理学家丹尼尔·卡内曼（Daniel Kahneman）和阿莫斯·特沃斯基（Amos Tversky）提出的一种决策理论，它和传统决策理论不同。而下一章讨论的时间不一致性，是行为经济学中的另外一种决策理论。

23.1 模拟不确定性情形下的决策

经济学的一个核心目标，是描述人们在不确定环境下如何做决策。不确定性无处不在；至今我们还没能完全弄清楚，不确定性的存在对效用最大化意味着什么。在不确定环境下，决策者必须考虑所有可能结果，以及他们的行动对这些结果的影响。不确定性导致了决策的复杂性，因为当结果明确时决策问题相对简单。

在本章，我们始终讨论人们如何评价不同彩票（lotteries）的价值，每种彩票提供一组报酬，其中每个报酬有相应的概率。硬币赌博就是个典型的彩票：掷硬币，如果落地时硬币正面向上，你得到100元；如果反面向上，你输掉100元。这个简单的彩票仅有两个结果，但彩票可能包含无穷多个可能性。例如，在阿克洛夫的“柠檬”市场模型中，购买旧车相当于买一张彩票，这张彩票以不同概率提供不同质量的旧车。你在下一年的收入也是一种彩票。你可能升职，可能生病，可能中了六合彩，可能深受经济衰退影响，等等。每种可能的最终收入水平有自己的发生概率。

考虑下面这种简单的彩票：个人的收入取决于他生病与否，如果生病，他的收入为I_S。如果健康，他的收入为I_H。我们已经在第7章考察过这种彩票。如果他生病，他的效用为$U(I_S)$；如果他健康，他的效用为$U(I_H)$。但在t=0的时点上，这个人应该如何估计I_S和I_H的可能性？

本章的目的在于定义估价函数（valuation function）V，用来描述人们如何估计伴随不确定结果（比如I_S和I_H）的彩票的价值。给定彩票L，假设它的结果为x_1，x_2，…，x_n，而且这些结果的相应概率分别为p_1，p_2，…，p_n：

估价函数：$V(L)=V(x_1,p_1;x_2,p_2;\cdots;x_n,p_n)$　　（23.1）

事实上，我们以前已经看到过这样的估价函数。在第7章，我们隐含地假设这个函数V等于所有可能结果（outcomes）的期望效用，这是个统计学上的定义。如果p为生病概率，那么，

$$V(L)=E[U(L)]=pU(I_S)+(1-p)U(I_H)$$

在本章，我们解释为什么经济学家通常假设估价函数等于期望效用，提供一些说明它不能描述很多环境下偏好的经验证据，以及引入前景理论。前景理论提供了另外一种估价函数。

498

模拟理性

经济学家通常假设人是理性的，因此，估价函数V必须反映这个假设。然而，当我们说到不确定性情形下的理性，我们的意思是什么？在直觉上，绝大多数人认为个人做出的理性决策应该是内在一致的。这意味着估价函数应该具有下列三个基本数学性质，不符合其中之一者，不可能是理性的：

- **完备性**：给定任何两张彩票A和B，理性个人总能判断出哪张彩票更好，或一样好。用经济学语言表达，这就是说他知道自己偏好哪张彩票，或者认为这两张彩票无差异。这个决策取决于彩票的可能结果、相应概率以及决策者的风险态度。在直觉上，完备性意味着决策者的判断必然是下列之一：A比B好；B比A好；A和B无差异。
- **传递性**：现在考虑三张彩票A、B和C。如果决策者已经认为A比B好，B比C好，那么这个信息意味着他必定认为A比C好。传递性说明人们的偏好不可能是循环的（例如，如果某个人认为A比B好，B比C好，C比A好，那么他的偏好就是循环的）。
- **独立性**：最后，决策者对彩票的偏好不受这些彩票相同变化的影响。例如，假设某个人认为彩票A比B好。如果这两张彩票分别与彩票C组合形成新的彩票A'和B'，那么彩票A'仍比B'好。独立性要求偏好不受共同变化影响。

定义 23.1

完备性（completeness）：给定任何两张彩票A和B，它们的估价必然是：$V(A)>V(B)$，或$V(B)>V(A)$，或$V(A)=V(B)$。

传递性（transitivity）：给定任何三张彩票A、B和C，$V(A)>V(B)$且$V(B)>V(C)$ $\Rightarrow V(A)>V(C)$。

独立性（independence）：给定任何三张彩票A、B和C以及概率$0<p<1$，$V(A)>V(B) \Rightarrow pV(A)+(1-p)V(C)>pV(B)+(1-p)V(C)$。

期望效用理论

什么样的估价函数V同时满足完备性、传递性和独立性这三个“理性”性质呢？这样的函数存在吗？数学家冯·诺依曼（John von Neumann）和奥斯卡·摩根斯坦（Oskar Morgenstern）证明仅有一种函数形式满足这三条性质。[①]这种函数形式与我们用来模拟人们评价不确定前景时使用的函数相同，这不是巧合。

499

期望效用理论中的估价函数

给定彩票A，假设其结果为x_1，x_2，…，x_n而且这些结果的概率分别为p_1，p_2，…，p_n：

$$\begin{aligned} V(L) &= V(x_1, p_1; x_2, p_2; \cdots; x_n, p_n) \\ &= p_1 U(x_1) + p_2 U(x_2) + \cdots + p_n U(x_n) \qquad (23.2) \\ &= E[U(A)] \end{aligned}$$

这个估价函数有时也被称为**冯·诺依曼—摩根斯坦效用函数**。

① 这个证明还要求一些数学上的假设，这里没有列举这些假设，证明略去。更多细节可参考Morgenstern and von Neumann（1947）。

（23.2）式中的估价函数是彩票A期望效用的统计学定义。在不确定环境下，人们根据这种特殊估价函数做出决策，这就是所谓的**期望效用理论**（expected utility theory）。如果期望效用理论能够准确模拟人们在不确定环境下的决策，那么他们做出的选择应该使得（23.2）式中的冯·诺依曼—摩根斯坦效用函数值最大。效用函数U未必是线性的，因此，风险厌恶行为与期望效用理论相容。事实上，我们在第7章到第9章考察风险厌恶与保险需求时，将期望效用函数视为给定的。

由于只有冯·诺依曼—摩根斯坦效用函数能保证偏好满足完备性、传递性和独立性，将期望效用最大化等同于理性的想法就非常诱人。如果人们做出的选择未必总是符合期望效用最大化，那么这有两种可能：一种可能是人们在不确定环境下的决策不是理性的；另外一种可能是完备性、传递性和独立性不是理性的良好定义。

有限理性

期望效用理论能够模拟各种环境下的决策，例如阿克洛夫的“柠檬”市场模型和格罗斯曼的健康需求模型。然而，心理学家丹尼尔·卡内曼与阿莫斯·特沃斯基发现了有限理性的证据，也就是说，人们的理性是有边界的，或者说人们只能在一定程度上做到理性。**有限理性**（bounded rationality）理论认为，由于受认知能力限制，人们的决策未必总是满足完备性、传递性与独立性。

500

卡内曼与特沃斯基的发现（人们实际决策与期望效用理论的预测不一致），对（23.2）式中的估价函数提出了质疑。正因为将心理学思想融入经济学研究，卡内曼获得了2002诺贝尔经济学奖，并且被誉为行为经济学的奠基人。特沃斯基本来也应该能获奖，但他不幸于2002年之前去世了，诺贝尔奖不授予去世者。

1979年，卡内曼与特沃斯基（Kahneman and Tversky，1979）用调查问卷研究了以色列大学生在不确定性环境下的决策。调查问卷中的问题，通常涉及向应答者提供具有不同报酬的彩票，但这些报酬是虚拟的，即没有实际报酬发生。尽管我们不能大胆地将实验室中的结论推广到现实世界，但这些研究仍然非常重要，因为它们描述了人们可能出现的行为。实验室实验能够让研究者设定确切报酬和概率，控制住混杂因素（现实世界研究通常难以排除混杂因素）。这类研究已在不同人群中重复很多次，产生的结果比较一致，这增加了他们1979年那个研究的结论的可靠性。

我们下面讨论的矛盾（不一致性）构成了**前景理论**（prospect theory）的研究动机。前景理论是由卡内曼和特沃斯基提出的关于不确定环境下的消费者选择理论。这个理论和期望效用理论不同，它放松了偏好的完备性、传递性和独立性假设，然后考察和解释有限理性行为。

我们已经看到，人们在做出关于自身的健康决策时面对着各种各样的不确定性。人们购买保险来应对患病产生的支出风险。接种疫苗决策取决于疾病传染风险的不确定性；这是显然的，因为如果人们知道自己一定会被传染或一定不会被传染，那么他不会注射疫苗。病人在接受治疗时既关注康复可能性，也关注治疗本身的副作用风险。如果人们在不确定环境下很难使得自己的效用最大化，那么他们的健康必定受影响。

在下一节，我们首先给出人们实际选择不符合期望效用理论预测的一些证据，然后简要介绍前景理论。最后，我们讨论有限理性对健康经济学的意义。

23.2 对概率的错误估计

任何关于不确定环境下决策的讨论，必定涉及关于概率的讨论。概率是不确定程度的衡量指标，然而，在现实世界中概率很难估计。明年发生地震的可能性有多大？下周感冒的可能性为多少？全球流行病风险呢？即使地震学家或卫生研究者也很难估计这些事件的可能性。专家尚且如此，普通大众在决定购买多少保险时又如何估计这些风险发生的概率呢？

事实上，研究者发现人们在估计罕见事件的概率时，非常容易犯错（Slovic，1987）。例如，人们通常高估自己遭受台风和洪灾等罕见事件的概率，因为电视和报纸经常报道这类风险事件。类似的，与常见但发展缓慢的危险例如癌症或心脏病相比，人们通常高估像食物中毒或野狼攻击这样罕见但很有画面感的危险发生的概率（Lichtenstein et al.，1978）。一般来说，某个事件在人们脑海里的烙印，似乎能够严重扭曲他们对该事件可能性的估计。

501

我们可能认为，我们看到的不确定环境下的任何“非理性”决策，都是因为人们错误估计了概率。然而，卡内曼和特沃斯基证明，即使真实概率已知且明确，人们的偏好也似乎不符合理性性质。由于在这些实验中应答者被告知实际概率，研究者发现的任何偏离理性的行为，都不能归结于应答者的错误估计。

过度看重确定性

考虑应答者面对下列问题。选项A和B都是彩票，它们的报酬和概率都不同。

问题1：选A还是B？	
选项A：$2500 概率 33% $2400 概率 66% 0 概率 1%	选项B：$2400 概率 100%
选择A的人数占比：18%	选择B的人数占比：82%

根据卡内曼与特沃斯基（1979）的报告，在72个应答者中，82%的人选择了B，仅有18%的人选择了风险更大的A。这个结果本身没有什么奇怪的。应答者展现了厌恶风险的态度：选项B的报酬是确定的，这让它更有吸引力，尽管它的报酬比选项A的期望报酬低。对于大多数应答者，选项A的估价小于选项B的估价：

$$V(A)<V(B) \tag{23.3}$$

如果期望效用理论准确描述了应答者的偏好，那么任何彩票的估价等于它的期望效用。这个事实连同（23.3）式意味着选项A的期望效用必定小于选项B的期望效用：

$$V(A)<V(B)$$

$$E[U(A)]<E[U(B)]$$

$$0.33U(2500)+0.66U(2400)+0.01U(0)<U(2400) \tag{23.4}$$

$$0.33U(2500)<0.34U(2400)$$

请注意，在这一章我们始终假设效用函数U已标准化为$U(0)=0$。这是因为效用是个相对概念：只要保证好的结果产生的效用比差的结果产生的效用高即可，不需要关注结果产生的绝对效用水平。我们使用这个假设并不失一般性。

这些应答者接下来回答问题2。注意观察问题2和问题1的唯一区别在于，“以66%的可能性获得2400美金”被替换为“以66%的概率获得0美金”。

问题2：选C还是D?	
选项C：\$2500 概率 33% \$0 概率 67%	选项D：\$2400 概率 34% \$0 概率 66%
选择C的人数占比：83%	选择D的人数占比：17%

面对问题2中的两个彩票，83%的应答者选了C，17%的应答者选了D。这个结果说明大多数人认为选项C比D好。根据期望效用理论：

$$V(C)>V(D)$$
$$E[U(C)]>E[U(D)]$$
$$0.33U(2500)+0.67U(0)>0.34U(2400) \tag{23.4}$$
$$0.33U(2500)>0.34U(2400)$$

然而，（23.5）式的结论与（23.4）式的结论正好相反。如果期望效用是准确的，那么问题1的应答结果意味着大多数人认为以34%的可能性获得2400美金比以33%的可能性获得2500美金好。然而，问题2的应答结果的含义正好相反：人们认为以33%的可能性获得2500美金比以34%的可能性获得2400美金好！

这是我们第一次指出冯·诺依曼—摩根斯坦效用函数可能不能准确描述人们在不确定环境下的决策。这种矛盾的应答模式被称为阿莱悖论（Allais paradox），这个术语以经济学家莫里斯·阿莱的名字命名，他在1950年代的实验中首次注意到这种现象（Allais, 1953）。

卡内曼和特沃斯基将这种不一致性归因于**确定性效应**。如果追逐期望效用最大的人厌恶风险，那么他偏好确定性，但这些应答结果意味着他对确定性的偏好程度比期望效用理论预测的更甚。在问题1中，应答者偏好选项B，而且他们对B的偏好程度超过了根据他们风险厌恶水平所预测的偏好程度。一旦确定性消失（参见问题2中的选项D），那么第二种彩票（选项D）失去了特殊吸引力，只有少数人选了它。

定义 23.2

确定性效应（certainty effect）：与伴随不确定结果的彩票相比，人们偏好提供确定结果（概率$p=1$）的彩票，而且他们对这种彩票的偏好程度超过了根据期望效用理论中的风险厌恶所预测的偏好程度。

表23.1引入了问题3和4，这提供了更多关于确定性效应的证据。注意到问题4与问题3的选项基本相同，唯一区别在于后者将每种彩票提供正报酬的概率降低了75%。这种变化导致选项B的确定性消失。

503

表23.1 调查问题和应答，说明了确定性效应

问题3（选A还是B？）		问题4（选C还是D？）	
选项A	选项B	选项C	选项D
\$4000 概率0.8 \$0 概率0.2	\$3000 概率1	\$4000 概率 0.2 \$0 概率 0.8	\$3000 概率 0.25 \$0 概率 0.75
80%的应答者选择B		65%的应答者选择C	

资料来源：Kahneman and Tversky（1979）.

与问题1和2一样，问题3和4中大多数人的选择也出现了矛盾。如果彩票是用期望效用理论估价的，结果是这样的：

问题3

$$V(A) < V(B)$$
$$E[U(A)] < E[U(B)]$$
$$0.8U(4000) + 0.2U(0) < U(3000)$$
$$\frac{4}{5} < \frac{U(3000)}{U(4000)}$$

问题4

$$V(C) > V(D)$$
$$E[U(C)] > E[U(D)]$$
$$0.2U(4000) + 0.8U(0) > 0.25U(3000) + 0.75U(0)$$
$$\frac{4}{5} > \frac{U(3000)}{U(4000)}$$

因此，根据期望效用理论，如果某个人在问题3中偏好B而不是A，那么在问题4中，他应该偏好D而不是C。除非我们相信人们的决策故意不与他们内心的欲望一致，否则这个证据意味着期望效用理论不能模拟不确定环境下的决策行为。换句话说，人们使用的估价函数似乎不是（23.2）式中的冯·诺依曼—摩根斯坦效用函数。

过度看重小概率

在卡内曼和特沃斯基的实验中，每个结果的发生概率已明确给出，应答者应该能看到和理解这些概率。因此，应答者知道每种彩票可能出现的结果及其概率。然而，即使他们知道每个结果的概率，也有证据表明他们错误判断了这些概率的重要性。

卡内曼和特沃斯基在实验中设计了下列问题。这个问题类似于5美元彩票的选择。你可以花5美元买彩票，期望撞大运获得5000美元（选项A）；你也可以选择不买彩票从而保留你的5美元（选项B）。

504

问题5：选A还是B?	
选项A：\$5000 概率 0.1% \$0 概率 99.9%	选项B：\$5 概率 100%
选择A的人数占比：72%	选择B的人数占比：28%

根据期望效用理论，问题5中的大多数人的选择说明

$$
\begin{aligned}
V(A) &> V(B) \\
E[U(A)] &> E[U(B)] \\
0.001U(5000) + 0.999U(0) &> U(5) \\
0.001 &> \frac{U(5)}{U(5000)}
\end{aligned}
\quad (23.6)
$$

然而，正如我们在第7章讨论的，人们往往厌恶风险，而且其效用函数$U(I)$关于收入的边际报酬是递减的。因此，第一个1美元提供的效用大于第二个1美元提供的效用，并远远大于第五千个1美元提供的效用。换句话说，$U(5)-U(0)>U(5000)-U(4995)$，即前5美元提供的效用要比最后5美元提供的效用大。正如2美元产生的效用不是1美元产生效用的2倍，5000美元产生的效用也不是5美元产生的效用的1000倍。这意味着$U(5)/U(5000)>0.001$。因此，问题5中大多数人的选择（即A）与风险厌恶矛盾：

$$
0.001 > \frac{U(5)}{U(5000)} \text{ 且 } \frac{U(5)}{U(5000)} > 0.001 \quad (23.7)
$$

期望效用理论与经验证据之间的这种不一致性，意味着应答者虽然知道彩票中奖概率为0.001，但实际上不知道这个概率真正的意思，或者说，他们错误地判断了这个概率代表的可能性。根据期望效用理论，“以0.001的概率获得5000美金”对期望效用的影响很小；然而，人们似乎过度看重这种微小影响。选择A的人数比期望效用理论预期的要多不少。

这个问题的证据表明，即使确切概率已知，人们赋予不确定事件的概率（主观概率）也与实际概率不同。人们似乎往往过度看重非常小的概率；与此同时，他们又低估中等概率和大概率，也就是说他们认为实际大概率并没那么大（参见图23.1）。

非实验环境也会发生这种现象。例如，HIV+病人在初次诊断后前几天通常高估他们的死亡风险，实际上死亡风险较低。然而，随着时间推移，当实际死亡风险上升时，他们又会低估自己的死亡风险（Bhattacharya et al.，2009）。

再举一个例子。Schoenbaum（1997）发现，轻度吸烟者往往高估了自己的死亡风险，但健康风险较高的重度吸烟者通常低估自己的死亡风险。这两个例子都符合图23.1描述的系统性的风险错误感知模式。

505

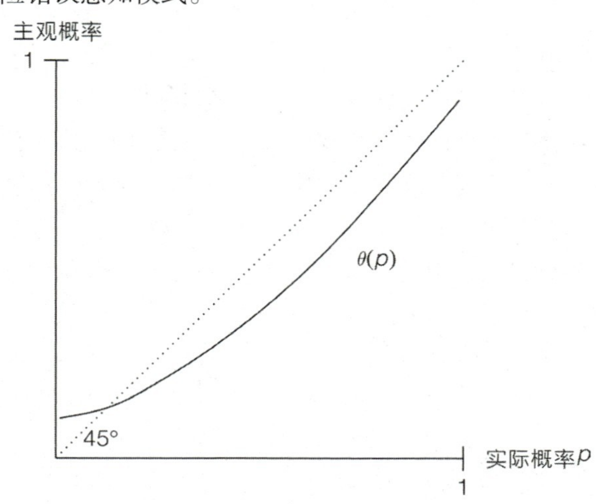

图23.1 主观概率和实际概率

资料来源：Kahneman and Tversky（1979）.

23.3 框架效应

在期望效用理论中，真正重要的是最终结果。假设你最终得到50元奖金，无论你是直接得到50元还是先得到100元然后又被迫返还50元（从而只剩下50元），50元提供的效用是固定不变的；毕竟，最终结果才重要。在冯·诺依曼—摩根斯坦效用函数中，这两种情形是等价的，你都得到了50元提供的效用。然而，在直觉上，我们感觉上面两种情形并不相同。在第一种情形下，我们直接得到50元，很开心；在第二种情形下，我们感觉被抢走了50元，有些不开心。

卡内曼和特沃斯基说明了实现最终状态的过程和方式，至少与最终状态中的结果同样重要。问题的提出（framing）方式能够影响决策者对每个选项的价值认知。[①]研究者让另外一组应答者回答下列一对问题：

问题6：你刚刚得到1000美金。现在你选择A还是B?	
选项A： 增加$1000 概率 50% 增加$0 概率 50%	选项B： 增加$500 概率 100%
选择A的人数占比：16%	选择B的人数占比：84%

问题7：你刚刚得到2000美金。现在你选择C还是D?	
选项C： 减少$1000 概率 50% 减少$0 概率 50%	选项D： 减少$500 概率 100%
选择C的人数占比：69%	选择D的人数占比：31%

506

尽管问题6和7的初始配置（你一开始得到的钱数）不同，但这两个问题的最终结果是等价的。选项A和C的最终状态可以分别归结为“以50%的可能性得到2000美金”和“以50%的可能性得到1000美金”。选项B和D的最终状态也相同；选择B或D，应答者都能保证自己得到1500美金。由于问题6和问题7中相应彩票的最终状态相同，根据期望效用理论可知，人们对这两个问题的回答应该相同。

然而，卡内曼和特沃斯基发现应答者对这两个问题的答案显著不同。在问题6中，84%选择了无风险的选项B，只有16%的应答者选了有风险的选项A。相比之下，在问题7中，69%的应答者选择了有风险的选项C，只有31%的应答者选择了无风险的选项D。

根据大多数人的反应可知，那些已得到2000美元的人更愿意赌博。与此同时，那些仅得到1000美元的人更喜欢安全选项，即他们更不愿意赌博。这个结果不符合期望效用理论，因为应答者显然不仅考虑最终状态还考虑问题是如何被提出的。这种不一致性类似我们本章开篇故事中的看戏决策：你和另外一个球迷对门票价值的评价不同，原因在于你们各自达成购买决策的方法不同。

① “frame”一词既有“提出（问题）”之意，也有“框架”之意。目前，国内通常将“framing effect”翻译为“框架效应”。我们即将看到，框架效应是一种心理上的认知偏差：决策者的影响受不同框架（比如背景、表达方式）影响。——译者

在公共医疗保险方案的需求问题上，也存在框架效应。2009年，美国政党在医疗服务改革上辩论激烈。在这个背景下，应答者回答了下列两个问题：

问题8：选A还是B？	
选项A： 终生保险金没有上限	选项B： 终身保险金上限为100万美元，但每年你可以节省1000美元保险费。
选择A的人数占比：79.5%	选择B的人数占比：20.5%

问题9：选A还是B？	
选项A： 终生保险金没有上限，但每年你要多交1000美元保险费。	选项B： 终身保险金上限为100万美元
选择A的人数占比：44.2%	选择B的人数占比：55.8%

问题8和9考察的都是人们如何评估1000美元和没有上限的终生保险金之间的权衡。在问题8中，1000美元是你因接受限额而节省下来的钱；而在问题9中，1000美元是你选择无限额保险金需要交的额外成本。问题表达上的这种微妙区别，导致问题9中选择终身保险金有限额（选项B）的人数，是问题8中相应选项选择人数的两倍多（Eckles and Schaffner，2010）。

507

问题表达方式能够改变人们的观点，这种框架效应为狡猾的政客提供了推进自己政策的机会。医疗服务立法的提出方式，在很大程度上决定了它的受欢迎程度。如果人们认为立法对他们施加了额外成本，法案可能招致敌意。通过巧妙的方式表达提案，政客很可能得到更多的支持。

23.4 厌恶损失

到目前为止，我们将人们分为厌恶风险、风险中性和喜欢风险三类（参见第7章）。但这种分类可能太简单化了。事实上，一些实验证据表明，同一个人可能既厌恶风险又喜欢风险。

考虑两张彩票A和B。彩票A以概率1提供3000美元。彩票B以概率0.8提供4000美元并且以概率0.2提供0美元。

问题10：选择A还是B？	
选项A： $3000 概率 100%	选项B： $4000 概率 80% $0 概率 20%
选择A的人数占比：80%	选择B的人数占比：20%

厌恶风险的人偏好安全结果提供的确定性，而不是赌博产生的风险。这两张彩票之间的选择，类似人们是否购买保险的决策。在卡内曼和特沃斯基的实验中，80%的人选择了确定性的结果（选项A）。

问题11：选择C还是D?	
选项C： -$3000 概率 100%	选项D： -$4000 概率 80% $0 概率 20%
选择C的人数占比：8%	选择D的人数占比：92%

厌恶风险的人应该偏好确定性的损失（选项C），而不是有很大发生概率的更大损失（选项D）。选项C不仅具有确定性，而且其期望损失比选项D的期望损失小。然而，与期望效用理论的预期相反，92%的人选择了赌博（选项D），而不是无风险的选项C。

问题10中大多数人的选择，意味着应答者是厌恶风险的：尽管确定性结果提供的期望收入少，但更有吸引力，因为它是没有风险的。相反，问题11中大多数人的选择，又意味着这些人是喜欢风险的。确定性的选项（C）明显缺乏吸引力，尽管它提供了更高的期望价值。

508

这些结果表明，一些应答者既厌恶风险又喜欢风险。具体地说，在面对赢钱机会时，应答者厌恶风险（risk-averse）；但在面对减少损失机会时，应答者又喜欢风险（risk-seeking）。这种趋向被称为**厌恶损失**。

> **定义 23.3**
>
> **厌恶损失**（loss aversion）：人们在面对收益时厌恶风险，但在面对损失时喜欢风险；对于同样的金额，将其作为收益还是作为损失，带给人们的感觉不同，作为损失时，人们对这笔钱赋予的主观价值更大。

人们厌恶损失的心理，也可用图形描述。参见图23.2。这个图形中的效用—收入函数符合问题10和11中大多数人的偏好。对于问题10提供的正的预期或说前景（prospects），确定性的3000美元提供的效用大于赌博提供的期望效用。换句话说，$U(3000)>0.8U(4000)+0.2U(0)$。这条效用曲线是凹的[见图23.2（a）]，这反映了人们厌恶风险的心理。

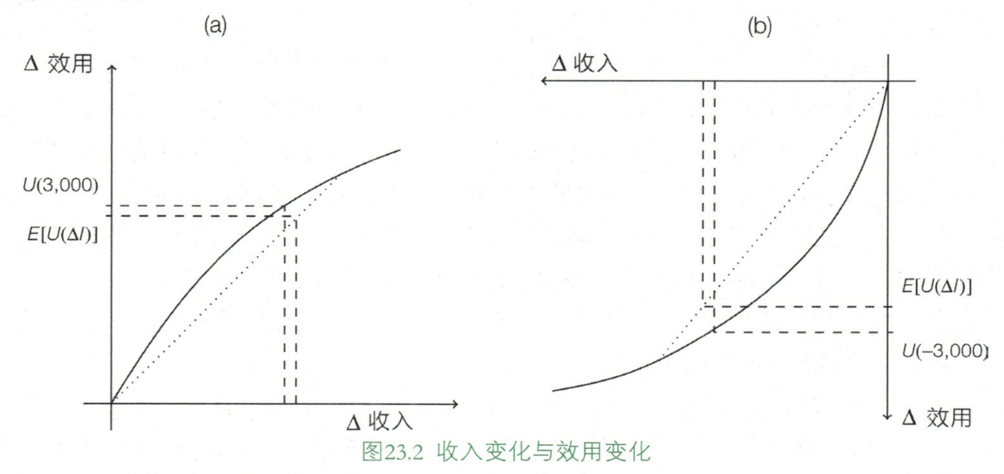

图23.2 收入变化与效用变化

（a）凹的效用—收入曲线表明人们对潜在收入是厌恶风险的。（b）凸的效用—收入曲线表明人们对潜在损失是喜欢风险的。

相比之下，问题11中大多数人的选择，意味着确定性损失3000美元提供的效用小于以0.8概率损失4000美元提供的效用。也就是说，$U(-3000)<0.8U(-4000)+0.2U(0)$。相应的效用曲线是凸的[见图23.2（b）]，这反映了人们喜欢风险的心理。

图23.2（a）和（b）中的效用曲线都反映了边际报酬递减规律。也就是说，人们认为100美元收入和200美元收入之间的差异，远远大于1100美元收入和1200美元收入之间的差异。类似的，200美元损失和100美元损失之间的差异，比1200美元损失和1100美元损失之间的差异给人的感觉要糟糕得多。

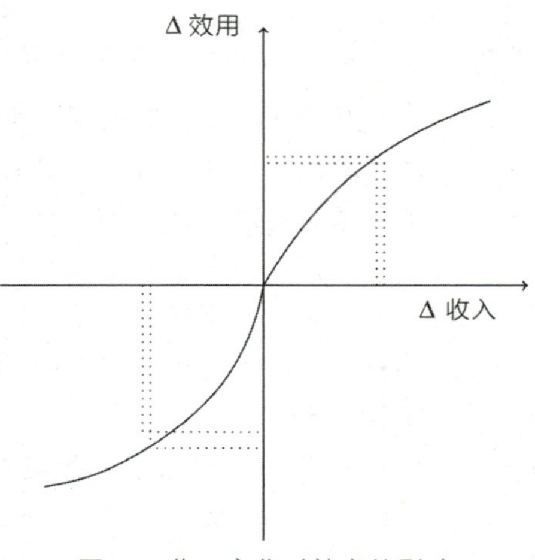

图23.3 收入变化对效应的影响

图23.3将图23.2（a）和（b）合并成一张图，它反映了收入变化对效用的影响，这里的收入变化包括正的变化（收入增加）和负的变化（收入减少）。这条效用曲线在正象限的形状是凹的——这意味着厌恶风险，在负象限的形状是凸的——这意味着喜欢风险。

509

禀赋效应

在图23.3中，效用曲线是S型的，这意味着效用对损失的反应比对收入的反应更敏感。这个性质也来自人们**厌恶损失**的心理：与等量收入相比，人们对等量损失的反应更强烈。也就是说，损失一元钱带给你的痛苦程度，大于增加一元钱收入带给你的快乐程度。用经济学语言表达，损失一元钱导致的效用降低量，大于额外一元钱收入导致的效用增加量。经济学家将这种现象称为**禀赋效应**。

定义 23.4

禀赋效应（endowment effect）：与等量收入相比，人们认为等量损失对他们效用的影响更大。

理查德·塞勒（Richard Thaler）是康奈尔大学和西蒙·弗雷泽大学双聘教授，他实施的一系列著名实验说明了禀赋效应。在模拟市场上，受试者被随机指定为买者或卖者；买者和卖者人数相等。试验人员给每个卖者一个马克杯（mug，一种家常使用的瓷杯），这些马克杯都相同；买者什么也没有。然后，卖者选择自己愿意出售的最低价格，买者报告自己愿意支付的最高价格。在理论上，这些马克杯最终应该落在一开始就对它们评价最高的那些人手中。由于买者和卖者角色是随机指定的，根据期望效用理论，半数马克杯应该能成交。

然而结果表明，在每次交易实验中，卖方要价的中位数是买方出价中位数的两倍多。在这种情形下，实际成交的马克杯数只占总数的10%，远小于期望效用理论预期的数字（接近50%）。研究者又用圆珠笔重复了这个实验，这一次，圆珠笔上贴着原来的价格即建议价格标签，但实验结果再次出现了类似效应。卖价中位数远高于买价中位

510

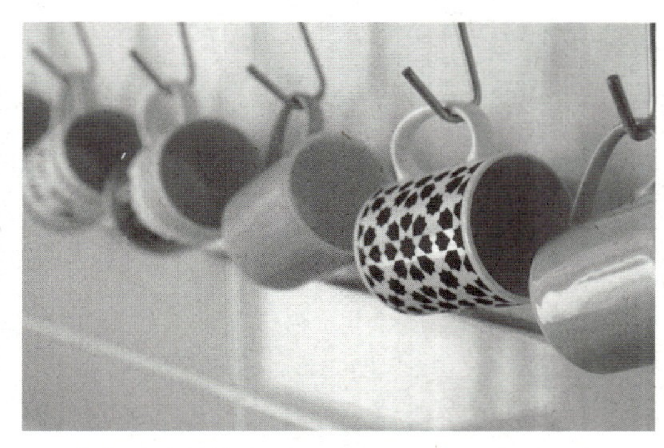

根据卡内曼等（Kahneman et al., 1990）的研究，马克杯持有者对杯子的评价更高。

数，因此，实际交易量很小。

研究者将卖者和买者的估价差异归因于禀赋效应。马克杯的卖者是随机指定的，他们应该对马克杯没有什么眷恋之情，尽管如此，卖者对马克杯价值的评价仍然远高于买者（Kahneman et al.，1990）。这进一步说明了，人们对待收入和损失的态度不是对称的。这个结果无法用期望效用理论解释。

在马克杯实验中，禀赋效应导致实际发生的交易量过少，这意味着人们愿意维持现状——马克杯卖者愿意保留马克杯，而买者不愿意买（从而保留钱）。这个现象被称为维持现状偏见（status quo bias），它在很多情境下频繁出现，例如新药的批准、政治选举结果以及医疗保险方案的提供等（Tetlock and Boettger，1994；Kay et al.，2009）。

约翰逊等（Johnson et al.，1993）考察了近1万名哈佛大学雇员在1980年代对医疗保险方案的选择情况，发现了维持现状偏见的证据。1980年，哈佛大学提供四种医疗保险方案让雇员选择；1982—1985年，校方又增加了三种方案。当新方案出台后，很多雇员的确转换了保险计划，然而研究者发现新雇员选择新方案的可能性，是老雇员选择新方案可能性的10倍多。这里的老雇员是指1982年之前的参保雇员。也就是说，老雇员更愿意维持现状，即维持原来的保险方案不变。由于转换成本几乎可以忽略不计，老雇员和新雇员的选择差异说明了维持现状偏见。

基准点的重要性

如果某人的资产为正时，厌恶风险，资产为负时，喜欢风险，那么他可能是理性的吗？答案为：可能。期望效用理论并未明确要求人们的风险态度固定不变（比如若厌恶风险则永远厌恶风险），但它的确要求个人效用函数的形状不发生变化，当然，具体是什么形状，这取决于具体环境。因此，在讨论效用时，必须考虑**基准点**（reference points，也被称为参考点、参照点）。基准点不同，同一个结果提供的效用也可能不同（Tversky and Kahneman，1991）。

我们举例说明基准点的重要性。温特等（Winter et al.，2003）调查了美国费城养老院中的老人，询问他们如果他们失能或痴呆，他们愿意活多长时间。调查结果显示，与健康老人相比，虚弱老人的生存意愿更强。

这个发现符合损失厌恶理论的预期，尤其符合健康的边际报酬递减规律。尽管健康者和虚弱者评估的是相同且虚拟的健康状况，健康者认为这些健康状况比死亡好不了多少，因此他们不愿意在那些健康状况下生存。相反，虚弱者认为好死不如赖活着，表达了更强的生存意愿。

图23.4中的损失厌恶风险模型能够解释这个调查结果。健康者A认为问卷中的健康水平P提供的效用仅比死亡提供的效用高d_1单位。而虚弱者B认为这一数字为d_2。由于$d_2>d_1$，虚弱者对相同健康状况的评价比健康者高。

511

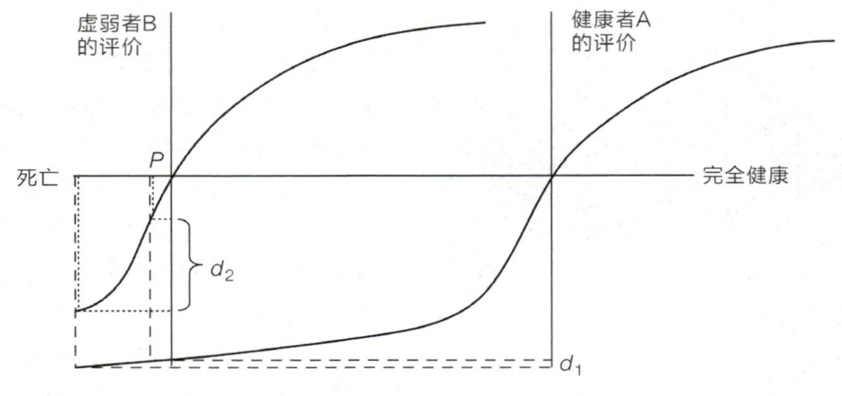

图23.4 基准点不同，对效用的评价也不同

资料来源：Figure 2 from Winter and Parker（2007）.

我们已经看到，基准点对于计算厌恶损失的人的效用非常重要。这对成本—效果分析有重要启示。健康者的基准点高，因此，他们可能认为某种治疗提供的效用微不足道；相反，虚弱者的基准点低，他们可能认为这种治疗提供了很大的效用。因此，对治疗收益的分析，很大程度上取决于基准点的选择（Treadwell and Lenert，1999）。

23.5 前景理论的正式介绍

卡内曼和特沃斯基（1979）构建了一种描述不确定环境下选择行为的理论，来解决我们在前面指出的不一致性问题。这种理论被称为**前景理论**——它将心理学和经济学元素融合，放松了理性偏好假设，即不要求偏好总是完备的、传递且独立的。由于放松了理性假设，前景理论更加灵活，能够解释我们在本章看到的各种决策模式。

前景理论认为人们是有限理性的；人们通常简化他们面对的问题，依靠拇指规则[①]（rules of thumb）来评估不确定结果。前景理论对不确定环境下决策行为的模拟，分为两个阶段。第一阶段被称为编辑阶段（editing stage），它说明人们如何理解和组织不确定选项从而简化决策过程的。第二个阶段被称为评估阶段（evaluation stage），这个阶段的任务是评估第一阶段编辑后的选项，选择价值最高的前景。这个理论解释了不确定性的复杂性、收入和损失的不对称性以及高估或低估特定概率的倾向等。

编辑阶段

前景理论认为，在面对彩票之间的选择时，人们使用拇指规则即直觉来降低选择的复杂性。例如，一种被称为简化（simplification）的直觉，将概率或报酬凑成“整数”。例如，“以49%的可能性获得101美元”被简化为“以50%的可能性获得100美元”。类似的，另外一种被称为发现劣势（detection of dominance）的直觉，将劣势选项淘汰。劣势选项是指至少明确劣于其中一个选项的选项。

问题12说明了另外一种编辑过程，被称为删除（cancellation）。决策者在选项A和B

512

① 拇指规则，又被称为经验规则或直觉规则，指决策者对信息的处理通常化繁为简，只考虑重要信息。——译者

之间进行权衡时，可以删去“以30%的可能性获得100美元”这一成分，因为它是A和B共有的。

问题12：选择A还是B?	
选项A： $200　概率 20% ~~$100　概率 30%~~ −$50　概率 50%	选项B： $150　概率 30% ~~$100　概率 30%~~ −$50　概率 40%

除了删除共同概率之外，人们也会**合并**（combine）概率，这种情形出现在多个事件有类似的报酬时。例如，假设某个选项以25%的可能性提供197美元且以15%的可能性提供202美元等，那么人们会将这两个成分合并为以40%的可能性提供200美元。

前景理论还认为人们试图分开风险成分和安全成分。例如，某个赌博以75%的可能性提供150美元且以25%的可能性提供200美元。我们可以将这个赌博解读为你确定得到150美元且有25%的可能性得到另外50美元。这个编辑过程被称为**隔离**（segregation）。

最后，损失厌恶意味着个人对待损失和收益的态度不对称。基准点的选择，发生在编辑阶段，然后结果被**解码**（coded）为潜在收益或损失。例如，10万美元的最终收入，对百万富翁来说是损失，对穷人来说是收益。

表23.2总结了编辑阶段的各种操作。这些操作似乎很直观，没什么复杂之处，然而它们能解释卡内曼和特沃斯基（1979）发现的不一致性。回忆一下，问题6和7说明了框架效应（我们将它们复制在表23.3中）。尽管这两个问题的最终状态相同，但应答者对它们的反应不同。由于这两个问题都有初始配置，应答者通过**删除**工具，忽略掉初始配置，然后重点考察后面的报酬。因此，问题6中的结果被**解码**为收益，而问题7中的结果被解码为损失。应答者表现出的不一致性可用**编辑**工具进行解释。

表23.2　编辑阶段的各种操作

操作	描述	举例
简化	将概率和结果取整	以49%的可能性获得$101 → 以50%的可能性获得$100
发现劣势	删去明显的劣势选项	选项A和B的概率分布相同，但选项B的每个事件提供的报酬更高 → 删去选项A
删除	删去不同选项中的相同事件	选项A和B都含有“以30%的可能性提供$100”的成分 → 在比较A和B时删去这个共同成分
合并	同一选项中的相同结果被合并在一起	某选项以25%的可能性提供$200，以15%的可能性提供$200 → 该选项以40%的可能性提供$200
隔离	将同一选项中的风险成分和无风险成分隔离开	某选项以75%的可能性提供$150，以25%的可能性提供$200 → $150无风险的收益，并且有25%的可能性获得$50
解码	由于基准点的选择不同，潜在结果被视为收益或损失	最终结果为$100 000 → 对富人来说是损失，对穷人来说是收益

资料来源：根据Kahneman and Tversky（1979）整理。

表23.3 举例说明编辑阶段中的“删除”和“解码”工具

问题6：你刚得到$1000。现在你选A还是B？		问题7：你刚得到$2000。现在你选C还是D？	
选项A	选项B	选项C	选项D
增加$1000 概率0.5 增加$0 概率0.5	增加$500 概率1	减少$1000 概率 0.5 减少$0 概率 0.5	减少$500 概率 1
84%的应答者选择B		69%的应答者选择C	

资料来源：Kahneman and Tversky（1979）.

因此，期望效用理论者看到的一些不一致性，可以归因到编辑阶段。在不同选项提供极其类似的概率和报酬时，即使“简化”这种微不足道的工具操作，也会导致人们的行为违背偏好的传递性（Tversky，1969）。另外，当一组结果需要使用多种编辑工具时，各个编辑工具的使用顺序取决于具体个人，也取决于问题是如何被提出的（框架效应）。不同的编辑顺序可能导致偏好不是完备的、传递的或独立的。编辑阶段降低了决策过程的复杂性，然而由于它将原来的问题重塑为更容易处理的问题，重塑后的问题很可能已发生改变，实际上变成了一个新的选择决策问题。

评估阶段

513

在编辑阶段，原来的结果集已被简化，变成了形式上更简单的新结果集。例如，假设原来的结果为$x_1, x_2,\cdots, x_n$，相应的概率分别为$p_1, p_2,\cdots, p_n$。简化后形成的新结果形式为$y_1, y_2,\cdots, y_m$，相应的概率为$q_1, q_2,\cdots, q_m$。由于编辑阶段通常使用合并或删除工具，$m<n$。在评估阶段，决策者评估这个新结果集，并且比较其中的各个选项。

与期望效用理论类似，前景理论下的估价函数是各个可能结果的加权和[参见（23.8）式]。

514

前景理论下的估价函数

对于彩票A，经过编辑后的概率为q_i，报酬（payoffs）为y_i，其中i=1,...,m。在这种情形下，估价函数（valuation function）为：

$$V(A)=V(q_1, y_1; q_2 y_2;\cdots;q_m, y_m)$$
$$=\theta(q_1)v(y_1)+\theta(q_2)v(y_2)+\cdots+\theta(q_m)v(y_m) \quad (23.8)$$

其中$\theta(q_i)$是加权函数（weighting function），$v(y_i)$为价值函数（value function）。

前景理论下的估价函数，在形式上非常类似期望效用理论下的估价函数（参见23.2式）。$\theta(q_i)$类似于概率p_i；$v(y_i)$类似于$u(x_i)$，其中$v(y_i)$表示经过编辑后的报酬y_i提供的效用。然而，正如我们将在下面看到的，这些概念虽然在形式和作用上类似，但它们之间存在重要区别。这些区别凸显了前景理论和期望效用理论的区别。

评估：价值函数

前景理论下的价值函数$v(\cdot)$与标准效用函数$u(\cdot)$的区别在于，效用函数评估的是绝对收入（或其他最终状态），而价值函数是相对于基准点计算出来的。前景理论下的价值函数评估的是收入变化、健康变化或马克杯数变化，而不是这些状态的绝对水平。

这意味着价值函数可以解释基准点效应。我们已经知道，基准点效应是指基准点影响决策者将结果视为收益还是视为损失。对于1万美元，效用函数总是给它指定一个既定的效用值；但在前景理论下的效用函数看来，这笔钱提供的效用取决于它是从0.9万美元升上来的还是从1.1万美元降下来的。

因此，价值函数能模拟损失厌恶行为；我们已经知道损失厌恶是指等量损失对人们的影响比等量收益对人们的影响大。这意味着$v(-x)$的绝对值比$v(x)$的大。价值函数也能反映人们对于潜在收益倾向于厌恶风险，对潜在损失倾向于喜欢风险。

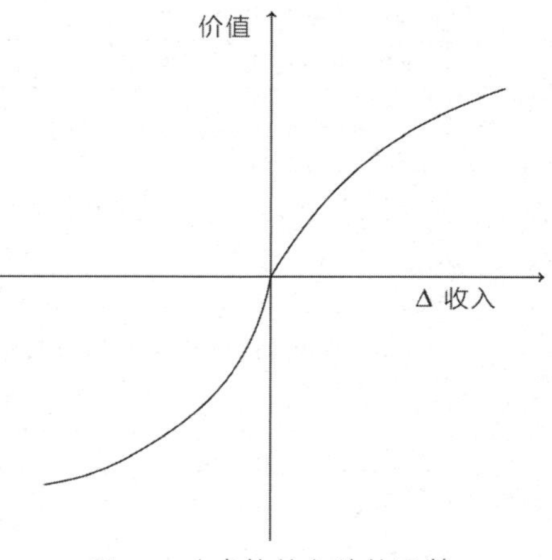

图23.5 （虚构的）价值函数

515

图23.5画出了一种可能的（即虚构的）价值函数。这个图实际上复制了图23.3，在那里我们用其描述损失厌恶行为。这个虚构的价值函数具有下列特征：

- 给定一笔既定的钱数，这笔钱作为损失时比作为收入时的曲线更陡峭——人们更看重损失；
- 在正象限为凹——对于潜在收益，人们倾向于厌恶风险；
- 在负象限为凸——对于潜在损失，人们倾向于喜欢风险。

评估：加权函数

在期望效用理论中，每个结果的效用$u(x)$用它的概率p加权。在前景理论中，每个经过编辑的结果$v(y)$用它的决策权重$\theta(q)$加权。与概率的作用一样，这些决策权重说明了决策者对每个结果的看重程度。当某个结果不可能发生时，它的概率为零，这个结果对决策应该没有任何影响，因此，不可能事件的决策权重也为零，即$\theta(0)=0$。类似的，确定性事件的决策权重被标准化为1，即$\theta(1)=1$。

尽管$\theta(0)=0$、$\theta(1)=1$，但决策权重通常不等于相应概率，比如$\theta(0.2)$通常不等于0.2；而且，决策权重和概率未必遵循相同规则。例如，决策权重之和未必等于1。事实上，这个和通常小于1，即$\theta(p)+\theta(1-p)<1$。这个被称为次确定性（subcertainty）的性质，与确定性效应有关（Tversky and Fox，1995）。

回忆一下我们用于讨论确定性效应的问题1和2。我们将它们的结果和概率复制在表23.4中。

大多数人选B而不选A，选C而不选D。我们用前景理论下的估价函数（参见23.8式）分析这些人显示的偏好。记住$\theta(0)=0$以及$\theta(1)=1$。

表23.4 用于说明确定性效应的问题1和2

问题1：选A还是B?		问题2：选C还是D?	
选项A	选项B	选项C	选项D
\$2500 概率 0.33 \$2400 概率 0.66 \$0 概率 0.01	\$2400 概率1	\$2500 概率 0.33 \$0 概率 0.67	\$2400 概率 0.34 \$0 概率 0.66
82%的应答者选择B		83%的应答者选择C	

资料来源：Kahneman and Tversky（1979）.

问题1：

$$V(B)>V(A)$$

$$\theta(1)v(2400)>\theta(0.33)v(2500)+\theta(0.66)v(2400)+\theta(0.01)v(0)$$

$$\theta(1)v(2400)-\theta(0.66)v(2400)>\theta(0.33)v(2500)$$

$$[1-\theta(0.66)]v(2400)>\theta(0.33)v(2500)$$

516

问题2：

$$V(C)>V(D)$$

$$\theta(0.33)v(2500)+\theta(0.67)v(0)>\theta(0.34)v(2400)+\theta(0.66)v(0)$$

$$\theta(0.33)v(2500)>\theta(0.34)v(2400)$$

比较问题1和2中的最后一行不等式，可知

$$\theta(0.34)v(2400)<\theta(0.33)v(2500)<[1-\theta(0.66)]v(2400)$$

重点考察上述不等式的第一项和第三项：

$$\begin{aligned}\theta(0.34)v(2400)&<[1-\theta(0.66)]v(2400)\\ \theta(0.34)&<1-\theta(0.66)\qquad(23.9)\\ \theta(0.34)+\theta(0.66)&<1\end{aligned}$$

（23.9）式的最后一行说明，对于问题1和2，至少一部分应答者展现了次确定性。次确定性也解释了确定性效应：确定性的结果的权重$\theta(1)$，大于不确定结果的权重之和，即$\theta(1)>\theta(p)+\theta(1-p)$。这个式子是（23.9）式的推广。因此，次确定性意味着确定性事件的重要性超过了不确定性事件的重要性，而且这个超出程度比风险厌恶理论预期的高。

图23.6画出了前景理论下的一个虚构的加权函数。在这个图中，次确定性体现在对于大多数概率，$\theta(p)$位于45°线下方。因此，$\theta(p)<p$，而且如果$p_1+p_2+p_3=1$，那么$\theta(p_1)+\theta(p_2)+\theta(p_3)$通常小于1。

加权函数$\theta(p)$在端点$p=1$处是病态的（misbehave）。如果某个事件是确定性的，那么它的决策权重为1；然而，如果决策者哪怕有那么一丁点怀疑，他就会对这个事件指定较低的决策权重。这导致加权函数在$p=1$出现了跳跃。[①]这也说明了确定性效应。

① 图23.6没有明确画出这个跳跃过程。它的意思是当$p=0.999$时，$\theta(0.999)$比如等于0.8，但当$p=1$时，$\theta(1)$突然跳跃为1。——译者

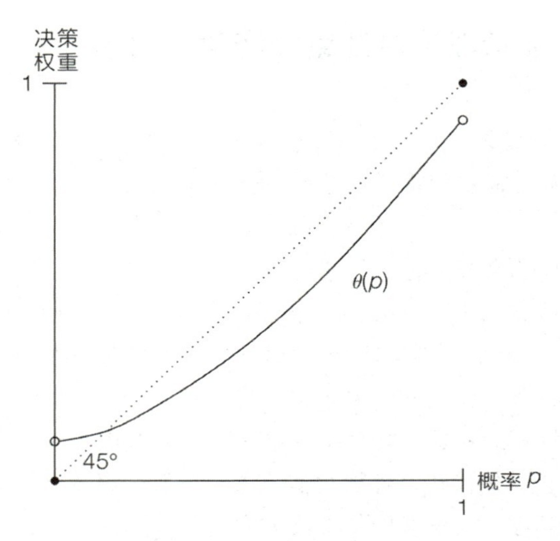

图23.6 （虚构的）加权函数

517

卡内曼和特沃斯基的研究还说明，对于非常小的概率，人们的认知也会出现偏差，这也是$\theta(p)$在端点$p=0$是病态的原因所在。当某个事件不可能发生时，决策者会忽略它，即$\theta(0)=0$。但只要它稍微有那么一丁点可能性，人们就会高估它的实际概率。也就是说，对于很低的概率p，$\theta(p)>p$。重温一下问题5：

问题5：选A还是B？	
选项A：\$5000 概率 0.1% \$0 概率 99.9%	选项B：\$5 概率 100%
选择A的人数占比 72%	选择B的人数占比 28%

对于问题5，大多数人选择了选项A而不是B。根据前景理论下的估价函数，可知：

$$
\begin{aligned}
V(A) &> V(B) \\
\theta(0.001)v(5000)+\theta(0.999)v(0) &> \theta(1)v(5) \\
\theta(0.001)v(5000) &> v(5) \\
\theta(0.001) &> \frac{v(5)}{v(5000)}
\end{aligned}
\tag{23.10}
$$

与厌恶风险者的效用函数$U(I)$类似，价值函数$v(x)$关于收入为凹。因此，第一个5美元的价值，大于第2个5美元的价值，以此类推。换句话说，报酬具有边际价值递减性质。这也意味着$v(5)/v(5000)>0.001$。将它与（23.10）式最后一行联立，可知：

$$\theta(0.001)>0.001 \tag{23.11}$$

（23.11）式证实并支持了图23.6所示的微小概率被过度加权的趋向。在这个试验中，彩票中奖概率已被明确给出，因此，（23.11）式不是中奖概率被高估（overestimate）的证据，而是被过度加权（overweight）的证据。

根据前景理论，即使应答者完全理解概率论而且知道真实概率，他们也仍有对小概率过度加权的倾向。在某些环境下，当罕见事件的真实概率未知时，个人可能同时高估和过度加权这种事件的概率，从而加剧了这种罕见事件对其决策的影响。

23.6 前景理论对健康经济学的启示

卫生领域无处不在的不确定性，使得卡内曼和特沃斯基的发现有了重要的应用阵地。前景理论促使我们重新思考本书前面章节的结论。

医疗保险的需求

马奎斯和霍尔默（Marquis and Holmer，1996）使用兰德医疗保险试验数据，发现跟期望效用理论相比，前景理论能更好地描述人们对医疗保险的需求。在兰德试验即将结束时，由于试验提供的保险方案也即将结束，研究者让受试者回答一组虚构的问题，其中有些问题针对的就是他们对保险方案的需求情况。

518

根据期望效用理论，伴随类似收入和类似疾病风险的家庭，会有类似的保险水平需求，不管它们在兰德试验中的保险方案是怎样的。然而，马奎斯和霍尔默（1996）发现事实并非如此。他们比较了兰德试验中被随机指定进入低补偿水平保险方案的家庭与随机进入高补偿水平保险方案的家庭，在试验结束后购买新保险的支付意愿。研究发现，前者的支付意愿比后者低得多。这些研究者认为，这个证据说明消费者对待收益和损失的态度是不对称的。在兰德试验中有高补偿水平保险方案的家庭，在试验结束后失去了这些慷慨保险，这时他们更愿意花钱维持这种保险水平。

这个发现也说明了人们的维持现状偏见（status quo bias）。人们似乎太过偏好以前的状态。即使是状态被随机指定的兰德医疗保险试验，在其试验结束后，人们似乎还留恋他们在试验中的保险状态。这对逆选择理论是个冲击，因为维持现状偏见意味着，即使新保险方案提供更高的期望效用，人们也未必会舍弃老方案而转投新方案。事实上，哈诺赫和赖斯（Hanoch and Rice，2006）进一步指出，有限理性意味着更多的医疗保险选择反而损害了福利。他们认为，美国老年人医疗保险Medicare提供花样繁多的医疗服务选择，其本意是让老年人选择更加个性化的方案，然而这种做法可能让老年人更加困惑，从而难以做出最优决策，至多做出次优决策。

干预与助推

前景理论还表明，即使小的干预（interventions）或助推（nudges），也有大的影响。例如，维持现状效应意味着我们只要调整消费者的初始保险方案，它就能有持续的影响。假设有两家保险公司，一家保险公司要求参保者每年看预防保健医生，而另外一家保险公司将选择权交给参保者，由参保者自己决定看还是不看，这时候前一家保险公司参保者通常比后一家的更健康。中学自助餐厅的午餐提供绿色蔬菜，可以鼓励学生吃更健康的食物。塞勒和桑斯坦（Thaler and Sunstein，2008）介绍了很多其他“助推”手段，这些手段通过把健康选择作为默认选项来促进健康。

医生也可以使用助推手段，利用节食者的厌恶损失倾向来帮助他们减肥。沃尔普等（Volpp et al.，2008）受前景理论启发，提出了一种健康干预方法。在他们的项目中，节食者每一天都抽彩，每个抽彩者都能得到3美元，而且他们有1%的机会赢取100美元奖金。只有完成当天减肥目标的人才能得到彩票的报酬。未完成目标的人得不到报酬，但仍能看到自己如果完成目标能得到的奖金数额。

本应得到的钱最终没得，就像煮熟的鸭子飞了——项目设计者将其设计为“损失”。因此，为了避免“损失”，未完成当天减肥目标的节食者有强大的锻炼动机。另外，与传统的金钱激励项目不同，这个项目使用不确定的彩票作为激励手段。如果这些节食者对小概率过度加权，那么他们更看重“以小概率赢得一大笔钱”（1%的机会赢取100美元），而不是确定性的小额报酬（3美元）。

519

卫生技术评估

我们在第14章指出，病人、医生、保险公司和政策制定者经常试图量化既定医疗服务的收益。某个手术可以延长病人生命八年但会致聋，而传统治疗方法只能延长病人五年时间，相比之下，前者更优吗？某种药物能缓解失眠，但导致一些病人嗜睡，这种药物值得使用吗？

为了回答这些问题，我们讨论了成本效果分析（CEA）。CEA的一个核心要件是质量权重q的估值，q表示生存一年的标准。理想健康下的一年，其质量权重 $q=1$；卧床不起挣扎求生的一年，其质量权重非常接近于0。对不同健康状态下的质量权重的估计，有两种常用方法，它们是标准博弈法（standard game，SG）和时间权衡问题法（time trade off question，TTO）。

- **标准博弈法**。这种方法向应答者提供两个选项：一是确定性的健康状态H；二是完全健康和死亡之间的赌博。在这种赌博下，应答者实现完全健康的概率为p，死亡概率为$1-p$。研究者以不同p值让应答者反复回答。
- **时间权衡法**。与标准博弈法类似，时间权衡法让应答者在下列两个选项中做出选择：一是以健康状态H继续生存t年，然后死亡；二是以完全健康状态继续生存τ年，然后死亡，其中$\tau< t$。

如果使用前景理论考察这两种方法，它们都有明显缺陷。标准博弈法会存在偏差，因为人们有错误判断概率的倾向。本章的证据表明，博弈的应答者可能受框架效应的影响，也就是说，受问题的提出方式影响。如果事实如此，那么标准博弈法的微小变化，可能导致既定健康状态的质量权重估计值出现较大变化。

其次，人们厌恶损失的倾向，可能影响标准博弈法和时间权衡法的可靠性。假设研究者希望估计健康状态H的质量权重。由于厌恶损失，健康状态比H好的应答者报告的质量权重，通常比健康状态比H低的应答者报告的质量权重低。哪种估计更有效？

一般来说，标准博弈法估计的质量权重通常比时间权衡法估计的高（Salomon and Murray，2004）。布莱希罗德特（Bleichrodt，2002）认为出现这种差异的原因可能在于人们的行为不符合期望效用理论的预期。如果人们的加权函数是图23.6那样的，也就是说，如果人们对小概率过度加权，同时又对中等程度的概率加权不足，那么标准博弈法可能高估质量权重。另一方面，人们厌恶损失的倾向可能导致时间权衡法估计的质量权重过高或过低。

23.7 结论

标准经济理论建立在理性经济人思想之上。行为经济学扩展了理性概念。卡内曼和特沃斯基的发现，并不是非理性的证据，也不是传统期望效用理论下的理性证据。前景理论保留了人们总是追随自身最大利益这个基本假设。与期望效用理论中的“严格”理性相比，前景理论只是允许人们的实际理性可以稍微奇怪一点，这就是所谓的有限理性。

然而，有限理性的确让我们意识到了家长主义（paternalism）的作用。如果某人高估确定性的价值或者对小概率过度加权，我们是否应该允许第三方（比如政府）对他进行干预和纠正？也许，在一些情形下，家长式的干预在哲学上合理而且在经济学上有价值。但在实践中，我们如何区分行为偏离理性的人跟行为不寻常但仍是理性的人呢？也就是说，我们如何知道某个人的行为是不理性的还是理性的？我们很难知道甚至无法知道。

假设某个人花大价钱来保证他的食物绝对安全。他雇用试吃员来检查食品的毒性物质，雇用化学家实时分析家里使用的自来水。大多数人可能会说，这个人为了保证食品安全花费的代价太高了。然而，他也许仅仅是过度害怕食物中毒罢了。这个人是过度估计了确定性的价值还是“理性地”实施了自己真正的偏好？如果法律禁止试吃员为他效劳，这让他的福利变得更好（因为这为他省了钱），还是更差（因为阻止他降低不确定性）？

在下一章，我们将考查时间不一致性、耐心和成瘾，这些行为在传统经济学看来都是非理性的。然后，我们回到偏好有效（valid）或无效的问题上，考察有效的偏好到底是什么意思。

23.8 习题

判断题

判断下列论断是正确、错误还是不确定，并说明理由。在说明理由时请引用课文中的证据，以及你可能需要的任何额外假设。

1.如果一个人的决策总是符合完备性、传递性与独立性，那么他是有限理性的。

2.损失厌恶是关于嫉妒的经济学：人们看重自己没有的东西而不是已有的东西。

3.在前景理论编辑阶段，隔离操作总是发生在简化操作之前。

4.期望效用理论提供的估价函数也许能满足不确定情形下的偏好的完备性、传递性和独立性。

5.确定性效应与次确定性是对立的。

6.由于风险厌恶，典型价值函数为凹。

7.某个前景被解码为收益还是损失，取决于前景是如何被提出的（框架效应）。

8.禀赋效应导致更强的维持现状偏见，因为交易更可能发生。

9.任何主观概率都小于相应的实际概率。

10.厌恶风险的个人，其价值函数对于潜在收益为凹，对于潜在损失为凸。

分析题

521

11.考虑理查德·泽克豪泽（Richard Zeckhauser）提出的死亡游戏。你被迫参与俄罗斯轮盘赌博游戏，但在赌博开始之前，你可以从左轮手枪（能装六发子弹）中拿出一发子弹。你一开始有60美金，如果你活着，每一美元能提供给你一单位效用；如果死亡，就没有任何效用（为简单起见，假设你没有继承人）。换句话说，你的效用函数为：

$$U(W)=\begin{cases}W & \text{如果活着}\\ 0 & \text{如果死亡}\end{cases}$$

a.假设手枪一开始装有四发子弹。你可以拿走一发（这样，死亡概率从4/6降低为3/6），但为此你要花30美元。如果你花30美元，你的期望效用是多少？如果你选择不花这笔钱，你的期望效用为多少？

b.根据期望效用理论，如果花30美元能减少一发子弹（子弹数由4变为3），你会选择花这笔钱还是不花这笔钱？

c.根据期望效用理论，为了将子弹数从4减少为3，你最多愿意花多少钱？为了将子弹数从1减少为0（死亡概率因此从1/6变为0），你最多愿意花多少钱？

d.作者发现，人们对死亡概率从1/6变为0的支付意愿，大于对死亡概率从4/6变为3/6的支付意愿（Kahneman and Tversky，1979）。使用前景理论知识解释这个发现。

12.假设某个疯狂科学家创造了一种新的可怕疾病bhtitis。据近期研究显示，典型P国人有0.1%的概率感染此病。假设每个P国人的效用函数都为：

$$U=\sqrt{I}$$

如果健康，则I=100元；如果感染此病，则I=0元。

a.一位老人在收音机上听到有关此病的简短新闻报告，知道自己有0.1%的可能性感染这种疾病。在没有保险的情形下，他的期望效用为多少？

b.假设保险公司向上述老人提供合同，保险费为1元，合同约定如果他今年感染此病，保险公司赔偿他100元。根据期望效用理论，他会接受这个合同吗？

c.这个老人的邻居也听到了关于这种疾病的传闻，但他获知此事的方式稍微有些不同。他观看了这种疾病的纪录片，看到了可怕的症状，惨不忍睹。纪录片最后提到了科学家预测的患病概率。保险公司也向他提供了（b）中的合同，他接受了。使用前景理论原理说明这跟期望效用理论预期结果的差异。

522

d.在（a）中老人听新闻报告时，还有一个人也听到了这个报告，但由于信号受到干扰，他将发病概率误听为1%。假设此人追求期望效用最大化，他会购买（b）中提到的保险合同吗？如果他有对小概率过度加权的情形，结果又是怎样的？

13. 图23.7描述了罗斯柴尔德—斯蒂格利茨逆选择模型的一种情景。

a.说明为什么合同α不是个有效的混合均衡（pooling equilibrium）。

b.说明为什么你对（a）的答案取决于期望效用理论成立这个假设。

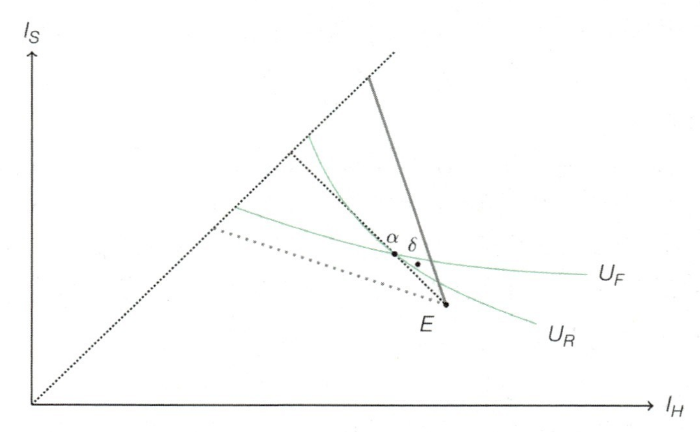

图23.7 潜在混合均衡 α 受到合同 δ 的威胁

c.假设P国政府为了保证受苦大众参加保险，试图维持 α 作为混合均衡的地位。卫生部长熟悉卡内曼和特沃斯基的理论，希望利用P国大众厌恶损失和容易受框架效应影响的事实。当商业保险公司开始提供合同 δ 时，为了让健壮的消费者继续选择合同 α，卫生部长应该如何表达 α 与 δ 之间的权衡，也就是说在这个问题上他如何利用框架效应？

论述题

14.每年一月，数以百万计的人都决定今年要好好锻炼身体，因为上一年锻炼过少。但不可避免，还是有一部分人再一次只坚持了几周或几个月就停止了锻炼。一家名为stickK.com的互联网公司希望使用行为经济学原理帮助人们坚持锻炼。

消费者将锻炼计划（例如每周至少锻炼三次）以及持续时间（比如六个月）告诉这家公司。他们也将一笔钱存入该公司。对于每个人来说，如果他实现了既定计划，公司将这笔钱返还给他。如果未完成计划，这笔钱的一部分将提供给他所选择的反慈善项目。反慈善项目是指你反对的慈善项目，因为它们的宗旨和你的观念冲突，若在平时，你必定不会向这些项目捐钱。

523

a.找出这家公司使用的行为经济学原理。

b.假设这家公司的科学家发现，消费者的最优锻炼持续期是3个月，这段时间足以让他们的锻炼决心变成一种习惯，而又不会漫长到使消费者绝望。一些研究者（Jeremy Goldhaber-Fiebert and Alan Garber）发现，如果这家公司将合同中约定的持续期默认为3个月，消费者将倾向于将他们的实际合同期限设定为3个月。这个发现（即人们选择公司建议的期限）符合前景理论吗？说明期望效用理论为什么不能解释助推的潜在影响。

c.因此，在实践中，默认的合同持续时间（由公司制定）可被用来操纵消费者的实际选择。这种助推是家长作风吗？如果这家公司的消费者完全自愿这么做，你的答案会改变吗？为什么？（提示：思考一下这家公司的消费者的真正需求是什么。）

15.在杜克大学，男子篮球比赛的门票受到狂热追捧。离赛季开始还有一段时日，这些被称为“卡梅伦疯子”（Cameron crazies）的球迷就已在体育馆外宿营，希望能获得买票机会。几乎每一年，杜克篮球队都会参加全国大学体育协会（NCAA）的篮球联赛，联赛冠军被称为美国大学篮球冠军。联赛门票更难买到。希望得到票的学生需要注册申请“彩票”，少数被随机抽中的幸运儿有机会买票。卡蒙和艾瑞里（Carmon and Ariely，2000）考察了那些获得买票权的学生的卖票意愿，即他们愿意卖票的最低价格是多少；与此同时，他们还考察了未中奖者的买票意愿，即他们愿意买票的最高价格是多少（调查结果参见表23.5）。

表23.5 联赛门票的销售意愿和购买意愿

	中位数
（彩票中奖者的） 售价	1500美元
（彩票未中奖者的）出价	150美元

资料来源：Carmon and Ariely（2000），Focusing on the forgone：how value can appear so different to buyers and sellers，*Journal of Consumer Research*，27:3，360—370.

a.给定表23.5中的结果，彩票获胜者和未获胜者之间有交易的可能吗？

b.假设杜克学生如实回答了他们的销售意愿和购买意愿。彩票是否中奖对他们的回答有影响吗？为什么中奖者对门票的评价那么高？

524

c.前景理论中的哪个原理能够解释这些结果？

第24章 时间不一致性与健康

525 1990年代，本书作者之一杰伊还是斯坦福大学的研究生。他经常工作到半夜，然后回家。每个深夜，他走向自己的轿车时，都要面对一个难题：走哪条路回家？最短的路线是走皇家大道，这是帕罗奥图市的主干道。这条大道在深夜几乎没什么车辆，若走此路，只要15分钟就能到家。另外，他也可走阿尔玛街，这是条安静的绿化道，若走此路，他要多花5到10分钟才能到家（参见图24.1）。

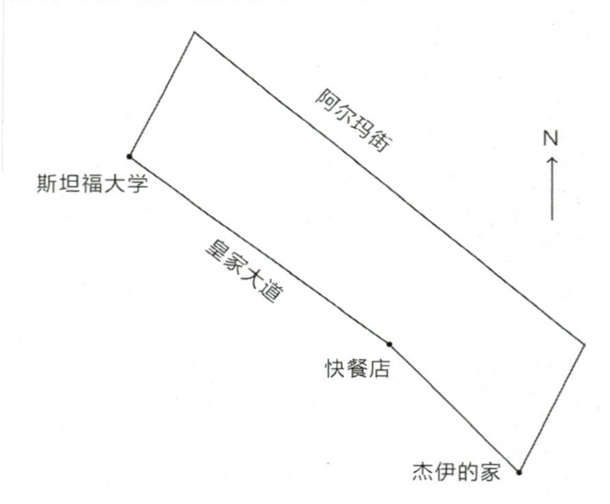

图24.1 杰伊回家路线

皇家大道对杰伊来说是快车道，但这条路上有家深夜仍营业的麦当劳，他怕禁不住汉堡的诱惑。这也是杰伊考虑走阿尔玛街的原因所在——因为走这条路，他不需要面对这样的诱惑。

我们可以将杰伊的难题视为他的两个自我之间的战斗。杰伊坐在停车场里，考虑走哪条路回家。他在零点时的自我，强烈偏好走阿尔玛街，这样他就可以直接回家睡觉。然而，他在零点十五分时的自我总是想着汉堡、薯条和可乐，因此这个自我强烈偏好走皇家大道，吃完快餐再回家。对于这种情形，行为经济学家会说，杰伊表现出了时间不一致偏好（time-inconsistent preferences），因为他的各个自我对于最优（即效用最大的）回家路线有不同的看法。

与前景理论类似，时间不一致性概念也给传统福利经济学带来很大挑战。在传统理论下，所有个人的偏好都满足完备性、传递性和一致性。然而，如果每个人都由多个自我组成，而且每个自我的偏好存在很大差异，那么我们就不清楚如何使用显示偏好理论来推断什么样的政策是最优的。事实上，偏好可能是不一致的，这让经济学的最优（optimality）概念面临挑战。杰伊应该最大化哪个自我的偏好？是零点的还是零点十五的？

时间不一致性也提出了一套关于税收、承诺机制、家长主义的全新问题。如果杰伊决定走阿尔玛街，他零点的自我受益；但零点十五的自我受损。在这种情形下，杰伊的最优回家路线是什么？这里的“最优”究竟是什么意思？是否存在干预措施能让杰伊的每个自我都受益？这对保险、成瘾和肥胖政策有何启示？本章（也是此书最后一章）将讨论这些问题。

24.1 $\beta-\delta$ 贴现模型

个人不仅能从当前幸福得到效用，也能从未来幸福得到效用。人们不是最大化瞬时效用水平，而是最大化关于当前和未来效用的函数值。例如，某场音乐会几个月后才上演，但我们提前购票；我们当前接受流感疫苗，但直到流感季节开始时我们才得到回报。上述这些做法的原因正在于此。考虑到这个事实，经济学家将总效用视为当前时期效用和未来时期效用的加权和：

$$U_{总}=aU_{今天}+bU_{明天}+cU_{后天}+\cdots \qquad (24.1)$$

系数a、b、c是权重，它们说明个人通常不会对各期效用给予一样的重视。如果人们给予它们一样的重视程度，我们又怎么解释学生晚交作业，怎么解释人们年轻时未存入足够资金来保证退休后的生活呢？经验表明，人们认为当前的效用比未来的效用更有价值。在（24.1）式中，这意味着$a>b>c$。权重向量｛$a, b, c, \cdots$｝被称为**贴现函数**。

> **定义 24.1**
>
> **贴现函数**（discounting function）：一个关于权重的向量，它描述了个人如何评价当前和未来时期效用的价值。

理论上，一个人的贴现函数可以取任何形状。比如，某人可以认为明天的效用相当于今天效用的80%，后天的效用相当于今天的35%，大后天的效用相当于今天的99%。一般来说，研究时间不一致性的经济学家假设，贴现函数是单调递减的并且仅用两个参数合理近似。（24.2）式是使用$\beta-\delta$贴现的效用函数。$\beta-\delta$贴现的最初表达式是由费尔普斯和波拉克（Phelps and Pollak，1968）提出的，后被经济学家大卫·莱布森（David Laibson）在20世纪90年代发扬光大：

$$\begin{aligned}U_{总}&=\delta^0U_{今天}+\beta\delta^1U_{明天}+\beta\delta^2U_{后天}+\cdots\\&=U_{今天}+\beta[\delta^1U_{明天}+\delta^2U_{后天}+\cdots]\end{aligned} \qquad (24.2)$$

定义 24.2

$\beta-\delta$ 贴现（beta-delta discounting）：在 $\beta-\delta$ 贴现下，贴现函数可用两个参数 β 与 δ 描述，其中 $0\leq\delta\leq1$，$0<\delta\leq1$。总效用等于从时期0开始的各期效用的加权和：

$$
\begin{aligned}
U_{总}&=\delta^0U_0+\beta\delta^1U_1+\beta\delta^2U_2+\cdots\\
&=U_0+\beta[\delta^1U_1+\delta^2U_2+\cdots]
\end{aligned}
$$

其中

- β 为现时偏向（present bias）参数，它将所有非当前时期的效用贴现；
- δ 为贴现因子（discount factor）参数或贴现率（discount rate）参数，它将每个后来时期的效用加速贴现。

读者应该对第一个参数 δ 感到不陌生，因为我们讨论过格罗斯曼模型中的贴现以及内部报酬率的计算等。在现在这个模型中，δ 代表贴现因子（或称贴现率），它描述的是时期$(t+1)$的1单位效用相当于时期t的多少单位效用（假设 δ 的值介于0和1之间）。δ 项逐期升高到更高的幂，这反映了贴现的复合（compound）性质，[①]而且保证任何两个相邻时期的效用关系是相同的。例如，δ 为0.95时，这意味着时期$(t+1)$的1单位效用相当于时期t的0.95单位效用，时期$(t+2)$的1单位效用相当于时期t的0.9025$(=0.95^2)$单位效用。

第二个参数 β，让现在的贴现模式比我们在格罗斯曼模型看到的基本贴现模式稍微复杂了一些。正如我们即将看到的，参数 β 描述了现时偏向，即人们偏爱当前时期。这种偏向导致了时间不一致偏好，例如，杰伊在回家路线选择上的难题就体现了时间不一致偏好。与参数 δ 类似，β 也在0和1之间取值。注意到，在（24.2）式中，除了第一项，其余各项都带有 β。这说明，任何未来时期的效用都会被进一步“打折”。或者，我们也可以说，β 出现后，当前效用变得更有价值。这里的“更有价值”是与仅有 δ 而没有 β 的情形相比。这也正是现时偏向概念的意思所在。β 越接近于零，意味着未来时期的效用“打折”越狠，人们更偏爱当前时期。

24.2 时间一致偏好

时间偏好的传统模拟方法，要求研究者对人们如何权衡未来时期与当前时期做出一个重要假设。他们通常假设人们的偏好是**时间一致的**。假设某个人今天做了个人生计划，第二天重新思考了这个计划。时间一致性意味着在人生计划上，明天的自我赞同今天的自我。更一般来说，这个假设意味着一个人的所有自我都认可某个总效用函数，而且如果此人在某个时期做出一个最优长期计划，那么未来时期的自我也认为这个计划是最优的，没有任何理由改变该计划（除非此人获得新的信息）。

① 我们日常所说的“复利”（即利滚利）体现的就是利息的复合性质。例如，假设年利息率为10%，那么今年的1元钱相当于明年的1.1$[=1\times(1+0.1)]$元，相当于后年的1.21$[=1\times(1+0.1)^2]$元，意味着你将1元钱存入银行，你就会得到那么多钱；当然，你也可以说后年的1.21元相当于今年的1元。另外，我们指出，在这个例子中，年利息率10%意味着贴现率为$1/(1+10\%)$。——译者

528

定义 24.3

时间一致偏好（time-consistent preferences）：指所有自我都赞同的偏好，因此，未来自我不会改变以前自我发现的最优计划。

在$\beta-\delta$模型中，偏好是时间一致的，当且仅当$\beta=1$。如果$\beta=1$，则效用函数称为**指数贴现型**（exponential discounting）函数，这是因为时期t的1单位效用相当于当前时期的δ^t单位效用，其中$0<\delta<1$。

在$\beta-\delta$贴现模型中，实现时间一致偏好的唯一方法，是令$\beta=1$（我们将在24.3节说明理由）。换句话说，时间一致性等价于假设不存在现时偏向效应。相应的贴现函数被称为指数型：

$$U_{总}=U_0+\delta^1 U_1+\delta^2 U_2+\cdots \tag{24.3}$$

读者应该熟悉这种效用函数，因为我们曾讨论过贴现率和跨期效用。例如，格罗斯曼模型假设个人有这类偏好，并据此决定如何使用自己的时间和资源。在格罗斯曼模型中，个人也看重未来的效用（当然，其重要程度比不上当前效用），他在当前做出的决策可能让当前的他很痛苦，但只要未来的效用足够大，这样做就是合理的。δ越接近于1，个人越看重未来效用；这意味着δ越大，个人越有耐心，也越有远见。

时间一致偏好的重要性质，在于两个既定时期之间的关系是既定且可预测的。假设格罗斯曼模型中的个人在星期一决定他将在星期二运动，在星期三吃甜食。他仔细权衡运动和吃甜食之间的得失后，才做出上述这个决策。他认为他的最优行为就是遵守这个既定计划。当星期二到来时，他仍然这么认为，因为他的偏好是时间一致的。因此，当前的自我赞同过去自我做出的计划——今天（星期二）锻炼，明天吃甜食。他不会突然改变计划，即他今天（星期二）不会吃甜食，不会推迟锻炼。正如我们将看到的，当β小于1时，时间一致性消失了，现时偏向效应开始出现。

如果时间一致性意味着计划不能改变，它似乎是个不现实的假设。假设在星期二体育馆突然人满为患，他被迫去吃甜食，这表示他的偏好不再是时间一致的吗？我们可以设想个人做出的不是简单方案，而是相机抉择（contingency）的方案，这样的方案包括任何可能环境下的指令。[①]只要个人过去的自我和当前的自我都认可给定环境下的最优路径，他的偏好就是时间一致的。

类似的，偏好随时间推移发生的自然改变，也不意味着时间不一致。假设某个人以前是个职业网球运动员，那时他酷爱网球。现在他老了，身体不灵活，已无法打一场精彩的比赛了，现在他可能更喜欢打地滚球了。但这并不意味着他的偏好是时间不一致的，至少不是这里所讲的时间不一致。在这个例子中，他年轻时的自我和年老时的自我，都认为他年轻时打网球、年老时玩地滚球，能让他的效用最大化。真正的时间不一致偏好，意味着一个自我的决策，会遭到另一个自我的反对。

529

① “相机抉择”在这句话中的意思是“视具体环境而定”。相机抉择方案是指方案不是僵化不变的，比如你昨天的自我和今天的自我都同意你随遇而安（意味着你可以相机做出改变），那么你的偏好仍是时间一致的。——译者

理性的成瘾行为

到目前为止，我们对时间一致偏好的讨论还未涉及成瘾商品层面。成瘾商品，就其本质而言，改变了成瘾者的效用函数。你在今天吸的每一根烟，都增加了你明天对香烟的需求。这可能破坏了时间一致的个人的最优计划。假设某个吸烟者在星期一下定决心，准备在星期二（明天）戒烟，但他今天仍允许自己吸烟。当星期二到来时，由于昨天吸烟，他的烟瘾加重了。在这种情形下，他的星期二自我仍认可星期一自我做出的戒烟计划吗？

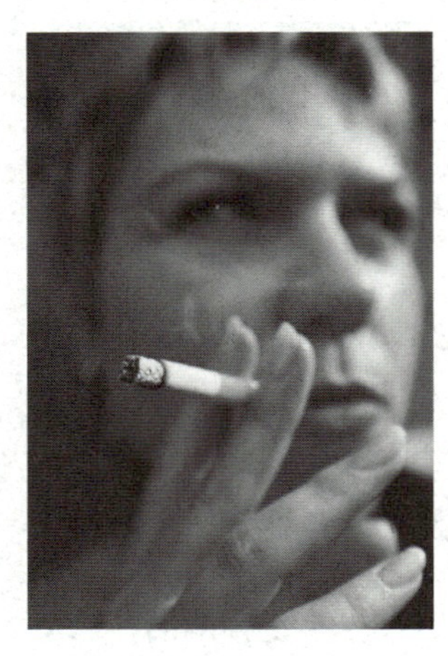

有最优的吸烟量（puff）吗？一项关于吸烟者对死亡数据反应的调查研究指出，重度吸烟者高估了他们能存活到75岁的可能性，而轻度吸烟者对能存活到75岁的可能性比较悲观（Schoenbaum, 1997）。

贝克尔和墨菲（Becker and Murphy，1988）认为，只要成瘾者对成瘾商品的本质有充分认识，那么成瘾行为不意味着时间不一致性。一个完全理性的时间一致的尼古丁成瘾者（烟民），选择每个时期的吸烟量来使得他的总效用最大。他知道今天吸烟会加重他对香烟的依赖，让他明天吸更多的烟，导致他的未来健康状况可能变得更糟糕。在这种情形下，他会仔细权衡这些成本与今天吸烟带来的效用。如果理性的成瘾者决定明天戒烟，那么他明天就会真得戒烟；换句话说，如果所有自我（包括当前的自我和未来的自我）都认为明天戒烟不是最优的，那么他在今天就不会做出明天戒烟的决策。

一些研究者使用微妙的计量经济学方法，来确定长期消费模式是否符合贝克尔—墨菲理性成瘾模型。本特森等（Bentzen et al., 1999）发现斯堪的纳维亚国家的酒精消费是时间一致的。[①]有趣的是，证据表明，在酒精浓度高的饮料占总酒精消费量大的国家，理性成瘾行为更明显。卢奥等（Luo et al., 2003）认为日本的香烟消费也不是时间不一致的。

必须承认理性成瘾行为蕴含着很强的假设：成瘾者必须有时间一致偏好，而且他们能够完美预期每一单位成瘾商品（例如每根香烟）的成本与收益。这些假设合理吗？这是个尚待解决的实证问题。例如，舍恩鲍姆（Schoenbaum，1997）和斯隆等人（Sloan et al., 2003）在吸烟者预测健康结果的能力问题上，看法不一。然而，不管怎样，有一点是确定的：贝克和墨菲说明成瘾不是内在不理性的。

24.3 时间不一致偏好：近视与大脑发热

时间一致偏好容易用数学模型模拟，而且它符合标准经济理论，在哲学思想上也比较简单。时间一致偏好意味着，我们可以将个人视为仅有一个效用函数的完美之人，他的未来计划不会因不同自我的主导地位的变化而频繁变化。

530

但来自心理学、生物学和经济学实验的证据，表明人类和其他动物没有显示时间一致偏好（Ainslie，2010）。相反，这些证据发现人们使用的贴现模式类似**双曲贴现**（hyperbolic discounting）。它的特征是人们对近期效用的评价急剧降低，但对远期效用

① 斯堪的纳维亚（Scandinavian），是北欧的一个历史文化区域，通常包括丹麦、挪威和瑞典。——译者

的评价平缓降低。双曲贴现偏好是**时间不一致的**：当另外一个自我占据主导地位时，它们将改变以前的自我制订的最优计划。

定义 24.4

时间不一致偏好（time-inconsistent preferences）：未来的自我有时改变以前自我制定的最优计划。这些偏好也被称为**近视型**（myopic）**偏好**。

在$\beta-\delta$模型中，效用函数为时间不一致的当且仅当$\beta<1$。这样的效用函数被称为**双曲贴现型**（hyperbolic discounting）。

$\beta-\delta$贴现模型为时间不一致偏好提供了一种比较容易处理的模拟方法，这主要通过现时偏向参数β来实现。由于时间不一致偏好理论中，现时偏向这个特征最突出，这类偏好又被称为**近视型偏好**。这个名字来自医学术语“近视（眼）”。（24.4）式给出了一个虚构个人的效用函数，说明了双曲贴现和现时偏向如何共同导致了时间不一致性：

$$\begin{aligned}\text{一月的}U_{\text{总}}&=U_{\text{一月}}+\beta\delta U_{\text{二月}}+\beta\delta^2U_{\text{三月}}+\cdots\\ \text{二月的}U_{\text{总}}&=U_{\text{二月}}+\beta\delta U_{\text{三月}}+\beta\delta^2U_{\text{四月}}+\cdots\\ \text{三月的}U_{\text{总}}&=U_{\text{三月}}+\beta\delta U_{\text{四月}}+\beta\delta^2U_{\text{五月}}+\cdots\end{aligned}\qquad(24.4)$$

需要注意，“一月的$U_{\text{总}}$”与“$U_{\text{一月}}$”不是一回事。前者代表个人在一月份试图最大化的总效用函数；而后者代表来自一月份的效用，它仅是前者的组成成分之一。

为了看清这个人的偏好是时间不一致的，我们只要比较一下他在一月份对$U_{\text{二月}}$和$U_{\text{三月}}$的评价，以及他在二月份对$U_{\text{二月}}$和$U_{\text{三月}}$的评价即可。在一月份，他对二月份的效用以因子$\beta\delta$贴现，对三月份效用以因子$\beta\delta^2$贴现。也就是说，他的一月份自我，认为二月份自我对三月份指定的贴现因子为δ（即，三月份的1单位效用仅相当于二月份的δ单位效用）。如果某个行动（例如辞职且在整个二月份彻夜狂欢）将在二月份产生一些效用，但在三月份导致较多麻烦，那么他的一月份自我将决定不彻夜狂欢。

然而当二月份到来时，他又会怎么想？现在（二月份），他不会对二月份的效用贴现，但对三月份的效用以因子$\beta\delta$贴现。在一月份，他认为二月份和三月份之间的相对贴现因子为δ，但当二月份来临时，这个因子变为$\beta\delta$，即，现在他对三月份效用的“打折”更凶狠。如果β显著小于1，那么他的内心已发生很大变化。在一月份，他认为二月份的1单位效用的价值只是稍微比三月份的大一点而已，但现在他认为二月份的1单位效用的价值远远大于三月份的1单位效用的价值！这会改变他对二月份彻夜狂欢的效用和未来代价的看法，这是因为三月份的成本被凶狠打折，所以二月份的效用变得相对更有价值。因此，尽管他在一月份决定不（在二月份）辞职，然而到了二月份，他还是辞了职并彻夜狂欢。

531

我们再次回到杰伊的回家路线难题。他零点的自我，认为零点十五时的效用和零点三十时的效用大致相等。他知道在零点十五时吃汉堡感觉很爽，但在零点三十时又非常后悔。比较成本和收益之后，零点的自我认为他不应该吃汉堡。但当他驱车在零点十五经过麦当劳时，他突然认为当前效用的价值远大于零点三十时的效用：现时偏向效应发生了。他的决策因此改变：站在零点十五的自我的角度上，吃汉堡是最优的。

这是时间不一致偏好的本质：各个自我对不同时期效用的相对价值评价不相同。这就是近视偏好为什么能导致貌似病态或自我毁灭行为的原因。考虑具有双曲贴现型偏好的吸烟者。对他来说，戒烟很痛苦，所以他总是决定在下一期才开始戒烟。然而，当下一期到来时，现时偏向效应发生了，他又将戒烟推迟到下一期。

时间不一致偏好意味着既定个人没有真正的单个效用函数（即，哪个效用函数也不能描述他的不同自我），这对福利经济学及其显示偏好理论带来了挑战。福利经济学假设任何自愿行动必定提高个人效用，而且我们可以从他的行动推测他的偏好。双曲贴现颠覆了这种逻辑，原因不是因为个人行动可能损害他的效用，而是因为效用函数不再是明确的（well-defined）或内在一致的；相反，他的每个自我都有自己的效用函数。在24.5节，我们考察经济学家如何修改福利经济学使得时间不一致偏好与其相容。

时间不一致性的证据

研究者确定贴现函数是否为双曲函数的一种方法，是让应答者比较不同报酬。他们让应答者对不同时点的报酬——例如今天的1元和明天的2元——按照应答者自己的偏好排序。研究者据此计算出各个时间水平上的贴现率。

这种方法由理查德·塞勒（Thaler，1981）首创，他发现短期贴现率和长期贴现率都存在很大的变化。研究者当场向俄勒冈大学的学生提供（虚构的）15美元，然后问他们如果将这笔报酬推迟一个月、一年或十年发放，到时候应该给他们发多少钱。研究显示，中位应答者（median respondent，指报告的钱数位于分布中位的应答者）认为当前的15美元、一个月后的20美元、一年后的50美元以及十年后的100美元之间无差异。

我们假设这个研究中的中位应答者，是个伴随指数型偏好的$\beta-\delta$贴现者。他对当前的15美元和一个月后的20美元无差异，这意味着年贴现率δ为0.03168（即$\left(\frac{15}{20}\right)^{12}$）。按此计算，具有这种不耐心程度的指数贴现者，将认为当前的15美元和十年后的大约1.4748×10^{16}（即$15\times\left(\frac{20}{15}\right)^{120}$）美元无差异。然而，在这个研究中，应答者回答说他们愿意十年后领取100美元，也就是说他们认为当前的15美元和十年后的100美元无差异。这个回答意味着年贴现率δ为0.8272（即$\left(\frac{15}{100}\right)^{\frac{1}{10}}$）。近期报酬贴现率和远期报酬贴现率的这种巨大差异，说明该研究中应答者的偏好不能用指数贴现型函数描述。

532

弗雷德里克等（Frederick et al.，2002）分析了十几个这样的研究，计算了每个研究结果蕴含的年贴现因子。他们发现应答者的贴现因子倾向于随着时间水平增加而增加（参见图24.2）。也就是说，与面对当前与近期的权衡相比，人们在面对远期决策时似乎更有耐心。这个模式符合塞勒（1981）的结果，但不符合指数贴现思想，因为指数贴现认为年贴现率因子不应该随着时间的推移而增加。

另外一个关于非指数贴现的证据是，个人对是否延迟接受报酬的回答不一致。你可能喜欢今天的10元超过明天的11元，但与此同时，你喜欢31天后的11元超过30天后的10元。在具有指数贴现型函数的人看来，这两个问题实际上为同一个问题：时间推迟一天，但报酬多了一元，你是否愿意接受？因此，他们对这两个问题的答案自然是一样的。然而，对于具有时间不一致偏好的人（特别是对于具有现时偏向的人）来说，这两个问题的答案可能不同。关于人类研究的证据表明，大多数应答者对这两个问题的回答是不一致的（Green et al.，1994）。

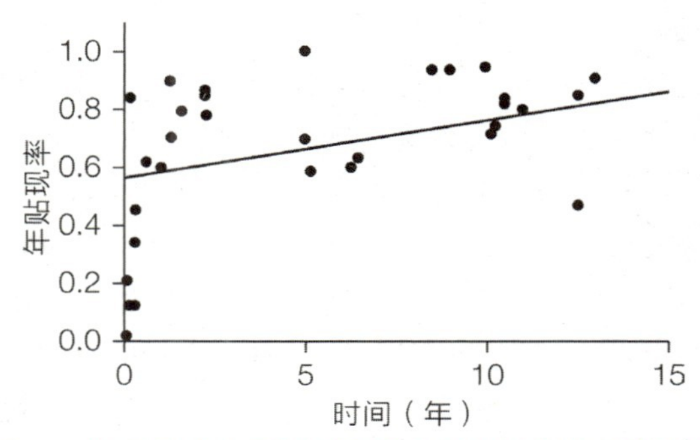

图24.2 根据几篇关于时间贴现文献计算出的年贴现率

资料来源：Frederick et al.（2002）.

上面这些证据以及其他诸多研究结果表明，在很多情形下，指数型贴现对人们的时间偏好模拟能力很差。一些经济学家如格鲁伯和克塞吉（Gruber and Koszegi，2004）甚至明确说道："没有任何证据，包括心理学或其他证据，表明时间一致偏好比时间不一致偏好更好。"

然而，有人也对这个观点提出了批评，它们认为个人的贴现函数可能是非指数型的，但却可能是时间一致的。我们已经证明，在$\beta-\delta$模型中，指数贴现是实现时间一致性的唯一方法，但在理论上，贴现函数可能取任何形状，即使它不符合$\beta-\delta$架构。只要远期自我不推翻当前自我制定的计划，任何贴现函数都可能是时间一致的。因此，来自上面这些研究的数据虽然不能用非指数型偏好解释，但它们可能是时间一致的。另外，在这些研究未涉及的决策领域，人们的决策可能是时间一致的，甚至指数型贴现者也是这样。

533

给定本节引用的所有证据，最简单的解释方法是，人们在很多决策领域中的偏好都是时间不一致的，特别是，他们偏向当前效用。当然，这并不意味着个人的偏好是双曲贴现型的，但它的确意味着带有现时偏向因子的$\beta-\delta$贴现模型，比指数贴现模型更好地模拟了人们的跨期偏好。

热脑与冷脑模型

伯恩海姆和兰热尔（Bernheim and Rangel，2004）提出了另外一种时间不一致偏好模型，这种模型不依赖双曲贴现假设，而是明确使用了"多个自我"思想：个人同时有"发热的大脑"（热脑）和"冷静的大脑"（冷脑）。在他们的模型中，冷脑知道主人真正的效用函数，总是理性地最大化这个函数的值。热脑仅在不寻常的环境下偶尔发挥作用，在这种情形下，热脑希望实施自己的反常目标，从而可能干预冷脑制定的计划。即使热脑暂时占据主导地位，它也会对主人的幸福造成损害。

为了说明模型的合理性，这些研究者引用了神经学证据：成瘾商品能操纵一部分大脑，这部分大脑被称为中脑边缘多巴胺系统（mesolimbic dopamine system，MDS）。他们发现，在重复暴露（exposure）于可口的成瘾商品情形下，大脑收到了与这种食物相关的一个信号，MDS活动强烈，迫切希望主人立即消费该食物。对于试验白鼠，这个信号可能是研究者向鼠笼投食时摁响的铃声。对于有烟瘾的人，这个信号可能是另外一个人手上点燃的香烟。

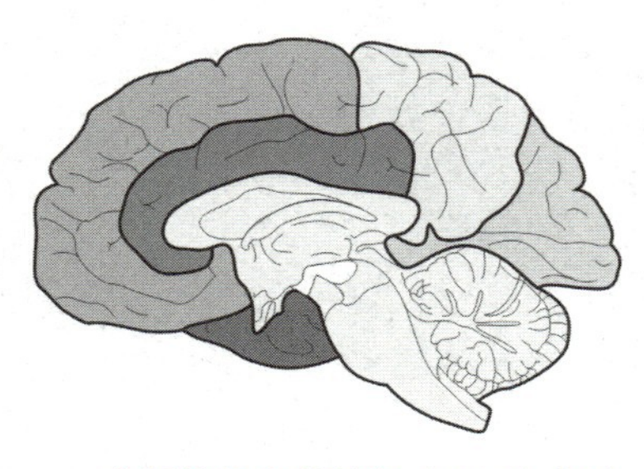

伯恩海姆和兰热尔（2004）提出的热脑和冷脑竞争假说，基于人体大脑中的边缘系统和额页皮质之间的神经关系。神经经济学是一门致力于搞清效用最大化过程机理的新兴学科。

尽管MDS在决策中的作用还有待进一步搞清，研究者认为这些信号能导致MDS“火力全开”，并且压制住额皮质（frontal cortex）释放的神经信号；在大脑中，额皮质主要负责脉冲控制和长远思维。由于额皮质在决策过程中无法发挥作用，热脑占据主导地位并且做出短视决策。一旦MDS的活动减弱，“头脑发热”过程结束，冷脑再次掌权，恢复主人的真正效用函数。但在热脑掌权时，个人的行动可能导致不可修复的损害。热脑对这种损害毫不关心，因为它主要关注或仅仅关注当前效用。这减低了个人在冷脑状态下的效用。

这个模型好像也适合描述本章一开始提到的杰伊回家路线难题。假设麦当劳的炸薯条香味是杰伊的热脑信号，那么我们就能解释他在决定回家路线时为何停车吃汉堡，尽管冷脑知道这不利于他的健康。在这种情形下，处于冷脑状态下的杰伊愿意花费更大代价（例如更长的交通时间），来避免信号的触发。伯恩海姆和兰热尔认为避免信号的触发，即避免热脑活跃，是冷脑的主要任务之一。

尽管热脑与冷脑模型没有使用正式贴现函数，我们也可以试着用$\beta-\delta$贴现描述它。（24.5）式为冷脑与热脑模型提供了一种可能的效用函数。冷脑有时间一致偏好($\beta=1$)，而热脑表现出现时偏向($0\leq\beta<1$)：

534

$$U_{冷脑}=\delta^0 U_{今天}+\delta^1 U_{明天}+\cdots$$
$$U_{热脑}=\delta^0 U_{今天}+\beta[\delta^1 U_{明天}+\cdots] \quad (24.5)$$

如果我们假设$\beta\approx 0$，那么（24.5）式描述了个人面对的冷脑和热脑的难题。通常，个人做出的一致决策，考虑了未来成本。然而，当他的热脑活跃时，未来效用被新的β因子狠狠折现，这样，他不会关注未来，很可能做出灾难性的决策。这类模型可以解释暴饮暴食，这类行为能产生一些当前效用，但未来成本很大。如果我们进一步假设$U_{冷脑}$是我们应该最大化的“真正的”效用函数，那么即使我们用强力措施来阻止热脑的狂暴破坏行为，可能也是合理的。

24.4 承诺机制的需求

传统显示偏好理论认为施加在个人身上的任何约束，都会损害他的福利（在一些情形下，他的福利也可能不变）。所有自愿行动都能增加效用，因此，对这种行动的任何限制，也限制了效用。换句话说，对最优决策者施加的任何限制都不能让他的福利变大。因此，标准需求理论意味着承诺机制（commitment mechanisms）的需求必定为零，因为承诺也是施加在决策者身上的约束。

然而，很多来自健身馆会员、商科学生、信用卡使用者等的实证证据，表明事实并非如此（DellaVigna，2009）。人们的确有承诺机制的需求，例如：

- 限制持有信用卡的人从储蓄账户取钱，夏季购物季期间除外；
- 每摁一次闹钟瞌睡按钮，闹钟就会撕碎你一张100元纸币；
- 安塔布司（Antabuse）是种戒酒药，如果你喝酒，它能让你立即产生宿醉般的痛苦感觉；
- 健身合约（Gympact）是iPhone上的一种应用软件，如果你运动，它会给你金钱奖励；如果不运动，它会罚款；
- 承诺合同网站例如stickK.com，在你未完成锻炼计划时，将你的钱捐给你憎恨的组织。

上述每种情形，都要求个人用钱（奖惩机制）来约束自己的未来自我。其中一些例子难以使用显示偏好理论进行解释——如果你的行动总是最优的，你为什么还要约束未来的自我？

理解承诺机制的最好方法，通常是将其视为不同自我之间战争的有机组成部分。在每种情形下，第一个自我（当前的自我），用钱约束第二个自我（近期的自我），以防未来时刻到来时，第二个自我违反第一个自我制定的最优决策。通常，第一个自我是为了第三个自我（远期的自我）采取这些用来约束第二个自我的严厉措施，因为这样，第三个自我也会受益。

535

独裁主义承诺机制

我们在上面列举的所有承诺机制都涉及多个自我的幸福之间的权衡。在每种情形下，当前的自我对未来的自我施加的约束，导致当前自我的状况改善，以及未来自我的状况恶化。

在这种情形下，最基本的问题是当前自我不认可未来自我做出的决策。在本质上，当前自我购买的承诺机制，将阻止未来自我做出的决策。我们将这样的承诺机制称为**独裁的**，因为它限制了未来自我的自由，导致未来自我在是否做出承诺的问题上没有发言权。

> **定义 24.5**
>
> **独裁的承诺机制**（authoritarian commitment mechanism）：一种当前自我需求的约束，它导致当前自我受益，未来自我受损。

独裁承诺机制的一个经典例子来自荷马史诗《奥德赛》。这部史诗的主角是战争英雄奥德修斯，他和他忠诚的水手部下凯旋回家。回家途中，他们经过塞壬的老巢。塞壬是一种长有翅膀的神秘且美丽的女妖，她们的歌声动听迷人。被歌声吸引的水手，因为失神，航船触礁沉没，最终死在女妖老巢下方岩石林立的海岸附近。聪明的水手在经过此地时会将耳朵堵住，避免被歌声诱惑。

奥德修斯对这种充满魔力的歌声很好奇，但没有人知道它们是什么样的，因为听到歌声的人都死了。奥德修斯与水手达成协议：他让水手将其绑在桅杆上，而且承诺无论他怎么请求，水手都不能将其松绑。这样，奥德修斯就可以放心地听女妖们的歌声，不用担心被迷惑而淹死。

当船只靠近女妖老巢时，奥德修斯进入了一种类似热脑的状态，他开始竭力摆脱约束，乞求水手不要管他前面做出的承诺，而是让他随歌声而去。忠诚的水手拒绝了奥德修斯的请求，迫使他的冷脑自我压制热脑自我。从福利经济学的角度看，这个故事提出了一个问题：奥德修斯最初的计划让他自己受益了吗？24.5节将详细考察这个问题。

老练与天真

人们只有在意识到自己的时间不一致行为时，才会愿意花钱进行自我约束。具有时间一致偏好的人可能认识到，他的未来自我也会像当前的自我那样有现时偏向。如果事实如此，那么他是个**老练的**（sophisticated）双曲贴现者。相比之下，他也可能错误地认为他的未来自我是时间一致的。这样的人是**天真的**（naive）双曲贴现者。

例如，如果杰伊的零点自我没有认识到他的零点十五自我渴望吃汉堡，那么他就会天真地选择走皇家大道（回忆一下，这条路上有家麦当劳）。他认为他有能力抵御汉堡的诱惑，然而当麦当劳近在咫尺时，他的决心烟消云散。如果他能预期到他自己的时间不一致行为，他也许会选择某种自我承诺机制，例如选择走阿尔玛街。

536

定义 24.6

老练的双曲贴现（sophisticated hyperbolic discounting）：一种贴现策略，它考虑到了未来自我的现时偏向。意识到自己时间不一致行为的人，被称为**老练的贴现者**（sophisticates）。

天真的双曲贴现（naive hyperbolic discounting）：一种贴现策略，它未考虑到未来自我的现时偏向，相反，它认为未来自我有时间一致偏好。未意识到自己时间不一致行为的人，被称为**天真的贴现者**（naifs）。

天真贴现者的偏好是时间不一致的，但他不会需求任何自我承诺机制。原因在于天真贴现者认为未来的自我将完全认同他当前的偏好，所以他不会花钱来约束未来的自我。指数贴现者不需要自我承诺机制，因为即使没有任何额外约束，他也会遵守自己的计划。天真的贴现者知道自己当前有现时偏向，但他认为这种偏向在未来会消失，他也不会有自我承诺机制的需求，因为他错误地认为自己不需要。相反，老练的贴现者愿意为此花钱，因为他想通过承诺机制阻止未来自我实施当前自我不喜欢的行为。

养老储蓄

时间不一致行为的一个重要例子，是很多人对退休后的生活做准备的储蓄不足（Mitchell and Moore，1998；Scholz et al.，2006）。一个偏向当前效用的双曲贴现者，通常将当前工资的很小比例用于储蓄，毕竟退休还很遥远，那时的效用被严重贴现。现在他退休了，而过去的自我缺乏耐心从而选择消费而不是储蓄，这导致当前退休账户里的钱过少。

老练的贴现者将使用承诺机制，来阻止未来自我的储蓄不足行为或提早从退休账户取钱的行为。莱布森（Laibson，1997）将这种承诺机制比喻为下金蛋的鹅。这个典故来自伊索寓言。在这则童话中，一只外表普通的鹅定期下金蛋。主人对漫长的下蛋间隔时间感到不耐烦，于是他杀了鹅，想一次把所有金蛋取完。然而，他伤心地发现鹅的身体里没有任何金子：杀鹅取蛋是个致命错误。

莱布森认为大多数非流动投资，例如房地产、创业者持有的公司股票或定期退休账户，都类似伊索寓言中下金蛋的鹅。这些投资都是极具价值的商品，但对于没有耐心的未来自我来说，它们的价值不能快速变现。这种非流动性提供了一种承诺机制，因为它阻止了未来自我对退休储蓄的掠夺。

在美国，放松消费信贷于1980年代和1990年代出现并快速发展，这可能削弱了房地产这类资产的“金蛋”约束机制。个人信用卡的全面普及以及日益流行的住房抵押贷款，意味着与以前相比，个人有更多的信用和流动性。为了约束未来的自我，老练的贴现者故意将钱投资于非流动资产；然而，这种计划可能受挫，因为未来自我能够轻易使用消费信贷，因此债台高筑，从而提前用完任何退休储蓄。

537

这对健康经济学有什么启示？答案很清楚。如果个人不能明智地为以后的退休生活而储蓄，格罗斯曼模型中的个人如何能最优地“储蓄”健康？导致人们掠夺退休账户的冲动，也会导致他们大吃特吃垃圾食品或者肆无忌惮地喝酒。退休账户储蓄不足这个证据，也意味着人们退休时的健康状况比他们预期的差。因此，时间不一致行为削弱了本书很多模型的结论，也让我们格外关注各类干预政策。的确，如果人们的行为是最优的，那么任何干预措施都是不合理的，然而这里的证据表明在一些情形下，政策干预可能是合理的。

表24.1描述了个人在不同贴现环境下的决策，并且给出了相应例子。

表24.1 不同贴现环境下的个人行动与承诺机制

	杰伊的回家路线	吸烟成瘾	垃圾食品（格罗斯曼模型）
指数贴现	杰伊总是选择走皇家大道，因为这是条快速道。他从不会半途停车吃汉堡，因为他坚决认为半夜饮食对健康不利，因此他不怕经过麦当劳店。	吸烟者通过权衡当前效用和未来成本，来决定最优吸烟量。他知道现在吸烟越多，未来烟瘾越大，因此，在决定吸烟量时他会考虑香烟的成瘾性。	个人根据终生效用函数，选择每一期消费的垃圾食品的最优水平。他理性权衡未来健康水平H和垃圾食品提供的当前效用Z。

（续前表）

	杰伊的回家路线	吸烟成瘾	垃圾食品（格罗斯曼模型）
天真的双曲贴现	杰伊选择走皇家大道，因为他认为当他经过麦当劳时，他将考虑未来健康成本，从而不吃麦当劳。然而，当他实际经过麦当劳时，食物香味让他严重贴现未来健康成本，他会选择吃汉堡。	吸烟者决定明天戒烟，所以他在今天狠狠地吸；然而，当明天到来时，他又决定后天戒烟……他总是决定在下一期戒烟，烟瘾就越来越大。	个人每一期消费的垃圾食品过多，因为他认为他下一期会少吃点。最终他消费的垃圾食品量过多（并且因此过早死亡），超出了年轻时自我的预期。
伴随独裁承诺机制的老练双曲贴现	杰伊选择走阿尔玛路来避开麦当劳。这条路耗时较长，但它对零点时的自我有利，对零点十五时想吃汉堡的自我有害。	吸烟者雇监督者来阻止自己吸烟。他的当前自我受益，因为他最终能成功戒烟。但他的近期自我受损，因为他想吸烟却无法吸。	个人雇监督者来称他的体重；增重会受罚。他的当前自我受益，因为这能阻止他消费垃圾食品或减少它的消费量；但他的未来自我受损，因为他不能随意吃垃圾食品了。

24.5 行为福利经济学

538

本节考察经济学家仍在争论的一个议题：如果个人的偏好是时间不一致的，我们如何判断既定干预政策对其有益还是有害？由于任何单个行动通常使个人的一些自我受益但让他的另外一些自我受损，传统福利经济学中的一些假设不再适用。

例如，杰伊半夜回家时，假设他的两个朋友（彼得和蒂姆）出于好意，自愿跟在杰伊后面。他们的目的是阻止杰伊的零点十五自我吃汉堡。在传统福利经济学看来，这个干预措施损害了杰伊的福利，因为他不能做他想做的事。然而，从行为经济学的角度看，杰伊的零点自我和零点三十自我都对彼得和蒂姆的善意感到欣慰，但杰伊的零点十五自我非常沮丧。在这种情形下，这个干预措施的福利效果并不明朗。

各种行为福利经济学观点

行为福利经济学家之间的分歧主要集中在社会应该承认谁的偏好的问题上。政府制定的政策应该让当前自我还是未来自我受益？政府应该确保任何自我（包括当前自我和未来自我）都不受损吗？冷脑自我是个人的“真正”自我吗，或者热脑自我也有有效的偏好吗？现列举几种著名的思想学派，它们对上述问题有不同的认识和处理方法。

- **显示性偏好**（revealed preference）。古尔等（Gul and Pesendorfer，2001）认为经济学家应该保留显示性偏好架构，即使人们有时表现出时间不一致行为。在这些研究者看来，了解个人利益的唯一方法，是根据他的实际选择进行分析。因此，我们从来没有充分证据断言个人看似次优的（suboptimal）时间不一致行为实际上也是次优的。如果个人是自己偏好的最终权威，我们有什么资格来判断他是否“犯错”。例如，对于个人在热脑期间的行为，我们如何知道他“犯错”了？按照显示性偏好思想，只有个人自己知道自己是否犯错。

• **长期偏好**（long-run preferences）。奥多诺休和拉宾（O'Donoghue and Rabin，1999）认为经济学家应该平衡不同自我之间的偏好。假设某个$\beta-\delta$贴现者试图将以下三个时期的行为最优化：t期，$t+1$期以及$t+2$期。这种思想假设在时期t之前就已存在一个虚构的自我，它审慎地考察这个最大化问题。这个自我使用时间一致贴现法进行决策。在这种情形下，现时偏向被认为是次优的，因为上述虚构的自我，在各个时期开始前已经存在，它感受不到任何时间不一致效应。不幸的是，当真实的自我掌权时，现时偏向效应开始出现；在这种情形下，如果没有承诺机制或政府干预，个人可能偏离最优方案。

显示偏好理论和长期偏好理论都认为个人有单一的效用函数，他试图将这个函数的值最大化。然而，与显示偏好理论不同，长期偏好理论认为个人经常不能实现自身效用最大化，因为个人有现时偏向。下面两种理论假设个人有多个自我，每个自我有自己的效用函数。

• **现时的独裁**（dictatorship of the present）。莱布森（1997）和格鲁伯、克塞吉（2001）认为个人有多个自我，每个自我有自己的偏好。这些经济学家使用了规范（normative）方法：当前自我的偏好比未来自我的偏好重要。用克罗珀和莱布森（Cropper and Laibson，1998）的话来说就是，“政府在时期t的目标，是使得时期t自我的福利最大”。根据这种理论，独裁承诺机制是有益的，尽管它损害了未来自我的利益。

539

• **热脑的无效性**（hot-brain invalidity）。在热脑与冷脑模型中，伯恩海姆和兰热尔（2004）不是将每个时期的自我视为有着不同偏好的不同自我。相反，他们根据冷脑而不是热脑主导个人绝大部分时间这个事实，假设冷脑有时间一致的效用函数，而且这个函数类似24.2节讨论的指数贴现型函数。当热脑掌权时，问题出现了，因为热脑有不同于冷脑的偏好。根据这种理论，热脑的偏好是无效的。总之，这些学者认为研究者应该重视冷脑的偏好而不是热脑的偏好。

目前这些理论势均力敌，每种理论都未能确定自己的霸主地位，未能成为行为福利经济学的标准；而且，每种理论都遭到了批评。例如，伯恩海姆和兰热尔（2007）使用下面的例子质疑显示偏好理论的合理性：一位美国儿科医生到英国旅游，在过马路时看错了方向，被车撞倒。他们认为，个人在过马路时，向左看而不是向右看，这个行为不可能反映了他的“真实偏好”，而是犯了错。这意味着人们会犯错，人们做出的选择有时是次优的。

其他几种理论也受到了批评，因为它们认为一些自我的偏好比另外一些自我的偏好重要，而且对后面这些偏好打折（贴现）。伯恩海姆和兰热尔（2007）认为热脑的偏好无效，因此，政府应该采取干预措施来限制热脑的行为。然而，巴塔查里亚和勒科达瓦拉（Bhattacharya and Lakdawalla，2004）对此质疑道：为什么热脑的效用不值得重视？他们认为，任何对热脑期间的轻率行为有美好回忆的人，都知道这些行为尽管可能不健康，但在当时的确产生了很多效用。

表24.2总结了本节讨论的各种理论以及相应的主张和批评。

表24.2 在时间不一致偏好情形下，我们应该最大化哪个效用函数？

理论	主张	批评
显示偏好	所有自愿决策都符合单个且一致的效用函数的最大化，也就是说，都是最优的。任何似乎是时间不一致的偏好的迹象，都只是意味着潜在的效用函数比研究者预想的复杂（Gul and Pesendorfer，2001）。	此理论假设人们从来都不会“犯错”，但过马路时看错方向的行为的确会发生。
长期效用最大化	存在一个虚构的自我，这个自我产生于任何真实自我之前；这个虚构的自我是个时间一致的指数贴现者；个人应该最大化这个虚构自我的效用（O'Donoghue and Rabin，1999）。	此理论认为某些自我的偏好比另外一些自我的偏好重要。
现时的独裁	社会在时期t应将时期t的社会福利（即时期t的所有自我的效用函数）最大，因此，独裁承诺机制或对未来自我征税可能是合理的（Cropper and Laibson，1998；Gruber and Koszegi，2001）。	此理论也认为某些自我的偏好更重要。
热脑无效	热脑状态下的决策是错误的，它来自错误的决策过程而不是来自时间不一致效用函数。每个人都有内在一致的单个效用函数；我们应该通过消除热脑来使上述效用函数最大（Bernheim and Rangel，2004）。	此理论将热脑自我视为具有无效偏好的不理性个人，但是为什么要完全忽视热脑的偏好？

吸烟的干预：家长主义？

假设我们认为由于时间不一致偏好，人们过度吸烟。对此，上述各种理论有什么建议？

有些人认为应该对公共卫生实行**家长式的**方法。家长主义指父母、朋友、政府或其他第三方施加在人们身上的外来约束，目的在于通过限制他们的个人自由来提高他们的福利（这里的“外来”二字强调人们不想要这些约束，或说这些约束不是他们自愿要的）。例如，母亲强迫儿子在看电视之前完成家庭作业，限制了儿子的自由，但这是为了他的长期幸福着想。类似的，政府对香烟征税，损害了吸烟者的利益，但其目的是为了帮助人们改掉致命的坏习惯。

定义 24.7

家长主义（paternalism）：父母、朋友、政府或其他第三方施加在人们身上的非自愿约束，目的在于通过限制他们的个人自由来提高他们的福利。

540

传统福利经济学认为，人们不需要政府或任何其他第三方的家长主义干预，因为每个人能自动追寻自身效用最大，不需要任何帮助。贝克尔和墨菲（1988）在阐述理性成瘾理论时，认为最优香烟税为零。在他们的模型中，不存在家长式的角色，因为理性成瘾者是时间一致的。人们的行动总是符合自身利益最大，他们总是选择每一期的最优吸烟数量。任何正的税收都会将香烟消费量降低到最优水平以下。

显示偏好理论认同这种分析。人们总是按自己最大利益来行动（即使他们的行为似乎是次优的），不需要任何人来阻止他们过度吸烟。当然，这不意味着政府不能干预，如果个人认为自己吸烟量过大，希望降低吸烟量，政府可以帮助他们控制烟瘾，然而这种干预是个人自愿接受的，也就是说不是家长式的。

长期偏好理论的建议与显示偏好理论不同。如果我们假设吸烟者是$\beta-\delta$贴现者而且有现时偏向，那么从他们的长期偏好角度看，他们的确吸烟过度，因为长期偏好已排除现时偏向。在这种情形下，即使吸烟者反对征税，对香烟征税也是合适的。当政府实际征税时，吸烟者的当前自我的利益受损，因为它的效用降低了。然而，根据长期偏好理论，征税对吸烟者有益。这是个典型的干预：它不是吸烟者自愿接受的，但对他们有好处。

在现时的独裁理论下，最优香烟税也是正的。如果当前自我能够老练地处理现时偏向，那么这些税收就仅仅是政府免费提供的承诺机制。即使当前自我是天真的从而反对征税，政府也应该征税：征税降低了未来吸烟量，使得当前想戒烟的人更开心。根据这个家长式标准，格鲁伯和克塞吉（2001）估计美国最优香烟税应该比当前税率至少高1美元/包。然而我们需要记住，研究者对最优税收的设计取决于他们选择将谁的效用函数最大化。

541

未来自我的现时偏向行为，对当前自我施加了负的外部性，因为未来自我的吸烟量超过了当前自我对那时的预期。个人的不同自我之间的外部性[也有文献称之为“内部性”（internalities），例如Gruber and Koszegi（2001）。注意这里的内部性加了双引号，其意思当指外部性]，与个人之间的典型外部性一样，为政府征税（在这种情形下，为香烟税）提供了合理理由。

最后说一说热脑无效理论对政府控烟的建议。如果香烟税主要由理性的冷脑吸烟者负担，那么由于冷脑自我的吸烟量已是最优的，对香烟征税可能不合适。相反，干预措施应该瞄准能触发热脑行为的信号——例如，禁止人们在公共场所吸烟以及禁止香烟广告。即使阻止热脑状态下的个人行为的家长式做法，可能也是合理的。

帕累托自我改进型承诺机制

巴塔查里亚和勒科达瓦拉（2004）对时间不一致偏好提出了一种更谨慎的干预方法。他们认为，我们应该避免使用家长式的承诺机制，而是使用让一些自我受益但又不会让任何其他自我受损的机制。

承诺机制未必一定遵循独裁模型。在一些情形下，我们也许能够创造出一种更复杂的承诺机制，让当前自我和未来自我都受益，并且不迫使任何自我做他不想做的事情。正如帕累托改进可以让社会的一些成员受益但又会不让其他成员受损一样，这类承诺机制让一些自我受益但又不会让其他任何一个自我受损。因此，这类机制被称为**帕累托自我改进型**。

> **定义 24.8**
>
> **帕累托自我改进型承诺机制**（Pareto self-improving commitment mechanism）：一类承诺机制，它让一些自我受益但又不会让其他任何一个自我受损。

542 如果个人的当前自我和未来自我能够见面并且协商如何行动，那么任何自我都不会反对帕累托自我改进型承诺机制。这样的机制绝不是家长式的，因为它们总是自愿的。

巴塔查里亚和勒科达瓦拉（2004）给出了一种帕累托自我改进型承诺机制的例子：吸烟者债券。这种债券类似政府提供的银行账户，想减少吸烟量的人可以在时期t向这个账户存钱。然后，在时期$t+1$，政府向新的自我提供选择。他可以选择接受香烟税，在这种情形下，他可以得到账户中的钱（相当于政府把税收返还给他）；他也可以选择不接受税收而继续吸烟，在这种情形下，政府将账户的钱收归国有（相当于真实征税）。如果香烟税设计合理，那么这种承诺机制将保证时期t的自我说服时期$t+1$的自我接受香烟税，从而拿回债券里的钱。

时期$t+1$的自我减少了吸烟量，这是因为吸烟的边际成本升高了；然而，他不能宣称征税损害了他的利益，因为他是自愿纳税的。在本质上，吸烟者债券是一种贿赂：前期自我向后期自我贿赂，希望后期自我做出负责任的行为（减少吸烟量）。

类似的概念可用于解决杰伊的回家路线难题。彼得和蒂姆不再直接阻止杰伊的零点十五自我吃麦当劳，而是让杰伊的零点自我贿赂零点十五自我。杰伊的冷脑自我购买了一款新的电子游戏，他将游戏光盘交给彼得和蒂姆保存，并且告诉他们只有杰伊成功抵制了麦当劳的诱惑之后，才能将光盘还给他。现在，当杰伊的零点十五自我开车经过麦当劳店时，他有很强的抵制诱惑动机；杰伊在经过麦当劳时会自愿地选择不停车，而是开心地回家打电子游戏。

杰伊的零点自我和零点十五自我都能从这个方案中受益，因为零点自我说服了杰伊不吃麦当劳，而且为了打电子游戏，零点十五自我也自愿不吃麦当劳。这个帕累托自我改进型承诺机制产生了额外的好处：杰伊没有必要考虑走阿尔玛街道。杰伊可以直接走快车道（皇家大道），因为他相信他的未来自我将遵守最初的方案。

然而，帕累托自我改进型承诺机制的应用有一些限制。很多独裁承诺机制，例如奥德修斯将自己帮在桅杆上，损害了其中一个自我的利益，但让很多其他自我得到了很大好处。帕累托标准对承诺干预施加了限制，因为即使当前自我认为独裁承诺机制非常有好处，它也禁止使用这些独裁承诺机制（O’Donoghue and Rabin，1999）。

另外，帕累托自我改进型承诺机制仅适用于下列情形：未来自我对当前自我的贿赂有反应。假设吸烟成瘾者的热脑对香烟的需求没有弹性，无论如何都要吸烟，那么再多贿赂也没用。在这种情形下，任何帕累托自我改进型承诺机制都无法限制热脑抽烟，与此相反，即使在这种情形下，一些独裁承诺机制仍可能有用。

24.6 结论

人们的行为未必符合自身最大利益，这种思想并不新鲜。在古希腊，“ακρασια”（akrasia）一词的意思就是无法控制自己。然而，将时间不一致性纳入新古典经济学，

543 是更近期的事。时间不一致性在很多方面对福利的新古典概念提出了挑战，包括对个人福利和社会福利定义的挑战。时间不一致的个人在今天做出了最优方案，在明天又违背了这个方案。在时间不一致理论下，每个人都由一组自我组成，每个自我有自己的效

用函数，而不是所有自我有统一的效用函数。因此，在这种情形下，如果我们说“某个人”偏好结果1而不是结果2，我们的意思是什么？这是个重要的哲学问题，其答案存在严重分歧。

然而，上述分歧的解决之道，不仅有哲学意义，还有经济学意义。如果人们普遍认为热脑的偏好是无效的，不值得政策制定者考虑，那么旨在控制热脑行为的众多政策都是合理的。然而，如果判断个人福利变化的唯一方法是根据个人自身行动显示的偏好进行分析，那么最优政府政策的合理性要打很大的折扣。

时间不一致性能够解释健康领域的很多难题。例如，人们为什么购买了健身房会员卡又不去健身，人们为什么要推迟戒烟计划（即使知道了吸烟有害健康甚至致死），人们为什么很难做到健康饮食，等等。这些问题及其他很多问题都难以使用标准新古典经济学进行解释。时间不一致理论也启示政府和市场使用相关工具，来提高时间不一致个人遵守冷脑制定的计划的能力。

与此同时，健康政策中的时间不一致性，也对个人福利的含义提出了哲学难题：个人福利究竟是什么意思？最后，在民主社会中，一些家长作风式的政府政策的旨意在于改正人们决策时所犯的错误；人们是否接受这些政策，取决于人们在多大程度上相信政府是为人们的利益着想，以及取决于政府对人们所犯错误的了解程度。

24.7　习题

判断题

判断下列论断是正确、错误还是不确定，说明你的理由。在说明理由时请引用课文中的证据，以及你可能需要的任何额外假设。

1.大量证据表明人们偏好当前的效用而不是未来的等量效用。比如，对于今天的一单位效用和明天的一单位效用，人们更喜欢前者。

2.如果个人对未来时期的效用贴现，那么他的偏好是时间不一致的，因为他不认为未来的一单位效用的价值与当前一单位效用的价值是一样的。

3.假设你在上大学时偏好喝啤酒而不是白酒，中年时又偏好喝白酒而不是啤酒，那么你的偏好是时间不一致的。

4.证据表明指数贴现函数在人类身上很罕见。

5.根据热脑与冷脑模型，个人通常有时间一致偏好，但偶尔也会陷入短暂的时间不一致心智“泥潭”。

6.与福利经济学的预期相反，人们愿意花钱购买对自己施加的约束。

7.如果人们有自我承诺机制的需求，那么它必定是帕累托自我改进型机制；否则，追求效用最大化的经济人不会有这个需求。

544

8.假设某个长期吸烟者试图戒烟，在他想抽烟时，他的朋友阻止了他。这个干预对该吸烟成瘾者的影响是不明朗的（状况可能变好也可能变坏）。

9.经济学家认为，如果时期t的任何干预提高了人们在时期t的效用，那么该干预必定是个好的干预。

分析题

10.（**时间不一致性与巧克力**）最近，P国流行一款异国风情的巧克力，它们来自遥远的阿尔卑斯山脉下的C国。C国巧克力好吃又便宜：每块巧克力能产生价值2元的效用，但价格仅为1元。然而，不幸的是，这种巧克力不是很健康：如果一个P国人某天吃了x块巧克力（x元的巧克力），那么它们第二天产生的效用为$-\frac{1}{4}x^2$元钱，但吃的当天不会产生任何负效用。

a.假设P国人都是$\beta-\delta$贴现者，其中$\beta=1$，$\delta=1$；而且每一天都视为一个时期。说说这些关于参数β和δ的假设是什么意思？P国人有耐心吗？他们的偏好是时间一致的吗？

b.在这些假设下，每个P国人消费的最优巧克力量x^*是多少？（提示：令边际收益与边际成本相等。）

c.现在假设$\delta=2/3$。这对巧克力的最优消费量x^*有何影响？在直觉上说说当δ降低时x^*为何出现这种变化。

d.鲍勃很喜欢吃巧克力，现在他正采购下周食物并且决定购买多少巧克力。鲍勃认为他明天想吃多少块巧克力？

e.当明天到来时，鲍勃将改变巧克力消费计划吗？说说鲍勃的偏好是时间一致的还是时间不一致的？

f.现在假设$\delta=2/3$，$\beta=0.5$。说说β代表什么意思，这个新的β对P国人有什么影响？

g.在这些新假设下，如果每个P国人竭力使当前自我的效用函数最大，每个P国人每天应该消费多少块巧克力？

h.假设鲍勃是个天真的双曲贴现者。他认为他明天将吃多少块巧克力？到明天时，他实际上会吃多少块？

11.（**时间不一致性与巧克力II**）P国人的巧克力消费量越来越多，议员们决定进行干预，以降低巧克力消费量。假设P国人都是$\beta-\delta$贴现者，其中$\beta=0.5$，$\delta=2/3$。关于C国巧克力的成本和收益情况，请参见习题10。

a.使用现时的独裁理论，而且假设P国人是老练的双曲贴现者。每个P国人今天“应该”吃多少块巧克力，明天“应该”吃多少块巧克力？

b.根据上述观点，P国从明天起应该对C国巧克力征收多少关税，才能使得P国人的巧克力消费量达到最优？

c.P国议会通过了你的最优关税议案[参见11（b）]，只在明天执行一天。这个关税对明天的P国人造成了多大的损失？站在明天消费者的角度上，比较征收关税前后的成本和收益。

d.根据显示偏好理论，这个关税策略错在哪里？

e.这个关税是帕累托自我改进型的干预吗？为什么？

f.假设关税不是暂时的而是永久的。根据直觉（不需要计算），简要说明这对11（c）的答案有何影响？

12.现在是10月31日万圣节晚上，在“不给糖就捣乱”活动中，多亏有了海盗服，你收获了1001块糖！在睡觉之前，你必须决定如何将这些糖分配给接下来的三个夜晚。你父母已经决定，未吃完的糖将在11月2日之后全部扔掉。

在任何一个晚上，糖果提供给你的效用都为$u(x)=1n(x)$，其中x指你在这一天吃下的糖块数。在下面的习题中，U_0和x_0分别代表你在10月31日的效用和糖果消费量。类似的，下标1和2分别代表11月1日和2日的情况。

a.假设你是个$\beta-\delta$贴现者。站在你10.31自我的角度上（10.31表示10月31日），将总效用写为β、δ、x_0、x_1和x_2的函数。另外，站在11.1自我的角度上（11.1表示11月1日），将总效用写为β、δ、x_1和x_2的函数。

b.站在10.31自我的角度上，在10月31日这天多吃一块糖能产生多少边际效用？也就是计算$\partial U_0/\partial x_0$。另外，请计算$\partial U_0/\partial x_1$（即11月1日的糖果消费产生的边际效用）以及$\partial U_1/\partial x_2$（即11月2日的糖果消费产生的边际效用）。

c.假设你的偏好是时间一致的，而且贴现率$\delta=0.5$。你如何将1001块糖分配给那三个夜晚？[提示：为了使得你的总效用最大，令12（b）中的三个导数相等。]

d.证明11月1日到来时你不会决定重新分配糖果。也就是证明你在10月31日制定的配置也能使得11月1日的效用函数最大。

e.我们假设你仍然是时间一致的，但你的不耐心程度稍微比我们原来想的要高；你的贴现率$\delta=1/3$。现在，在10月31日这天，你如何将1001块糖分配给那三个晚上。

f.现在假设你实际上是个双曲贴现者，其中$\beta=0.5$，$\delta=0.5$。如果你是天真的贴现者，在10月31日这天，你如何分配糖？

g.如果在10月31日，你遵守11（f）制定的计划，那么在11月1日，你将如何偏离这个计划？

h.根据10.31自我的原效用函数，你在11月1的偏离行为造成的代价是多大（以效用损失衡量）？根据你在11月1日的效用函数，这个偏离行为额外产生了多少效用（与10月31日计划相比）？

i.你的10.31自我和11.1自我在什么问题上的看法不一？答案越具体越好。

13.回顾习题12。假设你有时间不一致偏好（$\beta=0.5$，$\delta=0.5$），但你是个老练的贴现者。

a.对此提出两个符合现实的承诺机制。其中一个机制应该为独裁措施，它损害了11.1自我的利益；另外一个机制为自我改进措施，它使得所有三个自我都弱变好了（即，至少不会变差）。

b.假设因为种种原因，这些承诺机制都不能用。现在，为了实现你的总效用最大，你在10月31日应该分配多少糖果给10.31自我？如果你不是老练的而是天真的贴现者，你分配给10.31自我的糖果数变多了还是变少了？使用直觉解释这些策略的差异。

14.[**电影的延迟与即时满足**，根据O'Donghue and Rabin（1999）改编]假设当地电影院将在接下来的四个星期六提供四部不同电影。根据你对电影的偏好，每部新电影将比上一周的电影好。你可以看其中三场电影，因为你要预留一个星期六看医生。在接下来的四个星期，你将选择其中一个星期六看医生而不去看电影。你的医疗保险在月底到期，因此，如果你在最后一个星期六还没去看医生，那么无论即将上映的电影多么好，你都不得不去看医生。

表24.3 你今天要去看医生吗？

	第一个星期六	第二个星期六	第三个星期六	第四个星期六
不去看电影的成本	3	5	8	13
指数型	?	?	?	是
天真的双曲线型	?	?	否	是
老练的双曲线型	?	?	否	是

表24.3列举了与选择每个特定星期六看医生的收益与成本，以及一些待填充的“？”。表中的“是”表明假如你还没去看医生，你会选择在那个星期六去医院；表中的“否”表示你不在那个星期六看医生。为了做出选择，你比较当前看医生的效用以及推迟看医生的预期效用。为了计算这个预期效用，如果你还未看医生，你必须预计何时去看医生。假设你是个$\beta-\delta$贴现者，其中$\delta=0.95$。

a.如果你还未去看医生而且你是个时间一致指数型贴现者（$\beta=1$），请在第一行的每个“？”处，填上“是”（即去看医生）或“否”。

b.如果你还未看医生，而且你是个天真的时间一致双曲型贴现者（$\beta=0.5$），请在请在第二行的每个“？”处，填上“是”或“否”。

c.如果你还未看医生，而且你是个老练的时间一致双曲型贴现者（$\beta=0.5$），请在第三行的每个“？”处，填上“是”或“否”。（提示：从后向前推导。）

d.每种类型贴现者将选择在哪个星期六看医生？老练还是天真的贴现者的结果更好？

547

表24.4 你今天将去看电影吗？

	第一个星期六	第二个星期六	第三个星期六	第四个星期六
看电影的收益	3	5	8	13
指数型	?	否	?	是
天真的双曲线型	?	?	?	是
老练的双曲线型	?	是	?	是

现在给定另外一种情形：在接下来的四个星期六，你将选择其中三个去看医生，因为你要接种一系列疫苗。因此，在这个月，你只能选择其中一个星期六去看电影。表24.4给出了选择每个特定星期六看电影的收益与成本，以及一些待填充的“？”。

e.如果你还未去看电影而且你是个时间一致指数型贴现者（$\beta=1$），请在第一行的每个“？”处，填上“是”（即，去看电影）或“否”。

f.如果你还未看电影，而且你是个天真的时间一致双曲型贴现者（$\beta=0.5$），请在第二行的每个“？”处，填上“是”或“否”。

g.如果你还未看电影，而且你是个老练的时间一致双曲型贴现者（$\beta=0.5$），请在第三行的每个“？”处，填上“是”或“否”。（提示：从后向前推导。）

h.每种类型贴现者将选择哪个星期六看电影？老练还是天真的贴现者的结果更好？

i.说说老练的贴现者在与拖延做斗争时的结果为什么比在试图推迟满足时的结果更好？请用老练的双曲贴现情形下当前自我“不信任”未来自我的思想解释。

论述题

15.下面给出了NBER近期工作论文《消费者会利用预先承诺机会吗？酒精消费自然试验的结论》（Douglas Bernheim，Jonathan Meer，and Neva Novarro，“Do consumers exploit precommitment opportunities?Evidence from natural experiments involving liquor consumption”.）的重要发现：

> 我们研究了若干关于酒精消费的自然试验：美国一些州延长了星期日的酒精出售时间。结果表明，星期日店内销售时间延长促进了消费者的酒精消费，但星期日店外销售（买酒后带走）的时间延长没有促进酒精消费。

酒类专卖店（liquor stores）销售酒精被称为店外销售（off-premise sales），因为酒精通常不在销售点消费。而酒吧和饭店出售酒精被称为店内销售（on-premise sales）。

a.这篇论文的作者报道：

> 最常见的加强自我控制的策略是限制问题商品的可得性，让人们不容易得到这些商品。

假设某个老练的时间一致型消费者，正为酒精消费问题感到头疼。他想戒酒，但面对冰镇啤酒的诱惑，他忍不住放纵自己。请举出一个作者描述的关于预先承诺策略的例子。

b.限制商家在星期日销售酒精的法律被称为“蓝法”（blue laws）。假设某个社区决定放松这方面的限制，允许酒类专卖店在星期日卖酒（但酒吧和饭店仍然不能卖）。考虑时间一致型饮酒者，这种放松蓝法的做法对他的酒精消费总量有何影响？为什么？

c.现在考虑时间不一致型的饮酒者，他当前执行你在问题（a）描述的预先承诺机制。放松蓝法的做法，对他的酒精消费总量有何影响？为什么？

d.这篇论文发现酒精消费并没有随着店外销售酒精蓝法的放松而增加。这个结果对时间一致型或时间不一致型饮酒者意味着什么？

参考文献

Abel-Smith, B. (1992). The Beveridge report: its origins and outcomes. *International Social Security Review*, 45(1–2): 5–16.

Acemoglu, D. and Linn, J. (2004). Market size in innovation: theory and evidence from the pharmaceutical industry. *Quarterly Journal of Economics*, 119(3): 1049–90.

Ahituv, A., Hotz, V. J., and Philipson, T. (1996). The responsiveness of the demand for condoms to the local prevalence of AIDS. *Journal of Human Resources*, 31(4): 869.

Ahmad, N. Z., Byrnes, G., and Naqvi, S. A. (2008). A meta-analysis of ambulatory versus inpatient laparoscopic cholecystectomy. *Surgical Endoscopy*, 22(9): 1928–34.

Ainslie, G. (2010). *Picoeconomics: The Strategic Interaction of Successive Motivational States Within the Person*. Cambridge University Press, Cambridge, 2nd edition.

Akerlof, G. A. (1970). The market for "lemons": quality uncertainty and the market mechanism. *Quarterly Journal of Economics*, 84(3): 488–500.

Allais, M. (1953). Le comportement de l' homme rationnel devant le risque: critique des postulats et axiomes. *Econometrica*, 21(4): 503–46.

Almond, D. (2006). Is the 1918 influenza pandemic over? Long-term effects of in utero influenza exposure in the post-1940 US population. *Journal of Political Economy*, 114(4): 672–712.

Almond, D., Edlund, L., and Palme, M. (2009). Chernobyl's subclinical legacy: prenatal exposure to radioactive fallout and school outcomes in Sweden. *Quarterly Journal of Economics*, 124(4): 1729–72.

Almond, D. and Mazumder, B. (2007). The effects of maternal fasting during Ramadan on birth and adult outcomes. *American Economic Journal: Applied Economics*, 3(4): 56–85.

Amelung, V., Glied, S., and Topan, A. (2003). Health care and the labor market: learning from the German experience. *Journal of Health Politics, Policy and Laws*, 28(4): 693–714.

American Hospital Association (2010). *AHA Hospital Statistics*. American Hospital Association, 2011 edition.

Anderson, G. F. (2007). From "soak the rich" to "soak the poor": recent trends in hospital pricing. *Health Affairs*, 26(3): 780–9

Anderson, G. M., Halcoussis, D., Johnston, L., and Lowenberg, A. (2000). Regulatory barriers to entry in the healthcare industry: the case of alternative medicine. *The Quarterly Review of Economics and Finance*, 40: 485–502.

Anderson, R. and May, R. (1985). Vaccination and herd immunity to infectious diseases. *Nature*, 318(6044): 323–9.

Anell, A. (2004). Priority setting for pharmaceuticals. The use of health economic evidence by reimbursement and clinical guidance committees. *European Journal of Health Economics*, 5(1): 28–35.

Anis, A. H., Guh, D., and Wang, Xh. (2001). A dog's breakfast: prescription drug coverage varies widely across Canada. *Medical Care*, 39(4): 315–26.

Antonovsky, A. (1967). Social class, life expectancy

and overall mortality. *The Milbank Memorial Fund Quarterly*, 45(2): 31–73.

Aranovich, G., Bhattacharya, J., Garber, A. M., and MaCurdy, T. E. (2009). "Coping with chronic disease? Chronic disease and disability in elderly American population 1982–1999". NBER Working Paper No. 14811.

Arora, V., Johnson, J., Lovinger, D., Humphrey, H. J., and Meltzer, D. O. (2005). Communication failures in patient sign-out and suggestions for improvement: a critical incident analysis. *Quality and Safety in Health Care*, 14(6): 401–7.

Arrow, K. (1951). *Social Choice and Individual Values*. John Wiley & Sons, New York, 1st edition.

Arrow, K. (1963). Uncertainty and the welfare economics of medical care. *American Economic Review*, 53(5): 941–73.

Asplin, B. R., Rhodes, K. V., Levy, H., Lurie, N., Crain, A. L., Carlin, B. P., and Kellermann, A. L. (2005). Insurance status and access to urgent ambulatory care follow-up appointments. *JAMA*, 294(10): 1248–54.

Association of American Medical Colleges (2011). US medical school applicants and students 1982–1983 to 2010–2011. https: //www.aamc.org/download/153708/ data/.

Atella, V., Bhattacharya, J., and Carbonari, L. (2012). Pharmaceutical price controls and minimum efficacy regulation: evidence from the United States and Italy. *Health Services Research*, 47(1): 293–308.

Autor, D., Duggan, M., and Gruber, J. (2012). Moral hazard and claims deterrence in private disability insurance. NBER Working Paper No.18172.

Bach, P. B. (2010). A map to bad policy – hospital efficiency measures in the Dartmouth Atlas. *New England Journal of Medicine*, 362: 569–74.

Bach, P. B., Schrag, D., and Begg, C. B. (2004). A study design that should be laid to rest. *Journal of American Medical Association* (*JAMA*), 292(22): 2765–70.

Baicker, K. et al. (2013). The Oregon experiment: effects of Medicaid on clinical outcomes. *New England Medical Journal*, 368: 1713–22. http: //www.nejm.org/doi/full/10.1056/NEJMsa1212321.

Bakaeen, F. G., Huh, J., Lemaire, S. A., Coselli, J. S., Sansgiry, S., Atluri, P. V., and Chu, D. (2009). The July effect: impact of the beginning of the academic cycle on cardiac surgical outcomes in a cohort of 70, 616 patients. *Annals of Thoracic Surgery*, 88(1): 70–5.

Baker, L. C. (2001). Managed care and technology adoption in health care: evidence from magnetic resonance imaging. *Journal of Health Economics*, 20(3): 395–421.

Baker, L. C. (2002). Managed Care. Technical Report, Health Research and Policy, Stanford, CA.

Baker, L. C. (2010). Acquisition of MRI equipment by doctors drives up imaging use and spending. *Health Affairs*, 29(12): 2252–9.

Baker, T. (1996). On the genealogy of moral hazard. *Texas Law Review*, 75(2): 237–92.

Ball, R. M. (1995). Perspectives on Medicare: what Medicare's architects had in mind. *Health Affairs*, 14(4): 62–72.

Banegas, J., Lopez-Garcia, E., Gutierrez-Fisac, J., Guallar-Castillon, P., and Rodriguez-Artalejo, F. (2003). A simple estimate of mortality attributable to excess weight in the European Union. *European Journal of Clinical Nutrition*, 57(2): 201–8.

Banta, D., Kristensen, F. B. R., and Jonsson, E. (2009). A history of health technology assessment at the European level. *International Journal of Technology Assessment in Health*, 25 (Suppl. 1): 68–73.

Barham, T. and Maluccio, J. A. (2009). Eradicating diseases: the effect of conditional cash transfers on vaccination coverage in rural Nicaragua. *Journal of Health Economics*, 28(3): 611–21.

Barnum, H., Kutzin, J., and Saxenian, H. (1995). Incentives and provider payment methods. *International Journal of Health Planning and Management*, 10(1): 23–45.

Barr, D. A., Fenton, L., and Blane, D. (2008). The claim for patient choice and equity. *Journal of Medical Ethics*, 34(4): 271–4.

Barreca, A. I. (2010). The long-term economic impact of in utero and postnatal exposure to malaria. *Journal of Human Resources*, 45(4): 865–92.

Barros, P. P. and Olivella, P. (2005). Waiting lists and patient selection. *Journal of Economics and Management Strategy*, 14(3): 623–46.

Bartel, A., Phibbs, C., Beaulieu, N., and Stone, P. (2011). Human capital and organizational performance: evidence from the health care sector. NBER Working Paper No. 17474.

Barua, B., Rovere, M., and Skinner, B. (2010). Waiting Your Turn: Wait Times for Health Care in Canada. Technical Report, December, Fraser Institute.

Bassett, D. R., Pucher, J., Buehler, R., and Thompson, D. (2011). Active transportation and obesity in Europe, North America, and Australia. *Institute of Transportation Engineers. ITE Journal*, 81(8): 24–8.

Bassett, D. R., Schneider, P. L., and Huntington, G. E. (2004). Physical activity in an Old Order Amish community. *Medicine and Science in Sports and Exercise*, 36(1): 79–85.

Becker, G. S. (1981). *A Treatise on the Family*. Cambridge University Press, Cambridge.

Becker, G. S. (1993). *Human Capital: A Theoretical and Empirical Analysis, with Special Reference to Education*. University of Chicago Press, Chicago, IL.

Becker, G. S. and Murphy, K. (1988). A theory of rational addiction. *Journal of Political Economy*, 96(4): 675–700.

Bekar, C. (2000). Income sharing amongst medieval peasants: usury prohibitions and the non-market provision of insurance. International Institute of Economics and Trade, Conference Proceedings.

Bendavid, E. and Bhattacharya, J. (2009). The President's Emergency Plan for AIDS Relief in Africa: an evaluation of outcomes. *Annals of Internal Medicine*, 150: 688–95.

Bennett, D., Chiang, C. F., and Malani, A. (2011). Learning during a crisis: the SARS epidemic in Taiwan. NBER Working Paper No. 16955.

Bentzen, J., Eriksson, T., and Smith, V. (1999). Rational addiction and alcohol consumption: evidence from the Nordic countries. *Journal of Consumer Policy*, 22(3): 257–79.

Berenson, R. A., Bodenheimer, T., and Pham, H. H. (2006). Specialty-service lines: salvos in the new medical arms race. *Health Affairs*, 25(5): 337–43.

Berndt, E. R. (2005). To inform or persuade? Direct-to-consumer advertising of prescription drugs. *New England Journal of Medicine*, 352(4): 325–8.

Berndt, E. R., Bir, A., Busch, S. H., Frank, R. G., and Normand, S.-L. T. (2002). The medical treatment of depression, 1991–1996: productive inefficiency, expected outcome variations, and price indexes. *Journal of Health Economics*, 21(3): 373–96.

Bernheim, B. D. and Rangel, A. (2004). Addiction and cue-triggered decision processes. *American Economic Review*, 94(5): 1558–90.

Bernheim, B. D. and Rangel, A. (2007). Behavioral public economics: welfare and policy analysis with. In Diamond, P. A. and Vartiainen, H., editors, *Behavioral Economics and its Applications*. Princeton University Press, Princeton, NJ.

Bernheim, D., Meer, J., and Novarro, N. (2012). Do consumers exploit precommitment opportunities. NBER Working Paper No. 17762.

Besley, T., Hall, J., and Preston, I. (1998). Private and public health insurance in the UK. *European Economic Review*, 42(3–5): 491–7.

Bhatt, D. L., Fox, K. A. A., Hacke, W., Berger, P. B.,

Black, H. R., Boden, W. E., Cacoub, P., Cohen, E. A., Creager, M. A., Easton, J. D., Flather, M. D., Haffner, S. M., Hamm, C. W., Hankey, G. J., Johnston, S. C., Mak, K.-H., Mas, J.-L., Montalescot, G., Pearson, T. A., Steg, P. G., Steinhubl, S. R., Weber, M. A., Brennan, D. M., Fabry-Ribaudo, L., Booth, J., and Topol, E. J. (2006). Clopidogrel and aspirin versus aspirin alone for the prevention of atherothrombotic events. *New England Journal of Medicine*, 354(16): 1706–17.

Bhattacharya, J. (2004). The failure of property rights assignment in organ transplant markets. Unpublished manuscript.

Bhattacharya, J. (2005). Specialty selection and lifetime returns to specialization within medicine. *Journal of Human Resources*, 40(1): 115–43.

Bhattacharya, J. and Bundorf, M. K. (2009). The incidence of the healthcare costs of obesity. *Journal of Health Economics*, 28(3): 649–58.

Bhattacharya, J., Choudhry, K., and Lakdawalla, D. (2008). Chronic disease and severe disability among working-age populations. *Medical Care*, 46(1): 92–100.

Bhattacharya, J., Goldman, D., and Sood, N. (2003). The link between public and private insurance and HIV-related mortality. *Journal of Health Economics*, 22(6): 1105–22.

Bhattacharya, J., Goldman, D., and Sood, N. (2004). Price regulation in secondary insurance markets. *Journal of Risk and Insurance*, 71(4): 643–75.

Bhattacharya, J., Goldman, D., and Sood, N. (2009). Market evidence of misperceived mortality risk. *Journal of Economic Behavior and Organization*, 72(1): 451–62.

Bhattacharya, J. and Lakdawalla, D. (2004). Timeinconsistency and welfare. NBER Working Paper No. 10345. Bhattacharya, J. and Lakdawalla, D. (2006). Does Medicare benefit the poor? *Journal of Public Economics*, 90(1–2): 277–92.

Bhattacharya, J. and Packalen, M. (2012). Opportunities and benefits as determinants of the direction of technological change. *Journal of Health Economics* 30(4): 603–615.

Bhattacharya, J. and Sood, N. (2006). Health insurance and the obesity externality. In Cawley, J. and Bolin, K., editors, *Advances in Health Economics and Health Services Research*. JAI Press, Greenwich, CT.

Bhattacharya, J. and Sood, N. (2011). Who pays for obesity? *Journal of Economic Perspectives*, 25(1): 139–58.

Bhattacharya, J. and Vogt, W. (2003). A simple model of pharmaceutical price dynamics. *Journal of Law and Economics*, 46(2): 599–626.

Bhattacharya, J. and Vogt, W. B. (2006). Employment and adverse selection in health insurance. NBER Working Paper No. 12430.

Bhattacharya, J., Bundorf, K., Pace N. and Sood, N. (2011). Does Heath Insurance make you fat? In Grossman, M. and Mocan, M. H., editors, *Economic Aspects of Obesity*. University of Chicago Press, Chicago, IL.

Bhattacharya, J., Garber, A. M., Miller, M. and Pedroth, D. (2012). The value of progress against cancer in the elderly. In *Investigations in the Economics of Aging*, ed, D. A. Wise. University of Chicago Press, Chicago, IL, 202–233.

Bhattacharya, J., Shang, B., Su, C. K., and Goldman, D. P. (2005). Technological advances in cancer and future spending by the elderly. *Health Affairs* (*Project Hope*), 24(Suppl. 2): W5R53–66.

Bindman, A. B., Grumbach, K., Osmond, D., Komaromy, M., Vranizan, K., Lurie, N., Billings, J., and Stewart, A. (1995). Preventable hospitalizations and access to health care. *JAMA*, 274(4): 305–11.

Birkmeyer, J. D., Siewers, A. E., Finlayson, E. V., Stukel, T. A., Lucas, F. L., Batista, I., Welch, H. G., and Wennberg, D. (2002). Hospital volume and surgical mortality in the United States. *New England Journal* of Medicine, 346(15): 1128–1137.

Björklund, A. (2006). Does family policy affect fertility? *Journal of Population Economics*, 19(1): 3–24.

Black, S., Devereux, P., and Salvanes, K. (2007). From the cradle to the labor market? The effect of birth weight on adult outcomes. *Quarterly Journal of Economics*, 122(1): 409–39.

Blaylock, J., Smallwood, D., Kassel, K., Variyam, J., and Aldrich, L. (1999). Economics, food choices, and nutrition. *Food Policy*, 24(2–3): 269–86.

Bleichrodt, H. (2002). A new explanation for the difference between time trade-off utilities and standard gamble utilities. *Health Economics*, 11(5): 447–56.

Bleichrodt, H. and Johannesson, M. (1997). Standard gamble, time trade-off and rating scale: experimental results on the ranking properties of QALYs. *Journal of Health Economics*, 16(2): 155–75.

Blendon, R. J. and Benson, J. M. (2001). Americans' views on health policy: a fifty-year historical perspective. *Health Affairs*, 20(2): 33–46.

Blendon, R. J., Schoen, C., DesRoches, C. M., Osborn, R., Scoles, K. L., and Zapert, K. (2002). Inequities in health care: a five-country survey. *Health Affairs*, 21(3): 182–91.

Blomqvist, A. (2001). Does the economics of moral hazard need to be revisited? A comment on the paper by John Nyman. *Journal of Health Economics*, 20(2): 283–8.

Bloom, N., Propper, C., Seiler, S., and Van Reenen, J. (2010). The impact of competition on management quality: evidence from public hospitals. Centre for Economic Performance Discussion Paper No. 983.

Blume-Kohout, M. E. and Sood, N. (2008). The impact of Medicare Part D on pharmaceutical R&D. NBER Working Paper No. 13857.

Blumenthal, D. (2008). The lessons of success–revisiting the Medicare Story. *New England Journal of Medicine*, 359(22): 2384–9.

Bodenheimer, T. (1997). The Oregon health plan – lessons for the nation. *New England Journal of Medicine*, 337(9): 651–5.

Bodenheimer, T. and Grumbach, K. (2009). *Understanding Health Policy: A Clinical Approach*. McGraw-Hill, New York, 5th edition.

Bolgiani, I., Crivelli, L., and Domenighetti, G. (2006). The role of health insurance in regulating the Swiss health care system. *Revue francÌğaise des affaires sociales*, 6(6): 227–49.

Boseley, S. (2000). Postcode lottery hits heart patient: care lottery is a matter of life and death. *The Guardian*. 12 October. http: //www.guardian.co.uk/society/2000/oct/ 12/futureofthenhs.NHS.

Bowen, H. R. (1943). The interpretation of voting in the allocation of economic resources. *Quarterly Journal of Economics*, 58(1): 27–48.

Brady, T., Robinson, B., Davis, T., Phillips, S., and Amy Gruber (2001). Medicare hospital prospective payment system: how DRG rates are calculated and updated. Technical Report, August, Office of Inspector General, Office of Evaluation and Inspections, San Francisco, CA.

Brekke, K. R. and Sorgard, L. (2007). Public versus private health care in a national health service. *Health Economics*, 601(1): 579–601.

Brickley, J. and Van Horn, R. (2002). Managerial incentives in nonprofit organizations: evidence from hospitals. *Journal of Law and Economics*, 45: 227.

Brown, J. R., Duggan, M., Kuziemko, I., and Woolston, W. (2011). How does risk selection respond to risk adjustment? Evidence from the Medicare Advantage Program. NBER Working Paper No. 16977.

Brown, J. R. and Finkelstein, A. (2007). Why is the market for long-term care insurance so small? *Journal of Public Economics*, 91(10): 1967–91.

Brown, J. R. and Finkelstein, A. (2009). The private market for long-term care insurance in the United States: a review of the evidence. *Journal of Risk and*

Insurance, 76(1): 5–29.

Brunello, G., Michaud, P.-C., and Sanz-de Galdeano, A. (2009). The rise of obesity in Europe: an economic perspective. *Economic Policy*, 24(59): 551–96.

Buchmueller, T. C. (1998). Does a fixed-dollar premium contribution lower spending? *Health Affairs*, 17(6): 228–35.

Burgio, G. (1981). The Thalidomide disaster briefly revisited. *European Journal of Pediatrics*, 136: 229–30.

Burke, K. (2004). Palliative care at home to get further funds if it saves money. *BMJ*, 328(March): 544.

Burstein, P. L. and Cromwell, J. (1985). Relative incomes and rates of return for US physicians. *Journal of Health Economics*, 4(1): 63–78.

Burton, S., Creyer, E. H., Kees, J., and Huggins, K. (2006). Attacking the obesity epidemic: the potential health benefits of providing nutrition information in restaurants. *American Journal of Public Health*, 96(9): 1669–75.

Busse, R. (2004). Disease management programs in Germany's statutory health insurance system. *Health Affairs*, 23(3): 56–67.

Busse, R. and Riesberg, A. (2004). Health care systems in transition: Germany. Technical Report, WHO Regional Office for Europe, Copenhagen.

Butler, K., Cafferkey, M., Cronin, M., Doyle, R., Jennings, P., and O'Flanagan, D. (2002). Guidelines for control of measles in Ireland. Technical Report, October, Irish National Disease Surveillance Center, Dublin, Ireland.

Cameron, A., Ewen, M., Ross-Degnan, D., Ball, D., and Laing, R. (2009). Medicine prices, availability, and affordability in 36 developing and middle-income countries: a secondary analysis. *Lancet*, 373(9659): 240–9.

Campbell, J. C., Ikegami, N., and Gibson, M. J. (2010). Lessons from public long-term care insurance in Germany and Japan. *Health Affairs* (*Project Hope*), 29(1): 87–95.

Campbell, J. C., Ikegami, N., and Kwon, S. (2009). Policy learning and cross-national diffusion in social long-term care insurance: Germany, Japan, and the Republic of Korea. *International Social Security Review*, 62(4): 63–80.

Card, D., Dobkin, C., and Maestas, N. (2009). Does Medicare save lives? *Quarterly Journal of Economics*, 124(2): 597–636.

Cardon, J. H. and Hendel, I. (2001). Asymmetric information in health insurance: evidence from the National Medical Expenditure Survey. *RAND Journal of Economics*, 32(3): 408–27.

Carlsen, F. and Kaarboe, O. M. (2010a). Norwegian priority guidelines: estimating the distributional implications across age, gender and SES. *Health Policy*, 95(2–3): 264–70.

Carlsen, F. and Kaarboe, O. M. (2010b). Waiting times and socioeconomic status: evidence from Norway. Health Economics. http: //onlinelibrary.wiley.com/doi/10.1002/ hec.2904/references.

Carmon, Z. and Ariely, D. (2000). Focusing on the forgone: how value can appear so different to buyers and sellers. *Journal of Consumer Research*, 27(3): 360–70.

Carrell, S. E., Hoekstra, M., and West, J. E. (2011). Is poor fitness contagious? Evidence from randomly assigned friends. *Journal of Public Economics*, 95(7–8): 657–63.

Case, A., Lubotsky, D., and Paxson, C. (2002). Economic status and health in childhood: the origins of the gradient. *American Economic Review*, 92(5): 1308–34.

Castles, F. G. (2003). The world turned upside down: below replacement fertility, changing preferences and family-friendly public policy in 21 OECD countries. *Journal of European Social Policy*, 13(3): 209–27.

Caves, R. E., Whinston, M. D., and Hurwitz, M. A.

(1991). Patent expiration, entry, and competition in the US pharmaceutical industry. *Brookings Papers on Economic Activity: Microeconomics*, 1991(1): 1–66.

Cawley, J. (2004). The impact of obesity on wages. Journal of Human Resources, 39 (September 2000): 451–74. Cawley, J. and Philipson, T. (1999). An empirical examination of information barriers to trade in insurance. *American Economic Review*, 89(4): 827–46.

CBC (2012). Wait times for patients 'worsening'. http: //www.cbc.ca/news/health/story/2012/06/19/ waittimes.html.

CDC (1991). Current trends measles – United States, 1987. Technical Report 22, Centers for Disease Control and Prevention.

Chandra, A. and Staiger, D. (2010). Identifying provider prejudice in healthcare. NBER Working Paper No. 16382.

Chen, D. L. (2011). Can countries reverse fertility decline? Evidence from France's marriage and baby bonuses, 1929–1981. *International Tax and Public Finance*, 18(3): 253–72.

Chen, Y. and Zhou, L.-A. (2007). The long-term health and economic consequences of the 1959–1961 famine in China. *Journal of Health Economics*, 26(4): 659–81.

Cheng, A. K. (1999). Cost-utility of the cochlear implant in adults. *Archives of Otolaryngology – Head and Neck Surgery*, 125, 1214–8.

Cheng, A. K., Rubin, H. R., Powe, N. R., Mellon, N. K., Francis, H. W., and Niparko, J. K. (2000). Cost-utility analysis of the cochlear implant in children. *JAMA*, 284(7): 850–6.

Chenot, J.-F. (2009). Undergraduate medical education in Germany. *German Medical Science*, 7: 1–11.

Chevreul, K., Durand-Zaleski, I., Bahrami, S., Hernandez-Quevedo, C., and Mladovsky, P. (2010). France: health system review. *Health Systems in Transition*, 12(6). http: //www.euro.who.int/__ data/ assets/pdf_file/0008/135809/E94856.pdf.

Chiappori, P. and Salanie, B. (2000). Testing for asymmetric information in insurance markets. *Journal of Political Economy*, 108(1): 56–78.

Chou, S., Rashad, I., and Grossman, M. (2008). Fast-food restaurant advertising on television and its influence on childhood obesity. *Journal of Law and Economics*, 51(4): 599–618.

Christakis, N. A. and Fowler, J. H. (2007). The spread of obesity in a large social network over 32 years. *New England Journal of Medicine*, 357(4): 370–9.

Coase, R. (1960). The problem of social cost. *Economic Analysis of the Law*, 3: 1–13.

Coca, S., Ismail-Beigi, F., Haq, N., Krumholz, H., and Parikh, C. R. (2012). Role of intensive glucose control in development of renal end points in type 2 diabetes mellitus. *Archives of Internal Medicine*, 172(10): 761–9.

Cochrane, J. H. (1995). Time-consistent health insurance. *Journal of Political Economy*, 103(3): 445–73.

Cockburn, I. M. and Henderson, R. M. (2000). Publicly funded science and the productivity of the pharmaceutical industry. *Innovation Policy and the Economy*, 1: 1–34.

Cohen, A. (2005). Asymmetric information and learning: evidence from the automobile insurance market. *Review of Economics and Statistics*, 87(2): 197–207.

Cohen, A. and Siegelman, P. (2010). Testing for adverse selection in insurance markets. *Journal of Risk and Insurance*, 77(1): 39–84.

Cohen, R. A., Ward, B. W., and Schiller, J. S. (2011). Health insurance coverage: early release of estimates from the National Health Interview Survey, 2010. Technica Report, Centers for Disease Control and Prevention, Atlanta, GA.

Colombo, F. and Tapay, N. (2004). Private health

insurance in OECD countries. OECD Health Working Papers No. 15.

Companje, K.-P., Veraghtert, K., and Widdershoven, B. (2009). *Two Centuries of Solidarity: German, Belgian and Dutch Social Health Insurance, 1770–2008*. Amsterdam University Press, Amsterdam.

Coneus, K. and Spiess, C. K. (2012). The intergenerational transmission of health in early childhood – evidence from the German Socio-Economic Panel study. *Economics and Human Biology*, 10(1): 89–97.

Connor, R. A., Feldman, R. D., Dowd, B. E., and Radcliff, T. A. (1997). Which types of hospital mergers save consumers money? *Health Affairs*, 16(6): 62–74.

Cooper, Z., Gibbons, S., Jones, S., and McGuire, A. (2011). Does hospital competition save lives? Evidence from the English NHS Patient Choice Reforms. *Economic Journal*, 121(554): 228–260.

Cooper, Z. N., McGuire, A., Jones, S., and Grand, J. L. (2009). Equity, waiting times, and NHS reforms: retrospective study. *BMJ*, 339(7722): 673–5.

Coronado, J. L., Fullerton, D., and Glass, T. (2011). The progressivity of social security. BE *Journal of Economic Analysis and Policy*, 11(1). http: //works. bepress.com/ don_fullerton/11/.

Costa, D. and Steckel, R. H. (1997). Long-term trends in health, welfare, and economic growth in the United States. In Steckel, R. H. and Floud, R., editors, *Health and Welfare during Industrialization*. University of Chicago Press, Chicago, IL.

Coughlin, T. A., Long, S. K., and Shen, Y.-C. (2005). Assessing access to care under Medicaid: evidence for the nation and thirteen states. *Health Affairs* (Project Hope), 24(4): 1073–83.

Coulson, N., Terza, J., and Neslusan, C. (1995). Estimating the moral-hazard effect of supplemental medical insurance in the demand for prescription drugs by the elderly. *American Economic Review*, 85(2): 122–6.

Coulter, A., le Maistre, N., and Henderson, L. (2005). Patients' experience of choosing where to undergo surgical treatment. Technical Report, July, Picker Institute, Oxford.

Courbage, C. and Coulon, A. (2004). Prevention and private health insurance in the UK. *Geneva Papers on Risk and Insurance*, 29(4): 719–27.

Crawford, G. S. and Shum, M. (2005). Uncertainty and learning in pharmaceutical demand. *Econometrica*, 73(4): 1137–73.

Cretin, S., Williams, A., and Sine, J. (2006). China rural health insurance experiment. Technical Report, RAND, Santa Monica, CA.

Crimmins, E. M., Saito, Y., and Ingegneri, D. (1989). Changes in life expectancy and disability-free life expectancy in the United States. *Population and Development Review*, 15(2): 235–67.

Crimmins, E. M., Saito, Y., and Reynolds, S. L. (1997). Further evidence on recent trends in the prevalence and incidence of disability among older Americans from two sources: the LSOA and the NHIS. *Journals of Gerontology. Series B, Psychological Sciences and Social Sciences*, 52(2): S59–71.

Cropper, M. and Laibson, D. (1998). The implications of hyperbolic discounting for project evaluation. Policy Research Working Paper 1943.

Cullis, J. G. and Jones, P. R. (1986). Rationing by waiting lists: an implication. *American Economic Review*, 76(1): 250–6.

Culyer, A. J. and Cullis, J. G. (1976). Some economics of hospital waiting lists in the NHS. *Journal of Social Policy*, 5 (July): 239–64.

Currie, J., DellaVigna, S., Moretti, E., and Pathania, V. (2010). The effect of fast food restaurants on obesity and weight gain. *American Economic Journal: Economic Policy*, 2 (August): 32–63.

Currie, J. and Gruber, J. (1996). Saving babies: the efficacy and cost of recent changes in the Medicaid eligibility of pregnant women. *Journal of Political Economy*, 104(6): 1263.

Currie, J. and Stabile, M. (2003). Socioeconomic status and child health: why is the relationship stronger for older children? *American Economic Review*, 93(5): 1813–23.

Currie, J. and Walker, R. (2011). Traffic congestion and infant health: evidence from E-ZPass. *American Economic Journal: Applied Economics*, 3(1): 65–90.

Cutler, D. (2010). Analysis and commentary. How health care reform must bend the cost curve. *Health Affairs*, 29(6): 1131–5.

Cutler, D. M. (1995). The incidence of adverse medical outcomes under prospective payments. *Econometrica*, 63(1): 29–50.

Cutler, D. M., McClellan, M. B., Newhouse, J., and Remler, D. (1998). Are medical prices declining? Evidence from heart attack treatments. *Quarterly Journal of Economics*, 113(4): 991–1024.

Cutler, D. M., Glaeser, E. L., and Shapiro, J. M. (2003). Why have Americans become more obese? *Journal of Economic Perspectives*, 17(3): 93–118.

Cutler, D. M. and Lleras-Muney, A. (2010). Understanding differences in health behaviors by education. *Journal of Health Economics*, 29(1): 1–28.

Cutler, D. M., Lleras-Muney, A., and Vogl, T. (2011). Socioeconomic status and health: dimensions and mechanisms. In Glied, S. and Smith, P. S., editors, *The Oxford Handbook of Health Economics*. Oxford University Press, Oxford.

Cutler, D. M. and Reber, S. J. (1998). Paying for health insurance: the trade-off between competition and adverse selection. *Quarterly Journal of Economics*, 113(2): 433–66.

Cutler, D. M. and Zeckhauser, R. J. (1998). Adverse selection in health insurance. In Garber, A. M., editor, *Frontiers in Health Policy Research*, volume 1. MIT Press, Cambridge, MA.

Danzon, P. M. and Towse, A. (2003). Differential pricing for pharmaceuticals: reconciling access, R&D and patents. *International Journal of Health Care Finance and Economics*, 3(3): 183–205.

Danzon, P. M., Wang, Y. R., and Wang, L. (2005). The impact of price regulation on the launch delay of new drugs – evidence from twenty-five major markets in the 1990s. *Health Economics*, 14(3): 269–92.

Dartmouth Atlas Project (2008). Tracking the care of patients with severe chronic illness. Technical Report, The Dartmouth Institute for Health Policy and Clinical Practice Center for Health Policy Research, Dartmouth.

Datar, A. and Nicosia, N. (2012). Junk food in schools and childhood obesity. *Journal of Policy Analysis and Management*, 31(2): 312–37.

David, G. (2008). The convergence between for-profit and nonprofit hospitals in the United States. *International Journal of Health Care Finance and Economics*, 9(4): 403–28.

David, G., Lindrooth, R., Helmchen, L. A., and Burns, L. R. (2011). Do hospitals cross subsidize? NBER Working Paper No. 17300.

Dawson, W. H. (1912). *Social Insurance in Germany: 1883–1911*. T. Fisher Unwin, London, England.

De Meza, D. and Webb, D. (2001). Advantageous selection in insurance markets. *RAND Journal of Economics*, 32(2): 249–62.

De Vries, E., Prins, H., Crolla, R., Den Outer, A., Van Andel, G., Van Helden, S., Schlack, W., Van Putten, M., Gouma, D., Dijkgraaf, M., and Others (2010). Effect of a comprehensive surgical safety system on patient outcomes. *New England Journal of Medicine*, 363(20): 1928–37.

Deaton, A. S. (2003). Health, inequality and economic development. *Journal of Economic Literature*, 41(1): 113–58.

DeLeire, T. (2000). The wage and employment effects of the Americans with Disabilities Act. *Journal of Human Resources*, 35(4): 693–715.

DellaVigna, S. (2009). Psychology and economics: evidence from the field. *Journal of Economic Literature*, 47(2): 315–72.

Department of Health (2011). Hospital waiting times and list statistics.

Detsky, A. S. and Naylor, C. D. (2003). Canada's health care system reform delayed. *New England Journal of Medicine*, 349(8): 804–10.

Devers, K. J., Brewster, L. R., and Casalino, L. P. (2003). Changes in hospital competitive strategy: a new medical arms race? *Health Services Research*, 38(1 Pt 2): 447–69.

Devlin, R. A., Sarma, S., and Zhang, Q. (2011). The role of supplemental coverage in a universal health insurance system: some Canadian evidence. *Health Policy*, 100(1): 81–90.

Dimakou, S., Parkin, D., Devlin, N., and Appleby, J. (2008). Identifying the impact of government targets on waiting times in the NHS. *Health Care Management Science*, 12(1): 1–10.

DiMasi, J. A., Hansen, R. W., and Grabowski, H. G. (2003). The price of innovation: new estimates of drug development costs. *Journal of Health Economics*, 22(2): 151–85.

Dionne, G., Gouriéroux, C., and Vanasse, C. (2001). Testing for evidence of adverse selection in the automobile insurance market: a comment. *Journal of Political Economy*, 109(2): 444–53.

DiSesa, V. J., O'Brien, S. M., Welke, K. F., Beland, S. M., Haan, C. K., Vaughan-Sarrazin, M. S., and Peterson, E. D. (2006). Contemporary impact of state certificate-of-need regulations for cardiac surgery: an analysis using the Society of Thoracic Surgeons' National Cardiac Surgery Database. *Circulation*, 114(20): 2122–9.

Dixon, A., Robertson, R., Appleby, J., Burge, P., Devlin, N., and Magee, H. (2010). *Patient Choice: How Patients Choose and How Providers Respond*. The Kings Fund, London, England.

Dolan, P. (1996). The effect of experience of illness on health state valuations. *Journal of Clinical Epidemiology*, 49(5): 551–64.

Dolan, P. (2000). The measurement of health-related quality of life for use in resource allocation decisions in health care. In Culyer, A. J. and Newhouse, J. P., editors, *Handbook of Health Economics*, volume 1. Elsevier Science, Amsterdam, 1st edition.

Donaldson, L. J., Maratos, J. I., and Richardson, R. A. (1984). Review of an orthopaedic in-patient waiting list. *Health Trends*, 16(1): 14–15.

Donelan, K., Blendon, R. J., Schoen, C., Davis, K., and Binns, K. (1999). The cost of health system change: public discontent in five nations. *Health Affairs*, 18(3): 206–16.

Donnelly, L. (2009). Death rates victory after Stafford scandal. The Telegraph. 2 May. http: //www. telegraph. co.uk/health/healthnews/5264078/Death-rates-victoryafter-Stafford-scandal.html.

Dorsey, E. R., Jarjoura, D., and Rutecki, G. W. (2003). Influence of controllable lifestyle on recent trends in specialty choice by US medical students. *JAMA*, 290(9): 1173–8.

Dow, W. and Fulton, B. (2010). Reinsurance for high health costs: benefits, limitations, and alternatives. *Forum for Health Economics and Policy*, 13(2): 1–23.

Doyle, J. J. (2005). Health insurance, treatment and outcomes: using auto accidents as health shocks. *Review of Economics and Statistics*, 87(2): 256–70.

Doyle, J. J., Ewer, S. M., and Wagner, T. H. (2010). Returns to physician human capital: evidence from patients randomized to physician teams. *Journal of Health Economics*, 29(6): 866–82.

Dranove, D. and Satterthwaite, M. A. (1992). Monopolistic competition when price and quality are imperfectly observable. *RAND Journal of Economics*, 23(4): 518–34.

Dranove, D. and Satterthwaite, M. A. (2000). The industrial organization of health care markets. In Culyer, A. J. and Newhouse, J. P., editors, *Handbook of Health Economics*, volume 1. Elsevier Science, Amsterdam, 1st edition.

Duggan, M. G. (2000). Hospital ownership and public medical spending. *Quarterly Journal of Economics*, 115(4): 1343–73.

Dumanovsky, T., Huang, C. Y., Nonas, C. A., Matte, T. D., Bassett, M. T., and Silver, L. D. (2011). Changes in energy content of lunchtime purchases from fast food restaurants after introduction of calorie labelling: cross sectional customer surveys. BMJ, 343: d4464. http: //www.bmj.com/cgi/doi/10.1136/.

Duncan, G. J. and Holmlund, B. (1983). Was Adam Smith right after all? Another test of the theory of compensating wage differentials. *Journal of Labor Economics*, 1(4): 366–79.

Eastridge, B. J., Hamilton, E. C., O'Keefe, G. E., Rege, R. V., Valentine, R. J., Jones, D. J., Tesfay, S., and Thal, E. R. (2003). Effect of sleep deprivation on the performance of simulated laparoscopic surgical skill. *American Journal of Surgery*, 186(2): 169–74.

Ebbeling, C. B., Pawlak, D. B., and Ludwig, D. S. (2002). Childhood obesity: public-health crisis , common sense cure. *Lancet*, 360(9331): 473–82.

Eckles, D. and Schaffner, B. (2010). Loss aversion and the framing of the health care reform debate. *Forum*, 8(1). http: //works.bepress.com/brian_schaffner/1/.

Educational Commission for Foreign Medical Graduates (2012). 2012 information booklet: ECFMG certification. Technical Report, Educational Commission for Foreign Medical Graduates, Philadelphia, PA.

Eggleston, K. and Fuchs, V. R. (2012). The new demographic transition: most gains in life expectancy now realized late in life, 26(3): 137–56.

Eggleston, K. and Hsieh, C.-R. (2004). Health care payment incentives: a comparative analysis of reforms in Taiwan, Korea and China. *Applied Health Economics and Health Policy* 31. http: //www.ncbi.nlm.nih.gov/pubmed/ 15702940.

Eisenberg, J. M. (1985). Physician utilization: the state of research about physicians' practice patterns. *Medical Care*, 23(5): 461–83.

Eldridge, D., Ko, C., Onur, I., and Velamuri, M. (2010). The impact of private hospital insurance on utilization of hospital care in Australia: evidence from the National Health Survey. School of Economics, La Trobe University Working Papers No. 2011.01. http: //ideas. repec.org/p/ltr/wpaper/2011.01.html.

Elmendorf, D. (2011). Statement of CBO's analysis of the major health care legislation enacted in March 2010. Technical Report, Congressional Budget Office.

Emanuel, E. J. (1994). The economics of dying: the illusion of cost savings at the end of life. *New England Journal of Medicine*, 330(8): 540–4.

Emanuel, E. J. (1996). Cost savings at the end of life. What do the data show? *JAMA*, 275(24): 1907–14.

Emanuel, L. and Barry, M. (1991). Advance directives for medical care – a case for greater use. *New England Journal of Medicine*, 324(13): 889–95.

Enthoven, A. (1993). The history and principles of managed competition. *Health Affairs*, 12(1): 24–48.

Epstein, D. and Mason, A. (2006). Costs and prices for inpatient care in England: mirror twins or distant cousins? *Health Care Management Science*, 9(3): 233–42.

Escarce, J. J., Jain, A. K., and Rogowski, J. (2006). Hospital competition, managed care, and mortality after hospitalization for medical conditions: evidence from three states. *Medical Care Research and*

Review, 63(6 Suppl): 112S–140S.

Evans, R. G. (1974). Supplier-induced demand: some empirical evidence and implications. In Perlman, M., editor, *The Economics of Health and Medical Care*. Macmillan, London.

Fang, H., Keane, M., and Silverman, D. (2008). Sources of advantageous selection: evidence from the Medigap insurance market. *Journal of Political Economy*, 116(2). NBER Working Paper No. 12289, 303–50.

Farber, H. S. and Levy, H. (2000). Recent trends in employer-sponsored health insurance coverage: are bad jobs getting worse? *Journal of Health Economics*, 19(1): 93–119.

Farrar, S., Yi, D., Sutton, M., Chalkley, M., Sussex, J., and Scott, A. (2009). Has payment by results affected the way that English hospitals provide care? Difference-indifferences analysis. *BMJ*, 339(b3047). http: //www.ncbi. nlm.nih.gov/pmc/articles/ PMC2733950/.

Farrell, P. and Fuchs, V. R. (1982). Schooling and health: the cigarette connection. *Journal of Health Economics*, 1(3): 217–30.

Felder, S. (2008). To wait or to pay for medical treatment? Restraining ex-post moral hazard in health insurance. *Journal of Health Economics*, 27(6): 1418–22.

Fenner, F., Henderson, D. A., Arita, I., and Ladnyi, I. D. (1988). *Smallpox and its Eradication*. World Health Organization, Geneva.

Fihn, S. D. and Wicher, J. B. (1988). Withdrawing routine outpatient medical services: effects on access and health. *Journal of General Internal Medicine*, 3: 356–62.

Finkelstein, A. (2004). Static and dynamic effects of health policy: evidence from the vaccine industry. *Quarterly Journal of Economics*, 119(2): 527.

Finkelstein, A. and McGarry, K. (2006). Dimensions of private information: evidence from the multiple care insurance market. *American Economic Review*, 96(4): 938–58.

Finkelstein, A., Taubman, S., Wright, B., Bernstein, M., Gruber, J., Newhouse, J., Allen, H., and Baicker, K. and Oregon Health Study Group (2011). The Oregon health insurance experiment: evidence from the first year. *Quarterly Journal of Economics*, 127(3): 1057–1106.

Finkelstein, E. A., Ruhm, C. J., and Kosa, K. M. (2005). Economic causes and consequences of obesity. *Annual Review of Public Health*, 26: 239–57.

Fisher, E. S., Wennberg, D. E., Stukel, T. A., Gottlieb, D. J., Lucas, F., and Pinder, E. L. (2003a). The implications of regional variations in Medicare spending. Part 1: the content, quality, and accessibility of care. *Annals of Internal Medicine*, 138(4): 273–311.

Fisher, E. S., Wennberg, D., Stukel, T. A., Gottleib, D. J., Lucas, F., and Pinder, E. L. (2003b). The implications of regional variations in Medicare spending. Part 2: Health outcomes and satisfaction with care. *Annals of Internal Medicine*, 138(4): 288–98.

Flegal, K., Graubard, B., Williamson, D., and Mitchell, H. (2005). Excess deaths associated with underweight, overweight, and obesity. *JAMA*, 293(15): 1861–7.

Flood, C. M. and Archibald, T. (2001). The illegality of private health care in Canada. *Canadian Medical Association Journal*, 164(6): 825–30.

Flood, C. M. and Thomas, B. (2010). Blurring of the public/private divide : the Canadian chapter. *European Journal of Health Law*, 17(3): 257–78.

Fogel, R. (1986). Nutrition and the decline in mortality since 1700: some additional preliminary findings. In Engerman, S. L. and Gallman, R. E., editors, *Long-Term Factors in American Economic Growth*. University of Chicago Press, Cambridge, MA.

Folkman, J. (1995). Clinical applications of research on angiogenesis. *New England Journal of Medicine*, 333(26): 1757–63.

Fontaine, K. R., Redden, D. T., Wang, C., Westfall, A. O., and Allison, D. B. (2003). Years of life lost due to obesity. *JAMA*, 289(2): 187–93.

Forrest, C. B. (2003). Primary care gatekeeping and referrals: effective filter or failed experiment? *BMJ*, 326(692.1): 692–95.

Fotaki, M. (2007). Patient choice in healthcare in England and Sweden: from quasi-market and back to market? A comparative analysis of failure in unlearning. *Public Administration*, 85(4): 1059–75.

Frakt, A. B. (2011). How much do hospitals cost shift? A review of the evidence. *Milbank Memorial Fund Quarterly*, 89(1): 90–130.

Francis, R. Q. (2010). Independent inquiry into care provided by Mid Staffordshire NHS Foundation Trust January 2005–March 2009. Technical Report, January 2005, The Stationary Office, London.

Frederick, S., Loewenstein, G., and O'Donoghue, T. (2002). Time discounting and time preference: a critical review. *Journal of Economic Literature*, 40(2): 351–401.

Friedman, M. and Kuznets, S. (1945). *Income from Independent Professional Practice*. National Bureau of Economic Research, New York.

Fries, J. (1980). Aging, natural death, and the compression of morbidity. *New England Journal of Medicine*, 303(3): 130–5.

Fuchs, V. R. (1996). Economics, values, and health care reform. *American Economic Review*, 86(1): 1–24.

Fuchs, V. R. (1975). *Who Shall Live? Health, Economics, and Social Choice*. Basic Books, New York.

Fuchs, V. R. (1982). Time preference and health: an exploratory study. In Fuchs, V. R., editor, *Economic Aspects of Health*. University of Chicago Press, Chicago, IL.

Gallini, N. T. (2002). The economics of patents: lessons from recent US patent reform. *Journal of Economic Perspectives*, 16(2): 131–54.

Gambardella, A. (1995). *Science and Innovation: The US Pharmaceutical Industry during the 1980s*. Cambridge University Press, Cambridge, MA, 1st edition.

Garber, A. M. (2011). Competition, integration and incentives: the quest for efficiency in the English NHS. Technical Report 2, Nuffield Trust, London.

Garber, A. M. and Phelps, C. E. (1997). Economic foundations of cost-effectiveness analysis. *Journal of Health Economics*, 16(1): 1–31.

Garber, A. M. and Skinner, J. (2008). Is American health care uniquely inefficient? *Journal of Economic Perspectives*, 22(4): 27–50.

Garber, S., Ridgely, M. S., Bradley, M., and Chin, K. W. (2002). Payment under public and private insurance and access to cochlear implants. *Archives of Otolaryngology – Head and Neck Surgery*, 128(10): 1145–52.

Garcia, T. C., Bernstein, A. B., and Bush, M. A. (2010). Emergency department visitors and visits: who used the emergency room in 2007? Technical Report 38, National Center for Health Statistics.

Garrett, D. (1995). The effects of differential mortality rates on the progressivity of social security. *Economic Inquiry*, 33: 457–75.

Gawande, A. (2002). *Complications: A Surgeon's Notes on an Imperfect Science*. Metropolitan Books, New York.

Gawande, A. (2009). The cost conundrum. *New Yorker*, 1 June 2009.

Gaynor, M., Laudicella, M., and Propper, C. (2011). Can governments do it better? Merger mania and hospital outcomes in the English NHS. NBER Working Paper No. 17608.

Gaynor, M., Moreno-serra, R., and Propper, C. (2010).

Death by market power: reform, competition and patient outcomes in the National Health Service. NBER Working Paper No. 16164.

Gaynor, M. and Town, R. J. (2013). Competition in health care markets. In McGuire, T., Pauly, M. V., and Barros, P. P., editors, *Handbook of Health Economics*. Elsevier Science, Amsterdam, 2nd edition.

Gaynor, M. and Vogt, W. B. (2000). Antitrust and competition in health care markets. In Culyer, A. J. and Newhouse, J. P., editors, *Handbook of Health Economics*, volume 1. Elsevier Science, Amsterdam, 1st edition.

Geo (2011). Medicaid and state budgets: looking at the facts. Georgetown University Health Policy Institute. http: //ccf.georgetown.edu/index/cms-filesystemaction?file=ccf%20publications/about%20medicaid/medicaid%20and%20state%20budgets.pdf.

Geoffard, P. and Philipson, T. (1996). Rational epidemics and their public control. *International Economic Review*, 37(3): 603–24.

Geoffard, P.-Y., Gardiol, L., and Grandchamp, C. (2006). Separating selection and incentive effects: an econometric study of Swiss health insurance claims data. In Chiappori, P. and Gollier, C., editors, *Competitive Failures in Insurance Markets*. MIT Press, Cambridge, MA.

Georgetown University Health Policy Institute (2011). Medicaid and state budgets: looking at the facts. Technical report, March, Georgetown University Health Policy Institute, Washington DC. http: //ccf.georgetown.edu/ccf-resources/medicaid-andstate-budgets-looking-at-the-facts/.

Gerdtham, U. (1991). Price and quantity in international comparisons of health care expenditure. *Applied Economics*, 23(9): 1519–28.

Getzen, T. E. (1992). Population aging and the growth of health expenditures. *Journal of Gerontology*, 47(3): S98–104.

Gieringer, D. (1985). The safety and efficacy of new drug approval. *Cato Journal*, 5(1): 177–201.

Gindler, J. S., Atkinson, W. L., and Markowitz, L. E. (1992). Update – the United States measles epidemic, 1989–1990. *Epidemiologic Reviews*, 14: 270–6.

Ginsburg, P. B. (2010). Wide variation in hospital and physician payment rates evidence of provider market power. Center for Studying Health System Change.https: //www.blueshieldca.com/sites/make-careaffordable/documents/variation-hospital-physicianpayment.pdf.

Glenngard, A. H., Hjalte, F., Svensson, M., Anell, A., and Bankauskaite, V. (2005). Health systems in transition: Sweden. Technical Report, World Health Organization Regional Office for Europe.

Glotzer, D. E., Freedberg, K. A., and Bauchner, H. (1995). Management of childhood lead poisoning: clinical impact and cost-effectiveness. *Medical Decision Making*, 15(1): 13–23

Gold, M. R., Siegal, J., Russell, L., and Weinstein, M. (1996). *Cost-Effectiveness in Health and Medicine*. Oxford University Press, Oxford.

Gold, M. R., Sofaer, S., and Siegelberg, T. (2007). Medicare and cost-effectiveness analysis: time to ask the taxpayers. *Health Affairs*, 26(5): 1399–406.

Goldman, D. P., Cutler, D., Shang, B., and Joyce, G. F. (2006). The value of elderly disease prevention. *Forum for Health Economics and Policy*, 9(2). http: //www. degruyter.com/view/j/fhep.2006.biomedical_research. 1/fhep.2006.biomedicalresearch.1.1004/fhep.2006.biomedicalresearch.1.1004.xml.

Goldman, D. P., Shekelle, P., Bhattacharya, J., Hurd, M., Joyce, G., Lakdawalla, D., Matsui, D., Newberry, S., Panis, C., and Shang, B. (2004). Health status and medical treatment of the future elderly: final report. Technical report, RAND Technical Report TR-169-

CMS, Santa Monica, CA.

Goldman, D. P., Bhattacharya, J., McCaffrey, D. F., Duan, N., Leibowitz, A. A., Joyce, G. F., and Morton, S. C. (2001). Effect of insurance on mortality in an HIV-positive population in care. *Journal of the American Statistical Association*, 96(455): 883–94.

Goldman, D. P., Lakdawalla, D. N., Malkin, J. D., Romley, J., and Philipson, T. (2011). The benefits from giving makers of conventional 'small molecule' drugs longer exclusivity over clinical trial data. *Health Affairs*, 30(1): 84–90.

Goldman, D. P. and Smith, J. P. (2002). Can patient self-management help explain the SES health gradient? *Proceedings of the National Academy of Sciences*, 99(16): 10929–34.

Gottfried, J. and Sloan, F. (2002). The quality of managed care: evidence from the medical literature. *Law and Contemporary Problems*, 65(4): 103–37.

Gottlieb, D. J., Zhou, W., Song, Y., Andrews, K. G., Skinner, J. S., and Sutherland, J. M. (2010). Prices don't drive regional Medicare spending variations. *Health Affairs*, 29(3): 537–43.

Gowrisankaran, G. and Town, R. J. (2003). Competition, payers, and hospital quality. *Health Services Research*, 38(6): 1403–22.

Graber, C. (2007). Snake oil salesmen were on to something. *Scientific American* (November). http: // www.scientificamerican.com/article.cfm?id=snake-oilsalesmen-knew-something.

Grabowski, H. (2002). Patents, innovation and access to new pharmaceuticals. *Journal of International Economic Law*, 5(4): 849–60.

Grabowski, H. and Vernon, J. (1990). A new look at the returns and risks to pharmaceutical R&D. *Management Science*, 36(7): 804–21.

Grabowski, H. and Vernon, J. M. (1992). Brand loyalty entry, and price competition in pharamaceuticals after the 1984 Drug Act. *Journal of Law and Economics*, 35(2): 331–50.

Gravelle, H. and Siciliani, L. (2008a). Is waiting-time prioritisation welfare improving? *Health Economics*, 17(2): 167–84.

Gravelle, H. and Siciliani, L. (2008b). Optimal quality, waits and charges in health insurance. *Journal of Health Economics*, 27(3): 663–74.

Green, D. G. and Irvine, B. (2001). *Health Care in France and Germany: Lessons for the UK*. Civitas: Institute for the Study of Civil Society, London.

Green, L., Fristoe, N., and Myerson, J. (1994). Temporal discounting and preference reversals in choice between delayed outcomes. *Psychonomic Bulletin and Review*, 1(3): 383–9.

Grignon, M. and Perronnin, M. (2008). Does free complementary health insurance help the poor to access health care? Evidence from France. *Health Economics*, 219 (June 2007): 203–19.

Grol, R. (1992). Implementing guidelines in general practice care. *Quality in Health Care*, 1(3): 184–91.

Grootendorst, P. (2002). Beneficiary cost sharing under Canadian provincial prescription drug benefit programs: history and assessment. *Canadian Journal of Clinical Pharmacology*, 9(2): 79–99.

Grossman, M. (1972). On the concept of health capital and the demand for health. *Journal of Political Economy*, 80(2): 223–55.

Gruber, J. (1994). The incidence of mandated maternity benefits. *American Economic Review*, 84(3): 622–41.

Gruber, J. and Koszegi, B. (2001). Is addiction "rational"? Theory and evidence. *Quarterly Journal of Economics*, 116(4): 1261–303.

Gruber, J. and KoÌNszegi, B. (2004). Tax incidence when ′individuals are time-inconsistent: the case of cigarette excise taxes. *Journal of Public Economics*, 88(9–10): 1959–87.

Gruenberg, E. M. (1977). The failures of success. Milbank Memorial Fund Quarterly. *Health and Society*, 55(1): 3–24.

Guinnane, T. W. (2011). The historical fertility transition: a guide for economists. *Journal of Economic Literature*, 49(3): 589–614.

Guinnane, T. W. and Streb, J. (2011). Moral hazard in a mutual health insurance system: German Knappschaften, 1867–1914. *Journal of Economic History*, 71(1): 70–104.

Gul, F. and Pesendorfer, W. (2001). Temptation and self-control. *Econometrica*, 69(6): 1403–35.

Gupta, A. K., Poulter, N. R., Dobson, J., Eldridge, S., Cappuccio, F. P., Caulfield, M., Collier, D., Cruickshank, J. K., Sever, P. S., and Feder, G. (2010). Ethnic differences in blood pressure response to first and second-line antihypertensive therapies in patients randomized in the ASCOT Trial. *American Journal of Hypertension*, 23(9): 1023–30.

Gwartney, J. (1983). Labor supply and tax rates: a correction of the record. *American Economic Review*, 73(3): 446–51.

Gwartney, J., Stroup, R., Sobel, R., and Macpherson, D. (2008). *Economics: Private and Public Choice*. South-Western College, Mason, OH, 12th edition.

Hackmann, M., Kolstad, J., and Kowalski, A. (2012). Health reform, health insurance, and selection: estimating selection into health insurance using the Massachusetts health reform. NBER Working Paper No. 17748.

Hadley, J. and Holahan, J. (2003). How much medical care do the uninsured use, and who pays for it? *Health Affairs*: 66–81.

Hall, J. (2010). Health-care reform in Australia: advancing or side-stepping? *Health Economics*, 19(11): 1259–63.

Hall, J., Lourenco, R. D. A., and Viney, R. (1999). Carrots and sticks – the fall and fall of private health insurance in Australia. *Health Economics*, 8(8): 653–60.

Hall, R. E. (2005). Employment efficiency and sticky wages: evidence from flows in the labor market. *Review of Economics and Statistics*, 87(3): 397–407.

Hall, R. E. and Jones, C. I. (2004). The value of life and the rise in health spending. *Quarterly Journal of Economics*, 122(1): 39–72.

Halm, E., Lee, C., and Chassin, M. (2002). Is volume related to outcome in health care? A systematic review and methodologic critique of the literature. *Annals of Internal Medicine*, 137(6): 511.

Ham, C. (1996). Contestability: a middle path for health care. *BMJ*, 312(7023): 70.

Hamilton, B. H. and Bramley-Harker, R. E. (1999). The impact of the NHS reforms on queues and the surgical outcomes in England: evidence from hip fracture patients. *Economic Journal*, 109(1996): 437–62.

Hamilton, B. H., Ho, V., and Goldman, D. P. (2000). Queuing for surgery: is the US or Canada worse off? *Review of Economics and Statistics*, 82(2): 297–308.

Hammitt, J. K. and Haninger, K. (2010). Valuing fatal risks to children and adults: effects of disease, latency, and risk aversion. *Journal of Risk and Uncertainty*, 40(1): 57–83.

Han, J. C., Lawlor, D. A., and Kimm, S. Y. S. (2010). Childhood obesity. *Lancet*, 375(9727): 1737–48.

Handel, B. (2011). Adverse selection and switching costs in health insurance markets: when nudging hurts. NBER Working Paper No. 17459.

Hanning, M. (1996). Maximum waiting-time guarantee –an attempt to reduce waiting lists in Sweden. *Health Policy*, 36(1): 17–35.

Hanoch, Y. and Rice, T. (2006). Can limiting choice increase social welfare? The elderly and health insurance. *Milbank Quarterly*, 84(1): 37–73.

Harris, B. (2004). Public health, nutrition, and the decline of mortality: the McKeown thesis revisited. *Social History of Medicine*, 17(3): 379–407.

Harris, J. (1977). The internal organization of hospitals: some economic implications. *Bell Journal of*

Economics, 8(2): 467–82.

Harrison, M. I. and Calltorp, J. (2000). The reorientation of market-oriented reforms in Swedish health-care. *Health Policy*, 50(3): 219–40.

Hassenteufel, P. (2007). Towards neo-Bismarckian health care states? Comparing health insurance reforms in Bismarckian welfare systems. *Social Policy Administration*, 41(6): 574–96.

Haub, C. (2011). World population aging: clocks illustrate growth in population under age 5 and over age 65. Technical Report, Population Reference Bureau.

Hayek, F. (1945). The use of knowledge in society. *American Economic Review*, 35(4): 519–30.

He, D. (2009). The life insurance market: asymmetric information revisited. *Journal of Public Economics*, 93(9–10): 1090–7.

He, W., Sengupta, M., Velkoff, V. A., and DeBarros, K. A. (2005). 65+ in the United States: 2005. Technical Report, December, US Census Bureau.

Healthcare Commission (2009). Investigation into Mid Staffordshire NHS Foundation Trust. Technical Report, March, Commission for Healthcare Audit and Inspection, London.

Hearnden, A. and Tennent, D. (2008). The cost of shoulder arthroscopy: a comparison with national tariff. *Annals of the Royal College of Surgeons of England*, 90(7): 587–91.

Hegedus, N. (2010). The bliss of an 18-month, paid, Swedish paternity leave. http: //www.slate.com/ articles/ double_x/doublex/2010/08/snack_bags_ and_a_regular_paycheck_the_happy_life_of_a_ swedish_dad.single.html.

Helland, E. and Showalter, M. H. (2006). The impact of liability on the physician labor market. *Journal of Law and Economics*, 52(4): 635–63.

Hendel, I. and Lizzeri, A. (2003). The role of commitment in dynamic contracts: evidence from life insurance. *Quarterly Journal of Economics*, 118(1): 299–327.

Henderson, R. and Cockburn, I. (1994). Racing to invest? The dynamics of competition in ethical drug discovery. *Journal of Economics and Management Strategy*, 3(3): 481–519.

Hendren, N. (2012). Private information and insurance rejections. NBER Working Paper No. 18282.

Hendricks, R. (1991). Medical practice embattled: Kaiser Permanente, the American Medical Association, and Henry J. Kaiser on the West Coast, 1945–1955. *Pacific Historical Review*, 60(4): 439–73.

Hendricks, R. (1993). *A Model for National Health Care: The History of Kaiser Permanente*. Rutgers University Press, New Brunswick, NJ.

Hennock, E. P. (2007). *The Origin of the Welfare State in England and Germany, 1850–1914: Social Policies Compared*. Cambridge University Press, Cambridge.

Henry Ford Health System (2012). Imaging services. http: //www.henryford.com/body.cfm?id=47782 (accessed 24 February 2012).

Herwartz, H. and Strumann, C. (2012). On the effect of prospective payment on local hospital competition in Germany. *Health Care Management Science*, 15(1): 48–62.

Hickson, G. B., Altemeier, W. A., and Perrin, J. M. (1987). Physician reimbursement by salary or fee-for-service: effect on physician practice behavior in a randomized prospective study. *Pediatrics*, 80(3): 344–50.

Hinrichs, K. (1995). The impact of German health insurance reforms on redistribution and the culture of solidarity. *Journal of Health Politics, Policy and Law*, 20(3): 653–87.

Hippen, B. E. (2008). Organ sales and moral travails–lessons from the Living Kidney Vendor Program in Iran. Cato Policy Analysis Series No. 614.

Hisashige, A. (2009). History of healthcare technology assessment in Japan. *International Journal of Technology Assessment in Health Care*, 25 (Suppl

1): 210–18.

Ho, K. (2009). Insurer-provider networks in the medical care market. *American Economic Review*, 99(1): 393–430.

Ho, V. (2004). Certificate of need, volume, and percutaneous transluminal coronary angioplasty outcomes. *American Heart Journal*, 147(3): 442–8.

Hoffman, J. R. (1999). Direct to consumer advertising of prescription drugs. BMJ, 15(3): 1–4.

Hollingsworth, T. (1965). *The Demography of the British Peerage*. Population Investigation Committee, London School of Economics, London.

Holtz-Eakin, D. and Smith, C. (2010). Labor markets and health care reform: new results. American Action Forum (2010). http: //americanactionforum.org/files/ LaborMktsHCRAAF5-27-10.pdf.

Horowitz, A. W. and Lai, E. L. (1996). Patent length and the rate of innovation. *International Economic Review*, 37(4): 785–801.

Horwitz, J. R. (2005). Making profits and providing care: comparing nonprofit, for-profit, and government hospitals. *Health Affairs*, 24(3): 790–801.

Hubbard, T. (2002). How do consumers motivate Experts? Reputational incentives in an auto repair market. *Journal of Law and Economics*, 45 (October): 437–67.

Huckman, R. and Barro, J. (2005). Cohort turnover and productivity: the July phenomenon in teaching hospitals. NBER Working Paper No. 11182.

Hunter, D. J. (2009). The case against choice and competition. *Health Economics, Policy and Law*, 4(4): 489–501.

Hurd, M. D., McFadden, D., and Merrill, A. (2001). Predictors of mortality among the elderly. In Wise, D. A., editor, *Themes in the Economics of Aging*. University of Chicago Press, Chicago, IL.

Ikegami, N. (2007). Rationale, design and sustainability of long-term care insurance in Japan: in retrospect. *Social Policy and Society*, 6(3): 423–34.

Iversen, T. (1993). A theory of hospital waiting lists. *Journal of Health Economics*, 12(1): 55–71.

Iversen, T. (1997). The effect of a private sector on the waiting time in a national health service. *Journal of Health Economics*, 16(4): 381–96.

Iversen, T. and Siciliani, L. (2011). Non-price rationing and waiting times. In Glied, S. and Smith, P. C., editors, *The Oxford Handbook of Health Economics*. Oxford University Press, Oxford, 1st edition.

Jachuck, S. J., Brierley, H., Jachuck, S., and Willcox, P. M. (1982). The effect of hypotensive drugs on the quality of life. *Journal of the Royal College of General Practitioners*, 32(235): 103–5.

Jackson, C. K. and Schneider, H. (2011). Do social connections reduce moral hazard? Evidence from the New York city taxi industry. *American Economic Journal: Applied Economics*, 3(3): 244–67.

Jaffe, S. (2009). Health policy brief: Medicare advantage plans. *Health Affairs*, 29 April.

Janssen, I., Lam, M., and Katzmarzyk, P. T. (2009). Influence of overweight and obesity on physician costs in adolescents and adults in Ontario, Canada. *Obesity Reviews*, 10(1): 51–7.

Januleviciute, J., Askildsen, J. E., Holmås, T. H., Kaarbøe, O., and Sutton, M. (2010). The impact of different prioritisation policies on waiting times: a comparative analysis of Norway and Scotland. University of Bergen Working Papers in Economics No. 07/10.

Jena, A. B., Seabury, S., Lakdawalla, D., and Chandra, A. (2011). Malpractice risk according to physician specialty. *New England Journal of Medicine*, 365(20): 1939–40.

Jenkins, R. R., Owens, N., and Wiggins, L. B. (2001). Valuing reduced risks to children: the case of bicycle safety helmets. *Contemporary Economic Policy*, 19(4): 397–408.

Johannesson, M., Johansson, P. O., and Söderqvist, T. (1998). Time spent on waiting lists for medical care: an insurance approach. *Journal of Health Economics*, 17(5): 627–44.

Johnson, E. J., Hershey, J., Meszaros, J., and Kunreuther, H. (1993). Framing, probability distortions, and insurance decisions. *Journal of Risk and Uncertainty*, 7(1): 35–51.

Jonsson, E., Banta, H. D., and Schersten, T. (2001). Health technology assessment and screening in Sweden. *International Journal of Technology Assessment in Health*, 17(3): 380–8.

Joyce, B. T. and Lau, D. T. (2009). Medicare Part D prescription drug benefit: an update. *Buehler Center on Aging, Health and Society*, 22(2): 1, 14–15.

Kahneman, D., Knetsch, J. L., and Thaler, R. H. (1990). Experimental tests of the endowment effect and the Coase theorem. *Journal of Political Economy*, 98(6): 1325–48.

Kahneman, D. and Tversky, A. (1979). Prospect theory: an analysis of decision under risk. *Econometrica*, 47(2): 263–91.

Kai (2012). Medicaid Benefits: Online Database. http: //medicaidbenefits.kff.org/. Kaiser Family Foundation (2012). Medicaid benefits: online database. http: //kff.org/data-collection/ medicaid-benefits/.

Kanavos, P. (2003). Overview of pharmaceutical pricing and reimbursement regulation in Europe. *Japanese Pharmacology and Therapeutics*, 31(10): 819–38.

Kaplan, R. M. (1994). Value judgment in the Oregon Medicaid experiment. *Medical Care*, 32(10): 975–88.

Katzmarzyk, P. T., Hebebrand, J., and Bouchard, C. (2002). Spousal resemblance in the Canadian population: implications for the obesity epidemic. *International Journal of Obesity*, 26(2): 241–6.

Kay, A. C., Gaucher, D., Peach, J. M., Laurin, K., Friesen, J., Zanna, M. P., and Spencer, S. J. (2009). Inequality, discrimination, and the power of the status quo: direct evidence for a motivation to see the way things are as the way they should be. *Journal of Personality and Social Psychology*, 97(3): 421–34.

Keeler, E., Buchanan, J. L., Rolph, J. E., Hanley, J. M., and Reboussin, D. M. (1988). *The Demand for Episodes of Medical Treatment in the Health Insurance Experiment*. RAND Corporation, Santa Monica, CA.

Keith, S. W., Redden, D. T., Katzmarzyk, P. T., Boggiano, M. M., Hanlon, E. C., Benca, R. M., Ruden, D., Pietrobelli, A., Barger, J. L., Fontaine, K. R., Wang, C., Aronne, L. J., Wright, S. M., Baskin, M., Dhurandhar, N. V., Lijoi, M. C., Grilo, C. M., DeLuca, M., Westfall, A. O., and Allison, D. B. (2006). Putative contributors to the secular increase in obesity: exploring the roads less traveled. *International Journal of Obesity*, 30(11): 1585–94.

Kelly, I. R. and Markowitz, S. (2010). Incentives in obesity and health Insurance. *Inquiry*, 46(4): 418–32.

Kessel, R. A. (1958). Price discrimination in medicine. *Journal of Law and Economics*, 1 (Oct.): 20–53.

Kessler, D. and McClellan, M. (1996). Do doctors practice defensive medicine? *Quarterly Journal of Economics*, 111(2): 353–90.

Kessler, D. and McClellan, M. (2000). Is hospital competition socially wasteful? *Quarterly Journal of Economics*, 115(2): 577–615.

Kessler, J. and Roth, A. (2011). Organ allocation policy and the decision to donate. NBER Working Paper No. 17324.

Ketel, N. (2011). The effect of occupational licensing on earnings of physicians: evidence from a natural randomized experiment. PhD, University of Tinbergen. http: //www.tinbergen.nl/mphil-theses/.

Keys, A. (1950). *The Biology of Human Starvation*.

University of Minnesota Press, Minneapolis, MN.

Kim, M. H. (2008). *A Comparison of Health Technology Adoption in Four Countries*. PhD thesis.

Kim, B. and Ruhm, C. (2009). Inheritances, health, and death. NBER Working Paper No. 15364.

Klarman, H. E., Francis, J. O. S., and Rosenthal, G. D. (1968). Cost effectiveness analysis applied to the treatment of chronic renal disease. *Medical Care*, 6(1): 48–54.

Klein, R. (1998). Puzzling out priorities: why we must acknowledge that rationing is a political process. *BMJ*, 317 (October): 959–60.

Klein, R. (2009). Safeguarding NHS standards. *BMJ*, 338(b1958): 1224.

Klein, R. (2010). *The New Politics of the NHS*. Radcliffe Publishing, Abingdon, England.

Kleiner, M. and Kudrle, R. (2002). Does regulation affect economic outcomes? The case of dentistry. *Journal of Law and Economics*, 43(2): 547–82. http: //www. jstor.org/stable/10.1086/467465.

Kmietowicz, Z. (2001). Reform of NICE needed to boost its credibility. *BMJ*, 323 (December): 1324.

Koch, P., Schilling, J., Läubli, M., Mitscherlich, F., Melchart, D., and Bellucci, S. (2009). Health technology assessment in Switzerland. *International Journal of Technology Assessment in Health Care*, 25 (Suppl 1): 174–7.

Kowalski, A. E. (2009). Censored quantile instrumental variable estimates of the price elasticity of expenditure on medical care. NBER Working Paper 15085.

Krishnamoorthy, K., Harichandrakumar, K. T., Krishna Kumari, A., and Das, L. K. (2009). Burden of chikungunya in India: estimates of disability adjusted life years (DALY) lost in 2006 epidemic. *Journal of Vector Borne Diseases*, 46(1): 26–35.

Krízová, E. and Simek, J. (2002). Rationing of expensive medical care in a transition country – nihil novum? *Journal of Medical Ethics*, 28(5): 308–12.

Kronick, R. (2009). Medicare and HMOs – the search for accountability. *New England Journal of Medicine*, 360(20): 2048–50.

Kugler, A. D. and Sauer, R. M. (2005). Doctors without borders? Re-licensing requirements and negative selection in the market for physicians. *Journal of Labor Economics*, 23(3).

Lacher, M. (1985). Hodgkin's disease: historical perspective, current status, and future directions. *CA: A Cancer Journal for Clinicians*, 35(2): 88–94.

Lagnado, L. (2004). Medical markup: california hospitals open books, showing huge price differences. *Wall Street Journal*. http: //online.wsj. com/article/0,,SB109571706550822844, 00.html.

Laibson, D. (1997). Golden eggs and hyperbolic discounting. *Quarterly Journal of Economics*, 112(2): 443.

Lakdawalla, D. and Philipson, T. (1998). Nonprofit production and competition. NBER Working Paper No. 6377.

Lakdawalla, D. and Philipson, T. (2009). The growth of obesity and technological change. *Economics Human Biology*, 7(3): 283–93.

Lakdawalla, D., Philipson, T., and Bhattacharya, J. (2005). Welfare-enhancing technological change and the growth of obesity. *American Economic Review*, 95(2): 253–7.

Lakdawalla, D. N., Bhattacharya, J., and Goldman, D. P. (2004). Are the young becoming more disabled? *Health Affairs*, 23(1): 168–76.

Landrigan, C. P., Barger, L. K., Cade, B. E., Ayas, N. T., and Czeisler, C. A. (2006). Interns' compliance with accreditation council for graduate medical education work-hour limits. *JAMA*, 296(9): 1063–70.

Landrigan, C. P., Rothschild, J. M., Cronin, J. W., Kaushal, R., Burdick, E., Katz, J. T., Lilly, C. M., Stone, P. H., Lockley, S. W., Bates, D. W., and

Czeisler, C. A. (2004). Effect of reducing interns' work hours on serious medical errors in intensive care units. *New England Journal of Medicine*, 351(18): 1838–48.

Lanjouw, J. O. (1998). The introduction of pharmaceutical product patents in Indian: "Heartless exploitation of the poor and suffering"? NBER Working Paper No. 6366.

Laudicella, M., Siciliani, L., and Cookson, R. (2012). Waiting times and socioeconomic status: evidence from England. *Social Science and Medicine (1982)*, 74(9): 1331–41.

Lee, R. H. (2008). Future costs in cost effectiveness analysis. *Journal of Health Economics*, 27(4): 809–18.

Lee, T. M. (2004). An EMTALA primer: the impact of changes in the emergency medicine landscape on EMTALA compliance and enforcement. *Annals of Health Law*, 13(145): 145–78.

Leffler, K. (1978). Physician licensure: competition and monopoly in American medicine. *Journal of Law and Economics*, 21(1): 165–86.

Lehmann, H. and Zweifel, P. (2004). Innovation and risk selection in deregulated social health insurance. *Journal of Health Economics*, 23(5): 997–1012.

Leigh, J. P., Tancredi, D., Jerant, A., and Kravitz, R. (2010). Physician wages across specialties: informing the physician reimbursement debate. *Archives of Internal Medicine*, 170(19): 1728–34.

Lenert, L. A., Cher, D. J., Goldstein, M. K., Bergen, M. R., and Garber, A. (1998). The effect of search procedures on utility elicitations. *Medical Decision Making*, 18(1): 76–83.

Levy, H. and DeLeire, T. (2009). What do people buy when they don't buy health insurance and what does that say about why they are uninsured? *Inquiry*, 45(4): 365–79.

Levy, H. and Meltzer, D. (2004). What do we really know about whether health insurance affects health? In McLaughlin, C., editor, *Health Policy and the Uninsured*. Urban Inst Pr, 1st edition.

Li, Y.-C., Norton, E. C., and Dow, W. H. (2004). Influenza and pneumococcal vaccination demand responses to changes in infectious disease mortality. *Health Services Research*, 39(4 Pt 1): 905–25.

Lichtenberg, F. R. (2005). The impact of new drug launches on longevity: evidence from longitudinal, disease-level data from 52 countries, 1982–2001. *International Journal of Health Care Finance and Economics*, 5(1): 47–73.

Lichtenberg, F. R. and Waldfogel, J. (2003). Does misery love company? Evidence from pharmaceutical markets before and after the Orphan Drug Act. *Mich. Telecomm.& Tech. L. Rev*. 15 (2008): 335–50.

Lichtenstein, S., Slovic, P., Fischhoff, B., Layman, M., and Combs, B. (1978). Judged frequency of lethal events. *Journal of Experimental Psychology: Human Learning and Memory*, 4(6): 551–78.

Lilford, R. and Pronovost, P. (2010). Using hospital mortality rates to judge hospital performance: a bad idea that just won't go away. *BMJ*, 340(c2016): 955–7.

Lindahl, M. (2005). Estimating the effect of income on health and mortality using lottery prizes as an exogenous source of income. *Journal of Human Resources*, 40(1): 144.

Lindsay, C. M. and Feigenbaum, B. (1984). Rationing by waiting lists. *American Economic Review*, 74(3): 404–17.

Lisac, M., Reimers, L., Henke, K.-D., and Schlette, S.(2010). Access and choice – competition under the roof of solidarity in German health care: an analysis of health policy reforms since 2004. *Health Economics, Policy, and Law*, 5(Pt 1): 31–52.

Liu, V., Bhattacharya, J., Weill, D., and Hlatky, M. A. (2011). Persistent racial disparities in survival after heart transplantation. *Circulation*, 123(15): 1642–9.

Lleras-Muney, A. (2005). The relationship between

education and adult mortality in the United States. *Review of Economic Studies*, 72(1): 189–221.

Longman, P. (2004). *The Empy Cradle: How Falling Birthrates Threaten World Prosperity and What to Do About It*. Basic Books, New York.

Low, S. A. and McPheters, L. R. (1983). Wage differentials and risk of death: an empirical analysis. *Economic Inquiry*, 21(2): 271–80.

Luft, H. S., Hunt, S., and Maerki, S. (1987). The volumeoutcome relationship: practice-makes-perfect or selective-referral patterns? *Health Services Research*, 22(2): 157.

Luft, H. S., Garnick, D. W., Mark, D. H., Peltzman, D. J., Phibbs, C. S., Lichtenberg, E., and McPhee, S. J. (1990). Does quality influence choice of hospital? *JAMA*, 263(21): 2899–906.

Lungen, M. and Lapsley, I. (2003). The reform of hospital financing in Germany: an international solution? *Journal of Health Organisation and Management*, 17(5): 360–72.

Luo, F., Abdel-Ghany, M., and Ogawa, I. (2003). Cigarette smoking in Japan: examination of myopic and rational models of addictive behavior. *Journal of Family and Economic Issues*, 24(3): 305–17.

Lyke, B. (2008). The tax exclusion for employer-provided health insurance: policy issues regarding the repeal debate. Technical Report, Congressional Research Service, Washington DC.

McCarthy, D. and Mitchell, O. (2010). International adverse selection in life insurance and annuities. *International Studies in Population*, 10(2): 119–35.

McClellan, M., McNeil, B. J., and Newhouse, J. P. (1994). Does more intensive treatment of acute myocardial infarction in the elderly reduce mortality? JAMA, 272(11): 859–66.

McClellan, M. and Skinner, J. (2006). The incidence of Medicare. *Journal of Public Economics*, 90(1–2): 257–76.

McGrath, P., Wennberg, D., and Dickens, J. (2000). Relation between operator and hospital volume and outcomes following percutaneous coronary interventions in the era of the coronary stent. *JAMA*, 284(24).

McGuire, T. (2000). Physician agency. In Culyer, A. J. and Newhouse, J. P., editors, *Handbook of Health Economics*, volume 1. Elsevier Science, Amsterdam, 1st edition.

Macinko, J., de Oliveira, V. B., Turci, M. A., Guanais, F. C., Bonolo, P. F., and Lima-Costa, M. F. (2011). The influence of primary care and hospital supply on ambulatory care-sensitive hospitalizations among adults in Brazil, 1999–2007. *American Journal of Public Health*, 101(10): 1963–70.

McLeod, H. and Grobler, P. (2010). Risk equalisation and voluntary health insurance: the South Africa experience. *Health Policy*, 98(1): 27–38.

McMahon, M., Morgan, S., and Mitton, C. (2006). The Common Drug Review: a NICE start for Canada? *Health Policy*, 77(3): 138–70.

Madrian, B. C. (1994). Employment-based health insurance and job mobility: is there evidence of job-lock? *Quarterly Journal of Economics*, 109(1): 27–54.

Malani, A. and David, G. (2008). Does nonprofit status signal quality? *Journal of Legal Studies*, 37(2): 551–76.

Manning, W. G. and Marquis, M. S. (2001). Health insurance: tradeoffs revisited. *Journal of Health Economics*, 20(2): 289–93.

Manning, W. G., Newhouse, J., Duan, N., Keeler, E., and Leibowitz, A. (1987). Health insurance and the demand for medical care: evidence from a randomized experiment. *American Economic Review*, 77(3): 251–77.

Mannion, R., Marini, G., and Street, A. (2008). Implementing payment by results in the English NHS: changing incentives and the role of information. *Journal of Health Organisation and Management*, 22(1): 79–88.

Mansdotter, A., Lindholm, L., and Winkvist, A. (2007). Paternity leave in Sweden: costs, savings and health gains. *Health Policy*, 82(1): 102–15.

Mansfield, E. (1986). Patents and innovation: an empirical study. *Management*, 32(2): 173–81.

Manton, K. G., Corder, L., and Stallard, E. (1997). Chronic disability trends in elderly United States populations: 1982–1994. *Proceedings of the National Academy of Sciences of the United States of America*, 94(6): 2593–8.

Manton, K. G., Gu, X., and Lamb, V. L. (2006). Change in chronic disability from 1982 to 2004/2005 as measured by long-term changes in function and health in the US elderly population. *Proceedings of the National Academy of Sciences of the United States of America*, 103(48): 18374–9.

Manton, K. G., Gu, X., and Lowrimore, G. R. (2008). Cohort changes in active life expectancy in the US elderly population: experience from the 1982–2004 National Long-Term Care Survey. *Journals of Gerontology. Series B, Psychological Sciences and Social Sciences*, 63(5): S269–81.

Marchand, M. and Schroyen, F. (2005). Can a mixed health care system be desirable on equity grounds? *Scandinavian Journal of Economics*, 107(1): 1–23.

Marmor, T. R. (2000). *The Politics of Medicare*. Transaction Publishers. New York: Aldine De Gruyter.

Marmot, M. G., Rose, G., Shipley, M., and Hamilton, P. (1978). Employment grade and coronary heart disease in British civil servants. *Journal of Epidemiology and Community Health*, 32: 244–9.

Marmot, M. G., Smith, G., Stansfield, S., Patel, C., North, F., Head, J., White, I., Brunner, E., and Feeney, A. (1991). Health inequalities among British civil servants: the Whitehall II study. *Lancet*, 337: 1387–93.

Marquis, M. S. and Holmer, M. R. (1996). Alternative models of choice under uncertainty and demand for health insurance. *Review of Economics and Statistics*, 78(3): 421–7.

Marquis, M. S. and Phelps, C. E. (1987). Price elasticity and adverse selection in the demand for supplementary health insurance. *Economic Inquiry*, XXV (April): 299–313.

Marquis, M. S., Rogowski, J. A., and Escarce, J. J. (2004). The managed care backlash: did consumers vote with their feet? *Inquiry*, 41(4): 376–90.

Martin, A. B., Lassman, D., Washington, B., Catlin, A., and National Health Expenditure Accounts Team (2012). Growth in US health spending remained slow in 2010; health share of gross domestic product unchanged from 2009. *Health Affairs*, 31(1): 208–19.

Martin, S. and Smith, P. C. (1999). Rationing by waiting lists: an empirical investigation. *Journal of Public Economics*, 71(1): 141–64.

Maskus, K. E. (2001). Parallel imports in pharamceuticals: implications for competition and prices in developing countries. Technical Report, April, World Intellectual Property Organization.

Matsuda, S. and Yamamoto, M. (2001). Long-term care insurance and integrated care for the aged in Japan. *International Journal of Integrated Care*, 1 (September): e28.

Maxwell, A. J., Crocker, M., Jones, T. L., Bhagawati, D., Papadopoulos, M. C., and Bell, B. A. (2010). Implementation of the European Working Time Directive in neurosurgery reduces continuity of care and training opportunities. *Acta Neurochirurgica*, 152(7): 1207–10.

Mechanic, D. (2004). The rise and fall of managed care. *Journal of Health and Social Behavior*, 45 Suppl (2004): 76–86.

Medicare Board of Trustees (2012). 2012 Annual Report of the Boards of Trustees of the Federal

Hospital Insurance and Federal Supplementary Medical Insurance Trust Funds. Technical Report.

Mello, M. M., Chandra, A., Gawande, A. A., and Studdert, D. M. (2010). National costs of the medical liability system. *Health Affairs*, 29(9): 1569–77.

Mellström, C. and Johannesson, M. (2008). Crowding out in blood donations: was Titmuss right? *Journal of the European Economic Association*, 6(4): 845–863.

Melnick, G. A. and Fonkych, K. (2008). Hospital pricing and the uninsured: do the uninsured pay higher prices? *Health Affairs*, 27(2): w116–22.

Meltzer, D. (1997). Accounting for future costs in medical cost-effectiveness analysis. *Journal of Health Economics*, 16(1): 33–64.

Meltzer, D. O. (2009). Social science insights into improving workforce effectiveness: examples from the developing field of hospital medicine. *Journal of Public Health Management and Practice*, 15(6 Suppl): S18–23.

Meyer, B. D. and Wherry, L. R. (2012). Saving teens: using a policy discontinuity to estimate the effects of Medicaid eligibility. NBER Working Paper No. 18309.

Michaud, P.-C., Goldman, D., Lakdawalla, D. N., Gailey, A., and Zheng, Y. (2009). International differences in longevity and health and their economic consequences. NBER Working Paper No. 15235.

Mischel, W., Ebbesen, E. B., and Zeiss, A. R. (1972). Cognitive and attentional mechanisms in delay of gratification. *Journal of Personality and Social Psychology*, 21(2): 204–18.

Mitchell, J. M. (2008). Do financial incentives linked to ownership of specialty hospitals affect physicians' practice patterns? *Medical Care*, 46(7): 732–7.

Mitchell, O. S. and Moore, J. F. (1998). Can Americans afford to retire? New evidence on retirement saving adequacy. *Journal of Risk and Insurance*, 65(3): 371–400.

Mitchell, V. S., Philipose, N. M., and Sanford, J. P. (1993). *The Children's Vaccine Initiative: Achieving the Vision*. National Academy Press, Washington DC.

Monheit, A. C., Cantor, J. C., Koller, M., and Fox, K. S. (2004). Community rating and sustainable individual health insurance markets in New Jersey. *Health Affairs*, 23(4): 167–75.

Monstad, K., Engesæter, L. B., and Espehaug, B. (2006). Patients' preferences for choice of hospital. Health Economics Bergen Working Paper No. 05/06.

Morgan, S. G., Grootendorst, P., Lexchin, J., Cunningham, C., and Greyson, D. (2011). The cost of drug development: a systematic review. *Health Policy*, 100(1): 4–17.

Morgan, S. G., McMahon, M., Mitton, C., Roughead, E., Kirk, R., Kanavos, P., and Menon, D. (2006). Centralized drug review processes in Australia, Canada, New Zealand, and the United Kingdom. *Health Affairs*, 25(2): 337–47.

Morgenstern, O. and von Neumann, J. (1947). *The Theory of Games and Economic Behavior*. Princeton University Press, Princeton, NJ, 2nd edition.

Morrison, G. (2005). Mortgaging our future – the cost of medical education. *New England Journal of Medicine*, 352(2): 117–19.

Mossialos, E., Mrazek, M., and Walley, T. (2004). *Regulating Pharmaceuticals in Europe: Striving for Efficiency, Equity, and Quality*. McGraw-Hill International, Berkshire, England.

Mukherjee, S. (2010). *The Emperor of All Maladies: A Biography of Cancer*. Scribner, New York.

Mullahy, J. (1999). It'll only hurt a second? Microeconomic determinants of who gets flu shots. *Health Economics*, 8(1): 9–24.

Müller-Riemenschneider, F., Reinhold, T., Berghöfer, A., and Willich, S. N. (2008). Health-economic burden of obesity in Europe. *European Journal of*

Epidemiology, 23(8): 499–509.

Murashima, S., Yokoyama, A., Nagata, S., and Asahara, K. (2003). The implementation of long-term care insurance in Japan: focused on the trend of home care. *Home Health Care Management and Practice*, 15(5): 407–15.

Murphy, K. M. and Topel, R. H. (2006). The value of health and longevity. *Journal of Political Economy*, 114(5): 871–901.

Must, A. and Strauss, R. S. (1999). Risks and consequences of childhood and adolescent obesity. *International Journal of Obesity*, 23 Suppl 2: S2–11.

Nasser, M. and Sawicki, P. (2009). Institute for quality and efficiency in health care: Germany. Technical Report, Commonwealth Fund.

National Cancer Institute (2012). SEER Stat Fact Sheet: Hodgkin Lymphoma.

National Health Service (2012). NHS Constitution. Technical Report, March. National Institute of Population and Social Security Research (2002). Population projections for Japan: 2001–2050. Technical Report.

Neuman, P., Maibach, E., Dusenbury, K., Kitchman, M., and Zupp, P. (1998). Marketing HMOs to Medicare beneficiaries. *Health Affairs*, 17(4): 132–9.

Neumann, P. J. (2005). *Using Cost-Effectiveness Analysis to Improve Health Care: Opportunities and Barriers*. Oxford University Press, Oxford.

Neumann, P. J., Rosen, A. B., and Weinstein, M. C. (2005). Medicare and cost-effectiveness analysis. *New England Journal of Medicine*, 353(14): 1516–22.

Neumark-Sztainer, D., French, S. A., Hannan, P. J., Story, M., and Fulkerson, J. A. (2005). School lunch and snacking patterns among high school students: associations with school food environment and policies. *International Journal of Behavioral Nutrition and Physical Activity*, 2(1): 14.

Newdick, C. (2007). Evaluating new health technology in the English National Health Service. In Jost, T. S., editor, *Health Care Coverage Determinations: An International Comparative Study*. McGraw-Hill International, New York.

Newhouse, J. P. (1970). Toward a theory of nonprofit institutions. *American Economic Review*, 60(1): 64–74.

Newhouse, J. P. (1992). Medical care costs: how much welfare loss? *Journal of Economic Perspectives*, 6(3): 3–21.

Newhouse, J. P. (1993). *Free for All? Evidence from the RAND Health Insurance Experiment*. Harvard University Press, Cambridge, MA.

Newhouse, J. P. (1996). Health plans and reimbursing health in production providers: efficiency in production versus selection. *Journal of Economic Literature*, 34(3): 1236–63.

NICE (2007). Incorporating health economics in guidelines and assessing resource impact. Technical Report, April. Nicholson, S. (2002). Barriers to entering medical specialities. NBER Working Paper No. 9649.

Nuscheler, R. and Knaus, T. (2005). Risk selection in the German public health insurance system. *Health Economics*, 14(12): 1253–71.

Nyhan, B. (2010). Why the "death panel" myth wouldn't die: misinformation in the health care reform debate. *Forum*, 8(1). http: // www.dartmouth.edu/~nyhan/ health-care-misinformation.pdf.

Nyman, J. A. (1999). The economics of moral hazard revisited. *Journal of Health Economics*, 18(6): 811–24.

Nyman, J. A. (2004). Is "moral hazard" inefficient? The policy implications of a new theory. *Health Affairs*, 23(5): 194–9.

Oberlander, J. (2006). Health reform interrupted:

the unraveling of the Oregon Health Plan. *Health Affairs*, 26(1): w96–105.

O'Donoghue, T. and Rabin, M. (1999). Doing it now or later. *American Economic Review*, 151(3712): 867–8.

OECD (2012). Data from OECD Health Data 2012 –Frequently Requested Data. © OECD (2012) URL: http: //www.oecd.org/health/healthpoliciesanddata/oecdhealthdata2012.htm.

Okamoto, E. (2006). No care for all!? Japan's quest for healthy aging through preventive long term care. In *American Public Health Association Scientific Session*, San Francisco, CA. https: //apha.confex.com/apha/ 134am/techprogram/paper_133089.htm.

Okma, K., Cheng, T., and Chinitz, D. (2010). Six countries, six health reform models? Health care reform in Chile, Israel, Singapore, Switzerland, Taiwan and The Netherlands. *Journal of Comparative Policy Analysis*, 1 (May): 1–42.

Oliver, A. (2003). Health technology assessment in Japan: a case study of one aspect of health technology assessment. *Health Policy*, 63(2): 197–204.

Oliver, A. (2005). The English National Health Service: 1979–2005. *Health Economics*, 14 (Suppl 1): S75–99.

Olshansky, S. and Passaro, D. (2005). A potential decline in life expectancy in the United States in the 21st century. *New England Journal of Medicine*, 352(11): 1138–45.

Or, Z., Cases, C., Lisac, M., Vrangbaek, K., Winblad, U., and Bevan, G. (2010). Are health problems systemic? Politics of access and choice under Beveridge and Bismarck systems. *Health Economics, Policy and Law*, 5(3): 269–93.

Oreopoulos, P., Stabile, M., and Walld, R. (2008). Short-, medium-, and long-term consequences of poor infant health. *Journal of Human Resources*, 43(1): 88–135.

Ortmann, K.-M. (2011). Optimal deductibles for outpatient services. *European Journal of Health Economics: HEPAC*, 12(1): 39–47.

Paolucci, F., Butler, J. R., and van de Ven, W. P. (2008). Subsidising private health insurance in Australia: why, how, and how to proceed? Australian Centre for Economic Research on Health Working Paper No. 2.

Pardes, H., Manton, K., Lander, E., Tolley, H., Ullian, A., and Palmer, H. (1999). Effects of medical research on health care and the economy. *Science*, 283(5398): 36–7.

Pauly, M. (1990). The rational nonpurchase of long-term-care insurance. *Journal of Political Economy*, 98(1): 153–68.

Pauly, M. V. (1974). Overinsurance and public provision of insurance: the roles of moral hazard and adverse selection. *Quartely Journal of Economics*, 88(1): 44–62.

Pauly, M. V., Kunreuther, H., and Hirth, R. (1995). Guaranteed renewability in insurance. *Journal of Risk and Uncertainty*, 10: 143–56.

Pauly, M. V., Withers, K. H., Subramanian-Viswanathan, K., Lemaire, J., Hershey, John C., Armstrong, K., and Asch, D. A. (2003). Price elasticity of demand for term life insurance and adverse selection. NBER Working Paper No. 9925.

Peabody, J., Bickel, S. R., and Lawson, J. S. (1996). The Australian health care system: are the incentives down under right side up? *JAMA*, 276(24): 1944–50.

Pearson, S. and Rawlins, M. D. (2005). Quality, innovation, and value for money: NICE and the British National Health Service. *JAMA*, 294(20): 2618–22.

Peltzman, S. (1973). An evaluation of consumer protection legislation: the 1962 Drug Amendments. *Journal of Political Economy*, 81(5): 1049.

Penn, R. G. (1979). The state control of medicine: the first 3000 years. *British Journal of Clinical Pharmacology*, 8: 293–305.

Perry, C. W. and Rosen, H. S. (2004). The self-employed are less likely to have health insurance than wage earners. So what? In Holtz-Eakin, D. and Rosen, H. S., editors, *Entrepreneurship and Public Policy*, volume 3. MIT Press, Cambridge, MA.

Perry, R. T. and Halsey, N. a. (2004). The clinical significance of measles: a review. *Journal of Infectious Diseases*, 189 (Suppl 1): S4–16.

Peterson, M. (2009). A systematic review of outcomes and quality measures in adult patients cared for by hospitalists vs nonhospitalists. *Mayo Clinic Proceedings*, 84(3): 248–54.

Phelps, E. and Pollak, R. (1968). On second-best national saving and game-equilibrium growth. *Review of Economic Studies*, 35(2): 185–99.

Philipson, T. J. (1996). Private vaccination and public health: an empirical examination for US measles. *Journal of Human Resources*, 31(3): 611.

Philipson, T. J. (2000). Economic epidemiology and infectious diseases. In Culyer, A. J. and Newhouse, J. P., editors, *Handbook of Health Economics*, volume 1.Elsevier Science, Amsterdam, 1st edition.

Philipson, T. J. and Jena, A. B. (2006). Who benefits from new medical technologies? Estimates of consumer and producer surpluses for HIV/AIDS drugs. *Forum for Health Economics and Policy*, 9(2): 1–33.

Phillips, D. P. and Barker, G. E. C. (2010). A July spike in fatal medication errors: a possible effect of new medical residents. *Journal of General Internal Medicine*, 25(8): 774–9.

Pidd, H. (2010). Avastin prolongs life but drug is too expensive for NHS patients, says NICE. The Guardian. http: //www.guardian.co.uk/ society/2010/aug/24/ avastin-too-expensive-for-patients.

Pohl, J. M., Tanner, C., Pilon, B., and Benkert, R. (2011). Comparison of nurse managed health centers with federally qualified health centers as safety net providers. Policy, *Politics and Nursing Practice*, 12(2): 90–9.

Popescu, I., Vaughan-Sarrazin, M. S., and Rosenthal, G. E. (2006). Certificate of Need Regulations and use of coronary revascularization. *JAMA*, 295(18): 2141–7.

Powell, L. M. and Chaloupka, F. J. (2009). Food prices and obesity: evidence and policy implications for taxes and subsidies. *Milbank Quarterly*, 87(1): 229–57.

Powis, D., Hamilton, J., and McManus, I. (2007). Widening access by changing the criteria for selecting medical students. *Teaching and Teacher Education*, 23(8): 1235–45.

Prasad, M., Iwashyna, T., Christie, J., Kramer, A., Silber, J., Volpp, K., and Kahn, J. (2009). The effect of work-hours regulations on ICU mortality in United States teaching hospitals. *Critical Care Medicine*, 37(9): 2564.

Price, J. and Mays, J. (1985). Biased selection in the Federal Employees Health Benefits Program. *Inquiry*, 22(1): 67–77.

Prioux, F. and Mandelbaum, J. (2007). Recent demographic developments in France: fertility at a more than 30-year high. *Population*, 62(3): 417–56.

Propper, C. (1990). Contingent valuation of time spent on NHS waiting lists. *Economic Journal*, 100(400): 193–9

Propper, C. (1995a). Agency and incentives in the NHS internal market. *Social Science and Medicine*, 40(12): 1683–90.

Propper, C. (1995b). The disutility of time spent on the United Kingdom's National Health Service waiting lists. *Journal of Human Resources*, 30(4): 677–700.

Propper, C. (2000). The demand for private health care in the UK. *Journal of Health Economics*, 19(6):

855–76.

Propper, C., Burgess, S., and Gossage, D. (2008). Competition and quality: evidence from the NHS internal market 1991–9. *Economic Journal*, 118(525): 138–70.

Propper, C., Eachus, J., Chan, P., Pearson, N., and Smith, G. D. (2005). Access to health care resources in the UK: the case of care for arthritis. *Health Economics*, 14(4): 391–406.

Raftery, J. (2010). Paying for costly pharmaceuticals: regulation of new drugs in Australia, England and New Zealand. *Medical Journal of Australia*, 188(1): 26–8.

Raftery, J., Robinson, R., Mulligan, J.-A., and Forrest, S. (1996). Contracting in the NHS quasi-market. *Health Economics*, 5(4): 353–62.

Read, J. L., Quinn, R. J., Berwick, D. M., Fineberg, H. V., and Weinstein, M. C. (1984). Preferences for health outcomes: comparison of assessment methods. *Medical Decision Making*, 4(3): 315–29.

Regidor, E., Martínez, D., Calle, M. E., Astasio, P., Ortega, P., and Domínguez, V. (2008). Socioeconomic patterns in the use of public and private health services and equity in health care. *BMC Health Services Research*, 8(183). http: // www.biomedcentral.com/1472-6963/8/183.

Reid, T. R. (2010). *The Healing of America: A Global Quest for Better, Cheaper, and Fairer Health Care*. Penguin Press, New York.

Reinhardt, U. E. (2006). The pricing of US hospital services: chaos behind a veil of secrecy. *Health Affairs*, 25(1): 57–69.

Remler, D. K., Donelan, K., Blendon, R. J., Lundberg, G. D., Leape, L. L., Calkins, D. R., Binns, K., and Newhouse, J. P. (1997). What do managed care plans do to affect care? Results from a survey of physicians. *Inquiry*, 34(3): 196–204.

Reyes, J. (2006). Do female physicians capture their scarcity value? The case of OB/GYNs. NBER Working Paper No. 12528.

Rice, T. (2001). Should consumer choice be encouraged in health care? In John B. Davis, editor, *The Social Economics of Health Care*. Routledge, New York.

Rich-Edwards, J. W., Kleinman, K., Michels, K. B., Stampfer, M. J., Manson, J. E., Rexrode, K. M., Hibert, E. N., and Willett, W. C. (2005). Longitudinal study of birth weight and adult body mass index in predicting risk of coronary heart disease and stroke in women. *BMJ*, 330(7500): 1115.

Riley, J. C. (2001). *Rising Life Expectancy: A Global History*. Cambridge University Press, Cambridge.

Ringard, A. N. (2012). Equitable access to elective hospital services: the introduction of patient choice in a decentralised healthcare system. *Scandinavian Journal of Public Health*, 40(1): 10–17.

Robinson, J. (2011). Hospitals respond to Medicare payment shortfalls by both shifting costs and cutting them, based on market concentration. *Health Affairs*, 30(7): 1265–71.

Robinson, J. C. (1988). Hospital quality competition and the economics of imperfect information. *The Milbank Memorial Fund Quarterly*, 66(3): 465–81.

Robinson, J. C. (2001). The end of managed care. *JAMA*, 285(20): 2622–8.

Robinson, J. C. and Luft, H. S. (1985). The impact of hospital market structure on patient volume, average length of stay, and the cost of care. *Journal of Health Economics*, 4(4): 333–56.

Robinson, J. C. and Luft, H. S. (1987). Competition and the cost of hospital care, 1972 to 1982. *JAMA*, 257(23): 3241–5.

Rodwin, M. and Okamoto, A. (2000). Physicians' conflicts of interest in Japan and the United States: lessons for the United States. *Journal of Health Politics*, Policy and Law, 25(2): 343–75.

Rodwin, V. G. (2003). The health care system under French national health insurance: lessons for health reform in the United States. *American Journal of Public Health*, 93(1): 31–7.

Romanchuk, K. (2004). The effect of limiting residents' work hours on their surgical training: a Canadian perspective. *Academic Medicine: Journal of the Association of American Medical Colleges*, 79(5): 384–5.

Rose-Ackerman, S. (1996). Altruism, nonprofits, and economic theory. *Journal of Economic Literature*, 34(2): 701–28.

Roseboom, T. J., van der Meulen, J. H., Ravelli, A., Osmond, C., Barker, D. J., and Bleker, O. P. (2001). Effects of prenatal exposure to the Dutch famine on adult disease in later life: an overview. *Molecular and Cellular Endocrinology*, 185: 93–8.

Rosenberg, L. and Bloom, D. (2006). Global demographic trends. *Finance and Development: A Quarterly Magazine of the IMF*, 43(3). http: //www.imf.org/external/pubs/ft/fandd/2006/09/picture.htm.

Roth, A. E. (2007). Repugnance as a constraint on markets. *Journal of Economic Perspectives*, 21(3): 37–58.

Roth, A. E., Sönmez, T., and Utku Ünver, M. (2005). Pairwise kidney exchange. *Journal of Economic Theory*, 125(2): 151–88.

Rothschild, M. and Stiglitz, J. (1976). Equilibrium in competitive insurance markets. *Quarterly Journal of Economics*, 90(4): 629–49.

Sacerdote, B. (2007). How large are the effects from changes in family environment? A study of Korean American adoptees. *Quarterly Journal of Economics*, 122(1): 119–57.

Saito, K. (2006). Testing for asymmetric information in the automobile insurance market under rate regulation. *Journal of Risk and Insurance*, 73(2): 335–56.

Salomon, J. A. and Murray, C. J. L. (2004). A multi-method approach to measuring health-state valuations. *Health Economics*, 13(3): 281–90.

Sanders, G. D., Bayoumi, A. M., Sundaram, V., Bilir, S. P., Neukermans, C. P., Rydzak, C. E., Douglass, L. R., Lazzeroni, L. C., Holodniy, M., and Owens, D. K. (2005). Cost-effectiveness of screening for HIV in the era of highly active antiretroviral therapy. *New England Journal of Medicine*, 352(6): 570–85.

Sapelli, C. and Vial, B. (2003). Self-selection and moral hazard in Chilean health insurance. *Journal of Health Economics*, 22(3): 459–76.

Sapolsky, R. M. (1995). *Why Zebras Don't Get Ulcers: A Guide to Stress, Stress-Related Diseases, and Coping*. WH Freeman & Company, New York, 1st edition.

Sapolsky, R. M. and Mott, G. E. (1987). Social subordinance in wild baboons is associated with suppressed high density lipoprotein-cholesterol concentrations: the possible role of chronic social stress. *Endocrinology*, 121(5): 1605–10.

Scherer, F. M. (2000). The pharmaceutical industry. In Culyer, A. J. and Newhouse, J. P., editors, *Handbook of Health Economics*, volume 1. Elsevier Science, Amsterdam, 1st edition.

Scherer, F. M. (2010). Pharmaceutical innovation. In Hall, B. H. and Rosenberg, N., editors, *Handbook of the Economics of Innovation*, volume 1. Elsevier Science, Amsterdam, 1st edition.

Schnier, K. E., Horrace, W. C., and Felthoven, R. G. (2009). The value of statistical life: pursuing the deadliest catch. Center for Policy Research Working Paper No. 117.

Schoenbaum, M. (1997). Do smokers understand the mortality effects of smoking? Evidence from the health and retirement survey. *American Journal of Public Health*, 87(5): 755–9.

Schoeni, R. (2001). Persistent, consistent, widespread, and robust? Another look at recent trends in old-age disability. Journals of Gerontology. Series B,

Psychological Sciences and Social Sciences, 56(4): 206–18.

Scholz, J. K., Seshadri, A., and Khitatrakun, S. (2006). Are Americans saving optimally for retirement? *Journal of Political Economy*, 114(4): 607–43.

Schreyögg, J., Tiemann, O., and Busse, R. (2006). Cost accounting to determine prices: how well do prices reflect costs in the German DRG-system? *Health Care Management Science*, 9(3): 269–79.

Schwartzman, D. (1976). *Innovation and the Pharmaceutical Industry*. Johns Hopkins University Press, Baltimore, MD.

Scitovsky, A. A. and McCall, N. (1977). Coinsurance and the demand for physician services: four years later. *Social Security Bulletin*, 40(5): 19–27.

Scitovsky, A. A. and Snyder, N. M. (1972). Effect of coinsurance on use of physician. *Social Security Bulletin*, 35(3): 3–19.

Scitovsky, T. (1976). *Joyless Economy: An Inquiry into Human Satisfaction and Consumer Dissatisfaction*. Oxford University Press, New York.

Seeman, T. E., Singer, B. H., Rowe, J. W., Horwitz, R. I., and McEwen, B. S. (1997). Price of adaption–allostatic load and its health consequences. *Archive of Internal Medicine*, 157: 2259–68.

Segouin, C., Jouquan, J., Hodges, B., Bréchat, P.-H., David, S., Maillard, D., Schlemmer, B., and Bertrand, D. (2007). Country report: medical education in France. *Medical Education*, 41(3): 295–301.

Seham (1956). Who pays the doctor? *The New Republic*, 9–10 July.

Sen, A. (1979). Economics, personal utilities and public judgements: or what's wrong with welfare. *Economic Journal*, 89(355): 537–58.

Shekelle, P. G., Ortiz, E., Newberry, S. J., Rich, M. W., Rhodes, S. L., Brook, R. H., and Goldman, D. P. (2005). Identifying potential health care innovations for the future elderly. *Health Affairs*, 24 (Suppl 2): W5R67–76.

Sheldon, T. (2004). News pressure mounts over European working time directive. *BMJ*, 328 (April): 2004.

Sherman, M. and Strauss, S. (1986). Thalidomide: a twenty-five year perspective. *Food Drug Cosmetic Law Journal*, 41: 458–66.

Shetty, K. D. and Bhattacharya, J. (2007). Annals of Internal Medicine article changes in hospital mortality associated with residency work-hour. *Annals of Internal Medicine*, 147(2): 73–80.

Shin, J. and Ariely, D. (2004). Keeping doors open: the effect of unavailability on incentives to keep options viable. *Management Science*, 50(5): 575–86.

Shoda, Y., Mischel, W., and Peake, P. K. (1990). Predicting dolescent cognitive and self-regulatory competencies from preschool delay of gratification: identifying diagnostic conditions. *Developmental Psychology*, 26(6): 978–86.

Shoven, J. B. (2010). New age thinking: alternative ways of measuring age, their relationship to labor force participation, government policies, and GDP. In Wise D. A., editor, *Research Findings in the Economics of Aging*. University of Chicago Press, Chicago, IL.

Shulman, K., Berlin, J., Harless, W., Kerner, J., Sistrunk, S., Gersh, B., Dube, R., Taleghani, C. K., Burke, J. E., Williams, S., Einsenberg, J. M., and Escarce, J. J. (1999). The effect of race and sex on physicians' recommendations for cardiac catheterization. *Journal of the American Geriatrics Society*, 47(11): 1390.

Siciliani, L. and Hurst, J. (2005). Tackling excessive waiting times for elective surgery: a comparative analysis of policies in 12 OECD countries. *Health Policy*, 72(2): 201–15.

Siciliani, L. and Verzulli, R. (2009). Waiting times and socioeconomic status among elderly Europeans: evidence from SHARE. *Health Economics*, 18(11): 1295–306.

Simonet, D. (2010). Healthcare reforms and cost

reduction strategies in Europe: the cases of Germany, UK, Switzerland, Italy and France. *International Journal of Health Care Quality Assurance*, 23(5): 470–88.

Sivey, P. (2012). The effect of waiting time and distance on hospital choice for English cataract patients. *Health Economics*, 21(4): 444–56.

Sloan, F. A., Smith, V. K., and Taylor, D. H. (2003). *The Smoking Puzzle*. Harvard University Press, Cambridge, MA.

Slovic, P. (1987). Perception of risk. *Science*, 236(4799): 280–5.

Smallwood, S. and Chamberlain, J. (2005). Replacement fertility, what has it been and what does it mean? *Population Trends*, 119: 16–27.

Smith, A. (1776). *An Inquiry into the Nature and Causes of the Wealth of Nations*. University of Chicago Press, Chicago, 1976 edition.

Smith, J. P. (1999). Healthy bodies and thick wallets: the dual relation between health and economic status. *Journal of Economic Perspectives*, 13(2): 145–66.

Smithells, R. and Newman, C. (1992). Recognition of Thalidomide defects. *Journal of Medical Genetics*, 29: 716–23.

Solomon, D. H., Hashimoto, H., Daltroy, L., and Liang, M. H. (1998). Techniques to improve physicians' use of diagnostic tests: a new conceptual framework. *JAMA*, 280(23): 2020–7.

Sorenson, C., Drummond, M., and Kanavos, P. (2008a). *Ensuring Value for Money in Health Care: The Role of Health Technology Assessment in the European Union*. World Health Organization, Albany, NY.

Sorenson, C., Drummond, M., Kanavos, P., and McGuire, A. (2008b). National Institute for Health and Clinical Excellence (NICE): how does it work and what are the implications for the US? Technical Report, April, National Pharmacuetical Council.

Spenkuch, J. L. (2012). Moral hazard and selection among the poor: evidence from a randomized experiment. *Journal of Health Economics*, 31(1): 72–85.

Stano, M. (1987a). A clarification of theories and evidence on supplier-induced demand for physicians' services. *Journal of Human Resources*, 22(4): 611–20.

Stano, M. (1987b). A further analysis of the physician inducement controversy. *Journal of Health Economics*, 6(3): 227–38.

Starr, P. (1982). *The Social Transformation of American Medicine*. Basic Books, Inc., New York.

Statistics Bureau, J. (2012). Statistical Handbook of Japan 2012. Technical Report, Statistics Bureau, Ministry of Internal Affairs and Communications, Japan.

Steinbrook, R. (2002). The debate over residents' work hours. *New England Journal of Medicine*, 347(16): 1296–1302.

Street, A. and Maynard, A. (2007). Activity based financing in England: the need for continual refinement of payment by results. *Health Economics*, Policy and Law, 2(4): 419–27.

Studdert, D. M., Bhattacharya, J., Schoenbaum, M., Warren, B., and Escarce, J. J. (2002). Personal choices of health plans by managed care experts. *Medical Care*, 40(5): 375–86.

Studdert, D. M., Mello, M. M., Sage, W. M., Desroches, C. M., and Peugh, J. (2005). Among high-risk specialist physicians in a volatile malpractice environment. *JAMA*, 293(21): 2609–17.

Studdert, D. M., Sage, W. M., Gresenz, C. R., and Hensler, D. R. (1999). Expanded managed care liability: what impact on employer coverage? *Health Affairs*, 18(6): 7–27.

Sturm, R. (2002). The effects of obesity, smoking, and drinking on medical problems and costs. *Health Affairs*, 21(2): 245–53.

Sundstrom, W. and David, P. (1988). Old-age security motives, labor markets, and farm family fertility in antebellum American. *Explorations in Economic History*, 197: 164–97.

Sutherland, J. M. (2011). Hospital payment mechanisms: an overview and options for Canada. Technical Report, Canadian Health Services Research Foundation, Ottawa.

Svenson, O. (1981). Are we all less risky and more skillful than our fellow drivers? *Acta Psychologica*, 47: 143–8.

Svorny, S. V. (1987). Physician licensure: a new approach to examining the role of professional interests. *Economic Inquiry*, 25(3): 497–509.

Swartz, K. (2003). Reinsuring risk to increase access to health insurance. *American Economic Review*, 93(2): 283–7.

Swinburn, B. A., Sacks, G., Hall, K. D., McPherson, K., Finegood, D. T., Moodie, M. L., and Gortmaker, S. L. (2011). The global obesity pandemic: shaped by global drivers and local environments. *Lancet*, 378(9793): 804–14.

Syrett, K. (2010). Mixing private and public treatment in the UK's National Health Service: a challenge to core constitutional principles? *European Journal of Health Law*, 17(3): 235–55.

Tabbarok, A. (2010). The Meat Market. *Wall Street Journal*, January 8. http: //online.wsj.com/article/SB 10001424052748703481004574646233272990474.html? mod=WSJ_hpp_RIGHTTopCarousel.

Taffinder, N. J., McManus, I. C., Gul, Y., Russell, R. C., and Darzi, A. (1998). Effect of sleep deprivation on surgeons' dexterity on laparoscopy simulator. *Lancet*, 352(9135): 1191.

Temple, S. J. (2010). Time for training: a review of the impact of the European Working Time Directive on the quality of training. Technical Report, May, National Health Services, London.

Tetlock, P. E. and Boettger, R. (1994). Accountability amplifies the status quo effect when change creates victims. *Journal of Behavioral Decision Making*, 7 (April 1993).

Thaler, R. (1981). Some empirical evidence on dynamic inconsistency. *Economics Letters*, 8: 201–7.

Thaler, R. and Sunstein, C. (2008). *Nudge: Improving Decisions About Health, Wealth, and Happiness*. Yale University Press, New Haven, CT.

Thomas, D., Frankenberg, E., Friedman, J., Habicht, J.-P., Jones, N., McKelvey, C., Pelto, G., Sikoki, B., Smith, J., Sumantri, C., and Suriastini, W. (2004). Causal effect of health on labor market outcomes: evidence from a random assignment iron supplementation intervention. On-Line Working Paper Series, California Center for Population Research, UC Los Angeles No 070-06. http: //www.escholarship.org/uc/item/0g28k77w.

Thomson, S. and Mossialos, E. (2006). Choice of public or private health insurance: learning from the experience of Germany and the Netherlands. *Journal of European Social Policy*, 16(4): 315–27.

Thomson, S., Osborn, R., Squires, D., and Reed, S. J. (2011). International Profiles of Health Care Systems, 2011. Technical Report, November, The Commonwealth Fund.

Titmus, R. M. (1970). *The Gift Relationship: From Human Blood to Social Policy*. Allen and Unwin, London.

Tompkins, C. P., Altman, S. H., and Eilat, E. (2006). The precarious pricing system for hospital services. *Health Affairs*, 25(1): 45–56.

Toole, A. A. (2011). The impact of public basic research on industrial innovation: evidence from the pharmaceutical industry. *Research Policy*, 41(1): 1–12.

Torrance, G. (1986). Measurement of health state utilities for economic appraisal: a review. *Journal of Health Economics*, 5(1): 1–30.

Treadwell, J. R. and Lenert, L. A. (1999). Health values and prospect theory. *Medical Decision Making*,

19(3): 344–52.

Tsutsui, T. and Muramatsu, N. (2007). Japan's universal long-term care system reform of 2005: containing costs and realizing a vision. *Journal of the American Geriatrics Society*, 55(9): 1458–63.

Tuah, N., Amiel, C., Qureshi, S., Car, J., Kaur, B., and Majeed, A. (2011). Transtheoretical model for dietary and physical exercise modification in weight loss management for overweight and obese adults. *Cochrane Database Systematic Review*, 10(8): CD008066.

Tuohy, C. H., Flood, C. M., and Stabile, M. (2004). How does private finance affect public health care systems? Marshaling the evidence from OECD nations. *Journal of Health Politics, Policy and Law*, 29(3): 359–96.

Turquet, P. (2012). Health insurance system financing reforms in the Netherlands, Germany and France: repercussions for coverage and redistribution? *International Social Security Review*, 65(1): 29–51.

Tversky, A. (1969). Intransitivity of preferences. *Psychological Review*, 76(1): 31–48.

Tversky, A. and Fox, C. R. (1995). Weighing risk and uncertainty. *Psychological Review*, 102(2): 269–83.

Tversky, A. and Kahneman, D. (1991). Loss aversion in riskless choice: a reference-dependence model. *Quarterly Journal of Economics*, 106(4): 1039–61.

United Nations (2011). World population prospects: the 2010 revision. Technical Report, Department of Economic and Social Affairs, United Nations, New York.

United Network for Organ Sharing (2012). http: // www. unos.org/.

US Department of Justice, Federal Trade Commission, A. D. (2004). *Improving Health Care: A Dose of Competition*. http: //www.ftc.gov/reports/ healthcare/040723healthcarerpt.pdf.

US National Institute on Aging (2007). Why population aging matters – a global perspective. Technical Report.

van Ackere, A. and Smith, P. C. (1999). Towards a macro model of National Health Service waiting lists. *System Dynamics Review*, 15(3): 225–52.

van de Ven, W. P. M. M. (2011). Risk adjustment and risk equalization: what needs to be done? *Health Economics, Policy and Law*, 6(1): 147–56.

van de Ven, W. P. M. M. and van Vliet, R. C. J. (1995). Consumer information surplus and adverse selection in competitive health insurance markets: an empirical study. *Journal of Health Economics*, 14(2): 149–69.

van de Ven, W. P. M. M., Beck, K., Buchner, F., Chernichovsky, D., Gardiol, L., Holly, A., Lamers, L. M., Schokkaert, E., Shmueli, A., Spycher, S., Van de Voorde, C., van Vliet, R. C. J. A., Wasem, J., and Zmora, I. (2003). Risk adjustment and risk selection on the sickness fund insurance market in five European countries. *Health Policy*, 65(1): 75–98.

van de Ven, W. P. M. M., Beck, K., Van de Voorde, C., Wasem, J., and Zmora, I. (2007). Risk adjustment and risk selection in Europe: 6 years later. *Health Policy*, 83(2–3): 162–79.

van de Ven, W. P. M. M. and Schut, F. T. (2008). Universal mandatory health insurance in the Netherlands: a model for the United States? *Health Affairs*, 27(3): 771–81.

Van Hook, J. and Altman, C. E. (2011). Competitive food sales in schools and childhood obesity: a longitudinal study. *Sociology of Education*, 85(1): 23–39.

Varkevisser, M. and Schut, F. T. (2009). Hospital merger control: an international comparison. iBMG Working Paper W2009.01.

Vassev, P. and Geraci, W., editors (2010). *AAMC Data Book: Medical Schools and Teaching Hospitals by the Number's*. American Association of Medical Colleges, Washington DC.

Veldhuis, M. (1994). Defensive behavior of Dutch family physicians. Widening the concept. *Family Medicine*, 26(1): 27–9.

Viscusi, W. K. (1979). *Employment Hazards: An Investigation of Market Performance*. Harvard University Press, Cambridge, MA, 1st edition.

Viscusi, W. K. (1993). The value of life and of risks. *Journal of Economic Literature*, 31(4): 1912–46.

Viscusi, W. K. (2003). The value of a statistical life: a critical review of market estimates throughout the world. *Journal of Risk and Uncertainty*, 27(1): 5–76.

Viscusi, W. K. (2010). The heterogeneity of the value of statistical life: introduction and overview. *Journal of Risk and Uncertainty*, 40(1): 1–13.

Vladeck, B. C. (2006). Paying for hospitals' community service. *Health Affairs*, 25(1): 34–43.

Vladeck, B. C. and Rice, T. (2009). Market failure and the failure of discourse: facing up to the power of sellers. *Health Affairs*, 28(5): 1305–15.

Volpp, K. G., John, L. K., Troxel, A. B., Norton, L., Fassbender, J., and Lowenstein, G. (2008). Financial incentive-based approaches for weight loss: a randomized trial. *JAMA*, 300(22): 2631–7.

Volpp, K. G., Rosen, A. K., Rosenbaum, P. R., Romano, P. S., Even-Shoshan, O., Wang, Y., Bellini, L., Behringer, T., and Silber, J. H. (2007). Mortality among hospitalized Medicare beneficiaries in the first 2 years following ACGME resident duty hour reform. *JAMA*, 298(9): 975–83.

Wachter, R. M. and Goldman, L. (1996). The emerging role of "hospitalists" in the American health care system. *New England Journal of Medicine*, 335(7): 514–17.

Wachter, R. M. and Goldman, L. (2002). The hospitalist movement 5 years later. *JAMA*, 287(4): 487.

Wadsworth, M. E. and Kuh, D. J. (1997). Childhood influences on adult health: a review of recent work from the British 1946 national birth cohort study, the MRC National Survey of Health and Development. *Paediatric and Perinatal Epidemiology*, 11(1): 2–20.

Waidmann, T., Bound, J., and Schoenbaum, M. (1995). The illusion of failure: trends in the self-reported health of the US elderly. *Milbank Quarterly*, 73(2): 253–87.

Waldman, M., Nicholson, S., and Adilov, N. (2012). Positive and negative mental health consequences of early childhood television watching. NBER Working Paper No. 17768.

Weaver, M. (2007). Russians given day off work to make babies. *The Guardian*: http: //www.guardian. co.uk/ world/2007/sep/12/russia.matthewweaver.

Weeks, W. B. and Wallace, A. E. (2002). The more things change: revisiting a comparison of educational costs and incomes of physicians and other professionals. *Academic Medicine*, 77(4): 312–19.

Weinstein, M. C. (2005). Spending health care dollars wisely: can cost-effectiveness analysis help? Herbert Lourie Memorial Lecture on Health Policy. Working Paper No. 30/2005.

Weinstein, M. C. and Manning, W. G. (1997). Theoretical issues in cost-effectiveness analysis. *Journal of Health Economics*, 16(1): 121–8.

Weinstein, M. C., Siegel, J. E., Gold, M. R., Kamlet, M. S., and Russell, L. B. (1996). Recommendations of the panel on cost-effectiveness in health and medicine. *JAMA*, 276(15): 1253–8.

Weisbrod, B. (1975). Toward a theory of the voluntary non-profit sector in a three-sector economy. In Phelps, E. S., editor, *Altruism, Morality, and Economic Theory*. Russell Sage Foundation, New York.

Weisburst, S. and Scherer, F. M. (1995). Economic effects of strengthening pharmaceutical patent protection in Italy. *International Review of Industrial Property and Copyright Law*, 26(6): 1009–24.

Weissman, J. S., Zaslavsky, A. M., Wolf, R. E., and

Ayanian, J. Z. (2008). State Medicaid coverage and access to care for low-income adults. *Journal of Health Care for the Poor and Underserved*, 19(1): 307–19.

Wenig, C. M. (2012). The impact of BMI on direct costs in children and adolescents: empirical findings for the German healthcare system based on the KiGGS-study. *European Journal of Health Economics*, 13(1): 39–50.

Wennberg, J. E. (1984). Dealing with medical practice variations: a proposal for action. *Health Affairs*, 3(2): 6–32.

Wennberg, J. E., Bronner, K., Skinner, J. S., Fisher, E. S., and Goodman, D. C. (2009). Inpatient care intensity and patients' ratings of their hospital experiences. *Health Affairs*, 28(1): 103–12.

Wennberg J. E., Fisher, E. S., Stukel, T. A., and Sharp, S. M. (2004). Use of Medicare claims data to monitor providerspecific performance among patients with severe chronic illness. *Health Affairs*. http: //content.healthaffairs.org/ content/ early/2004/10/07/hlthaff.var.5.full.pdf.

Werner, R. M., Asch, D. A., and Polsky, D. (2005). Racial profiling: the unintended consequences of coronary artery bypass graft report cards. *Circulation*, 111(10): 1257–63.

Werth, B. (1995). *The Billion Dollar Molecule: One Company's Quest for the Perfect Drug*. Simon & Schuster, New York.

Westman, A., Rosén, M., Berggren, P., and Björnstig, U.(2008). Parachuting from fixed objects: descriptive study of 106 fatal events in BASE jumping 1981–2006. *British Journal of Sports Medicine*, 42(6): 431–6.

Weyden, M. B. V. D., Armstrong, R. M., and Gregory, A. T. (2005). The 2005 Nobel prize in physiology or medicine. *Medical Journal of Australia*, 183(11): 612–14.

Wildavsky, A. (1979). *Speaking Truth to Power: The Art and Craft of Policy Analysis*. Little Brown, Boston, MA.

Wilkinson, R. G. and Pickett, K. E. (2006). Income inequality and population health: a review and explanation of the evidence. *Social Science and Medicine*, 62(7): 1768–84.

Willcox, S. (2001). Promoting private health insurance in Australia. *Health Affairs*, 20(3): 152–61.

Willcox, S., Seddon, M., Dunn, S., Edwards, R. T., Pearse, J., and Tu, J. V. (2007). Measuring and reducing waiting times: a cross-national comparison of strategies. *Health Affairs*, 26(4): 1078–87.

Willis, R. (1979). The old age security hypothesis and population growth. NBER Working Paper No. 372.

Wilmoth, J. and Shkolnikov, V. (2012). Human mortality database. http: //www.mortality.org/ (accessed September 2012).

Wilson, R. (1987). Returns to entering the medical profession in the UK. *Journal of Health Economics*, 6(4): 339–63.

Winkelmayer, W. C., Weinstein, M. C., Mittleman, M. A., Glynn, R. J., and Pliskin, J. S. (2002). Health economic evaluations: the special case of end-stage renal disease treatment. *Medical Decision Making*, 22(5): 417–30.

Winter, L., Lawton, M. P., and Ruckdeschel, K. (2003). Preferences for prolonging life: a prospect theory approach. *International Journal of Aging and Human Development*, 56(2): 155–70.

Winter, L. and Parker, B. (2007). Current health and preferences for life-prolonging treatments: an application of prospect theory to end-of-life decision making. *Social Science and Medicine*, 65(8): 1695–707.

Wolfe, J. R. and Goddeeris, J. H. (1991). Adverse selection, moral hazard, and wealth effects in the Medigap insurance market. *Journal of Health Economics*, 10(4): 433–59.

Woodrow, S. I., Segouin, C., Armbruster, J., Hamstra,

S. J., and Hodges, B. (2006). Duty hours reforms in the United States, France, and Canada: is it time to refocus our attention on education? *Journal of the Association of American Medical Colleges*, 81(12): 1045–51.

World Bank (2012). Fertility rate, total (births per woman). http: //data.worldbank.org/indicator/SP.DYN.TFRT.IN. (accessed September 2012).

Wrigley, E., Davies, R., Oeppen, J., and Schofield, R. (1997). *English Population History from Family Reconstitution, 1580–1837*. Cambridge University Press, Cambridge.

Yang, Z. and Hall, A. G. (2007). The financial burden of overweight and obesity among elderly Americans: the dynamics of weight, longevity, and health care cost. *Health Research and Educational Trust*, 43(3): 849–68.

Yelowitz, A. (1995). The Medicaid notch, labor supply, and welfare participation: evidence from eligibility expansions. *Quarterly Journal of Economics*, 110(4): 909–39.

Yilma, Z., van Kempen, L., and de Hoop, T. (2012). A perverse "net" effect? Health insurance and ex-ante moral hazard in Ghana. *Social science and medicine (1982)*, 75(1): 138–47.

Yin, W. (2008). Market incentives and pharmaceutical innovation. *Journal of Health Economics*, 27(4): 1060–77.

Yip, W. C. (1998). Medicare hospital prospective payment system: how DRG rates are calculated and updated. *Journal of Health Economics*, 17(6): 675–99.

Yoshikawa, A., Shirouzu, N., and Holt, M. (1991). How does Japan do it – doctors and hospitals in a universal health care system. *Stanford Law & Policy Review*, 1. Fall 1991: 111–37.

Yosufzai, R. (2013). Live donors to get financial support. *Wall Street Journal*, April 7. http: //www.theaustralian. com.au/news/breaking-news/livingdonors-to-receive-financial-support/story-fn3dxiwe-1226614172117.

Young, J., Sumant, R., Wachter, R., Lee, C., Niehaus, B., and Auerbach, A. (2011). "July effect": impact of the academic year-end changeover on patient outcomes. *Annals of Internal Medicine*, 155(5): 309–15.

Zhang, B., Wright, A. A., Huskamp, H. A., Nilsson, M. E., Maciejewski, M. L., Earle, C. C., Block, S. D., Maciejewski, P. K., and Prigerson, H. G. (2009). Health care costs in the last week of life. *Archives of Internal Medicine*, 169(5): 480–8.

Zwanziger, J. and Melnick, G. A. (1988). The effect of hospital competition and the Medicare PPS program on hospital cost behavior in California. *Journal of Health Economics*, 7(4): 301–20.

Zweifel, P., Felder, S., and Meiers, M. (1999). Health care financing ageing of population and health care expenditure: a red herring? *Health Economics*, 496 (April): 485–96.

索引

（所注页码为英文原书页码，即本书边码。）

C

E

F

G

K

L

M

N

O

P

Q

R

S

T

W

X

Y

Z